Kompendium für die Heilpraktiker-prüfung

Margit Allmeroth

6., aktualisierte Auflage
17 Abbildungen

Karl F. Haug Verlag · Stuttgart

Anschriften

Margit **Allmeroth**
Heilpraktikerschule Margit Allmeroth
Benediktusstraße 88
40549 Düsseldorf
Tel.: 0211 – 966 50 88
info@margit-allmeroth.de
www.Margit-Allmeroth.de

Bibliografische Information der Deutschen Nationalbibliothek
Die Deutsche Nationalbibliothek verzeichnet diese Publikation in der Deutschen Nationalbibliografie; detaillierte bibliografische Daten sind im Internet über http://dnb.d-nb.de abrufbar.

Ihre Meinung ist uns wichtig! Bitte schreiben Sie uns unter:
www.thieme.de/service/feedback.html

Wichtiger Hinweis: Wie jede Wissenschaft ist die Medizin ständigen Entwicklungen unterworfen. Forschung und klinische Erfahrung erweitern unsere Erkenntnisse, insbesondere was Behandlung und medikamentöse Therapie anbelangt. Soweit in diesem Werk eine Dosierung oder eine Applikation erwähnt wird, darf der Leser zwar darauf vertrauen, dass Autoren, Herausgeber und Verlag große Sorgfalt darauf verwandt haben, dass diese Angabe **dem Wissensstand bei Fertigstellung des Werkes** entspricht.
Für Angaben über Dosierungsanweisungen und Applikationsformen kann vom Verlag jedoch keine Gewähr übernommen werden. **Jeder Benutzer ist angehalten**, durch sorgfältige Prüfung der Beipackzettel der verwendeten Präparate und gegebenenfalls nach Konsultation eines Spezialisten festzustellen, ob die dort gegebene Empfehlung für Dosierungen oder die Beachtung von Kontraindikationen gegenüber der Angabe in diesem Buch abweicht. Eine solche Prüfung ist besonders wichtig bei selten verwendeten Präparaten oder solchen, die neu auf den Markt gebracht worden sind. **Jede Dosierung oder Applikation erfolgt auf eigene Gefahr des Benutzers.** Autoren und Verlag appellieren an jeden Benutzer, ihm etwa auffallende Ungenauigkeiten dem Verlag mitzuteilen.

Rüdigerstr. 14
70469 Stuttgart
Deutschland

Umschlaggestaltung: Thieme Gruppe
Verwendetes Foto von: AdobeStock (rido)
Satz: Druckhaus Götz GmbH, Ludwigsburg
Druck: Westermann Druck Zwickau GmbH, Zwickau

DOI 10.1055/b-006-161274

ISBN 978-3-13-241904-9 1 2 3 4 5 6

Auch erhältlich als E-Book:
eISBN (PDF) 978-3-13-241905-6
eISBN (epub) 978-3-13-241906-3

Vorwort

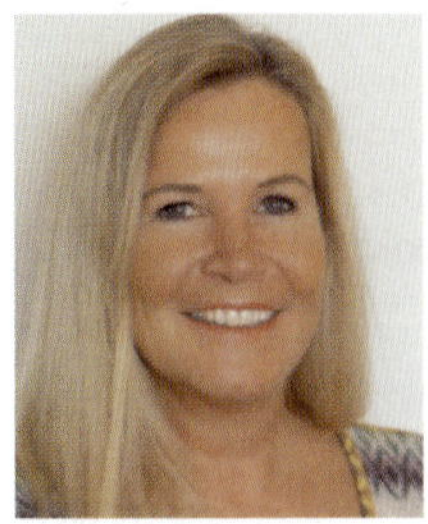

Margit Allmeroth

Mit viel Freude engagiere ich mich seit über 20 Jahren rund um die Ausbildung für Heilpraktiker. Anhand eines klaren Konzeptes habe ich ein sehr strukturiertes Lernsystem entwickelt, welches sich nicht nur in unseren Unterrichten, sondern auch in diesem Buch wiederspiegelt. Es gilt als mein höchstes Ziel, dass alle Heilpraktikeranwärter ihre Ausbildung erfolgreich abschließen und auf dem Weg dahin – entlang eines roten Fadens – ein angenehmes und zielorientiertes Lernen genießen dürfen. Darüber hinaus ist es mir besonders wichtig, dass die fachliche Vermittlung stets von hoher Qualität ist und dem aktuellen Wissensstand entspricht. Unsere Heilpraktikerschule wurde hinsichtlich neuer Angebote stetig ausgebaut. Wir nutzen innovative Internet-Technologien und bieten online-Schulungen, Videovorträge, die online-Wissensplattform #**frag**Margit® und zahlreiche soziale Network-Tools.

Nutze unseren besonderen Service im Netz

fragMargit®

Hier kannst du direkt mit uns in Kontakt treten und uns (Fach)-fragen stellen. Wir antworten dir! Du hast außerdem Zugang zu einem riesigen Fachfragenarchiv, welches eine Menge gute Erklärungen enthält. Du kannst auch schriftliche und mündliche Prüfungen der vergangenen Jahre downloaden oder direkt am Computer sortiert nach Themen absolvieren.

Anmerkung der Autorin

Ich finde es faszinierend, dass die Plattform des Heilpraktikers eine so große Zahl von individuellen beruflichen Entfaltungsmöglichkeiten bietet. Ich wünsche euch allen, dass ihr eure persönliche Nische findet, in der ihr eure Neigungen und Interessen ausleben könnt.

Inhalt

Teil 3 Spezielles Prüfungswissen

Teil 1
Hauptfächer: Innere Medizin

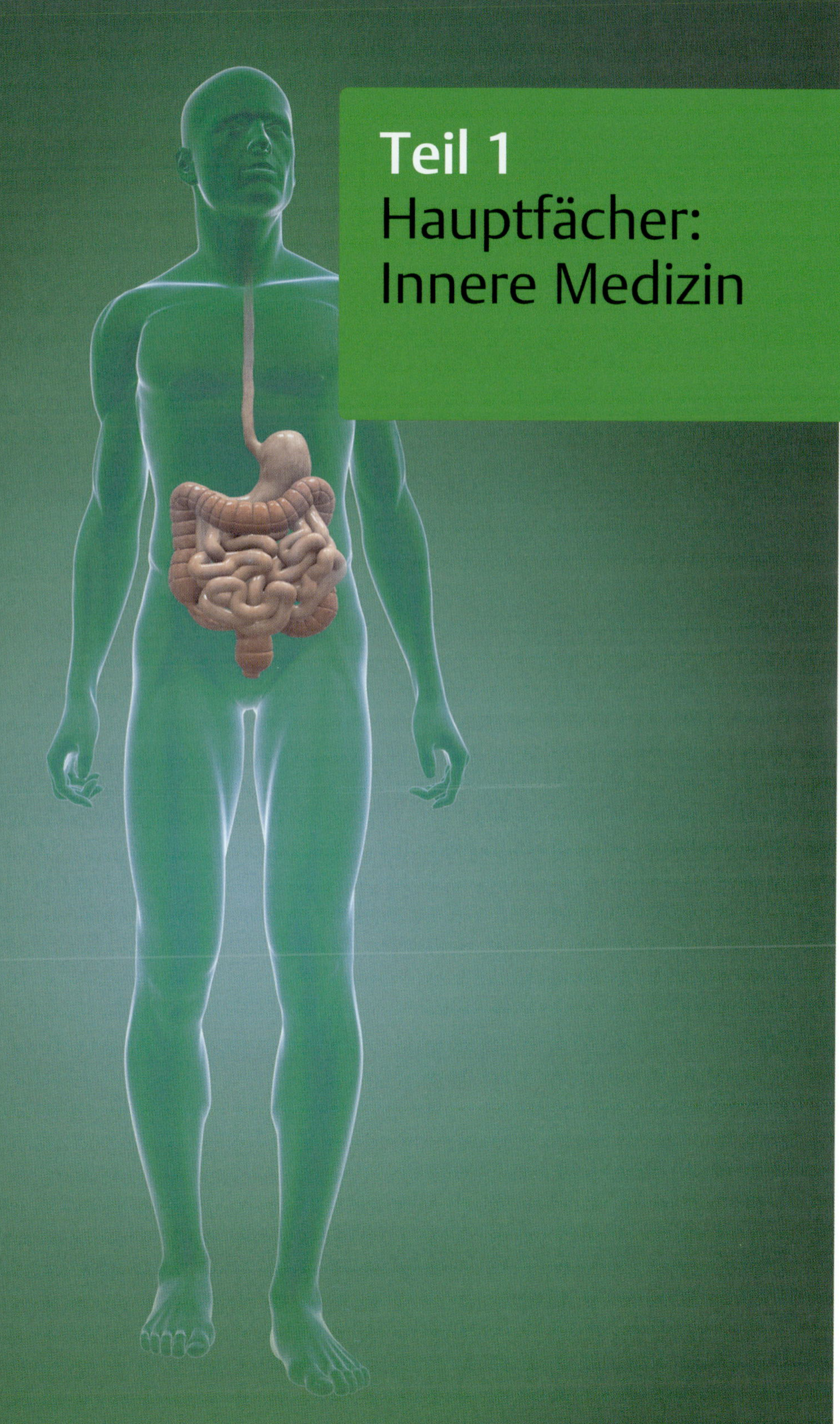

Abb. von: Sebastian Kaulitzki, Fotolia.com

1 Atmungssystem

1.1 Anatomische und physiologische Grundlagen

Die Lunge und die zuleitenden Atemwege (Strecke Nasen-Rachen-Raum bis Bronchioli) zählen zum Atmungssystem (**Abb. 1.1**). Die eingeatmete Luft (Ventilation) wird zunächst über die Nase (oder den Mund) in den Rachen, dann über den Kehlkopf in die Luftröhre geleitet. Von dort gelangt sie in die Bronchien zu den Bronchioli und schließlich in die Alveolen (Blut-Luft-Schranke).

Entlang des Konzentrationsgefälles (Diffusion) gelangt Sauerstoff (O_2) durch die Membran der Lungenbläschen ins Blutsystem des Lungenkreislaufes (Perfusion). Im Gegenzug wird ebenfalls entlang des Konzentrationsgefälles Kohlendioxid (CO_2) in die Ausatemluft (Ventilation) gebracht. Die Ausatemluft verlässt die Lungen in umgekehrter Richtung.

Um einen optimalen Atemvorgang zu gewährleisten, müssen Ventilation (Belüftung der Lungenalveolen im Wechsel von Inspiration und Exspiration), Diffusion (Gasaustausch über die alveolokapilläre Membran) und Perfusion (der Ventilation angepasste Durchblutung der Lungenkapillaren) gut aufeinander abgestimmt sein.

Aufgaben des Atmungssystems:

Äußere Atmung

- Aufnahme von O_2 aus der Atemluft in das Blutsystem
- Abgabe von CO_2 als Endprodukt des Körperstoffwechsels

Merke

Unter innerer Atmung versteht man den intrazellulären Verbrennungsprozess u. a. mit O_2; Abfallprodukt ist CO_2.

Regulation des Säure-Basen-Haushalts. Zusammen mit den Nieren und dem Pufferungssystem (hauptsächlich Bikarbonatpuffer) im Blut fungieren die Lungen als die schnellsten Regulatoren des Säure-Basen-Haushalts.

Spezieller Lernhinweis

Bei einer metabolischen Übersäuerung (Azidose) reagiert der Körper mit einer vertieften Abatmung von CO_2 (Kußmaul-Atmung), um den zu sauren Blut-pH wieder in den Normbereich zu bringen. Ist der Blut-pH zu alkalisch (Alkalose), reagiert der Körper mit einer flachen (eher verminderten) Abatmung von CO_2, um den zu alkalischen Blut-pH wieder in den Normbereich zu bringen.

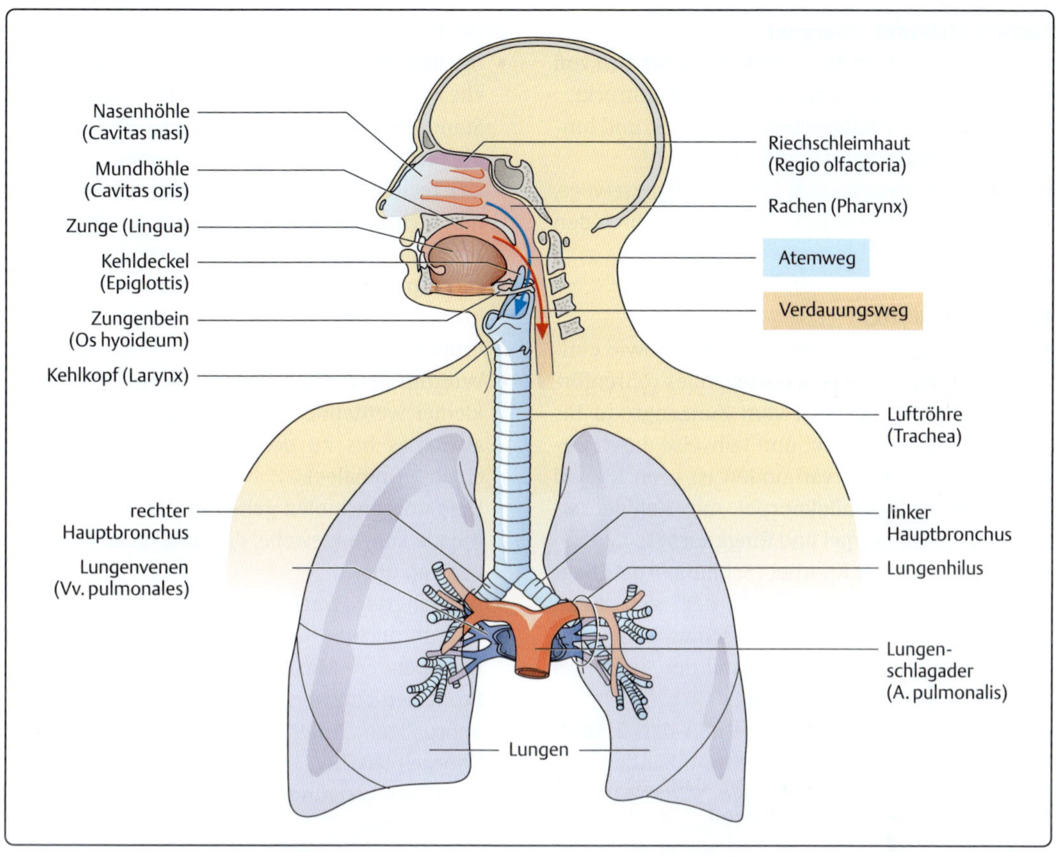

Abb. 1.1 Übersicht über die Atmungsorgane (Abb. aus: Faller A, Schünke M. Der Körper des Menschen. Einführung in Bau und Funktion. 17. Aufl. Stuttgart, Thieme; 2017).

1.1.1 Zuleitende Atemwege

Alle zuleitenden Atemwege sind innen mit einer ein Flimmerepithel tragenden Schleimhaut ausgestattet und erfüllen somit folgende Aufgaben:

- Anfeuchtung der Atemluft (durch ständige Schleimproduktion)
- Vorreinigung der Atemluft (Flimmerepithel befördert Fremdkörper nach außen)
- Erwärmung der Atemluft (v. a. im Bereich der Nasenschleimhaut befindet sich ein dichtes Blutgefäßgeflecht)
- Luftweiterleitung

Nase (Naso) und Nasennebenhöhlen (Sinus paranasales)

- Die Nase liegt über dem harten Gaumen, die Seitenwände werden vom Oberkieferknochen gebildet; oben wird sie durch die Siebbeinplatte begrenzt.
- Die paarigen Nasennebenhöhlen sind durch offene Gänge mit der Nase verbunden.
- Zu den Nasennebenhöhlen zählen:
  - Stirnhöhlen (Sinus frontales)
  - Kieferhöhlen (Sinus maxillares)
  - Siebbeinzellen (Sinus ethmoidales)
  - Keilbeinhöhlen (Sinus sphenoidales)
- In der Nasenschleimhaut sind Riechzellen eingelagert (schlechter Geruch kann vor schädlichen Stoffen warnen).
- Nase und Nasennebenhöhlen stellen einen Resonanzraum für die Stimmbildung dar.

Rachen (Schlund, Pharynx)

- Der Rachen ist ein Muskelschlauch, der sich von der Schädelbasis bis zur Speiseröhre erstreckt.
- Er liegt vor der Halswirbelsäule (HWS) und hinter der Mund- und Nasenhöhle.
- Im Rachen kreuzen sich Luft- und Speisewege, wobei die Luftwege beim Schluckakt durch den Kehldeckel verschlossen werden.

Kehlkopf (Larynx)

- Der Kehlkopf ist ein aus 4 größeren sowie einigen kleineren Knorpeln bestehendes röhrenförmiges Gerüst, das sich vom Zungengrund bis zur Luftröhre erstreckt und teilweise durch Gelenke miteinander verbunden ist (von kranial nach kaudal: Schildknorpel mit Kehldeckelknorpel, Stellknorpel und Ringknorpel).
- Auf dem größten Knorpel (Schildknorpel) liegt der Kehldeckel (Epiglottis), der sich beim Schluckakt als schützende Verschlussklappe auf den Kehlkopfeingang legt, damit der Speisebrei nicht in die Luftröhre gelangt.
- Zwischen dem Schildknorpel und den 2 Stellknorpeln spannen sich die Stimmbänder aus; der Spaltraum zwischen den Stimmbändern wird als Stimmritze (Glottis) bezeichnet; die Weite der Stimmritze ist von der Stellung der Stimmbänder abhängig; bei der Stimmbildung werden die Stimmbänder durch den Luftstrom in Schwingungen versetzt.

Luftröhre (Trachea)

- Die Luftröhre ist eine 10–12 cm lange biegsame Röhre und beginnt unterhalb des Ringknorpels; sie liegt hinter der Schilddrüse und vor der Speiseröhre.
- Die Wand der Trachea wird durch 16–20 c-förmige Knorpelspangen verstärkt, deren Bögen nach ventral gerichtet sind; somit wird die Luftröhre bei Unterdruck (z. B. bei der Einatmung) offen gehalten.
- Die Hinterwand wird von elastischem und kollagenem Bindegewebe gebildet, in das glatte Muskelfasern eingelagert sind, wodurch eine Ausweitung der dahinter liegenden Speiseröhre ermöglicht wird.

Bronchien

- In Höhe des 4. Brustwirbels teilt sich die Trachea (Bifurkation) in den rechten und linken Stammbronchus auf, welche am Lungenhilus in die rechte und linke Lunge eintreten.
- Der rechte Stammbronchus teilt sich innerhalb der rechten Lunge in 3, innerhalb der linken Lunge in 2 Hauptäste (Lappenbronchien).
- Die Lappenbronchien spalten sich in Segmentbronchien (rechts: 10, links: 8–10 Segmentbronchien).
- Wie die Äste eines Baumes entstehen immer kleiner werdende Verzweigungen des Bronchialbaumes bis zu den Endbronchiolen (Bronchioli terminales).
- Die Endbronchiolen gehen in das eigentlich atmende Lungengewebe, die Lungenbläschen (Alveolen), über.
- Ähnlich der Trachea besteht die Wand der Hauptbronchien aus Knorpelspangen und der umgebenden Muskulatur; je weiter sich die Bronchien aufzweigen, desto mehr nehmen die knorpeligen Anteile ab und werden durch Knorpelplättchen ersetzt, bis sich in den terminalen Verzweigungen überwiegend Muskelzellen befinden.

1.1.2 Lunge (Pulmo)

- Die Lunge liegt innerhalb des knöchernen Thorax.
- Sie besteht aus 2 getrennten Lungenflügeln, die sich beiderseits des Mediastinums befinden.
- Die Außenflächen liegen der inneren Thoraxwand an, während die Unterflächen (Lungenbasis) dem Zwerchfell aufsitzen.
- Die Lungenspitzen ragen 2–4 cm über das Schlüsselbein hinaus, ventral liegen die Lungenflügel in Höhe der 6. Rippe, axillar in Höhe der 8. Rippe, dorsal zwischen dem 10. und 12. Brustwirbel.
- Die Stammbronchien, die Lungenschlagadern (Aa. pulmonales), die Lungenvenen (Vv. pulmonales), die Lymphgefäße und Nerven treten über den Lungenhilus in die Lungen ein bzw. aus.

- Weiterhin teilen sich die beiden Lungenflügel in Lungenlappen auf: die rechte Lunge besteht aus 3 Lappen (Ober-, Mittel- und Unterlappen), die linke Lunge aus 2 Lappen (Ober- und Unterlappen).
- Die Lungenlappen unterteilen sich weiterhin in 10 Segmente rechts und 8–10 Segmente links, deren Grenzen äußerlich nicht mehr sichtbar sind.
- Die Masse des Lungengewebes besteht aus Anteilen der zuleitenden Atemwege und der Alveolen, die außen um den Bronchialbaum herum liegen.
- Zwischen den Bronchien befindet sich Bindegewebe, das reich an elastischen Fasern ist.

1.1.3 Lungenbläschen (Alveolen)

Die zuleitenden Atemwege bringen die vorgewärmte, vorgereinigte und angefeuchtete Luft in die Lungenbläschen (Alveolen). Insgesamt besitzen beide Lungenflügel ca. 300 Mio. Alveolen, sodass die Kontaktfläche zwischen Luft- und Blutraum 80–120 m^2 beträgt.

- Die Alveolen bestehen zu 95 % aus Pneumozyten I (Deckzellen), die für O_2 und CO_2 durchlässig sind, um die Diffusion zu gewährleisten; sie sind von einem dichten Kapillarnetz umgeben.
- Den Pneumozyten I sind Pneumozyten II (Nischenzellen) zwischengelagert; sie produzieren den Surfactant, welcher eine Emulsion aus Phospholipiden und Mukoiden darstellt.
- Der Surfactant verhindert u. a. den Kollaps von Alveolen während der Exspiration durch Minderung der Oberflächenspannung.
- Um Volumenschwankungen bei der Ein- und Ausatmung standzuhalten, sind die Alveolen von einem feinen Netz elastischer Fasern umgeben.

1.1.4 Brustfell (Pleura)

- Jeder Lungenflügel ist von einer dünnen, mit Gefäßen versorgten Hülle, dem Lungenfell (Pleura visceralis) umgeben. Sie grenzt, nur durch einen engen Flüssigkeitsspalt getrennt, an das Rippenfell (Pleura parietalis); beide Pleurablätter zusammen nennt man Pleura oder Brustfell.
- Die Adhäsionskräfte (Anhaftung zweier Körper aneinander) der serösen Flüssigkeit zwischen den beiden Blättern bewirken, dass die Lungenoberfläche den Atembewegungen des Brustkorbes folgt.
- Durch den Zug der elastischen Fasern und der Oberflächenspannung der Alveolen steht die Lunge unter einer gewissen Zugspannung; gelangt Luft in den Pleuraspalt, fällt die Lunge durch die Elastizität ihrer Fasern in sich zusammen.

1.1.5 Ein- und Ausatmung

Atemmuskulatur

Der Wechsel zwischen Einatmung (Inspiration) und Ausatmung (Exspiration) ermöglicht den Gasaustausch in den Alveolen. Jegliche Atemmuskulatur liegt außerhalb der Lunge, d. h., sie wird passiv bewegt.

Einatmung

Reguläre Atmung

- Das Zwerchfell (Diaphragma) senkt sich bei der Einatmung.
- Die äußeren Zwischenrippenmuskeln (Mm. intercostales externi) erweitern den Brustkorb, indem sie die Rippen anheben.

Auxikuläre Atmung

- Bei erhöhten Anforderungen an die Atmungsarbeit (v. a. bei Atemnot) kommt es zum Einsatz der Atemhilfsmuskulatur; damit sind die Muskeln gemeint, die infolge ihrer Zugrichtung die Rippen heben können.
- Dazu gehören der große und kleine Brustmuskel (M. pectoralis major und minor), die Treppenmuskeln (Mm. scaleni), der Kopfwender (M. sternocleidomastoideus) und die Sägemuskeln (Mm. serrati).

Ausatmung

Reguläre Atmung

- Die Zwerchfellkuppel bewegt sich bei der Ausatmung nach oben.
- Die inneren Zwischenrippenmuskeln (Mm. intercostales interni) veranlassen, dass der Brustkorb gesenkt wird.

Auxikuläre Atmung

- Als Hilfsausatmer werden die Bauchmuskeln (v. a. M. rectus abdominis und M. obliquus abdominis) eingesetzt.
- Diese ziehen die Rippen herab und drängen als Bauchpresse die Baucheingeweide mit dem Zwerchfell nach oben.

Steuerung der Atmung

Unwillkürliche Atmung

Die zentrale Steuerungsstelle liegt in der Medulla oblongata (verlängertes Mark), sie sendet ständig Impulse an die Atemmuskulatur.

Mechanisch-reflektorische Kontrolle der Atmung (Hering-Breuer-Reflex)

Dehnungsrezeptoren im Lungenparenchym steuern die Atemexkursion auf eine begrenzte Amplitude; d. h., bei einer Blähung der Lunge wird die Inspiration reflektorisch gehemmt und somit die Exspiration eingeleitet. Bei größerer Volumenabnahme der Lunge kommt es im Gegenzug zur Einleitung einer verstärkten Inspiration. Die Atemtiefe wird somit den jeweiligen Bedingungen angepasst und eine Überdehnung der Lunge verhindert.

Chemische Kontrolle der Atmung

Chemorezeptoren im Glomus caroticum und am Aortenbogen messen den pO_2, pCO_2 und den pH-Wert des Blutes. Bei Wertveränderungen erfolgt über Nervenimpulse die Rückkoppelung an die Medulla oblongata, die wiederum über Nervenimpulse den entsprechenden Befehl an die Atemmuskulatur sendet. Sinkt z. B. der pO_2-Wert oder steigt der pCO_2-Wert an, kommt es über den Regelkreis des Atemzentrums zu einem gesteigerten Atemantrieb.

Willkürliche Atmung

Die Atmung kann eingeschränkt willkürlich beeinflusst werden, indem der Atem kurzzeitig angehalten oder bewusst vermehrt oder vermindert wird. Nach der willkürlichen Beeinflussung unterliegt die Atmung wieder der zentralnervösen Steuerung.

1.1.6 Atemgrößen

Lungen- und Atemvolumina

Das Lungen- und Atemvolumen ist abhängig von Körperbau, Lebensalter, Geschlecht und Trainingszustand.

- Bei körperlicher Ruhe atmet der durchschnittliche Erwachsene ca. 16–20 × /min
- Pro Atemzug werden ca. 500 ml Luft ein- und wieder ausgeatmet (Atemzugvolumen).
- Das Atemminutenvolumen beträgt demnach ca. 10 l (500 ml × 20 Atemzüge/min).
- Die Luftmenge, die man nach normaler Inspiration noch maximal einatmen kann, bezeichnet man als das inspiratorische Reservevolumen: ca. 2–3 l.
- Das exspiratorische Reservevolumen (ERV) ist die Luftmenge, die man nach einer normalen Ausatmung noch maximal ausatmen kann: ca. 0,5–1,5 l.
- Auch nach tiefster Ausatmung bleibt noch Luft in den Atemwegen zurück, die man als Residualluft (Residualvolumen, RV) bezeichnet: ca. 1,5 l.
- Die Summe des normalen Atemzugvolumens, des in- und exspiratorischen Reservevolumens, nennt man Vitalkapazität: ca. 3,5–5 l.
- Die Totalkapazität ergibt sich aus der Addition von Vitalkapazität und Residualluft.

Spezieller Lernhinweis

Unter einer funktionellen Residualkapazität versteht man das nach einer normalen Exspiration in der Lunge noch vorhandene Volumen (Summe aus ERV + RV).

1.1.7 Diagnostik, Untersuchung

Wichtiger Lernhinweis
Der Patient sollte bis zur Taille entkleidet sein, um seitenvergleichend die Lunge untersuchen zu können. Der Seitenvergleich erlaubt es, den Patienten als eigene Kontrollperson anzusehen.

Typische Symptome

- Husten ohne Auswurf = unproduktiver Husten
- Husten mit Auswurf = produktiver Husten
- Dyspnoe (Atembeschwerden)
- evtl. Fieber, evtl. Brustschmerz

Spezieller Lernhinweis
Jeder Husten, jede Heiserkeit, die länger als 4 Wochen dauern, sind karzinomverdächtig!

Inspektion

Thoraxdeformitäten

- Fassthorax
- Hühnerbrust
- Kyphose (rückenwärts gerichtete Krümmung der Wirbelsäule)
- Skoliose (seitliche Krümmung der Wirbelsäule)
- Trichterbrust
- Voussure (Herzbuckel)

Veränderungen der Haut/Akren

- Trommelschlegelfinger (Auftreibung des Fingerendglieds)
- Uhrglasnägel
- Zyanose (Blaufärbung)

Veränderungen der Atemzüge und Atemexkursionen

- Tachypnoe: > 20 Atemzüge/min, z. B. bei Herz- und Lungenerkrankungen, Anämie, Schock, Fieber
- Bradypnoe: < 16 Atemzüge/min; Schädigung des Atemzentrums, z. B. bei Vergiftungen
- Dyspnoe: erschwerte Atmung, verbunden mit dem Gefühl der Atemnot
- Orthopnoe: nur mit Einsatz der Atemhilfsmuskulatur und unter aufrechter Haltung kompensierte höchste Luftnot
- nachschleppende Atmung: ungleiche Atemexkursion, z. B. beim Pneumothorax
- thorakale paradoxe Atmung: inspiratorische Einwärts- und exspiratorische Auswärtsbewegung eines pathologisch beweglichen Thoraxwandanteils durch Rippenserienfraktur mit Pendelluft
- inverse (umgekehrte) Atmung: passive paradoxe maximale Thoraxexkursionen ohne suffiziente Ventilation: abdominale Vorwölbung bei thorakaler Senkung während der (ineffektiven) Inspiration sowie abdominales Einziehen bei thorakaler Hebung während der (ineffektiven) Exspiration
- Schnappatmung: kurz vor dem Tode infolge der Schädigung des Atemzentrums
- Kußmaul-Atmung: vertiefte Atmung bei Azidose, z. B. diabetisches oder urämisches Koma
- Biot-Atmung: gleich tiefe Atemzüge mit plötzlichen Atempausen; durch Hirnverletzungen, Hirndrucksteigerung kommt es zu Störungen im Atemzentrum
- Cheyne-Stokes-Atmung: periodisches An- und Abschwellen der Atmung mit kurzen Pausen; bei chronischen Lungenerkrankungen, Linksherzinsuffizienz, Klappenfehler, Vergiftungen kommt es zu Störungen der Chemorezeptoren, die nur noch auf einen O_2-Abfall reagieren

Wichtiger Lernhinweis
Die Gabe von reinem O_2 führt bei der Cheyne-Stokes-Atmung zur lebensgefährlichen Apnoe, weil der Atmungsantrieb ausgeschaltet wird. Ohne O_2 stirbt der Patient jedoch! Also: O_2-Gabe und ggf. künstliche Beatmung!

Palpation

Durch die Palpation lassen sich Lungengewebsverminderungen oder Verdichtungen feststellen. Da die Stimme als Geräusch auf die Thoraxwand übertragen wird, kann man sie als Vibration mit der Hand fühlen (Stimmfremitus).

Durchführung. Man legt die Handteller flach auf und palpiert seitenvergleichend von oben nach unten die Vorder- und Rückseite des Thorax. Der Patient sagt dabei jedes Mal mit tiefer Stimme „99". Bei Kindern und Frauen ist diese Untersuchung aufgrund der zu hohen Stimme nicht möglich; Alternative: Bronchophonie (S. 25).

- Stimmfremitus verstärkt: Lungengewebsverdichtung (z. B. Tumoren, infiltrative Prozesse, Lobärpneumonie)
- Stimmfremitus abgeschwächt: Lungengewebsverminderung (z. B. Emphysem, Pneumothorax)

Perkussion

Beklopfen des Brustkorbes, um Lungengewebsverminderungen oder -verdichtungen zu ermitteln

Durchführung. Das Beklopfen des Brustkorbes versetzt die Thoraxwand und die darunter befindlichen Gewebe in Schwingungen, die man als Geräusche hört. Die erzeugte Schwingung dringt jedoch nur ca. 5 cm in die Tiefe (tiefer liegende Geschehen können nicht erfasst werden). Man perkutiert von oben nach unten (Thoraxvorder- und -rückseite) in den Interkostalräumen (ICR) seitenvergleichend.

- sonorer Klopfschall: Normalbefund
- hypersonorer Klopfschall (Schachtelton): Lungengewebsverminderung
- hyposonorer Klopfschall (Schenkelschall, Dämpfung): Lungengewebsverdichtungen
- tympanitischer Klopfschall (ähnelt einem Klang und ist durch regelmäßige Schwingungen charakterisiert): über luftgefüllten Magen- und Darmschlingen
- amphorischer Klopfschall (klingt metallisch): über leeren Kavernen (z. B. Tuberkulose)

Atemverschiebbarkeit der Lungengrenze

Die Atemverschieblichkeit der Lungengrenze gibt Aufschluss über die Ausdehnbarkeit der Lunge.

Durchführung. Während der Patient die Luft anhält, perkutiert man von oben nach unten entlang der Skapularlinie, bis der sonore Klopfschall in einen hyposonoren Klopfschall umwechselt. Diese Stelle wird markiert. Der Patient atmet jetzt aus (bleibt in Ausatemstellung), und man perkutiert von der markierten Stelle wieder nach oben, bis ein sonorer Klopfschall ertönt. Der Abstand dieser Strecke sollte 4–5 cm betragen.

Auskultation

Durch die Auskultation kann man das Strömen der Luft durch den Tracheobronchialbaum beurteilen.

Durchführung. Der Patient atmet durch den Mund tief ein und aus. Man auskultiert mit dem Stethoskop von oben nach unten seitenvergleichend Thoraxvorder- und -rückseite. Man unterscheidet hier Bronchialatmen von Vesikuläratmen und achtet auf nicht physiologische Zusatzgeräusche.

Bronchialatmen (Röhrenatmen)

- physiologisch: über den oberen Lungenabschnitten (Kehlkopf/Trachea) hörbar
- pathologisch: das Geräusch wird zum Alveolargewebe fortgeleitet (infolge von Infiltrationen)

Vesikuläratmen (Bläschenatmen)

Ein Vesikuläratmen entsteht durch das Eindringen der Luft in die Alveolen und ist v. a. bei der Einatmung zu hören:

- Physiologisch hört man es am besten in der mittleren Axillarlinie,
- pathologisch abgeschwächt z. B. bei Emphysem, Pleuritis, Pneumothorax,
- pathologisch verschärft z. B. bei Pneumonie, Lungenfibrose, Bronchitis.

Pathologische Nebengeräusche

- trockene, kontinuierliche Rasselgeräusche (Giemen, Pfeifen, Brummen): Der Luftstrom setzt zähe Sekretmassen in Bewegung, z. B. bei Asthma bronchiale, chronischer Bronchitis.

- feuchte diskontinuierliche Rasselgeräusche: Sie sind ein hörbares Zeichen für Flüssigkeitsansammlung in Bronchien und Alveolen. Je nach Entstehungsort (untere, mittlere oder obere Lungenabschnitte) der Flüssigkeit unterscheidet man fein-, mittel- und grobblasige Rasselgeräusche, z. B. bei Bronchopneumonie, akuter Bronchitis, Bronchiektasen.

Sondergeräusche

- Crepitatio indux/redux: Knistergeräusch, Entfaltungsgeräusch der Lunge, zu Beginn und am Ende einer Lobärpneumonie
- amphorisches Atmen (Kavernenjuchzen): Hallgeräusch bei leeren Kavernen, z. B. bei Tuberkulose
- Pleurareiben (Lederknarren): Knistergeräusch bei Pleuritis sicca

Bronchophonie

Auskultatorische Alternative zum Stimmfremitus; Frauen und Kinder flüstern mit leiser Stimme „66"; normalerweise ist das Flüstergeräusch nur schwer hörbar, über infiltrierten Gewebeabschnitten ist die Schallverstärkung jedoch deutlich erhöht.

- Bronchophonie lauter: z. B. bei Pneumonie, Atelektasen, das Flüstergeräusch ist verstärkt wahrnehmbar

Lungenfunktionsprüfung (Spirometrie)

Sie dient der Erfassung der Lungenvolumina und Atemstromstärken.

Durchführung. Der Patient pustet über ein Mundstück in ein Messsystem, welches die atemabhängigen Volumenschwankungen und/oder Atemstromstärken misst. Gebräuchliche spirometrische Messgrößen:

- Bestimmung der Vitalkapazität.
- Bestimmung der 1-Sekunden-Ausatmungskapazität (Tiffeneau-Test).

Tiffeneau-Test

Man bittet den Patienten einzuatmen und dann kräftig auszuatmen. Das Volumen, das in der ersten Sekunde ausgeatmet wird, gibt Auskunft über den Zustand des Lungengerüstes und der Atemwege:

- physiologischer Wert: ca. 70 % der Vitalkapazität
- Bei Verengungen der Atemwege ist dieser Wert erniedrigt.

Blutgasanalyse

Die Blutgasanalyse erlaubt die Beurteilung des Gasaustausches in der Lunge und dient besonders der Einschätzung von Lungenerkrankungen.

Im arteriellen Blut werden Teilkonzentrationen (Partialdrücke) der Atemgase O_2 und CO_2 bestimmt. Da die Blutgase eng mit dem Säure-Basen-Haushalt zusammenhängen, wird auch der pH-Wert und das Standardbikarbonat ermittelt (**Tab. 1.1**).

- Hypoxie: Erniedrigung des O_2 im Gesamtorganismus oder einzelner Regionen, z. B. bei Anämie, Durchblutungsstörungen
- Hypoxämie: Erniedrigung des pO_2 im arteriellen Blut < 70 mmHg infolge Lungenerkrankungen oder eines niedrigen O_2-Partialdrucks in der Umgebungsluft (Höhenatmung)
- Hypokapnie: Erniedrigung des pCO_2 im arteriellen Blut < 35 mmHg, z. B. Hyperventilation

Tab. 1.1 Normbereiche der Blutgase.

Parameter	Normbereich
pO_2 (altersabhängig)	75–100 mmHg
pCO_2 (altersunabhängig)	35–45 mmHg
pH-Wert	7,36–7,44
Standardbikarbonat	22–26 mmol/l

- Hyperkapnie: Erhöhung des pCO_2 im arteriellen Blut > 45 mmHg, z. B. respiratorische Insuffizienz mit Hypoventilation

Sputum

Das Sputum wird untersucht hinsichtlich:

- Blutbeimengungen (Hämoptyse: geringe Blutbeimengungen, Hämoptoe: größere Blutbeimengungen)
- Erreger (Mycobacterium tuberculosis, Influenzavirus etc.)
- Konsistenz (gelblich-eitrig bei bakteriellen Prozessen, schaumig und leicht blutend bei Lungenödem, 3-schichtig bei Bronchiektasen etc.)

Bronchoskopie

Mit einem Spezialendoskop lassen sich die Luftwege betrachten. Eventuell wird auch eine Biopsie vorgenommen.

Pleurapunktion

Die Pleura wird punktiert, um einen Erguss abzulassen oder um das Punktat zu analysieren. Ebenso können auf diesem Wege Medikamente eingebracht werden.

Bildgebende Diagnostik

- Röntgen
- Tomografie (Schichtaufnahme)
- CT und MRT
- nuklearmedizinische und Kontrastmitteluntersuchungen
- Sonografie

1.2 Störungen der Atemfunktionen

1.2.1 Störungen der Lungenbelüftung – Ventilationsstörungen

Definition

Hierbei handelt es sich um eine Störung der Fähigkeit, Luft in und aus den Atemwegen zu bewegen.

Spezieller Lernhinweis

Ventilationsstörungen führen zu einer vermehrten Atemarbeit, was in ausgeprägtem Zustand vom Patienten als Dyspnoe empfunden wird.

Obstruktive Ventilationsstörungen

Definition

Eine Obstruktion ist eine Verengung der Atemwege. 90 % aller Lungenerkrankungen sind obstruktiver Ursache (**Tab. 1.2**). Jeder 2. Raucher > 40 Jahre hat eine obstruktive Ventilationsstörung. Die Folge ist ein Widerstand (Resistance), der sich der Ausatemluft entgegensetzt, sodass die Lunge zunehmend überbläht ist.

Tab. 1.2 Obstruktive Ventilationsstörungen.

	Obstruktion der oberen Atemwege – von Mund/Nase bis Larynx	Obstruktion der unteren Atemwege – von Larynx bis zu den Bronchioli terminales
Ursachen	• zurückgefallene Zunge • Glottis-/Larynxödem • Epiglottitis • Pseudokrupp • Aspiration • Tumoren • obstruktives Schlafapnoe-Syndrom • Rekurrensparese	• Asthma bronchiale • chronisch-obstruktive Bronchitis • obstruktives Lungenemphysem • Tracheatumoren, Narbenstrikturen der Trachea
Leitsymptom	inspiratorischer Stridor (pfeifendes Atemgeräusch während der Inspiration)	exspiratorischer Stridor (pfeifendes Atemgeräusch während der Exspiration)

Restriktive Ventilationsstörungen

Definition
Durch verminderte Ausdehnbarkeit (Compliance) des Lungen-Thorax-Zwerchfell-Systems kommt es zu einer Verkleinerung des maximal mobilisierbaren Lungenvolumens.

Ursachen
- pulmonale Restriktion (z. B. Atelektasen, Fibrosen, Infiltrate, Pneumokoniose, Lungenödem)
- pleurale Restriktion (z. B. Pleuritis, Pleuraschwarte, Pneumothorax)
- thorakale Restriktion (z. B. Kyphoskoliose, Thoraxdeformitäten)
- extrathorakale Restriktion (z. B. Adipositas)

1.2.2 Störungen der Lungendurchblutung – Perfusionsstörungen

Definition
Unter Perfusionsstörungen versteht man eine unzureichende Durchblutung der Lungengefäße mit daraus resultierender Störung des Gasaustausches.

Ursachen
- Störungen der arteriellen Blutzufuhr (z. B. Lungenembolie)
- Kapillarschwund bei destruktiven Lungenerkrankungen
- alveolokapillärer Reflex (Euler-Liljestrand), z. B. Emphysem
- Störungen des Blutabflusses (z. B. Linksherzinsuffizienz)

1.2.3 Störungen des Gasaustausches – Diffusionsstörungen

Definition
Hier liegt eine Veränderung der alveolokapillären Membran vor.

Ursachen
- Emphysem (Rarefizierung der Alveolen)
- Pneumonie
- Linksherzinsuffizienz, Lungenödem (Einlagerung von Flüssigkeit in den Alveolen)
- rezidivierende Lungenembolien
- ausgeprägte Anämie (Verminderung der Diffusionskapazität)

Wichtiger Lernhinweis
Alle o. g. pathologisch veränderten Mechanismen sind eng miteinander verknüpft und treten häufig in Kombination auf!

1.3 Akute obstruktive Ventilationsstörungen

1.3.1 Akute Rhinitis (Schnupfen)

Definition
Hierbei handelt es sich um eine Entzündung der Nasenschleimhaut.

Ursachen
- Rhinoviren (häufigste Ursache)
- Adenoviren, Echoviren
- selten Bakterien (i. d. R. Superinfektion)

Pathomechanismus. Abwehrschwäche begünstigt die Ansiedelung pathogener Keime auf der Nasenschleimhaut, sodass eine klassische Entzündungsreaktion die Folge ist. Auch Mundatmung verursacht ein Austrocknen der Nasenschleimhaut, welches die Ansiedelung pathogener Keime fördert.

Symptome
- allgemeines Krankheitsgefühl
- Brennen und Kratzen in der Nase
- Schwellung der Nasenschleimhaut mit Absonderung eines Sekrets:
  - bei viralen Infekten: wässriger Schleim
  - bei bakteriellen Infekten: gelb-grüner Schleim
- häufig Initialsymptom anderer Infektionskrankheiten

Komplikationen
- chronischer Verlauf mit Sinusitis
- Otitis media
- Bronchitis

Therapie
- Sole-Inhalationsbäder
- Gurgeln mit Zitronenwasser
- abschwellende Nasentropfen

1.3.2 Akute Sinusitis (Nasennebenhöhlenentzündung)

Definition
Hierbei handelt es sich um eine akute Entzündung der Nasennebenhöhlen.

Ursachen
- meist fortgeleitet infolge einer Rhinitis (v. a. Viren, Haemophilus influenzae, Streptokokken, Staphylokokken; häufig Mischinfektion)
- evtl. dentogene Infektion in die Sinus maxillares
- begünstigende Faktoren: Deviation der Nasenscheidewand

Symptome. Bei Erwachsenen sind am häufigsten die Sinus maxillares befallen, bei Kindern der Labyrinthus ethmoidalis.

- allgemeine Krankheitssymptome
- Gesichts- und Kopfschmerzen
- behinderte Nasenatmung
- Klopf- und Druckschmerz über Nasennebenhöhlen und Nervenaustrittspunkten

Komplikationen
- chronischer Verlauf mit Empyembildung
- Perforation in äußere Weichteile (Augenhöhle, Schädelhöhle)
- Osteomyelitis
- Sinusthrombose

Therapie
- Verbesserung des Sekretabflusses: Wärme (Rotlicht)
- ggf. Antibiotika
- Sinuspunktion
- Sinusspülung
- evtl. operative Sanierung

1.3.3 Akute Pharyngitis/Laryngitis

Definition
Es liegt eine akute Entzündung des Rachens bzw. des Kehlkopfes vor.

Ursachen
- Viren
- Bakterien (i. d. R. Superinfektion)
- physikalische oder chemische Noxen
- Tumor (Raucheranamnese)

Symptome
- Halsschmerzen
- Dysphagie
- Kratzen und Brennen im Hals
- Trockenheitsgefühl
- Heiserkeit
- geröteter Rachen
- evtl. Fieber

Komplikationen
- chronischer Verlauf
- Epiglottitis

Therapie

- Rachenspülung
- warme Halswickel
- Lutschtabletten

1.3.4 Pseudokrupp (Laryngitis subglottica)

Definition

Pseudokrupp ist eine meist bei Säuglingen und Kleinkindern (ca. 6 Monate bis 6 Jahre) auftretende Atemwegsobstruktion im Kehlkopfbereich (Differenzialdiagnose: Diphtherie, Epiglottitis, Fremdkörperaspiration).

Ursachen

- meist Viren, v. a. Parainfluenzaviren
- Bakterien, v. a. Haemophilus influenzae, Staphylococcus aureus
- allergisch bedingt, meist im Zusammenhang mit hoher Luftverschmutzung und psychischen Einflüssen

Symptome. Die Symptome manifestieren sich meist nachts:

- inspiratorischer Stridor
- bellender, trockener Husten
- Halsschmerzen
- Atemnot
- meist mäßiges Fieber
- heisere Stimme bis Aphonie
- evtl. Zyanose

Komplikationen

- Glottisödem
- Erstickungsanfall

Therapie

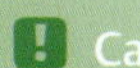

Cave

Notfall! Maßnahmen zur Grundversorgung, s. Pseudokrupp **Tab. 20.7**.

- evtl. Kortikoide
- evtl. Intubation, Tracheotomie

1.3.5 Epiglottitis

Definition

Die Eppiglottitis ist eine v. a. im Kindesalter (meist zwischen dem 2. und 5. Lj.) auftretende, lebensgefährliche Infektion, die das lockere Bindegewebe des Kehldeckels befällt.

Ursachen

- meist Bakterien, v. a. Haemophilus influenzae
- Viren
- Allergie (z. B. Insektenstich)

Symptome. Die Symptome entwickeln sich akut:

- inspiratorischer Stridor
- starke Dyspnoe
- starke Schluckbeschwerden
- Hypersalivation (vermehrter Speichelfluss)
- kloßige Sprache
- meist hohes Fieber

Komplikationen

- Erstickungsanfall

Therapie

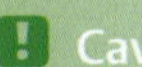

Cave

Notfall! Maßnahmen zur Grundversorgung, s. Epiglottis **Tab. 20.7**.

- in 80 % der Fälle Intubation erforderlich
- Kortikosteroide, Antibiotika

Spezieller Lernhinweis

Vor allem bei der kindlichen Epiglottitis sind Kühlungen und andere Manipulationen am Hals strikt zu meiden (**Tab. 1.3**). Jede unsachgemäße Untersuchung (Inspektion des Rachens), sogar jede Erschütterung, kann zum plötzlichen Totalverschluss der Atemwege führen. Nie in den Mund schauen!

Tab. 1.3 Differenzialdiagnose Pseudokrupp – Epiglottitis.

	Pseudokrupp	Epiglottitis
Stimme	heiser	kloßig
Husten	bellend	meist keiner
Fieber	leicht	> 39–40 °C
Speichelfluss	kaum	stark
Schluckstörung	keine	stark
Halsschwellung	wenig	stark
Beginn	langsam	plötzlich
Jahreszeit	besonders Herbst	ganzes Jahr
Tageszeit	besonders abends und nachts	ganztags
Rezidive	häufig	selten

1.3.6 Akute Bronchitis

Definition

Es liegt eine akute Entzündung der Bronchialschleimhaut vor (zählt zu den akut respiratorischen Erkrankungen = Erkältungskrankheiten = „common cold").

Ursachen

- 90 % Viren (z. B. Rhinoviren, Coxsackie-Viren, Myxoviren, Echoviren, Adenoviren, Influenzaviren)
- Bakterien (selten Primärinfektion, i. d. R. Superinfektion)
- Pilze (Soorbronchitis, meist bei Immungeschwächten)
- Reizstoffe (Gase, Staub, chemische Noxen)
- akute Linksherzinsuffizienz (Stauungsbronchitis)
- begleitend bei Keuchhusten, Masern, Scharlach, Diphtherie, Brucellose, Typhus

Pathomechanismus. Häufigster Krankheitsauslöser ist eine Abwehrschwäche. Prädisponierende Faktoren sind z. B. Unterkühlung oder Durchnässung. Die Erreger siedeln sich auf der Bronchialschleimhaut an, die daraufhin mit den typischen Entzündungszeichen reagiert: Sie ist gerötet, geschwollen und produziert vermehrt ein mukösseröses Sekret.

Symptome. Meist besteht im Vorfeld eine Rhinitis, Laryngitis oder Tracheitis.

- retrosternale Schmerzen beim Husten
- mäßiges Fieber bei Viren, bei Bakterien evtl. hohes Fieber
- evtl. Muskel-/Gliederschmerzen (typisch für Virusinfektion)
- 1–3 Tage schmerzhafter unproduktiver Reizhusten, wird abgelöst durch produktiven Husten
- Auswurf:
  - bei bakteriellen Infekten: eitrig-schleimig
  - bei viralen Infekten: schleimig-glasig

Komplikationen

- Bronchopneumonie
- sekundäre bakterielle Infektionen
- hyperreagibles Bronchialsystem mit hartnäckigem Hustenreiz und evtl. spastischer Bronchitis

Diagnose

- klinische Untersuchungsmethoden: **Tab. 1.7**

Therapie

- virale Bronchitis:
  - feucht-warme Brustwickel
  - Schwitzkuren
  - Bettruhe
  - viel Trinken zur Förderung der Sekretolyse
  - bei quälendem Husten: Kodein
  - schleimlösende ätherische Öle (z. B. Kamille) oder Ambroxol
- bakterielle Bronchitis: evtl. Antibiotika
- spastische Bronchitis: evtl. Bronchospasmolytikum
- bei Reizgasvergiftung: stationäre Beobachtung und Kortikoide
- toxische Bronchitis: Steroide

1.4 Chronisch-obstruktive Lungenkrankheit (COPD) und chronische Bronchitis

Definition

COPD („chronic obstructive pulmonary disease")

COPD ist der Sammelbegriff für eine progrediente nicht vollständig reversible Obstruktion der Atemwege; Kombination aus einer chronisch-obstruktiven Bronchitis mit einem Lungenemphysem (**Tab. 1.4**).

Chronische Bronchitis

Gemäß WHO ist eine chronische Bronchitis dann anzunehmen, wenn bei einem Patienten in 2 aufeinanderfolgenden Jahren während mindestens 3 aufeinanderfolgenden Monaten/Jahr **Husten und Auswurf** bestand.

Spezieller Lernhinweis

Die COPD lässt sich anhand der GOLD-Klassifikation in 4 Schweregrade einteilen (**Tab. 1.4**). Da die chronische Bronchitis oft in eine chronisch-obstruktive Bronchitis übergeht, wird sie heute als Grad „0" der COPD betrachtet.

Tab. 1.4 Schweregradeinteilung der COPD (GOLD-Klassifikation).

Einteilung	Symptome
Grad 0 (Risikopatient)	chronische Symptome (Husten, Auswurf), normale Spirometrie
Grad I (leichtgradig)	mit oder ohne chronische Symptome (Husten, Auswurf, Dyspnoe bei starker körperlicher Belastung), Einsekundenkapazität > 80 % des Sollwertes
Grad II (mittelgradig)	mit oder ohne chronische Symptome (Husten, Auswurf, Dyspnoe), Einsekundenkapazität 50 bis < 80 % des Sollwertes
Grad III (schwer)	mit oder ohne chronische Symptome (Husten, Auswurf, Dyspnoe), Einsekundenkapazität 30 bis < 50 % des Sollwertes
Grad IV (sehr schwer)	Patient kaum belastbar, Zeichen eines Cor pulmonale, einer Hypoxämie mit Polyglobulie und meist einer Hyperkapnie, Einsekundenkapazität < 30 % des Sollwertes

Ursachen

- exogene Faktoren:
  - 90 % Rauchen (Zigarette, Pfeife, Zigarre, Passivrauchen); es entwickeln nur 20 % der Zigarettenraucher eine COPD, sodass auch genetische Faktoren eine Rolle spielen müssen.
  - Luftverschmutzung (Arbeitswelt, Umwelt, Bergbau [Bergmannsbronchitis])
  - Rezidivierende bronchopulmonale Infekte führen zu akuten Verschlimmerungen und beschleunigen die Progression der COPD.
  - Alle Faktoren, die die Lungenentwicklung in Schwangerschaft und Kindheit hemmen, erhöhen das Risiko für eine spätere COPD.
- endogene Faktoren:
  - Antikörpermangelsyndrome (z. B. IgA-Mangel, α1-Antitrypsin-Mangel u. a.)

Vorkommen. COPD kann als Volkskrankheit bezeichnet werden. Die Erkrankung gilt als die häufigste Erkrankung der Atemorgane und belegt weltweit den 4. Platz der Todesstatistik.

Pathomechanismus. Bei der Entstehung der COPD spielen inhalative Noxen (v. a. Zigarettenrauchen) eine zentrale Rolle. Diese bewirken eine chronische Entzündung der kleinen Atemwege, welche als Grundlage für die Entstehung einer obstruktiven Bronchitis und des Lungenemphysems gelten. Beiden Erkrankungen liegt ein unterschiedlicher Pathomechanismus zu Grunde, sie liegen zu unterschiedlichen Anteilen und Schweregraden vor.

- **obstruktive Bronchitis:** Infolge der kontinuierlichen Noxeneinwirkung und der daraus folgenden chronischen Entzündung kommt es zunächst zu einer Hypertrophie der Bronchialschleimhaut mit gestörter Schleimsekretion (Hypersekretion). Dann erfolgt eine Abnahme der Zilien, welche durch Plattenepithel ersetzt werden (Verlust der Reinigungs- und Transportfunktion); diese Prozesse führen zusammen mit einer bronchialen Hyperreaktivität zu einer zunehmenden Obstruktion der Bronchien.
  Typisch ist eine im Verlauf zunehmende Fixierung der Obstruktion mit Bronchialkollaps bei forcierter Exspiration. Der erhöhte Luftanteil im Lungengewebe führt zu einer Überblähung mit der Folge einer pulmonalen Hypertonie und eines Cor pulmonale.
- **Lungenemphysem:** Die chronische Entzündungsreaktion, stört das physiologische Gleichgewicht von Proteasen (eiweißspaltende Enzyme) und Proteaseinhibitoren ("inhibiting" = hemmen). Auch physiologischerweise kommt es in der Lunge zur Freisetzung von Proteasen aus neutrophilen Granulozyten, welche durch Proteaseinhibitoren neutralisiert werden. Zigarettenrauchen und die daraus resultierende Entzündungsreaktion bewirken eine Inaktivierung der Proteaseinhibitoren, sodass eine enzymatische Zerstörung des Lungengerüsts und somit die Emphysembildung die Folge ist. Bronchopulmonale Infekte, die bei einer chronisch-obstruktiven Bronchitis verstärkt auftreten, bewirken außerdem eine verstärkte Proteasebildung.

Symptome. Der COPD geht meist eine mehrjährige chronische Bronchitis voraus (nicht obstruktiv und reversibel); schleichende Entwicklung über Jahre.

- meist morgendliches Abhusten von Sputum (bei bakteriellen Infektionen eitrig)
- Kardinalsymptome der COPD:
  - Husten und Auswurf
  - Belastungsdyspnoe (mit zunehmender Einschränkung der körperlichen Leistungsfähigkeit)

Merke:
Raucher > 40 Jahre gezielt nach AHA-Symptomen fragen: Atemnot, Husten, Auswurf. Beantwortet der Patient alle 3 Fragen mit "Ja" besteht eine 50 %-ige COPD-Wahrscheinlichkeit.

Komplikationen

- respiratorische Insuffizienz
- Cor pulmonale
- extrapulmonale Begleiterscheinungen: Gewichtsverlust, Muskelschwäche, evtl. Osteoporose

- rezidivierende akute Exazerbationen (Verschlimmerungen), sog. AECOPD („acute exacerbations of chronic obstructive pulmonary disease"):
  - Leitsymptome: zunehmende Atemnot, vermehrt Husten und Sputum (evtl. gelb-grün verfärbt)
  - Zeichen der schweren AECOPD: Tachypnoe, zentrale Zynaose, Einsatz der Atemhilfsmuskulatur, periphere Ödeme, Bewusstseinseintrübung bis Koma

Merke:
Die Beschwerden sind im Herbst und Winter verstärkt. Jede akute Verschlimmerung der COPD bedeutet für den Patienten eine potenzielle Lebensgefahr, weil die eingeschränkte Lungenfunktion innerhalb kurzer Zeit zusammenbrechen kann.

Diagnose
- klinische Untersuchungsmethoden: **Tab. 1.7**

Therapie
- Noxen ausschalten (Zigarettenrauchen einstellen)
- Inhalation
- Atemgymnastik, Patientenschulung, rehabilitative Maßnahmen
- Klopfmassage
- aktive Immunisierung gegen Influenzaviren und Pneumokokken
- Sanierung vorhandener Infektquellen (chronische Sinusitis)
- Medikation gemäß Schweregrad: β2-Sympathomimetika und/oder Anticholinergika, inhalative Glukokortikosteroide; Langzeit-O_2-Therapie

1.4.1 Lungenemphysem

Definition
Unter einem Lungenemphysem ist eine irreversible Erweiterung der Lufträume distal der Bronchioli terminales infolge Destruktion ihrer Wand bei fehlender Fibrose zu verstehen.

Ursachen
- verstärkte Proteaseaktivität verursacht durch:
  - bronchopulmonale Infekte
  - Pneumonien
  - COPD
  - Asthma bronchiale
- angeborener α1-Antitrypsin-Mangel (= Proteaseinhibitor mit der höchsten Plasmakonzentration); in Kombination mit Rauchen frühzeitige schwere emphysematöse Veränderungen mit schwerer Einschränkung der Lungenfunktion

Pathomechanismus
- s. COPD (S. 32)

Symptome. Emphysem und Obstruktion kann zu unterschiedlichen Anteilen und Schweregraden vorliegen. Die unterschiedliche Gewichtung der Komponenten beschrieb man früher mit dem Bild des Pink Puffer (dypnoisch-hagerer Typ ohne Zyanose) und des Blue Bloaters (bronchitisch adipöser Typ mit Zyanose). Da es sich jedoch meist um Mischformen handelt, ist diese Terminologie historisch.
- alles Symptome des O2-Mangels

Komplikationen
- respiratorische Insuffizienz
- pulmonale Hypertonie und Cor pulmonale
- Pneumothorax bei bullösem Emphysem

Diagnose
- klinische Untersuchungsmethoden
- Atemfunktionstest: Vitalkapazität und Tiffeneau-Test (S. 25)

Therapie

- Verhinderung einer Progression der Emphysementwicklung
- exogene Noxen meiden
- konsequente Behandlung bronchopulmonaler Infekte
- Impfung gegen Influenzaviren und Pneumokokken
- symptomatisch: bronchospasmolytische Behandlung, Atemgymnastik/Atemtechnik, Behandlung eines Cor pulmonale, der Polyglobulie, der Hypoxie bzw. bei drohender respiratorischer Insuffizienz, Lungenvolumenreduktionsoperation, Lungentransplantation

1.5 Asthma bronchiale

> **Definition**
> Asthma bronchiale ist eine chronisch-entzündliche Erkrankung der Atemwege, die mit anfallsweiser Atemnot infolge einer Atemwegsverengung einhergeht.

Ursachen

- **allergisches Asthma** (Extrinsic Asthma):
  - durch allergisierende Stoffe in der Umwelt: Pollen, Hausstaubmilben, Insektenallergene, Tierhaare u. a.
  - durch allergisierende Stoffe in der Arbeitswelt: z. B. Mehlstaub beim Bäckerasthma

> **Merke**
> Allergisches Asthma zählt zu den atopischen Erkrankungen (Atopie = Bezeichnung für eine genetische Prädisposition) und ist durch eine überschießende IgE-Bildung gekennzeichnet, s. Allergie Typ I (S. 77)

- **nicht allergisches Asthma** (Intrinsic-Asthma):
  - Asthma durch respiratorische Infekte
  - Analgetikaasthma (z. B. ASS, NSAR)
  - Asthma durch chemisch-irritativ oder toxisch wirkende Stoffe
  - Asthma/Hustenbeschwerden infolge gastroösophagealen Refluxes
- **Mischformen** aus allergischem und nicht allergischem Asthma

Pathomechanismus. Allergene oder Infekte verursachen eine Entzündungsreaktion der Bronchialschleimhaut. Bei allen Asthmatikern findet sich ein hyperreaktives Bronchialsystem. Die Folge ist eine endobronchiale Obstruktion (beim allergischen Asthma IgE-vermittelt mit der Freisetzung von Histamin, das eine Bronchokonstriktion bewirkt) verursacht durch Bronchospasmus, Schleimhautödem, Hypersekretion eines zähen Schleims und Umbauvorgänge der Atemwegswände.

Symptome. Asthmatische Beschwerden können auf bestimmte Jahreszeiten beschränkt sein (saisonales Asthma).

- Leitsymptom: anfallsweise auftretende Atemnot unter dem Bild des exspiratorischen Stridors (**Tab. 1.5**)
- thorakales Engegefühl
- deutlich verlängertes Exspirium (erschwerte Ausatmung)
- Orthopnoe, Tachypnoe
- Tachykardie
- Zyanose
- chronischer Husten als Asthmaäquivalent

Diagnose

- klinische Untersuchungsmethoden: **Tab. 1.7**
- inhalativer Allergenprovokationstest
- Hauttest
- Allergieanamnese
- Karenzversuch
- Labor: Charcot-Leyden-Kristalle und Curschmann-Spiralen im Auswurf
- Blutlabor: Eosinophilie, IgE ↑ bei allergischem Asthma, Leukozytose und BSG ↑ bei Infektasthma

Komplikationen

- Status asthmaticus (schweres Asthma mit vitaler Bedrohung), einhergehend mit ausgeprägter Zyanose, verlangsamte, unregelmäßige Atmung, Somnolenz
- obstruktives Lungenemphysem
- pulmonale Hypertonie mit Entwicklung eines Cor pulmonale
- respiratorische Insuffizienz

Therapie

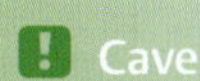

Cave

Notfall! Maßnahmen zur Grundversorgung, s. Asthma bronchiale **Tab. 20.7**.

- Meiden der auslösenden Faktoren
- Bronchospasmolytika
- β2-Sympathomimetika, Theophyllin, inhalative Kortikoide
- Atemgymnastik
- psychische Betreuung
- Desensibilisierung

Spezieller Lernhinweis

Klinisch bedeutsam ist die Differenzierung zwischen COPD und Asthma (**Tab. 1.5**), da Ursachen, Behandlung und Prognose beider Krankheitsbilder unterschiedlich sind.

1.6 Interstitielle Lungenerkrankungen und Lungenfibrosen

Definition

Interstitielle Lungenerkrankungen sind chronisch verlaufende Entzündungen des Lungeninterstitiums mit Einbeziehung der alveolokapillären Membran. Durch Zunahme des Bindegewebes kommt es zu einer Lungenfibrose z. T. mit Honigwabenstruktur.

Ursachen

- unbekannt: idiopathische interstitielle Pneumonie (ca. 50 % der Fälle)
- Infektionen (z. B. Pneumocystis jiroveci, früher: Pneumocystis carinii; Viren)
- inhalative Noxen (Pneumokoniosen: anorganische Stäube; exogen-allergische Alveolitis: organische Stäube, Gase, Dämpfe, Rauche, Aerosole verschiedener Gefahrstoffe, Haarspray)
- nicht inhalative Noxen (Pharmaka, Herbizide, ionisierende Strahlen)
- kreislaufbedingte Lungenschäden (chronische Stauungslunge bei Linksherzinsuffizienz, Fluid-Lung bei chronischer Niereninsuffizienz, akutes Lungenversagen)
- Systemerkrankungen (Morbus Boeck, rheumatoide Arthritis, Kollagenosen, Vaskulitiden, Speicherkrankheiten)

Tab. 1.5 Unterscheidungsmerkmale von COPD und Asthma bronchiale.

	COPD	Asthma bronchiale
Alter bei Erstdiagnose	meist zwischen 50. und 60. Lj.	meist in Kindheit und Jugend
Tabakrauchen	direkter Zusammenhang	keine Kausalität
Atemnot	bei Belastung	anfallsartig
Verlauf	progredient	variabel, episodisch
Allergie	selten	häufig
akute Reversibilität der Obstruktion	nicht oder eingeschränkt	gut, reversibel

Symptome
- progrediente Belastungsdyspnoe, später Ruhedyspnoe, Tachypnoe
- trockener Reizhusten
- im fortgeschrittenen Stadium: Zyanose, Trommelschlegelfinger, Uhrglasnägel, Cor pulmonale

Komplikationen
- Cor pulmonale
- respiratorische Insuffizienz

Therapie
- bei bekannter Ursache: kausale Therapie, z. B. Staub- bzw. Allergenkarenz
- bei idiopathischer interstitieller Pneumonie: Glukokortikoide in Kombination mit Immunsuppressiva, antioxidative Therapie
- Ultima ratio: Lungen- oder Herz-Lungen-Transplantation

1.6.1 Pneumokoniosen (Staubinhalationskrankheiten)

Silikose (Steinstaublungen)

> **Definition**
> Die Silikose ist eine bei Bergleuten, Sandstrahlbläsern, Gießereiarbeitern, Industrieofenmaurern, Steinmetzen, Porzellan- und Glasarbeitern auftretende Berufskrankheit durch langjähriges Einatmen von quarzhaltigem Staub.

Pathomechanismus. Der kristalline Quarz ist alveolengängig. Die Einwanderung von Abwehrzellen und deren Zerfall hat eine fibroblastische Reizwirkung. Folge ist eine Bindegewebswucherung, die eine eingeschränkte Ausdehnbarkeit der Lunge nach sich zieht.

Symptome
- im frühen Stadium oft keine Beschwerden, Zufallsbefund bei Routineuntersuchung
- später Belastungsdyspnoe
- Husten, grauer Auswurf

Komplikationen
- Infektanfälligkeit (etwa 10 % entwickeln eine Begleittuberkulose)
- Folge des fibrotischen Lungenumbaus: chronisch-obstruktive Bronchitis, Lungenemphysem, Cor pulmonale
- Verdopplung des Lungenkrebsrisikos im Vergleich zur Bevölkerung ohne Silikose

Diagnose
- Auskultation: Giemen, Pfeifen, Brummen
- Lungenfunktionsprüfung: Vitalkapazität ↓, verminderte Compliance
- Labor: Hypoxämie
- Röntgenbefund: diffuse, fein- bis grobfleckige Verschattungen

Therapie
- Arbeitsschutzmaßnahmen
- Nikotinkarenz
- s. Therapie „chronische Bronchitis“ (S. 33) und „Asthma bronchiale“ (S. 35)
- Behandlung der Komplikationen

Asbestose (durch Asbest verursachte pleuropulmonale Erkrankungen)

> **Definition**
> Die Asbestose ist eine durch Asbeststaubinhalation hervorgerufene Berufskrankheit (häufig Bauindustrie) mit fibrinogenen und karzinogenen Prozessen.

Symptome
- im fortgeschrittenen Stadium: Dyspnoe, Knistern über der Lunge, Fibrose im Röntgenbild
- Pleuraplaques, diffuse Pleurafibrose, Asbestpleuritis
- Bronchialkarzinom
- durch Asbest verursachte Mesotheliome
- Larynxkarzinom

Therapie
- Behandlung der Komplikationen

1.6.2 Sarkoidose (Morbus Boeck)

Definition
Hierbei handelt es sich um eine granulomatöse Multisystemerkrankung (befällt zu 90 % die Lunge) mit Bildung von fibrinösen Granulomen und bindegewebigem Umbau des Lungenparenchyms.

Ursachen
- unbekannt
- genetische Disposition

Pathomechanismus. Es bilden sich nicht verkäsende Granulome aus Epitheloidzellen, Makrophagen, Langhans-Zellen und T-Lymphozyten.

Verlaufsformen:

Akute Sarkoidose (Löfgren-Syndrom, 5 % der Fälle). Die akute Sarkoidose befällt überwiegend junge Frauen.
- Sprunggelenksarthritis
- Erythema nodosum
- bihiläre Adenopathie
- Fieber, Husten, BSG ↑

Chronische Sarkoidose (95 % der Fälle)
- anfangs meist symptomlos, Röntgenzufallsbefund (zu 95 % ist die Lunge betroffen)
- später Reizhusten, Belastungsdyspnoe
- Typisch ist die Diskrepanz zwischen relativ gutem subjektivem Befinden und ausgeprägten objektiven Befunden (Thoraxröntgenbild).

Extrapulmonale Manifestationen
- Haut 20 %: rotbräunliche Papeln unterschiedlicher Größe, Lupus pernio (Flächenhafte livide Infiltration der Nase und Wangen), Narbensarkoidose (gelbbräunliche Plaques im Bereich bestehender Narben), Erythema nodosum
- Augen 25 %: Iridozyklitis, Uveitis, Kalkablagerungen in Binde- und Hornhaut, Tränendrüsenbefall
- Parotitis: in Kombination mit Uveitis und Fazialisparese (Heerfordt-Syndrom)
- Knochen: zystische Umwandlung der Phalangen der Finger
- Nervensystem: Fazialislähmung, Diabetes insipidus, granulomatöse Meningitis
- kardiale Sarkoidose mit Rhythmusstörungen, plötzlicher Herztod u. a.
- Alle weiteren Organe können befallen werden.

Komplikationen
- Bronchiektasen
- respiratorische Insuffizienz
- Cor pulmonale

Diagnose
- Labor: BSG ↑ (bei akutem Verlauf), γ-Globuline und IgG ↑, Leuko- und Lymphozytopenie
- Röntgendiagnostik

Therapie
- 70–90 % Spontanheilung beider Formen
- Behandlung mit Glukokortikoiden umstritten

1.7 Erkrankungen der Pleura (Rippen- oder Brustfellentzündung)

1.7.1 Pleuritis

Definition
Es liegt eine Entzündung der Pleurablätter vor.

Ursachen
- Begleitpleuritis bei Pneumonien
- Coxsackie-B-Virusinfektion
- Tuberkulose
- Malignome
- Systemerkrankungen (Urämie, Kollagenosen)
- Begleitpleuritis bei Oberbaucherkrankungen, Lungenembolie/-infarkt

Die Erkrankung verläuft in folgenden 2 Stadien:

- Pleuritis sicca (trockene Pleuritis, oft Vorläufer der Pleuritis exsudativa)
- Pleuritis exsudativa (feuchte Pleuritis)

Pleuritis sicca (trockene Pleuritis, oft Vorläufer der Pleuritis exsudativa)

Pathomechanismus. Die sonst glatte Oberfläche des Rippenfells wird durch Fibrinauflagerungen rau; die Pleurablätter reiben aneinander.

Symptome

- starker atemabhängiger, stechender Schmerz
- Nachschleppen der erkrankten Hälfte
- Reizhusten ohne Auswurf

Diagnose

- klinische Untersuchungsmethoden: **Tab. 1.7**

Pleuritis exsudativa (feuchte Pleuritis)

Pathomechanismus. Der Pleuraspalt füllt sich mit Exsudat.

Symptome

- typischerweise keine Schmerzen
- Dyspnoe
- evtl. Fieber

Diagnose

- klinische Untersuchungsmethoden: **Tab. 1.7**
- Labordiagnostik: BSG ↑, Leukozytose
- Pleurapunktion

Therapie

- Behandlung der Grunderkrankung
- Schmerztherapie
- Atemgymnastik

1.7.2 Pleuraerguss

Definition

Der Pleuraerguss ist definiert als Flüssigkeitsansammlung in der Pleurahöhle.

Ursachen

- malignes Exsudat:
  - Bronchialkarzinom
  - metastasierendes Mammakarzinom
  - maligne Lymphome
- infektiöses Exsudat:
  - Tuberkulose
  - bronchopulmonale Infekte, Pneumonien
  - iatrogen nach Pleuradrainage/-punktion
- dekompensierte Linksherzinsuffizienz:
  - Stauungstranssudat
  - Lungenembolie
- andere Ursachen:
  - Pankreatitis und andere abdominelle Erkrankungen
  - Leberzirrhose (niedriger kolloidosmotischer Druck)

Spezieller Lernhinweis

Transsudat: nicht entzündlicher Erguss in Körperhöhlen und Gewebe; Ursachen sind lokale Stauungen infolge abnormer Durchlässigkeit der Kapillare oder einer pathologischen Zusammensetzung des Blutes; die 3 häufigsten Ursachen eines Transsudats bei einem Pleuraerguss: dekompensierte Linksherzinsuffizienz, Lungenembolie*, Leberzirrhose

Exsudat: durch Entzündungen bedingter Austritt von Flüssigkeit und Zellen aus den Blut- und Lymphgefäßen – je nach Zusammensetzung serös, serös-eitrig, fibrinös, hämorrhagisch oder jauchig; die 3 häufigsten Ursachen eines Exsudats bei einem Pleuraerguss: Pneumonie, Malignome, Lungenembolie*[1]

*[1] kann beides verursachen

Symptome

- bei größeren Ergüssen Dyspnoe

Diagnose

- klinische Untersuchungsmethoden: **Tab. 1.7**

Komplikationen

- Pleuraempyem
- Pleuraschwarten

Therapie

- Behandlung der Grundlerkrankung
- symptomatisch: Abpunktion, Drainagebehandlung, Antibiotikatherapie, Antituberkulotika

1.7.3 Pneumothorax

> **Definition**
> Hierbei handelt es sich um eine Ansammlung von Luft mit Aufhebung des physiologischen Unterdrucks im Pleuraraum; dadurch teilweiser oder kompletter Kollaps der betroffenen Lunge.

Ursachen

- äußerer Pneumothorax (= offener Pneumothorax durch Öffnung in der Thoraxwand):
  - Messerstich, Traumen (Rippenfraktur)
  - iatrogen, z. B. Pleuradrainage, Subclavia-Katheter, Akupunktur.
- innerer Pneumothorax (= geschlossener Pneumothorax durch Verbindung zum Bronchialsystem):
  - Platzen von subpleuraler Emphysemblase
  - idiopathisch (häufigste Ursache; oft bei jungen asthenischen Männern von ca. 15–35 Jahren, tritt plötzlich z. B. bei körperlicher Arbeit auf)
  - sekundär bei Lungenvorerkrankungen, z. B. Asthma, Fibrosen

Pathomechanismus. Dringt Luft in den Pleuraraum, so kommt es zur Aufhebung des dort physiologisch herrschenden Unterdrucks. Infolge der Zugwirkung der elastischen Lungenkräfte erfolgt ein Lungenkollaps. Handelt es sich um ein kleines Leck der Pleura visceralis, kann sich diese Öffnung durch die Verkleinerung der Lunge spontan schließen und die Lunge kollabiert nur teilweise (Mantelpneumothorax).

Symptome

- akut auftretende Atemnot (Dyspnoe), Tachypnoe
- stechende Schmerzen auf der betroffenen Thoraxseite
- Hustenreiz
- asymmetrische Thoraxbewegung (nachhinken)

Komplikationen

- Sero-/Hämatothorax, Empyem
- Infektion
- Pneumothoraxrezidive bei idipathischen Spontanpneumothorax
- Spannungs- oder Ventilpneumothorax

Therapie

- Pleuradrainage
- bei kleinem Mantelpneumothorax und asymptomatischen Patienten spontane Luftresorption

Spannungs- oder Ventilpneumothorax

Pathomechanismus. Durch einen Ventilmechanismus kommt es während der Inspiration zu einer Ansammlung von Luft im Pleuraspalt, die exspiratorisch nicht mehr entweichen kann. Das Mediastinum wird aufgrund zunehmender Druckentwicklung in der Pleurahöhle zur gesunden Seite gedrängt. Der Blutrückstrom in die großen thorakalen Venen wird verhindert.

Symptome

- scharfer, thorakal lokalisierter, plötzlich auftretender Schmerz
- Husten
- immer stärker werdende Dyspnoe, Tachypnoe
- Blässe, Zyanose
- Einflussstauung (Verhinderung des Blutrückstroms in das Herz)
- Schocksymptomatik: Blutdruck ↓, Puls Labor: erst CRP

Diagnose

- klinische Untersuchungsmethoden: **Tab. 1.7**
- Röntgenbefund: kollabierte Lunge, evtl. verdrängtes Mediastinum

Therapie

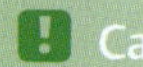

Cave

Notfall! Maßnahmen zur Grundversorgung, s. Pneumothorax **Tab. 20.7**.

1.8 Störungen des Lungenkreislaufes

1.8.1 Lungenödem

Definition

Beim Lungenödem kommt es zu einem Austritt von Flüssigkeit aus den Lungenkapillaren in das Interstitium und den Alveolarraum.

Ursachen

- Anstieg des hydrostatischen Drucks:
  - Hauptursache kardiales Lungenödem: Linksherzinsuffizienz infolge Herzinfarkt, Myokarditis, hypertoner Krise, Herzrhythmusstörungen etc.
  - Niereninsuffizienz
- herabgesetzter onkotischer Druck:
  - nephrotisches Syndrom
  - übermäßige Flüssigkeitszufuhr (Infusion)
- Permeabilitätssteigerung der Lungenkapillare:
  - toxisch-infektiöse Einflüsse: z. B. Giftgase, Heroinintoxikation, Urämie
  - allergisch (anaphylaktischer Schock)
- andere Ursachen:
  - Lungenembolie
  - Schädel-Hirn-Trauma

Pathomechanismus. Ausgehend von der Hauptursache des Lungenödems, der Linksherzinsuffizienz, kommt es zu einer Druckerhöhung im pulmonalvenösen und -kapillären System. Übersteigt der Druck der Lungenkapillare (durch Anstieg des hydrostatischen oder Abnahme des kolloidosmotischen Drucks) den interstitiellen Gewebedruck, so kommt es zu einem Flüssigkeitsaustritt zunächst ins Lungeninterstitium und bei weiterem Druckanstieg im Kapillarbereich auch in den Alveolarraum (Exsudation und Transsudation von seröser Flüssigkeit in Alveolen und Bronchien).

Symptome

- Einem manifesten Lungenödem geht oft ein interstitielles Lungenödem (Fluid-Lung) voraus.

Interstitielles Lungenödem

- nächtliches Husten (Asthma cardiale)
- Dyspnoe
- Tachypnoe
- Orthopnoe
- verschärftes Atemgeräusch, evtl. Giemen

Diagnose

- nur über Röntgenbild nachweisbar

Manifestes alveoläres Lungenödem

- schwerste Dyspnoe, Angst, Zyanose, Blässe
- Rasseln und „Kochen" über der Brust, auch ohne Stethoskop hörbar
- schaumig-rötliches Sputum
- evtl. Bronchospasmus (Asthma cardiale)

Diagnose

- klinische Untersuchungsmethoden: **Tab. 1.7**

Therapie

Cave

Notfall! Maßnahmen zur Grundversorgung, s. Lungenödem **Tab. 20.7**.

1.8.2 Lungenembolie

Definition
Hierbei handelt es sich um einen Verschluss von Lungenarterien durch Verschleppen von Thromben v. a. aus den tiefen Bein- und Beckenvenen (selten Gewebeteilchen, Fetttröpfchen oder Gasbläschen).

Risikofaktoren
- höheres Lebensalter
- Immobilität (Bettlägerigkeit, Langstreckenflüge)
- Adipositas
- Schwangerschaft, Therapie mit Östrogenen, Einnahme von Ovulationshemmern
- chirurgische Eingriffe (Thrombosegipfel um den 7. Tag)

Auslösende Faktoren
- morgendliches Aufstehen
- pressorische Akte (Defäkation)
- plötzliche körperliche Anstrengung

Pathomechanismus. Durch die mechanische Verlegung von Lungengefäßen kommt es zu einem Druckanstieg in den Lungenarterien und zu einem Rückstau ins rechte Herz. Die Folge ist eine akute Rechtsherzinsuffizienz. Der verminderte Blutstrom zum linken Herzen bewirkt eine Minderversorgung des Körpers mit O_2.

Symptome. Die Symptomatik einer Lungenembolie hängt stark von der Größe der verschleppten Thromben ab. Kleine Embolien können durchaus unerkannt verlaufen.
- akute, schlagartig einsetzende Dyspnoe
- Tachypnoe
- Thoraxschmerzen
- Tachykardie
- Halsvenenstauung
- Husten, Hämoptyse
- Angst, Beklemmungsgefühl
- Schweißausbruch, Synkope, Schock
- evtl. Begleitpleuritis

Komplikationen
- Lungeninfarkt
- Cor pulmonale
- Herz-Kreislauf-Stillstand

Therapie

 **Cave**
Notfall! Maßnahmen zur Grundversorgung, s. Lungenembolie **Tab. 20.7**.

1.8.3 Chronisches Cor pulmonale

Definition
Das chronische Cor pulmonale ist definiert als Hypertrophie des rechten Ventrikels als Folge einer Struktur-, Funktions- oder Zirkulationsstörung der Lunge mit pulmonaler Hypertonie.

Ursachen. Einschränkung des Lungengefäßgesamtquerschnittes durch folgende Störungen:
- obstruktiv: chronische Bronchitis, Asthma bronchiale, Emphysem
- restriktiv: Lungenfibrosen
- vaskulär: rezidivierende Lungenembolien, Vaskulitiden

Pathomechanismus. Infolge einer Zerstörung der Lungenkapillare kommt es zu einer Widerstandserhöhung im kleinen Kreislauf. Folge ist keine pulmonale Hypertonie und Rückstau ins rechte Herz.

Spezieller Lernhinweis
Minderbelüftete Lungenabschnitte werden auch minderdurchblutet.

Symptome
- Zeichen der **Lungenerkrankung**:
  - Belastungsdyspnoe
  - Schwindel
  - Zyanose
  - Uhrglasnägel, Trommelschlegelfinger

- Zeichen der **Rechtsherzinsuffizienz**:
  - Ödeme
  - Nykturie
  - Venenstauungen (sichtbare Stauung v. a. der Hals- und Zungengrundvenen)
  - Leberstauung
  - Stauungsgastritis
  - Stauungsniere mit Proteinurie

Diagnose
- Grunderkrankung (s. Ursachen)
- Herzvergrößerung (Röntgen)

Therapie
- Behandlung der Grunderkrankung
- O_2-Therapie
- medikamentös (z. B. Diuretika, ACE-Hemmer u. a.)

1.9 Pneumonien

Definition
Diese akute oder chronische Entzündung der Lungen betrifft den Alveolarraum und/oder das Interstitium.

Merke
Pneumonien sind die am häufigsten zum Tode führenden Infektionskrankheiten in den Industrieländern.

Einteilungsprinzipien:

Pathologisch-anatomisch
- hinsichtlich der Lokalisation:
  - alveoläre Pneumonien (oft bakterielle Infektionen)
  - interstitielle Pneumonien (oft Virusinfektionen)
- nach der Ausdehnung der Pneumonie:
  - lobäre (Lappen-)Pneumonie
  - lobuläre (Herd-)Pneumonie

Ätiologisch
- Infektionen: Viren, Bakterien, Pilze, Parasiten
- physikalische Noxen: Strahlen, Fremdkörper in den Bronchien
- chemische Noxen: z. B. Reizgase, Aspiration von Magensaft, Öl
- Kreislaufstörungen: z. B. Infarktpneumonie, Stauungspneumonie

Klinisch
- unter Berücksichtigung von Vorerkrankungen:
  - primäre Pneumonie: Auftreten einer Pneumonie ohne kardiopulmonale Vorerkrankung
  - sekundäre Pneumonien: Folge einer anderen pulmonalen oder kardialen Erkrankung, z. B. Zirkulationsstörungen (z. B. Stauungspneumonie bei Linksherzinsuffizienz), Bronchiusveränderungen (z. B. Bronchialkarzinom), nach Aspiration (Aspirationspneumonie), bakterielle Superinfektion (z. B. bei Influenzainfektion)

Nach dem Verlauf: akut oder chronisch gleiche Darstellung wie Pathologisch-anatomisch und Ätiologisch.

Spezieller Lernhinweis
Der Vollständigkeit halber wird die Unterscheidung von typischen und atypischen Pneumonien aufgeführt (**Tab. 1.6**). Die Unterteilung ist historisch, beschreibt jedoch das Spektrum der Klinik. Für die Diagnostik und Therapie hat sie heute wenig Bedeutung. Pneumokokkenpneumonien können einen atypischen Verlauf zeigen, umgekehrt können Erreger atypischer Pneumonien einen „typischen" Verlauf zeigen.

Tab. 1.6 Unterscheidungsmerkmale typischer und atypischer Pneumonien.

	typische Pneumonie	atypische Pneumonie
Erreger	Bakterien, z. B. Pneumokokken, Staphylokokken, Streptokokken	oft Chlamydien, Mykoplasmen, Legionellen, Viren
Beginn	akut mit typischen Krankheitszeichen	meist schleichend
Symptome	• hohes Fieber, Schüttelfrost (Kontinua über 1 Woche mit schwerem Krankheitsgefühl) • Husten, Atemnot mit „Nasenflügelatmen", oft begleitend Herpes labialis • evtl. Thoraxschmerzen infolge Begleitpleuritis • rotbraunes Sputum	• evtl. Zephalgien, Myalgie • nur leichtes Fieber • trockener Reizhusten mit spärlichem oder fehlendem Auswurf
Diagnostik	• physikalische Untersuchung: Infiltrationszeichen • röntgenologischer Befund • Labor: erst CRP ↑, dann BSG ↑	• oft nur röntgenologischer Befund • Labor: Leukozyten ohne Befund; evtl. Leukopenie • evtl. relative Lymphozytose

1.9.1 Lobärpneumonie

Definition

Die Lobärpneumonie ist eine akute Entzündung im Alveolarraum, meist des rechten unteren Lungenlappens.

Erreger

- Pneumokokken
- Haemophilus influenzae
- Staphylokokken

Infektionsmodus

- Tröpfcheninfektion

Histologische Befunde (Verlauf in 4 Stadien):

Anschoppung (1. Tag)

- Im Rahmen der Abwehr sind die Kapillaren weit gestellt; es kommt zum Austritt von Fibrinfäden und serösem Exsudat in die Alveolen.
- Auskultation: Crepitatio indux (Knistergeräusch)
- Auswurf: kein Auswurf, trockener Husten

Rote Hepatisation (2./3. Tag)

- Alveolen sind jetzt vollständig mit fibrinreichem Exsudat und Erythrozyten gefüllt (leberartige Konsistenz); es findet kein Gasaustausch in den betroffenen Lungenabschnitten statt.
- Auskultation: kein Atemgeräusch über den betroffenen Lungenabschnitten
- Auswurf: pflaumenmusartig

Grau-gelbe Hepatisation (4.–8. Tag)

- Abwehrbeginn; Phagozyten wandern in die Alveolen und leiten die Lyse ein
- Auskultation: Rasselgeräusche
- Auswurf: eitrig

Lyse (nach dem 8. Tag)

- Ausheilungsphase; Abwehrzellen räumen vollständig auf; flüssige Zerfallsmassen werden z. T. abgehustet oder in die Lymphbahnen resorbiert und abtransportiert; die vollständige Resorption des fibrinösen Exsudats dauert 4 Wochen
- Auskultation: Crepitatio redux (Knistergeräusch; Alveolen sind wieder lufthaltig)

Symptome

- **Tab. 1.6**

Komplikationen

- kritische Entfieberung (7./9. Tag lebensgefährlicher Fieberabfall mit evtl. lebensbedrohlicher Herz-Kreislauf-Belastung)
- septische Streuung der Erreger mit Otitis media, Meningitis, Hirnabszess, Endokarditits, septischer Schock
- Pleuritis, Pleuraerguss
- rezidivierende oder chronische Pneumonie
- respiratorische Insuffizienz
- thromboembolische Komplikationen (infolge langer Bettlägerigkeit)

Spezieller Lernhinweis

Die vollständige Resorption des fibrinösen Exsudats dauert ca. 4 Wochen. Tritt in seltenen Fällen keine Auflösung des Fibrins ein, so kommt es zu einer irreversiblen Verdichtung des Gewebes, einer chronisch-karnifizierenden Pneumonie.

Diagnose

- **Tab. 1.6**

1.9.2 Bronchopneumonie

Definition

Hierbei handelt es sich um eine deszendierende Infektion von Bronchien und Lunge mit anfangs einzelnen alveolär-pneumonischen Herden, die später konfluieren können.

Ursachen. Begünstigend sind Vorerkrankungen oder eine schlechte Abwehrlage:

- Bronchitis (häufigste Ursache)
- als Komplikation von Infektionskrankheiten: z. B. Masern, Keuchhusten, Diphtherie, Typhus
- lange Bettlägerigkeit mit eingeschränkter Belüftung der basalen Lungenabschnitte

Symptome

- Symptome der akuten Bronchitis (S. 30)
- Fieber (meist unregelmäßiges, langsam ansteigend)
- eitrig-schleimiger Auswurf (selten blutig)
- Dyspnoe, Tachypnoe
- schnelle Verschlechterung der Respiration

Komplikationen

- s. Lobärpneumonie (s. o.)

Diagnose

- klinische Untersuchungsmethoden: **Tab. 1.7**
- röntgenologischer Befund

1.9.3 Legionellose

- s. „Infektionskrankheiten“ (**Tab. 6.8**)

1.9.4 Pneumozystispneumonie

- Pneumocystis-jiroveci-Pneumonie (früher: Pneumocystis-carinii-Pneumonie)

1.9.5 Ornithose (Psittakose, Papageienkrankheit)

- s. **Tab. 6.10**

1.9.6 Q-Fieber

- s. **Tab. 6.8**

Therapie aller Pneumonien

- körperliche Schonung, Bettruhe
- Atemgymnastik, Inhalationsbehandlung, Sekretolytika, ggf. O_2 über Nasensonde
- ausreichend Flüssigkeitszufuhr
- Antibiotika
- Thromboembolieprophylaxe

1.10 Weitere Lungenerkrankungen

1.10.1 Bronchialkarzinom

Definition

Das Bronchialkarzinom ist ein meist vom Bronchialepithel ausgehender Lungentumor (25 % aller männlichen, 12 % aller weiblichen Krebspatienten; häufigste Krebstodesursache bei Männern, bei Frauen auf Platz 2 nach Brustkrebs; Häufigkeitsgipfel: 55.–60. Lj.).

Spezieller Lernhinweis

Histologisch sowie nach Lage und Ausbreitung unterscheidet man verschiedene Formen des Bronchialkarzinoms mit unterschiedlicher Prognose. Die schlechteste Prognose hat das kleinzellige Bronchialkarzinom, welches vorwiegend zentral lokalisiert ist. In 80 % der Fälle sind bereits Metastasen vorhanden. Die Tumorverdopplungszeit beträgt nur 10–50 Tage; die Zellen können Hormone sezernieren (z. B. adrenokortikotropes Hormon [ACTH], Calcitonin usw.); Folge: paraneoplastische Endokrinopathien.

Prädisponierende Faktoren

- Zigarettenrauchinhalation
- umweltbedingte Kanzerogene: Radon in Wohnungen, Passivraucher, Industrie- und Verkehrsabgase
- Lungennarben („Narbenkarzinom")
- Berufsnoxen: Asbeststaub (90 % der Fälle), radioaktives Gestein usw.
- genetische Disposition

Spezieller Lernhinweis

85 % der Bronchialkarzinome sind auf das inhalative Zigarettenrauchen zurückzuführen. Zwischen der Anzahl der pro Tag gerauchten Zigaretten und der Anzahl der Raucherjahre besteht eine positive Korrelation, an einem Bronchialkarzinom zu erkranken: Es besteht ein bis 30-fach erhöhtes Risiko beim Rauchbeginn im Jugendalter. Berufliche Kanzerogene in Kombination mit Zigarettenrauchen potenzieren das Lungenkrebsrisiko.

Symptome

- keine Frühsymptome (die Erkrankung wird in der Mehrzahl der Fälle [zu] spät diagnostiziert):
  - unspezifische Symptome: Husten, Dyspnoe, Thoraxschmerz
- Spätsymptome (meist Zeichen der Inoperabilität):
  - Hämoptoe
  - Rekurrensparese, Phrenikuslähmung, Pleuraexsudat
  - Einflusstauungen

Merke

Asthma und Bronchitis mit kurzer Anamnese, rezidivierende Pneumonien und sog. therapieresistente Erkältungskrankheiten sind im Alter > 40 Jahre immer auch karzinomverdächtig. Jeder Husten (neu aufgetretener Husten oder Veränderung des Hustencharakters), der trotz Therapie länger als 4 Wochen andauert, muss abgeklärt werden; im Alter > 40 Jahren bei Rauchern immer an ein Bronchialkarzinom denken.

Sonderform: Pancoast-Tumor

> **Definition**
> Hierbei handelt es sich um ein peripheres Karzinom der Lungenspitze, meist Plattenepithelkarzinom.

Symptome. zusätzlich zu den Symptomen des Bronchialkarzinoms (s. o.):

- Zerstörung der 1. und 2. Rippe und des 1. Brustwirbels
- Armschmerzen (Plexusneuralgie)
- Armschwellung (Lymph- und Venenstau)
- Interkostalneuralgie
- Befall des Halssympathikus (Horner-Trias)
- Rekurrensparese: Heiserkeit, Aphonie

Diagnose

- Röntgenbefund
- Bronchoskopie mit Zytologie
- Biopsie

Prognose

- schlecht; 5-Jahres-Überlebensrate bei neu diagnostizierten Lungenkarzinomen 15 %; fast ⅔ aller Fälle sind bereits nach Aufnahme in die Klinik inoperabel
- Die Prognose eines Brochialkarzinoms steht und fällt mit der Frühdiagnose.

Therapie

- chirurgische Tumorresektion
- Chemo-/Radio- oder Strahlentherapie
- palliative Therapie

1.10.2 Lungentuberkulose

- s. **Tab. 6.8** „Infektionskrankheiten des Atemsystems"

1.10.3 Atelektasen

> **Definition**
> Bei Atelektasen handelt es sich um luftleeres Lungengewebe ohne entzündliche Veränderungen (reversibel).

Ursachen

- angeboren
- Obstruktionsatelektasen: Verlegung der feinsten Bronchien durch angesammelten Schleim
- Kompressionsatelektasen: Druck von außen, z. B. durch Tumoren, Ergüsse, Herzvergrößerung, Zwerchfellhochstand
- Entspannungsatelektase bei Pneumothorax

Symptome

- Symptome der Grunderkrankung und der O_2-Minderversorgung

Komplikationen

- Infektion
- Abszess
- respiratorische Insuffizienz

Therapie

- Beseitigen der Ursache

Diagnose

- klinische Untersuchungsmethoden: **Tab. 1.7**, S. 30
- Röntgen

1.10.4 Bronchiektasen

> **Definition**
> Bronchiektasen sind irreversible sackartige oder zylindrische Ausweitungen der Bronchien mit bronchialer Obstruktion.

Ursachen
- angeboren:
  - z. B. bei Mukoviszidose
  - unvollständige fetale Differenzierung der Bronchien
- erworben:
  - chronisch-rezidivierende bronchopulmonale Infekte
  - chronisch-obstruktive Bronchitis
  - Keuchhusten (Pertussis), Masern
  - Bronchusstenosen (Karzinom, Fremdkörper)
  - Lungentuberkulose
  - Lungenfibrosen

Pathomechanismus. Erworbene Bronchiektasen entwickeln sich durch chronisch-entzündliche Wanddestruktion. Innerhalb der Bronchiektasen kommt es zu einem Sekretstau, der zu bakteriellen Superinfektionen prädisponiert.

Symptome
- chronischer Husten mit „maulvoller" Expektoration, besonders morgens: 3-schichtiges Sputum (unten Eiter, in der Mitte Schleim, oben Schaum)
- süßlich fader Mundgeruch

Komplikationen
- Lungenblutungen
- Lungenabszess
- rezidivierende bronchopulmonale Infekte
- bakteriell metastatische Herde
- respiratorische Insuffizienz (Uhrglasnägel, Trommelschlegelfinger, Cor pulmonale)
- Wachstumsretardierung bei Kindern

Diagnose
- Zeichen der akuten und chronischen Entzündung: Fieber, Leukozytose, BSG ↑
- Auskultation: grobblasige Rasselgeräusche
- Bronchografie
- Röntgen

Therapie
- „Bronchialtoilette": Abhusten des Schleims in Quincke-Hängelage (Knie-Ellenbogen-Lage)
- Atemgymnastik
- Vibrationsmassage
- Sole-Inhalation
- gezielte Antibiotikatherapie
- chirurgisch: Segmentresektion oder Lobektomie

1.10.5 Schlafapnoe-Syndrom

> **Definition**
> Hier liegt eine nächtliche Atemstörung mit sich wiederholenden, länger andauernden Atempausen vor.

Ursachen
- obstruktive Schlafapnoe (häufigste Form):
  - vergrößerte Tonsillen
  - Makroglossie
  - Tonusregulationsstörungen der glatten Muskulatur im Pharynx
- zentrale Schlafapnoe

Pathomechanismus. Meist handelt es sich um einen Kollaps der Schlundmuskulatur, der Tonus ist im Schlaf abgeschwächt. Oft sind übergewichtige Männer zwischen 40 und 60 Jahren betroffen. Alkohol wirkt begünstigend. Infolge der längeren Atempausen kommt es zu einer schweren arteriellen Hypoxämie. Diese induziert eine „Weckreaktion" und somit eine Wiedereröffnung der oberen Atemwege.

Symptome

- 2 Leitsymptome:
  - lautes und unregelmäßiges Schnarchen mit Atemstillständen (Fremdanamnese); Ausnahme: beim zentralen Schlafapnoe-Syndrom fehlt das Schnarchen
  - gesteigerte Tagessschläfrigkeit mit Einschlafneigung (Sekundenschlaf) bei monotonen Tätigkeiten
- weitere Symptome:
  - morgendliche Kopfschmerzen
  - morgendliche Mundtrockenheit
  - intellektuelle Leistungsminderung (Konzentrations- und Gedächtnisstörungen)
  - depressive Verstimmung
  - Potenzstörungen

Komplikationen

- nächtliche Herzrhythmusstörungen
- gehäuftes Auftreten/Verschlechterung einer vorbestehenden Hypertonie (bis 50% aller Schlafapnoe-Patienten haben eine Hypertonie)
- Verschlechterung einer vorbestehenden Herzinsuffizienz
- respiratorische Globalinsuffizienz, pulmonale Hyertonie, Cor pulmonale, Polyglobulie
- erhöhtes Risiko für Herzinfarkt und Schlaganfall
- bis zu 7-fach erhöhtes Unfallrisiko durch Sekundenschlaf(!)

Therapie

- Gewichtsreduktion
- Alkoholkarenz
- Änderung der Schlafposition (erhöhte Lage des Oberkörpers, Seitenlage)
- evtl. chirurgische Maßnahmen
- nasale Überdruckbeatmung

1.11 Klinische Untersuchungsbefunde bei Erkrankungen der Atemwege

In **Tab. 1.7** sind die klinischen Untersuchungsbefunde der Erkrankungen des Atemtraktes im Überblick dargestellt.

Tab. 1.7 Klinische Untersuchungsbefunde.

	Inspektion	Palpation	Perkussion	Auskultation
Asthma bronchiale	starke Dyspnoe, Zyanose	Stimmfremitus abgeschwächt	hypersonorer Klopfschall	trockene Rasselgeräusche mit Giemen, Pfeifen, Brummen
Atelektasen	nachschleppende Thoraxhälfte	Stimmfremitus abgeschwächt	Dämpfung	Bronchialatmen, abgeschwächtes bis aufgehobenes Atemgeräusch
Bronchiektasen	–	–	–	grobblasige Rasselgeräusche
Bronchopneumonie	–	Stimmfremitus verstärkt	hyposonorer Klopfschall	feinblasige Rasselgeräusche
Bronchitis, akute	–	–	–	evtl. trockene Rasselgeräusche bei obstruktiver Bronchitis, bei peribronchitischer Infiltration evtl. feinblasige Rasselgeräusche
Bronchitis, chronische	Dyspnoe	Stimmfremitus verstärkt	hyposonorer Klopfschall	trockene Rasselgeräusche mit Giemen, Pfeifen, Brummen, evtl. auch feuchte Rasselgeräusche in Abhängigkeit des Entzündungszustandes
Lobärpneumonie	Nasenflügelatmen	Stimmfremitus verstärkt	hyposonorer Klopfschall	Bronchialatmen, feuchte Rasselgeräusche
Lungenemphysem	Fassthorax, horizontal verlaufende Rippen, geblähte Schlüsselbeingruben, Verminderte Differenz zwischen in- und exspiratorischem Brustumfang, asymmetrische Atemexkursion	Stimmfremitus abgeschwächt	hypersonorer Klopfschall, wenig verschiebliche Atemgrenzen	leises abgeschwächtes Atemgeräusch, leise Herztöne, evtl. verlängertes Exspirium mit exspiratorischem Giemen
Lungenödem, alveoläres	–	–	–	feinblasige, feuchte Rasselgeräusche
Pleuraerguss	nachschleppende Thoraxhälfte	Stimmfremitus abgeschwächt bis aufgehoben	absolute Dämpfung	abgeschwächtes bis aufgehobenes Atemgeräusch
Pleuritis sicca	–	–	–	atemsynchrones Lederknarren
Pneumothorax	nachschleppende Thoraxhälfte	Stimmfremitus abgeschwächt bis aufgehoben	hypersonorer Klopfschall	abgeschwächtes bis aufgehobenes Atemgeräusch

1.12 Pharmaka: Atmungssystem

Tab. 1.8 Wichtige Arzneimittel bei Erkrankungen des Atmungssystems.

Medikamen-tengruppe	Wirkstoff (Handelsname) - *Beispiele*	Wirkung	Anwendung
Broncho-dilatatoren	• β2-Sympathomimetika (Salmeterol) • Anitcholinergika (Tiotropiumbromid, Spiriva) • Theophyllin (Broncho-retard, Euphyllin)	über unterschiedliche Mechanismen entspannt sich die Bronchialmuskulatur; dadurch sinkt der Atemwegswiderstand mit dem Ziel, dass sich die Atemfunktion verbessert **Nebenwirkung:** z. B. Tachykardie, Herzrhythmusstörungen, Blutdruckanstieg, Tremor, Hypokaliämie, Hyperglykämie	• Bronchospasmus • Asthma bronchiale • COPD
Glukokortikoide	• Beclometasondipropionat (Beclometason-CT) • Ciclesonid (Alvesco) • Prenisolon (Decortin-H)	siehe **Tab. 2.7**	• Dauertherapie: Asthma bronchiale • Status asthmaticus • COPD • interstitielle Lungenerkrankungen
Leukotrien-antagonisten	Montelukast (Singulair)	siehe **Tab. 2.7**	Asthma bronchiale
Mastzell-stabilisatoren	• Cromoglicinsäure (Intal) • Nedocromil (Tilade)	siehe **Tab. 2.7**	Prophylaxe von allergischen Erkrankungen der Atemwege und der Lunge
Antihistaminika	• H1-Antihistaminika der 1. Generation = Clemastin (Tavegil) • H1-Antihistaminika der 2. Generation = Cetirizin (Zyrtec)	siehe **Tab. 2.7**	Allergien (z. B. Heuschnupfen)
Expektoranzien	• Acetylcystein (ACC, Acemuc, Fluimucil) • Ambroxol (Mucosolvan)	mukolytisch und/oder sekretolytisch **Nebenwirkung:** z. B. Übelkeit, Durchfall	• im Rahmen der „Bronchialtoilette" bei Bronchiektasen • Mukoviszidose • akute und chronische Bronchitis
Antitussiva	• Codein (Codipront) • Dihydrocodein (Paracodin)	hemmen den Hustenreflex im Hustenzentrum oder in den Bronchien **Nebenwirkung:** z. B. Übelkeit, Verstopfung, Schläfrigkeit, Atemdepression	v. a. bei trockenem Reizhusten während der Nacht

► **Tab. 1.8** Fortsetzung.

Medikamentengruppe	Wirkstoff (Handelsname) - *Beispiele*	Wirkung	Anwendung
Antiinfektiva	Antibiotika je nach Erreger, oft Aminopenicilline, Cephalosporine, Makrolide	tötend Bakterien ab oder verhindern ihre Teilung **Nebenwirkung:** z. B. Übelkeit, Durchfälle, allergische Reaktion (z. B. Ampicillin-Exanthem)	infektiöse Erkrankungen der Atemwege und Lunge
	Virustatika: Neuraminidasehemmer (Tamiflu)	verhindern die Vermehrung von Viren (sie wirken nur bei einigen Viruserkrankungen, viele sind nicht behandelbar)	
	Antimykotika (Amphotericin B)	stören die Bildung der Zellwände der Pilze und hemmen sie so im Wachstum oder töten sie ab	

2 Blut und Abwehr

2.1 Anatomische und physiologische Grundlagen

Das Blut stellt ein „flüssiges Körpergewebe" dar, dessen äußere Begrenzung die Wände der Blutgefäße sind.

Es besteht aus:

- Blutzellen (ca. 45 %)
- Blutplasma (ca. 55 %)

Die Menge des Blutes beträgt 7–8 % des Körpergewichtes (ca. 4–6 l = Normovolämie).

Spezieller Lernhinweis
Die Zusammensetzung und das Volumen des Blutes unterliegt physiologisch nur geringen Schwankungen; bei einem verminderten Blutvolumen spricht man von Hypovolämie, ein vermehrtes Blutvolumen wird als Hypervolämie bezeichnet.

2.1.1 Aufgaben des Blutes

Transportfunktion

- zellulärer Transport von O_2 und CO_2 durch Erythrozyten
- humoraler Transport von Eiweißen, Hormonen, Stoffwechselabbauprodukten, Nährstoffen, Elektrolyten und Vitaminen

Abwehrfunktion

- zelluläre Komponente: Leukozyten
- humorale Komponente: Immunglobuline

Gerinnung und Blutstillung

- zelluläre Komponente: Thrombozyten
- humorale Komponente: Gerinnungsfaktoren

Regulierung des Wärmehaushalts

- durch die Verteilung in unterschiedliche Gefäßbetten

Pufferfunktion

- Regulation des Säure-Basen-Gleichgewichtes durch v. a. das Bikarbonatpuffersystem (der pH-Wert des Blutes liegt zwischen 7,38 und 7,42)

2.1.2 Blutplasma

Das Blutplasma ist eine klare gelbe Füssigkeit und bezeichnet die nicht zellulären Anteile des Blutes (**Tab. 2.1**).

Spezieller Lernhinweis
Blutplasma ohne Fibrinogen = Blutserum

Tab. 2.1 Zusammensetzung des Blutplasmas.

Bestandteil	Funktion
Wasser (90 %)	Trägersubstanz
Nährstoffe	Zellversorgung
Mineralien, Vitamine	Zellversorgung (dienen Stoffwechselvorgängen)
Spurenelemente	Zellversorgung (dienen Stoffwechselvorgängen)
Enzyme	spalten, helfen bei Stoffwechselprozessen
Hormone	Botenstoffe, helfen bei Stoffwechselprozessen
Abbauprodukte	entstehen beim Zellstoffwechsel, werden über Galle, Niere, Darm und Haut ausgeschieden
Eiweiße	Es existieren ca. 100 verschiedene Eiweiße mit unterschiedlicher Aufgabe; sie werden durch die Elektrophorese in 5 Fraktionen unterteilt (dies erfolgt durch die unterschiedliche Wanderungsgeschwindigkeit im elektrischen Gleichspannungsfeld).
Albumine	Transportfunktion von wasserunlöslichen Stoffen, halten den kolloidosmotischen (onkotischen) Druck aufrecht, Nahrungsreserve bei Eiweißmangel
α1-, α2-, β-Globuline	Transport von wasserunlöslichen Stoffen, Blutgerinnung
γ-Globuline	Abwehrfunktion

2.1.3 Blutzellen

- Erythrozyten: O_2-Transport (und CO_2-Transport)
- Leukozyten: Abwehrfunktion
- Thrombozyten: Blutgerinnung

Bildungsort. Blutzellen (Erythrozyten, Leukozyten, Thrombozyten, **Abb. 2.1**) werden beim Erwachsenen im roten Knochenmark der platten Knochen, der kurzen Knochen und in den Epiphysen der Röhrenknochen (z. B. Oberschenkel, Wirbel, Hand- und Fußwurzelknochen und Sternum) aus der pluripotenten (= alles könnenden) Stammzelle gebildet.

Erythrozyten (rote Blutkörperchen)

Erythrozyten stellen 98 % des Hämatokrit (Hkt) dar und haben folgende Eigenschaften:

- Es handelt sich um kernlose, bikonkave Scheiben.
- Sie enthalten keine Mitochondrien für den oxidativen Stoffwechsel.
- funktioneller Hauptbestandteil: Hämoglobin (Hb)
- Sie sind nicht teilungsfähig.
- Die Frühformen der Erythrozyten nennt man Retikulozyten.

Aufbau

Hämoglobin (Hb)

- Beim Hb handelt sich um eine Farbstoff-Eiweiß-Verbindung.
- Es besteht aus 4 Polypeptidketten mit je einer Farbstoffkomponente (Häm).
- Häm, als der rote Blutfarbstoff, enthält 2-wertiges Eisen (Fe^{2+}) in einem Porphyrinring.
- Das Fe^{2+} bindet O_2 (Oxigenierung).
- Abbau:
  - Erythrozyten werden überwiegend in der Milz, aber auch in Leber und Knochenmark abgebaut, Lebensdauer: ca. 120 Tage.
  - Beim Abbau des Hb wird Eisen frei, welches zur erneuten Hb-Sythese im roten Knochenmark wiederverwertet wird; Häm wird zu indirektem Bilirubin abgebaut, welches von der Leber zu direktem Bilirubin umgebaut wird, s. Bilirubinkreislauf (S. 280).

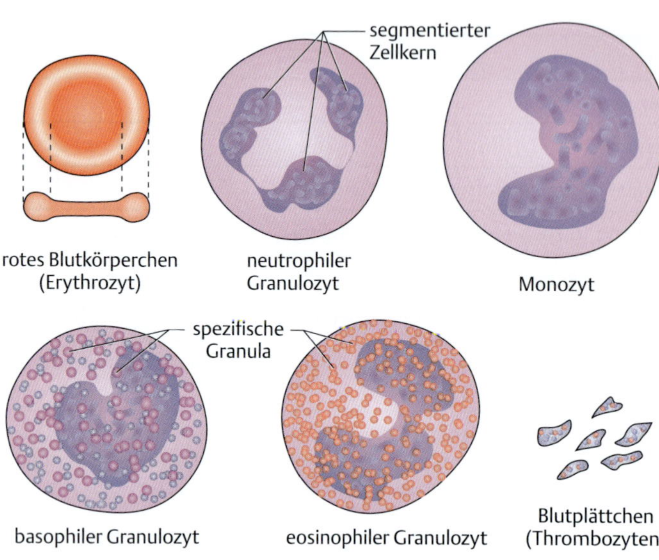

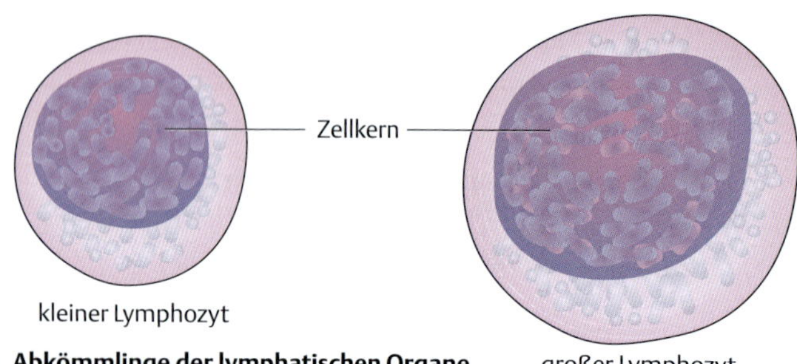

Abb. 2.1 Blutzellen (Abb. aus: Faller A, Schünke M. Der Körper des Menschen. Einführung in Bau und Funktion. 17. Aufl. Stuttgart, Thieme; 2017).

Zytoplasma. Das Zytoplasma enthält Enzyme für den Stoffwechsel des Erythrozyten (besonders reich an Laktat-Dehydrogenase, wird für den anaeroben Stoffwechsel benötigt).

Wichtige Kofaktoren für die Erythropoese

- Vitamin B_{12}
- Folsäure
- Eisen
- Erythropoetin EPO (S. 86) u. a.

Vitamin B_{12} (Cobalamin)

- Das Vitamin B_{12} wird mit der Nahrung aufgenommen (z. B. Milchprodukte, Fleisch) und im terminalen Ileum resorbiert.
- Es kann nur mithilfe des Intrinsic-Faktors (wird im Magen von den Belegzellen gebildet) resorbiert werden.
- Gespeichert wird es in der Leber (Speicherkapazität: ca. 3 Jahre).
- Wirkungsweise:
  - Vitamin B_{12} fördert die Zellteilung und Zellreifung aller Zellen (auch der Blutzellen!!).
  - Es übernimmt die Ernährungsfunktion des Nervengewebes (Gliazellen des ZNS und der peripheren Nerven).

Folsäure

- Folsäure wird mit der Nahrung aufgenommen (z. B. Vollgetreide, Blattgemüse) und im Jejunum resorbiert.
- Sie wird in der Leber gespeichert.
- Wirkungsweise:
  - Folsäure fördert die Zellteilung und Zellreifung aller Zellen (auch der Blutzellen!!).
  - Im Gegensatz zu Vitamin B_{12} ist Folsäure nicht für die Ernährung des Nervengewebes zuständig.

Spezieller Lernhinweis

Die höchste Zellteilungsrate zeigt die Haut, die Schleimhäute und die Blutzellen! Bei Vitamin B_{12}-Mangelanämie bzw. Folsäuremangelanämie zeigen sich hier die ersten Symptome.

Eisen

- Eisen wird mit der Nahrung aufgenommen (z. B. Hirse, Petersilie usw.) und im Duodenum resorbiert.
- Es wird in der Leber gespeichert (Speicherkapazität: ca. 3 Monate).
- Wirkungsweise:
  - Eisen bindet O_2.

Spezieller Lernhinweis

Der tägliche Eisenbedarf aus der Nahrung beträgt ca. 10–30 mg, wovon jedoch nur 1/10, d. h. 1–3 mg, resorbiert werden kann. Eisen liegen in der Nahrung als 3-wertiges (Fe^{3+}) und 2-wertiges Eisen (Fe^{2+}) vor. Die Salzsäure des Magens (und das Glykoprotein Gastroferrin) reduziert Fe^{3+} zu Fe^{2+}. Im Blut wird Fe^{2+} zu Fe^{3+} oxidiert und an das Transportprotein Transferrin gebunden, welches es zur Leber transportiert, um dort gespeichert zu werden. Bei Bedarf gelangt es zum roten Knochenmark, um als Fe^{2+} in den Erythrozyten eingebaut zu werden. Nur Fe^{2+} kann O_2 reversibel binden!

Leukozyten (weiße Blutkörperchen)

- Nur 5 % der im Körper vorhandenen Leukozyten zirkulieren vorübergehend im Blut. 95 % befindet sich in Geweben, Organen und im Knochenmark, in denen sie spezielle Aufgaben erfüllen.
- Alle Leukozyten sind kernhaltig und werden in Granulozyten (ca. 70 %), Monozyten (ca. 5 %) und Lymphozyten (ca. 25 %) unterteilt.
- Sie erfüllen unterschiedliche Aufgaben bei der Abwehr von Fremdstoffen und Krankheitserregern.
- Sie können die Kapillare verlassen und in Gewebe, Lymphe, Organe und Schleimhäute einwandern (Diapedese).
- Einige Leukozyten besitzen die Fähigkeit zur Phagozytose (Fremdstoffe werden von Ausstülpungen der Zelle umflossen, eingeschlossen und anschließend von Enzymen abgebaut).

Die Leukozyten als Zellfamilie werden in unterschiedliche Fraktionen unterteilt:

a) Granulozyten

- **Neutrophile Granulozyten** (schwach anfärbbare Granula) sind die am häufigsten im Körper vorkommenden Immunzellen:
  - Sie treten besonders bei bakteriellen Infektionen auf,
  - werden durch Bakterien und Zellgifte angelockt,
  - phagozytieren v. a. Bakterien, Zelltrümmer und Antigen-Antikörper-Komplement-Komplexe.
  - Man unterscheidet stabkernige (= jugendliche neutrophile Granulozyten) und segmentkernige (= reife neutrophile Granulozyten).
  - Am Anfang einer bakteriellen Infektion werden v. a. vermehrt junge, stabkernige Neutrophile „in die Schlacht“ geschickt (reaktive Linksverschiebung).
  - Sterben sie danach ab, entsteht Eiter.
- **Eosinophile Granulozyten** (rötlich anfärbbare Granula)
  - Es handelt sich um Abwehrzellen gegen Parasiten (z. B. Würmer).

- Sie sind an allergischen Reaktionen beteiligt und
- bei chronischen Hauterkrankungen und am Ende einer bakteriellen Erkrankung erhöht („Morgenröte").
- Sie können Antigen-Antikörper-Komplexe, artfremdes Eiweiß und Mikroorganismen phagozytieren.

- **Basophile Granulozyten** (bläulich anfärbbare Granula)
  - Sie verlassen die Blutbahn und siedeln sich als Mastzellen im interstitiellen Raum an,
  - enthalten Heparin, Histamin und Serotonin.
  - Es sind Abwehrzellen gegen Parasiten.
  - Sie sind an allergischen Reaktionen (Allergie Typ I) beteiligt (S. 77).

b) Lymphozyten

- Lymphozyten entstehen aus der lymphatischen Stammzelle des roten Knochenmarks.
- Nach ihrer Reifung halten sie sich im lymphatischen Gewebe auf (Lymphknoten, Milz, Peyer-Plaques etc.).
- Sie differenzieren sich in B- und T- Lymphozyten.

T-Lymphozyten. T-Lymphozyten werden wegen ihrer Thymusabhängigkeit als T-Zellen bezeichnet. Sie erhalten im Thymus ihre Prägung, indem sie lernen, körpereigenes von körperfremdem Material zu unterscheiden. T-Lymphozyten können sich in den Lymphknoten teilen.

Es werden mindestens 4 verschiedene Arten von T-Lymphozyten unterschieden:

- **T-Killer-Zellen**
  - T-Killer-Zellen können andere Zellen direkt „killen".
  - Sie dienen der Tumorabwehr.
  - Sie dienen der Abtötung virusinfizierter Zellen.
  - Sie spielen eine Rolle bei der Transplantatabstoßung.
- **T-Helfer-Zellen**
  - Sie fördern die Antikörperbildung,
  - aktivieren die T-Killer-Zellen und andere Immunzellen.
- **T-Suppressor-Zellen:** hemmen das Immungeschehen und verhindern somit überschießende Immunreaktionen.
- **T-Memory-Zellen (Gedächtniszellen):** spielen eine Rolle bei einer erneuten Infektion mit demselben Erreger
- **NK-Zellen (natürliche Killerzellen)**
  - Sie entwickeln sich wahrscheinlich aus einer gemeinsamen Vorläuferzelle der T-Lymphozyten.
  - NK-Zellen erkennen virusinfizierte Zellen und Tumorzellen und sind in der Lage, diese ohne vorherige Immunisierung zu töten.

B-Lymphozyten.

- B-Lymphozyten erhalten im Knochenmark ihre spezielle Prägung.
- Sie werden als Plasmazelle bezeichnet, sofern ein Kontakt mit einem Antigen erfolgt ist; die Plasmazelle stellt nun spezifische Antikörper (Immunglobulin = Ig) her.
- B-Memory-Zellen (Gedächtniszellen) spielen eine Rolle bei einer erneuten Infektion mit demselben Erreger.

Antikörper/Immunglobuline. Nach Kontakt mit einem Antigen reifen immunologisch kompetente B-Lymphozyten zu Plasmazellen heran und produzieren Antikörper, um das Antigen zu inaktivieren. Diese Antikörper weisen eine Struktur auf, die genau zur Struktur des Antigens passt (Schlüssel-Schloss-Prinzip).

- Sie besitzen 2 Anhaftungsstellen, die Antigene binden (Antigen-Antikörper-Komplex).
- Dadurch wird eine Unbeweglichkeit der Keime hergestellt.

> **Spezieller Lernhinweis**
> Antigene sind humorale oder zelluläre Substanzen (z. B. Bakterien oder Eiweiße), die vom Organismus als fremd empfunden werden.

Die Antikörper werden in 5 verschiedene Klassen eingeteilt. Grundsätzlich werden die Antikörper von ein- und denselben Zellen produziert.

- **IgG**
  - wichtigste Antikörperklasse (anteilig 75 % aller Immunglobuline)
  - ist ab der 18. Woche plazentagängig und verleiht dem Neugeborenen einen Schutz in den ersten ca. 3 Lebensmonaten
  - erscheint 2–4 Wochen nach einer akuten Infektion als sog. Spätantikörper im Blut
  - Neutralisiert Bakterientoxine und Viren
  - aktiviert das Komplementsystem
- **IgM**
  - IgM tritt bei Kontakt mit einem Antigen immer als erstes auf (Frühantikörper) und ist nur für kurze Zeit beständig.
  - vermag zu agglutinieren
  - nicht plazentagängig
- **IgA**
  - ist auf Abwehrvorgänge an Schleimhautoberflächen spezialisiert
  - befindet sich auch in der Muttermilch, sodass das Neugeborene durch die Mutter einen immunologischen Schutz erhält
  - befindet sich in allen Körpersekreten
  - nicht plazentagängig
- Über **IgD** liegen heute nur wenige Kenntnisse vor
- **IgE**
  - IgE spielt bei Parasitenbefall eine Rolle.
  - ist bei Allergikern erhöht (binden sich an Mastzellen und basophile Granulozyten und setzen Histamin frei – s. Allergie Typ I (S. 77)

c) Monozyten

- Die im Blut 1–2 Tage zirkulierenden Makrophagen differenzieren sich nach Auswanderung in verschiedene Organe oder Gewebe zu ortsständigen gewebetypischen Makrophagen (Monozyten-Makrophagen-System).
- Sie erhalten je nach Aufenthaltsort eine spezifische Bezeichnung: Befinden sie sich im Bindegewebe nennt man sie Histiozyten, in der Leber werden sie als Kupffer-Sternzellen bezeichnet etc.
- Sie präsentieren die phagozytierten Antigene auf ihrer Zelloberfläche.

Spezieller Lernhinweis

Zur Abwehr von Krankheitserregern stehen dem Körper unspezifische und spezifische Abwehrmechanismen zur Verfügung. An beiden Formen sind sowohl zelluläre als auch humorale (in den Körperflüssigkeiten vorkommende) Faktoren beteiligt (**Tab. 2.2**).

Tab. 2.2 Körpereigene Abwehrmechanismen.

Einteilung	Abwehrmechanismen
unspezifische Abwehr	
allgemein	angeborene Immunität (alle Granulozyten, Monozyten)
zellulär	neutrophile und eosinophile Granulozyten, Monozyten
humoral	Komplementsystem, Lysozym, Zytokine, Interferone, Akut-Phase-Proteine
spezifische Abwehr	
allgemein	erworbene Immunität (v. a. durch Lymphozyten und spezifische Antikörper)
zellulär	T-Lymphozyten
humoral	Antikörper (der B-Lymphozyten)

Impfen

Passive Immunisierung. Bei der passiven Immunisierung werden dem Körper Immunglobulinpräparationen (spezifische Antikörper) injiziert. Die Wirkung der passiven Immunisierung tritt sofort ein, ist aber auf einen relativ kurzen Zeitraum begrenzt. Dadurch wird eine gezielte und schnelle Behandlung von Infektionskrankheiten erreicht.

Aktive Immunisierung. Bei der aktiven Immunisierung führt man dem Körper eine unschädlich gemachte Menge eines bestimmten Antigens zu, die im Organismus eine Antikörperproduktion bewirkt. Auf diese Weise kommt es zur künstlichen Erzeugung einer abgeschwächten Erkrankung.

Bei Kontakt mit einem virulenten Erreger besitzt nun der Körper bereits Memory-B-Zellen, die den Erreger sofort bekämpfen können. Ziel ist eine belastbare Krankheitsimmunität durch sofortige Antikörperbildung.

Thrombozyten (Blutplättchen)

- Sie bilden ein Thrombozytennetz (Blutstillung) und leiten die Blutgerinnung ein.
- ⅔ der Thrombozyten sind im Blut enthalten.
- Thrombozyten sind kernlose Scheiben.
- Sie können Pseudopodien bilden, um rasch zu einer verletzten Gefäßwand zu gelangen.
- Sie leiten die Blutgerinnung durch die Freisetzung von Thrombozytenfaktoren ein.
- Die Lebensdauer beträgt ca. 9–10 Tage, der Abbau erfolgt in der Milz.

Blutstillung (primäre Hämostase) und Blutgerinnung (sekundäre Hämostase). Unmittelbar nach einer Verletzung ziehen sich die Gefäßwände zusammen (Vasokonstriktion); daraufhin wird die Blutstillung eingeleitet.

- Die **Blutstillungszeit** beträgt 1–3 min; um die Wundränder lagern sich Thrombozyten an und bilden ein Thrombozytenpropf (Plättchenadhäsion durch den Kollagenrezeptor und von Willebrand-Faktor).
- Dabei werden zahlreiche Mediatoren, u. a. der Thrombozytenfaktor, freigesetzt und die Blutgerinnung eingeleitet.
- Die **Blutgerinnungszeit** beträgt 5–7 min; zum dauerhaften Verschluss der verletzten Gefäßstelle wird durch den Thrombozytenfaktor die Gerinnungskaskade eingeleitet, die über 2 verschiedene Wege ablaufen kann:
  - extravasal (Extrinsic-System): Bestimmte Gerinnungsfaktoren reagieren nur bei Gewebsverletzungen.
  - intravasal (Intrinsic-System): Einige Gerinnungsfaktoren werden nur bei Gefäßverletzung aktiviert.

Da i. d. R. sowohl Gewebe als auch Gefäße verletzt sind, werden beide Systeme gleichzeitig aktiviert und die Gerinnungskaskade in Gang gesetzt (**Abb. 2.2**). Im Blut liegen ca. 14 Gerinnungsfaktoren vor, die kaskadenartig miteinander reagieren, um als letzten Schritt durch die Aktivierung von Fibrinogen zu Fibrin den Wundverschluss herbeizuführen. Die letzten Reaktionsschritte beider Systeme bis zur Fibrinbildung laufen jedoch identisch ab:

Fibrin bewirkt eine mechanische Verfestigung des Gerinnsels, indem es sich in Form von Fäden über den Thrombozytenpfropf ausspannt und die Wundränder zusammenzieht. Auf diese Weise wird die Durchlässigkeit für Blutflüssigkeit und zelluläre Bestandteile verhindert. Am Ende der Wundheilung wird das Fibrin durch das fibrinolytische System des Blutplasmas aufgelöst.

Hemmung der Blutgerinnung

- Natriumcitrat, Natriumoxalat oder EDTA (nur für Labormedizin von Bedeutung) verhindern die Gerinnung, indem sie Kalzium als wichtigen Gerinnungsfaktor binden.

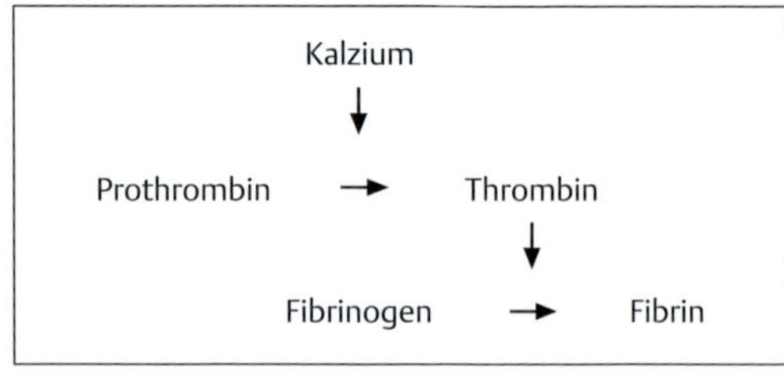

Abb. 2.2 Gerinnungskaskade.

- Heparin hemmt die Aktivierung von Fibrinogen zu Fibrin (vereinfacht dargestellt).
- Cumarin (Marcumar) ist ein Vitamin-K-Antagonist. Vitamin K wird zur Bildung der meisten Gerinnungsfaktoren in der Leber benötigt.

2.1.4 Blutgruppen

AB0-System

- Jeder Mensch gehört einer der 4 Blutgruppen an: AB, A, B oder 0 (**Tab. 2.3**).
- Die Blutgruppenstrukturen befinden sich auf der Zellmembran der Erythrozyten und besitzen eine Antigeneigenschaft.
- Um bei Bluttransfusionen eine Hämolyse zu verhindern, ist die Kenntnis über die jeweilige Blutgruppe wichtig.

Spezieller Lernhinweis

Blutgruppe AB besitzt keine Antikörper, sie toleriert die Übertragung jeder Blutgruppe = Universalempfänger.

Die Blutgruppe 0 hat keine Antigeneigenschaft auf der Zellmembran der Erythrozyten = Universalspender.

Rhesus-System

Das Rhesus-System ist ein weiteres System zur Unterscheidung von menschlichen Blutgruppen.

- Menschen, die die Antigenstruktur D auf der Erythrozytenmembran besitzen, werden als rh-positiv, solche ohne Antigen D als rh-negativ bezeichnet.
- Anders als beim AB0-System werden Antikörper gegen die Antigenstruktur D erst dann gebildet, wenn eine rh-negative Person mit rh-positiven Erythrozyten in Berührung gekommen ist.

Beispiel

Eine rh-negative Frau bringt ein rh-positives Kind zur Welt. Dabei gelangen die Erythrozyten des Kindes in den mütterlichen Blutkreislauf. Das mütterliche Immunsystem bildet nun Antikörper gegen die rh-positiven Erythrozyten des Kindes. Im Falle einer weiteren Schwangerschaft, vorausgesetzt das Kind ist auch rh-positiv, richten sich die Antikörper der Mutter, die die Plazenta passieren können, gegen die Erythrozyten des ungeborenen Kindes und verursachen eine Hämolyse. Um dies zu verhindern, werden nach der Geburt des 1. Kindes Medikamente verabreicht, die die Antikörperbildung der Mutter gegen rh-positives Blut verhindern.

2.1.5 Labor

Nachfolgend sind die wichtigsten Laborparameter aufgeführt (**Tab. 2.4**). Eine vertiefende Auseinandersetzung der einzelnen Blutbestandteile würde den Rahmen dieses Buches jedoch sprengen.

BSG (Blutkörperchensenkungsgeschwindigkeit)

Hierbei handelt es sich um einen unspezifischen Suchtest, der orientierend Hinweise auf das Bestehen einer Krankheit gibt; diese Untersuchung wird auch zur Verlaufsbeurteilung von Krankheiten herangezogen

Ursache der Senkung. Die Oberflächenkräfte der Erythrozytenmembranen (elektrostatische Ladungen, polare Grenzflächenphänomene) treten mit den Plasmaproteinen in Wechselwirkung. Die Geschwindigkeit der Senkung ist hauptsächlich abhängig von der Anzahl der Erythrozyten und dem Eiweißgehalt im Plasma.

Tab. 2.3 Blutgruppen.

Blutgruppe	A	B	AB	0
% in Europa	ca. 44 %	ca. 10 %	ca. 4 %	ca. 42 %
Antigeneigenschaften	A	B	A und B	keine
Antikörper im Serum	Anti-B	Anti-A	keine	Anti-A und Anti-B

Tab. 2.4 Hämatologische und klinisch-chemische Laborparameter.

	Einheit	männlich	Referenzbereich	weiblich
Entzündungsparameter				
Blutsenkung (<50 Jahre)	mm/h	<15 (1h)		<20 (1h)
S-CRP	mg/l		<5	
hämatologische Untersuchung				
B-Erythrozyten	Mio./µl	4,3–5,7		3,9–5,3
B-Leukozyten (Erwachsene)	/µl		3 800–10500	
B-Thrombozyten	1000/µl		140–345	
B-Ery-MCH	pg		28–34	
B-Ery-MCV	fl		85–98	
B-Ery-MCHC	g/dl		31–37	
B-Hämatokrit	%	40–52		37–48
B-Hämoglobin	g/dl	13,5–17		12–16
B-Retikulozyten	/1000 Erys		3–18	
Blutausstrichdifferenzierung				
Granulozyten				
neutrophile, segmentkernige	%		30–80	
neutrophile, stabkernige	%		0–5	
basophile	%		0–2	
eosinophile	%		0–6	
Lymphozyten	%		15–50	
Monozyten	%		1–12	
Klinische Chemie				
Leberenzyme				
S-γ-GT	U/l	6–28		4–18
S-GPT (=ALT)	U/l	<23		<19
S-GOT (=AST)	U/l	<19		<15
S-GLDH	U/l	<4		<3
S-CHE	U/l		3 000–8 000	
S-LAP	U/l	20–35		16–32
Pankreasenzyme				
S-α-Amylase	U/l		<121	
S-Lipase	U/l		<190	

► **Tab. 2.4** Fortsetzung.

	Einheit	männlich	Referenz-bereich	weiblich
kardiale Diagnostik				
Troponin T (cTnT)	μg/l		< 0,1	
S-CK gesamt	U/l	10–80		0–70
S-CK-MB	U/l		< 5	
S-GOT (= AST)			(s. Leberenzy-me)	
S-LDH	U/l		120–240	
S-α-HBDH	U/l		70–135	
Nierenfunktion				
S-Kreatinin	mg/dl	0,5–1,1		0,5–0,9
S-Harnstoff	mg/dl		12–50	
Lipidstoffwechsel/Harnsäure				
S-Triglyzeride	mg/dl		< 150	
S-Cholesterin	mg/dl		Risiko > 200	
S-LDL-Cholesterin	mg/dl		Risiko > 150	
S-HDL-Cholesterin	mg/dl		Risiko < 40	
S-Harnsäure	mg/dl	< 6,4		< 6
Proteine				
S-Proteine gesamt	g/l		66–83	
S-Albumin	%		ca. 54–65	
S-α $_1$-Globuline	%		2–5	
S-α2-Globuline	%		7–13	
S-β-Globuline	%		8–15	
S-γ-Globuline	%		11–22	
Serumelektrolyte				
S.-Natrium (Erwachsene)	mmol/l		135–145	
S.-Kalium (Erwachsene)	mmol/l		3,6–5,0	
S.-Kalzium (gesamt)	mmol/l		2,2–2,6	
Tumormarker				
S-CEA	μg/l		< 5	
S-α-Fetoprotein	U/l		< 8,5	
S-PSA (< 49 Jahre)	ng/ml		< 2,5	
CA 19-9	U/ml		< 37	

► **Tab. 2.4** Fortsetzung.

	Einheit	männlich	Referenzbereich	weiblich
Phosphatasen				
S-SP	U/l		5–13	
S-AP	U/l	< 175		< 150
Leberstoffwechsel				
S-Bilirubin gesamt	mg/dl		0,2–1,2	
S-Bilirubin direkt	mg/dl		0,0–0,25	
Glukosestoffwechsel				
Glukose nüchtern	mg/dl		< 100	
oGTT				
Glukose nach 2h	mg/dl		< 140	

Durchführung. Eine im Verhältnis 1:4 verdünnte Venenblutprobe (z. B. 0,4 ml Natriumcitrat + 1,6 ml Blut) wird mit einer Pipette nach Westergren bis zur 200-mm-Marke aufgezogen und senkrecht fixiert. Nach 1 h liest man die Länge des Plasmaüberstandes in mm ab.

BSG ↑. Eine Verminderung der Erythrozyten oder eine Erhöhung der Proteine führen zu einer schnelleren Senkung.

- Entzündungsherde im Körper (bakterielle oder virale Entzündung, hoher Antikörpertiter)
- nephrotisches Syndrom
- Leukämie
- Plasmozytom (sog. Sturzsenkung)
- Tumoren
- Anämie
- rheumatische Erkrankung
- Hämolyse
- Autoimmunerkrankungen

BSG ↓. Eine Vermehrung der Blutkörperchen verzögert die Geschwindigkeit der Blutsenkung.

- Polyglobulie (z. B. infolge Herzinsuffizienz, chronischer Lungenerkrankungen)
- Polycythaemia vera
- Cushing-Syndrom
- Raucher
- Medikamente: Kortison, ASS

Spezieller Lernhinweis

Eine veränderte BSG ist ein unspezifischer Parameter und erfordert eine gezielte Untersuchung nach Entzündungsherden, Tumoren o. Ä.

Hämatologisches Blutbild/kleines Blutbild

Im kleinen Blutbild wird die Anzahl der 3 Blutzellen erfasst. Speziell die Erythrozyten werden hinsichtlich ihres Hb-Gehalts und ihrer Größe untersucht, da spezifische Veränderungen auf bestimmte Krankheiten hinweisen.

MCH (mittlerer korpuskulärer Hb-Gehalt eines einzelnen Erythrozyten)

- Die Einheit Picogramm (pg) gibt Aufschluss über das Gewicht des Hb eines einzelnen Erythrozyten.
- Befindet sich die Menge des MCH im Normbereich, so bezeichnet man den Erythrozyten als „normochrom“.
- Der Begriff „hyperchrom“ sagt aus, dass der Hb-Gehalt des einzelnen Erythrozyten erhöht ist, als „hypochrom“ wird ein Erythrozyt mit einem niedrigen Hb-Gehalt bezeichnet.

MCV (mittleres korpuskuläres Volumen eines einzelnen Erythrozyten)

- Die Einheit Femtoliter (fl) gibt Aufschluss über das Volumen eines einzelnen Erythrozyten.
- Befindet sich die Menge des MCV im Normbereich, so bezeichnet man den Erythrozyten als normozytär.
- Eine Erhöhung des Erythrozytenvolumens nennt man makrozytär, eine Erniedrigung des Erythrozytenvolumens wird als mikrozytär bezeichnet.

Hämoglobin (Hb)

- Gewogen wird die Menge des Hb in g/dl. Der Hb-Wert bezieht sich auf den gesamten Hb-Anteil des Blutes.

Hämatokrit (Hkt)

- Dieser Wert erlaubt eine Aussage über den prozentualen Anteil der Blutzellen zum Plasma.
- Zu 98 % wird der Hkt von den Erythrozyten bestimmt.

MCHC (mittlere korpuskuläre Hb-Konzentration)

- Dieser Wert beschreibt die relative Größe des MCH zum MCV.
- Aufgrund des gleichsinnigen Verhaltens von Erythrozytenvolumen und Hb-Gehalt des Einzelerythrozyten bleibt die MCHC bei vielen Veränderungen des roten Blutbildes jedoch konstant.

Großes Blutbild

Das große Blutbild beinhaltet das kleine Blutbild und das Differenzialblutbild (Blutausstrichdifferenzierung).

Elektrophorese

Trennung der Plasmaproteine nach ihrer unterschiedlichen Wanderungsgeschwindigkeit im elektrischen Gleichspannungsfeld

Normwerte der prozentualen Verteilung

- Albumin: ca. 60 %
- α_1-Globulin: ca. 4 %
- α2-Globulin: ca. 8 %
- β-Globulin: ca. 12 %
- γ-Globulin: ca. 16 %

Beispiele

- Leberzirrhose: Albumin ↓, Globulin ↓
- nephrotisches Syndrom: Albumin ↓, α2-Globulin ↑, β-Globulin ↑, γ-Globulin ↓

Parameter zur Darstellung des Eisengehalts im Blut

Bei Verdacht auf Eisenmangel, Eisenverteilungsstörung (Infektion, Tumorerkrankung) bzw. Eisenüberladung (Hämochromatose, Thalassämie) sollten 3 Parameter zur differenzialdiagnostischen Abklärung überprüft werden:

- Unter **Serumeisen** versteht man jenes Eisen, welches an das Transportprotein Transferrin in Form von Fe^{3+} transportiert wird.
- **Transferrin** gilt als das Transportprotein des Serumeisens und ist normal nur zu ⅓ ausgelastet.
- **Serum-Ferritin** liegt v. a. in Leber und Milz in der Speicherform Ferritin vor. Im Serum zirkulierendes Ferritin korreliert gut mit den Eisenvorräten des Körpers. Pathologisch verminderte Serum-Ferritinwerte beweisen einen Eisenmangel.

Spezieller Lernhinweis

Als freie Eisenbindungskapazität (FEBK) bezeichnet man die Eisenmenge, die vom Transferrin zusätzlich gebunden werden kann. Als totale Eisenbindungskapazität (TEBK) bezeichnet man die Summe von Serumeisen und der freien Eisenbindungskapazität.

Die **Tab. 2.5** zeigt eine Übersicht der Laborparameter zur Tumor-/Infektanämie bzw. Eisenmangelanämie.

Schilling-Test: dient der Ursachenforschung hinsichtlich eines Vitamin-B_{12}-Mangels. Diese Methode erlaubt eine Differenzierung, ob ein Vitamin-B_{12}-Mangel durch eine Malassimilation oder durch einen Mangel des Intrinsic-Faktors hervorgerufen wurde.

Durchführung. Doppelisotopenmethode: mit 2 Testsubstanzen, oral.

- ^{58}Co-Vitamin B_{12} ohne Intrinsic-Faktor, ^{57}Co-Vitamin B_{12} mit Intrinsic-Faktor

Tab. 2.5 Laborparameter Tumor-/Infektanämie bzw. Eisenmangelanämie.

	Tumor- und Infektanämie	Eisenmangelanämie
Serumeisen	↓	↓
Transferrin	↓	↑
Serum-Ferritin	↑	↓

- Normalbefund: im 24-h-Sammelurin Ausscheidung > 10 % beider Testsubstanzen
- Resorptionsstörung im Ileum: Ausscheidung beider Testsubstanzen vermindert
- Intrinsic-Faktor-Mangel: Die Testsubstanz ohne Intrinsic-Faktor ist vermindert, die Ausscheidung der Testsubstanz mit Intrinsic-Faktor normal.

Diagnosestellung hämorrhagischer Diathesen

Quick-Test (Thromboplastinzeit, Prothrombinzeit): dient der Überprüfung des Extrinsic-Systems.

Quick ↓

- Lebererkrankungen (Mangel an Gerinnungsfaktoren)
- Cumarinbehandlung (Marcumar ist der Antagonist von Vitamin K)
- Fibrinogenmangel
- angeborener Gerinnungsfaktormangel der Faktoren II, VII, X

Spezieller Lernhinweis
Keine i. m. Injektionen bei Marcumar-Patienten durchführen! Durch die verlängerte Blutungszeit kann es zu unkontrollierbaren Blutungen ins Gewebe kommen.

Partielle Thromboplastinzeit (PTT): dient der Überprüfung des Intrinsic-Systems.

PTT ↑

- Hämophilie
- i. v. Heparintherapie
- schwere Leberzirrhose
- Verbrauchskoagulopathie

PTT ↓

- Pille
- Entzündungen
- Thrombose
- nach Operationen

INR ↑. überprüft das extrinsische System der Blutgerinnung. Er wird anhand der Thromboplastinzeit bestimmt und gilt als eine Standardisierung des Quick-Wertes.

- Mangel an best. Gerinnungsfaktoren, z. B. Fibrinogen
- Einnahme von Antikoagulantien, Barbiturate, Ascetylsalicylsäure etc.
- Vitamin K-Mangel

Rumpel-Leede-Test: dient der Überprüfung der Kapillarfragilität; diese ist abhängig von dem Gefäßzustand sowie Zahl und Funktion der Thrombozyten.

Durchführung. Mittels einer Blutdruckmanschette staut man das Blut 10 mmHg über den diastolischen Wert. Pathologischerweise bilden sich nach 5 min Petechien, v. a. in der Ellenbeuge.

Rumpel-Leede-Test positiv

- Angiopathie
- Thrombopenie
- Scharlach
- Röteln
- Meningokokken-Meningitis
- Rückfallfieber
- Purpura Schoenlein-Henoch (Vasculitis allergica)
- Vitamin-C-Mangel (Skorbut)

2.2 Erkrankungen der Erythrozyten: Anämien

Definition

Unter einer Anämie versteht man:
- eine verminderte Anzahl der Erythrozyten
- einen verminderten Hkt
- einen verminderten Hb-Gehalt unter der Norm

Allgemeine Ursachen
- Anämie durch Blutverluste:
  - akute Blutungen
  - chronische Blutungen
- Anämie durch Bildungsstörungen:
  - Eisenmangelanämie
  - Vitamin-B_{12}-Mangelanämie
  - Folsäuremangelanämie
- hämolytische Anämie (gesteigerter Abbau von Erythrozyten):
  - Kugelzellanämie
  - Thalassämie
  - Sichelzellanämie
  - Glukose-6-Phosphatdehydrogenase-Mangel
- Begleitanämie bei Erkrankungen:
  - renale Anämie
  - Anämie bei chronischen Erkrankungen

Allgemeine Anämiesymptome
- Tachykardie
- Ohrensausen
- Atemnot
- Schwindel
- Schwarzwerden vor den Augen
- Konzentrationsschwäche
- Leistungsstörung
- Müdigkeit/Abgeschlagenheit
- Kopfschmerzen
- Kälteempfindlichkeit

Untersuchungsbefund
- Blässe, v.a. an den Schleimhäuten (Konjunktiven, Mundschleimhaut)

Spezieller Lernhinweis

Labordiagnostik: Hb-Wert und Hkt korrelieren miteinander und sind die entscheidenden Parameter für die Diagnose einer Anämie. Die Erythrozytenanzahl ist kein empfindlicher Parameter für die Erfassung einer Anämie, da sie nicht immer mit dem Hb korreliert (z. B. ist bei einer Eisenmangelanämie der Hb erniedrigt, die Erythrozytenzahl aber noch normal oder sogar erhöht).

2.2.1 Akute Blutungen

Ursachen
- Trauma
- Ösophagusvarizenblutung
- Sonstige

Blutverluste über 30 % verursachen einen hypovolämischen Schock, Blutverluste über 50 % enden ohne Behandlung immer tödlich.

Symptome
- Schocksymptome (S. 515)
- allgemeine Anämiesymptome

Labor
- anfangs MCV im Normbereich, MCH im Normbereich: normozytäre, normochrome Anämie

Therapie

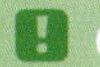
Cave

Notfall! Maßnahmen zur Grundversorgung, s. akute Blutungen **Tab. 20.8**.

- Bluttransfusion
- Behandlung der Ursache

2.2.2 Chronische Blutungen

Ursachen
- meist chronische Magen-Darm-Blutungen (Stuhltest auf okkultes Blut)
- Tumoren

Symptome
- Symptome der Grunderkrankung
- Symptome der Eisenmangelanämie (s. u.).

Labor
- s. „Eisenmangelanämie“ (s. u.)

Therapie
- Behandlung der Grunderkrankung
- s. „Eisenmangelanämie“ (s. u.)

2.2.3 Eisenmangelanämie

> **Definition**
> Es handelt sich um eine Störung der Hb-Synthese infolge eines Eisenmangels (80 % aller Anämien; davon 80 % Frauen [Mehrbedarf durch Menstruation, Gravidität, Laktation]; weltweit leiden 25 % der Menschen an Eisenmangel).

Ursachen
- mangelnde Zufuhr (Säuglinge, Kinder, Vegetarier)
- erhöhter Bedarf (Wachstum, Schwangerschaft, Stillzeit, Sportler); auch unter Behandlung einer Vitamin-B_{12}-Mangelanämie mit Vitamin B_{12}
- Eisenverluste z. B. bei chronischen Blutungen (80 % der Fälle):
  - häufigste Ursache: genitale Blutungen bei der Frau
  - gastrointestinale Blutungen
  - andere Blutverluste (Urogenitaltrakt, Oropharynx, Zahnfleisch, Nase, Lunge)
  - Tumoren und chronische Entzündungen
  - traumatische oder operative Blutverluste
  - häufige Blutabnahmen/Blutspenden, Blutverluste bei Hämodialyse
  - im Rahmen einer hämorrhagischen Diathese (auch durch ASS, Antikoagulanzien)
- mangelnde Resorption im Duodenum durch Malassimilation
- mangelnde Resorption bei Zustand nach Magen(teil)resektion (fehlende Umwandlung von Fe^{3+} in Fe^{2+} durch Salzsäure)

Symptome
- allgemeine Anämiesymptome (S. 65)
- Plummer-Vinson-Syndrom:
  - Mundwinkelrhagaden
  - Glossitis (Zunge atrophisch und brennend)
  - Dysphagie
- brüchige Nägel mit Rillen
- trockene rissige Haut
- diffuser Haarausfall
- Pruritus
- evtl. unspezifische psychische oder neurologische Störungen: leichte Erregbarkeit, evtl. „restless legs“, abnorme Essgelüste, z. B. auf Kalk oder Erde
- Bei einem latenten Eisenmangel (Sideropenie) treten die Symptome eines Eisenmangels noch vor Auftreten einer Anämie auf.

Labor. Bei manifestem Eisenmangel:
- Erythrozyten ↓
- Hb ↓, Hkt ↓, MCV ↓, MCH ↓ (mikrozytäre hypochrome Anämie)
- Transferrin = freie Eisenbindungskapazität ↑, Serumeisen ↓, Serum-Ferritin ↓

> **Merke:**
> Bei einem prälatenten Eisenmangel findet man im Labor keine Hinweise auf eine Anämie, MCH und MCV sind normal, aber Serum-Ferritin ist bei normaler Eisen- und Transferrinkonzentration erniedrigt.

Auskultationsbefund
- evtl. systolische Geräusche über dem Herzen (entsteht durch Strömungsturbulenzen bei verminderter Viskosität und erhöhtem Herzzeitvolumen, nicht organisch)

Therapie

- Ursachen beheben
- Eisensubstitution (100–200 mg/Tag) oral als Fe^{2+} oder i.v. als Fe^{3+} (nur in Sonderfällen) über 3–6 Monate zur Auffüllung der Eisenspeicher
- eisenreiche Ernährung (Fleisch, Ei, grünes und rotes Gemüse, roter Traubensaft, Datteln)

Spezieller Lernhinweis

Nebenwirkungen von oraler Eisensupplementation:

- Übelkeit
- Obstipation
- Dunkelfärbung des Stuhls
- Nebenwirkungen der parenteralen Eisensupplementation
- Kopfschmerzen
- Hypotonie
- Tachykardie

Therapiekontrolle

- Retikulozyten und Hb müssen nach 1 Woche angestiegen sein.

2.2.4 Megaloblastäre Anämie: Vitamin-B_{12}-Mangelanämie

Definition

Aufgrund eines Vitamin-B_{12}-Mangels kommt es zu einer Störung der DNA-Synthese mit der Folge von Megaloblasten im Blut.

Ursachen

- verminderte Zufuhr (Vegetarier)
- intestinale Erkrankungen mit Malabsorptionssyndrom
- gesteigerter Verbrauch infolge Fischbandwurminfektion
- Mangel an Intrinsic-Faktor:
  - bei Magenresektion
  - „perniziöse Anämie“ (Morbus Biermer, Autoimmungastritis vom Typ A)

Symptome

Verminderte Zellteilung und -reifung aller Blutzellen

- Infektanfälligkeit (Leukozyten ↓): z. B. rezidivierende Bronchitiden, Pilzneigung, Herpes zoster
- allgemeine Anämiesymptome (S. 65) (Erythrozyten ↓)
- Blutungsneigung (Thrombozyten ↓): äußert sich z. B. durch Blut im Urin oder Stuhl, Nasenbluten etc.

Verminderte Zellteilung und -reifung der Haut und Schleimhäute

- dünne Haut und Schleimhäute
- frühzeitiges Ergrauen der Haare
- Hunter-Glossitis (glatte rote Zunge mit Zungenbrennen)
- gastrointestinale Beschwerden (atrophische Gastritis)

Neurologisch-psychiatrisches Syndrom

- Zeichen der Polyneuropathie:
  - schmerzhafte Parästhesien an Händen und Füßen (Kribbeln, filziges Gefühl beim Gehen)
  - evtl. Areflexie der unteren Extremitäten
  - evtl. psychotische Symptome
  - empfindlichstes Frühwarnsymptom: Störungen der Tiefensensibilität bzw. des Vibrationsempfindens
- Zeichen der funikulären Spinalerkrankung (Myelose):
  - Gangunsicherheit (spinale Ataxie)
  - Paresen
  - Pyramidenbahnzeichen

Spezieller Lernhinweis

Eine Vitamin-B_{12}-Mangelanämie kann evtl. nur neurologische Symptome zeigen. Deshalb bei unklaren neurologischen Symptomen immer auch an die Möglichkeit eines Vitamin-B_{12}-Mangels denken!

Hämolysesymptomatik

- Café-au-lait-Hautkolorit (strohgelbe Blässe = Anämie und leichter Ikterus; prähepatischer Ikterus (S. 281)
- Hepatosplenomegalie

Labor

- Erythrozyten ↓, Leukozyten ↓, Thrombozyten ↓
- Hkt ↓, Hb ↓
- MCH ↑, MCV ↑ (makrozytäre hyperchrome Anämie)
- Zeichen der Hämolyse: Eisen ↑, LDH ↑, indirektes Bilirubin ↑

Therapie

- Beheben der Ursache
- Substitution von Vitamin B_{12}
- Substitution von Eisen und Kalium (aufgrund der gesteigerten Erythropoese)

2.2.5 Megaloblastäre Anämie: Folsäuremangelanämie

> **Definition**
> Aufgrund eines Folsäuremangels kommt es zu einer Störung der DNA-Synthese mit der Folge von Megaloblasten im Blut.

Ursachen

- Mangelernährung (v. a. Alkoholiker und alte Menschen bei einseitiger Kost)
- intestinale Erkrankungen mit Malabsorptionssyndrom
- gesteigerter Verbrauch (Schwangerschaft, Hämolyse)
- Medikamente (Folsäureantagonisten, Zytostatika)

Symptome

- „Symptome der Vitamin-B_{12}-Mangelanämie" (s. o.)
- Neurologische Symptome fehlen!

Labor

- s. „Vitamin-B_{12}-Mangelanämie" (s. o.)

Therapie

- Ursache beheben
- Substitution von Folsäure

Hämolytische Anämien

> **Definition**
> Hierbei handelt es sich um eine Verkürzung der Erythrozytenüberlebenszeit durch vorzeitigen und/oder vermehrten Abbau in der Milz.

Allgemeine Symptome einer Hämolyse

- allgemeine Anämiesymptome (S. 65)
- Ikterus
- Splenomegalie
- Oberbauch- und Rückenschmerzen
- evtl. Gallensteine (Bilirubinsteine)

Komplikation

- Fieberkrisen

Labor (allgemein).

Blut

- Erythrozyten ↓, Hb ↓, Hkt ↓
- Retikulozyten ↑
- indirektes Bilirubin ↑, LDH ↑, Serumeisen ↑

Urin

- Urobilinogen ↑

Kugelzellanämie (hereditäre Sphärozytose)

> **Definition**
> Die Kugelzellanämie ist ein angeborener Membrandefekt der Erythrozyten.

Pathomechanismus. Der Membrandefekt der Erythrozyten führt zu einem erhöhten Einstrom von Natrium und Wasser, sodass die Zelle eine Kugelform annimmt. Folge ist ein verstärkter Abbau in der Milz und somit eine verkürzte Erythrozytenüberlebenszeit.

Vorkommen

- häufigste angeborene hämolytische Anämie in Nordeuropa, Prävalenz 1:5 000

Symptome

- s. „allgemeine Symptome einer Hämolyse" (s. o.)
- evtl. auftretende Krisen mit Fieber, Schüttelfrost und Oberbauchbeschwerden

Labor

- s. Labor „hämolytische Anämie" (s. o.)
- MCH im Normbereich (normochrome Anämie)
- Kugelzellen ohne zentrale Aufdellung (mit kleinem Durchmesser) und verminderter osmotischer Resistenz

Therapie

- evtl. Splenektomie (dadurch wird der Filter beseitigt, der die deformierten Erythrozyten vorzeitig aus dem Blut entfernt; die verkürzte Erythrozytenüberlebenszeit normalisiert sich wieder, obwohl Membrandefekt und Kugelform weiterbestehen)

β-Thalassämie

> **Definition**
> Bei der β-Thalassämie liegt eine vererbte Hb-Synthesestörung vor, die mit einer ineffektiven Blutbildung einhergeht.

Vorkommen

- Mittelmeerraum

Symptome. Die Symptome sind je nach Erbanlage (homozygot oder heterozygot) unterschiedlich stark ausgeprägt. Homozygote Merkmalsträger besitzen eine Lebenserwartung von ca. 30 Jahren.

- bei Heterozygotie: s. „allgemeine Symptome einer Hämolyse" (s. o.)
- bei Homozygotie:
  - s. „allgemeine Symptome einer Hämolyse" (s. o.) mit ausgeprägter Verlaufsform
  - zusätzlich Skelettveränderungen durch Knochenmarkhyperplasie, z. B. Bürstenschädel

Labor

- s. Labor „hämolytische Anämie" (s. o.)
- MCH ↓, MCV ↓ (hypochrome mikrozytäre Anämie)
- Targetzellen
- normales oder erhöhtes Serum-Ferritin (Unterschied zur Eisenmangelanämie)

Therapie

- Knochenmarktransplantation bei Homozygotie (Heilung > 90 %)
- bei Bedarf Bluttransfusion
- Behandlung der Eisenüberladung des Körpers

2.2.6 Sichelzellanämie

> **Definition**
> Die Sichelzellanämie ist ein vererbter Defekt der Hb-Synthese.

Pathomechanismus. Bei O_2-Mangel (z. B. bei Höhenaufenthalten, sportlicher Betätigung) verformen sich die Erythrozyten sichelförmig, verlieren ihre Elastizität und verstopfen die kleinen Blutgefäße mit der Folge von Organinfarkten.

Vorkommen

- West-Zentralafrika (20–40 % der Bevölkerung)
- Amerika (5–10 % der schwarzen Bevölkerung)

Symptome

- Heterozygote Anlageträgern sind meist asymptomatisch.
- Bei homozygoten Anlageträgern kommt es schon im Säuglingsalter zu Beschwerden:
  - s. „allgemeine Symptome einer Hämolyse" (S. 68)
  - Thromboseneigung
  - Mikro- und Makroinfarkte (z. B. in Milz, Niere, Gehirn)

Komplikationen

- Neigung zu bakteriellen Infekten (rezidivierende Milzinfarkte bewirken Milzatrophie)
- Skelettstörungen (Knochennekrosen)
- entstanden aus den Organinfarkten

Labor

- Bei O_2-Entzug verformen sich die Erythrozyten zur Sichelzelle.
- s. Labor „hämolytische Anämie“ (s. o.)

Therapie

- Knochenmarktransplantation bei homozygoten Anlageträgern
- Meidung von O_2-Mangelzuständen
- Meidung von Exsikkose
- Schutz vor Infekten

Spezieller Lernhinweis

Heterozygote Anlageträger sind gegenüber Malariaplasmodien resistenter als die übrige Bevölkerung.

2.2.7 Glukose-6-Phosphatdehydrogenase-Mangel (Favismus)

Definition

Unter Favismus versteht man einen x-chromosomal rezessiv vererbten Enzymdefekt der Erythrozyten.

Pathomechanismus. Infektionen, bestimmte Arzneimittel oder der Genuss von Saubohnen (Favabohne) bewirken die Entstehung von Peroxiden, die bei G-6-Phosphatdehydrogenase-Mangel nicht entgiftet werden können. Die Folgen sind hämolytische Krisen.

Vorkommen

- v. a. Afrikaner, Asiaten, Bewohner der Mittelmeerländer

Symptome

- s. „allgemeine Symptome einer Hämolyse“ (S. 68) (evtl. mit lebensbedrohlichen Krisen).

Labor

- s. Labor „hämolytische Anämie“ (s. o.)

Therapie

- keine kausale Therapie bekannt
- Meidung auslösender Stoffe (Patientenausweis)

Spezieller Lernhinweis

Heterozygote Anlageträger sind gegenüber Malariaplasmodien resistenter als die übrige Bevölkerung.

2.2.8 Renale Anämie

Definition

Hierbei handelt es sich um eine normochrome, normozytäre Anämie, die durch einen Mangel an EPO (S. 86) verursacht wird.

Ursachen

- meist EPO-Mangel infolge Niereninsuffizienz

Symptome

- allgemeine Anämiesymptome (S. 65)
- Symptome der Grunderkrankung Chronische Niereninsuffizienz und Urämie (S. 102)
- Café-au-lait-Farbe der Haut (anämische Blässe und Ablagerung der Urochrome)

Labor

- Erythrozyten ↓, Hkt ↓, Hb ↓
- MCV im Normbereich, MCH im Normbereich (normochrome normozytäre Anämie)
- Retikulozyten ↓
- Zeichen der Nierenerkrankung: Kreatinin, Harnsäure ↑, Kreatinin-Clearance ↓

Therapie

- Behandlung der Grunderkrankung
- Substitution von EPO

2.2.9 Anämie bei chronischen Erkrankungen

Definition

Es handelt sich um eine normochrome normozytäre Anämie, die sich im Verlauf einer chronischen Erkrankung (Infektion, Autoimmunerkrankung, maligne Erkrankung) entwickeln kann.

Pathomechanismus. Als Immunantwort reagieren inflammatorische Zytokine auf die o. g. Grunderkrankungen. Diese stören die Erythropoese sowie die Homöostase des Eisenstoffwechsels; zudem wird die benötigte Synthese von EPO behindert und die Überlebenszeit der Erythrozyten verkürzt.

Symptome

- Im Vordergrund stehen meist die Symptome der Grunderkrankung.
- allgemeine Anämiesymptome

Labor

- freie Eisenbindungskapazität ↑
- Serum-Ferritin ↑, Serumeisen ↓, Transferrin ↓

Therapie

- Behandlung der Grunderkrankung

2.3 Erkrankungen der Erythrozyten: Polyglobulie

Definition

Unter einer Polyglobulie versteht man eine gesteigerte Erythropoese infolge verschiedener Grunderkrankungen, die einen Anstieg der Erythrozyten, des Hkt und des Hb zur Folge haben.

Ursachen

- Hypoxie:
  - O_2-Mangel bei Aufenthalt in großen Höhen
  - chronische Lungenerkrankungen (z. B. chronische Bronchitis, Emphysem)
  - chronische Herzerkrankungen (z. B. Herzinsuffizienz)
- Raucher
- autonome Stimulation der Blutbildung bei verschiedenen Tumoren (z. B. EPO-produzierender Nierentumor)
- Dehydratation (relative Polyglobulie/Pseudopolyglobulie)
- autonome Proliferation der Erythrozyten (Polycythaemia vera)
- familiäre Erythrozytose
- hormonelle Stimulation (Morbus Cushing, Kortison- und Androgentherapie)

Symptome

- Symptome der Grunderkrankung
- Gesichtsrötung (Plethora) und Rötung der Extremitäten (blühendes Aussehen)
- Hypertonie:
  - Kopfschmerzen
  - Schwindel
  - Ohrensausen
  - Nasenbluten
- evtl. Lippenzyanose
- aquagener Pruritus (durch Wasserexposition verstärkt)
- Erythromelalgie (plötzliche schmerzhafte Rötung/Überwärmung besonders der Füße)

Komplikationen

- Thromboembolien
- hämorrhagische Diathese (z. B. durch erworbenen von-Willebrandt-Faktor-Mangel)

Labor

- Hb ↑, Erythrozyten ↑, Hkt ↑

Therapie

- Behandlung der Grunderkrankung
- blutiger Aderlass

2.3.1 Polycythaemia rubra vera (Polyzythämie)

Definition
Die Polyzythämie ist eine myeloproliferative Erkrankung mit gesteigerter Blutbildung aller 3 Blutzellreihen, wobei die Erythrozytopoese im Vordergrund steht und der Hkt die kritische Marke von > 55 % erreichen kann.

Ursachen
- unbekannt

Symptome
- s. „Polyglobulie" (s. o.)

Komplikationen
- Thromboembolien (infolge erhöhter Blutviskosität und Erythrozyten- und Thrombozytenzahl); 40 % der Todesfälle
- hämorrhagische Diathese
- Entwicklung eines myelodysplastischen Syndroms oder einer akuten Leukämie
- Entwicklung einer Osteomyelofibrose mit Knochenmarkinsuffizienz

Labor
- Erythrozyten ↑, Leukozyten ↑, Thrombo- zyten ↑, Hkt ↑, Hb ↑
- BSG ↓
- EPO ↓
- Harnsäure ↑

Diagnose
- Beckenkammbiopsie

Therapie
- der 1. Wahl: regelmäßige Aderlässe (500 ml); Ziel: Anstreben eines Hkt von 45 %
- der 2. Wahl: myelosuppressive Behandlung mit Zytostatika
- symptomatisch

Prognose
- mittlere Überlebenszeit: unter Behandlung ca. 10–20 Jahre (ohne Behandlung 2 Jahre)

2.4 Erkrankungen der Leukozyten: Leukämien

Definition
Unter einer Leukämie versteht man die autonome Wucherung einer Leukozytenrasse.

Einteilung in 3 Krankheitsgruppen
- akute Leukämien: akute lymphatische Leukämie (ALL) und akute myeloische Leukämie (AML)
- chronisch myeloische Leukämie (CML)
- chronisch lymphatische Leukämie (CLL)

Allgemeine Ursachen. Weitgehend unklar; es werden verschiedene Ursachen diskutiert:
- Viren
- Knochenmarkschädigung durch chemische Substanzen (Benzol, Zytostatika), ionisierende Strahlen (Hiroshima!)
- genetische Faktoren (höheres Risiko bei Trisomie 21)

Allgemeine Symptome einer Leukämie
- Durch das unkontrollierte Wachstum im Knochenmark wird die übrige Blutzellbildung unterdrückt:
  - Erythrozyten ↓: Anämiesymptome
  - Thrombozyten ↓: Blutungsneigung
- immunkompetente Leukozyten ↓: Immunschwäche mit Infektanfälligkeit
- evtl. Infiltration von Organen (v. a. Leber, Milz, Lymphknoten) und dadurch bedingte Beschwerden
- subfebrile Temperaturen
- Nachtschweiß
- Gewichtsverlust
- Leistungsschwäche, Abgeschlagenheit
- Lymphatische Leukämien zeigen überwiegend das Symptom einer generalisierten Lymphknotenschwellung.
- Myeloische Leukämien zeigen überwiegend das Symptom einer Milzvergrößerung.

Allgemeine Laborparameter bei Leukämien

- Akute Leukämien zeigen im Blutbild überwiegend:
  - Blasten (Hiatus leucaemicus); Leukozyten können erhöht, normal oder erniedrigt sein
- Chronische Leukämien zeigen im Blutbild überwiegend:
  - buntes Blutbild (alle Reifungsformen) mit massiver Leukozytose
- Alle Leukämienformen können im Blutbild folgende Befunde zeigen:
  - BSG ↑ ↑
  - Harnsäure ↑, LDH ↑ (aufgrund des erhöhten Zellumsatzes)
  - Erythrozyten ↓, Thrombozyten ↓

Allgemeine Therapie bei Leukämien

- symptomatisch
- Chemotherapie
- Strahlentherapie
- Knochenmarktransplantation
- Splenektomie

Prognose

- Die Überlebenszeiten sind variabel und abhängig von Stadium, Zytogenetik und Laborparametern.

2.4.1 Akute Leukämie

Definition

Es handelt sich um eine maligne Entartung der hämatopoetischen Zellen (80 % der akuten Leukämien im Kindesalter sind ALL, 80 % der akuten Leukämien im Erwachsenenalter sind AML).

Ursachen

- s. „allgemeine Ursachen" (s. o.)

Symptome

- s. allgemeine Leukämiesymptome (s. o.)
- Lymphknotenschwellung (30 %)
- Milzvergrößerung (Splenomegalie), seltener Lebervergrößerung (Hepatomegalie)
- hypertrophische Gingivitis (Zahnfleischentzündung)

Typische Symptome bei ALL:

- Meningiosis leucaemica mit leukämischen Infiltraten am Augenhintergrund und vielgestaltigen neurologischen Symptomen
- leukämische Haut- und Organinfiltrationen, evtl. Knochenschmerzen

Labor

- Erythrozyten ↓, Thrombozyten ↓, Leukozyten erhöht, normal oder erniedrigt
- BSG ↑, Harnsäure ↑, LDH ↑
- Blasten (unreife Zellen) sichern die Diagnose.

Merke

Sind Leukozyten, Erythrozyten und Thrombozyten zahlenmäßig normal, so ist eine akute myeloische oder lymphatische Leukämie mit großer Wahrscheinlichkeit ausgeschlossen.

Therapie

- s. „allgemeine Therapie bei Leukämie" (s. o.)

2.4.2 Chronische myeloische Leukämie (CML, chronische Myelose)

Definition

Die CML ist eine maligne Entartung der pluripotenten Stammzellen des Knochenmarks, wobei in 90 % der Fälle das Philadelphia-Chromosom (verändertes 9. und 22. Chromosom) nachweisbar ist; Altersgipfel: 50.–60. Lj. (zwischen dem Beginn der Stammzellentartung und der Diagnosestellung liegen ca. 6 Jahre).

Ursachen

- s. „allgemeine Ursachen" (s. o.)
- Philadelphia-Chromosom (verändertes 9. und 22. Chromosom) in 90 % der Fälle positiv

Symptome. Schleichender Beginn, oft über Jahre stabil (oft Zufallsbefund bei Vorsorgeuntersuchungen; Leukozytose und Splenomegalie in der Frühphase zeigen sich asymptomatisch).

- s. „allgemeine Leukämiesymptome" (s. o.)

- Leitsymptome: stärkste Milzvergrößerung mit Druckgefühl im linken Oberbauch und stärkster Leukozytose

Spezieller Lernhinweis

Der Krankheitsverlauf wird in 3 Phasen unterteilt (initial: Chromosomenschädigung):

1. chronisch stabile Phase (i. d. R. symptomlos)
2. Akzelerationsphase (beginnende/zunehmende Symptome)
3. Blastenkrise (alle Patienten, die nicht vorher an Komplikationen sterben, erleiden einen terminalen Blastenschub; Folge sind leukämische Thromben, die multiple Infarkte verursachen können)

Labor

- Erythrozyten ↓, Thrombozyten ↓ (anfangs Thrombozytose), Leukozyten > 5 00000/µl (höchste Leukozytenzahl unter allen Leukämien) mit Linksverschiebung (Auftreten von Vorstufen der Granulopoese bis zum Myeloblasten)
- Harnsäure ↑, LDH ↑
- BSG ↑ ↑; im Senkungsröhrchen breite Leukozytenmanschette erkennbar

Therapie

- s. „allgemeine Therapie bei Leukämie" (s. o.)
- Tyrosinkinase-Inhibitoren bewirken zu 95 % eine komplette hämatologische Remission

2.4.3 Chronische lymphatische Leukämie (CLL, chronische Lymphadenose)

Definition

Hierunter versteht man ein meist leukämisch verlaufendes B-Zell-Lymphom von niedrigem Malignitätsgrad; häufigste Leukämieform; zunehmende Inzidenz im höheren Alter (aufgrund unterschiedlicher wissenschaftlicher Einteilungen ist die CLL auch unter „Non-Hodgkin-Lymphomen" zu finden).

Ursachen

- s. „allgemeine Ursachen" (S. 72)

Symptome. bei 50 % der Fälle symptomloser Zufallsbefund (Lymphozytose!)

- evtl. Nachtschweiß, Gewichtsverlust
- Lymphknotenschwellung (derb, indolent; initial 50 %, später alle Patienten)
- evtl. Splenomegalie, geringe Lebervergrößerung
- Hauterscheinungen:
  - Pruritus
  - chronische Urtikaria
  - mukokutane Purpura
  - Herpes simplex
  - Herpes zoster
  - Mykosen
  - knotige Infiltrate
- evtl. Parotisschwellung und Tränendrüsenbefall (Mikulicz-Syndrom)

Labor

- permanente Leukozytose mit einem hohen Lymphozytenanteil (meist 70–95 %)
- BSG ↑, Harnsäure ↑, LDH ↑
- evtl. Gumprecht-Kernschatten (mikroskopischer Nachweis)

Therapie

- so spät und schonend wie möglich
- s. „allgemeine Therapie bei Leukämie" (S. 73)

Spezieller Lernhinweis

Bei allen genannten Hautaffektionen im höheren Lebensalter stets die CLL ausschließen!

2.5 Erkrankungen der Leukozyten: maligne Lymphome

Definition

Hierbei handelt es sich um Neoplasien des lymphatischen Systems, die in 2 Gruppen unterteilt werden: Hodgkin-Lymphome und Non-Hodgkin-Lymphome. Beide Erkrankungen gehören zu der Gruppe der malignen Tumore, die ihren Ursprung im lymphatischen System haben. Hierzu gehören u. a. Lymphknoten, Tonsillen, Milz und Knochenmark. Auch andere Organe können befallen werden. Der gravierende Unterschied ist der histologische Nachweis:

- **Morbus Hodgkin**: Hodgkin-Reed-Sternbergzellen, Hodgkin Zellen, Sternberg-Riesenzellen
- **Non-Hodgkin**: Maligne entartete Zellen, die sich histologisch vom Morbus Hodgkin unterscheiden

2.5.1 Morbus Hodgkin (Lymphogranulomatose)

Definition

Es handelt sich um ein monoklonales malignes B-Zell-Lymphom mit dem charakteristischen histologischen Nachweis von Hodgkin- und Reed-Sternberg-Zellen (Erkrankungsalter in Europa und USA [nicht in anderen Regionen der Welt] 2-gipfelig: um das 30. und 60. Lj.).

Ursachen

- unbekannt
- evtl. im Zusammenhang mit EBV

Symptome

- Allgemeinerscheinungen, sog. B-Symptome:
  - Fieber (> 38 °C, typisch ist ein wellenförmiger Fieberverlauf: Pel-Ebstein-Fieber)
  - Nachtschweiß
  - Gewichtsverlust
  - Leistungsminderung
- lokalisierte Lymphknotenerkrankung:
  - meist zervikale Lymphknotenschwellung, selten axilläre oder inguinale Lymphknotenschwellung (schmerzlose, zu Paketen verbackene Lymphknoten, „kartoffelsackartig“, > 10 cm Durchmesser)
- Lymphknotenschmerzen nach Alkoholgenuss (selten)
- evtl. Juckreiz
- im weiteren Verlauf:
  - mediastinale Lymphknotenschwellungen führen zu Druckstörungen im Hilusbereich → Horner-Syndrom, Dyspnoe, Stridor
  - inguinale Lymphknotenschwellungen (periphere Ödeme)
  - mesenteriale Lymphknotenschwellung (intestinale Malabsorption)
  - evtl. Hepato-, Splenomegalie
  - Es kann zu neurologischen Bildern, zu endokrinen Störungen, zu Skelett- und Lungenmanifestationen und zum Befall des Urogenitaltraktes kommen.

Labor

- BSG ↑, LDH ↑
- absolute Lymphozytopenie (typisch)
- evtl. Eosinophilie
- evtl. Erythrozytopenie

Biopsie

- Hodgkin-Reed-Sternbergzellen, Hodgkin Zellen, Sternberg-Riesenzellen

Therapie. je nach Stadium:

- Strahlentherapie
- Chemotherapie
- Knochenmarktransplantation
- Antikörpertherapie

Prognose

- in Abhängigkeit des Ausbreitungsstadiums des Lymphknotenbefalls und nach dem Auftreten der B-Symptome (es werden 4 Stadien unterschieden, die für die Therapie von erheblicher Bedeutung sind)

2.5.2 Non-Hodgkin-Lymphome

> **Definition**
> Hierbei handelt es sich um maligne klonale Neoplasien, die von den B- oder T-Lymphozyten des lymphatischen Gewebes ihren Ausgang nehmen. Man beobachtet ein gehäuftes Auftreten bei Abwehrgeschwächten (HIV-Patienten, Immunsupprimierte). 30 % der Non-Hodgkin-Lymphome manifestieren sich auch leukämisch; Sonderformen sind das (Plasmozytom (S. 76)) und die (CLL (S. 72)).

Ursachen

- unbekannt
- Immundefekte: angeboren oder erworben
- Spätkomplikation nach Bestrahlung, Exposition gegenüber radioaktiven Stoffen
- Infektionen (Viren: v. a. EBV; Bakterien: Helicobacter pylori)

Symptome

- B-Symptome (Fieber, Gewichtsverlust, Nachtschweiß)
- persistierende und/oder progrediente, meist schmerzlose Lymphknotenvergrößerung
- Splenomegalie, seltener Hepatomegalie
- extralymphatische Raumforderung (z. B. HNO-Bereich, Gastrointestinaltrakt, Haut, ZNS)
- Anämie und hämorrhagische Diathese (durch Beeinträchtigung der Hämatopoese)

Therapie

- Chemotherapie, CHOP-Schema
- Strahlentherapie
- monoklonale Antikörper
- Radioimmuntherapie

2.5.3 Multiples Myelom (Plasmozytom, Morbus Kahler)

> **Definition**
> Das Plasmozytom manifestiert sich primär im Knochenmark durch maligne transformierte Plasmazellen, die den Knochen zerstören und die normale Blutbildung verdrängen. Sie bilden entweder funktionslose Immunglobuline eines einzigen Typen oder nur Leichtketten (Bence-Jones-Eiweiße). Es tritt meist nach dem 45. Lj. auf und ist der häufigste Tumor von Knochenmark und Knochen.

Ursachen

- unbekannt
- bei einigen Fällen: Pestizide, ionisierende Strahlen

Symptome. → 20 % bei Diagnosestellung asymptomatisch

- Allgemeinerscheinungen:
  - Abgeschlagenheit
  - Gewichtsverlust
  - subfebrile Temperaturen
  - Nachtschweiß
- Kardinalsymptome:
  - monoklonale Antikörper im Serum und/oder Urin
  - Plasmazellnester im Knochenmark
  - osteolytische Herde im Knochen (stimulieren die Osteoklasten und hemmen die Osteoblasten); Hauptlokalisation:
    - Schädel (Kopfschmerzen), Röntgen: Schrotschussschädel
    - Rippen, Wirbel (Rückenschmerzen, Spontanfrakturen)
    - Becken, Oberschenkelknochen (Knochenschmerzen)
- selten: Verdrängung des blutbildenden Knochenmarks:
  - Leukozyten ↓ : Infektanfälligkeit
  - Erythrozyten ↓ : Anämie
  - Thrombozyten ↓ : Blutungsneigung

Labor:

Urin

- Proteinurie (Bence-Jones-Eiweiße im Urin; über den Streifen-Test nicht nachweisbar)
- Kochprobe positiv, Bence-Jones-Eiweiße nachweisbar: Urin wird auf 50 °C erhitzt, die Proteine fallen aus. Bei Temperaturerhöhung > 50 °C gehen die Proteine wieder in Lösung.

Blut

- extrem beschleunigte BSG (1 Stunde > 100 mm n. W., Sturzsenkung)
- Gesamteiweiß ↑ (Elektrophorese, Hyperimmunglobulinämie)
- Hyperkalzämie (durch den Knochenabbau)
- AP ↑
- evtl. Erythrozyten ↓
- evtl. Leukozyten ↓
- evtl. Thrombozyten ↓

Komplikationen

- Spontanfrakturen
- nephrotisches Syndrom mit Gefahr der Niereninsuffizienz
- Nephrokalzinose
- hyperkalzämische Krisen
- Antikörpermangelsyndrom mit Infektanfälligkeit

Therapie

- stadienabhängige Chemotherapie
- Strahlentherapie
- α-Interferon
- ggf. palliative Bestrahlung

2.6 Allergien

> **Definition**
> Eine Allergie ist eine erworbene oder angeborene spezifische Überempfindlichkeit gegenüber körperfremden (i. d. R. unschädlichen) Substanzen, die vom Körper als Allergen erkannt werden.

Ursachen

- unbekannt
- genetische Faktoren
- HLA-assoziierte allergische Reaktionsbereitschaft

Umweltfaktoren und der „moderne Lebensstil" begünstigen die Entstehung von Allergien!

2.6.1 Allergie vom Typ I (Soforttyp)

> **Definition**
> Unter Vermittlung von IgE-Antikörpern kommt es zu einer Freisetzung von Mediatoren aus basophilen Granulozyten und Mastzellen.

Pathomechanismus. Vor der allergischen Reaktion muss erst eine Sensibilisierung stattgefunden haben. Nach einem 2. Kontakt mit dem Antigen (z. B. Hausstaub) reagiert das Immunsystem mit einer überschießenden Bildung von IgE. Diese heften sich an Mastzellen, sodass eine übermäßige Histaminausschüttung die Folge ist. Histamin bewirkt eine Vasodilatation und eine Bronchokonstriktion.

Typische Allergene sind Erdbeeren, Gräserpollen, Tierhaare, Bienengift, Schurwolle, Stäube.

Symptome. Reaktionszeit: Sekunden bis Minuten, evtl. 2. Reaktion nach 4–6 h

- Konjunktivitis
- Rhinitis
- Nesselsucht (Urtikaria)

- Asthma
- anaphylaktischer Schock

Merke
Bereits ein Bienenstich kann innerhalb von Minuten zum Tode führen!

2.6.2 Allergie vom Typ II (zytotoxische Reaktion)

Definition
Unter Vermittlung von IgG- und IgM-Antikörpern im Zusammenwirken mit dem Komplementsystem erfolgt eine Zytolyse der Zielzellen.

Symptome. Reaktionszeit: 6–12 h
- hämolytische Anämie (S. 68):
  - infolge Blutgruppenunverträglichkeit
  - Transfusionszwischenfälle

2.6.3 Allergie vom Typ III (Immunkomplextyp)

Definition
Bei der Typ-III-Allergie werden Immunkomplexe aus IgG- und IgM-Antikörpern und Allergenen gebildet.

Pathomechanismus. Nach Allergenkontakt bilden sich innerhalb von Stunden ein Antigen-Antikörperkomplex (= Immunkomplex). Daraufhin wird das Komplementsystem aktiviert, das eine Phagozytose der Komplexe durch Leukozyten anstößt, welche wiederum zytotoxische Enzyme freisetzen.

Symptome. Reaktionszeit: 6–12 h
- Serumkrankheit
- allergische Vaskulitis
- exogen-allergische Alveolitis

2.6.4 Allergie vom Typ IV (Spätreaktion)

Definition
Unter einer Allgie vom Typ IV versteht man eine von den T-Lymphozyten vermittelte Reaktion.

Pathomechanismus. Sensibilisierte T-Lymphozyten setzen nach erneutem Kontakt mit Vollantigenen (kleinmolekularen Substanzen) Lymphokine frei. Dies führt zur Aktivierung anderer Abwehrzellen sowie deren Wanderung an den Ort der Antigenbelastung. Folge ist eine Entzündungsreaktion.

Symptome. Reaktionszeit: 12–72 h
- allergisches Kontaktekzem (typische Allergene: Nickel, Säuren, Basen, Mineralöle, Lösungsmittel)
- Transplantatabstoßungen
- Arzneimittelexantheme
- Tuberkulinreaktion

2.7 Erkrankungen des Gerinnungssystems

2.7.1 Hämorrhagische Diathese (Blutungsneigung)

Definition
Die Blutung ist entweder zu lange oder zu stark oder aus nicht adäquatem Anlass (pathologische Blutungsneigungen).

Ursachen:

Störungen der Thrombozyten (Thrombozytopenie). ⅔ aller hämorrhagischen Diathesen finden hier ihre Ursache.
- Knochenmarkschädigungen:
  - Medikamente
  - Strahlen
  - Infektionen (z. B. HIV)

- Knochenmarkinfiltrationen:
  - Leukämien
  - Lymphome
  - Karzinome
- Reifestörungen der Thrombozyten infolge:
  - Vitamin-B_{12}-Mangel
  - Folsäuremangel
- Thrombozytopenie bei gesteigertem Umsatz (disseminierte intravasale Koagulopathie: DIC)
- Morbus Werlhof
- Urämie
- idiopathisch

Störungen der Gerinnungsfaktoren

- Fehlen eines Gerinnungsfaktors (z. B. Hämophilie)
- Vitamin-K-Mangel:
  - Vitamin-K-Antagonisten (Marcumar)
  - Malabsorption
  - Leberzirrhose

Störungen der Gefäße (Angiopathien)

- Medikamente
- Infektionen (z. B. Masern, Scharlach, Pocken, Meningitis)
- Purpura Schoenlein-Henoch
- angeborene Erkrankungen (z. B. Morbus Osler)
- Langzeitbehandlung mit Kortikoiden
- Vitamin-C-Mangel
- im Alter (Purpura senilis)

Symptome

- bei primärer Hämostasestörung: übermäßige Blutung sofort nach einer Verletzung
- bei sekundärer Störung der Hämostase: Blutung erst nach einem gewissen Zeitintervall, das bis zu mehrere Stunden betragen kann
- bevorzugte Blutungstypen bei verschiedenen hämorrhagischen Diathesen:
  - Koagulopathie: Gelenkblutung, Hämatome, großflächige Blutungen mit scharfen Rändern, Muskelblutungen
  - thrombozytär oder vaskulär: Petechien (punktförmige Blutungen), Purpura (Exanthem aus Petechien), Ekchymosen (kleinflächige Hautblutungen)
  - kombinierte Hämostasestörungen, z. B. DIC: Petechien und großflächige Blutungen mit unscharfen Rändern

Therapie

- Ursache beseitigen
- Substitution von Gerinnungsfaktoren

2.7.2 Bluterkrankheit (Hämophilie A und B)

> **Definition**
> Dies ist ein x-chromosomal rezessiv vererbter Mangel an Gerinnungsfaktor VIII (Hämophilie A, 85 %) oder an Gerinnungsfaktor IX (Hämophilie B, 15 %); die Erkrankung betrifft fast ausschließlich Männer.

Symptome

- großflächige Blutungen
- Hämatome
- Muskeleinblutungen
- Gelenkblutungen mit Entwicklung einer Arthropathie, besonders an den Kniegelenken (Gonarthrosen, Gelenkversteifungen)

Komplikationen

- lebensgefährliche, unstillbare Blutungen

Labor

- Quick normal
- PTT verlängert
- Blutungszeit normal

Therapie

- Substitution des fehlenden Gerinnungsfaktors

2.8 Pharmaka: Blut und Immunsystem

Tab. 2.6 Wichtige Arzneimittel bei Erkrankungen des Blutes.

Medikamenten-gruppe	**Wirkstoff (Handels-name)** - *Beispiele*	**Wirkung**	**Anwendung**
Eisen	• 2-wertiges Eisen (Vitaferro, Ferrum Verla) • 3-wertiges Eisen (CosmoFer, Ferinject)	Eisen ist essentiell für die Erythropoese **Nebenwirkung**: z. B. Übelkeit, dunkler Stuhl, Verstopfung	Behandlung der Eisenmangelanämie
Vitamin B12	Vitamin B12 (Vitasprint)	wirkt an der Zellteilung und Zellreifung aller Körperzellen, dient der Ernährung der Gliazellen	Vitamin B12 Mangelanämie
Erythropoetin	• Epoetin alfa (Erypo) • Epoetin beta (NeoRecormon)	fördert die Erythropoese und erhöht somit die Anzahl der Erythrozyten **Nebenwirkung**: z. B. Hypertonie, Thrombosen, Embolien	• renale Anämie • Tumor- und Infektanämie • Anämie infolge Chemotherapie • Eigenblutspende vor großen Operationen • missbräuchlich zum Doping
Thrombozyten-aggregations-hemmer	Acetylsalicylsäure = ASS (Aspirin, Ass-ratio, Herz-ASS)	blockieren die Bildung von Thromboxan-A2 in den Thrombozyten, welches normalerweise die Thrombozytenaggregation aktiviert **Nebenwirkung:** z. B. Blutungen	• Z. n. Herzinfarkt bzw. zur Prophylaxe • Apoplex • Vorhofflimmern
Rheologika	Pentoxifyllin (Trental)	sollen die Fließeigenschaften des Blutes verbessern (umstritten), indem die Blutviskosität vermindert wird, die Erythrozyten besser formbar sind und die Thrombozytenaggregation gehemmt wird **Nebenwirkungen:** Magen-Darm-Beschwerden, Kopfschmerz, erhöhte Blutungsgefahr	• pAVK • Durchblutungsstörungen
Antikoagulanzien	Heparine (Dalteparin, Certoparin, Enoxaparin)	hemmt den Gerinnungsfaktor Xa, so dass die Gerinnungskaskade unterbrochen wird **Nebenwirkung:** Thrombozytopenie	Hemmung der Blutgerinnung

► **Tab. 2.6** Fortsetzung.

Medikamentengruppe	Wirkstoff (Handelsname) - *Beispiele*	Wirkung	Anwendung
Vitamin-K-Antagonisten (Cumarine)	• Phenprocoumon (Macumar) • Warfarin (Coumadin)	Die aktivierende Wirkung von Vitamin K auf die Bildung von Gerinnungsfaktoren II, VII, IX, und X wird verhindert **Nebenwirkung:** Blutungen	• erhöhte Thrombosegefahr • Vorhofflimmern • Z. n. Herzinfarkt • Lungenembolie • tiefe Beinvenenthrombose • Langzeitprophylaxe von Thrombosen oder Embolien
Fibrinolytika	Tranexamsäure (Cyclokapron)	hemmen die Aktivierung von Plasmin; dadurch wird die Fibrinauflösung gehemmt, die Gerinnung wird gesteigert **Nebenwirkung:** Blutungen	Hyperfibrinolyse

Tab. 2.7 Wichtige Arzneimittel bei Erkrankungen des Immunsystems.

Medikamentengruppe	Wirkstoff (Handelsname) - *Beispiele*	Wirkung	Anwendung
Glukokorticoide	• Hydrocortison • Hydrocortisonacetat (Ebenol) • Budesonid (Budenofalk) • Prednison (Decortin) • Prednisolon (Decortin H, Linola H, Solu-Decortin) • Methylprednisolon (Urbason, Metysolon) • Fluocortolon (Ultralan) • Triamcinolon (Volon) • Betamethason (Celestan) • Dexamethason (Fortecortin)	fördern die Gluconeogenese, katabole Wirkung der Muskeleiweiße, Hemmung der Osteoblasten (vermehrter Knochenabbau), immunsuppressiv, antientzündlich und antiallergisch, Salzsäure steigernd, mineralokortikoide Wirkung, Umverteilung der Blutzellen **Nebenwirkungen:** Pergamenthaut, Cushing-Syndrom siehe Kap. 5.5.2, Ödeme, Osteoporose	• Substitutionsbehandlung bei Nebennierenrindeninsuffizienz • chronisch-entzündliche Erkrankungen • Autoimmunerkrankungen • allergische Erkrankungen • Prophylaxe einer Transplantatabstoßung
Antihistaminika	• H1-Antihistaminika der 1. Generation = Clemastin (Tavegil)	blockieren die Histaminrezeptoren in den Zielorganen, so dass Histamin nicht	• allergische Reaktionen • Erbrechen • Schwindel

► **Tab. 2.7** Fortsetzung.

Medikamentengruppe	**Wirkstoff (Handelsname) -** *Beispiele*	**Wirkung**	**Anwendung**
	• H1-Antihistaminika der 2. Generation = Cetirizin (Zyrtec)	ausgeschüttet werden kann **Nebenwirkungen:** Mundtrockenheit, Miktionsstörungen, Müdigkeit	
Mastzellstabilisatoren	• Cromoglicinsäure (Intal) • Nedocromil (Tilade)	vermindern die Freisetzung von Histamin und anderen Entzündungsmediatoren aus den Mastzellen	Prophylaxe beim allergischen Asthma und anderen allergischen Erkrankungen
Leukotrienantagonisten	Montelukast (Singulair)	Leukotriene werden aus den Mastzellen freigesetzt und wirken bronchospastisch; Leukotrienantagonisten blockieren Leukotrienrezeptoren im Bronchialgewebe und verhindern den Spasmus; sie wirken auch antientzündlich	Haupteinsatzgebiet: Asthma bronchiale
Zytostatika	• Azathioprin • Methotrexat • Leflunomid • Mycophenolatmofetil • Cyclophosphamid	verhindern die Zellteilung **Nebenwirkungen:** Übelkeit, Erbrechen, Mundschleimhautentzündungen, Durchfall, Infektanfälligkeit, Haarausfall	• v. a. bei malignen Tumoren • Immunsuppression • chronisch-entzündliche Erkrankungen • Autoimmunerkrankungen, nach Organtransplantation

► **Tab. 2.7** Fortsetzung.

Medikamentengruppe	**Wirkstoff (Handelsname) -** *Beispiele*	**Wirkung**	**Anwendung**
Interferone	• rekombinantes Interferon α-2a (Roferon) • rekombinantes Interferon α-2b (Intron) • Peginterferon α-2a (Pegasys) • rekombinantes Interferon β-1a (Avonex, Rebif) • rekombinantes Interferon β-1b (Betaferon)	Es handelt sich um Glykoproteine, die von Leukozyten gebildet werden, um Viren zu bekämpfen und um Abwehrreaktionen zu aktivieren; sie hemmen die Vermehrung sich schnell teilender Zellen **Nebenwirkungen:** grippeartige Symptome, Leuko- und Thrombozytopenie	• Hepatits B und C • Malignome (z. B. malignes Melanom) • chronisch myeloische Leukämie • Non-Hodgkin-Lymphom • Schubprophylaxe bei multipler Sklerose
Immunglobuline	werden aus menschlichem Blutplasma gewonnen, meist wird IgG, aber auch IgA und IgM verabreicht	binden Antigene und verhindern so ihre Teilung	• Antikörpermangel • Guillain-Barré-Syndrom • Immunthrombozytopenie • Rhesusprophylaxe in der Schwangerschaft • passive Immunisierung

3 Harnsystem

3.1 Anatomische und physiologische Grundlagen

3.1.1 Harnproduzierende Organe – Nieren (Renes)

- Die beiden Nieren liegen paarig links und rechts der Wirbelsäule unter dem Zwerchfell im Retroperitonealraum (**Abb. 3.1**).
- Der obere Nierenpol liegt in Höhe Th 12, der untere Nierenpol liegt in Höhe L 3.
- Die Nieren besitzen keinen eigenen Aufhängeapparat, sondern werden durch die Nierenfettkapsel (Capsula adiposa) und durch die Nierengefäße (A. renalis und V. renalis) in ihrer Lage gehalten.

Makroskopie

- Eine Niere ist ca. 11 cm lang, 7 cm breit und 4 cm hoch; sie wiegt ca. 150 g.

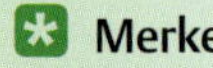

„4711" – 4 cm hoch, 7 cm breit, 11 cm lang sind die Maße der Niere.

- Ihre bohnenähnliche Form weist nach lateral einen konvexen Rand und nach medial eine konkave Krümmung auf.
- In der konkaven Krümmung befindet sich der Nierenhilus; hier treten Nierenarterie, Nierenvene, Nerven, Lymphgefäße und Ureter ein bzw. aus; der Ureter verbindet das Nierenbecken mit der Harnblase.
- Die äußerste Schicht der Niere ist eine derbe Kapsel (Capsula fibrosa).
- Schneidet man eine Niere der Länge nach auf, so erkennt man 3 Zonen (von außen nach innen):
  - Nierenrinde (Cortex renalis)
  - Nierenmark (Medulla renalis)
  - Nierenbecken (Pelvis renalis)
- Ausläufer der Rinde reichen hinunter bis zum Nierenbecken und unterteilen die Markschicht in 8–16 kegelförmige Markpyramiden, deren Spitzen (Nierenpapillen) zum Nierenhilus zeigen.
- Je 1–2 Nierenpapillen werden von schlauchförmigen Nierenkelchen überzogen.
- Insgesamt 8–10 Nierenkelche vereinigen sich zum Nierenbecken, welches den fertigen Urin auffängt.
- Über die Harnleiter wird der Urin zur Harnblase, dann über die Harnröhre nach außen befördert.

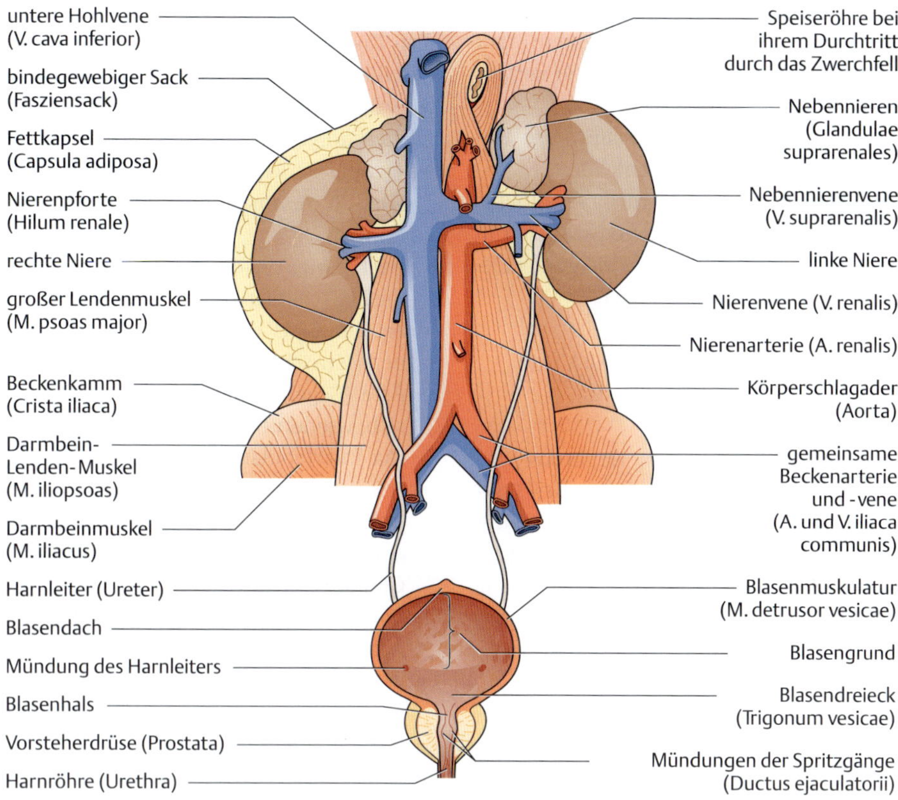

Abb. 3.1 Männliche Harnorgane (Abb. aus: Faller A, Schünke M. Der Körper des Menschen. Einführung in Bau und Funktion. 17. Aufl. Stuttgart, Thieme; 2017).

Mikroskopie

In der Nierenrinde und im Nierenmark befinden sich ca. 1,5 Mio. Nephrone.

Nephron

Ein Nephron ist die kleinste funktionelle Einheit der Niere, in der die Harnbildung stattfindet; es setzt sich aus dem Glomerulum und dem Tubulusapparat zusammen.

Glomerulum

- Das Glomerulum ist ein Kapillarknäuel und liegt zusammen mit den ungeraden Anteilen des Tubulusapparates in der Nierenrinde.
- Das zuleitende Gefäß ist das **Vas afferens**, das ableitende Gefäß das **Vas efferens** (Gefäßpol).
- Das Glomerulum ist von einer Art „doppelwandigem Becher" – Bowman-Kapsel – umgeben.
- Das innere Blatt der Bowman-Kapsel umhüllt das Glomerulum und dient zusammen mit dem Kapillarendothel des Glomerulums als Filtermembran.
- Als **Kapselraum** bezeichnet man den Raum zwischen äußerem und innerem Blatt der Bowman-Kapsel.
- An den unteren Teil der Bowman-Kapsel schließt sich der Tubulusapparat an (Harnpol).

Aufgabe: Bildung des Primärharns (ca. 150 l/Tag)

Tubulusapparat

- Der Tubulusapparat wird in 3 Abschnitte unterteilt und liegt mit seinen geraden Anteilen im Nierenmark:
  - proximaler Tubulus
  - Henle-Schleife
  - distaler Tubulus

- Der proximale Tubulus schließt direkt an die Bowman-Kapsel an; er beginnt mit einem stark gewundenen Teil, der in einen gestreckt verlaufenden Teil übergeht.
- Daran schließt sich ein haarnadelförmiger Kanälchenabschnitt an – Henle-Schleife.
- Die Henle-Schleife geht in den distalen Tubulus über, der erst gerade nach oben zieht, sich in Höhe des Glomerulums aufwindet und letztendlich in ein Sammelrohr mündet.

Aufgabe: Bildung des Endharns (ca. 1,5 l/Tag)

Sammelrohre

- Die Sammelrohre eines jeden Nephrons vereinigen sich zu immer größer werdenden Rohren, durch die der Harn zur Nierenpapille der betreffenden Markpyramiden weitergeleitet wird.
- So erreicht der Endharn (**Sekundärharn**) das Nierenbecken, welches den Urin auffängt.

Aufgabe: Weiterleitung des Endharns in das Nierenbecken

Juxtaglomerulärer Apparat

In der Kontaktzone zwischen zuführender Arteriole und distalem Tubulusabschnitt befinden sich besondere Zellhaufen, die den juxtaglomerulären Apparat bilden. Hier werden die Hormone Renin und EPO gebildet.

Renin

- Natriummangel oder Blutdruckabfall bewirken eine Freisetzung von Renin in den Blutkreislauf.
- Renin ist das erste Hormon, welches eine kaskadenartige Reaktion von anderen Hormonen in Gang setzt, um letztendlich Aldosteron freizusetzen („Harnproduktion").

Erythropoetin (EPO)

O_2-Mangel im Blut bewirkt eine Freisetzung von EPO; es fördert den Differenzierungs- und Reifungsprozess der Erythrozyten im Knochenmark.

Die Blutversorgung der Nieren

Pro Tag fließen ca. 1500 l Blut durch die Nieren, die dieses kontrollieren und reinigen. Um dies zu gewährleisten, werden die Nieren durch ein kompliziert aufgebautes Gefäßsystem versorgt:

- Aus der Bauchaorta spaltet sich je eine Schlagader ab: A. renalis dextra und A. renalis sinistra.
- Nach Eintritt in die Niere verzweigen sie sich in die Zwischenlappenarterien (Aa. interlobares).
- An der Basis der Markpyramiden entspringen den Zwischenlappenarterien arkadenförmige Äste (Bogenarterien = Aa. arcuatae), aus denen sich wiederum die Zwischenläppchenarterien (Aa. interlobulares) fortsetzen.
- Aus den Zwischenläppchenarterien entspringen Arteriolen, die als zuleitendes Gefäß (Vas afferens) zur eigentlichen Filterstation, dem Glomerulum ziehen.
- Vom Glomerulum weg zieht eine abführende Arteriole (Vas efferens).
- Die fortführenden Gefäße des Vas efferens (Vasa recta) umspinnen den Tubulusapparat, sodass hier dem Primärharn lebenswichtige Stoffe wieder entzogen werden können (Aufbereitung des Primärharns zu Endharn).
- Letztendlich münden sie in eine Venole, die parallel zu o. g. Arterien in die V. renalis abfließt.

3.1.2 Harnproduktion

Produktion des Primärharns

- Durch die Poren des Glomerulums und des inneren Blattes der Bowman-Kapsel wird das Blut gefiltert (es werden alle Substanzen abgefiltert, die kleiner sind als Albumin), und zwar nur wasserlösliche Substanzen:
  - Wasser
  - Elektrolyte
  - harnpflichtige Substanzen
  - Stoffwechselabbauprodukte
  - Nährstoffe

Spezieller Lernhinweis
Da auch lebenswichtige Substanzen abgefiltert werden, spricht man hier von einer **unselektiven Filtration**.

- Im Rahmen eines Blutdrucks von systolisch 80–190 mmHg reguliert die glatte Muskulatur der zu- und ableitenden Gefäße (Vas afferens und Vas efferens) den glomerulären Blutdruck gerade so, dass er 50 mmHg beträgt (Autoregulation).
- Der Primärharn wird in der Bowman-Kapsel aufgefangen und in das anschließende Tubulussystem weitergeleitet; er beinhaltet neben lebensnotwendigen Nährstoffen und Elektrolyten auch Schadstoffe.
- Das vorher schadstoffreiche (aber auch nährstoffreiche!) Blut des Vas afferens mündet nach Passieren des Glomerulums in das Vas efferens; das Blut ist jetzt schadstoffarm (aber auch nährstoffarm!).

Glomerulärer Filtrationsdruck

Der **glomeruläre Filtrationsdruck** entspricht nicht dem Blutdruck in den Glomeruli von 50 mmHg, da ihm noch 2 Kräfte gegenüberstehen:

- der kolloidosmotische Druck des Blutes von 25 mmHg
- der hydrostatische Druck in der Bowman-Kapsel von 17 mmHg

Zur Errechnung des effektiven Filtrationsdrucks muss man vom glomerulären Blutdruck den kolloidosmotischen Druck des Blutes und den hydrostatischen Druck in der Bowman-Kapsel abziehen, sodass der **effektive Filtrationsdruck in den Glomeruli 8 mmHg beträgt**.

Produktion des Endharns

- Im Tubulusapparat wird der Primärharn aufbereitet; die Schadstoffe verbleiben im Tubulusapparat, Wasser und Nährstoffe werden über die Vasa recta rückresorbiert.
- Dieser Prozess erfolgt mittels **aktiver und passiver Transportprozesse** und der feinregulierenden Wirkung von **Hormonen**. An den unterschiedlichen Abschnitten des Tubulusapparates finden folgende Resorptionsvorgänge statt:

Proximaler Tubulus

- Die Grobaufbereitung des Harns findet im proximalen Tubulus statt; 70–95 % des Glomerulumfiltrats werden durch aktive und passive Transportprozesse zurückgewonnen (v. a. Glukose, Aminosäuren, Natrium, Kalium, Magnesium, Chlor, Bikarbonat, Wasser).
- Manche ausscheidungspflichtigen Stoffe werden in die Nierenkanälchen über die Vasa recta durch **aktive Sekretion** in den Urin gegeben (z. B. Penicillin).

Parathormon und Calcitonin. Je nach Bedarf regulieren Parathormon (PTH) und Calcitonin (S. 159) die Rückresorption von Kalzium oder Phosphat.

Henle-Schleife. Die Henle-Schleife besteht aus einer semipermeablen Membran, durch die mittels osmotischer Prozesse Wasser zurückresorbiert wird.

Distaler Tubulus. Im distalen Tubulus findet die Feineinstellung des Wasser- und Elektrolytbedarfs des Körpers statt. Dies geschieht mittels folgender Hormone:

Aldosteron. Aldosteron fördert die Natrium- und Wasserrückresorption; im Austausch dafür werden Kalium- und Wasserstoffionen ausgeschieden.

Spezieller Lernhinweis

Aldosteron ist ein Hormon der Nebenniere. Freigesetzt wird es erst, wenn eine Hormonkaskade in Gang gesetzt worden ist, die initial durch einen Blutdruckabfall oder Natriummangel gestartet wird.

Renin-Angiotensin-Aldosteron-System (RAAS):

- Die Zellen des juxtaglomerulären Apparates registrieren einen Blutdruckabfall und schütten das Hormon **Renin** in den Blutkreislauf.
- **Angiotensinogen** (Bildungsort: Leber) reagiert mit Renin zu **Angiotensin I**.
- **ACE** = „angiotensin converting enzyme" (Bildungsort: Lunge) reagiert mit Angiotensin I zu **Angiotensin II**.
- Angiotensin II bewirkt:
  1. Vasokonstriktion (stärkste vasokonstriktorisch wirksame Substanz).
  2. Freisetzungsreiz von Aldosteron aus der Nebennierenrinde, mit dem Effekt der Blutdruckerhöhung (Wasser- und Natriumrückresorption).

ANF (atrialer natriuretischer Faktor). Dient der Natrium- und Wasserausscheidung.

Spezieller Lernhinweis

ANF ist ein Gegenspieler von Aldosteron und bewirkt am Tubulusapparat eine Ausscheidung von Natrium; ANF wird im Vorhof des rechten Herzens gebildet und durch einen erhöhten Blutdruck freigesetzt.

Adiuretin (ADH). Bewirkt eine Wasserrückresorption.

Zusammensetzung des Endharns. Pro Tag werden ca. 1,5 l Endharn ausgeschieden. Er besteht aus:

- Wasser (95 %)
- organische und anorganische Salze
- Urobilinogen
- harnpflichtige Substanzen:
  - Harnstoff als Stoffwechselendprodukt des Eiweißstoffwechsels (ca. 30–40 g/Tag)
  - Harnsäure, die aus dem Purinstoffwechsel (Nukleinsäure der Zellkerne) stammt (ca. 1 g/Tag)
  - Kreatinin, Abfallprodukt des Muskelstoffwechsels (1–2 g/Tag)

Spezieller Lernhinweis

- Circa 1500 l Blut fließen täglich durch die Nieren,
- ca. 150 l Primärharn werden täglich gebildet,
- ca. 1,5 l Endharn werden täglich produziert,
- ca. 1,5 Mio. Nephrone sind in jeder Niere,
- ca. 150 g wiegt eine Niere,
- ca. 150 mg physiologische Eiweißausscheidung/Tag.
- Ab ca. 150 ml Blaseninhalt verspürt man Harndrang.

Aufgaben der Nieren

- Regulation des pH-Wertes im Blut
- Regulation des Wasser- und Elektrolythaushaltes
- Produktion von EPO und Renin
- Mitbeteiligung bei der Umwandlung von Vitamin D
- Ausscheidung von Schadstoffen (harnpflichtige Substanzen, Urobilinogen, andere)

3.1.3 Harnableitende Organe

Harnleiter (Ureter)

- Die Harnleiter beginnen in Höhe L 1, liegen im Retroperitonealraum und ziehen als 30 cm lange und 2–3 mm dicke Schläuche in das kleine Becken; sie verbinden das Nierenbecken mit der Harnblase.

Wandaufbau (von innen nach außen)

- innere Schleimhautschicht (Urothel oder Übergangsepithel)
- Submukosa (bindegewebige Schicht)
- mittlere Muskelschicht (innere Längs- und äußere Ringmuskulatur; die Muskulatur führt pro Minute 1–5 peristaltische Bewegungen aus, damit der Urintransport nicht der Schwerkraft überlassen wird)
- Adventitia (bindegewebige Hülle)

Die Harnleiter münden seitlich hinten in die Harnblase ein; die Einmündungsstelle ist eine klappenähnliche Schleimhautfalte mit ventilartiger Wirkung (sie verhindert das Zurückströmen des Urins).

Aufgabe
- Durch je einen Harnleiter wird der Harn aus dem Nierenbecken in die Harnblase befördert.

Harnblase (Vesica urinaria)
- Die Harnblase liegt unterhalb des Bauchraumes, vorne im kleinen Becken hinter der Schambeinfuge und unterhalb des Dünndarms.

Wandaufbau (von innen nach außen)
- innere Schleimhautschicht (Urothel oder Übergangsepithel)
- Submukosa (bindegewebige Schicht)
- mittlere Muskelschicht (3-schichtig, wenig voneinander abgrenzbar; der Spannungszustand passt sich ständig der Blasenfüllung an)
- Adventitia (bindegewebige Hülle)

Die Harnblase hat ein Fassungsvermögen von 400–500 ml.

Im Bereich der Harnröhre verdicken sich die Fasern der glatten Muskulatur zu einem inneren Schließmuskel (M. sphincter internus); ein äußerer Schließmuskel besteht aus quer gestreifter Muskulatur (M. sphincter externus).

Aufgabe
- Die Harnblase ist ein Sammelgefäß für den Urin.

Harnröhre (Urethra)
- Die Harnröhre liegt im kleinen Becken und setzt unterhalb der Harnblase an; sie zieht sich hinter der Symphyse zum Scheidenvorhof bzw. setzt sich in den Penis fort.
- Die Harnröhre des Mannes ist 20–25 cm lang und dient gleichzeitig als Harn-Samen-Röhre; die Harnröhre der Frau ist 5 cm lang.

Wandaufbau
- s. „Harnleiter“ (s. o.)

Aufgabe
- Die Harnröhre befördert den Urin nach außen.

3.1.4 Wasser-, Elektrolyt- und Säure-Basen-Haushalt

Wasser- und Elektrolythaushalt
Zur Gewährleistung der Funktionsfähigkeit von Organen und Gewebe ist es von äußerster Wichtigkeit, dass innerhalb und außerhalb der Zellen die Flüssigkeitsmenge und die Elektrolytkonzentration konstant gehalten wird. Eine wesentliche Regelgröße der Wasser- und Elektrolythomöostase ist die osmotische Gesamtkonzentration in der extrazellulären Flüssigkeit.

Die genaue Regulation der Wasserrückresorption aus dem Glomerulumfiltrat ist für den Organismus lebenswichtig:
- Der durchschnittliche Erwachsene nimmt täglich ca. 1,5 l Wasser durch Getränke und ca. 600 ml durch feste Nahrung zu sich.
- Ebenso fallen im Organismus durch Stoffwechselvorgänge 400 ml Oxidationswasser an.
- Diesen 2,5 l steht die Wasserausscheidung gegenüber:
  - Über den Urin werden täglich 1,5 l,
  - über den Stuhl 200 ml,
  - über die Haut 300 ml und
  - über die Ausatemluft 500 ml Wasser abgegeben.

Damit einer **Überwässerung** oder einer **Unterwässerung** entgegengewirkt wird, regulieren v. a. **ADH**, aber auch **Aldosteron** die Menge der gelösten Teilchen im Wasserbestand.

Das Körperwasser verteilt sich zu ⅔ intrazellulär, zu ⅓ extrazellulär (die extrazelluläre Flüssigkeit umfasst die interstitielle und die intravasale Flüssigkeit).

Die wichtigsten Elektrolyte

- Natrium
- Kalium
- Kalzium
- Magnesium, Chlorid und Phosphat

Aufgabe von Natrium (Na^+)

- häufigstes Ion im **Extrazellularraum**
- Aufrechterhaltung des Flüssigkeitsgleichgewichtes
- Aufrechterhaltung des osmotischen Drucks

Aufgabe von Kalium (K^+)

- häufigstes Kation des **Intrazellularraums**
- Kalium spielt eine wichtige Rolle bei der Entstehung von Aktionspotenzialen im Nervensystem (neuromuskuläre Erregungsübertragung) und am Herzen.
- Kalium unterstützt den Insulintransport in die Zellen.

Aufgabe von Kalzium (Ca^{++})

- Kalzium hilft bei der elektromechanischen Kopplung in der Muskelzelle.
- Es unterstützt Erregungsleitung und Erregungsbildung am Herzen.
- Es dient als Knochenbausubstanz und für den Aufbau der Zähne.
- Gerinnungsfaktor
- Kalzium besitzt eine antiallergische, antientzündliche und gefäßabdichtende Wirkung.

Spezieller Lernhinweis

In der extrazellulären Flüssigkeit überwiegt u. a. Natrium, in der intrazellulären Flüssigkeit u. a. Kalium.

Störungen im Elektrolythaushalt

In **Tab. 3.1** sind mögliche Störungen des Elektrolythaushalts aufgeführt.

Tab. 3.1 Störungen im Elektrolythaushalt.

Symptome eines Überflusses	Symptome eines Mangels
Hypernatriämie	**Hyponatriämie**
Hypertonie und deren Folgen	Hypovolämie
Ödeme	Exsikkose
Hyperkalzämie	**Hypokalzämie**
schwache Muskulatur	Tetanie
verminderte Reflexe	gesteigerte Reflexe
Bradykardie – Herzstillstand	Tachykardie – Herzflimmern
Obstipation	Diarrhöe
Übelkeit, Erbrechen	Übererregbarkeit
Neigung zu gastrointestinalen Geschwüren	
Hyperkaliämie	**Hypokaliämie**
Übererregbarkeit der Muskulatur/Muskelzuckungen	schwache Muskulatur, Lähmungen
„Ameisenlaufen“ um den Mund	
gesteigerte Reflexe	verminderte Reflexe
Bradykardie – Herzstillstand	Tachykardie – Herzflimmern
Diarrhöe	Obstipation

Säure-Basen-Haushalt

Zusammen mit den Nieren und v. a. dem Bikarbonatpuffer im Blut fungieren die Lungen als die schnellsten Regulatoren des Säure-Basen-Haushalts. Wird der Blut-pH von ca. 7,41 nicht konstant aufrechterhalten, kann es zu lebensgefährlichen Flüssigkeitsentgleisungen kommen.

Der pH-Wert (Abkürzung für Potenz und dem Maß für Wasserstoffionenkonzentration [H]) zeigt die saure (pH < 7), neutrale (pH = 7) oder alkalische (pH > 7) Reaktion einer Lösung an.

Physiologische Werte

- Blut, Serum: 7,37–7,45
- Pankreassaft: 7,5–8,8
- Galle: 6,5–8,2
- Harn: 4,5–7,9
- Magensaft: 1–4

Folgende Störungen des Säure-Basen-Haushalts können auftreten.

Azidose

> **Definition**
> Die Azidose ist eine Störung im Säure-Basen-Haushalt mit Abfall des arteriellen pH-Wertes < 7,36.

Ursachen

- respiratorische Azidose (Ursache liegt im Atemsystem):
  - chronische Lungenerkrankungen, die mit Funktionsverlust einhergehen (keine Abatmung von CO_2).
- metabolische Azidose (Ursache liegt im Stoffwechsel):
  - Niereninsuffizienz (keine Ausscheidung von sauren Valenzen)
  - Hyperkaliämie
  - Hyponatriämie
  - Hypokalzämie
  - Ketoazidose (S. 181) bei Diabetes Typ I (Ketonkörper entstehen aus der Lipolyse und wirken auf den Organismus sauer.

Pathomechanismus. Durch Gegenregulation kann eine Entgleisung kompensiert werden.

- Bei der **respiratorischen Azidose** reagiert der Körper mit einer vermehrten Ausscheidung von sauren Valenzen über die Niere.
- Bei der **metabolischen Azidose** reagiert das Atemsystem mit einer verstärkten, vertieften Atmung (Kußmaul-Atmung) mit dem Ziel, das „sauer wirkende" CO_2 verstärkt zu eliminieren und den pH-Wert wieder ins Gleichgewicht zu bringen; ebenso reagiert langfristig die Niere, indem sie verstärkt saure Valenzen ausscheidet; weiterhin tritt der Bikarbonatpuffer im Blut in Kraft, indem folgende chemische Reaktion abläuft:
  - Bikarbonat (HCO_3) + H^+-Ionen = H_2CO_3 (Kohlensäure)
  - H_2CO_3 zerfällt zu H_2O und CO_2 (wird ebenfalls über die Lunge entfernt)

Alkalose

> **Definition**
> Die Alkalose ist eine Störung im Säure-Basen-Haushalt mit Anstieg des arteriellen pH-Wertes > 7,44.

Ursachen

- respiratorische Alkalose:
  - Hyperventilation
- metabolische Alkalose:
  - Hypokaliämie (z. B. nach längerem Erbrechen, Durchfall)
  - Hyperkalzämie
  - Hypernatriämie

Pathomechanismus. Durch Gegenregulation kann eine Entgleisung kompensiert werden.

- Bei der **respiratorischen Alkalose** kommt es kurzfristig zu folgender Reaktion: Im Blut befinden sich 100 % Kalziumionen; davon sind 50 % an Albumin gebunden und wirken auf den Blut-pH neutral; 50 % der Kalziumionen liegen ungebunden vor und wirken auf den Blut-pH alkalisch. Um der Alkalose entgegenzuregulieren, werden die freien Kalziumionen ebenfalls

an Albumin gebunden, sodass eine Pseudohypokalzämie die Folge ist; daraus resultiert eine Tetanie (Hyperventilationstetanie); langfristig reagieren die Nieren mit einer verstärkten Ausscheidung von alkalischen Valenzen.
- Bei der **metabolischen Alkalose** reagiert das Atemsystem kurzfristig mit einer flachen, verminderten Abatmung von CO_2, um den zu alkalischen pH-Wert wieder in die Norm zu bringen; langfristig reagieren die Nieren mit einer verstärkten Ausscheidung von alkalischen Valenzen.

3.1.5 Untersuchungsmethoden

Anamnese
- Störungen beim Wasserlassen und der Urinausscheidung:
  - Polyurie: > 2000 ml Harn/Tag
  - Oligurie: < 500 ml Harn/Tag
  - Anurie: < 100 ml Harn/Tag
  - Pollakisurie: häufiger Harndrang mit geringen Harnmengen
  - Dysurie: erschwertes Wasserlassen mit schwachem Harnstrahl
- Schmerzen im Nierenlager
- Ödeme
- Kopfschmerzen
- Fieber

Inspektion
- Blässe (renale Anämie, z. B. durch EPO-Mangel)
- Café-au-lait-Hautverfärbung (Anämie mit Ablagerungen von Stoffwechselendprodukten bei Urämie)
- Ödeme (besonders im Gesicht und um die Augen)
- urämischer Foetor bei terminaler Niereninsuffizienz

Palpation
- tastbarer Nierentumor (Wilms-Tumor, evtl. Zystennieren)

Perkussion
- Klopfschmerz im Nierenlager

Auskultation
- Fließgeräusche über der Aorta renalis bei Nierenarterienstenose
- perikarditisches Reiben bei terminaler Niereninsuffizienz
- feuchte Rasselgeräusche über der Lunge (renales Lungenödem durch Überwässerung bei Urämie)

3.1.6 Labordiagnostik

Harnanalyse

Die Harnanalyse erfolgt mit einem Schnelltest durch Trockenchemie-Teststreifen. Nachfolgend werden 10 Parameter bestimmt:

Dichte bzw. spezifisches Gewicht

Normwerte: 1013–1028 g/l

Das spezifische Gewicht ist im Morgenurin am höchsten und wird hauptsächlich durch den Harnstoff bestimmt.

Ursachen Dichte ↑
- gesteigerter Wasserverbrauch (z. B. Fieber)
- Diabetes mellitus (Glukosurie)
- Proteinurie

Ursachen Dichte ↓
- Diabetes insipidus
- erhöhte Wasserbelastung

pH-Wert

Normwerte: 4,5–7,9 (Idealwert: 5–6)

Der pH-Wert ist stark nahrungsabhängig.

Ursachen pH-Wert ↑
- Harnwegsinfekte (Stoffwechselendprodukte der Bakterien wirken alkalisch)
- vegetarische Ernährung

Ursachen pH-Wert ↓
- fleischreiche Kost

Leukozyten

Leukozyten im Urin geben einen Hinweis auf **Entzündungen** oder **Tumoren** der Niere oder der ableitenden Harnwege.

Ursachen Leukozyten ↑

- Urethritis
- Zystitis
- Pyelonephritis
- Nierentuberkulose
- Nieren-, Harnleiter-, Blasen-, Harnröhrenkarzinom

Nitrit

Nitrit ist eine chemische Umwandlung von Nitrat. Nitrat befindet sich im Boden, im Trinkwasser und in pflanzlicher Nahrung.

Die meisten bakteriellen Erreger von Harnwegsinfekten, v. a. E.-coli-Bakterien (aber auch Klebsiellen, Aerobacter, Citrobacter, Salmonellen, Enterokokken, Pseudomonas) reduzieren das im Harn vorhandene Nitrat zu Nitrit.

Ursachen Nitrit ↑

- Urethritis
- Zystitis
- Pyelonephritis

> **Spezieller Lernhinweis**
> Säurefeste Stäbchen (Mycobacterium tuberculosis), Trichomonaden, Chlamydien, Gonokokken, aber auch Viren und Pilze wandeln Nitrat nicht zu Nitrit um (sterile Leukozyturie)! Eine Leukozyturie bei sterilem Harn findet man auch bei Schwangerschaft, Reiter-Syndrom und Analgetikanephropathie.

Eiweiß

Physiologische Ausscheidung: 150 mg/Tag (zeigt keine Reaktion im Testfeld)

Ursachen Eiweiß ↑

- **prärenale Ursachen:**
  - Fieber
  - Anstrengung
  - körperliche Arbeit
  - Marschproteinurie
  - Stress
  - Hypertonie (s. Ursachen)
  - Stauungsproteinurie (Rechtsherzinsuffizienz)
  - Schwangerschaft
  - Präeklampsie (EPH-Gestose)
  - Hyperlordosierung der Lendenwirbelsäule (LWS)
  - Nierenvenenthrombose
- **renale Ursachen:**
  - nephrotisches Syndrom
  - Glomerulonephritis
  - Pyelonephritis
  - diabetische Nephropathie
  - Nierentuberkulose
  - Nierentumoren
  - Zystenniere
  - Phenacetinniere
  - Kollagenosen
  - Amyloidose
- **postrenale Ursachen:**
  - Harnleiter-, Harnblasen-, Harnröhrenkarzinom
  - Harnleitersteine
- **genitale Ursachen:**
  - Menstruation
  - Uteruskarzinom
  - Prostatakarzinom

> **Spezieller Lernhinweis**
> Bence-Jones-Proteine (bei Plasmozytom) werden durch den Streifentest nicht erfasst, da dieser fast nur Albumin nachweist!

Glukose

Eine Glukosurie tritt erst dann auf, wenn der Nierenschwellenwert von 160–180 mg/dl überschritten wird.

Ursachen Glukose ↑

- Diabetes mellitus
- extrem glukosereiche Nahrung
- Medikamente
- starke Schmerzen, z. B. akute Pankreatitis, Schlaganfall, Herzinfarkt
- Schwangerschaft (zu niedriger Schwellenwert)

- Stress
- Erkrankungen des endokrinen Systems (Morbus Cushing, Phäochromozytom, Akromegalie, Hyperthyreose)

Keton

Ketone sind Stoffwechselabbauprodukte der Lipolyse.

Ursachen Keton ↑

- Diabetes mellitus Typ I
- Diät, Hungern

Urobilinogen

Urobilinogen entsteht beim Abbau von Hb, s. enterohepatischer Kreislauf (S. 280).

Ursachen Urobilinogen ↑

- vermehrter Hb-Abbau (Hämolyse z. B. Malaria, hämolytische Anämie)
- Hepatitis

Bilirubin

Nur das konjugierte (direkte) Bilirubin ist wasserlöslich und somit ausscheidungsfähig, s. Bilirubinkreislauf (S. 280).

Ursachen Bilirubin ↑

- Hepatitis
- intra- und extrahepatische Cholestase:
  - Cholelithiasis
  - Cholangitis
  - Cholezystitis
  - Pankreatitis
  - Pankreaskopfkarzinom

Erythrozyten/Hämoglobin

Unter einer **Makrohämaturie** versteht man sichtbare Blutbeimengungen, eine **Mikrohämaturie** ist hingegen nicht sichtbar.

> **Spezieller Lernhinweis**
> Jede Hämaturie ist so lange tumorverdächtig, bis das Gegenteil bewiesen wurde!

Ursachen Blut/Hämoglobin ↑

- **prärenal:**
  - hämorrhagische Diathese (Antikoagulation, Thrombozytopenie, Angiopathie etc.)
  - massive Hämolysen (Malaria, hämolytische Anämien etc.)
  - Stauungsniere bei Rechtsherzinsuffizienz
  - Marschhämaturie
- **renal:**
  - Nierentumoren
  - Nephrolithiasis
  - Glomerulonephritis
  - Nierentuberkulose
  - evtl. Pyelonephritis
  - Nierenverletzungen
  - Zystenniere
  - Papillennekrose
- **postrenal:**
  - Urolithiasis
  - evtl. Zystitis (selten)
  - andere Tumoren der ableitenden Harnwege
  - Traumen
- **genitale Blutungen:**
  - Menstruation
  - Uteruskarzinom
  - Prostatakarzinom u. a.

Harnsediment

Durchführung

Der frische Urin wird 5 min bei 1000–1500 Umdrehungen zentrifugiert; der Bodensatz wird auf einen Objektträger gegeben, sodass unter einem Mikroskop der Bodensatz beurteilt werden kann.

Kristalle

Kristalle haben selten eine pathologische Bedeutung, das Vorhandensein reichlicher Kristalle kann evtl. einen Hinweis auf Nierensteine geben.

Zellen

- Leukozyten (Leukozyturie)
- Erythrozyten (Hämaturie)

Zylinder

Zylinder sind Ausgusspräparate des distalen Tubulus; die Proteinmatrix besteht überwiegend aus dem Tamm-Horsfall-Mukoprotein, das von den Zellen des aufsteigenden dicken Schenkels der Henle-Schleife sezerniert wird; sie sind daher beweisend für eine renale Herkunft.

- hyaline Zylinder (gleiche diagnostische Bedeutung wie Proteinurie):
  - bei Gesunden, z. B. nach körperlicher Anstrengung
  - nephrotisches Syndrom
- **Erythrozytenzylinder:**
  - Glomerulonephritis
- **Leukozytenzylinder:**
  - meist Pyelonephritis
- **Epithelzylinder:**
  - Epithelzylinder sind für keine bestimmte Nierenerkrankung pathognomonisch.
  - Sie entstehen durch Verschmelzung abgeschilferter Tubuluszellen; diese werden später zu granulierten Zylindern, dann zu Wachszylindern, z. B. nach akuter Anurie, Schrumpfnieren, nephrotischem Syndrom.

Anlegen einer Harnkultur (Uricult)

Der Uricult-Test dient dem Nachweis von **Bakterien**.

Durchführung

- Ein mit Agarnährboden beschichteter Objektträger wird in den Urin eingetaucht und in ein mikrobiologisches Labor versandt.
- Dort wird er bei 37 ° bebrütet, sodass nach 24 h eine Bakterienkultur entsteht, die als runder Herd auf dem Nährboden erkennbar ist.
- Bei einem Nachweis von > 100000 Bakterien/ml im Spontanurin (Kass-Zahl) ist eine bakterielle Harnweginfektion sehr wahrscheinlich.

Ziehl-Neelsen-Färbung

Diese dient dem Nachweis von säurefesten Stäbchen (**Mycobacterium tuberculosis**); bei einer Rotfärbung ist der Test positiv, bei einer Blaufärbung ist er negativ.

Blutdiagnostik

Neben Veränderungen von Leukozyten und Erythrozyten werden im Rahmen einer Nierenerkrankung die **harnpflichtigen Substanzen**, die **Elektrolyte** und die **Eiweiße** bestimmt. Bester Parameter hinsichtlich eines Nierenfunktionsverlusts ist das Kreatinin, da es als Abfallprodukt aus dem Muskelstoffwechsel nahrungsunabhängig ist.

Spezieller Lernhinweis

Die **Kreatinin-Clearance** ist ein spezielles Rechenverfahren (ist auch abhängig von Körpergröße, Alter, täglicher Tätigkeit), das zur Erfassung leichterer Einschränkungen der Nierenfunktion bei noch normalen Retentionswerten im Blut dient.
Clearance = Bezeichnung für die Plasmamenge, die pro Zeiteinheit von einer bestimmten Substanzmenge befreit wird.
Bis zu einer Einschränkung der glomerulären Filtrationsrate von 50 % bleibt der Kreatininwert im Blut noch unverändert.
In diesem „blinden“ Bereich lässt die Bestimmung der Kreatinin-Clearance eine genaue Einschätzung der Nierenfunktion zu. Ist die Kreatinin-Clearance erniedrigt, ist eine eingeschränkte Nierenfunktion nachgewiesen.

3.2 Harnwegsinfektionen

Physiologisch sind in der **Harnröhre** aufgrund der räumlichen Nähe zum Anus immer Erreger vorhanden.

In der **Harnblase**, in den **Harnleitern** und im **Nierenbecken** hingegen sollte der Urin steril sein; physiologisch wird durch die Diurese das Aufsteigen und die Vermehrung der Erreger verhindert. Eine Vermehrung und ein Ansteigen der Erreger führt zu Harnwegsinfektionen (Erregerspektrum: fast immer Escherichia coli; andere Erreger: Klebsiella, Proteus, Enterokokken, Pseudomonas, Staphylokokken).

Ursachen:

Harnabflussstörungen

- Obstruktionen:
  - Nierensteine
  - Ureterstenosen
  - Ureterstrikturen
  - Tumoren
  - Prostatahypertrophie
- anatomische Anomalien der Niere und der ableitenden Harnwege
- Blasenfunktionsstörungen:
  - neurologische Störungen (z. B. Querschnittlähmung, MS)
- defekte Ventilmechanismen der Ureter- und Urethramündungen

Stoffwechselstörungen

- Diabetes mellitus
- Gicht
- Hyperkalzämie

Sonstige Ursachen

- Analgetikaabusus
- Instrumentationen an den Harnwegen (Katheter)
- Gravidität
- Abwehrschwäche

Weitere auslösende Faktoren

- Durchnässung, Unterkühlung (auch kalte Füße)
- sexuelle Aktivität (Honeymoon-Zystitis der Frauen)
- geringe Harnbildung bei Flüssigkeitsverlusten (Schwitzen)

Pathomechanismus. Bakterien wandern über die Harnröhre in die Blase bzw. über die Harnleiter in das Nierenbecken und Nierenparenchym, vermehren sich dort und verursachen eine entzündliche Reaktion.

3.2.1 Zystitis

Definition

Hierbei handelt es sich um eine schmerzhafte Entzündung der Harnblase.

Ursachen

- s. „Ursachen Harnwegsinfektionen" (s. o.)
- häufiger bei Frauen infolge der kürzeren Harnröhre

Symptome

- Brennen beim Wasserlassen
- Dysurie
- Algurie (schmerzhaftes Wasserlassen)
- Pollakisurie (evtl. Nykturie)
- anhaltender Druckschmerz in der Blasengegend

Komplikationen

- hämorrhagische Zystitis
- aszendierende Infektion mit Pyelonephritis
- rezidivierende Zystitis

Urindiagnostik

- Leukozyten ↑
- Nitrit ↑
- pH-Wert: alkalisch

Uricult-Test

- positiv

Therapie

- Anregung der Diurese, Trinkmenge > 2 l/Tag
- lokale Wärmeanwendung
- je nach Schweregrad: Antibiotika

3.2.2 Akute Pyelonephritis

Definition
Die akute Pyelonephritis ist eine akute interstitielle Nephritis infolge einer bakteriellen Infektion (ein-oder beidseitig).

Ursachen
- s. „Ursachen Harnwegsinfektionen" (s. o.)

Symptome
- prodromale Symptome einer Zystitis mit höherer Entzündungsintensität
- Flankenschmerzen
- Fieber, evtl. mit Schüttelfrost
- Schmerzen beim Wasserlassen
- evtl. Pyurie (Eiter im Urin)
- Klopfschmerz im Nierenlager

Komplikationen
- Abszessbildung
- Urosepsis
- chronische Pyelonephritis

Urindiagnostik
- spezifisches Gewicht ↑
- Leukozyten ↑, Nitrit ↑, Protein ↑
- evtl. Erythrozyten
- pH-Wert: alkalisch

Uricult-Test
- positiv

Sediment
- Leukozytenzylinder

Therapie
- Beseitigung von Abflussstörungen/Ursachen
- Antibiotika
- strenge Bettruhe
- örtliche Wärme
- Flüssigkeitszufuhr > 2 l/Tag

3.2.3 Chronische Pyelonephritis

Definition
Hierbei handelt es sich um eine meist unmerklich verlaufende Entzündung des Niereninterstitiums.

Ursachen
- obstruktive Veränderungen im Bereich des Harntraktes oder Harnreflux (meist im frühkindlichen Alter)
- rezidivierende Pyelonephritiden (nicht ausgeheilte Harnwegsinfekte)

Merke
Die meisten Fälle nehmen ihren Ausgang im frühkindlichen Alter, oft auf dem Boden eines vesikoureteralen Refluxes.

Symptome. Uncharakteristisch, oft jahrelang symptomlos
- Leistungsminderung und Abgeschlagenheit
- Kopfschmerzen
- Gewichtsverlust
- dumpfe Rückenschmerzen
- evtl. unklare Fieberzustände, Anämie, Hypertonie
- evtl. unklare BSG ↑

Komplikationen
- schleichender Beginn einer Niereninsuffizienz (Patienten stellen sich oft mit Anzeichen einer Niereninsuffizienz vor, da initial meist keine bis unklare Symptome vorhanden sind!)
- eitrige Nephritis und Nierenkarbunkel
- Urosepsis (in 65 % der Fälle nach instrumentellen Eingriffen, lebensbedrohliche Komplikation!)
- Hydronephrose
- paranephritischer Abszess
- Folgen der Hypertonie (30–50 % der Fälle)
- tubuläre Partialfunktionsstörungen
- Entwicklungsverzögerung beim Kleinkind

Urindiagnostik
- Leukozyten ↑
- Nitrit ↑
- evtl. Nachweis von Blut

Uricult-Test
- positiv

Sediment
- Leukozytenzylinder

Therapie
- Suche nach Abflussstörungen und Sanierung des Urogenitaltraktes
- Antibiotika nach Keimdiagnostik
- Behandlung der vorhandenen Komplikationen

3.2.4 Urethritis

> **Definition**
> Es handelt sich um eine Entzündung der Harnröhre.

Ursachen. Bakterien (Chlamydia trachomatis [häufig symptomlos, hohe Dunkelziffer!], Ureaplasma urealyticum, Mycoplasma genitalium, Trichomonas vaginalis, Herpesviren Typ II, Escherichia coli u. a. Bakterien, Gonokokken)

Symptome
- evtl. Harnröhrenausfluss
- evtl. nur morgendliches „Bonjour-Tröpfchen"
- evtl. Jucken, Brennen oder Schmerzen in der Harnröhre beim Wasserlassen

→ Urogenitale Chlamydieninfektionen verlaufen bei 50 % der Männer und 80 % der Frauen asymptomatisch.

Komplikationen
- bei Männern: Entzündung von Prostata und Samenblase
- bei Frauen: Infektion von Uterus, Eileitern, Ovarien; evtl. Tubargravidität
- gemeinsame Komplikationen: Sterilität, reaktive Arthritis (Reiter-Syndrom)

Therapie
- Spüleffekt: viel trinken, viel Wasser lassen
- Partner mitbehandeln, Sexualhygiene
- ansäuernde Fruchtsäfte, Füße warm halten, keinen nassen Badeanzug tragen

3.3 Glomerulonephritis

Der Terminus Glomerulonephritis umfasst eine Reihe von immunvermittelten Erkrankungen, die eine Entzündung der Glomeruli verursacht. Es werden eine Vielzahl von Glomerulonephritiden unterschieden, welche mit einer unterschiedlichen Verlaufsform/Prognose einhergehen. Viele Fälle von Glomerulonephritis zeigen einen milden, asymptomatischen Verlauf, der vom Patienten nicht bemerkt und meist nicht diagnostiziert wird. Abakterielle Entzündungen der Niere betreffen primär die Glomeruli.

3.3.1 Akute postinfektiöse Glomerulonephritis

> **Definition**
> Darunter versteht man die Anlagerung eines Antigen-Antikörper-Komplement-Komplexes an die Basalmembran der Glomeruli (und anderer Körperkapillaren).

Ursache. Früher oft Poststreptokokkeninfektion (β-hämolysierende Streptokokken der Gruppe A); heute zunehmend andere Erreger: Staphylokokken, gramnegative Erreger, auch im Rahmen einer bakteriellen Endokarditis.

Pathomechanismus. Nach einer Ersterkrankung (Infekt durch β-hämolysierende Streptokokken Gruppe A, z. B. Angina tonsillaris, Scharlach, Erysipel, Otitis media, Impetigo contagiosa) kommt es nach einem beschwerdefreien Intervall von 1–2 Wochen zu einem erneuten Kranksein. Ursache sind nicht abgebaute Immunkomplexe (auch Antigen-Antikörper-Komplement-Komplexe), die sich an die Glomeruli anlagern und dort eine Entzündung verursachen (entspricht einer **Allergie Typ III** (S. 78).

Folge der Entzündung ist eine starke Einengung der Kapillarlichtung; z. T. finden sich Antigen-Antikörper-Komplexe als Höcker („humps") an der Außenseite der Basalmembran.

Symptome. 50 % der Fälle verlaufen asymptomatisch und werden nur zufällig oder nicht diagnostiziert.

- obligat: Mikrohämaturie und Proteinurie (< 3 g/ 24 h)
- fakultativ: Hypertonie (mit hoher Diastole > 100) und Ödeme (besonders im Gesicht und um die Augenlider)
- beidseitig Schmerzen im Nierenlager (Nierenkapselspannung)
- Oligurie
- Kopf- und Gliederschmerzen

Spezieller Lernhinweis
Als **Volhard-Trias** gelten folgende Symptome: Hämaturie, Hypertonie, Ödeme.

Komplikationen

- chronische Glomerulonephritis
- nephrotisches Syndrom
- Niereninsuffizienz
- selten Tod an akuten Komplikationen, z. B. infolge hypertoner Krisen mit Linksherzversagen und Lungenödem

Urindiagnostik

- spezifisches Gewicht ↑
- Erythrozyten ↑
- Protein ↑

Sediment

- Erythrozytenzylinder

Therapie

- kontrollierte Trinkmenge (aufgrund Oligurie, Ödemen)
- salzarme, eiweißarme Kost
- engmaschige Gewichts- und Laborkontrollen
- Bettruhe, körperliche Schonung
- Therapie des Streptokokkeninfekts mit Penicillin
- Nachuntersuchung des Patienten über einige Jahre, um eine chronische Verlaufsform nicht zu übersehen

Prognose

- bei Kindern in 90 %, bei Erwachsenen in 50 % der Fälle Ausheilung

3.3.2 Chronisch progredientes Glomerulonephritissyndrom

Definition
Hierbei handelt es sich um eine schleichend über Jahre voranschreitende Glomerulonephritis, oft aus ungeklärter Ursache (in der Mehrzahl der Fälle findet sich in der Anamnese keine akute Glomerulonephritis).

Symptome

- Lange Zeit keine, häufig Zufallsbefund
- Erythrozyturie, Proteinurie
- evtl. nephrotisches Syndrom
- Hypertonie
- Symptome einer langsam fortschreitenden Niereninsuffizienz

Urindiagnostik

- spezifisches Gewicht ↑
- Erythrozyten ↑
- Protein ↑

Therapie

- symptomatisch
- Am wichtigsten ist die Normalisierung einer evtl. Hypertonie.

Prognose

- keine Ausheilung, mündet in Niereninsuffizienz

3.4 Nephrotisches Syndrom (Eiweißverlustniere)

Definition

Dies ist eine Sammelbezeichnung für verschiedene Erkrankungen, die mit einem massiven Eiweißverlust einhergehen (> 3–3,5 g Eiweiß/Tag).

Ursachen

- Glomerulonephritis
- diabetische Nephropathie
- selten: Plasmozytom, Nierenvenenthrombose, Amyloidose u. a.

Pathomechanismus. Die Glomerulummembran weist eine abnorme Durchlässigkeit auf und zieht somit eine Proteinurie nach sich. Der Verlust von Albumin führt zu einer Verminderung des kolloidosmotischen Drucks, der eventuelle Verlust von IgG und Antithrombin III kann ein erhöhtes Infektions- und Thromboserisiko auslösen. Die Hypoalbuminämie führt zu Flüssigkeitsverschiebungen vom Plasma ins Interstitium. Folge ist eine Erhöhung von ADH und eine Aktivierung des RAAS.

Symptome

- Symptome der Grunderkrankung
- massive Ödeme (infolge Hypoalbuminämie)
- starke Proteinurie > 3–3,5 g/Tag
- Hypoproteinämie
- Hyperlipoproteinämie:
  - Cholesterin ↑
  - Triglyzeride ↑
- evtl. Infektanfälligkeit (durch Verlust von Immunglobulinen)
- evtl. Thromboseneigung (durch Verlust von Antithrombin III)

Komplikationen

- Niereninsuffizienz

Urindiagnostik

- spezifisches Gewicht ↑ ↑
- Protein ↑ ↑ ↑

Sediment

- hyaline Zylinder

Blut

- bei Niereninsuffizienz: Harnstoff ↑, Kreatinin ↑, Kreatinin-Clearance ↓
- evtl. IgG ↓, Antithrombin III ↓
- Cholesterin ↑, Triglyzeride ↑

Serumelektrophorese

- Albumine ↓
- α-Globuline ↓, relative Zunahme von α2- und β-Globulinen

Therapie

- Behandlung der Grunderkrankung
- symptomatisch:
  - eiweißarme und kochsalzarme Kost
  - Diuretika
  - Kontrolle des Elektrolythaushalts
  - Flüssigkeitsbilanzierung
  - Thromboseprophylaxe
  - bei bakteriellen Infekten: Antibiotika, Immunglobulinsubstitution
  - Therapie der Hypercholesterinämie, evtl. Hypertonie
- regelmäßige Kontrollen von Proteinurie, Nierenfunktion und Blutdruck

3.5 Nierenversagen und Niereninsuffizienz

3.5.1 Akutes Nierenversagen

Definition

Hierbei handelt es sich um ein akut auftretendes und i. d. R. reversibles Nierenversagen mit Versiegen der Harnsekretion, Anstieg der Retentionswerte und Störungen des Flüssigkeits-, Elektrolyt- und Säure-Basen-Haushalts.

Ursachen.

Prärenale Ursachen (70–80 % der Fälle)

- Schock verschiedener Genese
- Hypovolämie
- Blutdruckabfall

Intrarenale Ursachen

- akute Tubulusnekrose:
  - ischämisch
  - toxisch (Nephrotoxine: z. B. nicht steroidale Antirheumatika, ACE-Hemmer, Antibiotika, Goldpräparate, Diuretika, Röntgenkontrastmittel, Chemikalien)
  - septisch
- vaskuläre Erkrankungen:
  - Vaskulitis
  - Atheroembolien
  - Thromboembolien
  - rapid progressive Glomerulonephritis
  - hämolytisch-urämisches Syndrom (HUS)
- akute interstitielle Nephritis:
  - allergisch (z. B. NSAR)
  - parainfektiös (z. B. CMV, EBV, Leptospiren)

Postrenale Ursachen

- Abflusshindernis der ableitenden Harnwege (von Nierenbecken bis Harnröhre = Harnsperre):
  - angeborene Missbildungen
  - erworbene Abflusshindernisse, z. B. Strikturen
  - maligne Tumore
  - gynäkologische Erkrankungen und operative Komplikationen
  - fehlplatzierte und verstopfte Harnblasenkatheter

Verlauf/Symptome:

Initialphase

- asymptomatisch
- Symptome der Grunderkrankung

Phase des manifesten Nierenversagens. Charakterisiert durch eine fortbestehende Verminderung der glomerulären Filtrationsrate mit progredientem Anstieg der Retentionswerte (Leitsymptom: abnehmende Urinmenge)

Die Hauptgefahren sind:

- Überwässerung: Linksherzinsuffizienz, Lungenödem, Hirnödem
- Hyperkaliämie: metabolische Azidose
- Urämie

Spezieller Lernhinweis

Infolge von:

- Wasser- und Natriumretention: Hypertonie, Ödeme, Gefahr des Hirn- und Lungenödems, Linksherzinsuffizienz
- Kaliumretention: Herzrhythmusstörungen, metabolische Azidose
- Kalziumretention: Kalziumnarkose (schlaffe Muskulatur, schwache Reflexe)
- H^+-Ionen-Retention: Azidose, Kußmaul-Atmung
- Harnsäureretention: Gicht
- Retention von Urobilinogen: Café-au-lait-Hautkolorit
- Harnstoffretention*: Flapping-Tremor, Gangataxie, Bewusstseinstrübung

* Harnstoff diffundiert in das Darmlumen und wird dort von Bakterien zu Ammoniak verstoffwechselt; Ammoniak wird über die V. portae der Leber zugeführt, die das Übermaß an Ammoniak nicht zu Harnstoff verarbeiten kann; Ammoniak gelangt so in den großen Kreislauf und schädigt die Gliazellen.

Diuretische oder polyurische Phase. Nach Beheben der auslösenden Ursache erfolgt eine Überkompensation, die Niere scheidet > 2 l/Tag aus. Hauptgefahren sind der Verlust von:

- Wasser
- Natrium
- Kalium

Spezieller Lernhinweis

Infolge eines:

- erhöhten Wasser- und Natriumverlusts: Hypotonie, Exsikkose
- erhöhten Kaliumverlusts: Herzflimmern, Tachykardie
- erhöhten Kalziumverlusts: Tetanie
- erhöhten Verlusts von H^+-Ionen: Alkalose, Bradypnoe

Komplikationen
- Lunge:
  - Lungenödem (Fluid-Lung)
  - Pleuraergüsse
  - Pneumonie
  - Schocklunge im Rahmen eines Multiorganversagens
- kardiovaskulär:
  - Perikarditis
  - Rhythmusstörungen durch Elektrolyt- entgleisungen
  - Hypertonie
- gastrointestinal:
  - hämorrhagische Gastritis, Ulzera
  - gastrointestinale Blutungen
- ZNS:
  - Enzephalopathie mit Flapping-Tremor
  - Krampfanfälle, Somnolenz, Verwirrtheit, Koma
- hämatologisches System:
  - rasche Anämieentwicklung
  - urämische Blutungsneigung
- Infektionen:
  - nosokomiale Infektionen
  - Sepsis

Labor
- Elektrolytveränderungen: abhängig von den einzelnen Phasen (s. o.)

Therapie
- Behandlung der Grunderkrankung
- symptomatische Therapie:
  - Flüssigkeits- und Elektrolytbilanzierung, tägliches Wiegen
  - Flüssigkeitszufuhr an den Flüssigkeitsverlust anpassen
  - Medikamentengabe
  - Dialysebehandlung
  - Diuretikum
  - ausreichend hohe Kalorienzufuhr

Prognose
- durchschnittliche Letalität bis 50 % in Abhängigkeit der Grunderkrankung und des Überwindens der Oligo-/Anurie

3.5.2 Chronische Niereninsuffizienz und Urämie

Definition
Hier liegt eine progressive irreversible Verminderung der glomerulären, tubulären und endokrinen Funktion beider Nieren vor.

Ursachen
- diabetische Nephropathie (ca. 35 %)
- primäre und sekundäre Glomerulonephritiden (ca. 15 %)
- chronisch tubulo-intestitielle Erkrankungen
- vaskuläre (hypertensive) Nephropathien
- polyzystische Nierenerkrankungen

Stadieneinteilung. Die chronische Niereninsuffizienz wird in 5 Stadien eingeteilt (**Tab. 3.2**).

Symptome. In **Tab. 3.3** sind die Symptome einer chronischen Niereninsuffizienz und Urämie aufgeführt.

Komplikation
- Coma uraemicum

Urindiagnostik
- spezifisches Gewicht ↓
- Harnstoff ↓

Blut
- Retentionswerte: Harnstoff ↑, Kreatinin ↑
- Kreatinin-Clearance ↓, Elektrolyte ↑
- Triglyzeride ↑
- pH-Wert: sauer

Therapie
- Therapie der renalen Grunderkrankung
- Dialyse
- Medikamente (Diuretika, ACE-Hemmer)
- Diät
- Flüssigkeitsbilanzierung
- Prophylaxetherapie
- Nierentransplantation

Tab. 3.2 Stadieneinteilung der chronischen Niereninsuffizienz.

Einteilung	Beschreibung	Klinik
Stadium 1	Nierenschädigung mit normaler Nierenfunktion	keine (aber bereits Albuminurie)
Stadium 2	Nierenschädigung mit leichter Nierenfunktionsschädigung (voll kompensierte Niereninsuffizienz)	Retentionsparameter normal, Albuminurie, ggf. Hypertonie und sekundärer Hyperparathyreodismus
Stadium 3	Nierenschädigung mit mittelschwerer Nierenfunktionsstörung (teilkompensierte Niereninsuffizienz)	Anstieg der Retentionsparameter, renale Anämie, Hypertonie, sekundärer Hyperparathyreodismus
Stadium 4	Nierenschädigung mit hochgradiger Nierenfunktionsschädigung (dekompensierte Niereninsuffizienz)	beginnende Urämie
Stadium 5	terminale Niereninsuffizienz	Urämie

Tab. 3.3 Symptome einer chronischen Niereninsuffizienz und Urämie.

	Frühsymptome	Spätsymptome	Endstadium
Gastrointestinaltrakt	Appetitverlust, Gewichtsverlust	Erbrechen, Übelkeit (urämische Gastroenteropathie)	Blutungen
Nerven	Kopfschmerzen, Sehstörungen	Parästhesien (Polyneuropathie)	urämische Enzephalopathie (Benommenheit, Schläfrigkeit, Krämpfe, Koma), Flapping-Tremor, Verwirrtheit
Lunge	Dyspnoe	Lungenödem (Fluid-Lung), metabolische Azidose	Pneumonieneigung, Pleuritis
Herz-Kreislauf-System	Hypertonie	Hypertonie und deren Folgen	Perikarderguss
Blut	–	renale Anämie (Müdigkeit, Blässe, Leistungsabfall, blasse Schleimhäute)	vermehrte Blutungsneigung (Thrombozytopathie)
Bewegungsapparat	Myopathie	Muskelzuckungen	renale Osteopathie
Haut	Ödeme der unteren Extremität, Lidödeme	Hautjucken	Café-au-lait-Hautkolorit, Ödeme, urämischer Foetor
Nieren	Polyurie von wenig gefärbtem, hellem Urin (Konzentrierungsdefekt)	Oligo-/Anurie	Schrumpfnieren oder Nephromegalie

3.6 Analgetikanephropathie

Definition
Die Analgetikanephropathie ist eine chronische Entzündung von Nierengewebe infolge langjähriger Einnahme von Mischanalgetikern.

Neben Phenacetin vermag auch sein Metabolit Paracetamol und in sehr seltenen Fällen auch die weitverbreiteten Schmerzmittel Acetylsalicylsäure oder Diclofenac eine Analgetikanephropathie auszulösen. Das Verbot von Phenacetin im Jahre 1986 lies die Erkrankung in Deutschland jedoch nahezu verschwinden.

Pathomechanismus. Die Einnahme von > 1000 g Phenacetin oder Paracetamol führt zu Durchblutungsstörungen innerhalb der Niere mit nachfolgender Papillennekrose.

Symptome. Im Frühstadium oft keine Symptome
- als erstes Symptom: Anämie
- Müdigkeit, Kopfschmerzen
- schmutzig-grau-bräunliches Hautkolorit

Komplikationen
- Papillennekrose: Flankenschmerz, Fieber, Hämaturie
- Niereninsuffizienz
- erhöhtes Risiko für Urotheliome und Mammakarzinom

Urindiagnostik
- Nachweis von Blut, Leukozyten ↑
- evtl. Protein ↑

Therapie
- Weglassen der auslösenden Noxe; wird ein Phenacetinabusus vor Einsetzen einer Niereninsuffizienz beendet, so kommt es zum Stillstand der Erkrankung
- Dialysebehandlung bei Niereninsuffizienz

3.7 Zystenniere (polyzystische Nierenerkrankung)

Definition
Hierbei handelt es sich um eine Fehlbildung der Niere infolge eines genetischen Defekts.

Pathomechanismus. Während der embryonalen Entwicklung sind einige Glomeruli nicht mit dem Tubulussystem verbunden worden (multiple Zystenbildung). Da der Primärharn nicht abfließen kann, schwellen die Glomeruli an und schädigen das umliegende Gewebe.

Symptome. Man unterscheidet verschiedene Gendefekte, die sich in verschiedenen Varianten äußern. Die am häufigsten vorkommende Form beginnt in der Kindheit und führt innerhalb der 2. Lebensdekade zur terminalen Niereninsuffizienz.
- gehäufte Harnwegsinfekte
- Makrohämaturie
- Hypertonie
- evtl. Nierenruptur

Komplikationen
- Niereninsuffizienz

Urindiagnostik
- Nachweis von Blut, Protein ↑
- bei Infekten: Leukozyten ↑, Nitrit ↑

Therapie
- symptomatisch
- Behandlung der Niereninsuffizienz

3.8 Nierenzysten

Definition
Dies ist ein mit Flüssigkeit gefüllter Hohlraum in der Niere.

Ursachen
- unbekannt
- bakterieller Abszess
- Tuberkulose

Symptome
- meist symptomloser Zufallsbefund
- bei großen Zysten: evtl. Schmerzen im Rücken oder Abdomen, evtl. Polyglobulie, evtl. Hypertonie

Therapie
- keine
- bei großen Zysten: Abpunktion der Zystenflüssigkeit, Zystenresektion

3.9 Nierentumoren

3.9.1 Wilms-Tumor (Nephroblastom)

Definition
Ein Wilms-Tumor ist der häufigste maligne Tumor von Kleinkindern, meist auftretend im 3.–4. Lj.

Ursachen
- unbekannt
- genetisch bedingt

Symptome
- tastbarer Abdominaltumor (explosionsartiges Wachstum)
- Bauchschmerzen
- Gewichtsverlust
- evtl. Fieber
- Hämaturie
- Magen-Darm-Störungen: Erbrechen, Durchfall, Appetitlosigkeit

Urindiagnostik
- Nachweis von Blut
- Leukozyten ↑, Protein ↑

Therapie. Entfernung der Niere, Chemotherapie, Radiotherapie (5-Jahres-Überlebensrate aller Fälle ca. 90 %)

3.9.2 Grawitz-Tumor (Hypernephrom oder Nierenzellkarzinom)

Definition
Dies ist ein maligner Tumor der Erwachsenen, meist der über 50-Jährigen, m:w 2:1.

Ursachen
- unbekannt
- Risikofaktoren: Rauchen, Analgetikanephropathie, berufliche Schadstoffe (z. B. Cadmium)

Symptome. keine Frühsymptome: > 70 % sind sonografische Zufallsbefunde
- Tumor neigt früh zum Einbruch in das Nierenbecken und in die V. renalis und damit zur hämatogenen Metastasierung in Lunge, Knochen, Leber, Hirn (besteht bei 25 % der Fälle zum Diagnosezeitpunkt).
- Hämaturie
- Flankenschmerzen
- unklares Fieber
- Anämie
- Gewichtsverlust
- paraneoplastische Syndrome: Tumor produziert Hormone, z. B. PTH (Hyperkalzämie), Renin (Hypertonie), EPO (Polyglobulie)
- Varikozele des linken Hodens bei Tumoreinbruch in die linke V. renalis

Urindiagnostik
- Nachweis von Blut
- Leukozyten ↑
- Protein ↑

Therapie
- Entfernung von Tumor und Niere sowie perirenaler Fettkapsel, Nebenniere, Harnleiter und Spermatika- bzw. Ovarikagefäße; Ausräumung aller umliegenden Lymphknoten

Prognose
- stadienabhängig:
  - Stadium I: 70–80 %
  - Stadium IV: < 5 %

3.10 Urolithiasis/ Nephrolithiasis

> **Definition**
> Hierbei handelt es sich um die Bildung von Konkrementen in den Tubuli der Niere (Nephrolithiasis) und als Urolithiasis in den ableitenden Harnwegen (Ureterstein, Blasenstein).

Pathomechanismus. Bestimmte Stoffwechselfaktoren begünstigen eine Übersättigung des Harns mit steinbildenen Substanzen.

Harnsteinarten
- Kalziumoxalat/Kalziumphosphat (80 %)
- Uratsteine (15 %)
- Struvite (< 5 %) = „Infektsteine"
- Zystinsteine (selten)

Ursachen.

Kalziumsteine. Multifaktorielle Erkrankung mit Übersättigung des Harns an steinbildenden Substanzen durch:
- primärer Hyperparathyreoidismus
- Vitamin-D-Überschuss
- Knochentumoren
- idiopathische Hyperkalzurie bei Normokalzämie

Uratsteine
- Fleischesser (erhöhte Purinzufuhr)
- Zerfall von kernhaltigen Zellen (Leukämie, Tumoren, Verbrennungen)
- Alkohol (verhindert Harnsäureausscheidung)

Unterstützende Faktoren
- Harnstauungen (durch anatomische und funktionelle Veränderungen)
- Dürsten, Gewichtsreduktion, eiweißreiche Ernährung
- Harnwegsinfektionen
- Immobilisation

Symptome. Nur bei Mobilisation eines Nierensteinchens und Irritation des Harnleiters
- Leitsymptom: Harnleiterkoliken (schwere wehenartige Schmerzen), je nach Sitz des Steines unterschiedliche Schmerzausstrahlung:
  - in den Rücken und/oder seitlichen Unterbauch, Oberschenkelinnenseite
  - bei tief sitzenden Steinen: Schmerzausstrahlung bis in die Hoden bzw. Schamlippen
- Dysurie
- Erbrechen
- Hämaturie, evtl. mit Blutkoageln
- Stuhl- und Windverhalt (reflektorischer Subileus)
- Blasentenesmen

Komplikationen
- Harnwegsinfektionen mit Urosepsis
- paralytischer Ileus
- akutes Abdomen

Urindiagnostik
- bei Uratsteinen: saurer pH-Wert
- bei Kalziumsteinen: alkalischer pH-Wert
- Erythrozyten ↑

Therapie

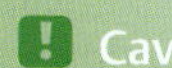

Cave

Notfall! Maßnahmen zur Grundversorgung, s. Harnleiterkolik (**Tab. 20.9**).

- bei Kalziumsteinen: Urin ansäuern; bei Uratsteinen: Urin alkalisieren (Stein wird kleiner)
- im Anfall: Spasmolytika, Analgetika
- je nach Größe des Steines: Zertrümmerung mit Schallwellen
- Versuch einer Steinaustreibung: viel trinken, Wärmeanwendung, krampflösende Medikamente und Bewegung

Prognose

- 80 % aller Steine bis 2 mm Durchmesser gehen spontan ab.

3.11 Pharmaka: Harnsystem

Tab. 3.4 Wichtige Arzneimittel bei Erkrankungen des Harnsystems.

Medikamentengruppe	Wirkstoff (Handelsname) - *Beispiele*	Wirkung	Anwendung
osmotisch wirksame Diuretika	• Mannit bzw. Mannitol (Osmofundin) • Sorbit (Sorbitol)	osmotisch wirksame Diuretika sind Zuckermoleküle, welche Wasser binden und ungehindert im Glomerulum filtriert, aber nicht rückresorbiert werden; das an die Zuckermoleküle gebundene Wasser wird somit ausgeschieden **Nebenwirkungen:** Hypotonie, Exsikkose	• Hirnödem • Glaukomanfall • in der Nephrologie spielen sie eine untergeordnete Rolle
Schleifendiuretika	• Furosemid (Lasix) • Torasemid (Torem) • Piretanid (Arelix)	Es handelt sich um die am Stärksten wirkenden Diuretika! Sie hemmen im aufsteigenden Teil der Henle Schleife die Rückresorption von Natrium, Chlorid und Kalium; v. a. im Verbindung mit Natrium wird somit mehr Wasser ausgeschieden. **Nebenwirkungen:** Hypotonie, Exsikkose, Hypokaliämie	• Niereninsuffizienz • nephrotisches Syndrom • Ausschwemmung von Ödemen • arterielle Hypertonie • Hyperkalzämie
Carboanhydrasehemmer	• Acetazolamid (Diamox) • Dorzolamid (Trusopt)	Carboanhydrase ist ein Enzym, welches verschiedene chemische Reaktionen im Körper katalysiert. Im proximalen Tubulus treibt das Enzym z. B. eine Reaktion an, die notwendig ist, damit Wasser rückresorbiert werden	• v. a. Glaukom • selten bei Nierenerkrankungen

► **Tab. 3.4** Fortsetzung.

Medikamentengruppe	**Wirkstoff (Handelsname)** - *Beispiele*	**Wirkung**	**Anwendung**
		kann. Bei Hemmung der Reaktion: weniger Wasserrückresorption, mehr Wasserausscheidung **Nebenwirkung:** Hypokaliämie	
Thiaziddiuretika	• Hydrochlorothiazid (Esidrix, Disalunil, HCT) • Chlortalidon (Hygroton) • Xipamid (Aquaphor)	Steigerung der Ausscheidung von Natrium am distalen Tubulus und somit auch von Wasser **Nebenwirkung:** Hypotonie, Hypokaliämie	• Hyperkalzämie zur Verhinderung von Harnsteinbildung • arterielle Hypertonie
Aldosteronantagonisten	• Spironolacton (Aldactone) • Eplerenon (Inspra)	physiologisch bewirkt Aldosteron eine Natrium- und Wasserrückresorption und eine Kalium- und Wasserstoffionenausscheidung; Aldosteronantagonisten blockieren die Rezeptoren für Aldosteron und bewirken das Gegenteil **Nebenwirkung:** Hyperkaliämie	• Hyperaldosteronismus • Herzinsuffizienz • Leberzirrhose mit Ascites
Antihypertensiva	siehe **Tab. 4.9**		
Analgetika	• Nichopioidale Analgetika • NSAR = z. B. Diclofenac (Voltaren) • Metamizol (Novalgin) • Opioidale Analgetika • Pethidin (Doaltin)	siehe **Tab. 9.4**	• Koliken bei Nierensteinen • Schmerzen im Rahmen eines Harnweginfekts
Spasmolytika	• Siehe **Tab. 7.4**		
Antiinfektiva	Antibiotika: Makrolipide (Azithromycin), Doxycyclin, Metronidazol, Fosfomycin Fluorchinolone	siehe **Tab. 1.8**	• Urethritis • Zystitis • Pyelonephritis
Natriumbikarbonat	Natriumbikarbonat	Es handelt sich um ein Salz, mit dem Säuren neutralisiert werden können. **Nebenwirkung:** Herzrhythmusstörungen	metabolische Azidose

4 Herz, Kreislauf und Gefäßsystem

4.1 Anatomische und physiologische Grundlagen

Das Herz ist ein Hohlmuskel, der die zentrale Pumpfunktion des Körpers übernimmt (**Abb. 4.1**). Es treibt die Transportvorgänge in den Blutgefäßen an und bewirkt somit, dass der Körper mit O_2 und Nährstoffen versorgt wird und von CO_2 und Stoffwechselendprodukten entsorgt wird. Blutgefäße und Herz bilden zusammen das Herz-Kreislauf-System.

Das Herz-Kreislauf-System besteht aus 4 großen Abschnitten:

- das Herz als Motor
- den Schlagadern/Arterien als Verteiler (Arterien sind alle Gefäße, die Blut vom Herzen wegführen)
- den Haargefäßen (Kapillaren) als Ort des Stoffaustausches
- den Venen als Gefäße für den Rücktransport (alle Gefäße, die Blut zum Herzen hinführen)

4.1.1 Das Herz

Lage und Bau

- Es liegt schräg im Mediastinum, sodass das rechte Herz überwiegend vorne und das linke Herz überwiegend hinten liegt,
- vor der Speiseröhre und der Aorta.
- Nach vorne grenzt es an das Brustbein (retrosternal).
- Seitlich liegt die rechte und die linke Lunge.
- Nach unten liegt es dem Zwerchfell (Diaphragma) auf und ist mit der Herzspitze mit diesem verwachsen.
- ⅔ des Herzens liegen im linken Brustkorb, ⅓ im rechten Brustkorb.
- Wegen der engen Beziehung zum Atmungsapparat ändert das Herz seine Lage mit den Atmungsbewegungen des Zwerchfells, der Rippen und der Lungen.
- Es ist so groß wie die geschlossene Faust seines Trägers.
- Es wiegt ca. 300–350 g (Mann: 320 g, Frau: 280 g).

Spezieller Lernhinweis

Ab einem Gewicht von 500 g kann der Herzmuskel nicht mehr ausreichend mit O_2 und Nährstoffen versorgt werden = kritisches Herzgewicht.

Die 4 Innenräume des Herzens

- Die Herzscheidewand (Septum cardiale) trennt das Herz in 2 Teile, in das rechte und das linke Herz. Beide Herzhälften sind nochmal unterteilt in je einen Vorhof (Atrium) und je eine Kammer (Ventrikel), die durch atrioventrikuläre Klappen (Segelklappen) getrennt werden.

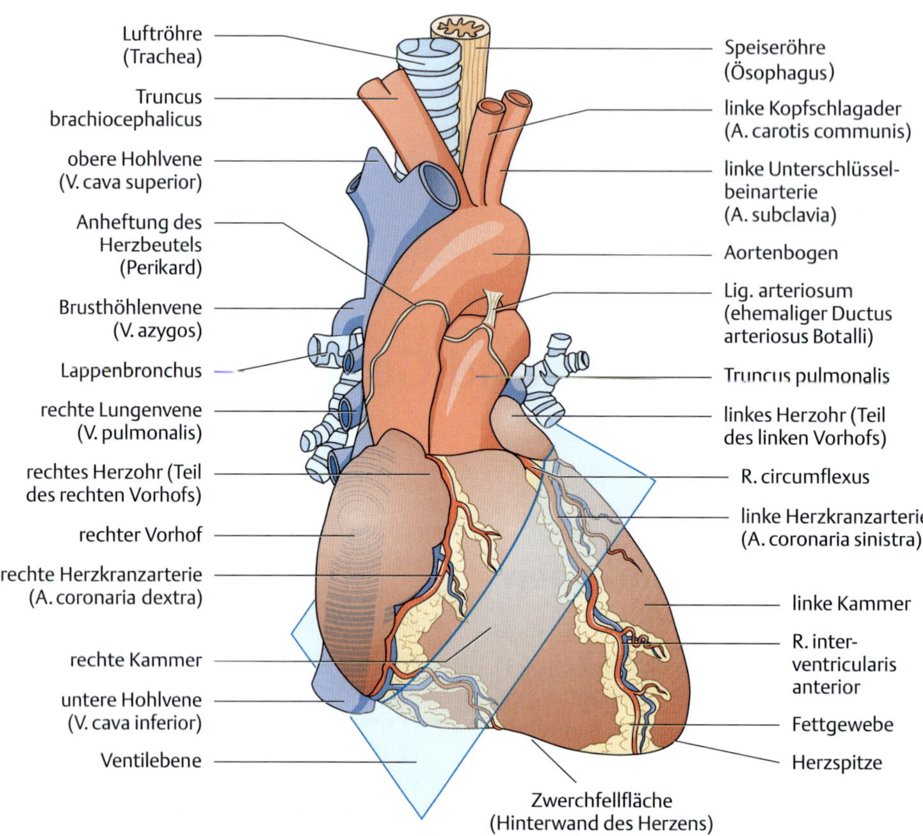

Abb. 4.1 Herz und herznahe Gefäße in der Ansicht von vorn. Der Herzbeutel (Perikard) ist entfernt worden (Abb. aus: Faller A, Schünke M. Der Körper des Menschen. Einführung in Bau und Funktion. 17. Aufl. Stuttgart, Thieme; 2017).

- 2 weitere Klappen (Taschenklappen, Semilunarklappen) grenzen die Herzkammern von den abführenden Gefäßen ab.
- Diese 4 Herzklappen liegen annähernd auf einer Ebene (Ventilebene).
- Durch die Ventilwirkung kann der Blutstrom nur in eine Richtung fließen.

Rechte Herzhälfte

- V. cava inferior und V. cava superior leiten das sauerstoffarme Blut in den rechten Vorhof, der von der Kammer durch eine Klappe getrennt ist: **Trikuspidalklappe**.
- Nachdem das Blut die Trikuspidalklappe passiert hat, gelangt es in die rechte Kammer, der ebenfalls eine Klappe nachgeschaltet ist: **Pulmonalklappe**.
- Die Pulmonalklappe ist der rechten Kammer und den Lungenarterien (Aa. pulmonales) zwischengeschaltet.
- Das Blut gelangt über die Lungenarterien in die Lunge, wird dort mit O_2 angereichert und dann über die Lungenvenen (Vv. pulmonales) dem linken Vorhof zugeführt.

> **Spezieller Lernhinweis**
> Das rechte Herz pumpt das Blut in den Lungenkreislauf (kleiner Kreislauf).

Linke Herzhälfte

- Der linke Vorhof nimmt das sauerstoffreiche Blut aus den Lungen auf.

- Dieses Blut passiert die Klappe, die Vorhof und Kammer trennt: **Mitralklappe** (Bikuspidalklappe).
- Zwischen Kammer und Aorta befindet sich die **Aortenklappe**.
- Die Aorta transportiert das Blut zu allen Organen und versorgt somit den Körperkreislauf (großer Kreislauf).
- Nachdem in den Kapillaren ein Stoffaustausch stattgefunden hat, gelangt das Blut in die großen Körpervenen (V. cava superior und V. cava inferior) und wird dem rechten Herzen wieder zugeführt.

> **Spezieller Lernhinweis**
> Das linke Herz pumpt das Blut in den Körperkreislauf (großer Kreislauf).

Herzwände. Die Herzwände gliedern sich von innen nach außen in 3 Schichten:

Endokard

- Das Endokard entspricht der spiegelglatten Innenauskleidung der Blutgefäße und besteht aus einer Endothelschicht.
- Es kleidet Vorhöfe und Kammern des Herzens aus.
- Die Duplikatur des Endokards überzieht die Herzklappen.

Aufgabe

- Es gewährleistet den Fluss des Blutes ohne Reibung und Wirbelbildung.

Myokard

- Das Myokard ist die Arbeitsmuskulatur des Herzens.
- Die Muskulatur der Vorhöfe und Kammern besitzt aufgrund anderer Aufgaben eine unterschiedliche Dicke:
  - Die Vorhöfe, die eher als Speicher denn als Pumpe dienen, haben eine Wandstärke von 0,5 mm.
  - Die linke Kammer, die das Blut in den großen Kreislauf pumpt, besitzt eine Wandstärke von 8–11 mm.
  - Die rechte Kammer, die das Blut nur in den Lungenkreislauf pumpt, ist 2–4 mm dick.
- Einige Muskelfasern des Myokards haben sich zu besonderen Zellen modifiziert, die zur Reizleitung fähig sind (sie bilden das Reizleitungssystem).

Aufgabe

- Durch Kontraktion der Herzmuskulatur wird das Blut in die Lungenarterien und Aorta gepresst.

Epikard und Perikard

- Das Epikard ist mit dem Myokard verwachsen (viszerales Blatt).
- Das Perikard (parietales Blatt), der eigentliche Herzbeutel, ist die äußerste Schicht.
- Zwischen den beiden Blättern befindet sich eine seröse Flüssigkeit.

Aufgabe

- Es schützt das Herz vor Überdehnung.
- Reibung mit dem umgebenden Gewebe wird verhindert.

Herzkranzgefäße (Koronarien)

- Die ersten arteriellen Äste, die von der Aorta abgehen, sind die Koronararterien; sie verlaufen in der Kranzfurche zwischen Vorhöfen und Kammern.
- Die rechte Hauptkoronarie ist die A. coronaria dextra.
- Die linke Hauptkoronarie, A. coronaria sinistra, spaltet sich in den R. interventricularis anterior und den R. circumflexus.
- Die Koronararterien sind Terminalarterien, es gibt keine Umgehungskreisläufe, die im Notfall eine Versorgung übernehmen könnten.
- Die Herzvenen sammeln sich in der Kranzbucht und fließen direkt in den rechten Vorhof.

Aufgabe

- Sichern der Blutversorgung des Herzmuskels

Arbeitsphasen des Herzens

Die Aufgabe des Herzens ist es, das aus den Körper- und Lungenvenen kommende Blut in die Arterien des kleinen und großen Kreislaufes zu pumpen. Dazu müssen bestimmte Druckverhältnisse aufgebaut werden, damit die Strömungswiderstände in diesen Kreislaufabschnitten überwunden werden können.

Diese Aufgabe erfüllt das Herz durch den rhythmischen Wechsel von Kontraktion und Dilatation.

Die rechte und die linke Kammer ziehen sich gleichzeitig zusammen (kontrahieren), während sich im gleichen Moment die Vorhöfe erweitern (dilatieren). Dies geschieht immer im gegenseitigen Wechsel.

- Die Kontraktion der Kammern entspricht der Austreibungsphase: **Systole**.
- Die Dilatation der Kammern entspricht der Füllungsphase: **Diastole**.
- Zeitlich sind die Kammersystolen den Vorhofdiastolen gleichgeschaltet; umgekehrt finden die Kammerdiastolen zur gleichen Zeit mit den Vorhofsystolen statt.

Vorhofsystole und Kammerdiastole

- Zunächst kontrahieren die Vorhöfe und bewirken einen Druckanstieg, sodass sich Trikuspidal- und Mitralklappe öffnen (**Vorhofsystole**).
- Der Druck in den Vorhöfen ist also höher als der Druck in den Kammern, sodass das Blut in sie hineingepresst werden kann. Währenddessen sind die Kammern erweitert und nehmen das Blut aus den Vorhöfen auf (Pulmonal- und Aortenklappe sind geschlossen: **Kammerdiastole**).

Vorhofdiastole und Kammersystole

- Während die Kammern mit Blut gefüllt werden, steigt der dort herrschende Druck immer mehr an; Trikuspidal- und Mitralklappe schließen sich, und durch Kontraktion der Kammern übersteigt der dort herrschende Druck den Druck der nachgeschalteten Arterien (Pulmonalarterien und Aorta), sodass sich Aorten- und Pulmonalklappe öffnen (**Kammersystole**).
- Gleichzeitig (ab dem Schluss von Trikuspidal- und Mitralklappe) werden die Vorhöfe wieder mit Blut gefüllt (**Vorhofdiastole**).
- Nach Austreibung des Blutes aus den Kammern sinkt dort der Druck wieder ab, Aorten- und Pulmonalklappe schließen sich, sodass die nächste Vorhofsystole mit gleichzeitiger Kammerdiastole gestartet werden kann.

Klappenspiel. Das Öffnen und Schließen der Klappen wird alleine durch die Druckverhältnisse in den angrenzenden Räumen des Vorhofes und der Kammer bestimmt; demnach erfolgt das Klappenspiel passiv in Abhängigkeit der angrenzenden Drücke.

Herztöne

Herztöne sind ein für uns hörbares Signal der Herztätigkeit.

1. Herzton

- Der 1. Herzon entsteht durch den Anspannungston des Myokards und entspricht dem Klappenschluss der Mitral- und Trikuspidalklappe.
- Gleichzeitig werden die Pulmonal- und Aortenklappe geöffnet (Kammersystole).

2. Herzton

- Der 2. Herzton entsteht durch den Schluss von Pulmonal- und Aortenklappe.
- Gleichzeitig werden die Trikuspidal- und Mitralklappe geöffnet (Kammerdiastole).

Spezieller Lernhinweis

- Der 1. Herzton ist ein niederfrequenter Ton, der 2. Herzton ist höherfrequent, er ist kürzer und heller, als der 1. Herzton
- Der Zeitabschnitt zwischen Kammersystole und Kammerdiastole ist kürzer als zwischen Kammerdiastole und erneuter Kammersystole; d. h., die Füllungsphase der Kammern benötigt mehr Zeit als die Austreibung des Blutes.

Erregungsbildung und Erregungsleitung des Herzens

Das Herz besitzt ein autonomes Erregungsleitungssystem, sodass es sogar in entsprechender Nährlösung auch außerhalb des Organismus weiterschlagen könnte. Das Myokard setzt sich aus 2 Arten von Zellen zusammen: Muskelzellen, die elektrische Impulse bilden und weiterleiten, und Muskelfasern, die sich auf Befehl der reizbildenden Zellen kontrahieren.

Das Erregungsleitungssystem setzt sich aus verschiedenen Stationen zusammen:

Sinusknoten (Keith-Flack-Knoten).

Lage

- im rechten Vorhof an der Einmündung der V. cava superior, die er hufeisenförmig umfasst

Aufgabe

- primäres Erregungsbildungszentrum (Schrittmacher des Herzens)
- Er ist den nachgeschalteten Instanzen der Erregungsleitung übergeordnet.
- Frequenz: ca. 60–80 Schläge/min

Atrioventrikularknoten (AV-Knoten).

Lage

- am Boden des rechten Vorhofes, in Nachbarschaft der Trikuspidalklappe, nahe der Vorhofscheidewand

Aufgabe

- empfängt den elektrischen Impuls des Sinusknotens und ist Teil des Erregungsleitungssystems
- kann bei Ausfall des Sinusknotens auch als sekundäres Erregungsbildungszentrum einspringen
- Frequenz: ca. 40–60 Schläge/min

His-Bündel.

Lage

- entlang des Kammerseptums distal des AV-Knotens in Richtung Herzspitze

Aufgabe

- empfängt mit leichter Verzögerung den elektrischen Impuls des AV-Knotens und ist Teil des Erregungsleitungssystems
- kann bei Ausfall des AV-Knotens mit einer Frequenz von < 40 Schlägen/min die Reizbildung übernehmen

Tawara-Schenkel, Purkinje-Fasern.

Lage

- Das His-Bündel teilt sich in die beiden Tawara-Schenkel entlang des rechten bzw. linken Kammerseptums herzspitzenwärts.
- Die Schenkel münden in die feinen Verzweigungen der Purkinje-Fasern.

Aufgabe

- Erregungsausbreitung in den Kammern

Schlagvolumen und Herzminutenvolumen

In Ruhe gibt der Sinusknoten ca. 70 Impulse/min (pro Herzschlag werden ca. 70 ml Blut ausgeworfen, d. h., das Herz transportiert pro Minute ca. 4 900 ml Blut [Herzminutenvolumen]).

Bei Belastung kann das Herzminutenvolumen durch Zunahme der Herzfrequenz und des Schlagvolumens bis zu 25 l betragen. Herzfrequenz, Wandspannung der Arterien, Blutdruck und Schlagvolumen stehen über komplizierte physiologische Gesetze miteinander in Beziehung. Sie können sich gegenseitig kompensieren, wenn eine der Größen von der Norm abweicht. So beträgt z. B. bei einem Sportlerherz der Ruhepuls 50–60 Schläge/min. Durch gesteigerte Trainingsleistung hat sich jedoch das Auswurfvolumen, auch in Ruhe, erhöht.

Herzleistung. Die Herzleistung ist abhängig von:

- der autonomen Steuerung durch den Sinusknoten
- dem vegetativen Nervensystem:
  - Sympathikus (erhöht die Herzfrequenz, erweitert die Herzkranzgefäße und beschleunigt die Erregungsleitung)

  - Parasympathikus (senkt die Herzfrequenz, verengt die Herzkranzgefäße und verlangsamt die Erregungsleitung)
- Hormonen (z. B. Adrenalin)
- Medikamenten (z. B. Koffein, Digitalis)
- körperlicher Arbeit
- der Körpertemperatur

4.1.2 Untersuchung des Herzens/ diagnostische Verfahren

Anamnese

- Schmerzen im Brustkorb
- Herzklopfen, Herzstolpern
- Schwindel, nächtliche Atemnot
- Gewichtszunahme durch Ödeme (v. a. an den Beinen)
- nächtliches Wasserlassen (Nykturie)
- Vorerkrankungen (z. B. Herzinfarkt, Angina pectoris)

Inspektion

- Tachypnoe, Dyspnoe
- Halsvenenstauung
- pulssynchrones Kopfnicken
- Zyanose
- Herzbuckel (Voussure)
- sichtbarer Herzspitzenstoß
- Trommelschlegelfinger/Uhrglasnägel
- Ödeme

Palpation

Palpatorisch kann man den Herzspitzenstoß erfassen:

- Lage: 5. ICR links medioklavikular

Ist der Herzspitzenstoß verlagert, so ist dies ein Hinweis auf eine Herzvergrößerung.

- Rechtsherzhypertrophie: Verlagerung nach links außen
- Linksherzhypertrophie: Verlagerung nach links außen unten

Perkussion

Untersuchungsmethode zur Bestimmung von Herzgröße und -form

- Durch die Perkussion wird das blutgefüllte Herz gegen die luftgefüllten Lungen abgegrenzt.
- Der Bezirk, in dem das Herz von Lungengewebe bedeckt ist, bezeichnet man als relative Herzdämpfung.
- Der Bezirk, in dem das Herz direkt der Thoraxwand anliegt und nicht von Lungengewebe überlagert ist, bezeichnet man als absolute Herzdämpfung.
- Pathologisch ist die Herzdämpfung vergrößert bei Hypertrophie und Dilatation; ist die Herzdämpfung verkleinert, könnte z. B. ein Lungenemphysem vorliegen.

Auskultation

Bei der Auskultation achtet man auf:

- die Differenzierung des 1. und 2. Herztones
- Frequenz und Rhythmus
- Lautstärke der Töne
- zusätzliche Töne oder Spaltung der Töne
- Geräuschveränderungen des Klappenspiels

Bei Verdacht auf eine Herzklappenerkrankung beginnt man die Auskultation am Erb-Punkt (3. ICR links parasternal).

Dieser Punkt liegt der Klappenebene am nächsten, sodass man die Töne aller Klappen erfassen kann. Stellt man Geräuschveränderungen fest, so muss jede Klappe einzeln auskultiert werden, um festzustellen, welche Klappe das pathologische Geräusch verursacht.

Auskultationspunkte der Klappen

- 2. ICR rechts parasternal Aortenklappe
- 2. ICR links parasternal Pulmonalklappe
- 4. ICR rechts parasternal Trikuspidalklappe
- 4. ICR links parasternal Mitralklappe (auch hörbar am 5. ICR links medioklavikular)

> **Spezieller Lernhinweis**
> Eselsbrücke: Anton Pulman trinkt Milch um 22.44 Uhr.

Durch die Auskultation der Klappen kann man Herzgeräusche erfassen. Geräusche entstehen durch Wirbelbildung: a) nach vorwärts (es handelt sich dann um eine Stenose), b) nach Rückwärts (Insuffizienz). Hört man z. B. während der Diastole an der Aortenklappe ein Geräusch, so kann sie insuffizient sein.

Merke

Eine Stenose schließt gut und öffnet schlecht, eine insuffiziente Klappe öffnet gut und schließt schlecht.

Spezieller Lernhinweis

Funktionelle Herzgeräusche sind auskultatorisch erfassbare Geräusche, die auf keine organische Ursache des Herzens und der Gefäße hindeuten.

Apparateuntersuchung

Elektrokardiogramm (EKG). Spannungsdifferenzen (elektrische Aktionen) des Herzmuskels werden grafisch dargestellt und geben Information über:

- Herzfrequenz
- Herzrhythmus
- Erregungsbildung, -ausbreitung und -rückbildung im Erregungsleitungssystem
- Das Belastungs-EKG erfasst o. g. Informationen während der Patient einer Belastung (meist Fahrrad fahren) ausgesetzt wird.
- Ein Langzeit-EKG (elektrische Ströme werden mindestens 24 h aufgezeichnet) wird meist bei Rhythmusstörungen und koronaren Herzkrankheiten eingesetzt.

Bedeutung der EKG-Abschnitte

- P-Welle: Erregungsausbreitung in den Vorhöfen
- PQ-Strecke: Vorhöfe sind erregt.
- QRS-Komplex: Erregungsausbreitung in den Kammern
- ST-Strecke: Kammern sind erregt.
- T-Welle: Erregungsrückbildung in den Kammern

Ultraschallkardiografie. Das Ultraschallverfahren gibt Hinweise auf:

- die Größe des Herzens
- die Wanddicke
- die Klappenfunktion
- evtl. vorhandenen Herzbeutelerguss
- Stauungszeichen
- die Pumpfunktion

Röntgen. Das Röntgen gibt einen Hinweis auf die Größe des Herzens und stellt durch eine Kontrastmitteleinbringung die Koronarien dar (Koronarangiografie).

Herzkatheter.

Linksherzdiagnostik. Der Katheter wird entgegen dem Blutstrom über die A. femoralis und die Aorta bis vor das linke Herz geschoben. Nach Einspritzung eines Kontrastmittels können röntgenologisch die Koronararterien dargestellt werden.

Rechtsherzdiagnostik. Über eine Vene (z. B. V. jugularis) wird ein Katheter in den rechten Vorhof geschoben. Die Messung von Druck, Herzminutenvolumen und O_2-Sättigung wird somit ermöglicht.

4.1.3 Kreislauf- und Gefäßsystem

Gefäße stellen die Transportwege des menschlichen Körpers dar und ermöglichen so den Stoff- und Gasaustausch. Sie bilden ein in sich geschlossenes Kreislaufsystem.

Körperkreislauf. Das vom linken Herzen ausgeworfene Blut verteilt sich auf die zuführenden Arterien der einzelnen Organe und wird dann dem rechten Herzen wieder zugeleitet. Somit ist der Stoffwechsel aller Organe gewährleistet.

Lungenkreislauf. Das dem rechten Herzen zugeführte venöse Blut fließt durch die Lungengefäße und gelangt dann über die Lunge in das linke Herz. Hier findet eine O_2-Versorgung und eine CO_2-Entsorgung statt.

Allgemeiner Aufbau der Gefäße (von innen nach außen)

Intima

- Die Intima besteht aus Endothelzellen, die von kollagenen Fasern umgeben sind.

Media

- Es handelt sich um die mittlere Schicht aus glatter Muskulatur und elastischem Bindegewebe (in den Arterien ist die Muskulatur stärker ausgeprägt als in den Venen; der Anteil der elastischen Fasern ist ebenso abhängig von der Art des betreffenden Gefäßabschnittes).

Adventitia

- Es handelt sich um die äußere Schicht aus kollagenen und elastischen Fasern, die das Gefäß mit umliegendem Gewebe verbindet.
- beinhaltet Nerven und Gefäße (Vasa vasorum) zur Eigenversorgung

Arterien und Arteriolen (Hochdruckgefäße)

- alle Gefäße, die Blut vom Herzen wegführen
- Im Körperkreislauf führen die Arterien sauerstoffreiches Blut, im Lungenkreislauf sauerstoffarmes Blut.
- Herznahe Gefäße (z. B. Aorta oder Karotiden) sind reich an elastischen Fasern und sorgen somit für einen gleichmäßigen Blutstrom, indem sich die Gefäßwand während der Kammerdiastole zusammenzieht, sodass das in ihr gespeicherte Blut vorwärts befördert wird (Windkesselfunktion).
- Die Arteriolen, die den Kapillaren vorgeschaltet sind, lassen sich in ihrer Weite sowohl nerval als auch humoral steuern und dienen somit v. a. der Blutdruckregulation.

Spezieller Lernhinweis
Wäre die Aorta nicht elastisch, sondern starr, würde während jeder Kammerdiastole der Blutstrom abbrechen.

Kapillare (Haargefäße). Ausschließlich in den Kapillaren kann ein Stoff- und Gasaustausch stattfinden, da sie nur aus Endothel bestehen. Durch die Poren des Endothels werden Substanzen zwischen Gefäß und Gewebe ausgetauscht.

Venen und Venolen (Niederdruckgefäße)

- Venen und Venolen führen Blut zum Herzen hin und sammeln mit Ausnahme der Pulmonalvenen das sauerstoffarme Blut.
- Sie beinhalten mehr als ⅔ des gesamten Blutvolumens.
- Die Media ist im Vergleich zu den Arterien dünner, die Adventitia ist dicker.
- Das Endothel stülpt sich zu Taschenklappen aus; die Taschenklappen bilden Ventile, die den Blutstrom Richtung Herz treiben (Ausnahme: die herznahen Venen besitzen keine Klappen, da hier eine starke Sogwirkung vom rechten Herzen ausgeht).
- Neben den Venenklappen unterstützt die Skelettmuskulatur durch Kontraktion den Rückfluss zum Herzen (Muskelpumpe), ebenso die Atmung und die Herzaktion; auch der Puls der neben den Venen liegenden Arterien sowie das ständig nachströmende Blut aus dem Kapillarsystem fördern den Blutrückfluss zum Herzen.

Kreislauf- und Blutdrucksteuerung

In erster Linie wird die Durchblutung des Körpers durch Änderungen der Gefäßweite bestimmt. Diese Aufgabe übernehmen v. a. die Arteriolen mit ihrer Fähigkeit der Vasokonstriktion bzw. Vasodilatation. Dementsprechend wird die Herzleistung angepasst.

Folgende Faktoren spielen dabei eine Rolle:

Nervale Einflüsse (vegetatives Nervensystem)

- Der Sympathikus wirkt gefäßverengend;
- der Parasympathikus gefäßerweiternd.

Hormone

- Histamin, Bradykinin erweitern die Gefäße (lokale Regulationsfaktoren).
- Serotonin wirkt auf die Arteriolen der Skelettmuskulatur erweiternd, auf die Arteriolen von Lunge und Niere gefäßverengend.
- Noradrenalin und das Renin-Angiotensin-Aldosteron-System wirken gefäßverengend

Dehnungs- und Druckrezeptoren (Pressorezeptoren)

- Diese Rezeptoren befinden sich im Aortenbogen und Karotissinus und reagieren auf Zu- bzw. Abnahme des arteriellen Druckes. Über

Nervenimpulse gelangt die Information an das Kreislaufzentrum der Medulla oblongata. Von der Medulla oblongata geht wiederum über das vegetative Nervensystem ein Befehl zum Herzen und zur Gefäßmuskulatur (v. a. der Arteriolen).

- Reguliert wird somit die Herzfrequenz, das Schlagvolumen, die Kontraktionskraft des Herzens, der Durchmesser der Gefäße und letztendlich der Blutdruck.

Spezieller Lernhinweis

Karotissinussyndrom: Äußerer Druck an der Aufgabelstelle der A. carotis (Karotissinus) durch kräftige Pulspalpation oder starkes Kopfdrehen kann über den Karotissinusreflex einen Kreislaufzusammenbruch mit vorübergehender Bewusstlosigkeit verursachen. Die dort lokalisieren Blutdruckrezeptoren melden der Medulla oblongata den durch den Blutstau erzeugten hohen Blutdruck. Folge ist eine Vasodilatation und Herzfrequenzverminderung.

Die wichtigsten Arterien im Überblick

Koronararterien

- Die Koronararterien teilen sich in A. coronaria dextra und A. coronaria sinistra.
- Die A. coronaria sinistra teilt sich in den R. circumflexus und in die A. interventricularis anterior.

Abgänge des Aortenbogens

- Truncus brachiocephalicus, teilt sich in:
  - A. subclavia dextra (versorgt die rechte Halshälfte und rechte obere Extremität; mündet in die A. axillaris, A. brachialis, welche sich in die A. ulnaris und A. radialis aufspaltet)
  - A. carotis communis dextra (rechter Kopf und Hals)
- A. carotis communis sinistra versorgt Gesicht, Hals, Gehirn.
- A. subclavia sinistra versorgt linke obere Extremität; Astfolge entspricht A. subclavia dextra.

Abgänge der Brustaorta (Aorta descendens)

- Aa. intercostalis (Zwischenrippenraum)
- Aa. bronchialis (Lungenparenchym)
- Aa. oesophagei (Speiseröhre)

Abgänge der Bauchaorta (nach Durchtritt durchs Zwerchfell)

- Truncus coeliacus, teilt sich in A. lienalis (Milz, Pankreas, Teil des Magens), A. gastrica sinistra (linke Magenarterie), A. hepatica communis (Leber)
- Aa. renales (Niere)
- A. mesenterica superior (gesamter Dünndarm, ⅔ Dickdarm)
- Aa. testiculares/ovaricae (Hoden/Eierstöcke)
- A. mesenterica inferior (Colon descendens, Sigmoid, Rektum)

In Höhe des 4. Lendenwirbels teilt sich die Aorta in die

- Aa. iliaca communes (paarig), diese teilen sich wiederum in die
- A. iliaca interna (Beckenorgane, Genitalien), A. iliaca externa (versorgt untere Extremität: A. femoralis, A. poplitea, diese teilt sich in A. tibialis posterior und A. tibialis anterior).

Die wichtigsten Venen im Überblick

Grundsätzlich entsprechen die Venen in ihrem Verlauf den Schlagadern. Meist tragen sie, außer ihrer Bezeichnung als Vene, den gleichen Namen wie die Arterien.

- V. brachiocephalica
- V. cava superior (sammelt Blut aus Armen, Kopf, Hals und Brustbereich)
- V. jugularis interna
- Vv. hepaticae
- V. cava inferior (sammelt Blut aus Bauch, Beinen)
- Vv. renales
- Vv. testiculares
- Vv. iliaca communes

Fetaler Kreislauf

Beim Fötus ist die Lunge noch nicht entfaltet und funktionsunfähig; deshalb wird ein großer Teil des Blutes unter Umgehung der Lungengefäße umgeleitet; dies erfolgt mittels 2 Kurzschlüssen:

Foramen ovale. Eine große Öffnung in der Vorhofscheidewand; hierdurch fließt ein Teil des Blutes direkt vom rechten in den linken Vorhof und umgeht somit den Lungenkreislauf. Die Öffnung schließt sich normalerweise beim 1. Atemzug nach der Geburt.

Ductus arteriosus (auch Ductus Botalli bzw. Ductus arteriosus Harvey). Aus strömungstechnischen Gründen fließt ein Restteil des Blutes am Foramen ovale vorbei in die rechte Kammer. Um das Blut wieder umzuleiten, besteht zwischen dem Truncus pulmonalis und der Aorta eine Verbindung (Ductus arteriosus), sodass wieder ein Teil des Blutes den Lungenkreislauf umgeht.

In den ersten Lebensstunden verschließt sich der Ductus Botalli durch Kontraktion und degeneriert in den ersten Lebenswochen zu einem bindegewebigem Band (L. arteriosum).

> **Spezieller Lernhinweis**
> Die linke Kammer und alle Arterien zählen zum Hochdrucksystem. Zum Niederdrucksystem zählen alle zum Herzen hinführenden Venen, rechter Vorhof, rechte Kammer, die Aa. pulmonalis, die Vv. pulmonalis und der linke Vorhof.

Untersuchungsmethoden

Inspektion

Zu beachten sind Hautveränderungen wie Blässe, Rötung, Marmorierung, schlecht heilende Wunden, Varizen.

Palpation

Der Puls ist die rhythmisch tastbare Ausdehnung der Gefäßwand durch die Weiterleitung von Druckwellen. Er ist an den oberflächlichen Arterien fühlbar. In der Regel entspricht die Zahl der Pulsschläge/min der Herzfrequenz (bei bestimmten Rhythmusstörungen [v.a. bei Vorhofflimmern] gibt es einen sog. Pulsverlust, sodass nicht jede Herzaktion als Pulsschlag in die Peripherie durchgeleitet wird: Pulsdefizit).

Pulspalpationsstellen

- A. temporalis (Schläfe)
- A. ophthalmica (Auge, schwer ertastbar)
- A. carotis communis (Halsschlagader)
- A. subclavia (über und unter dem Schlüsselbein, schwer ertastbar)
- A. axillaris (vordere Achselhöhle)
- A. brachialis (medial der Bizepssehne)
- A. ulnaris (Handgelenk, Kleinfingerseite)
- A. radialis (Handgelenk, Daumenseite)
- Bauchaorta (Bauchmitte, unter und über dem Nabel)
- A. iliaca (Unterbauch zwischen Nabel und Leistenbeuge)
- A. femoralis (mediales Drittel des Leistenbandes)
- A. poplitea (Kniekehle)
- A. tibialis posterior (hinter dem inneren Knöchel)
- A. dorsalis pedis (obere Fußrückenmitte)

Auskultation

Pulse sind auch auskultatorisch zu erfassen. Arteriosklerotische Gefäßeinengungen sind früher durch Auskultation als durch Palpation zu erkennen.

Klinische Funktionsprüfungen

Schellong-Test

Der Schellong-Test gibt Aufschluss über eine orthostatische Kreislaufdysregulation. Während der Patient entspannt liegt, misst man den Blutdruck und den Puls (innerhalb von 10 min mehrere Male). Den gleichen Vorgang wiederholt man, während der Patient steht. Physiologisch ist eine Blutdruckdifferenz von ca. 10 mmHg. Wichtig ist bei diesem Test auch der Verlauf der Pulskurve, die alleinige Beurteilung der Blutdruckdifferenz hat dagegen wenig Aussagekraft.

Lagerungsprobe nach Ratschow

Der Ratschow-Test gibt Hinweis auf arterielle Durchblutungsstörungen der Beine.

Der Patient liegt und hat die Beine senkrecht angehoben. Er bewegt die Füße ca. 2 min kreisend. Bei Patienten mit arteriellen Durchblutungsstörungen treten schon frühzeitig Schmerzen und Hautblässe auf. Danach setzt der Patient sich auf, lässt die Beine hängen, sodass man die reaktive Hyperämie und die Venenfüllung beurteilen kann, die normalerweise nach 10–15 s einsetzt. Bei Vorliegen einer arteriellen Verschlusskrankheit ist die Nachröte und die Venenfüllung verzögert.

Faustschlussprobe

Die Faustschlussprobe gibt Hinweis auf arterielle Durchblutungsstörungen der Arme.

Der Patient hebt die Arme über den Kopf und öffnet und schließt die Hände ca. 60 × im Sekundenrhythmus. Dabei umfasst der Untersucher beide Handgelenke, um die arterielle Blutzufuhr zu komprimieren. Pathologisch wäre eine diffuse und fleckenförmige Abblassung der Handinnenflächen und Finger. Ebenso käme es zu einer verzögerten Hyperämie und Venenfüllung.

Gehtest

Zur Feststellung schwerer arterieller Durchblutungsstörungen fordert man den Patienten auf, eine Gehstrecke von mindestens 120 Schritten in zügigem Gang auf ebenem Boden zu absolvieren. Die schmerzfreie Gehstrecke wird in Metern gemessen und gibt Aufschluss über den Schweregrad der Erkrankung.

Blutdruck

Der Blutdruck ist der Druck, den der Blutstrom auf die Gefäßwände ausübt.

Verschiedene Faktoren beeinflussen den arteriellen Druck:

- Herzzeitvolumen
- die elastische Spannung von Aorta und größeren Gefäßen
- Blutvolumen im arteriellen System
- Viskosität des Blutes

Messvorgang nach Riva-Rocci/Korotkow. Messung in mm Quecksilbersäule (mmHg)

- **Wichtig:** Eichstempel; Blutdruckgeräte müssen alle 2 Jahre geeicht werden.
- Patient liegt oder sitzt bequem, sodass der Arm in Herzhöhe gelagert werden kann.
- Die Mitte des aufblasbaren Teiles der Blutdruckmanschette liegt auf der Arminnenseite über der A. brachialis, der untere Teil liegt ungefähr 2,5 cm über der Ellenbeuge.
- Das Stethoskop wird über der A. brachialis aufgesetzt.
- Dann wird das Blutdruckgerät aufgepumpt, bis der Radialispuls nicht mehr zu fühlen ist; noch einmal 30 mmHg über den Wert aufpumpen.
- Druck langsam ablassen; der 1. Ton entspricht dem systolischen Wert, der letzte hörbare Ton dem diastolischen Wert.
- Blutdruckmessung erfolgt an beiden Armen seitenvergleichend.
- Um einen genauen Wert zu ermitteln, sollte man den Patienten zu 3 verschiedenen Tageszeiten untersuchen (v. a. bei Verdacht auf Hypertonie).

> **Spezieller Lernhinweis**
> Eine für den Armumfang zu schmale Manschette bewirkt einen verfälschten zu hohen Blutdruckwert und eine für den Armumfang zu breite Manschette bewirkten einen verfälschten zu niedrigen Wert.

4.2 Koronare Herzkrankheit (KHK) = ischämische Herzkrankheit

Definition

Die KHK ist die Manifestation der Arteriosklerose in den Koronararterien, durch die ein Missverhältnis zwischen O_2-Angebot und O_2-Bedarf des Herzmuskels entstehen kann (Myokardischämie).

Daraus können verschiedene Manifestationsformen entstehen:

- asymptomatische KHK
- symptomatische KHK:
  - Angina pectoris (reversible Myokardischämie)
  - Herzinfarkt (ischämische Myokardnekrose)
  - ischämische Herzmuskelschädigung mit Linksherzinsuffizienz
  - Herzrhythmusstörungen
  - plötzlicher Herztod

Ursachen

- > 90 % Arteriosklerose (S. 142)
- Koronarspasmen
- arteriovenöse Koronarfistel
- angeborene Myokardbrücken (Muskelbrücken können in sehr seltenen Fällen auch eine belastungsabhängige Angina pectoris verursachen)
- myokardiale Zusatzfaktoren:
  - Herzhypertrophie
  - Kontraktionsinsuffizienz
  - Hypertonie und Tachykardie/Tachyarrhythmie sowie Vorhofflimmern
- extrakoronare Zusatzfaktoren
  - kardial: Aortenklappenfehler, Rhythmusstörungen u. a.
  - extrakardial: erhöhter O_2-Bedarf, z. B. Fieber, körperliche Arbeit
  - erniedrigtes O_2-Angebot, z. B. Anämie, Lungenerkrankungen

4.2.1 Angina pectoris (Brustenge)

Definition

Diese reversible Myokardischämie gilt meist als Vorbote einer kritischen Stenose (> 75 % des Gefäßlumens ist eingeengt).

Ursachen

- s. „Ursachen KHK" (s. o.)

Auslösende Momente

- körperliche Anstrengung
- Kälte, extreme Wetterveränderungen
- evtl. schwere Mahlzeiten (voller, geblähter Magen: Roemheld-Syndrom)
- psychischer Stress

Pathomechanismus. Bei körperlicher und psychischer Belastung steigt der O_2-Bedarf des Myokards. Der Sympathikus bewirkt eine gesteigerte Kontraktionskraft, eine Herzfrequenzsteigerung sowie eine Dilatation der Koronararterien (Koronarreserve). Da i. d. R. eine arteriosklerotische Veränderung der Koronargefäße vorliegt, ist die physiologische Dilatation der Koronararterien nicht ausreichend und somit ist die Koronarreserve vermindert. Folge ist ein vermindertes O_2-Angebot und somit eine ischämische Anoxie.

Symptome

- akute Koronarinsuffizienz mit plötzlich einsetzenden Sekunden bis Minuten anhaltenden Schmerzen im Thorax (vorwiegend retrosternal lokalisiert)
- Angst
- Schmerzausstrahlung in die linke und rechte Schulter, linker Arm bis linke Kleinfingerseite, evtl. rechter Arm, rechter und linker Kieferwinkel, Hals (gleiche Schmerzlokalisation wie beim Herzinfarkt), Oberbauch

Ruhe bessert die Beschwerden innerhalb von 5–15 min; die Gabe von Nitroglycerin bessert die Beschwerden innerhalb von 1–2 min.

 **Wichtiger Lernhinweis**

Der akute Brustschmerz als Leitsymptom kann bei Diabetikern, Frauen, alten Patienten und Herzoperierten fehlen. Ist der Angina-pectoris-Anfall nach 10–20 min nicht überstanden, besteht der dringende Verdacht auf einen Herzinfarkt! Dieser Verdacht besteht auch bei jedem 1. Angina pectoris-Anfall!

Komplikationen

- Herzinfarkt

Diagnose

- immer zuerst einen akuten Herzinfarkt ausschließen
- wiederholt Puls und Blutdruck messen
- Ruhe-, Belastungs- und Langzeit-EKG
- Ultraschall, Kardiografie
- Koronarangiografie

Therapie

 **Cave**

Notfall! Maßnahmen zur Grundversorgung, s. Angina pectoris (**Tab. 20.10**).

- Risikofaktoren beseitigen, s. „Risikofaktor Arteriosklerose“ (S. 142)
- Lebensstiländerung
- kontrolliertes körperliches Training
- medikamentöse Langzeittherapie (Nitroglycerin, β-Blocker, ASS)
- perkutane transluminale koronare Angioplasie (PTCA): von der A. femoralis wird ein dünner Ballonkatheter in die Koronararterien vorgeschoben; an der Engstelle wird der Ballon aufgeblasen und die Stenose gedehnt
- Bypass

Formen der Angina pectoris.

Stabile Angina pectoris. Ein Angina-pectoris-Anfall wird meist durch gleiche auslösende Momente verursacht, z. B. Stress, körperliche Belastung (kann über Monate konstant bleiben).

Instabile Angina pectoris (dringendes Infarktrisiko)

- jeder 1. Angina-pectoris-Anfall
- bei zunehmender Häufigkeit der Schmerzanfälle
- bei Ruheschmerz
- bei zunehmendem Bedarf an Medikamenten

Merke

Angina Pectoris bringt Zellnot, der Herzinfarkt Zelltod!

4.2.2 Herzinfarkt (Myokardinfarkt)

Definition

Der Herzinfarkt ist eine akut einsetzende Ischämie des Myokards mit nachfolgender Nekrose, meist aufgrund einer koronaren Herzkrankheit mit hochgradiger Stenose bzw. Verschluss einer Koronararterie.

Ursachen

- s. „Ursachen KHK“ (s. o.), meist Arteriosklerose der Herzkranzgefäße
- Verschluss durch Embolus (aus dem linken Herzen kommendes Blutgerinnsel, verursacht z. B. durch Rhythmusstörungen)

Auslösende Faktoren

- plötzliche Kraftanstrengung und Stresssituationen mit stärkeren Blutdruckschwankungen
- während bestimmter Tageszeiten tritt ein Infarkt häufiger auf:
  - frühe Morgenstunden, besonders nach spätem und reichlichem Essen
  - Umstellung von Nachtruhe auf den Tagesrhythmus (zwischen 6.00 und 12.00 Uhr, morgens passieren 40 % der Infarkte)

Pathomechanismus. Zum Infarkt kommt es meist durch das Aufbrechen eines arteriosklerotischen Atheroms (Plaques-Ruptur) und die Bildung eines gefäßverschließenden Thrombus.

Symptome. Bei 40 % der Patienten ist der Infarkt Erstmanifestation (keine Angina pectoris in der Anamnese).

- **Schmerz:**
  - intensive, lang anhaltende Angina-pectoris-Schmerzen, die durch Ruhe oder Nitroglycerin kaum beeinflussbar sind
  - Schmerzausstrahlung, s. „Angina pectoris" (s. o.)
  - bei Hinterwandinfarkt: Schmerzen im Oberbauch (Differenzialdiagnose: Pankreatitis)
- Sonderform: 20–30 % der Infarkte verlaufen stumm (ohne Schmerzen), besonders bei Diabetikern und älteren Patienten. 40 % aller Infarktpatienten haben keine Angina-pectoris-Anamnese.
- **Todesangst:**
  - Schwächegefühl und vegetative Begleitsymptomatik (Blässe, Kaltschweißigkeit, Übelkeit, Erbrechen)
- **Herzrhythmusstörungen** (95 %)
- **Schocksymptomatik:**
  - niedriger Blutdruck, hoher Puls (kann auch normal oder leicht erhöht sein)
  - Bei Ausbildung eines manifesten kardiogenen Schocks besteht eine Letalität von 60–100 %.
- **Symptome einer Linksherzinsuffizienz** (50 % der Patienten):
  - Dyspnoe
  - feuchte Rasselgeräusche
  - evtl. Lungenödem
  - Zyanose
- **Symptome einer Rechtsherzinsuffizienz** bei rechtsventrikulärem Infarkt:
  - Halsvenenstau
- evtl. **subfebrile Temperatur**

Frühkomplikationen. Gefährlichster Zeitraum sind die ersten 48 h! 40 % der Patienten überleben den 1. Postinfarkttag nicht!

- Rhythmusstörungen (95–100 %), z. B. Vorhof- oder Kammerflimmern, Extrasystolen etc.
- kardiogener Schock
- Linksherzinsuffizienz
- selten Rechtsherzinsuffizienz bei rechtsventrikulärem Infarkt
- bei ausgedehnter Nekrose:
  - Herzwandruptur mit Herzbeuteltamponade (mit Blut gefüllter Spalt, drückt Gefäße ab)
  - Papillarmuskelnekrose/-abriss
  - Ventrikelseptumruptur

Spätkomplikationen (> 48 h später)

- Herzwandaneurysma (Aussackung der Herzwand, bei Hochdruckkrisen kann es zur Herzbeuteltamponade kommen)
- Frühperikarditis
- arterielle Embolien
- Arrythmien
- chronische Herzinsuffizienz

> **Spezieller Lernhinweis**
> Bei Patienten ohne Thoraxschmerzen mit atypischen Infarktverläufen bestehen diagnostische Schwierigkeiten. Der EKG-Befund kann während der ersten 24 h negativ sein!

Atypische Infarktverläufe

- nur linksseitige Schulter-Arm-Schmerzen
- nur Oberbauchbeschwerden
- nur Dyspnoe
- nur Blutdruckabfall/Kollaps

Labor

- BSG ↑, CRP ↑
- Leukozyten ↑
- Glukose ↑
- Myoglobin ↑ (kein Infarktbeweis, da Myoglobin auch in der Skelettmuskulatur vorhanden ist)
- Troponin I und T ↑ (hier handelt es sich um die entscheidenen Parameter zum Nachweis eines Herzinfarktes, da sie herzmuskelspezifisch sind; Troponin T korreliert 4 Tage nach Herzinfarkt mit der Infarktgröße). DD einer Troponinerhöhung: Lungenembolie, Myokarditis, kardiale Dekompensation, Herz-OP, PTCA hypertensive Krise, Stress-Kardiomyopathien, chronische oder akute Niereninsuffizienz, Apoplex, Sepsis, starke körperliche Belastung u. a.
- Gesamt-CK ↑

Spezieller Lernhinweis

Nie bei Verdacht auf Herzinfarkt eine i. m. Injektion verabreichen! Die Enzymdiagnostik wäre verfälscht und eine Lysetherapie wird hierdurch erschwert.

Therapie

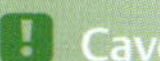

Cave

Notfall! Maßnahmen zur Grundversorgung, s. Herzinfarkt (**Tab. 20.10**).

- Allgemeinmaßnahmen
- Reperfusionstherapie
- Prophylaxe einer koronaren Rethrombose
- Therapie von Komplikationen
- Langzeitstrategie zur Prävention eines Reinfarktes und zur Prognoseverbesserung

Merke

Die wichtigste Notfallmaßnahme beim Herzinfarkt ist, den durch Schmerz und Angst erhöhten Adrenalinspiegel zu senken. Die erhöhte Menge an Adrenalin kann am Herzen bedrohliche Rhythmusstörungen bis hin zum Kammerflimmern auslösen.

4.3 Herzrhythmusstörungen

Definition

Hierbei handelt es sich um Störungen der Herzfrequenz und/oder der Regelmäßigkeit des Herzschlages; man unterscheidet Störungen der Reizbildung und der Reizleitung.

Allgemeine Ursachen

- **myokardiale Ursachen:**
  - KHK
  - Herzinfarkt
  - Myokarditis
  - Kardiomyopathie
- **hämodynamische Ursachen:**
  - Volumenbelastung des Herzens – Herzklappenfehler
- **extrakardiale Ursachen:**
  - psychovegetative Faktoren
  - Elektrolytstörungen (v. a. Hypokaliämie)
  - Hyperthyreose
  - Hypoxie
  - Medikamente (z. B. Digitalis, Antiarrhythmika, Antidepressiva)
  - im Übermaß Genussmittel (Alkohol, Kaffee, Drogen, Toxine)
  - hyperreaktiver Karotissinus
  - Roemheld-Syndrom

Spezieller Lernhinweis

Herzrhythmusstörungen können auch bei organisch Gesunden auftreten. Erste Informationen geben die Pulspalpation und die Auskultation, eine genauere diagnostische Abklärung erfolgt jedoch durch einen Facharzt und wird in fast allen Fällen durch das EKG gesichert.

Begriffsbestimmungen

- **Tachykardie:** Die Herzfrequenz liegt > 100 Schlägen/min bei Erwachsenen.
- **Bradykardie:** Die Herzfrequenz liegt < 60 Schlägen/min bei Erwachsenen.
- **Arrhythmie:** unregelmäßige Herzschlagfolge
- **Extrasystole:** Außerhalb des normalen Herzrhythmus ausgelöste Erregung, mit der Folge einer Extrakontraktion.
- **nomotope Rhythmusstörungen:** Erregungsbildungsstörung, ausgehend vom Sinusknoten
- **heterotope (ektope) Rhythmusstörungen:** Erregungsbildungsstörung, ausgehend von sekundären oder tertiären Zentren oder der Arbeitsmuskulatur; sie können sowohl im Vorhof (supraventrikulär) als auch in der Kammer (ventrikulär) entstehen

4.3.1 Tachykardie

Ursachen
- physiologisch bei körperlicher Belastung, Aufregung, Säuglingen, Kleinkindern
- Fieber
- Schock
- Herzinfarkt
- Herzinsuffizienz
- Herzmuskelentzündungen
- Anämie
- Cor pulmonale
- Hypoxie
- Genussmittel (z. B. Kaffee, Alkohol, Nikotin)
- Hyperthyreose
- Hypokaliämie
- Hypokalzämie

Symptome
- Herzrasen
- evtl. Schwindel
- evtl. Bewusstlosigkeit

Komplikationen
- Vorhofflattern (Frequenz: 220–350 Schläge/min)
- Vorhofflimmern (Frequenz: 350–600 Schläge/min)
- Kammerflattern (Frequenz: > 200–350 Schläge/min)
- Kammerflimmern (Frequenz: > 350–500 Schläge/min)

Spezieller Lernhinweis
Die Ursache des Vorhofflatterns bzw. -flimmerns befindet sich in den Vorhöfen (supraventrikuläre Tachykardie); nur noch jede 2.–3. Erregung wird auf die Kammer übergeleitet, sodass die Ventrikelfüllung völlig unregelmäßig verläuft und eine absolute Arrhythmie die Folge ist (das Herzminutenvolumen ist um ca. 20 % vermindert); der Patient empfindet Herzstolpern und evtl. Schwindel; es kommt zu einem stark wechselnden Schlagvolumen mit systolischen Blutdruckschwankungen und Pulsdefizit (Differenz zwischen Radialispuls und am Herzen auskultierter Herzfrequenz). Die Ursache des Kammerflatterns bzw. -flimmerns befindet sich in den Kammern (ventrikuläre Tachykardie); infolge der hohen Kammerfrequenz kann keine adäquate Blutfüllung der Aorta stattfinden; dies entspricht einem Herz-Kreislauf-Stillstand, der ohne Wiederbelebungsmaßnahmen und Defibrillation tödlich verläuft.

4.3.2 Bradykardie

Ursachen
- physiologisch bei Ausdauersportlern
- Herzinfarkt
- erhöhter Parasympathikus
- Hypothyreose
- Medikamente (β-Blocker, Digitalis, Antiarrhythmika)
- Unterkühlung
- Karotissinussyndrom
- toxische Schäden (Typhus, Virusinfekte)
- Hirndrucksteigerung

Symptome
- evtl. Schwindel
- evtl. Ohnmachtsneigung

Komplikationen
- Bewusstlosigkeit
- Herzstillstand

4.3.3 Reizleitungsstörungen

Definition
Die Erregungsleitung kann unter pathologischen Bedingungen verzögert ablaufen. Eine solche Störung wird im Allgemeinen als Block bezeichnet und führt zur Arrhythmie.

Sinuatrialer Block (SA-Block)

Definition
Beim SA-Block liegt eine verzögerte oder unterbrochene Erregungsleitung vom Sinusknoten zur Vorhofmuskulatur vor.

Ursachen
- Sick-Sinus-Syndrom
- Überdosierung mit Digitalis oder Antiarrhythmika
- Myokarditis
- KHK
- Herzinfarkt

Symptome. Bei längeren asystolischen Pausen oder starker Bradykardie:
- Schwindel
- Bewusstlosigkeit

Komplikationen
- Ist die Latenz bis zum Einsetzen eines AV- oder Kammerersatzrhythmus zu lang, handelt es sich um einen Adam-Stokes-Anfall.

Atrioventrikuläre Blockierung (AV-Block)

Definition
Beim AV-Block liegt eine verzögerte oder unterbrochene Erregungsleitung (AV – His) von den Vorhöfen zu den Kammern vor.

Ursachen
- erhöhter Vagotonus (z. B. Sportler: AV-Block Grad I)
- KHK
- Herzinfarkt
- Myokarditis
- Kardiomyopathien
- angeborene Herzfehler
- posttraumatisch
- medikamentös-toxisch (Digitalis, Antiarrhythmika)
- Hyperkaliämie

Formen der AV-Blockierung. In **Tab. 4.1** sind die Formen der AV-Blockierung aufgeführt, in **Tab. 4.2** die Symptome in Abhängigkeit von der Asystoliedauer.

Symptome
- Im Anfall sind die Pupillen weit.
- Reflexe abgeschwächt/nicht auslösbar
- Herzinsuffizienz (infolge starker Bradykardie)

Komplikationen. Es drohen 2 Gefahren beim totalen AV-Block:
- Morgagni-Adam-Stokes-Anfall: länger dauernder Zeitraum der Asystolie (**Tab. 4.1**), bis das Ersatzzentrum anspringt.
- Bei starker Bradykardie (< 40 Schläge/min) entwickelt sich eine Herzinsuffizienz.

Tab. 4.1 AV-Blockierung.

Einteilung	klinisches Bild	Symptome
AV-Block I. Grades	Die Überleitung ist verzögert, aber nicht aufgehoben. Im EKG ist die PQ-Zeit verlängert.	i. d. R. keine Beschwerden, nur im EKG festzustellen
AV-Block II. Grades (Mobitz I und II)	Die Vorhofaktion wird intermittierend nicht übergeleitet. Bei konstanter, sehr langer PQ-Dauer fallen in regelmäßigen Abständen Kammererregungen aus (Wenckebach-Periodik, Mobitz I); nur jede 2. oder 3. Vorhoferregung wird zu den Kammern übertragen (Mobitz II).	Herzstolpern, Belastungsdyspnoe
AV-Block III. Grades	Die Überleitung der Vorhoferregung auf die Kammern ist total aufgehoben, sodass Vorhöfe und Kammern unabhängig voneinander schlagen; die Schrittmacherfunktion übernehmen entweder sekundäre Reizbildungszentren im AV-Knoten oder das His-Bündel (Frequenz: < 40 Schläge/min).	schwere Rhythmusstörungen (die Latenzzeit bis zum Anspringen des Ersatzzentrums bezeichnet man als präautomatische Phase)

Tab. 4.2 Asystoliedauer.

Dauer	Symptome
3–5 s	Blässe, Schwindel
10–15 s	Bewusstseinsverlust
20–30 s	Krämpfe (Fehldiagnose: Epilepsie)
30–60 s	Atemstillstand
> 3 min	irreversible Hirnschäden bzw. Exitus letalis

4.3.4 Extrasystolen

> **Definition**
> Extrasystolen sind außerhalb des regulären Grundrhythmus auftretende Herzschläge. Extrasystolen entstehen nicht im normalen Schrittmacherzentrum (Sinusknoten), sondern in ektopen Erregungszentren.

Ursachen

- häufig **physiologisch** bei Gesunden: auslösende Faktoren sind vegetative Labilität, emotionale Aufregung, Übermüdung, Genussmittel
- **organische Herzkrankheiten:**
  - KHK
  - Myokarditis
  - Kardiomyopathie
- **extrakardiale Ursachen:**
  - Hypokaliämie
  - Medikamente
  - Roemheld-Syndrom
  - Hyperthyreose

Symptome

- oft keine
- evtl. Herzstolpern oder Aussetzer

Komplikationen

- bei supraventrikulären Extrasystolen: Vorhofflattern, Vorhofflimmern
- bei ventrikulären Extrasystolen: Kammerflattern, Kammerflimmern

Therapie von Herzrhythmusstörungen

- je nach Ausprägung und Ursache keine Therapie erforderlich
- auslösende Ursache beseitigen
- Herzschrittmacherimplantation
- antiarrhythmische Pharmaka
- Defibrillation

Cave
Notfall! Maßnahmen zur Grundversorgung, s. Herzrhythmusstörungen (**Tab. 20.10**).

4.4 Herzinsuffizienz (Herzmuskelschwäche)

Definition
Herzinsuffizienz ist eine Folge bereits existierender Herz-Kreislauf-Erkrankungen und umfasst die Unfähigkeit des Herzens, das von den Organen benötigte Blutvolumen zu befördern.

Pathomechanismus. Meist infolge einer Volumenerhöhung in den Herzräumen muss der Herzmuskel gegen den erhöhten Gefäßdruck anpumpen; das Herz hypertrophiert, um eine höhere Leistung zu erreichen. Die Vergrößerung der Herzmuskelzellen zieht einen O_2- und Nährstoffmangel nach sich.

Hält die Mehrbelastung des Herzens an, ist das Herz überfordert, seine Auswurfleistung nimmt ab. Das nach jeder Systole im Herzen verbleibende Volumen erhöht sich, sodass die Herzkammern mit der Zeit „ausleiern" (Dilatation). Oft besteht gleichzeitig eine KHK, die die Herzleistung zusätzlich begrenzt. In Abhängigkeit der Ursache kann sich eine Linksherzinsuffizienz, eine Rechtsherzinsuffizienz oder eine Globalinsuffizienz entwickeln.

Nach dem zeitlichen Verlauf bei der Entwicklung einer Herzinsuffizienz unterscheidet man folgende Formen.

4.4.1 Akute Herzinsuffizienz

Durch plötzliche Ereignisse entwickelt sich im Herzen selbst oder im Kreislaufsystem eine Druck- oder Volumenbelastung des Herzens; Folge ist innerhalb von Stunden/Tagen eine akute Dilatation.

Ursachen

- Herzinfarkt, Hochdruckkrisen, plötzlicher Abriss von Klappen, Myokarditis
- akutes Cor pulmonale bei Lungenembolie und plötzlichem Druckanstieg im Lungenkreislauf
- Ventrikelseptumdefekt oder Papillarmuskelabriss mit Mitralklappeninsuffizienz bei Herzinfarkt
- Perikardtamponade
- akute Klappenzerstörung bei bakterieller Endokarditis
- tachykarde oder bradykarde Herzrhythmusstörungen

Symptome

- Zyanose
- gestaute periphere Venen
- Lungenödem mit feinblasigen Rasselgeräuschen bis hin zum „Brodeln über der Brust" (auch ohne Stethoskop hörbar)
- Orthopnoe
- Zeichen des kardialen Schocks

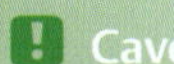
Cave
Notfall! Maßnahmen zur Grundversorgung, s. Herzinsuffizienz (**Tab. 20.10**).

4.4.2 Chronische Herzinsuffizienz

Die Symptome einer chronischen Herzinsuffizienz entwickeln sich im Verlauf von Monaten/Jahren und sind in erster Linie Zeichen eines Blutstaus vor der geschwächten Kammer (**Tab. 4.3**).

Tab. 4.3 Klinische Schweregrade der Herzinsuffizienz (Stadien der New York Heart Association = NYHA).

Einteilung	Beschreibung
Stadium I	beschwerdefrei, normale körperliche Belastbarkeit
Stadium II	Beschwerden bei stärkerer körperlicher Belastung
Stadium III	Beschwerden bei leichter körperlicher Belastung
Stadium IV	Beschwerden bei allen körperlichen Aktivitäten und in Ruhe

Ursachen

- **direkte Myokardschädigung:**
  - KHK
  - Myokarditis
  - Kardiomyopathie, dilatative
  - toxisch (z. B. Chemotherapie)
- **Druckbelastung:**
  - arterielle Hypertonie
  - Aortenstenose
  - Aortenisthmusstenose
  - pulmonalarterielle Hypertonie
- **Volumenbelastung:**
  - Aorteninsuffizienz
  - Mitralklappeninsuffizienz
  - Trikuspidalinsuffizienz
  - Vorhofseptumdefekt
  - Ventrikelseptumdefekt
  - persistierender Ductus Botalli
- **Herzrhythmusstörungen:**
  - extreme Bradykardie
  - anhaltende Tachykardie
- **linksventrikuläre Füllungsbehinderung:**
  - Mitralklappenstenose
  - Pericarditis constrictiva etc.

> **Merke**
> Hauptursachen sind Hypertonie und KHK!

Symptome Linksherzinsuffizienz.

Rückwärtsversagen (Rückstau in den Lungenkreislauf)

- Dyspnoe, Tachypnoe (anfangs Belastungs-, dann Ruhedyspnoe)
- Orthopnoe (Atemnot im Liegen, Verbesserung im Sitzen)
- Asthma cardiale (nächtlicher Husten, Atemnot und Husten mit Herzfehlerzellen im Sputum, evtl. brodelnde Rasselgeräusche)
- Tachykardie
- Nykturie (nachts ist das geschwächte Herz durch Bettruhe entlastet und die meist in ihrer Leistungsfähigkeit eingeschränkten Nieren werden besser durchblutet)
- Endstadium der Linksherzinsuffizienz: Lungenödem und Durchstauung in das rechte Herz (Folge: Globalinsuffizienz)

Vorwärtsversagen (O_2-Unterversorgung im ganzen Körper)

- Leistungsabfall, Müdigkeit, Abgeschlagenheit
- Zyanose
- pektanginöse Beschwerden
- Schwindel, Parästhesien
- Tachykardie
- Organunterversorgung

Diagnose

- Anamnese, Symptome
- schaumiges, evtl. blutiges Sputum (Herzfehlerzellen)
- Herzspitzenstoß nach links außen unten verlagert
- diffuse grobblasige Rasselgeräusche („Kochen auf der Brust")
- Röntgen-Thorax: Herzvergrößerung
- EKG-Veränderungen

Symptome Rechtsherzinsuffizienz.

Rückwärtsversagen (Rückstau in den Körperkreislauf)

- Stau der Jugularvenen und der Zungengrundvenen (obere Einflussstauungen)
- Venenzeichnung im Bereich der Armvenen (Armbeuge)
- Stauungsleber: vergrößert, weich, druckschmerzhaft (bei Zelluntergang evtl. Entwicklung einer kardialen „Zirrhose")
- Aszites
- Splenomegalie
- Stauungsgastritis (Appetitlosigkeit, Meteorismus)
- Stauungsnieren mit Proteinurie
- Nykturie
- Ödeme mit Gewichtszunahme (zunächst im Bereich der Knöchel, der Unterschenkel und am Fußrücken; später auch am Körperstamm: Anasarka-Ödeme)

Vorwärtsversagen (O_2-Unterversorgung im ganzen Körper)

- Müdigkeit, Abgeschlagenheit, Leistungsminderung
- Tachykardie
- Dyspnoe
- Zyanose, Schwindel
- Organunterversorgung

Diagnose

- Anamnese, Symptome
- sichtbare Stauungszeichen
- Herzspitzenstoß nach links außen verlagert
- Röntgen-Thorax: Herzvergrößerung
- EKG-Veränderungen

Spezieller Lernhinweis
Gemeinsame Symptome der Rechts- und Linksherzinsuffizienz sind Nykturie, Tachykardie, Herzvergrößerung und evtl. Pleuraerguss!

Komplikationen Rechts- und Linksherzinsuffizienz

- Herzrhythmusstörungen
- Lungenödem (nur bei Linksherzinsuffizienz)
- Thrombosen
- kardiogener Schock

Therapie Rechts- und Linksherzinsuffizienz

- Behandlung der Grunderkrankung, z. B. Operation bei Herzklappenfehlern
- Medikamente, z. B. bei Entzündungen oder Hypertonie
- Medikamente:
  - zur Entlastung des Herzens (z. B. Diuretika, Vasodilatatoren)
  - zur Steigerung der Kontraktionskraft (z. B. Digitalis, β-Rezeptorantagonisten)
- Herztransplantation

4.5 Angeborene Herzfehler

Definition
Ein angeborener Defekt des Herzens mit eingeschränkter Leistung liegt bei ca. 1 % der Lebendgeborenen vor. Viele Herzfehler werden schon im Babyalter symptomatisch; die meisten angeborenen Herzfehler sind operabel, sodass eine rechtzeitige Diagnosestellung lebensrettend sein kann.

Ursachen. Die kritische Periode der Herz- und Gefäßentwicklung liegt besonders zwischen dem 14. und 60. Tag der Schwangerschaft.

- unbekannt
- genetische Faktoren (z. B. Trisomie 21, Turner-Syndrom)
- Alkoholabusus
- Medikamente (Antiepileptika, Retinoide, Lithium)
- Virusinfekte der Mutter, z. B. Röteln
- Krankheiten der Mutter, z. B. Diabetes mellitus, Phenylketonurie
- O_2-Mangelzustände
- genetisch bedingt/Chromosomenaberrationen

Einteilung der angeborenen Herzfehler

- **Links-rechts-Shunt** (55 %):
  - Vorhofseptumdefekt
  - Ventrikelseptumdefekt
  - offener Ductus Botalli
- **Rechts-links-Shunt** (20 %):
  - Fallot-Tetralogie
- **Herzfehler ohne Shunt** (25 %):
  - Pulmonalklappenstenose
  - Aortenstenose
  - Aortenisthmusstenose
  - Mitralprolaps

Spezieller Lernhinweis

Shunt: Kurzschlussverbindung zwischen arteriellen und venösen Herzteilen bzw. Gefäßschenkeln; die Größe des Shunts bestimmt die Ausprägung der Symptome; kleine Defekte schließen sich in den ersten Lebensjahren oft von selbst. Bei einem großen Shunt-Volumen muss der Defekt vor dem Schulalter operativ verschlossen werden. Nach einer Shunt-Umkehr ist eine Operation nicht mehr möglich.

Pathomechanismus

- **Links-rechts-Shunt:** Kurzschlussverbindung vom Hochdrucksystem des linken Herzens zum Niederdrucksystem des rechten Herzens, entweder durch ein Loch in der Trennwand der Vorhöfe bzw. der Kammern oder durch das Offenbleiben des Ductus arteriosus. Durch den höheren Druck des linken Herzens (bzw. Aorta) gelangt mehr Blut ins rechte Herz und verursacht dort neben einer erheblichen Volumenbelastung auch eine verstärkte Durchblutung der Lungen (pulmonale Hypervolämie). Folge der Volumenbelastung ist eine Rechtsherzinsuffizienz; Folge der pulmonalen Hypertonie ist eine Pulmonalsklerose mit Shunt-Umkehr (Eisenmenger-Reaktion).
- **Rechts-links-Shunt:** Das klinische Bild der Fallot-Tetralogie bestimmt die Pulmonalklappenstenose (s. o.). Venöses Blut gelangt unter Umgehung der Lungengefäße durch den Ventrikelseptumdefekt wieder in den großen Kreislauf.
- **Herzfehler ohne Shunt:** Bei den Herzfehlern ohne Shunt spielt die Rückstausymptomatik des Blutes die Hauptrolle.

4.5.1 Vorhofseptumdefekt

Definition

Dieser ist definiert als abnorme Verbindung zwischen den Herzvorhöfen.

Symptome im Erwachsenenalter. Je nach Ausmaß oft jahrzehntelang beschwerdefrei; bei kleinem Links-rechts-Shunt können Patienten mehr als 5 Jahrzehnte asymptomatisch bleiben.

- beginnend mit Leistungsminderung, Atemnot
- rezidivierende pulmonale Infekte
- Brustschmerzen
- zerebrale Insulte
- Rechtsherzinsuffizienz

Komplikationen

- selten durch Pulmonalsklerose Shunt-Umkehr mit Zyanose
- Herzrhythmusstörungen

Spezieller Lernhinweis

Bei kleinen Vorhofseptumdefekten kommt es bei 80 % der Fälle mit kleinen Defekten zu Spontanverschlüssen.

4.5.2 Ventrikelseptumdefekt

Definition

Hierbei liegt eine (oder mehrere unterschiedlich große) Verbindung(en) innerhalb des Ventrikelseptums vor.

Symptome im Erwachsenenalter. Äußern sich in Abhängigkeit von Defektgröße, Lokalisation und Shunt-Volumen:

- Ein kleiner Defekt verursacht keine Symptome, aber Herzgeräusche „viel Lärm um nichts".
- mittelgroßer/großer Defekt:
  - Wachstums- und Entwicklungsstörungen
  - Leistungsminderung, Belastungsdyspnoe
  - rezidivierende bronchopulmonale Infekte
  - Rhythmusstörungen
  - Rechtsherzinsuffizienz

Komplikationen

- Shunt-Umkehr mit Zyanose

4.5.3 Persistierender Ductus arteriosus (Ductus Botalli)

Definition
Bei diesem bleibt die fetale Verbindung zwischen Aorta und Pulmonalarterie offen.

Symptome im Erwachsenenalter. Die Symptome äußern sich in Abhängigkeit von Shunt-Größe und pulmonalen Widerstandsverhältnissen.

- Kleine Defekte zeigen oft keine Symptome.
- häufig erst ab 3. Dekade bei mittelgroßem und großem Defekt:
  - Belastungsdyspnoe
  - Herzrhythmusstörungen
  - bronchopulmonale Infekte

Komplikationen

- Shunt-Umkehr
- Herzinsuffizienz
- bakterielle Endokarditis

4.5.4 Fallot-Tetralogie

Definition
Es liegt eine Kombination von mehreren Herzfehlern vor:

- Pulmonalklappenstenose
- Rechtsherzhypertrophie (durch die Pulmonalklappenstenose)
- Ventrikelseptumdefekt (hier Rechts-links-Shunt wegen Pulmonalklappenstenose)
- „reitende Aorta" (die Aorta ist rechts verlagert und „reitet" über dem Ventrikelseptumdefekt)
- bei einem zusätzlichen Vorhofseptumdefekt: Fallot-Pentalogie

Symptome

- Blue babies: zentrale Zyanose, Trommelschlegelfinger, Uhrglasnägel (selten vor dem 2. Lj.)
- Polyglobulie (Thrombosegefahr)
- Leistungsminderung
- körperliche Entwicklungsverzögerung
- Belastungsdyspnoe
- Krampf- und Ohnmachtsanfälle durch O_2-Minderversorgung des Gehirns
- typische Hockstellung der Kinder: führt zu erhöhtem Widerstand im großen Kreislauf und steigert die Durchblutung in der Lunge

Komplikationen

- häufigste Todesursache: hypoxämische Anfälle
- arterielle Embolien
- Rechtsherzinsuffizienz meist im Spontanverlauf bei älteren Patienten
- bakterielle Endokarditis

4.5.5 Pulmonalklappenstenose

Definition
Hierbei handelt es sich um eine Stenose der Pulmonalklappe mit der Folge einer Druckbelastung des rechten Ventrikels.

Symptome. Je nach Ausprägung keine oder erst spät:

- Leistungsminderung
- Belastungsdyspnoe
- Zyanose
- Synkopen

Komplikationen

- Rechtsherzinsuffizienz

4.5.6 Aortenstenose

- s. „erworbene Herzfehler" (s. u.)

4.5.7 Mitralprolaps

Definition
Vorwölbung der Mitralklappensegel während der Systole in den linken Vorhof.

Ursache

- Angeborene Fehlbildung (5 % der erwachsenen Bevölkerung)

Symptome

- In der Regel keine
- Palpitationen (Herzaktionen, die vom Patienten als ungewöhnlich schnell, angestrengt oder unregelmäßig wahrgenommen werden)
- Pectanginöse Beschwerden, Stiche und Schmerzen im Thorax
- Evt. Herzrhythmusstörungen

Komplikationen

- Bei ausgeprägten Formen: Mitralklappeninsuffizienz
- Schwere Rhythmusstörungen (plötzlicher Herztod)
- Arterielle Thromboembolie

Diagnose

- Auskultation (mittel-spätsystolischer Klick apikal mit nachfolgendem, hochfrequentem Crescendo-Decresendo Spätsystolikum
- Echokardiografie

Therapie

- Meist kein Therapiebedarf, oft Zufallsbefund
- Operation bei Mitralklappeninsuffizienz

4.5.8 Aortenisthmusstenose

Definition

Hierbei handelt es sich um eine angeborene Verengung im Aortenbogen unterschiedlicher Ausprägung, meist nach der Abzweigung der 3 Gefäße, die Kopf und Arme versorgen. Von den Patienten, die die ersten 2 Jahre überleben, sterben 25 % bis zum 20. Lj., 50 % bis zum 32. Lj., 75 % bis zum 46. Lj.; Patienten, die unbehandelt das Erwachsenenalter erreichen, zeigen eine milde Verlaufsform und können auch beschwerdefrei sein.

Pathomechanismus. Die Aortenisthmusstenose ist bedingt durch eine erhöhte Durchblutung von Kopf und Armen und Minderdurchblutung der unteren Körperhälfte.

Symptome

- warme Hände, kalte Beine
- abgeschwächter bis fehlender Puls der A. femoralis und der Fußpulse
- harter Puls der A. radialis
- Hypotonie der unteren Körperhälfte, Hypertonie der oberen Körperhälfte mit Kopfschmerzen, Nasenbluten, Schwindel
- Spätsymptom: Zeichen der Linksherzinsuffizienz

Komplikationen

- Folgen der Hypertonie
- bakterielle Endokarditis

4.6 Erworbene Herzklappenfehler

Erworbene Herzklappenfehler können sich als Stenose oder Insuffizienz manifestieren. Eine Stenose entsteht meist durch narbige Verwachsungen der Herzklappen, wobei diese nicht weit genug geöffnet werden. Die hieraus resultierende Druckbelastung des Herzens stellt einen ungünstigen Prognosefaktor dar. Eine Insuffizienz entsteht oft durch entzündliche Zerstörung an den Klappenrändern mit dem Problem der Schlussunfähigkeit; Folge ist eine Volumenbelastung mit Pendelblut, die Prognose ist jedoch günstiger als bei einer Stenose. Findet sich an einer Klappe sowohl eine Stenose als auch eine Insuffizienz, so handelt es sich um ein kombiniertes Klappenvitium. In der Mehrzahl der Fälle sind aufgrund einer stärkeren mechanischen Beanspruchung die Klappen des linken Herzens betroffen.

Ursachen

- meist rheumatisches Fieber (Klappenfehler manifestieren sich meist 1–2 Jahrzehnte danach; 80 % Mitralklappe, 20 % Aortenklappe)

- im Rahmen einer koronaren Herzerkrankung
- Klappen des rechten Herzens sind selten betroffen (Ausnahme: bakterielle Endokarditis bei Fixern).
- angeborene Anomalien

4.6.1 Mitralklappenstenose

> **Definition**
> Es liegt eine sich schleichend über Jahre bis Jahrzehnte entwickelnde Stenosierung der Mitralklappe vor.

Pathomechanismus. Durch den geringen Öffnungsdurchmesser der Mitralklappe kommt es zu einem Druckanstieg im linken Vorhof mit Blutrückstau in die Lunge, pulmonaler Hypertonie, Durchstauung ins rechte Herz und Rückstau in den großen Kreislauf.

Symptome. Äußern sich in Abhängigkeit vom Schweregrad der Erkrankung:

Folgen

- der **Drucksteigerung im linken Vorhof**:
  - Vorhofflimmern mit absoluter Arrhythmie und daraus resultierender Thrombenbildung mit Gefahr der arteriellen Embolie
- der **Lungenstauung**:
  - Belastungsdyspnoe
  - Hämoptoe
  - Asthma cardiale mit Herzfehlerzellen
- des **Vorwärtsversagens**:
  - Schwindel, Ohrensausen, verminderte Leistungsfähigkeit, Augenflimmern
  - Hypotonie
  - Mitralbäckchen (typische blau-rote Wangen)
  - Zyanose der Lippen mit Gesichtsblässe
- der **Volumenbelastung des rechten Herzens**:
  - Symptome des Rückstaus in die großen Körpervenen, s. „Rechtsherzinsuffizienz“ (S. 128)

Komplikationen

- arterielle Embolien
- Lungenödem
- bakterielle Endokarditis

4.6.2 Mitralklappeninsuffizienz

> **Definition**
> Die Mitralklappeninsuffizienz ist eine akut oder chronisch auftretende Schlussunfähigkeit der Mitralklappe.

Pathomechanismus. Durch die Schlussunfähigkeit der Mitralklappe kommt es während der Systole zu einem Rückfluss des Blutes in den linken Vorhof (Pendelblut). Vorhof und Kammer hypertrophieren, das Blut staut in die Lungenvenen zurück. Später staut sich das Blut über die Lungengefäße zurück ins rechte Herz.

Symptome. lange ohne klinische Symptomatik, erst bei Versagen des linken Ventrikels entwickeln sich Symptome:

- beginnend mit Dyspnoe, Herzklopfen, nächtlichen Hustenanfälle
- später die Symptome der Mitralklappenstenose (s. o.)

Komplikationen

- kardiale Dekompensation mit Lungenödem
- Thromboembolien bei Vorhofflimmern
- bakterielle Endokarditis

4.6.3 Aortenstenose

> **Definition**
> Es liegt eine Stenose der Aortenklappe vor.

Pathomechanismus. Die Aortenklappenöffnungsfläche ist eingeengt. Dadurch kommt es zu einer Druckbelastung des linken Herzens und zu einer Minderversorgung der Koronarien und des großen Kreislaufes.

Symptome. Die Symptome äußern sich in Abhängigkeit des Schweregrades, oft viele Jahre asymptomatisch.

- schnelle Ermüdbarkeit, Schwindel
- Atemnot
- Synkopen
- Angina pectoris
- Herzrhythmusstörungen
- kleine Blutdruckamplitude
- „Symptome der Linksherzinsuffizienz“ (S. 128).

Komplikationen

- bei körperlicher Belastung Ohnmacht
- plötzlicher Herztod
- Mikroembolien
- Herzrhythmusstörungen

4.6.4 Aorteninsuffizienz

> **Definition**
> Hierbei handelt es sich um eine akut oder chronisch auftretende Schlussunfähigkeit der Aortenklappe.

Pathomechanismus. Durch die Schlussunfähigkeit der Aortenklappe fließt das Blut während der Diastole von der Aorta zurück in die Kammer (Pendelblut). Durch die Volumenbelastung kommt es zur Hypertrophie und zum Rückstau in die Lungenvenen.

Symptome

- große Blutdruckamplitude (hoher systolischer Blutdruck durch das große Schlagvolumen mit niedrigem diastolischem Blutdruck durch den Blutrückfluss)
- Wasserhammerpuls (pulsus celer et altus = schneller Puls mit großen Druckschwankungen)
- pulssynchrones Dröhnen im Kopf
- pulssynchrones Kopfnicken (Musset-Zeichen)
- sichtbare Pulsation der Halsschlagadern
- rasche Ermüdbarkeit, Schwindel

Komplikationen

- bei Dekompensation Zeichen der Linksherzinsuffizienz und Angina pectoris
- Lungenödem
- Bakterielle Endokarditis
- Shuntumkehr
- Embolie

4.7 Diagnostik angeborener und erworbener Herzfehler

Siehe **Tab. 4.4**.

Tab. 4.4 Diagnostik angeborener und erworbener Herzfehler.

	Inspektion	Palpation	Auskultation
Aortenisthmusstenose	rotes Gesicht, blasse Beine, warme Hände	Herzspitzenstoß hebend und verbreitert, nicht verlagert, obere Pulse gut, untere Pulse schwer tastbar, große Blutdruckamplitude	2. Herzton regelrecht gespalten, aortaler Auswurfton
Aortenklappeninsuffizienz	Blässe, pulsatorische Phänomene	Herzspitzenstoß hyperdynam, verbreitert und nach unten und außen verlagert, große Blutdruckamplitude	bei hochgradiger Stenose Abschwächung des Aortenteils des 2. Herztons
Aortenklappenstenose	Blässe	Herzspitzenstoß hebend, verbreitert und nicht verlagert, kleine Blutdruckamplitude, Pulsus tardus et parvus	spindelförmiges raues Systolikum, frühsystolischer Ejektionsklick
Ductus Botalli	Pulsation der A. carotis	große Blutdruckamplitude	diastolisches und systolisches Maschinengeräusch
Mitralklappenstenose	Mitralbäckchen (bläulichrote Wangen)	Herzspitzenstoß vermindert	Mitralöffnungston (MÖT), paukender 1. Herzton, Diastolikum
Mitralklappeninsuffizienz	selten periphere Zyanose	Spitzenstoß verbreitert und nach unten außen verlagert; Puls normal oder absolute Arrhythmie bei Vorhofflimmern	1. leiser Herzton, Systolikum mit Fortleitung in die Axilla
Pulmonalklappenstenose	evtl. Zyanose	hebende Pulsation über dem linken unteren Sternalrand	Systolikum
Ventrikelseptumdefekt	Voussure (Herzbuckel mit sichtbar verstärkter Pulsation)	niedriger Blutdruck, kleine Blutdruckamplitude	Systolikum
Vorhofseptumdefekt	Blässe, graziler Körperbau	niedriger Blutdruck, kleine Blutdruckamplitude	Systolikum

4.8 Entzündungen des Herzens

4.8.1 Rheumatische abakterielle Endokarditis (rheumatisches Fieber)

Definition

Das rheumatische Fieber ist eine spezifische Entzündungsreaktion auf Toxine von Streptokokken der Gruppe A,, die Herz, Gelenke, ZNS, Haut und Subkutangewebe schädigen kann.

Ursachen. Angina tonsillaris und Pharyngitis durch A-Streptokokken verursachen das Rheumatische Fieber. Es ist nicht direkt infektionsbedingt, sondern Folge einer infektinduzierten Autoimmunreaktion (streptokokkenallergische Zweiterkrankung).

Pathomechanismus. Ursache ist ebenfalls eine Poststreptokokkeninfektion, vgl. Glomerulonephritis (S. 98); das gleichzeitige Auftreten beider Erkrankungen ist sehr selten.

Symptome

- **Allgemeinsymptome:**
  - Fieber
  - Kopfschmerzen
  - Schwitzen
- **Hauterscheinungen:**
  - rheumatische subkutane Knötchen
  - Erythema anulare rheumaticum (rosarote Erytheme auf der Bauchdecke)
  - Erythema nodosum
- **Gelenkbeteiligung:**
  - akute „wandernde" Polyarthritis (bevorzugt sind die großen Gelenke befallen, Entzündung „springt" von Gelenk zu Gelenk)
- **Herzbeteiligung:**
  - Pankarditis (Entzündung aller Schichten der Herzwand; die Prognose ist vom Verlauf der Endokarditis abhängig)
- **ZNS-Symptomatik**
  - Chorea minor (neurologische Störungen, z. B. unkontrollierte Bewegung der Hände, Ungeschicklichkeiten; können auch Wochen danach auftauchen)

Spezieller Lernhinweis

Das rheumatische Fieber beißt das Herz und leckt die Gelenke.

Labor

- BSG ↑ ↑, CRP ↑ ↑ (eine normale BSG schließt eine Endokarditis praktisch aus!)
- AST ↑ (im Gegensatz zur einer normalen Streptokokkeninfektion des Oropharynx fällt bei rheumatischem Fieber der Titer nach Abklingen der Infektion nicht ab)

Komplikationen

- Durch die entzündliche Mitbeteiligung der Klappen kommt es zu Klappenfehlern; betroffen sind zu 80 % die Mitralklappe und zu 20 % die Aortenklappe.
- bakterielle Endokarditis

Therapie

- Penicillin
- Antiphlogistika
- Kortikosteroide
- Tonsillektomie, evtl. Sanierung der Zähne
- Rezidivprophylaxe mit Penicillin über mindestens 5 Jahre (maximal bis zum 21. Lj.)

4.8.2 Infektiöse bakterielle Endokarditis

Definition

Hier liegt eine Entzündung der Herzinnenwand und Klappen vor.

Ursachen

- erworbene Klappenfehler (fast immer rheumatisches Fieber, s. o.)

- angeborene Klappenfehler
- selten: Rechtsherzendokarditis (Fixer, Venenkatheter)

Pathomechanismus. Voraussetzung ist fast immer eine Schädigung der Herzklappen. Im Rahmen einer Bakteriämie besiedeln Bakterien (bei Immunschwachen auch Pilze) strömungsfreie Zonen der vorgeschädigten Herzklappen. Normalerweise halten sich Bakterien nur einige Minuten im Blut auf, da sie meist vom Abwehrsystem unschädlich gemacht werden. Die strömungsfreien Zonen bieten den Bakterien die Möglichkeit zur permanenten Vermehrung, sodass eine Sepsis die Folge ist.

Erreger

- Bakterien (50 % Streptokokken, 30 % Staphylokokken, 10 % Enterokokken, 10 % Sonstige)

Symptome

- hohes Fieber, Schüttelfrost, Tachykardie
- starkes Krankheitsgefühl (Schwäche, Appetitlosigkeit, Gewichtsverlust, Arthralgien)
- Herzgeräusche, zunehmende Zeichen der Herzinsuffizienz
- bakterielle Mikroembolien mit der möglichen Folge einer embolischen Herdenzephalitis
- Osler-Knötchen (linsengroße, schmerzhafte Knötchen an Fingern und Zehen)
- Petechien
- Splenomegalie
- Nierenbeteiligung mit glomerulärer Herdnephritis, evtl. Niereninfarkt
- Retinaeinblutungen (Roth-Flecken)

Komplikationen

- evtl. Klappenperforation oder -abriss
- unbehandelt i. d. R. letal endend

Therapie

- Antibiotika

4.8.3 Subakute bakterielle Endokarditis (Endocarditis lenta)

> **Definition**
> Hierbei handelt es sich um eine Entzündung der Herzinnenwand und der Klappen mit langsamem, schleichendem Verlauf und schwieriger Diagnosestellung.

Ursachen

- s. „infektiöse bakterielle Endokarditis" (s. o.)
- 80 % α-hämolysierender Streptococcus viridans salivarius (befindet sich physiologisch in der Mundschleimhaut und kann z. B. bei Zahnextraktionen ins Blut gelangen)

Symptome

- wenig eindrucksvoller Verlauf
- Leitsymptom: unklares Fieber, später zunehmende Herzinsuffizienz

Therapie

- Antibiotika

4.8.4 Myokarditis

> **Definition**
> Die Myokarditis ist eine Entzündung des Herzmuskels.

Ursachen

- infektiös:
  - meist Virusinfektionen (Coxsackie B, Influenza, Echo- und Adenoviren), 50 % der Fälle
  - Bakterien (Staphylokokken, β-hämolysierende Streptokokken Gruppe A, Enterokokken, Borrelia burgdorferi)
  - als Komplikation bei Diphtherie, Typhus, Tuberkulose, Lues, Brucellosen
  - Pilze bei Abwehrgeschwächten
  - Protozoen
  - Parasiten

- nicht infektiös:
  - akutes rheumatisches Fieber
  - Kollagenosen
  - Vaskulitiden

Symptome. Beschwerdebild völlig unspezifisch, evtl. asymptomatische oder milde Verläufe bis zu fulminanten Verläufen mit tödlichem Ausgang

- Müdigkeit, Schwächegefühl, Herzklopfen
- Rhythmusstörungen; Patient verspürt Herzstolpern: „Extrasystolen" (S. 126)
- klinische Zeichen einer Herzinsuffizienz (Herzvergrößerung durch Entzündung)

Labor

- BSG ↑, CRP ↑
- Gesamt-CK ↑, CK-MB ↑
- evtl. Antikörper ↑

Komplikationen

- akute Herzinsuffizienz
- plötzlicher Herztod (v. a. bei großer Belastung, z. B. bei Leistungssportlern)

Therapie

- meist symptomatisch (Bekämpfung von Herzinsuffizienz und Rhythmusstörungen)
- Antibiotika
- strenge Bettruhe

> **Spezieller Lernhinweis**
> Die virusbedingte Myokarditits tritt ca. 14 Tage nach einem grippalen Infekt auf. Sportler, die nach ihrer Erkrankung zu früh ihr Training wieder aufnehmen, können von einem akuten Herzstillstand betroffen sein.

4.8.5 Akute Perikarditis

> **Definition**
> Hierbei handelt es sich um eine Entzündung des Herzbeutels.

Ursachen

- unbekannt
- meist Viren (s. „Myokarditis", s. o.)
- selten Bakterien (Pneumokokken, Mycobacterium tuberculosis, Staphylokokken)
- Autoimmunprozesse (systemischer Lupus erythematodes)
- Allergien
- Postmyokardinfarktsyndrom
- Stoffwechselentgleisungen (Urämie, Coma diabeticum, Addison-Krise)
- akutes rheumatisches Fieber
- Tumorperikarditis (infiltratives Wachstum oder Metastasierung: Bronchial-, Mamma-, Ösophaguskarzinom etc.)

Pericarditis sicca (trockene, fibrinöse Perikarditis)

Diese steht am Beginn und am Ende einer akuten Perikarditis.

Symptome

- retrosternaler, stechender Schmerz (Besserung, wenn Patient sich nach vorne beugt)
- Dyspnoe, Leistungsknick
- atemunabhängiger Schmerz
- Nachtschweiß
- Symptome einer beginnenden Herzinsuffizienz

Untersuchungsbefunde

- Perkussion: Herzdämpfung normal
- Auskultation: herzschlagsynchrones Reibegeräusch („Lederknarren")
- EKG-Veränderungen
- Röntgen: Zottenherz

Pericarditis exsudativa (feuchte Perikarditis)

Der Zwischenraum des Epikards/Perikards füllt sich mit Flüssigkeit; Folge ist eine verminderte Auswurfleistung des Herzens.

Symptome

- Der Schmerz wird abgelöst durch dumpfes Druck- und Engegefühl.

- Einflussstauungen (gestaute Jugularvenen, Zungengrundvenen, Leberkapselspannung mit Oberbauchschmerz)
- Auswurfbehinderung (Lungenödem, Dyspnoe, Zyanose)
- Rhythmusstörungen (behinderte Diastole)

Komplikationen

- Herzbeuteltamponade (Gefahr eines kardiogenen Schocks durch große Exsudatmengen)

Untersuchungsbefunde

- Herzspitzenstoß kann nicht gefühlt werden.
- Herzdämpfung vergrößert
- abgeschwächte Herztöne
- niedriger Blutdruck
- Röntgen: Bocksbeutelform

Therapie

- Antibiotika
- symptomatisch

4.8.6 Chronisch konstriktive Perikarditis

> **Definition**
> Hierbei handelt es sich um narbige Folgezustände der akuten Perikarditis durch geschrumpften, z. T. mit Kalkspangen durchsetzten Herzbeutel (Panzerherz).

Ursachen

- s. „akute Perikarditis" (s. o.)

Symptome

- erhebliche Dilatationseinschränkung
- Globalinsuffizienz, s. „Symptome der Links- und Rechtsherzinsuffizienz" (S. 128)

Diagnose

- evtl. leise Herztöne, evtl. 3. Herzton

Therapie

- operative Entschwielung des Herzens
- Perikardektomie

4.9 Erkrankungen des arteriellen Systems

4.9.1 Arterielle Hypertonie

> **Definition**
> Eine Hypertonie ist die Folge eines erhöhten Herzzeitvolumens, eines erhöhten peripheren Widerstandes oder beider Faktoren (Blutdruck = Herzzeitvolumen × Gefäßwiderstand; **Tab. 4.5**).

Tab. 4.5 Blutdruckdefinitionen (nach den Leitlinien der ESH 2007).

Normalbereich	systolisch (mmHg)	diastolisch (mmHg)
optimal	< 120 und	< 80
normal	120–129 und/oder	80–84
hoch normal	130–139 und/oder	85–89
Hypertonie Grad 1	140–159 und/oder	90–99
Hypertonie Grad 2	160–179 und/oder	100–109
Hypertonie Grad 3	≥ 180 und/oder	> 110
isolierte systolische Hypertonie	≥ 140 und	< 90

> **Spezieller Lernhinweis**
> Ergänzend sind an dieser Stelle die Blutdruckwerte bei Kindern im Ruhezustand aufgeführt (**Tab. 4.6**).

Ursachen.

Primäre (essenzielle) Hypertonie

- unbekannt (ca. 90 %)

Sekundäre (symptomatische) Hypertonie (ca. 10 %)

- renale Hypertonie:
  - Nierenarterienstenose
  - Glomerulonephritis
- endokrine Hypertonie:
  - Hyperaldosteronismus
  - Phäochromozytom
  - Cushing-Syndrom
  - Akromegalie
  - androgenitales Syndrom
- andere sekundäre Hypertonieformen:
  - Aortenisthmusstenose
  - Schlafapnoe-Syndrom
  - medikamentös induziert (Ovulationshemmer, Kortikosteroide, EPO, NSAR, Lakritze, Kokain, Amphetamin)
  - Schwangerschaft

Symptome. können längere Zeit fehlen

- typisch: frühmorgendlicher Kopfschmerz (besonders im Bereich des Hinterkopfes)
- bei nächtlicher Hypertonie: Schlafstörungen
- Schwindel
- Ohrensausen
- Nasenbluten
- Nervosität, vasomotorische Labilität
- Präkordialschmerz
- Herzklopfen
- Belastungsdyspnoe

Komplikationen

- hypertensive Krise
- frühzeitige Arteriosklerose
- durch die Hypertonie bedingte Gefäßveränderung am Augenhintergrund
- Linksherzinsuffizienz, KHK
- zerebrale Ischämie und Hirninfarkt, hypertonische Massenblutungen
- hypertensive Nephropathie
- Bauchaortenaneurysma
- Aortendissektion
- maligne Hypertonie (diastolischer Blutdruck > 120–130 mmHg, dadurch schwere Schäden des Augenhintergrundes, Niereninsuffizienz)

Diagnose

- Zur Diagnosestellung „Hypertonie“ sollte die Messung 3 × zu mindestens 2 unterschiedlichen Zeitpunkten stattfinden.
- Selbstmessung durch den Patienten
- ambulante Langzeitblutdruckmessung (24 h)
- Blutdruckmessung unter definierter Belastung

Tab. 4.6 Blutdruckwerte bei Kindern im Ruhezustand.

Alter	systolisch (mmHg)	diastolisch (mmHg)
Neugeborene	65–75	34–54
1. Lj.	65–120	50–80
4. Lj.	80–120	55–80
8. Lj.	85–120	50–70
12. Lj.	100–130	50–70
Erwachsene	110–140	70–90

Therapie

- Basistherapie:
  - Gewichtsnormalisierung, salzarme Diät, mediterrane Kost, Weglassen hypertoniebegünstigender Medikamente
  - Regulierung der Lebensweise (kein Kaffee, Rauchen einstellen, Alkoholkonsum reduzieren)
  - dynamisches Ausdauertraining
  - Beseitung bzw. Behandlung anderer kardiovaskulärer Risikofaktoren (z. B. Hypercholesterinämie)
- medikamentöse Therapie: Thiazide, β-Blocker, ACE-Hemmer, Angiotensin-Rezeptor-Blocker, Kalziumantagonisten

Merke

Durch Ausschöpfung der genannten Allgemeinmaßnahmen lassen sich 25 % der leichten Hypertonien (Schweregrad 1) normalisieren.

4.9.2 Hypertensive Krise

Definition

Eine hypertensive Krise ist ein plötzlich auftretender, lebensbedrohlicher Anstieg des diastolischen und systolischen Blutdrucks (häufig > 230/120 mmHg).

Ursachen

- unbekannt

Symptome

- Kopfschmerzen
- Schwindel
- Nasenbluten
- Sehstörungen
- Tinnitus
- evtl. Bewusstseinseintrübung bis Bewusstlosigkeit

Komplikationen

- akute Herzinsuffizienz, KHK
- Nephropathie, akute Niereninsuffizienz
- Lungenödem
- Bauchaortenaneurysma
- Aortendissektion
- Apoplex, hypertone Massenblutungen

4.9.3 Chronisch-arterielle Hypotonie

Definition laut WHO

Von einer chronisch-arteriellen Hypotonie spricht man ab einem systolischen Wert < 100 mmHg.

Ursachen.

Primäre (essenzielle) Hypotonie

- unbekannt (häufig junge Frauen von leptosomen Habitus, familäre Häufung wird beobachtet, gilt als keine Krankheit)

Sekundäre Hypotonie

- medikamentös induziert (z. B. Psychopharmaka, Diuretika etc.)
- endokrin bedingt: Hypothyreose, Nebenniereninsuffizienz, Hypophysenvorderlappeninsuffizenz, Hypoaldosteronismus
- kardiovaskulär bedingt: Aortenstenose, Herzinsuffizienz, Rhythmusstörungen u. a.
- Immobilisation, lange Bettlägerigkeit, nach Infektionskrankheiten
- Hypovolämie und Hyponatriämie anderer Genese

Symptome. Eine arterielle Hypotonie hat meist keinen Krankheitswert; Ausnahme bei zerebraler Minderdurchblutung:

- Nachlassen der Leistungsfähigkeit
- lange morgendliche Anlaufzeit
- Müdigkeit, Konzentrations- und Leistungsstörungen

- depressive Verstimmung, innere Unruhe, Schlafstörungen
- kalte Hände und Füße

Therapie. bei Hypotoniewerten ohne klinische Symptome: keine Therapie

- langsames Aufstehen nach Bettruhe
- Kreislauftraining, Kneipp-Bäder, Massagen
- vermehrte Kochsalzzufuhr, vermehrte Flüssigkeitszufuhr
- Kompressionsstrumpf(hosen)
- Medikamente

4.9.4 Aneurysma

> **Definition**
> Ein Aneurysma ist eine umschriebene Ausweitung eines arteriellen Blutgefäßes.
> Man unterscheidet verschiedene Formen:
> - **Aneurysma verum:** Aussackung aller 3 Gefäßwandschichten
> - **Aneurysma spurium:** Nach Gefäßverletzung tritt Blut aus und bildet ein Hämatom um das Gefäß. Dieses wird narbig umgebaut und bildet dann die Aneurysmawand.
> - **Aneurysma dissecans:** Infolge eines Intimarisses kommt es zu einer intramuralen Einblutung in die Media mit Bildung eines 2. falschen Aortenlumens, das sich nach distal und proximal ausweiten kann.

Ursachen

- angeborene Fehlbildungen (v. a. im Bereich der Hirnbasisarterien)
- Arteriosklerose
- Entzündungen (rheumatisches Fieber, Panarteriitis nodosa)
- Infektionen (Syphilis)
- Marfan-Syndrom

Symptome. meist keine (häufig Zufallsbefund)

- evtl. Kompressionserscheinung
- evtl. Pulsationsphänomene
- bei großen Aneurysmen Schmerzen infolge Durchblutungsstörungen durch zunehmende Thrombosierung

Komplikationen

- Ruptur (beim Aortenaneurysma kann der Patient innerhalb von 10 min verbluten)
- Thrombose (Durchblutung der nachgeschalteten Organe ist gefährdet)
- arterielle Embolie

Therapie

- Behandlung der Grunderkrankung
- chirurgische Entfernung
- Überbrückung des aneurysmatischen Gefäßabschnittes

4.9.5 Arteriosklerose

> **Definition**
> Diese krankhafte Veränderung von Arterien geht einher mit Verhärtung, Verdickung und Elastizitätsverlust sowie Lumeneinengung.

Risikofaktoren

- LDL-Cholesterinerhöhung, HDL-Cholesterinerniedrigung
- arterielle Hypertonie
- Diabetes mellitus
- Nikotinabusus
- KHK/Herzinfarkte bei erstgradigen Familienangehörigen vor dem 55 Lj. (m) bzw. vor dem 65 Lj. (w)
- Lebensalter
- andere Risikofaktoren:
  - atherogene Diät (protektiv ist die mediterrane Diät)
  - Adipositas
  - körperliche Inaktivität u. a.

Spezieller Lernhinweis

Unterschiedliche Studien weisen auf weitere Risikofaktoren hin: Hyperurikämie sowie angeborene Fettstoffwechselstörungen, Schilddrüsenstörungen und Autoimmunerkrankungen, die mit einer Vaskulitis einhergehen (v. a. bei jüngeren Patienten).

Pathomechanismus (nicht eindeutig geklärt). Veränderungen des Gefäßinhalts bewirken Läsionen des Epithels. Nach Gefäßwandschädigung kommt es zu Ablagerungen von Fetten, Mineralien, Proteinen. Das umliegende Gewebe beginnt mit diesen Ablagerungen zu verwachsen, es entstehen Wucherungen und Verkalkung. Folge ist eine Verengung des Lumens und Elastizitätsverlust.

Symptome. Symptome der Mangeldurchblutung, z. B.

- blasse Extremitäten
- Funktionsverlust von Organen

Komplikationen

- Angina pectoris
- Herzinfarkt
- Apoplex
- periphere arterielle Verschlusskrankheit (pAVK)
- allgemeine Organinsuffizienz

Therapie. Risikofaktoren beseitigen:

- Rauchverbot
- Gewichtsnormalisierung
- optimale Einstellung von Blutzucker, Blutdruck und Blutfettwerten

4.9.6 Periphere arterielle Verschlusskrankheit (pAVK)

Chronischer peripherer arterieller Verschluss

Definition

Hierbei handelt es sich um eine chronische Durchblutungsstörung meist der Beine durch Einengung des Gefäßlumens.

Ursachen

- Arteriosklerose (95 %, Risikofaktoren s. o.)
- Thrombangiitis obliterans (chronisch-entzündliche Gefäßerkrankung: Raucherkrankheit)
- Panarteriitis nodosa (Autoimmunerkrankung)

Stadien. Die Einteilung erfolgt nach Fontaine-Ratschow (**Tab. 4.7**).

Tab. 4.7 Stadieneinteilung nach Fontaine-Ratschow.

Einteilung	Beschreibung
Stadium I	Beschwerdefreiheit
Stadium II	Belastungsschmerz (Claudicatio intermittens, Schaufensterkrankheit; es handelt sich um ischämische Muskelschmerzen, die unter Belastung reproduzierbar sind und beim Stehenbleiben bzw. in Ruhe verschwinden)
Stadium II a	beschwerdefreie Gehstrecke > 200 m
Stadium II b	beschwerdefreie Gehstrecke < 200 m
Stadium III	ischämischer Ruheschmerz der Muskulatur
Stadium IV	zusätzlich Nekrose/Gangrän/Ulkus

Symptome

- Parästhesien
- Kälteempfinden
- blasse oder zyanotische Haut
- Wundheilungsstörungen, Pilzerkrankungen
- abgeschwächte bis fehlende Pulse
- Ratschow-Lagerungsprobe positiv

Komplikationen

- Nekrose
- Gangrän

Therapie

- Basistherapie: Risikofaktoren einer Arteriosklerose beseitigen
- Gehtraining: Ergotherapie
- Medikamente
- Revaskulisierungsmaßnahmen
- Wund- und Infektbehandlung
- Ballondilatation
- ggf. Amputation

Akuter peripherer arterieller Verschluss

Definition

Darunter versteht man den plötzlichen Verschluss einer Arterie der Extremitäten durch einen Embolus.

Spezieller Lernhinweis

Arterielle Verschlüsse können sich an vielen anderen Stellen manifestieren: z. B. in Gehirn, Nieren, Milz, Mesenterium.

Ursachen

- Zu 90 % ist das Herz die Emboliequelle (Zustand nach Herzinfarkt, Vorhofflimmern).
- Abreißen von arteriosklerotischen Plaques

Symptome

- komplettes Ischämiesyndrom

Spezieller Lernhinweis

6 × „P“:

1. „pain“ (plötzlicher Schmerz; Lokalisation: distal der Stenose)
2. „paleness“ (Blässe)
3. „paresthesia“ (Missempfindung)
4. „pulslessness“ (Pulslosigkeit)
5. „paralysis“ (Bewegungsunfähigkeit)
6. „prostration“ (Schock)

Komplikation

- irreversible Nekrose

Therapie

Cave

Notfall! Maßnahmen zur Grundversorgung, s. pAVK **Tab. 20.10**.

- Thrombektomie
- Lysetherapie

4.9.7 Arteriitis temporalis (Morbus Horton, Horton-Magath-Brown-Syndrom)

Definition

Diese entzündliche und granulomatöse Gefäßveränderung betrifft hauptsächlich die Äste der A. carotis, v. a. die A. temporalis.

Ursachen

- unbekannt
- evtl. Autoimmunprozess durch Virusinfektionen ausgelöst
- meist nach dem 50. Lj. auftretend, m:w = 1:2

Symptome

- Frühsymptome:
  - allgemeines Krankheitsgefühl
  - Übelkeit
  - Muskelschmerz

- Allgemeinsymptome:
  - Fieber
  - Schläfenkopfschmerzen (halbseitig)
  - Schmerzen beim Kauen
  - Sehstörungen, plötzliches Erblinden, 50 % (Durchblutungsstörung der Netzhaut), Augenschmerzen
  - geschwollene, geschlängelte, pulslose aber druckschmerzhafte Schläfenarterien
  - arterielle Hypertonie
- evtl. Polymyalgia rheumatica (symmetrische heftige Schmerzen im Schulter und/oder Beckengürtel)

Komplikationen
- plötzliche Erblindung
- Apoplex

Labor
- BSG ↑, Leukozyten ↑, CRP ↑
- Erythrozyten ↓

Therapie
- Glukokortikoide
- Immunsuppressiva

4.9.8 Migräne

Definition

Die Migräne geht einher mit anfallsartigen, rezidivierenden, meist einseitig und pulsierend auftretenden Kopfschmerzen, die oft in den frühen Morgenstunden beginnen und Stunden bis Tage andauern können.

Ursachen
- unbekannt
- evtl. positive Familienanamnese

Auslösende Faktoren
- hormonelle Änderungen
- Umwelt- und Klimaeinflüsse
- bestimmte Nahrungs- und Genussmittel
- Medikamente
- psychische Belastung

Pathomechanismus (nicht genau geklärt). Durch entsprechende Hormonfreisetzung oder durch nervale Einflüsse kommt es erst zu einer Vasokonstriktion, dann zu einer Vasodilatation der Hirnarterien, u. a. auch im Bereich der Meningen.

Symptome
- meist schmerzfreie Prodromalphase (Dauer: 20–30 min) mit Augensymptomen: Sehstörungen, Flimmern, Funkensehen, Gesichtsfeldeinschränkungen
- Schwindel, Parästhesien
- starke, meist einseitige Kopfschmerzen
- starke Reizempfindlichkeit (Patienten liegen im abgedunkelten, ruhigen Zimmer)

Therapie
- im akuten Anfall nicht steroidale Antiphlogistika
- Ausschalten anfallsfördernder Faktoren
- β-Rezeptorblocker

4.9.9 Subclavia-Anzapf-Syndrom (Subclavian-steal-Syndrom)

Definition

Eine Stenose der A. subclavia verursacht nach intensiver Muskeltätigkeit eines Armes eine zerebrale Minderdurchblutung.

Pathomechanismus. Steigt der Blutbedarf des Armes durch mechanische Beanspruchung, wird Blut aus dem Stromgebiet der A. vertebralis (im Stammhirn) abgezapft. Folge ist eine zerebrale Minderperfusion evtl. mit Bewusstlosigkeit.

Symptome
- Schwindel
- Gleichgewichtsstörungen
- evtl. Bewusstlosigkeit
- auf der betroffenen Armseite: deutlich niedriger Blutdruck
- Nach Beendigung der Muskelanstrengung des Armes bilden sich alle Symptome zurück.

Therapie
- Ballondilatation
- Bypass

4.9.10 Raynaudsyndrom

Definition
Gefäßerkrankung, welche infolge von Gefäßspasmen eine Minderdurchblutung an den Fingern und Zehen hervorruft.

Ursachen
- Primäres Raynaudsyndrom: unbekannt
- Sekundäres Raynaudsyndrom: Autoimmunerkrankungen, Gefäßerkrankungen, Traumata, Überlastungen, Gifte, Medikamante

Symptome
- Akut auftretende Blässe und Zyanose der Finger und Zehen; danach Reaktive Hyperämie mit Rötung, Kribbeln = Trikolore-Phänomen: weiß-blau-rot
- Schmerzen

Komplikationen
- Trophische Störungen
- Nekrosebildung

Therapie
- Akren erwärmen
- Medikamente

4.10 Erkrankungen des venösen Systems

4.10.1 Varizen/Varikosis (Krampfadern)

Definition
Varizen sind unregelmäßig geschlängelte und erweiterte oberflächliche Venen, am häufigsten an den Beinen auftretend. Betroffen sind ca. 20 % der Erwachsenen, Erstmanifestation meist im 3. Lebensjahrzehnt, w:m = 3:1. Je nach Lokalisation unterscheidet man:
- Stamm- und Seitenastvarizen: bevorzugt an der medialen Ober- und Unterschenkelseite (am häufigsten)
- retikuläre Varizen: bevorzugt in der Kniekehle und an der Außenseite von Ober- und Unterschenkel
- Besenreiservarizen: bevorzugt am Oberschenkel dorsal

Ursachen
- genetisch bedingt
- Alter
- hormoneller Einfluss bei Frauen (z. B. Schwangerschaft)
- stehende oder sitzende Tätigket
- evtl. Übergewicht

Symptome. in leichten Fällen keine Beschwerden
- Müdigkeits-, Schwere- und Spannungsgefühl in den Beinen (Besserung im Liegen und bei Bewegung)
- Neigung zu abendlichen Knöchelödemen
- nächtliche Fuß- und Wadenkrämpfe
- evtl. Juckreiz und Druckgefühl über insuffizenten Perforansvenen

Merke
Die Symptomatik venöser Erkrankungen nimmt gegen Abend, nach langem Sitzen, Stehen oder bei warmen Wetter zu; nicht jedoch nach längerem Gehen wie z. B. bei der pAVK (S. 143).

Komplikationen

- Thrombophlebitis
- Phlebothrombose
- chronisch-venöse Insuffizienz mit Ulcus cruris

Therapie

- Liegen oder Gehen (nicht Sitzen oder Stehen)
- Sport (nicht fuß- oder beinbelastend)
- Wechselduschen
- Rosskastanie, Ginkgo, Steinklee
- Kompressionsstrümpfe
- evtl. Verödung (Extraktion)
- Venenstripping
- Lasertherapie
- Sklerosierung von Venen durch Injektionsbehandlung bei retikulären Varizen und Besenreisern

4.10.2 Chronisch-venöse Insuffizienz

Definition

Darunter versteht man eine venöse Hypertonie im Stehen mit Venen- und Hautveränderungen.

Ursachen

- meist postthrombotisches Syndrom
- venöse Hypertonie bei primärer Varikose
- angeborene Defekte/Fehlen der Venenklappen

Pathomechanismus. Die persistierende venöse Hypertonie führt hämodynamisch zu einer gestörten Rückfiltration mit Zunahme der Gewebeflüssigkeit. Damit einher geht eine gestörte Mikrozirkulation, die eine Gewebshypoxie zur Folge hat. Die Lymphgefäße können die vermehrte Flüssigkeitslast nicht mehr abtransportieren, es entwickelt sich ein sichtbares Ödem; aufgrund der gestörten Mikrozirkulation kommt es zu Haut- und Gewebsdefekten.

Symptome. Lokalisation meist am medialen Knöchel

- zunächst tagsüber, später auch nächtliche Ödembildung
- Verdickung und Fibrosierung der Haut und des Unterhautfettgewebes
- Hyperpigmentierung
- Ekzem, Hypodermitis (abakterielle Entzündung)
- depigmentierte atrophische Hautbezirke
- Thrombosierung der Kapillarstrombahn
- Athropie und Ulzeration der Haut (florierendes oder abgeheiltes Ulcus cruris)

Komplikation

- Erysipel
- arthrogenes Stauungsyndrom (Einschränkung der Sprunggelenkbeweglichkeit)

Therapie

- s. „Varikosis“ (s. o.)
- Kompressionstherapie
- Therapie eines Ulcus cruris

Merke

Sitzen mit abgeknickten Beinen und Stehen behindert den venösen Abfluss. Liegen und Laufen fördert den venösen Abfluss.

Spezieller Lernhinweis

Postthrombotisches Syndrom: Es handelt sich um eine Spätkomplikation einer tiefen Bein- und Beckenvenenthrombose (30 %). Nach ca. 1 Woche kommt es zu einer Organisation des Thrombus, indem er mithilfe von kollagenen Fasern fest mit der Gefäßwand verwoben wird. Meist erfolgt dann ein proteolytischer Abbau des Gerinnsels mit bindegewebiger Organisation. Die entstehenden Hohlräume werden endothelisiert und kapillarisiert. Es entsteht schließlich wieder ein durchgängiges Venensegment mit verdickter, wenig dehnbarer Venenwand. Die Klappen werden allerdings im Rahmen des Organisationsprozesses zerstört bzw. funktionsuntüchtig. Folge ist eine persistierende Hypertonie beim Gehen.

Ulcus cruris: Unterschenkelgeschwür; „offenes Bein“; Hautdefekt am Unterschenkel, der mindestens bis in die Lederhaut reicht. Einzeln oder mehrfach auftretend, in 85 % der Fälle venös, seltener arteriell bedingt (**Tab. 4.8**). Kombinierte Formen kommen vor (Ulcus mixtum).

Tab. 4.8 Differenzialdiagnose chronisch-venöses bzw. arterielles Unterschenkelgeschwür.

	chronisch-venöses Ulcus cruris	arterielles Ulcus cruris
bevorzugte Lokalisation	Innenknöchel, medialer Unterschenkel	Druckstellen (z. B. Ferse, Zehen)
beobachtbare Veränderung	Stauungsdermatose, evtl. Ödeme	kühle Haut, evtl. livide verfärbt, Fußpulse meist fehlend
Schmerzen	evtl. Spannungsgefühl	ja

4.10.3 Oberflächliche Thrombophlebitis

Definition

Hierbei kommt es zur Entzündung oberflächlicher Venen mit thrombotischer Verlegung der betroffenen Venen.

Ursachen

- vorbestehende Varizen zu 90 % an den Beinen (Entzündungsprozess wird ausgelöst durch Mikrotraumen)
- infizierte Venenkatheter (meist an den Armen durch Infusionen oder Injektionen) u. a.

Symptome

- Rötung, Schmerz, Überwärmung, Schwellung, Funktionseinschränkung (im Gegensatz zur Phlebothrombose keine Schwellung der Gesamtextremität, 90 % des Blutes fließt über die Perforantes in die tiefen Venen ab)
- schmerzhaft tastbarer, bläulich verfärbter Venenstrang

Komplikationen

- Im Falle insuffizienter Perforansvenen breitet sich die Entzündung auf die tiefen Venen aus.
- selten bakterielle Infizierung, Sepsis

Therapie

- Bewegung (Bettruhe ist kontraindiziert)
- Stützstrümpfe/Kompressionsverband
- evtl. Stichinzision
- evtl. Heparin

4.10.4 Tiefe Venenthrombose

Definition

Eine Thrombose der tiefen Bein- und Beckenvenen geht einher mit der Gefahr einer Lungenembolie und postthrombotischem Syndrom mit chronisch-venöser Insuffizienz.

Ursachen. Virchow-Trias:

- Veränderung der **Blutzusammensetzung**:
  - Mangel an Gerinnungshemmstoffen: z. B. Antithrombin III
  - Östrogentherapie
  - Pille und Rauchen
  - Schwangerschaft
  - erhöhte Blutviskosität
- Veränderung der **Blutströmung**:
  - Immobilisation, lange Bettlägerigkeit
  - Flugzeugthrombose (Abknicken der V. poplitea)
  - Herzinsuffizienz, Herzinfarkt
  - hohes Lebensalter
  - Adipositas
  - Operationen
  - Varizen
- **Gefäßwandschäden**:
  - nach Operationen
  - Frakturen
  - Entzündungen/Tumoren

Symptome. Oft keine, Lungenembolie kann 1. Symptom sein

- Schwere-/Spannungsgefühl
- ziehende Schmerzen wie Muskelkater
- Überwärmung, Schwellung (Umfangsdifferenz)

- Glanzhaut
- evtl. Fieber, Leukozytose, BSG ↑
- Pratt-Warnvenen (Kollateralbildung an der Schienbeinkante)
- Druckempfindlichkeit im Verlauf der tiefen Venen
- Oberschenkel-, Hüft- oder Wadenschmerz bei Dorsalflexion im Sprunggelenk (Homans-Zeichen)
- Schmerz bei Druck auf die mediale Fußsohle (Payr-Zeichen)
- Wadenkompressionsschmerz (Meyer-Zeichen)

Komplikationen

- Lungenembolie
- postthrombotisches Syndrom (Blut fließt rückwärts über Perforantes zu den oberflächlichen Venen: sekundäre Varikosis) und chronisch-venöse Insuffizienz
- Thromboserezidiv

Therapie

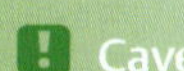

Notfall! Maßnahmen zur Grundversorgung, s. tiefe Venenthrombose **Tab. 20.10**.

- Thrombolyse, Thrombektomie
- Kompression
- Operation
- Heparin

Spezieller Lernhinweis

Tod (Exitus letalis)

Dieser ist definiert als Ende des Lebens eines Individuums einhergehend mit dem endgültigen Versagen aller lebenserhaltenden Vorgänge, man unterscheidet den klinischen Tod, den Hirntod und den biologischen Tod

- sichere Todeszeichen:
  - Totenflecken (Livores)
  - Leichenstarre (Rigor mortis)
  - Autolyse und Fäulnis
- unsichere Todeszeichen:
  - Hautblässe
  - Radialispuls nicht tastbar
  - Areflexie
  - Abkühlung der Extremitäten
  - keine erkennbare Atmung
  - Herztöne auskultatorisch nicht wahrnehmbar

Klinischer Tod

Vom klinischen Tod spricht man, wenn es sich um einen reversiblen (durch Wiederbelebungsmaßnahmen) Kreislaufstillstand mit folgenden Kennzeichen handelt:

- fehlende Atmung
- fehlende Karotispulsation
- maximale Erweiterung der Pupillen
- blassgraue, zyanotische Verfärbung der Haut

Hirntod

Der Hirntod ist ein vollständiger und irreversibler Zusammenbruch der Gesamtfunktion des Gehirns. Kreislauffunktion und Atmung können künstlich aufrechterhalten werden.

Kriterien des Hirntodes:

- tiefe Bewusstlosigkeit
- Ausfall der Spontanatmumg (Apnoetest)
- Fehlen bestimmter Reflexe
- lichtstarre Pupillen
- fehlende Reaktion auf Schmerzreize

Diese Ausfallerscheinungen gelten als beweisend, wenn sie bei primärer Schädigung mindestens 12 h, bei sekundärer Hirnschädigung 3 Tage lang bestehen; über das EEG sollte über 30 min eine Nulllinie registriert werden.

Biologischer Tod

Der biologische Tod liegt vor beim Ende aller Organ- und Zellfunktionen.

Kriterien:

- s. „sichere Todeszeichen" (s. o.)

4.11 Pharmaka: Herz, Kreislauf- und Gefäßsystem

Tab. 4.9 Wichtige Arzneimittel bei Erkrankungen des Herzens, Kreislauf- und Gefäßsystems.

Medikamentengruppe	Wirkstoff (Handelsname) - *Beispiele*	Wirkung	Anwendung
Nitrate und Molsidomin	• Nitroglyzerin = Glyceroltrinitrat (Corangin Nitrospray, Nitrolingual, Nitroderm) • Isosorbiddinitrat = ISDN (Isoket, ISDN-ratio)	senken den Tonus der Gefäßmuskulatur mit der Folge der Vasodilatation und senken des Blutdrucks; die zum Herzen führenden Venen können dadurch mehr Blut aufnehmen, mit der Folge der Blutflussreduzierung zum Herzen **Nebenwirkungen:** Kopfschmerzen, Blutdruckabfall, Schwindel	• akuter Angina Pectoris Anfall • Linksherzinsuffizienz • hypertensive Krise
Beta-Blocker	• Atenolol (Tenormin, Atenolol-ratio) • Metoprolol (Beloc zok, Metoprolol-ratio)	blockieren β-Adrenorezeptoren, welche sich in hoher Dichte im Herzen und in der Muskulatur der Gefäße befinden; Adrenalin und Noradrenalin können nicht mehr andocken, so dass der stimulierende Effekt des Sympathikus gedämpft wird; Folge ist eine verminderte Herzfrequenz und ein Sinken des Blutdrucks **Nebenwirkung:** Bradykardie	• KHK • akutes Koronarsyndrom • Herzinsuffizienz • tachykarde Rhythmusstörungen • arterielle Hypertonie
Kalziumantagonisten	• Nifedipin (Adalat, Nifedipin-ratio) • Nitrendipin (Bayotensin) • Nisoldipin (Baymycard) • Verapamil (Isoptin, Verapamil-ratio)	Kalziumantagonisten verringern den Einstrom von Kalzium in die Zelle. Dieser Einstrom wird für die Kontraktion der Muskelzellen benötigt. Am Herzen kommt es zu einer verminderten Herzfrequenz und an den Gefäßen zu einer Vasodilatation mit Blutdrucksenkung. **Nebenwirkungen:** bradykarde Rhythmusstörungen, Hypotonie	• arterielle Hypertonie • hypertensive Krise • stabile Angina pectoris • Raynaud-Syndrom

► **Tab. 4.9** Fortsetzung.

Medikamentengruppe	**Wirkstoff (Handelsname)** - *Beispiele*	**Wirkung**	**Anwendung**
ACE-Hemmer	• Ramipril (Delix, Ramipril-ratiopharm) • Enalapril (Benalapril, Enalapril-ratiopharm)	hemmen das Angiotensin-Converting-Enzym; dadurch sinkt die Konzentration von Angiotensin II mit der Folge einer Relaxation der arteriellen Gefäße, wodurch der Blutdruck sinkt **Nebenwirkungen:** Reizhusten, Nierenfunktionsstörungen	Mittel der 1. Wahl bei arterieller Hypertonie
AT 1-Rezeptor-Antagonisten	• Valsartan (Diovan, Cordinate) • Candesartan (Atacand, Blopress) • Losartan (Lorzaar, Cozaar)	Angiotensin II kann nicht an die spezifischen Rezeptoren gebunden werden. Folge ist eine Relaxation der arteriellen Gefäße und Senken des Blutdrucks **Nebenwirkungen:** Kopfschmerzen, Schwindel	arterielle Hypertonie (Alternative zu ACE-Hemmern, wenn diese aufgrund der Nebenwirkung „Reizhusten“ nicht vertragen werden)
Diuretika	siehe **Tab. 1.8**		
Digitalis (Herzglycoside)	• Digitoxin (Digimed, Digimerck) • Digoxin (Digacin, Lanicor)	Der Ionenaustausch an den Herzmuskelzellen wird so beeinflusst, dass vermehrt Kalzium in der Zelle vorhanden ist. Dies wirkt sich positiv auf die Kontraktionskraft des Herzens aus; gleichzeitig wird die Herzfrequenz gesenkt **Nebenwirkungen:** Herzrhythmusstörungen, Sehstörungen	• Herzinsuffizienz • supraventrikuläre Tachykardien
Antiarrythmika	• Ajmalin (Gilurytmal) • Chinidin (Cordichin) • Lidocain (Xylocain) • Phenytoin (Epanutin)	beeinflussen die Ionenkanälchen des Herzens und damit die Erregungsbildung und -leitung **Nebenwirkung:** Herzrhythmusstörungen	v. a. bei tachykarden Rhythmusstörungen

► **Tab. 4.9** Fortsetzung.

Medikamentengruppe	**Wirkstoff (Handelsname)** - *Beispiele*	**Wirkung**	**Anwendung**
Sympathomimetika	• Midodrin (Gutron) • Etilefrin (Effortil, Bioflutin) • Adrenalin = Epinephrin (Suprarenin)	Adrenorezeptoren werden unterschiedlich stark aktiviert. Sie wirken gefäßverengend und somit blutdrucksteigernd. Einige Präparate bewirken darüber hinaus eine Herzfrequenzsteigerung, Kontraktionskraftsteigerung und eine Bronchodilatation **Nebenwirkungen:** Tachykardie, Herzrhythmusstörungen, Unruhe	• orthostatische Dysregulation • Hypotonie • akute Herzinsuffizienz • Schock • Reanimation
Thrombozytenaggregationshemmer	siehe **Tab. 2.6**		
Antikoagulanzien	siehe **Tab. 2.6**		
Fibrinolytika	siehe **Tab. 2.6**		

5 Hormonsystem

5.1 Anatomische und physiologische Grundlagen

Unter Endokrinologie versteht man die Lehre von der Funktion endokriner Drüsen und deren Hormone (**Abb. 5.1**). Die Hormone gelten, zusammen mit dem Nervensystem, als Informationssystem des Körpers. Beim Nervensystem werden die Nachrichten verschlüsselt als eine Folge von Aktionspotenzialen über die Nervenbahnen geleitet und in den Synapsen in chemische Signale umgewandelt, die an dem Erfolgsorgan bestimmte Reaktionen auslösen. Im hormonalen System liegen die Nachrichten als chemische Struktur von Hormonen vor, welche die Körperzellen zu bestimmten Reaktionen veranlassen. Das Nervensystem dient in erster Linie der schnellen und gezielten Informationsübertragung, das hormonale System ist hauptsächlich für die länger dauernde und globale Steuerung der Zellfunktion zuständig. Diese Aufgabe erfordert eine ständige, dem wechselnden Bedarf angepasste Bildung der Hormone, eine kontrollierte Abgabe an das Blut und eine gesteuerte Inaktivierung.

Das Hormonsystem und das Nervensystem werden streng getrennt behandelt, obwohl sie auf der Ebene Hypothalamus/Hypophyse miteinander kommunizieren.

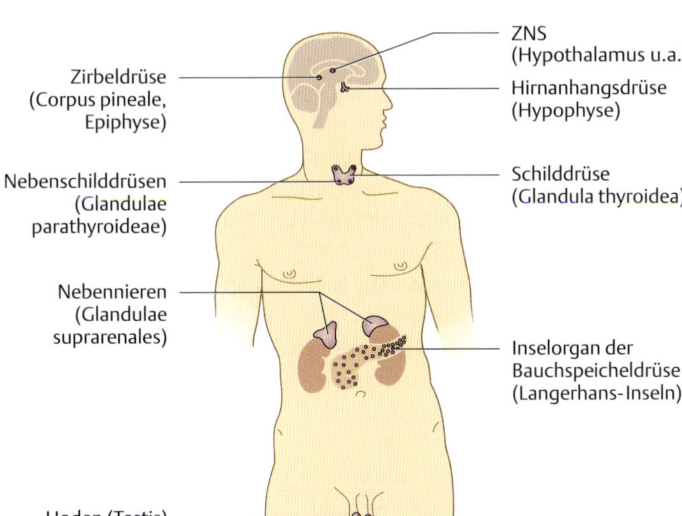

Abb. 5.1 Endokrine Drüsen des Körpers (Abb. aus: Faller A, Schünke M. Der Körper des Menschen. Einführung in Bau und Funktion. 17. Aufl. Stuttgart, Thieme; 2017).

5.1.1 Endokrine Drüsen und deren Hormone

Endokrine Drüsen

Endokrine Drüsen sind Drüsen mit innerer Sekretion, d. h., sie geben ihre Wirkstoffe (Hormone) direkt ins Blutsystem ab; sie gelangen über den Blutweg zum Erfolgsorgan.

Spezieller Lernhinweis

Aufgrund verschiedener Wege der Signalübertragung vom Bildungs- zum Wirkort unterscheidet man 4 Prinzipien:

a) endokrine Sekretion: Hormone werden von Drüsenzellen in die Blutbahn abgegeben und wirken entfernt vom Bildungsort.
b) neurokrine Sekretion: Die Hormonabgabe in das Blut erfolgt aus einer Nervenendigung.
c) parakrine Sekretion: Hormone beeinflussen unmittelbar benachbarte Zellen.
d) autokrine Sekretion: Zellen beeinflussen durch die Abgabe von Wirkstoffen ihre eigene Funktion.

Drüsengewebe liegt entweder in Form eines gut abgrenzbaren Organs vor, oder es ist als Zellhaufen in andere Organe eingebettet. Dazu zählen:

- Hypothalamus
- Hypophyse
- Epiphyse
- Schilddrüse (Glandula thyroidea)
- Nebenschilddrüsen (Glandulae parathyroideae)
- Thymus
- Nebennieren (Glandulae suprarenales)
- Eierstöcke (Ovarien)/Hoden (Testes)
- Langerhans-Inseln der Bauchspeicheldrüse (Pankreas)

Hinweis. Die Epiphyse und der Thymus entfallen bei der Behandlung des endokrinen Systems, da ihre Aufgabe noch unklar ist. Bekannt ist, dass die Epiphyse auf Hell-dunkel-Reize reagiert, indem sie das Hormon Melatonin ausschüttet. Melatonin wird als „Jugendhormon“ bezeichnet, da der Höhepunkt der Melatoninausschüttung zwischen dem 1. und 3. Lj. stattfindet. Eine pharmakologische Wirkung im Sinne einer Verzögerung der biologischen Alterung beim Menschen ist jedoch nicht nachgewiesen.

Der Thymus produziert Thymushormone (Thymosin), die wahrscheinlich die Reifung der Immunzellen stimulieren. Es ist bekannt, dass es bei einem Mangel von Thymushormonen zu immunologischen Störungen kommt.

Hormone

- Hormone sind chemische Botenstoffe, die im Blut nachweisbar sind.
- Sie sind in sehr geringen Mengen wirksam und werden vom Körper selbst gebildet.
- Es handelt sich um Antriebsstoffe, die eine spezifische Wirkung auf bestimmte Gewebe oder Organe haben, sowohl im Sinne des Bremsens als auch des Anreizes.
- Sie sind spezifisch für die jeweilige Empfangszelle; diese Zelle trägt auf ihrer Zelloberfläche einen Rezeptor, an dem das entsprechende Hormon andocken kann („Schlüssel-Schloss-Prinzip“); durch diesen Hormon-Rezeptor-Komplex wird eine Reaktion im Zellinneren ausgelöst.
- Der Transport im Blut erfolgt meist durch Bindung an Eiweiße.
- Hormone werden relativ schnell abgebaut (der Abbau erfolgt überwiegend in der Leber; Stoffwechselabbauprodukte werden dann über Niere, Galle oder Stuhl ausgeschieden; der Abbau kann auch in der Zelle selbst erfolgen).
- Nervale und psychische Faktoren können die Hormonproduktion beeinflussen.
- Abgaberate von Hormonen:
  - nach Bedarf in Abhängigkeit von der Stoffwechselsituation des Organismus oder als Antwort auf bestimmte innere bzw. äußere Reize (z. B. ADH und Insulin)
  - Basissekretion in einem 24-h-Rhythmus (z. B. STH, Glukokortikoide)
  - pulsatile Sekretion, z. B. alle 90 min (z. B. Gonadotropin-RH)
  - konstante Sekretion (z. B. Schilddrüsenhormone)
- Die körpereigenen Hormone lassen sich nach ihrer chemischen Struktur in
  - Steroidhormone (Grundbausteine sind Cholesterine),
  - Peptidhormone (Grundbausteine sind Aminosäuren) und
  - Aminosäureabkömmlinge einteilen.

Freisetzungsmechanismen der Hormone

Das Antagonistenprinzip

- Jeweils 2 Hormone nehmen eine antagonistische Stellung innerhalb des Hormonsystems ein.
- Ein Hormon wirkt fördernd auf eine Stoffwechselfunktion, während das andere Hormon eine hemmende Wirkung hat.
- Antagonisten sind die Hormone Insulin und Glukagon der Bauchspeicheldrüse und Calcitonin und PTH der Nebenschilddrüse (S. 159) bzw. der Schilddrüse.

Das Prinzip der positiven und negativen Rückkoppelung

Das Grundprinzip der Rückkoppelung ist der sich selbst steuernde Regelkreis. Die Glieder dieses Kreises sind

- der Hypothalamus (1. Ebene),
- die Hypophyse (2. Ebene) und
- die peripheren Hormondrüsen (3. Ebene): Schilddrüse, Nebennieren, Eierstöcke/Hoden.

Als übergeordnetes Organ misst der Hypothalamus die Hormonproduktion der peripheren Drüsen im Blutserum. Ist die Hormonproduktion z. B. der Schilddrüse zu niedrig, so gibt der Hypothalamus (in Form eines Releasing-Hormons) den Befehl an die Hypophyse, ebenfalls ein Befehlshormon (TSH) zu produzieren, welches die Zellen der Schilddrüse anregt, mehr Schilddrüsenhormone (T 3 und T 4) zu produzieren. Ist der Hormonspiegel von T 3/T 4 im Blutserum ausreichend, so stellt der Hypothalamus seine Produktion von Releasing-Hormonen ein (negative Rückkopplung).

Dieses Prinzip funktioniert nicht nur bei allen anderen peripheren Drüsen, es gilt auch für die effektorischen Hormone der Hypophyse (STH, Prolaktin). Dank dieser Regelkreise wird das hormonelle Gleichgewicht aufrechterhalten.

Eine Übersicht zu den Hormonen der endokrinen Drüsen bietet die **Abb. 5.2**.

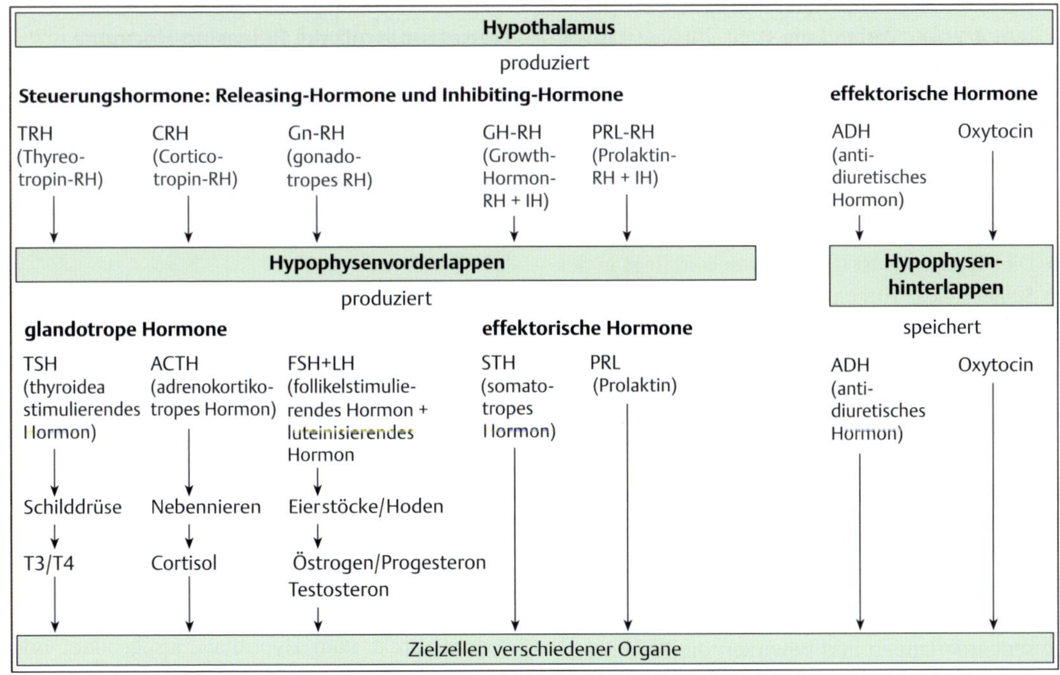

Abb. 5.2 Übersicht zu den Hormonen der endokrinen Drüsen.

5.1.2 Hypothalamisch-hypophysäres System

Hypothalamus

- Der Hypothalamus liegt unter dem Thalamus am Boden des 3. Ventrikels.
- Er ist ein Teil des Zwischenhirns, welches die Verbindungsstelle vom ZNS zum Hormonsystem darstellt.
- Der Hypothalamus besteht aus Nervengewebe, welches neben anderen Aufgaben in der Lage ist, Hormone zu produzieren.
- Im vorderen Teil des Hypothalamus findet man eine Ansammlung von Neuronen, die Hormone (ADH und Oxytocin) bilden; sie gelangen auf axonalem Wege zum Hypophysenhinterlappen.
- Der mittlere Teil des Hypothalamus produziert Hormone (Steuerungshormone), die über den Blutweg zum Hypophysenvorderlappen gelangen und dort eine spezifische Reaktion auslösen.
- Der hintere Teil des Hypothalamus besteht aus Nervenzellnestern, die mit vegetativen Zentren in Verbindung stehen. Hier wird erkennbar, dass das Hormonsystem mit dem Nervensystem in enger Verbindung steht; die vegetativen Anteile des Hypothalamus können den Sollwert der Hormonproduktion des vorderen und mittleren Teils je nach Stoffwechselsituation erhöhen oder senken.

Hypophyse

- Die Hypophyse ist 0,6 g schwer und liegt in der Sella turcica (Türkensattel) des Keilbeins, einem Teil der knöchernen Schädelbasis.
- Sie ist über den Hypophysenstiel direkt mit dem Hypothalamus verbunden und besteht aus 2 funktionellen und histologischen Einheiten:

Hypophysenvorderlappen

- Er wird wegen seines drüsigen Aufbaus auch Adenohypophyse genannt; über Gefäße des Hypophysenstiels gelangen Hormone des mittleren Teils des Hypothalamus zum Hypophysenvorderlappen und bewirken die Produktion und Freisetzung von glandotropen (TSH, ACTH, FSH, LH) und effektorischen Hormonen (STH, Prolaktin).

Hypophysenhinterlappen

- Er besteht aus Nervengewebe und wird deshalb auch als Neurohypophyse bezeichnet, welches sich aus dem vorderen Teil des Hypothalamus über den Hypophysenstiel fortsetzt. Die vom Hypothalamus produzierten Hormone (ADH und Oxytocin) erreichen auf nervalem Wege den Hypophysenhinterlappen, der diese speichert.

Aufgabe Hypothalamus/Hypophyse

- Sie besitzen die zentrale dirigierende Funktion der hormonalen Regulation.

Hormone des Hypothalamus

Steuerungshormone (Releasing- und Release-Inhibiting-Hormone)

Wirkungsweise

- Releasing-Hormone (TRH, CRH, Gn-RH, GH-RH, PRL-RH) bewirken eine spezifische Hormonfreisetzung aus dem Hypophysenvorderlappen.
- Release-Inhibiting-Hormone (GH-IH, PRL-IH) hemmen bzw. blockieren die Ausschüttung von Hormonen des Hypophysenvorderlappens.

Freisetzungsreiz der Releasing-Hormone

- Abfall der Hormonkonzentration sowohl der peripheren Drüsen als auch effektorischer Hormone (STH, Prolaktin) des Hypophysenvorderlappens

Freisetzungsreiz von Release-Inhibiting-Hormonen

- Anstieg der Hormonkonzentration von effektorischen Hormonen (STH, Prolaktin) des Hypophysenvorderlappens

Effektorische Hormone

Wirkungsweise. S. Hormone des Hypophysenhinterlappens (s. u.)

- Effektorische (= direkt wirksame) Hormone sind in diesem Falle ADH und Oxytocin.
- Diese Hormone werden nicht von Releasing- oder Inhibiting-Hormonen kontrolliert, sondern direkt vom Hypothalamus gebildet und im Hypophysenhinterlappen gespeichert.

Hormone des Hypophysenvorderlappens

Glandotrope Hormone

Wirkungsweise. Glandotrope Hormone wirken anregend auf die Hormonproduktion der peripheren Drüsen.

- – **Thyroidea stimulierendes Hormon (TSH)** wirkt auf den Hormonhaushalt der Schilddrüse.
- **Adrenokortikotropes Hormon (ACTH)** regelt den Hormonhaushalt der Nebennierenrinde.
- **Gonadotrope Hormone (FSH = follikelstimulierendes Hormon und LH = luteinisierendes Hormon)** regeln die Tätigkeit der Ovarien bzw. Hoden.

Freisetzungsreiz. Jedes glandotrope Hormon wird durch ein Releasing-Hormon des Hypothalamus freigesetzt (TSH durch TRH, ACTH durch CRH, FSH + LH durch Gn-RH).

Effektorische Hormone

- **Somatotropes Hormon (STH oder Growth Hormon = GH)**
  - wirkt auf das Längenwachstum
  - stimuliert die Zellteilung (fördert Knorpel-, Knochen- und Muskelaufbau).
  - wirkt diabetogen, indem es Fettsäuren aus dem Fettgewebe mobilisiert und die Glukoneogenese in der Leber steigert.
  - steigert die Aufnahme von Aminosäuren und Proteinbiosynthese im Muskelgewebe.
  - **Freisetzungsreiz**:
    - GH-RH des Hypothalamus
    - Hunger (Hypoglykämie), körperliche Anstrengung, Stress
- **Prolaktin**
  - stimuliert das Brustdrüsenwachstum.
  - fördert die Milchproduktion in der Brustdrüse (Laktopoese).
  - bremst die Libido und wirkt hemmend auf die Ausschüttung von LH.
  - **Freisetzungsreiz**:
    - PRL-RH des Hypothalamus
    - auf nervalem Wege durch den Saugreiz des Säuglings
    - Weibliche Sexualhormone wirken während der Schwangerschaft ebenfalls stimulierend auf die Prolaktinausschüttung.

Spezieller Lernhinweis

Physiologisch findet man bei stillenden Müttern einen erhöhten Prolaktinspiegel im Blut. **Prolaktin** wirkt hemmend auf die Ausschüttung von LH aus dem Hypophysenvorderlappen, damit erklärt sich die Amenorrhöe und die fehlende Ovulation bei stillenden Frauen als natürlicher Empfängnisschutz. Ein weiteres effektorisches Hormon des Hypophysenvorderlappens ist das **melanozytenstimulierende Hormon** (MSH). Es fördert die Melaninproduktion und damit die Pigmentierung der Haut. Die Substanzen MSH und ACTH werden stets gleichzeitig freigesetzt.

Hormone des Hypophysenhinterlappens

Der Hypophysenhinterlappen produziert keine Hormone, sondern speichert Hormone des Hypothalamus.

Adiuretin (auch antidiuretisches Hormon oder Vasopressin, ADH)

Wirkungsweise

- ADH bewirkt eine erhöhte Durchlässigkeit der Sammelrohre und des distalen Tubulus der Niere für Wasser, sodass es in den Körper rückresorbiert werden kann.
- Es wirkt in hohen Mengen vasokonstriktorisch und ist somit für eine Blutdrucksteigerung verantwortlich.

Freisetzungsreiz

- Bei Blutdruckabfall registrieren Volumenrezeptoren den Blutdruck und melden ihn auf nervalem Wege an den Hypothalamus.
- Osmoserezeptoren des Hypothalamus reagieren auf eine Zunahme des osmotischen Drucks und lösen damit eine verstärkte ADH-Ausschüttung aus.

Oxytocin

Wirkungsweise

- Oxytocin bewirkt eine Kontraktion der Milchkanälchen und somit die Milchausscheidung nach der Geburt.
- Es fördert die Kontraktion der Uterusmuskulatur (Wehentätigkeit) während der Geburt.

Freisetzungsreiz

- auf nervalem Wege durch Saugen an den Mamillen
- Zervixdilatation

5.1.3 Periphere endokrine Drüsen

Schilddrüse (Glandula thyroidea)

- Die Schilddrüse liegt unterhalb des Schildknorpels vor der Luftröhre und umfasst diese halbkreisartig.
- Es ist ein schmetterlingsförmiges Organ, wiegt 20–30 g und besteht aus einem rechten und linken Seitenlappen sowie einem schmalen Mittellappen, dem Isthmus, der die beiden Lappen verbindet.
- Außen ist sie von einer Kapsel umgeben und vor der Trachea verschieblich.
- Sie wird durch gefäßhaltige Bindegewebssepten in verschieden große Läppchenbezirke eingeteilt.
- Diese Läppchen bestehen aus Drüsengewebe, welches sich aus Follikelzellen (Zellen, die sich zu einem Bläschen formieren) und parafollikulären C-Zellen zusammensetzt.
- Die Follikelzellen produzieren Thyreoglobin (chemische Vorstufe von T 3/T 4) und geben dieses ins Innere des Follikels ab, welches als Kolloid (Zwischenspeicher) bezeichnet wird.
- Bei Bedarf gelangt Thyreoglobin wieder in die Follikelzellen, die dieses zu T 3/T 4 chemisch verändern und ins Blut abgeben.
- Die parafollikulären C-Zellen produzieren das Hormon Calcitonin.

Wichtiger Lernhinweis

Jod ist Bestandteil der Schilddrüsenhormone T 3 und T 4. 98 % des mit der Nahrung aufgenommenen Jods wird zur Produktion von T 3/T 4 verwendet. Der tägliche Jodumsatz beträgt 150–200 µg, wovon ⅔ über den Urin verloren gehen. Deutschland zählt zu den Jodmangelgebieten, sodass ein gehäuftes Auftreten von Schilddrüsenerkrankungen die Folge ist. Eine hohe Konzentration von Jod findet man in Meerestang, Meeresfischen, Schalentieren und Meeresalgen. Früchte und Gemüse sind schlechte Jodquellen.

Hormone der Schilddrüse

Trijodthyronin (T 3) und Thyroxin (T 4)

- T 3 ist als aktive Form zu bezeichnen und hat eine 5-fach höhere Wirkung als T 4; es befindet sich nur 1–2 Tage im Blut.
- T 4 hingegen ist ca. 7 Tage im Blut nachweisbar; unter Abspaltung eines Jodatoms wird es dann zu T 3 umgewandelt.

Wirkungsweise

- Die Schilddrüsenhormone T 3 und T 4 wirken auf den Gesamtstoffwechsel im Sinne der Energieumsatzsteigerung; die Energie wird nur teilweise in Arbeit (z. B. Biosynthese von Enzymen, Hormonen und zellulären Strukturelementen) umgesetzt, der andere Teil wird als Wärme frei; somit fördern sie auch die Thermogenese.
- Sie wirken diabetogen, indem sie die Lipolyse steigern und die Glykogen- und Proteinsynthese hemmen.
- Sie fördern Wachstum und Entwicklung bei Kindern (körperlich und geistig).
- Sie wirken auf das Nervensystem (T 3/T 4 ↑: Übererregbarkeit; T 3/T 4 ↓: Apathie) und
- auf die Muskulatur (T 3/T 4 ↑: Myopathie; T 3/T 4 ↓: verlangsamte Sehnenreflexe).
- Sie bewirken eine erhöhte Katecholaminempfindlichkeit am Herz und den Gefäßen
- fördern den Kalzium- und Phosphatumsatz.

Freisetzungsreiz

- TSH aus dem Hypophysenvorderlappen

Calcitonin

Wirkungsweise

- s. „Nebenschilddrüse" (s. u.)

Untersuchungsmethoden der Schilddrüse

Palpation

Der Behandler steht hinter dem Patienten und umfasst den Hals, indem die Daumen im Nacken des Patienten ruhen und mit Zeige- und Mittelfinger unterhalb des Ringknorpels nach dem Isthmus getastet wird. Bittet man den Patienten zu schlucken, bewegt sich die Schilddrüse nach oben, und man kann sie hinsichtlich Größe, Begrenzung, Beweglichkeit, Konsistenz und Schmerzhaftigkeit überprüfen. Fühlt sie sich wärmer an als ihre Umgebung, so ist dies ein Hinweis auf eine Entzündung.

Auskultation

Auskultatorisch könnte ein Schwirren über der Schilddrüse erfasst werden.

Szintigramm

Dem Patienten wird $^{99\,m}$ Technetium-Isotop über die Vene zugeführt; mithilfe einer γ-Kamera kann die räumliche Verteilungsdichte gemessen und sichtbar gemacht werden. Liegt keine Erkrankung vor, so würde sich das radioaktiv markierte Technetium als gleichmäßig verteilte gelbe Farbe darstellen. Ein Gebiet mit vermehrter Aktivität bezeichnet man als heißen Knoten (orange-rote Darstellung), ein Gebiet mit verminderter Aktivität als kalten Knoten (grüne Darstellung). Ein heißer oder kalter Knoten gibt noch keinen definitiven Hinweis auf die vorliegende Erkrankung.

Blutuntersuchung

Aufgrund des negativen Feedback-Mechanismus zwischen Schilddrüsenhormonspiegel und TSH-Sekretion ist die basale TSH-Bestimmung einer der sensitivsten Parameter zur Beurteilung der Schilddrüsenfunktion. TSH basal genügt im Regelfall als Screening-Test zum Ausschluss einer Schiddrüsenfunktionsstörung.

Biopsie

Die Biopsie gibt letztendlich Aufschluss über die vorliegende Gewebsveränderung.

Nebenschilddrüsen (Glandulae parathyroideae)

- Die 4 weizenkorngroßen Epithelkörperchen liegen paarweise den oberen und unteren Polen der Schilddrüse auf.
- Sie sind von einer zarten Bindegewebskapsel umgeben und bestehen aus Epithelzellen, die durch zwischengelagertes Fett- und Bindegewebe zu Epithelsträngen geordnet sind.
- Die Nebenschilddrüsen sind durch lockeres Bindegewebe von der Schilddrüse getrennt und optisch sehr schwer von dem Schilddrüsengewebe zu unterscheiden.

Hormone der Nebenschilddrüse

Parathormon (PTH)

- PTH sorgt für die Konstanthaltung der Plasmakonzentration von Kalzium und Phosphat.

Wirkungsweise. Anhebung des ionisierten Kalziums im Plasma

- Es bewirkt die Freisetzung von Kalzium und Phosphat aus dem Knochen.
- In der Niere fördert es die Ausscheidung von Phosphat und steigert die Wiederaufnahme von Kalzium ins Blut.
- Es stimuliert die Vitamin-D-Hormonsynthese in den Nieren.

Freisetzungsreiz

- Abfall des Kalziumspiegels im Blut (die regulierende Größe ist die Kalziumkonzentration im Blut)

Calcitonin

Calcitonin wird hauptsächlich in den parafollikulären C-Zellen der Schilddrüse, in kleinen Mengen auch in der Nebenschilddrüse produziert; es sorgt zusammen mit PTH für die Konstanthaltung des Kalzium- und Phosphatspiegels im Serum; Calcitonin antagonisiert unter physiologischen Bedingungen die Wirkung des PTH.

Wirkungsweise. Senkung des ionisierten Kalziums im Plasma

- Kalzium und Phosphat werden in die Knochen eingebaut.
- Es fördert die Ausscheidung von Kalzium in den Urin am proximalen Tubulus der Nieren und die Wiederaufnahme von Phosphat ins Blut.

Freisetzungsreiz

- Anstieg des Kalziumspiegels im Blut

> **Spezieller Lernhinweis**
>
> Vitamin D_3, als Vorstufe des aktiven Vitamin-D-Hormons, wird entweder vom Körper selber synthetisiert (unter UV-Einfluss in der Haut), oder es muss mit der Nahrung (z. B. Fettfisch) zugeführt werden. Es erfährt erst in der Leber eine chemische Veränderung, dann geschieht eine weitere chemische Veränderung in den Nieren. Das nun entstandene Calcitriol (= **Vitamin-D-Hormon**) fördert die enterale Resorption von Kalzium und Phosphat.
>
> 99 % des **Kalziums** befinden sich im Knochen als Hydroxylphosphatit (Mischsalz aus Kalziumkarbonat und -phosphat). Nur 1 % des Kalziums befindet sich im Extrazellularraum; Normbereich im Serum: 2,2–2,65 mmol/l. Veränderte Kalziummengen im Blut rufen funktionelle Störungen in zahlreichen Organsystemen hervor (**Abb. 5.3**).

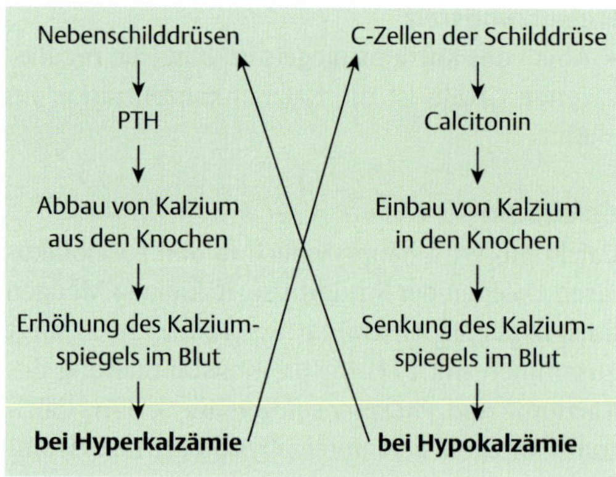

Abb. 5.3 Regulation des Kalziumspiegels.

Nebennieren (Glandulae suprarenales)

- Die beiden Nebennieren liegen paarig retroperitoneal in Höhe des 1. Lendenwirbels und sitzen den oberen Polen der Nieren auf.
- Sie sind flach-kappenförmig und von Fettgewebe umgeben, welches sie histologisch von den Nieren trennt.
- Morphologisch und auch funktionell unterscheidet man die Nebennierenrinde und das Nebennierenmark.

Nebennierenrinde

Die Nebennierenrinde besteht aus drüsigem Gewebe und nimmt 80 % der gesamten Nebenniere ein. Man unterteilt sie in 3 Schichten:

- Zona glomerulosa: In dieser äußersten Schicht werden Mineralokortikoide produziert (Hauptvertreter: Aldosteron).
- Zona fasciculata: In der mittleren Schicht werden Glukokortikoide produziert (Hauptvertreter: Cortisol).
- Zona reticularis: In der innersten Schicht werden Androgene produziert (Hauptvertreter: Dehydroepiandrosteron als Vorstufe für Testosteron).

Nebennierenmark

Der Markanteil der Nebenniere beträgt 20 % und besteht aus modifizierten sympathischen Nervenzellen; das Nebennierenmark ist als „verlängerter Arm" des vegetativen Nervensystems anzusehen; hier werden Adrenalin und Noradrenalin produziert.

Hormone der Nebennierenrinde

Mineralokortikoide

Hauptvertreter: Aldosteron

Wirkungsweise

- Aldosteron besitzt eine blutdruckregulierende Funktion, indem es am distalen Tubulus der Niere eine Natrium- und Wasserrückresorption ins Plasma bewirkt und gleichzeitig Kalium- und Wasserstoffionen ins Tubulussystem ausscheidet.

- Es ist somit für den Wasser- und Natriumbestand des Organismus verantwortlich.

Freisetzungsreiz

- niedriger Natriumspiegel im Blut (Hyponatriämie) sowie eine Abnahme des Blutvolumens
- Zum größten Teil wird Aldosteron über das RAAS freigesetzt (S. 88).
- Nur zu einem geringen Teil unterliegt die Freisetzung von Aldosteron dem Hypothalamus-Hypophysen-System durch ACTH.

Glukokortikoide

Hauptvertreter: Cortisol

Wirkungsweise. In **Tab. 5.1** ist die Wirkungsweise der Glukokortikoide auf verschiedene Organe bzw. Organsysteme beschrieben.

Freisetzungsreiz

- ACTH des Hypophysenvorderlappens

Tab. 5.1 Wirkungsweise der Glukokortikoide.

	Wirkung	bei Hormonüberschuss
Stoffwechsel	Energiebereitstellung durch Steigerung der Glukoneogenese und Lipolyse	katabole Wirkung: Eiweißabbau in Haut, Muskulatur, Fettgewebe; diabetogene Wirkung; vermehrte Freisetzung von Fettsäuren (Hyperlipidämie); Fettumverteilung aus der Peripherie hin zum Stamm, Nacken und Gesicht (Stammfettsucht)
Elektrolyte	mineralokortikoide Wirkung	vermehrte Natrium und Wasserretention (Volumen-, Blutdruckanstieg); gesteigerte Kaliumausscheidung
Immunsystem	immunsuppressiv, antiallergisch, antientzündlich, Antiproliferation (Hemmung der Leukozytendiapedese, der Freisetzung proteolytischer Enzyme, Hemmung der Antikörpersynthese)	erhöhte Infektneigung durch Verminderung der Infektabwehr, Verschleierung von Infektionen, Wundheilungsstörungen
Bewegungsapparat	katabol, Vitamin-D-antagonistisch, Hemmung der Osteoblasten, Stimulierung der Osteoklasten	Myopathie, Muskelatrophie mit zunehmender Schwäche (v. a. der unteren Extremitäten)
Blutzusammensetzung	Anstieg der Erythrozyten, Leukozyten, Thrombozyten, Lymphozytopenie, Eosinopenie	Thromboseneigung
Haut	katabole Wirkung, Hemmung der Fibroblasten	Atrophie, Wundheilungsstörung, Akne
Magen-Darm-Trakt	verminderte Schleimproduktion, Salzsäuresteigerung	Neigung zur Ulkusbildung
Herz-Kreislauf-System	gering positiv inotrop, Volumenretention (mineralokortikoide Wirkung)	Hypertonie
endokrines System	Hemmung der LH-/FSH-Sekretion (bei ACTH-Erhöhung)	Amenorrhöe, Impotenz
Auge	mineralokortikoide Wirkung	Glaukom, Katarakt

Androgene
Hauptvertreter: Testosteron

Wirkungsweise
- Beim Mann ist das von der Nebennierenrinde produzierte Dehydroepiandrosteron (Vorstufe von Testosteron) so gut wie bedeutungslos, da es hier nur in geringen Mengen hergestellt wird.
- Bei der Frau wirkt es (zusammen mit den Androgenen ovarieller Herkunft) auf die Ausprägung der sekundären Geschlechtsbehaarung.

Freisetzungsreiz
- ACTH des Hypophysenvorderlappens

Hormone des Nebennierenmarks

Adrenalin und Noradrenalin
Adrenalin nimmt im Verhältnis zu Noradrenalin einen Anteil von 70–90 % ein.
- Die Katecholamine sind wegen ihres Wirkungsmodells als Hormone zu betrachten, andererseits fungieren sie auch als Neurotransmitter.
- Die Wirkung beider Hormone ist ähnlich, wobei
  - Adrenalin mehr die Herztätigkeit und
  - Noradrenalin mehr die Gefäße beeinflusst.

Wirkungsweise
- gefäßverengend
- herzfrequenzsteigernd
- Bronchodilatation
- beschleunigen den Stoffwechsel (Grundumsatzsteigerung)
- diabetogene Wirkung, indem im Muskel und in der Leber Glykogen abgebaut wird; Steigerung der Lipolyse
- Die Peristaltik des Magen-Darm-Traktes wird gehemmt.
- Denkvorgänge werden zugunsten von Reflexen blockiert.

Freisetzungsreiz
- emotionaler Stress, wie z. B. Angst, Isolation, Prüfung
- physischer Stress und Belastung, z. B. schwere körperliche Arbeit, Geburt oder schwere Erkrankung

Spezieller Lernhinweis
Adrenalin und Noradrenalin werden vornehmlich in der Leber und der Niere abgebaut. Als Endprodukt kann die Vanillinmandelsäure im 24-h-Urin nachgewiesen werden.

Männliche und weibliche Keimdrüsen
- s. Kap. „Fortpflanzungsorgane" (S. 342)

Langerhans-Inseln der Bauchspeicheldrüse (Pankreas)
- Die Langerhans-Inseln liegen verstreut (inselartig) im Pankreasgewebe.
- Sie differenzieren sich in
  - A-Zellen (Glukagonherstellung),
  - B-Zellen (Insulinherstellung) und
  - D-Zellen (Somatostatinherstellung).

Hormone des Pankreas

Insulin
Wirkungsweise. Insulin wirkt blutzuckersenkend, indem es den Kohlenhydrat-, Eiweiß- und Fettstoffwechsel beeinflusst:
- Kohlenhydratstoffwechsel:
  - steigert die Durchlässigkeit der Zellmembran für Glukose (bis auf die Nervenzellen benötigt jede Zelle Insulin, um Glukose aufnehmen zu können)
  - fördert die Glykogenbildung in der Leber und im Muskel
  - hemmt die Glukoneogenese
- Eiweißstoffwechsel:
  - stimuliert die Bildung von Aminosäuren aus Glukose und fördert die Aufnahme von Aminosäuren in die Muskelzelle
  - hemmt die Proteolyse
- Fettstoffwechsel:
  - stimuliert die Bildung von Fettsäuren aus Glukose und fördert die Aufnahme von Fettsäuren in die Fettzelle und die Leber
  - hemmt die Lipolyse

Freisetzungsreiz
- erhöhter Glukosespiegel im Blut

Glukagon

Wirkungsweise. Glukagon nimmt eine antagonisierende Position zu Insulin ein. Es wirkt blutzuckersteigernd, indem es den Kohlenhydrat-, Eiweiß- und Fettstoffwechsel beeinflusst:

- Kohlenhydratstoffwechsel:
  - bewirkt den Glykogenabbau in der Leber
- Eiweißstoffwechsel:
  - stimuliert den Proteinabbau; freiwerdende Aminosäuren werden zur Glukoneogenese verwendet
- Fettstoffwechsel:
  - steigert die Lipolyse und fördert somit die Glukoneogenese

Freisetzungsreiz

- erniedrigter Glukosespiegel im Blut

Somatostatin

Wirkungsweise. Wirkt Blutglukoseschwankungen entgegen, indem es

- die Magenmotilität und die Ausschüttung von Verdauungsenzymen hemmt und
- die Ausschüttung von STH, TSH, ACTH, Insulin und Glukagon verhindert.

Freisetzungsreiz

- erhöhter Nährstoffgehalt im Blut
- Erhöhung gastrointestinaler Hormone im Blut

5.2 Erkrankungen der Hypophyse

5.2.1 Diabetes insipidus

Definition

Es handelt sich um eine verminderte Fähigkeit der Nieren, konzentrierten Harn zu produzieren, infolge eines ADH-Mangels oder einer verminderten Ansprechbarkeit von ADH an der Niere.

Ursachen

- zentraler Diabetes insipidus:
  - 50 % der Fälle idiopathisch, evtl. genetisch verursacht
  - Tumoren, Traumen
- renaler Diabetes insipidus:
  - erworbenes oder erblich bedingtes Fehlen der Ansprechbarkeit der Nierentubuli auf ADH

Symptome. Gestörte Wasserrückresorption:

- Polyurie (5–25 l/24 h)
- Polydipsie (gesteigertes Durstempfinden und vermehrte Flüssigkeitsaufnahme)
- Asthenurie (Unvermögen der Niere konzentrierten Harn auszuscheiden)

Komplikationen

- bei längerem Dursten Dehydratation

Therapie

- Behandlung der Grunderkrankung
- ADH-Analog zur intranasalen oder oralen Anwendung

Spezieller Lernhinweis

Eine fehlende Nykturie schließt das Vorhandensein eines Diabetes insipidus praktisch aus. Bei Kleinkindern < 2 Jahren besteht statt Polyurie Diarrhöe.

5.2.2 Schwartz-Bartter-Syndrom (SIAD = Syndrom der inadäquaten ADH-Sekretion)

Definition

Hier liegt eine pathologisch erhöhte ADH-Sekretion mit Wasserretention und Verdünnungshyponatriämie vor.

Ursache

- 80 % Paraneoplasie (meist ADH-produzierendes kleinzelliges Bronchialkarzinom)

Symptome. Meist asymptomatisch
- Appetitlosigkeit
- Übelkeit, Erbrechen, Kopfschmerzen, Muskelkrämpfe
- Reizbarkeit, Persönlichkeitsveränderungen
- evtl. Wasserintoxikation mit neurologischen Symptomen
- keine Ödeme (Wasserretention beträgt nur 3–4 l)

Labor
- ADH ↑
- Natrium ↓

Therapie
- Flüssigkeitsrestriktion
- Medikamente (ADH-Antagonisten)
- evtl. Infusion hypertoner NaCl-Lösung

5.2.3 Akromegalie (Hyperpituitarismus)

> **Definition**
> Diese geht einher mit einer Überproduktion von STH nach beendetem Wachstum mit verstärktem Wachstum der Akren (die distalen Teile des Körpers wie Finger, Zehen, Hände, Füße, Nase, Kinn, Augenbrauen- und Jochbögen u. a.).

Ursachen
- meist autonomes Adenom des Hypophysenvorderlappens

Symptome
- erhöhte Wirkung auf die Zellteilung:
  - Veränderung der Physiognomie mit Vergröberung der Gesichtszüge (verdickte und faltige Gesichtshaut)
  - Vergrößerung von Händen, Füßen, Schädel
  - Vergrößerung der Zunge und Auseinanderweichen der Zähne (kloßige Sprache)
  - Vergrößerung der inneren Organe (Splanchnomegalie); Herzvergrößerung
- fakultativ vorhandene Symptome:
  - Gelenkbeschwerden
  - evtl. pathologische Glukosetoleranz
  - Hypertonie, Kopfschmerzen
  - Sehstörungen, bitemporale Hemianopsie
  - Karpaltunnelsyndrom
  - Bei 50 % der Fälle kommt es zu Verdrängungserscheinungen der gonadotropen Zellen mit Hypogenitalismus. Dies führt beim Mann zur Impotenz, bei der Frau zur Amenorrhöe.

Labor
- STH ↑

Therapie
- medikamentöse Hemmung
- Adenomektomie
- Strahlentherapie

Prognose
- Unbehandelt kann es zu kardio- und zerebrovaskulären Komplikationen kommen.

5.2.4 Gigantismus (hypophysärer Riesenwuchs)

> **Definition**
> Beim Gigantismus liegt eine Überproduktion von STH vor beendetem Wachstum mit der Folge eines überdimensionalen Längenwachstums vor.

Ursachen
- meist autonomes Adenom des Hypophysenvorderlappens

Symptome
- Körperlänge über 2 m (proportionierter Riesenwuchs, kaum Knochendeformitäten)
- diabetogene Stoffwechsellage
- Kann bei Fortbestehen in eine Akromegalie übergehen.

Labor

- STH ↑

Therapie

- medikamentöse Hemmung
- Adenomektomie

5.2.5 Prolaktinom

Definition

Hierbei handelt es sich um den häufigsten Hypophysentumor (40–50 %) mit einer Überproduktion von Prolaktin.

Ursachen

- prolaktinproduzierendes Adenom des Hypophysenvorderlappens

Symptome

- Frauen:
  - sekundäre Amenorrhöe, Anovulation mit Sterilität und evtl. Osteoporose
  - evtl. Galaktorrhöe
  - Libidoverlust
- Männer:
  - Libido- und Potenzverlust, evtl. Gynäkomastie

Labor

- Prolaktin ↑

Therapie

- meist erfolgreiche medikamentöse Behandlung durch Dopaminagonisten

5.2.6 Hypophysenvorderlappeninsuffizienz

Definition

Es handelt sich um einen totalen Ausfall der Hypophysenvorderlappenfunktion (Panhypopituitarismus, Morbus Simmonds).

Ursachen

- Hypophysenadenom, Metastasen
- Traumen (Unfälle, Operationen)
- Sheehan-Syndrom (postpartale Nekrose)
- autoaggressive Antikörper
- Granulome (z. B. Sarkoidose)

Symptome

- durch die Raumforderung:
  - Kopfschmerzen, Sehstörungen
- Mangel an Wachstumshormonen (STH):
  - im Wachstumsalter: hypophysärer Zwergwuchs (Intelligenz und Körperproportionen normal)
  - im Erwachsenenalter: Gewichtszunahme, verminderte Muskelkraft, Arterioskleroserisiko, Osteoporoserisiko, Herzminutenvolumen ↓, Hyperlipidämie
- LH- und FSH-Mangel (sekundärer Hypogonadismus):
  - sekundäre Amenorrhöe
  - Libido- und Potenzverlust
  - Schwinden der Sekundärbehaarung
- TSH-Mangel (sekundäre Hypothyreose):
  - Kälteintoleranz
  - Bradykardie
  - Müdigkeit
- ACTH- und MSH-Mangel (sekundäre Nebenniereninsuffizienz):
  - wächserne Blässe durch Depigmentation
  - herabgesetzte Leistungsfähigkeit
  - arterielle Hypotonie
- Ausfall von Prolaktin bei stillenden Frauen:
  - Agalaktie

Spezieller Lernhinweis
7 × „A“:
- Achsel- und Augenbrauenbehaarung schwindet
- Amenorrhöe
- Agalaktie
- Apathie
- Adynamie
- alabasterfarbene Blässe

Labor
- STH ↓, LH + FSH ↓, TSH ↓
- ACTH ↓
- MSH ↓, Prolaktin ↓

Therapie
- Substitution der fehlenden Hormone

5.3 Erkrankungen der Schilddrüse

5.3.1 Euthyreote Struma

Definition
Das euthyreote Struma ist eine nicht entzündliche, nicht maligne Vergrößerung der Schilddrüse bei normaler Hormonproduktion (> 90 % aller Schilddrüsenerkrankungen, häufigste endokrine Erkrankung bei 30 % der Erwachsenen):
- Euthyreose: Bezeichnung für eine normale Schilddrüsenfunktion
- Struma: eine Vergrößerung der Schilddrüse durch Vermehrung der Follikelzahl

Stadien. Struma werden je nach Untersuchungsbefund in verschiedene Stadien eingeteilt (**Tab. 5.2**).

Ursachen
- genetischer Defekt der Follikelepithelzellen in Kombination mit Jodmangel
- erhöhter Jodbedarf (Schwangerschaft, Pubertät, Klimakterium), w:m = 4:1

Pathomechanismus. Ausgangspunkt ist zu wenig Jod im Organismus (T3/T4 ↓, TSH ↑): Durch die vermehrte TSH-Ausschüttung wird u. a. auch das Zellwachstum der Schilddrüse forciert. Durch die vermehrte Zellzahl (Struma) gelingt es, mehr Jod aufzunehmen. Somit geht weniger Jod über den Urin verloren (maximale Ausschöpfung).

Symptome
- zunächst keine

Komplikationen
- Struma wächst nach innen und drückt auf die Trachea, dadurch:
  - Dyspnoe
  - evtl. Stridor
  - evtl. Einflussstauung (durch Kompression)
- Entwicklung einer Schilddrüsenautonomie (TSH-unabhängige funktionelle Autonomie mit fakultativer Hyperthyreose; erhöhte Jodzufuhr kann eine Hyperthyreose auslösen)
- Entwicklung kalter Knoten (Karzinomrisiko 4 %)

Labor
- T3/T4 normal, TSH ↑

Tab. 5.2 Strumagrade nach WHO-Einteilung.

Einteilung	Beschreibung
Grad 0	Die Schilddrüse ist bereits vergrößert, diese ist aber weder tast- noch sichtbar; Sonografie erforderlich.
Grad 1	Eine Vergrößerung ist tastbar, fällt aber beim Blick auf den Hals nicht auf.
Grad 2	Die Drüsenvergrößerung ist sicht- und tastbar.
Grad 3	Die Struma ist sogar von hinten sichtbar.

Therapie

- Jodidsubstitution bei Strumen ohne Autonomie
- Kombinationstherapie mit Jodid und LT4 (durch die Gabe von Schilddrüsenhormonen wird die der Hypertrophie zugrunde liegende vermehrte TSH-Produktion gesenkt; Folge ist eine Strumaverkleinerung)
- Operation, variiert je nach Befund von Teil- bis Totalresektion
- Radiojodtherapie

Prophylaxe

- ausreichende Versorgung der Bevölkerung mit Jod

5.3.2 Hyperthyreose

> **Definition**
> Die Hyperthyreose ist eine Überfunktion der Schilddrüse mit erhöhter Hormonkonzentration (T3/T4) im Serum.

Ursachen

- autoimmunologisch (Morbus Basedow, s. u.)
- häufigste Ursache: autonomes Adenom (Jodmangelstruma: Jede normale Schilddrüse besitzt autonome Zellen, die sich der Feedback-Regulation durch Hypothalamus/Hypophyse entziehen; das entspricht einer physiologischen basalen Autonomie. In Jodmangelgebieten kann der autonome Schilddrüsenanteil relativ groß werden, ohne dass die Euthyreose überschritten wird. Exogene Jodzufuhr, z. B. jodhaltige Kontastmittel oder Medikamente, löst dann eine Hyperthyreose aus. Nahrungsjod [Jodsalz, Seefisch] ist kein Auslöser einer Hyperthyreose)
- selten: bei subakuter Thyreoiditis, Schilddrüsenkarzinom, iatrogen, Hypophysenadenom, Paraneoplasie

Symptome

- Struma (70–90 %, fast obligat; auskultatorisch ist aufgrund der starken Durchblutung ein Schwirren hörbar)
- erhöhter Energieumsatz:
  - Gewichtsverlust trotz Heißhunger
  - Hyperglykämie
  - Fettleber (durch gesteigerte Lipolyse)
  - Wärmeintoleranz, Schweißausbrüche, evtl. subfebrile Temperatur
  - warme, feuchte Haut
- erhöhte Wirkung auf die Muskulatur:
  - Myopathie
- erhöhte Wirkung auf den Kalzium- und Phosphatumsatz:
  - Osteopathie durch negative Kalziumbilanz (Hyperkalzämie, Hyperkalzurie, AP ↑)
- erhöhte Wirkung auf das Nervensystem:
  - Übererregbarkeit
  - feinschlägiger Tremor der Hände
  - Nervosität, motorische Unruhe
  - Reizbarkeit
  - erhöhte Stuhlfrequenz, Diarrhöe
- erhöhte Katecholaminempfindlichkeit am Herzen und den Gefäßen:
  - Hypertonie (große Blutdruckamplitude)
  - Tachykardie

Labor

- T3/T4 ↑, TSH ↓

Therapie

- Thyreostatika (blockieren die Synthese der Hormone)
- evtl. Operation
- Radiojodtherapie

5.3.3 Immunogene Hyperthyreose (Morbus Basedow)

Definition

Morbus Basedow geht einher mit einer Überproduktion von Schilddrüsenhormonen und ist häufig mit einer endokrinen Orbitopathie assoziiert (60 %).

Ursachen

- genetische Disposition und unbekanntes auslösendes Agens

Pathomechanismus. Die Hyperthyreose wird durch TSH-Rezeptorautoantikörper (TRAK) verursacht. Diese wirken schilddrüsenstimulierend (vermehrte Abgabe von T 3/T 4).

Symptome

- s. „Hyperthyreose“ (s. o.)

Symptome der endokrinen Orbitopathie

- frühestes Zeichen: Schwellung der lateralen Partie der Augenbrauen
- Lichtscheu, Doppelbilder, schmerzhafter Druck hinter den Augen
- in schweren Fällen: Augenmuskellähmungen mit Doppelbildern
- Stellwag-Zeichen (seltener Lidschlag)
- Dalrymple-Zeichen (sichtbarer Sklerastreifen am Hornhautrand)
- Möbius-Zeichen (Konvergenzschwäche)
- Graefe-Zeichen (beim Senken des Blickes bleibt Oberlid zurück)
- selten:
  - prätibiales Myxödem, nicht eindrückbar (Einlagerung von Glukosaminoglykanen im Subkutangewebe: großporige Haut von sulziger Konsistenz; spontane Remission möglich)
  - Akropachie (keulenförmige Auftreibung) der Finger- und Zehenendglieder

Spezieller Lernhinweis

Pathomechanismus der endokrinen Orbitopathie: Aufgrund einer unbekannten Ursache kommt es zu einer Einlagerung von Glukosaminoglykanen in das periorbitale Gewebe und die äußeren Augenmuskeln. Folgen sind Exophthalmus und Bewegungseinschränkungen der Bulbi mit Doppelbildern.

Labor

- T 3/T 4 ↑, TSH ↓, TRAK positiv

Therapie

- Thyreostatika
- Radiojodtherapie
- Operation
- bei endokriner Orbitopathie:
  - keine klare Behandlung bekannt; symptomatisch: getönte Augengläser, Augensalbe, künstliche Tränentropfen, Schlafen mit angehobenen Kopfende des Bettes
  - Kortikosteroide
  - Retrobulbärbestrahlung der Orbita
  - operative Dekompression der Orbita

Komplikationen

- thyreotoxische Krise

Cave

Notfall! Auftreten spontan oder oft nach Jodaufnahme (Röntgenkontrastmittel) bei unerkannter Hyperthyreose.

- hochgradige Tachykardie oder Tachyarrhythmie bei Vorhofflimmern
- Fieber bis 41 °C, Schwitzen, Exsikkose
- psychomotorische Unruhe, Angst
- Erbrechen, Durchfall
- Muskelschwäche, Adynamie
- psychotische Zustände, Desorientiertheit, Bewusstseinsstörungen
- Somnolenz bis Koma (30–50 % Letalität)

Spezieller Lernhinweis
Klassische Zeichen des Morbus Basedow sind die Merseburger-Trias: Struma, Exophthalmus, Tachykardie.

5.3.4 Hypothyreose

Definition
Dies ist eine Unterfunktion der Schilddrüse mit erniedrigter Hormonkonzentration im Serum.

Ursachen
- Hashimoto-Thyreoiditis (Autoimmunerkrankung)
- iatrogen, z. B. nach Strumektomie
- Hypophysenvorderlappeninsuffizienz
- selten: tertiäre hypothalamische Hypothyreose

Symptome
- erniedrigter Energieumsatz:
  - Adipositas
  - gesteigerte Kälteempfindlichkeit
  - körperlicher und geistiger Leistungsabfall
  - Antriebsarmut, Müdigkeit, Verlangsamung
  - Desinteresse (Gesichtsausdruck)
  - Hypercholesterinämie
  - evtl. Zyklusstörungen, gestörte Spermatogenese, Infertilität, erhöhte Rate an Aborten
- verminderte Wirkung auf die Muskulatur:
  - verlangsamte Sehnenreflexe
- erniedrigte Wirkung auf das Nervensystem:
  - Apathie
  - mimische Starre
  - Obstipation
- herabgesetzte Katecholaminempfindlichkeit am Herzen und den Gefäßen:
  - Hypotonie
  - Bradykardie, evtl. Herzinsuffizienz
- Wirkung an der Haut und den Hautanhangsgebilden
  - trockene, kühle, blassgelbe, teigige und schuppende Haut
  - trockenes, brüchiges Haar
- weitere Symptome:
  - Myxödem (Einlagerung von Glykosaminoglykanen v. a. im Gesicht und an den Extremitäten, kann auch generalisiert auftreten; derbteigige Konsistenz, bei Druck bleiben keine Dellen zurück)
  - „Myxödemherz“ mit Bradykardie und Herzvergrößerung
  - raue, heisere Stimme („Myxödemsprache“)
  - Lidödeme

Spezieller Lernhinweis
Bei älteren Menschen mit motorischer und geistiger Retardierung, die dem Alter nicht entspricht, sowie Kälteintoleranz, Gedächtnisstörungen und Depressionen immer auch an eine Hypothyreose denken!

Komplikationen
- Myxödemkoma

Cave
Extrem selten! Notfall! Auslöser: Stress.

- Hypothermie (Leitsymptom: Temperatur rektal nicht messbar)
- Hypoventilation mit Hyperkapnie und CO_2-Narkose
- Bradykardie und Hypotonie

Therapie
- Dauersubstitution von Schilddrüsenhormonen
- lebenslange Kontrolluntersuchungen

5.3.5 Angeborene Hypothyreose

Definition
Es handelt sich um einen angeborenen Mangel an Schilddrüsenhormonen (1:5 000 Neugeborene).

Ursachen
- fehlende Anlage, Schilddrüsendysplasie
- selten: biochemischer Defekt der Hormonherstellung

Symptome
- bei Geburt:
  - Ikterus
  - Trinkfaulheit
  - Obstipation
  - Bewegungsarmut
  - evtl. Nabelhernie
  - evtl. abgeschwächte Eigenreflexe
- später:
  - Wachstumsrückstand (Zwergenwuchs)
  - Reifungsrückstand (Knochen- und Zahnalter)
  - geistige und psychische Retardierung
  - niedrige Intelligenz
  - Schwerhörigkeit, Sprachstörung

Merke
Jodmangel ist weltweit die häufigste vermeidbare Ursache für geistige Retardierung!

Labor
- T3/T4 ↓, TSH ↑

Diagnose
- gesetzlich vorgeschriebener TSH-Test; am 3. Lebenstag wird aus der Ferse des Neugeborenen Blut entnommen, um u. a. den Basalwert von TSH zu überprüfen; TSH ↑: angeborene Hypothyreose

Therapie
- lebenslange Substitution von Schilddrüsenhormonen (so früh wie möglich); regelmäßige Kontrollen des Hormonstatus

5.3.6 Thyreoiditis

Definition
Die Thyreoiditis ist eine akute Entzündung der Schilddrüse, i. d. R. ohne Einfluss auf die Hormonproduktion.

Ursachen
- Bakterien, Viren
- Bestrahlungsfolgen
- Traumen

Symptome
- akuter Beginn mit Fieber und lokalen Schmerzen
- starke Rötung und Schwellung im Bereich der Schilddrüse
- Druckempfindlichkeit
- Schluckbeschwerden
- Heiserkeit
- Schwellung der regionalen Lymphknoten

Labor
- T3/T4 normal
- BSG ↑
- Leukozyten ↑

Therapie
- Antibiotika
- bei Abszess Eiter abpunktieren
- Inzision

5.3.7 Subakute granulomatöse Thyreoiditis de Quervain

Definition
Hier liegt eine granulomatöse Entzündung der Schilddrüse vor.

Ursache
- unklar, oft im Anschluss an Virusinfekt der Luftwege, genetische Disposition

Pathomechanismus. Viren zerstören Epithelzellen und bringen die Follikel zur Ruptur.

Symptome
- über Wochen bis Monate dauernde schmerzhafte Schwellung der Schilddrüse
- Abgeschlagenheit und Krankheitsgefühl
- evtl. Fieber
- Schilddrüse oft druckschmerzhaft

Labor
- BSG ↑ ↑ ↑, normale Leukozytenzahl
- anfangs oft hyperthyreot, später euthyreot, evtl. hypothyreot

Therapie
- In 80 % der Fälle Spontanheilung ohne Therapie
- Kortikosteroide

5.3.8 Chronisch-lymphozytäre Thyreoiditis (Hashimoto)

> **Definition**
> Hierbei handelt es sich um eine chronische Entzündung der Schilddrüse mit schleichendem Destruktionsprozess (w:m = 9:1, bevorzugt Frauen zwischen dem 30. und 50. Lj.).

Ursachen
- familiäre Disposition
- Hepatitis C

Pathomechanismus. Zyotoxische T-Lymphozyten zerstören nach und nach die Zellen der Schilddrüse; langfristig kommt es zu einer Vernarbung des Gewebes mit Funktionsverlust.

Symptome
- Beginn schleichend und unmerklich, Struma, evtl. vorübergehende Hyperthyreose
- Die meisten Patienten werden erst im Spätstadium aufgrund ihrer Hypothyreose diagnostiziert.

Labor
- T3/T4 ↓, TSH ↑
- BSG ↑
- Lymphozyten ↑, Antikörper ↑

Therapie
- Substitution von LT 4

5.3.9 Schilddrüsenkarzinom

> **Definition**
> Dies ist eine maligne Erkrankung von Schilddrüsengewebe (häufigste endokrine Neoplasien).

Ursachen
- genetische Faktoren
- ionisierende Strahlen
- unbekannt

Symptome
- allgemein:
  - Schilddrüsenvergrößerung mit Knotenbildung von harter Konsistenz, schnelles Wachstum
  - nicht schluckverschieblich
  - Schluckbeschwerden
- lokale Spätsymptome:
  - derbe, höckrige Struma
  - fixierte Haut
  - supraklavikulare und/oder zervikale Lymphknotenschwellung
  - Horner-Trias (Miosis, Ptosis, Enophthalmus)
  - Heiserkeit (Rekurrensparese)
  - Hals-, Ohren- und Hinterkopfschmerz
  - obere Einflussstauungen

Therapie
- radikale Thyreoidektomie
- Radiojodtherapie
- suppressive Schilddrüsenhormonbehandlung mit LT 4 (möglichst hoch bis an die Toleranzgrenze, um einen vermehrten TSH-Reiz auf evtl. noch vorhandene Metastasen zu verhindern)
- Strahlenbehandlung

5.4 Erkrankungen der Nebenschilddrüse

5.4.1 Primärer Hyperparathyreoidismus

Definition
Diese Erkrankung der Nebenschilddrüse geht einher mit einer vermehrten Bildung von PTH.

Ursachen
- autonome Adenome der Nebenschilddrüse (80 %)
- Hyperplasie der Epithelkörperchen

Pathomechanismus. Die gesteigerte Kalziumrückresorption an der Niere und am Darm sowie die erhöhte Freisetzung von Kalzium aus den Knochen führen zu den Symptomen der Hyperkalzämie.

Symptome. Die Hälfte der Patienten hat keine oder nur unspezifische Beschwerden.
- Nierenmanifestation (40–50 %):
  - häufig Nierensteine
  - selten Nephrokalzinose (Kalziumniederschläge in den Papillen)
- gastrointestinale Manifestation:
  - Obstipation, Meteorismus
  - Übelkeit, Erbrechen
  - Appetitverlust, Gewichtsabnahme
  - selten: Ulkusneigung, Pankreatitis
- Knochenmanifestation: verstärkte Osteolyse, negative Knochenbilanz (AP ↑):
  - Wirbelsäulen- und Gliederschmerzen (Symptome der Skelettmanifestation)
  - evtl. Spontanfrakturen (gesteigerter Knochenumbau, einhergehend mit Entmineralisierung, Zystenbildung und Fibrosierung)
- neuromuskuläre Symptome:
  - Müdigkeit, Muskelschwäche
  - erniedrigte Reflexe
- psychiatrische Symptome:
  - depressive Verstimmungen

Komplikationen
- hyperkalzämische Krise

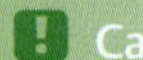 Cave
Notfall! Begünstigende Faktoren sind lange Bettlägerigkeit, Medikamente.

- Polyurie, Polydipsie
- Erbrechen, Exsikkose
- psychotische Erscheinungen, Somnolenz
- Herzrhythmusstörungen, plötzlicher Herztod (Letalität: 50 %)

Labor
- Serum: Kalzium ↑, PTH ↑, AP ↑, Calcitonin ↑, Phosphat ↓
- Urin: Kalzium ↑, Phosphat ↑

Therapie
- Parathyreoidektomie

5.4.2 Sekundärer Hyperparathyreoidismus

Definition
Hierbei handelt es sich um eine reaktive Erhöhung von PTH durch Absinken des Serumkalziumspiegels.

Ursachen
- renaler Hyperparathyreoidismus (Ursache: Niereninsuffizienz)
- Malassimilationssyndrom
- mangelnde Sonnenlichtexposition
- selten: Leberzirrhose

Symptome
- Symptome der Grunderkrankung
- evtl. Knochenschmerzen

Labor
- PTH ↑, Kalzium normal bis ↓, AP ↑

Therapie
- Therapie der Grunderkrankung
- Substitution von Vitamin-D-Hormon und evtl. Kalzium

5.4.3 Hypoparathyreoidismus

Definition
Dieser ist definiert als Unterfunktion der Nebenschilddrüse mit Mangel an PTH.

Pathomechanismus. PTH-Mangel führt zu Symptomen der Hypokalzämie mit dem Leitsymptom der Tetanie.

Ursachen
- am häufigsten postoperativ, z. B. nach Strumektomie
- selten idiopathisch

Symptome
- hypokalzämische Tetanie:
  - Krampfanfälle
  - Parästhesien
  - Pfötchenstellung
  - Stimmritzenkrampf (bei Kindern akute Lebensgefahr!)
- organische Veränderungen:
  - Haar- und Nagelwuchsstörungen
  - Kataraktbildung (grauer Star)
  - Osteosklerose
- psychische Veränderungen:
  - Reizbarkeit
  - depressive Verstimmung
- funktionelle Symptome:
  - Chvostek-Zeichen positiv: beim Beklopfen des N. facialis reflektorisches Zucken der Mundwinkel
  - Trousseau-Zeichen positiv: nach wenigen Minuten Pfötchen- oder Geburtshelferstellung der Hand nach Anlegen einer Blutdruckmanschette am Arm (einige Minuten arterieller Mitteldruck)

Labor
- Serum: Kalzium ↓, PTH ↓, Phosphat ↑, Calcitonin ↓

Therapie
- bei Tetanie, 20 ml 10 %ige Kalziumlösung langsam i. v.
- Langzeitbehandlung mit Vitamin D und Kalzium oral

Spezieller Lernhinweis
Kalzium und Digitalis wirken synergistisch. Daher einem digitalisierten Patienten niemals i. v. Kalzium verabreichen.

5.5 Erkrankungen der Nebennierenrinde

5.5.1 Conn-Syndrom (primärer Hyperaldosteronismus)

Definition
Dieses ist eine Überproduktion von Aldosteron mit daraus resultierenden Störungen im Elektrolythaushalt.

Ursachen
- idiopathische Hyperplasie der Zona glomerulosa (⅔ der Fälle)
- Aldosteron produzierendes Adenom der Nebennierenrinde (⅓ der Fälle)
- selten: familiär, Aldosteron produzierende Karzinome

Symptome
- aufgrund Hypernatriämie:
  - Leitsymptom: Hypertonie und deren Folgen (Kopfschmerzen, Proteinurie, Retinopathie, andere Organschäden)

- aufgrund Hypokaliämie:
  - Muskelschwäche, Muskelschmerzen
  - Obstipation
  - EKG-Veränderungen
  - Parästhesien, Paralyse
  - metabolische Alkalose
  - Polyurie, Polydipsie

Merke
Bei mehr als ⅔ der Patienten besteht nur das Symptom Hypertonie. Die Mehrzahl der Patienten sind normokaliämisch.

Labor
- Serum: Kalium ↓, Natrium ↑, Aldosteron ↑

Therapie
- Operation (bei einseitigem Nebennierenrindentumor)
- Medikamente: Antihypertensiva, Aldosteronantagonisten

5.5.2 Hyperkortisolismus (Cushing-Syndrom)

Definition
Hierbei handelt es sich um eine Erhöhung von Cortisol im Serum.

Ursachen
- häufig iatrogen: Langzeitbehandlung mit Glukokortikoiden oder ACTH (Cushing-Syndrom)
- erhöhte Sekretion von Cortisol oder ACTH:
  - 80 % autonomes Adenom des Hypophysenvorderlappen (Morbus Cushing)
  - Paraneoplasie (meist kleinzelliges Bronchialkarzinom, produziert ACTH)
  - cortisolproduzierendes Adenom der Nebennierenrinde.
- alkoholinduziertes Cushing-Syndrom (reversibel)

Symptome
- Fettstoffwechselstörung (Umverteilung der Fettdepots):
  - Vollmondgesicht mit Plethora (Blutfülle)
  - Stammfettsucht
  - Stiernacken
  - Hypercholesterinämie
  - Fettleber
- Eiweißstoffwechselstörung:
  - Osteoporose
  - dünne Extremitäten
  - Myopathie und Muskelschwund
  - Adynamie
- Kohlenhydratstoffwechselstörung:
  - diabetogene Stoffwechsellage
- gestörte Haut- und Bindegewebeversorgung:
  - verzögerte Wundheilung
  - Akne/Furunkulose
  - Striae rubrae (durch Eiweißabbau und Bindegewebsatrophie)
  - Pergamenthaut
- Wirkung auf den Magen-Darm-Trakt:
  - ulzerogene Wirkung
- auf das Immunsystem:
  - erhöhte Infektneigung
- mineralokortikoide Wirkung:
  - Hypertonie und deren Folgen
- weitere Symptome:
  - Virilismus, Hirsutismus, Zyklusstörungen (bei Frauen infolge einer ACTH-Erhöhung erfolgt eine vermehrte Freisetzung der Androgene)
  - bei Kindern Wachstumsstillstand
  - psychische, evtl. psychotische Veränderungen

Labor
- Erythrozyten ↑, Leukozyten ↑, Thrombozyten ↑, Lymphozyten ↓, Eosinophile ↓
- Cortisol ↑

Therapie
- operative Entfernung von Nebennierenrindentumoren
- medikamentöse Blockade der Cortisolsynthese

Spezieller Lernhinweis

Plötzliches Absetzen der Hormonzufuhr führt zu einer akuten Nebennierenrindeninsuffizienz, daher ausschleichendes Absetzen einer länger bestehenden Kortikosteroidtherapie.

5.5.3 Adrenogenitales Syndrom

Definition

Das adrenogenitale Syndrom geht einher mit einer Verminderung der Cortisolsynthese.

Ursachen

- meist autosomal-rezessiv erbliche Störung
- erworben durch Nebennierenrindentumor

Pathomechanismus. Da kein Cortisol produziert wird, schüttet die Hypophyse vermehrt ACTH aus, um die Nebennierenrinde anzuregen. Folge ist eine vermehrte Freisetzung der Androgene und eine Nebennierenrindenhyperplasie. Der hohe Androgenspiegel führt zu einer verminderten Gonadotropinbildung, sodass bei Jungen die Keimdrüsen nur unzureichend (Hypogonadismus) entwickelt werden.

Symptome im Kindesalter

- Pseudopubertas praecox (im Unterschied zur echten Pubertas praecox keine Spermatogenese bzw. Ovulation)
- Wachstumsschub und schneller Epiphysenschluss (die Patienten sind als Kinder groß und als Erwachsene klein)
- Mädchen: Virilisierungserscheinungen wie Hirsutismus, Vermännlichung der Stimme und der Körperproportionen, Klitorishypertrophie, fehlende Brustentwicklung, Amenorrhöe
- Jungen: der Hypogonadismus steht im Gegensatz zur verstärkten Entwicklung der sekundären Geschlechtsmerkmale.
- im Neugeborenenalter: Salzverlustsyndrom (Hyperkaliämie, Hyponatriämie)

Labor

- Serum: Testosteron ↑, ACTH ↑, Cortisol ↓

Therapie

- lebenslange Substitution mit Glukokortikosteroiden

5.5.4 Hypokortisolismus (Nebennierenrindeninsuffizienz)

Definition

Hierbei handelt es sich um einen kompletten Ausfall der Nebennierenrinde.

Ursachen

- 80 % Destruktion der Nebennierenrinde durch Autoimmunprozesse (Morbus Addison)
- Waterhouse-Friderichsen-Syndrom bei Meningokokken-Meningitis (hämorrhagische Infarzierung der Nebenniere)
- Karzinommetastasen, Tuberkulose
- Langzeitbehandlung mit Kortikosteroiden (nie abrupt absetzen!)
- Insuffizienz von Hypophysenvorderlappen oder Hypothalamus

Symptome.

Primäre Nebennierenrindeninsuffizienz (Morbus Addison), ACTH ↑

- **Überpigmentierung** der Haut und Schleimhäute, Handinnenflächen und Fußsohlen (ACTH wird physiologisch in Verbindung mit MSH ausgeschüttet. Aufgrund eines Defekts an der Nebennierenrinde schüttet die Hypophyse vermehrt ACTH und MSH aus; Folge ist eine Hyperpigmentierung)
- Aldosteronmangel (nur bei primärer Nebennierenrindeninsuffizienz):
  - Hyperkaliämie (erhöhte Reflexe, abdominelle Beschwerden, Übererregbarkeit, Diarrhöe)
  - Hyponatriämie (Salzhunger, Hypovolämie)
  - Dehydratation und Hypotonie

Sekundäre Nebennierenrindeninsuffizienz, ACTH ↓

- **alabasterfarbene Blässe** (der Defekt liegt hier in übergeordneten Zentren, d. h., ACTH und MSH werden nicht ausgeschüttet: die Nebennierenrinde und die Melanozyten werden nicht stimuliert)
- kein Mangel an Aldosteron, da es über das RAAS ausgeschüttet wird

Weitere Symptome beider Formen

- Hypokortisolismus:
  - Hypoglykämie (Zittern, Heißhunger, Sehstörungen)
  - gastrointestinale Beschwerden (Übelkeit, Erbrechen)
- Androgenmangel:
  - schlappe Muskulatur sowie Gewichtsverlust, Schwäche und rasche Ermüdbarkeit
- Verlust der Sekundärbehaarung bei der Frau

Komplikationen

- Addison-Krise

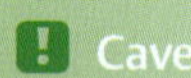

Cave

Notfall! Auslöser sind außergewöhnliche Belastungen (durch Fehlen von Cortisol als Stresshormon).

- Exsikkose, Blutdruckabfall, Schock, Oligurie
- Durchfall und Erbrechen
- Hypoglykämie, metabolische Azidose
- später Exsikkosefieber
- Delir, Koma

Labor

- Natrium ↓, Kalium ↑
- Cortisol ↓
- Aldosteron ↓
- Testosteron ↓

Therapie

- Substitution von Mineralo- und Glukokortikoiden

Spezieller Lernhinweis

In 90 % der der Fälle sind folgende Leitsymptome vorhanden: Schwäche und rasche Ermüdbarkeit, Pigmentierung der Haut und Schleimhäute, evtl. Vitiligo, Gewichtsverlust und Dehydratation, niedriger Blutdruck.

5.6 Erkrankungen des Nebennierenmarks

5.6.1 Phäochromozytom

Definition

Beim Phäochromozytom handelt es sich um einen katecholaminproduzierenden Tumor des Nebennierenmarks (85 % sind gutartige Tumoren).

Symptome

- Blutdruck ↑, Herzminutenvolumen ↑
  - 50 % der erwachsenen Patienten zeigen eine paroxysmale Hypertonie, 50 % eine persistierende Hypertonie (bei Kindern 90 %).
  - Tachykardie
  - blasse Haut
- gesteigerter Grundumsatz:
  - Schwitzen
  - Tremor
  - innere Unruhe
  - feucht-kalte Haut
  - Gewichtsverlust
- Bronchodilatation:
  - Dyspnoe
- blutzuckersteigernde Wirkung:
  - diabetogene Stoffwechsellage
- verminderte Peristaltik des Magen-Darm-Traktes:
  - Obstipation
  - Übelkeit, Erbrechen

Komplikationen

- Herzinfarkt
- Herzinsuffizienz
- Lungenödem
- Hirnödem

Labor

- Bestimmung der freien Plasma-Metanephrine

Therapie

- medikamentöse Behandlung einer hypertensiven Krise
- lapraskopische Tumorentfernung (evtl. auch operativ)

5.7 Erkrankungen der Gonaden

- s. Kap. „Fortpflanzungsorgane“ (S. 342)

5.8 Erkrankungen des endokrinen Teils des Pankreas

5.8.1 Diabetes mellitus

> **Definition**
>
> Dies ist eine Sammelbezeichnung für Störungen des Kohlenhydratstoffwechsels, die durch einen erhöhten Glukosegehalt im Blut charakterisiert sind (Diabetes = hindurchqehen; mellitus = mit Honig gesüßt: honigssüßer Durchfluss).

Ursachen. Entweder eine Störung der Insulinsekretion, der Insulinwirkung oder eine Kombination dieser beiden (Klassifizierung nach der Ätiologie der WHO und ADA 1997)

Diabetes Typ 1 (< 10 %)

- immunologisch bedingt; Antikörper richten sich gegen die β-Zellen der Langerhans-Inseln und zerstören diese; führt zu absolutem Insulinmangel; kann in jedem Lebensalter auftreten
- idiopathisch bedingt

Diabetes Typ 2 (> 90 %). Dieser kann sich erstrecken von einer vorwiegenden Insulinresistenz mit relativem Insulinmangel bis zu einem vorwiegend sekretorischen Defekt mit Insulinresistenz.

- gestörte (nicht zur Glukosezufuhr adäquate) Insulinsekretion: Die frühe postprandiale Insulinsekretion ist gestört; dies führt zu postprandialer Hyperglykämie.
- herabgesetzte Insulinwirkung – Insulinresistenz (80 % der Typ-2-Diabetiker): Die Mehrzahl der Erkrankungen entwickelt sich auf dem Boden eines metabolischen Syndroms (Wohlstandssyndrom). Stetig erhöhte Glukosekonzentrationen im Serum führen zu reaktiv erhöhten Insulinausschüttungen. Die erhöhte Insulinkonzentration vermindert die Sensibilität und Dichte der Insulinrezeptoren (Downregulation). Die Reduktion der Rezeptorzahl pro Zelle ist somit eine erneute Folge des Hyperinsulinismus (Insulin ↑ steigert das Hungergefühl, führt zu Adipositas und forciert die Entwicklung einer vorzeitigen Arteriosklerose). Therapeutisches Prinzip ist die Beseitigung von Überernährung und Fettsucht, da sich durch absinkende Insulinspiegel die Sensibilität und Dichte der Rezeptoren wiederherstellt.

> **Spezieller Lernhinweis**
>
> **Metabolisches Syndrom** (IDF 2005): abdominelle Adipositas mit einem Taillenumfang > 94 cm (m) bzw. > 80 cm (w) bei Europäern; Triglyzeride > 150 mg/dl, HDL-Cholesterin < 50 mg/dl (w), < 40 mg/dl (m); Blutdruck > 130/85 mmHg; Nüchternplasmaglukose > 100 mg/dl oder Typ-2-Diabetes.

Andere Diabetesformen (= Typ 3 Diabetes)

a) genetische Defekte (autosomal-dominanter Erbgang) in der β-Zellfunktion
b) genetische Defekte der Insulinwirkung
c) Erkrankungen des exokrinen Pankreas, z. B. chronische Pankreatitis
d) Endokrinopathie: z. B. Akromegalie, Cushing-Syndrom, Phäochromozytom, Hyperthyreose
e) medikamentös induziert, z. B. Glukokortikoide, Schilddrüsenhormone
f) Infektionen, z. B. kongenitale Rötelninfektion, CMV-Infektion
g) seltene immunologisch bedingte Formen, z. B. Anti-Insulin-Rezeptor-Antikörper
h) genetische Syndrome, die gelegentlich mit Diabetes vergesellschaftet sind, z. B. Down-Syndrom

Gestationsdiabetes (= Typ 4 Diabetes). Schwangerschaftsdiabetes: Jede während der Schwangerschaft erstmals erkannte Störung des Kohlenhydratstoffwechsels, welche meist nach Beendigung der Schwangerschaft verschwindet. Das Risiko für permanente Manifestation eines Diabetes mellitus beträgt bis zu 45 % innerhalb von 10 Jahren.

Unspezifische Allgemeinsymptome. Die Entwicklung des Typ-1-Diabetes verläuft relativ rasch; der Typ-2-Diabetes verläuft meist schleichend und unmerklich (**Tab. 5.3**).

- Polyurie (vermehrtes Wasserlassen durch Hyperglykämie mit osmotischer Diurese)
- Polydipsie (als Folge der Polyurie)
- Gewichtsverlust (typisch bei Typ 1, da Lipolyse enthemmt; auch infolge Glukosurie: Kalorienverlust)
- Müdigkeit, Leistungsminderung, Adynamie (durch gestörte Glukoseutilisation)
- Sehstörungen (wechselnder Turgor der Augenlinse)
- nächtliche Wadenkrämpfe (infolge Störungen des Elektrolyt- und Wasserhaushalts)
- Potenzstörungen, Amenorrhöe
- Hauterscheinungen:
  - trockene, turgorarme Haut und Schleimhaut
  - Pilzinfektionen, bakterielle Infektionen (Furunkulose, Candidamykose)
  - schlechte Heilungstendenz des Gewebes
  - Juckreiz (oft genito-anale Region)

Tab. 5.3 Überblick der differenzialdiagnostischen Kriterien für Diabetes Typ 1 und Typ 2 bei Diagnosestellung.

Kriterien	Diabetes Typ 1	Diabetes Typ 2
Manifestationsalter	oft Kinder, Jugendliche, junge Erwachsene	meist mittleres und höheres Lebensalter
Auftreten/Beginn	akut bis subakut	meist schleichend
Symptome	oft Polyurie, Polydipsie, Gewichtsverlust, Müdigkeit	oft keine Beschwerden
Körpergewicht	meist normalgewichtig	meist übergewichtig
Ketoseneigung	ausgeprägt	fehlend bis gering
Insulinreaktion	vermindert bis fehlend	subnormal bis hoch
Insulintherapie	erforderlich	meist erst nach jahrelangem Verlauf infolge stetig nachlassender Insulinsekretion

Spezieller Lernhinweis

Vererbung des **Typ-1-Diabetes**: beide Eltern Diabetiker: Risiko der Kinder 20 %, Geschwister des Typ-1-Diabetes bei eineiigen Zwillingen: 35 %

Vererbung des **Typ-2-Diabetes**: 1 Elternteil Typ-2-Diabetes: Risiko der Kinder 50 %, Geschwister des Typ-2-Diabetes bei eineiigen Zwillingen: 100 %

Komplikationen

Mikroangiopathie

Eine mit Permeabilitätsstörungen einhergehende Verdickung der Basalmembran von Kapillaren. Die durch die Blutzuckererhöhung bedingte Glykosylierung von Proteinen der Basalmembran scheint eine Rolle bei der Entstehung von Mikroangiopathien zu spielen. Die Dicke der Basalmembran korreliert zur Dauer des Diabetes. Es kommt zu 4 typischen Manifestationsformen:

Diabetische Retinopathie

- 90 % aller Typ 1 Diabetiker und 25 % der Typ 2 Diabetiker erkranken nach 15 Jahren; 30 % aller Erblindungen in Europa sind durch Diabetes verursacht!
- Augenhintergrundveränderungen
- Sehbeeinträchtigung (verzerrtes, verschwommenes Sehen) bis zur Erblindung

Diabetische Nephropathie

- In Europa und USA sind bis zu 50 % aller Dialysepatienten Diabetiker.
- Glomerulosklerose (Morbus Kimmelstiel-Wilson) mit erhöhter Filtrationsrate und Proteinurie bis hin zum nephrotischen Syndrom
- chronische Pyelonephritis (Neigung zu Harnwegsinfekten)
- Niereninsuffizienz

Diabetische Neuropathie (bei 50 % aller Diabetiker). Nach 10-jähriger Krankheitsdauer haben ca. 50 % der Patienten eine Neuropathie; evtl. aufgrund von Mikrozirkulationsstörungen der Vasa nervorum und metabolische Störungen (kleine Blutgefäße, die für die Versorgung der Nerven zuständig sind).

a) periphere sensomotorische Polyneuropathie:
   - distal betonte symmetrische sensible Reiz- und Ausfallerscheinungen, besonders Füße und Unterschenkel: Strumpfparästhesien, „burning feet“
   - vermindertes Vibrationsempfinden (Frühsymptom)
   - Areflexie
   - evtl. motorische Störungen
   - verminderte Thermosensibilität und Schmerzempfinden
b) Neuropathie des vegetativen Nervensystems (sympathisches und parasympathisches Nervensystem):
   - Kardioneuropathie
   - Ruhetachykardie (Vagusschädigung)
   - stumme Myokardischämie und schmerzlose Herzinfarkte
   - verminderte Herzfrequenzvariabilität bis zur Frequenzstarre
c) Neuropathie des Magen-Darm-Traktes (Schädigung des Parasympathikus):
   - Ösophagusmotilitätsstörungen, evtl. mit Dysphagie
   - Gastroparese mit Völlegefühl, Druck im Oberbauch
   - postprandiale Diarrhöe im Wechsel mit Obstipation
   - anorektale Dysfunktion (Inkontinenz)
d) Neuropathie des Urogenitaltraktes (Schädigung des Parasympathikus):
   - Blasenentleerungsstörungen mit Restharnbildung und Prädisposition zu Harnwegsinfekten
   - erektile Impotenz
e) Neuropathie der Pupillen:
   - gestörte Pupillenreflexe (herabgesetzte Mydriasegeschwindigkeit).
f) Neuropathie des Gefäßsystems (Sympathikusschädigung):
   - orthostatische Hypotonie (positiver Schellong-Test)
g) Neuropathie des neuroendokrinen Systems:
   - Fehlen der hormonellen Gegenregulation bei Hypoglykämie

Diabetisches Fußsyndrom. Hierbei handelt es sich um ein Syndrom verschiedener Krankheitsbilder unterschiedlicher Ursache, bei dem es durch Verletzungen am Fuß zu infiziertem Ulkus kommen kann und zu Komplikationen bis hin zur Extremitätenamputation. Man unterscheidet:

a) neuropathischer diabetischer Fuß:
   - warmer Fuß mit sehr trockener Haut (kein Fußgeruch)
   - gestörte Sensibilität (vermindertes Vibrations- oder Berührungsempfinden)
   - reduziertes Schmerz- und Temperaturempfinden
   - tastbare Fußpulse
   - Störung der Abrollbewegung des Fußes
   - Komplikationen: Infektionen, schmerzlose neuropathische Ulzera an druckbelasteten Stellen (Ferse, Fußballen); oft ausgelöst durch fehlende oder falsche Fußpflege, enges Schuhwerk, (Mikro-)Traumen

b) ischämische Fuß bei pAVK, v.a. der Unterschenkelarterien:
   - kühler, blasser Fuß mit evtl. livider Verfärbung
   - keine tastbaren Fußpulse
   - erhaltene Sensibilität
   - Nekrosen/Gangrän der Akren, drohende Amputation

c) kombinierte Form aus neuropathischem und ischämischem diabetischem Fuß

Makroangiopathien mit Früharteriosklerose

- arterielle Hypertonie
- KHK (stenosierende Arteriosklerose; 55 % der Diabetiker sterben an Herzinfarkt)
- Zerebralsklerose und ischämischer Hirninfarkt
- pAVK

Diabetische Kardiomyopathie

KHK, arterielle Hypertonie und diabetische Kardiomyopathie sind die 3 Risikofaktoren für die Entwicklung einer Herzinsuffizienz bei Diabetikern. Die 5-Jahresüberlebensrate von Patienten, die gleichzeitig an Diabetes und Herzinsuffizienz leiden, liegt bei ca. 12 %.

5.8.2 Coma diabeticum (hyperglykämisches Koma)

Definition

Hier liegt eine stark erhöhte Glukosekonzentration im Blut infolge absoluten oder relativen Insulinmangels vor (nur etwa 10 % der Patienten sind nach neurologischer Definition tatsächlich bewusstlos).

Ursachen

- absoluter oder relativer Insulinmangel:
  - Erstmanifestation eines bisher unerkannten Diabetes (25 %)
  - vergessene Insulininjektion
  - Tabletten statt Insulin (bei Insulinbedürftigen)
- ungenügende exogene Insulinzufuhr:
  - ungenügende Dosis verordnet
  - technische Fehler bei der Abmessung und Injektion
- erhöhter Insulinbedarf:
  - Infekt
  - Diätfehler
  - Operation, Unfall, Gravidität, gastrointestinale Erkrankungen
  - Herzinfarkt
  - Hyperthyreose
  - Medikamente

Spezieller Lernhinweis

Infektionen stellen die häufigste auslösende Ursache dar (40 %).

Pathomechanismus. Im Vordergrund steht der Wasserverlust über den Urin und der damit verbundenen Folge des hypovolämischen Schocks.

Ketoazidotisches Koma (bei 25 % Erstmanifestation, typisch für Typ 1)

Definition

Es liegt ein absoluter Insulinmangel vor (Glukose > 300–700 mg/dl), Lipolyse enthemmt.

Symptome

- Azetongeruch (säuerlicher Geruch nach vergorenem Obst)
- metabolische Azidose mit Kußmaul-Atmung

Hyperosmolares Koma (typisch für Typ 2)

Definition

Es liegt ein relativer Insulinmangel vor (Glukose > 700 mg/dl), Lipolyse gehemmt durch noch vorhandenes Insulin.

Symptome (gelten auch für das ketoazidotische Koma). Schleichender langsamer Beginn (Stunden bis Tage)

- Appetitlosigkeit, Erbrechen
- Polyurie, Polydipsie
- Schwäche, Tachypnoe
- Exsikkose mit nicht verstreichenden Hautfalten, Hypotonie
- Schockentwicklung (Blutdruck ↓, Puls ↑)
- später Oligurie/Anurie
- trockene Schleimhäute
- weiche Augenbulbi
- verwaschene Sprache
- Hypokaliämiezeichen, Rhythmusstörungen
- Somnolenz bis Koma

Therapie

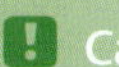 Cave

Notfall! Maßnahmen zur Grundversorgung, s. hyperglykämisches Koma (**Tab. 20.12**).

- Insulingabe (Diese darf nur vom Arzt verabreicht werden! Der Patient könnte sich kurz vorher Insulin gespritzt haben, Gefahr der Hypoglykämie!)
- Volumensubstitution
- Elektrolytausgleich

5.8.3 Hypoglykämisches Koma (hypoglykämischer Schock, Hypoglykämie)

Definition

Hierbei sinkt die Blutglukosekonzentration unter einen kritischen Wert von < 50 mg/dl.

Ursachen

- Überdosierung von Insulin oder Sulfonylharnstoffen
- starke körperliche Belastung
- Alkoholgenuss (Alkohol hemmt die Glukoneogenese)
- Interferenz mit blutzuckersenkenden Mitteln
- verminderte Nahrungsaufnahme (auch starkes Erbrechen, Diarrhöe)
- Malabsorptionssyndrom
- Spätdumping-Syndrom
- schwere Lebererkrankungen (verminderte Glukoneogenese)
- Insuffizienz von Nebennierenrinde oder Hypophysenvorderlappen (Ausfall kontrainsulinärer Hormone)
- renaler Diabetes mellitus (Niere verliert Glukose)

Spezieller Lernhinweis

Häufigste Ursache ist eine Überdosierung von Insulin oder Sulfonylharnstoffen!

Pathomechanismus. Die Nervenzellen sind die einzigen Zellen des Organismus, die unabhängig von Insulin Glukose aufnehmen können. Im Gegensatz zum hyperglykämischen Koma (reichlich Glukose vorhanden) reagiert primär das Nervensystem auf die geringe Glukosekonzentration im Blut. Glukose ist die einzige Energiequelle für den Hirnstoffwechsel; hohe Empfindlichkeit des Gehirns gegenüber Hypoglykämie!

Symptome

- plötzliche rasche Entwicklung

1. Phase – Zeichen des Glukosemangels im Gehirn

- Heißhunger
- Schwindel
- Sehstörungen
- Konzentrationsstörungen

2. Phase – Adrenalinzeichen (Sympathikus reagiert): körpereigene Gegenregulation

- Unruhe, Nervosität
- Schwitzen, Kaltschweißigkeit
- Zittern
- Mydriasis
- Tachykardie, Hypertonie

3. Phase – Zeichen der zerebralen Schädigung

- Kopfschmerzen
- Verwirrtheit, Koordinationsstörungen
- primitive Automatismen (Grimassieren, Greifen, Schmatzen)
- Schüttelkrämpfe
- fokale Zeichen (Hemiplegien, Aphasie, Doppelbildersehen)
- Somnolenz, Koma, zentrale Atem- und Kreislaufstörungen

Therapie

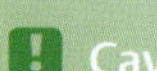
Cave

Notfall! Maßnahmen zur Grundversorgung, hypoglykämischer Schock (**Tab. 20.12**).

In **Tab. 5.4** ist die Differenzialdiagnose hypoglykämischer Schock und hyperglykämisches Koma aufgeführt.

Tab. 5.4 Differenzialdiagnose hypoglykämischer Schock und hyperglykämisches Koma.

	hypoglykämischer Schock	hyperglykämisches Koma
Blutzucker	< 50 mg/dl	> 400 mg/dl
Entwicklung	plötzlich, Minuten	langsam, Stunden bis Tage
Allgemeinzustand	Zittern, primitive Automatismen	eingetrübtes Bewusstsein, Apathie, verwaschene Sprache
Urin- und Trinkverhalten	kein auffälliger Befund	Polyurie, Polydipsie
Atmung	normal, schnell	Kußmaul-Atmung, Azetongeruch
Blutdruck, Puls	Hypertonie, Tachykardie, später Schockentwicklung	Hypotonie, Tachykardie (Schock)
Palpationsbefund der Haut	feucht, schwitzt	normal
Pupille	Mydriasis	normal
Augenbulbi	normal	weich

5.8.4 Diagnose Diabetes mellitus

Blutzuckerbestimmung

Der Nüchternblutzucker ist der entscheidende Test für die Diagnose und Therapiekontrolle eines Diabetes mellitus (**Tab. 5.5**). Nüchtern ist definiert durch eine Periode ohne Nahrungsaufnahme von 8 h.

Merke
Ein normaler Nüchternblutzucker beträgt im kapillären Vollblut < 90 mg/dl, im venösen Plasma ≤ 100 mg/dl.

Oraler Glukosetoleranztest (oGTT)

Der oGTT dient der Diagnose einer gestörten Glukosetoleranz bei abnormer Nüchternglukose.

Vorbedingungen

- 3 Tage vor dem Test tägliche Aufnahme von mindestens 150 g Kohlenhydraten (kein Hungerzustand)
- ab 22 h vor dem Test nüchtern bleiben
- keine febrilen Erkrankungen
- bei Frauen nicht zum Zeitpunkt der Menstruation
- Es dürfen keine Störfaktoren vorliegen, z. B. Herzinfarkt, lange Bettlägerigkeit, blutzuckersteigernde Medikamente etc.

Durchführung

- Gabe von 75 g Glukose gelöst in ca. 250–300 ml Wasser (oder gleichwertiges Oligosaccharidgemisch) nach einer Nüchternblutentnahme
- nochmalige Blutentnahme nach 120 min

Kontraindikationen

- Zustand nach Magen-Darm-Resektion oder gastrointestinalen Erkrankungen mit veränderter Resorption
- bei bereits manifestem Diabetes (Nüchternglukose > 126 mg/dl oder Gelegenheitsglukose > 200 mg/dl)

Glukosebestimmung im Urin

Die normale Nierenschwelle für Glukose liegt bei 160–180 mg/dl im Blut (in der Schwangerschaft niedriger < 150 mg/dl).

Zur Therapiekontrolle sollte jeder Diabetiker seine individuelle Nierenschwelle bestimmen:

- Liegt eine diabetische Nephropathie vor, so kann die Nierenschwelle für Glukose erhöht sein (trotz Hyperglykämie keine Glukosurie); daher schließt das Fehlen von Glukose im Harn einen manifesten Diabetes nicht aus.
- Umgekehrt kann es bei Normoglykämie infolge einer tubulären Funktionsstörung (renaler Diabetes) zu einer Glukosurie kommen.
- Langzeitdiagnose (Prophylaxe diabetischer Spätkomplikationen)

Tab. 5.5 Diagnosekriterien in Abhängigkeit vom Glukosewert.

	Oraler Glukose-Toleranz-Test (oGTT)	Gelegenheitsblutzucker	Nüchtern-Plasma-Glukose venös
abnorme Nüchternglukose	gestörte Glukosetoleranz 2 h-Wert 140-199 mg/dl	-	100-125 mg/dl
normal	2 h-Wert < 140 mg/dl	-	< 100 mg/dl
Diabetes mellitus	2 h-Wert > 200 mg/dl	≥ 200 mg/dl	≥ 126 mg/dl

Spezieller Lernhinweis
Eine Glukosurie ist nicht beweisend für einen manifesten Diabetes mellitus.

Bestimmung des HbA_{1c}

Der HbA_{1c}-Wert ist ein Langzeitblutzuckerwert, mit dem der durchschnittliche Blutzuckerspiegel der letzten 6–10 Wochen ermittelt werden kann. Es handelt sich hier um den Hb-Anteil, der mit Glukose verbunden ist. Glukose lagert sich irreversibel an Hb-Moleküle an; dies erlaubt eine Beurteilung der Blutzuckerstoffwechsellage des Patienten für die Dauer der Erythrozytenüberlebenszeit von 120 Tagen („Blutzuckergedächtnis" der Erythrozyten). Der Normwert des HbA_{1c} beträgt 4–6 % des Gesamthämoglobins. Der HbA_{1c} lässt die Güte der Stoffwechseleinstellung erkennen und ist im Gegensatz zu den Angaben des Patienten nicht manipulierbar; Therapieziel ist ein Wert < 6,5 %.

Plasma-Insulin- und C-Peptid-Bestimmung

Als Maß für die Insulineigenproduktion gilt das sog. C-Peptid. Es ist ein Teil des Proinsulins und wird in gleicher Menge wie Insulin aus dem Pankreas abgegeben. Da es wesentlich stabiler ist als das Insulinmolekül, ist es laborchemisch einfacher zu erfassen; die Messung des C-Peptids hilft eingeschränkt bei der Unterscheidung des Typs 1 vom Typ 2.

Therapie

- Medikamente (Sulfonylharnstoffe, Insulin u. a.); die Berechnung der täglichen Dosis erfolgt in Abhängigkeit von Geschlecht, Alter, körperlicher Aktivität, Typ etc.
- Diät (Zusammensetzung der Kost: 10–15 % Eiweiß, 30 % Fett, 50–60 % Kohlenhydrate); die Berechnung erfolgt in Kohlenhydrateinheiten (KE), 1 KE = 10 g Kohlenhydrate (entspricht ungefähr einem halben Brötchen); die Menge an KE kann aus Austauschtabellen ermittelt werden
- Patientenschulung und -kontrollen
- körperliche Aktivität (erhöht die Sensitivität der Muskeln für Insulin)
- bei übergewichtigen Diabetikern Gewichtsreduzierung
- Prophylaxe und Therapie von Komplikationen

Ziel ist eine optimale Blutzuckereinstellung, um Spätfolgen hinauszuzögern bzw. zu vermeiden; eine ständige Patientenüberwachung (Diabetesparameter, Augenbefunde) ist unerlässlich.

5.9 Pharmaka: Hormonsystem

Tab. 5.6 Wichtige Arzneimittel bei Erkrankungen des Hormonsystems.

Medikamenten-gruppe	Wirkstoff (Handelsname) - *Beispiele*	Wirkung	Anwendung
ADH-Analoga	• Desmopressin (Minirin) • Terlipressin (Glycylpressin)	synthetisch hergestelltes Hormon mit ähnlicher Struktur von ADH; ADH bewirkt eine Rückresorption von Wasser am distalen Tubulus **Nebenwirkungen:** Gefäßverengung der Koronargefäße und im Pfortadergebiet	Diabetes insipidus
Octreotid	Octreotid (Sandostatin)	synthetisch hergestelltes Derivat von Somatostatin; es hemmt die Ausschüttung von STH, TSH, Insulin und Glucagon, Gastrin und Sekretin **Nebenwirkungen:** Blutzuckerschwankungen, Übelkeit, Durchfälle	• Neuroendokrine Tumore • Akromegalie
Dopamin-agonisten	• Bromocriptin (Pravidel) • Cabergolin (Cabaseril) • Lisurid (Dopergin) • Pergolid (Parkotil)	Ein Dopaminagonist ist ein Wirkstoff, der wie Dopamin wirkt und Dopamin-Rezeptoren stimuliert. Die entsprechenden Substanzen wirken emetisch, psychotrop und sind darüber hinaus Hemmstoffe des Prolaktins. **Nebenwirkungen:** Übelkeit, Schwindel, Hypotonie	Prolaktinom
Jodid	Kaliumjod (Jodetten, Kaliumjodid)	Jod ist essentiell für die Bildung von Schilddrüsenhormonen	• Strumaprophylaxe • Jodsubstitution bei Schwangeren • diffuse Struma ohne autonome Adenome • Kernstoffreaktorunfälle („Jodblockade“)
Schilddrüsen-hormone	• L-Thyroxin/T 4 (Euthyrox, L-Thyroxin) • T 3 + T 4 (Novothyral)	nach Umwandlung in T 3 treten alle Wirkungen von Schilddrüsenhormonen ein: Steigerung des Stoffwechsels, Steigerung der Thermogenese etc. **Nebenwirkungen:** Tremor, Tachykardie, Herzrhythmusstörungen	• Jodmangelstruma, nach Schilddrüsen-OP • Hypothyreose • Thyreoiditis Hashimoto

► **Tab. 5.6** Fortsetzung.

Medikamentengruppe	Wirkstoff (Handelsname) - *Beispiele*	Wirkung	Anwendung
Thyreostatika	• Thiamazol (Favistan) • Carbimazol (Neo-Thyreostat)	hemmen die Synthese von Schilddrüsenhormonen **Nebenwirkung:** Vergrößerung der Schilddrüse	• Hyperthyreose • Morbus Basedow • thyreotoxische Krise
Vitamin-D-Präparate	• Calcitriol (Rocaltrol) • Colecalciferol (Vigantoletten)	siehe **Tab. 9.4**	• sekundärer Hyperparathyreoidismus • Dauertherapie bei Hypoparathyreoidismus
Kalzitonin	Calcitonin (Karil)	siehe **Tab. 9.4**	hyperkalzämische Krise
Glukokortikoide	• Hydrokortison (Hydrokortison Hoechst) • Kortison (Cortison CIBA) • Prednison (Decortin) • Prednisolon (Decortin H)	siehe **Tab. 2.7**	• Substitutionstherapie bei Nebennierenrindeninsuffizienz • Adrenogenitales Syndrom
Mineralokortikoide	Fludrocortison (Astonin H.)	synthetisch hergestelltes Hormon, mit der (etwas schwächeren) Wirkung von Aldosteron	• primäre Nebeniereninsuffizienz • Adrenogenitales Syndrom
Insulin und Insulinanaloga	• Normalinsulin (Actrapid) • Insulin aspart (Nova Rapid)	Insulin fördert das Einbringen von Glucose in die Körperzellen sowie die Bildung von Lipiden, Proteinen und Glykogen **Unerwünschte Wirkung:** Hypoglykämie	• Diabetes Typ 1, ggf. Diabetes Typ 2 • Schwangerschaft • diabetisches Koma • Biguanide (Anitdiabetika)
Sulfonylharnstoffe (Antidiabetika)	• Tolbutamid (Orabet) • Glipizid (Glibenese) • Glibenclamid (Euglucon)	stimulieren die β-Zellen des Pankreas zur verstärkten Insulinproduktion **Unerwünschte Wirkung:** Hypoglykämie	Diabetes Typ 2, bei Verschlechterung des HbA1c-Wertes

6 Infektionskrankheiten

6.1 Mikrobiologie

6.1.1 Terminologie

Infektion. Unter einer Infektion versteht man die Übertragung und das Eindringen von Mikroorganismen (z. B. Bakterien, Pilzen, Protozoen) in einen Makroorganismus (Pflanze, Tier, Mensch) und die Vermehrung in ihm.

Infektionskrankheit. Infektionskrankheiten werden durch exogene Erreger hervorgerufen, die indirekt oder direkt in den Körper eindringen und pathologische Symptome verursachen. Für jede Infektion zeigt sich ein spezifischer Erreger verantwortlich (**Abb. 6.1**).

Neben der Immunlage sind Alter, Geschlecht, Konstitution, soziale Faktoren, Ernährung und Bevölkerungsdichte begünstigende bzw. verhindernde Faktoren, die das Entstehen einer Infektionskrankheit bewirken.

- inapparente Infektion: Infektion ohne Krankheitssymptome
- apparente Infektion: Infektionskrankheit mit spezifischen Symptomen

Lokalinfektion. Bei der Lokalinfektion (betrifft vorwiegend Haut- und Schleimhautbereiche) kommt es an der Eintrittspforte des Erregers zu einer begrenzten entzündlichen Reaktion. Ein Fortschreiten der Infektion auf die Umgebung mit Einbruch in die Blutbahn ist möglich (generalisierte Infektion). Die meisten Lokalinfektionen werden durch Bakterien hervorgerufen.

Generalisierte Infektion. Man spricht von einer generalisierten Infektion, wenn sich ein Erreger in Blut- und/oder Lymphbahnen befindet.

Bakteriämie – Virämie. Hierbei handelt es sich um einen einmaligen kurzfristigen Aufenthalt von Bakterien oder Viren im Blut (vermehren sich nicht und siedeln sich nicht in Organen an); Übergang in eine Sepsis ist möglich.

Sepsis. Voraussetzung einer Sepsis ist das Vorliegen einer Lokalinfektion; von diesem Herd ausgehend werden Mikroorganismen (konstant oder periodisch) in den Kreislauf ausgeschwemmt. Meist handelt es sich um Bakterien (v. a. Escherichia coli), selten um Viren, Pilze oder Parasiten.

Klassische Sepsisherde sind der Nabel, der Urogenitaltrakt, Haut, HNO (Hals, Nase und Ohren), Lunge, Darm und Galle.

Pathogenität/Virulenz. Unter **Pathogenität** versteht man die Fähigkeit von Mikroorganismen, pathologische Zustände herbeizuführen.

Unter **Virulenz** versteht man die Giftigkeit des Erregers bzw. den Aggressivitätsgrad des einzelnen Erregers, eine Krankheit zu verursachen.

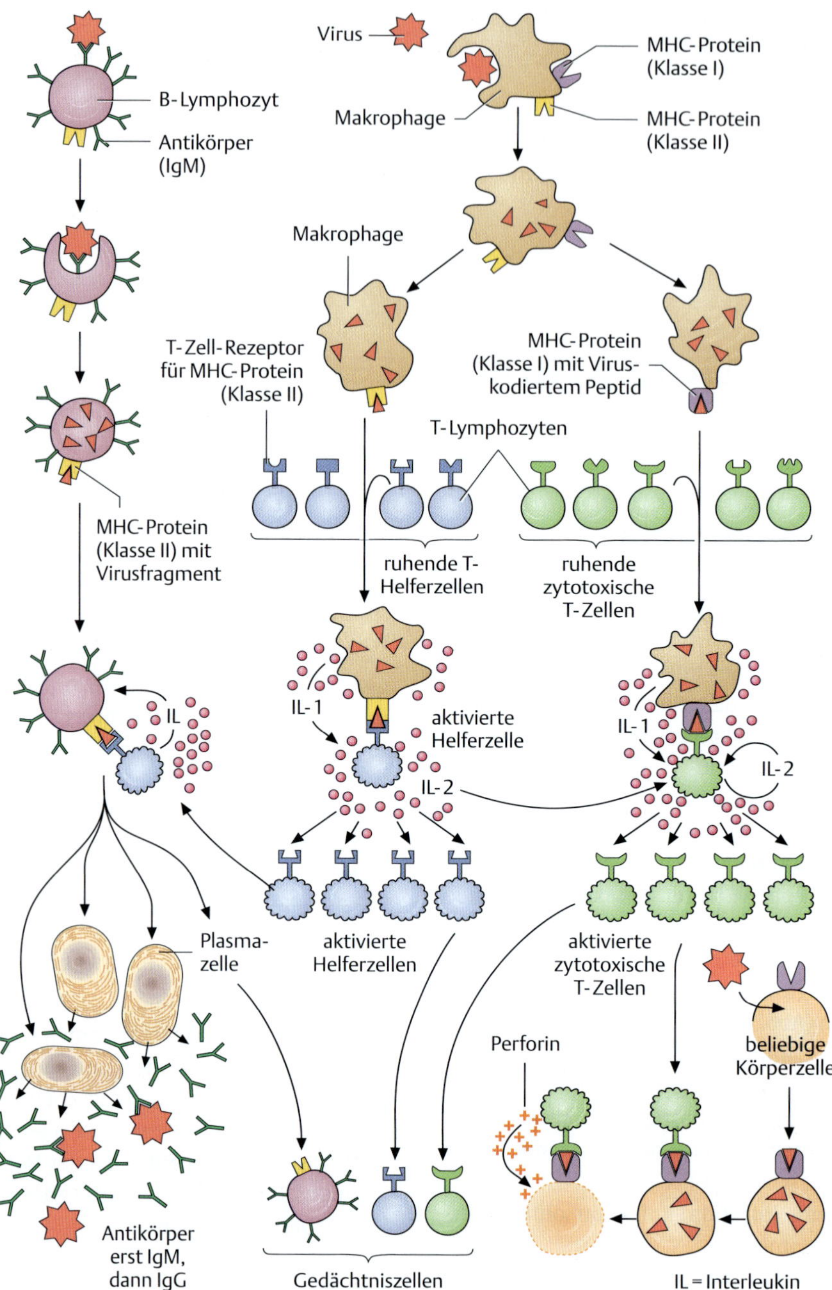

Abb. 6.1 Spezifische Immunantwort (nach Koolman und Röhm) (Abb. aus: Faller A, Schünke M. Der Körper des Menschen. Einführung in Bau und Funktion. 17. Aufl. Stuttgart, Thieme; 2017).

Zu den menschenpathogenen Keimen zählen in erster Linie Bakterien, Viren, Pilze, Protozoen und Parasiten.

Erregerreservoir. Zum Erregerreservoir zählt der Mensch, das Tier, die unbelebte Natur, Staub, Wasser und Nahrung.

Eintrittspforte. Tür für den Erreger in den Organismus des Wirtes, z. B. die Schleimhäute.

Infektionskette. Eine homogene Infektionskette stellt die Übertragung von Mensch zu Mensch oder von Tier zu Tier dar. Von einer heterogenen Infektionskette spricht man, wenn Tiere in die menschliche Infektionskette eingeschaltet sind.

Übertragungsmodalitäten

- Tröpfchen
- Kontakt
- Schmutz und Schmier
- Staub
- Nahrung, Wasser
- parenteral (unter Umgehung des Verdauungstraktes)
- diaplazentar (über die Plazenta)
- sexuell

Inkubationszeit. Dies ist die Zeit zwischen einer Infektion und dem Auftreten von Krankheitssymptomen.

Endemie. Hierbei handelt es sich um eine Dauerverseuchung mit einem Erreger in einem bestimmten geografischen Gebiet, mit örtlicher Begrenzung, aber ohne zeitliche Beschränkung.

Epidemie. Unter einer Epidemie ist ein gehäuftes Auftreten einer Infektionskrankheit in örtlicher und zeitlicher Begrenzung zu verstehen.

Pandemie. Die Pandemie ist definiert als Ausbreitung einer Seuche über Länder und Kontinente hinweg.

Inzidenz. Dies ist die Häufigkeit des Neuauftretens einer bestimmten Krankheit innerhalb eines bestimmten Zeitraumes.

Mortalität. Diese beschreibt das Verhältnis der Zahl der Todesfälle an einer Krankheit bezogen auf die Zahl der Gesamtbevölkerung innerhalb eines bestimmten Zeitraumes.

Letalität. Hierbei handelt es sich um das Verhältnis der Zahl der Todesfälle an einer bestimmten Erkrankung bezogen auf die Zahl der an dieser Krankheit Erkrankten.

6.1.2 Biologische Merkmale von Mikroorganismen

Bakterien

- einzellige Lebewesen mit einem eigenständigen Stoffwechsel
- Die Erbinformation liegt frei im Zytoplasma vor (keine Zellkernmembran).
- Über eine sehr widerstandsfähige Zellmembran ernähren sie sich durch Diffusionsvorgänge.
- Die Vermehrung erfolgt durch ungeschlechtliche Teilung.
- Die meisten Bakterien bewegen sich mithilfe von Geißeln fort.
- Auf der Zelloberfläche befinden sich i. d. R. bestimmte Organellen (Pili), die sich an bestimmte Wirtszellen des Organismus binden und eine Infektion verursachen.

Zu ihrer Differenzierung kann durch eine Färbemethode (nach Gram) die Dicke und der Aufbau der Membran ermittelt werden. Die Bezeichnung „gramnegativ“ sagt aus, dass die Bakterien eine dünne Membran aufweisen; „grampositiv“ bedeutet das Gegenteil, die Membran der Bakterien ist dick.

Spezieller Lernhinweis

- **grampositive Bakterien:** Streptokokken, Staphylokokken, Enterokokken, Listerien, Corynebakterium, Clostridien, Pneumokokken
- **gramnegative Bakterien:** Salmonellen, Shigellen, Vibrionen, Meningokokken, Hämophilus, Gonokokken, Yersinien, Brucellen, Fusobakterien, Borrelien, Treponemen, Leptospiren

- Einige Bakterien (Clostridien und Bazillen) haben die Fähigkeit, Dauerformen (Sporen) zu bilden. Die Sporen besitzen eine große Resistenz gegenüber Umwelteinflüssen; sie sind sehr hitzebeständig und resistent gegen Desinfektionsmittel und Austrocknung. Auslöser der Sporenbildung sind ungünstige Lebensbedingungen; bei günstigen Bedingungen keimen die vegetativen Bakterienformen wieder aus.

Bakteriensonderformen Rickettsien, Chlamydien

- Diese Mikroorganismen sind zwischen Bakterien und Viren anzusiedeln.
- Sie besitzen einen eigenen Stoffwechsel, eine Zellmembran und eine DNA, die frei im Zytoplasma liegt.
- Sie vermehren sich durch Teilung.
- Sie leben als obligate Zellparasiten v. a. in blutsaugenden Arthropoden (Läusen, Flöhen, Zecken, Milben) und können sich sehr lange in den Ausscheidungen der Läuse oder Zecken halten, ohne ihre Infektionstüchtigkeit zu verlieren.

Bakterienformen. Im Lichtmikroskop weisen Bakterien charakteristische Formen auf:

Kugelförmige Bakterien

- Streptokokken (kettenförmige Anordnung)
- Staphylokokken (traubenförmige Anordnung)
- Diplokokken (liegen paarweise beieinander)

Stäbchenbakterien

- Diese Bakterien besitzen eine stäbchenförmige, gerade Form (z. B. Brucellen, Salmonellen, Shigellen, Bazillen).

Gekrümmte Bakterien

- kommaförmige Bakterien (z. B. Vibrionen)
- starr-schraubenförmige Bakterien (Spirillen)
- flexibel-schraubenförmige Bakterien (Spirochäten, Borrelien, Treponemen)

Mykobakterien

- ähneln meist den Kokken, es sind säure- und alkoholfeste Stäbchen

Bakteriengifte. Infolge ihrer Gifte wirken Bakterien auf den Menschen pathogen. Man unterscheidet Ausscheidungs- und Zerfallsgifte:

Ausscheidungsgifte (Exotoxine). Bakterien geben pathogene Stoffwechselprodukte an die Umgebung ab (z. B. Clostridien, Corynebakterien).

Zerfallsgifte (Endotoxine). Zerfallsgifte sind Teile der äußeren Membran bei gramnegativen Bakterien.

Viren

- Viren werden als nicht selbstständige Lebewesen betrachtet, da sie keinen eigenen Stoffwechsel aufweisen.
- Nur in Wirtszellen können sie wachsen und sich vermehren. Das Virus besetzt einen Rezeptor der Wirtszelle und wird durch Pinozytose ins Zellinnere aufgenommen; mit seiner DNA bzw. RNA lagert es sich an die Erbinformation der Wirtszelle an und veranlasst die zelleigene Proteinbiosynthese, nur noch Viren zu produzieren.

Virenformen.

RNA-Viren

- Myxoviren (Influenza-, Masern-, Röteln-, Mumpsvirus)
- Arboviren (Gelbfiebervirus, Zeckenenzephalitis)
- Picornaviren (Enteroviren, z. B. Poliomyelitis-, Coxsackie-, Echoviren)

DNA-Viren

- Herpesviren (Herpes zoster, Herpes simplex)
- Pockenviren
- Adenoviren

Bakteriophagen

- Bakteriophagen sind die Viren der Bakterien, sie vermehren sich nur in Bakterien.

Protozoen

- Protozoen stellen als einzellige Lebewesen die unterste Stufe im Tierreich dar.
- Sie besitzen echte Zellkerne, eine Zellmembran und Zellorganellen
- Die Vermehrung geschieht durch Teilung (geschlechtlich und ungeschlechtlich).
- Die Übertragung vieler parasitischer Protozoen erfolgt durch Arthropoden (Gliederfüßler, Insekten), in denen sie sich vermehren (z. B. bei Malaria, Toxoplasmose).
- Die pathogene Wirkung der Protozoen beruht auf der Schädigung des befallenen Organs und in der Bildung von Toxinen.

Protozoenformen

- Rhizopoda (z. B. Amöben)
- Flagellaten (z. B. Trichomonaden)
- Sporozoen (z. B. Plasmodien)

Parasiten

Parasiten sind mehr- und vielzellige Lebewesen, die dem Wirtsorganismus Nährstoffe entziehen und ihn dadurch schädigen.

Parasitenformen.

Würmer

- Fadenwürmer, Spulwürmer, Bandwürmer (häufigster Infektionsweg über Zwischenwirte: Rinder, Schweine etc.)

Spinnentiere

- Milben oder Zecken

Insekten

- Flöhe, Läuse, Wanzen

Pilze

- Vorkommen als Ein- oder Mehrzeller
- Pilze schließen sich oft zu langen fadenförmigen, vielverzweigten Strukturen zusammen, die das tiefe Eindringen in das betroffene Gewebe ermöglichen.
- Sie besitzen eine Zellwand und einen oder mehrere Zellkerne.
- Sie sind bewegungsunfähig.
- Sie ernähren sich von verschiedenen organischen Nährsubstanzen.
- Pilzinfektionen entstehen normalerweise nur bei einer Abwehrschwäche des Wirtes.

Pilzformen

- Fadenpilz (z. B. Tinea pedis – Fußpilz)
- Hefepilz (z. B. Candida albicans)

6.2 Erkrankungen mit Behandlungsverbot auf einen Blick (sortiert nach Paragrafen)

Laut § 24 Infektionsschutzgesetz darf der Heilpraktiker alle Erkrankungen, die im § 6, Abs. 1, Satz 1, Nr. 1, 2 und 5, § 34, Abs. 1, § 7 und im § 15, Abs. 1, genannt wurden, nicht behandeln. Auch sexuell übertragbare Erkrankungen dürfen laut § 24 nicht vom Heilpraktiker behandelt werden. Erkrankungen, die bereits in einem Paragrafen genannt wurden, werden nicht doppelt aufgeführt.

> **Spezieller Lernhinweis**
> Alle Erkrankungen im § 6 unterliegen nicht nur dem Behandlungsverbot, sondern auch der Meldepflicht (s. § 8, Punkt 8: im Falle des Paragrafen 6, Abs. 1, meldet der Heilpraktiker). Je nach epidemischer Lage unterliegen weitere Erkrankungen dem Behandlungsverbot bzw. der Meldepflicht (S. 482).

6.2.1 § 6

1. a) Botulismus,
   b) Cholera,
   c) Diphtherie,
   d) humane spongioforme Enzephalopathie, außer familiär-hereditäre Formen,
   e) akute Virushepatitis,
   f) enteropathisches hämolytisch-urämisches Syndrom (HUS),
   g) virusbedingtes hämorrhagisches Fieber,
   h) Keuchhusten,
   i) Masern,
   j) Meningokokken-Meningitis oder -Sepsis
   k) Milzbrand,
   l) Mumps,
   m) Pest,
   n) Poliomyelitis,
   o) Röteln einschließlich Rötelnembryopathie,
   p) Tollwut,
   q) Typhus abdominalis und Paratyphus,
   r) Windpocken

   sowie die Erkrankung und der Tod an einer behandlungsbedürftigen Tuberkulose, auch wenn ein bakteriologischer Nachweis nicht vorliegt.
2. der Verdacht auf die Erkrankung an einer mikrobiell bedingten Lebensmittelvergiftung oder an einer akuten infektiösen Gastroenteritis, wenn
   a) eine Person betroffen ist, die eine Tätigkeit im Sinne des § 42 Abs. 1 ausübt,
   b) zwei oder mehr gleichartige Erkrankungen auftreten, bei denen ein epidemischer Zusammenhang wahrscheinlich ist oder vermutet wird,
3. der Verdacht einer über das übliche Ausmaß einer Impfreaktion hinausgehenden gesundheitlichen Schädigung,
4. die Verletzung eines Menschen durch ein tollwutkrankes, -verdächtiges oder -ansteckungsverdächtiges Tier sowie die Berührung eines solchen Tieres oder Tierkörpers,
5. das Auftreten einer bedrohlichen übertragbaren Krankheit, die nicht bereits nach den Nummern 1 bis 4 meldepflichtig ist.

Spezieller Lernhinweis

§ 6, Punkt 2: Alle Erkrankungen des Magen-Darm-Traktes, die mit dem Leitsymptom „Durchfall" einhergehen, werden dann gemeldet, wenn die betroffene Person in lebensmittelverarbeitenden Betrieben arbeitet (§ 42) oder wenn 2 oder mehrere Personen betroffen sind, die miteinander im Kontakt stehen.

Behandeln darf der Heilpraktiker Durchfallerkrankungen (der Durchfall ist das Leitsymptom) jedoch grundsätzlich nicht, da mehrere Erreger (die v. a. im § 7 aufgeführt worden sind), dafür verantwortlich gemacht werden können. Es handelt sich um folgende Erreger: Campylobacter sp.* (darmpathogen); Cryptosporidum parvum*, Escherichia coli (EHEC und sonstige darmpathogene Stämme), Giardia lamblia*, Norwalk-ähnliches Virus*, Rotavirus*, Salmonella, sonstige, Shigella sp., Yersinia enterocolitica*.

§ 6, Punkt 5: Falls eine bedrohliche Krankheit oder mehrere Erkrankungen aus ungeklärter Ursache auftreten sollten, muss gemeldet werden (mit dieser Passage sollen bisher unbekannte Erkrankungen frühzeitig erkannt werden).

6.2.2 § 7

- Conjunctivitis epidemica (durch Adenoviren)
- Rückfallfieber
- Brucellose
- Ornithose
- Q-Fieber
- Tularämie
- Frühsommerzeckenmeningitis/-enzephalitis
- Gelbfieber
- Haemophilus influenzae-Infektion
- Influenza
- Legionellose
- Leptospirose (Morbus Weil)
- Listeriose
- Lepra
- Fleckfieber
- Enteritis infectiosa
- Shigellenruhr

- Trichinose
- Lues
- HIV-Infektion
- Echinokokkose
- Malaria
- Toxoplasmose

6.2.3 § 34

- Impetigo contagiosa
- Scabies (Krätze)
- Läuse
- Scharlach oder sonstige Streptokokken pyogenes-Infektionen

6.2.4 § 15

- Behandlungsverbot der Erkrankungen, die in Anpassung an die epidemische Lage durch das Bundesministerium für Gesundheit mit aufgenommen werden (siehe Infektionsschutzgesetz § 15).

6.2.5 § 24 Behandlungsverbot für sexuell übertragbare Krankheiten

- Gonorrhöe
- Ulcus molle
- Lymphgranulomatosis inguinalis Nicolas und Favre, Lymphogranulomatosis venereum
- weitere Erreger, die sexuell übertragbar sind:
  - Chlamydia trachomatis
  - Mycoplasma hominis
  - Ureaplasma urealyticum
  - Herpes simplex-Virus
  - Zytomegalievirus (CMV)
  - Papillomavirus
  - Molluscum-contagiosum-Virus
  - Trichomonas vaginalis
  - Candida albicans

Spezieller Lernhinweis

AIDS- und Hepatitisviren sind ebenfalls sexuell übertragbar. Sie verursachen allerdings keine entzündlichen Reaktionen an den Geschlechtsorganen, sondern befallen die Leukozyten bzw. die Leber.

6.3 Infektionskrankheiten der Haut

Tab. 6.1 Infektionskrankheiten der Haut.

Erkrankung	Impetigo contagiosa (Borkenflechte)	Krätze (Scabies)
Behandlungsverbot	ja	ja
Meldepflicht	nein	nein
Erreger	Bakterium: β-hämolysierende Streptokokken Gruppe A (syn.: Streptococcus pyogenes), Staphylokokken	Spinnentier: Krätzmilbe (Sarcoptes scabiei var. hominis)
Vorkommen	weltweit, meist Kinder	weltweit
Nachweis	im Bläscheninhalt	im Hautbereich
Inkubationszeit	2–5 Tage	Tage bis Wochen
Übertragung	• Kontakt- und Schmierinfektion • Begünstigend sind mangelnde Hygiene und vorgeschädigte Haut.	• Kontaktinfektion • infizierte Handtücher, Bettwäsche oder andere Gegenstände
Pathomechanismus	Die Erreger gelangen über kleinste Hautläsionen ins Subkutangewebe und vermehren sich dort.	Die Krätzmilbe bohrt Gänge in die Hornschicht der Haut; diese sind sichtbar als erhabene, winklig geknickte Linien. Am Ende des Ganges sitzt die Milbe in einer gelblichen Erhebung.
Symptome	• honiggelbe Krusten, meist im Gesicht/Kopfbereich und Extremitäten • starker Juckreiz • evtl. regionale Lymphknotenschwellung	starker Juckreiz, v. a. nachts (Milbe kriecht aus ihrem Gang aufgrund der Bettwärme)
Hauterscheinungen	zu Beginn rötliche Flecken, aus denen sich Bläschen, Pusteln, Erosionen und dann honiggelbe Krusten bilden	winklig geknickte Linien mit gelblichen Erhebungen
Lokalisation der Hauterscheinungen	• meist Gesicht, Kopf • Extremitäten	• Fingerzwischenfalten • Beugeseiten der Handgelenke • vordere Achselfalten • Brustwarzenhof • Genitalbereich
Komplikationen	• Narbenbildung (nur bei tiefem Aufkratzen) • Poststreptokokkenreaktion: akute Glomerulonephritis, rheumatisches Fieber	• durch das Kratzen: Abschürfungen, Pusteln • Ekzembildung • Sekundärinfektion
Prophylaxe	Hygienemaßnahmen	Hygienemaßnahmen
Therapie	• Antibiotika • Antiseptika	• Behandlung mit Hexachlorocyclohexan oder Benzylbenzoat • Vollbäder mit Antiseptikum • täglicher Wechsel von Kleidung und Bettwäsche

Tab. 6.2 Infektionskrankheiten der Haut.

	Läuse (Pedikulose)	**Milzbrand (Anthrax)**
Behandlungsverbot	ja	ja
Meldepflicht	nein	ja
Erreger	Insekt: Kleiderlaus, Kopflaus, Filzlaus	Bakterium: Bacillus anthracis, Sporenbildner
Vorkommen	weltweit	weltweit
Nachweis	an den Haaren, auf der Haut	mikroskopisch oder kulturell
Inkubationszeit	Tage bis Wochen	Stunden bis Tage
Übertragung	• indirekt über Kleidung, Bürsten, Kämme • von Mensch zu Mensch • Geschlechtsverkehr (Filzlaus)	**Zoonose:** • enger Kontakt mit erkrankten Tieren, z. B. Schafe, Rinder, Pferde (scheiden Erreger über Kot aus) • Inhalation erregerhaltigen Staubes • Genuss von infiziertem Fleisch oder Milchprodukten
Pathomechanismus	Die Entwicklung zum Gliederfüßler beginnt beim Ei (Nisse), das an Haaren (Kopf- und Filzlaus) oder in Kleidernähten klebt. Aus dem Ei entwickelt sich die Larve, aus der Larve die Laus. Durch den Biss der Laus entstehen stark juckende Hauterscheinungen.	In 95 % der Fälle gelangt der Erreger über die verletzte Haut in den Organismus (Hautmilzbrand). Über Inhalation ist die Lunge (Lungenmilzbrand) betroffen, bei Fleischverzehr der Gastrointestinaltrakt (Darmmilzbrand).
Symptome	starker Juckreiz an den Bissstellen	• Haut: schmerzlose Hautveränderungen (Milzbrandkarbunkel) • Lunge: pneumonieähnlich, schaumig-rötliches Sputum • Gastrointestinaltrakt: Gastroenteritis, Blutungen • Injektionsmilzbrand
Hauterscheinungen	• Nissen sind als weißliche Nester an den Haaren sichtbar. • Es entstehen Bläschen, Pusteln, Blasen, die unter Schuppungen und Krusten abfallen.	• flohstichartiger Primäreffekt, dann Knötchen auf gerötetem Grund • evtl. Fieber • 15 h später Bläschen mit blutigem Inhalt • Dieses trocknet aus und wird zu einer blau-rot-schwarzen Schorfschicht. Es bildet sich ein Umgebungsödem.
Lokalisation der Hauterscheinungen	• Kopfhaut (Hinterkopf, um die Ohren herum) • Genitalbereich • am ganzen Körper (Kleiderlaus)	je nach Lokalisation (Nacken und Gesicht sind am gefährdetsten)
Komplikationen	–	• Haut: Lymphangitis • Lunge: Herz-Kreislauf-Versagen • Gastrointestinaltrakt: Perforation, Peritonitis • Milzbrandsepsis • Meningitis

► **Tab. 6.2** Fortsetzung.

	Läuse (Pedikulose)	Milzbrand (Anthrax)
Prophylaxe	Hygienemaßnahmen	Impfung
Therapie	• Insektizide • täglicher Wechsel von Kleidung und Bettwäsche	• Ruhigstellen des betroffenen Körperteils, Schutzverband • Antibiotika • symptomatisch

Tab. 6.3 Infektionskrankheiten der Haut.

Erkrankung	Scharlach	Masern (Morbilli)
Behandlungsverbot	ja	ja
Meldepflicht	nein	ja
Erreger	Bakterium: β-hämolysierende Streptokokken, Gruppe A (syn.: Streptococcus pyogenes)	Virus: Masernvirus
Vorkommen	weltweit	weltweit
Nachweis	• im Blut (AST) • im Nasen-, Rachenabstrich	im Blut Antikörpernachweis
Inkubationszeit	2–4 Tage	1–2 Wochen
Übertragung	• Tröpfchen- und Kontaktinfektion • selten Schmierinfektion bei Wundscharlach	Tröpfchen- und Kontaktinfektion
Pathomechanismus	Das Bakterium befällt die Rachenschleimhaut, löst dort initial eine Entzündungsreaktion aus und gelangt dann über den Blutweg zu den Gefäßen, die mit einer gesteigerten Permeabilität reagieren. Als toxische Fernwirkung können Herz, Niere und Gelenke befallen sein.	Das Virus verursacht auf der Schleimhaut eine Entzündungsreaktion. Dann gelangt es in die regionalen Lymphknoten und darüber hinaus ins Blut. Die Viren bewirken eine toxisch-allergische Permeabilitätssteigerung der Kapillare, welches den hämorrhagischen Einschlag des Exanthems zur Folge hat.
Symptome	• akuter Beginn: 39–40 °C Fieber • Angina mit Enanthem (feuerroter Rachen), regionale Lymphknotenschwellung • Wangenröte mit perioraler Blässe • Halslymphknoten geschwollen • Zunge erst weißlich belegt, dann Himbeer- oder Erdbeerzunge **Merke: Infektiösität endet i. d. R. 24 h nach Beginn der Antibiotikatherapie.**	Der Verlauf ist biphasisch. • langsamer Beginn mit grippeähnlichen Symptomen, Fieber 38 °C • Angina, Konjunktivitis mit Lichtscheu • Maserngesicht: verheult, verrotzt, verschwollen • ab 2.–3. Tag: Koplik-Flecken kurze Latenzperiode, dann: • Exanthemstadium • generalisierte Lymphknotenschwellung

► **Tab. 6.3** Fortsetzung.

Erkrankung	Scharlach	Masern (Morbilli)
		Merke: Infektiösität beginnt 5 Tage vor Auftreten des Exanthems und dauert bis 4 Tage nach Exanthemausbruch.
Hauterscheinungen	• Das Exanthem tritt auf nach 12–36 h. • feinfleckig, stecknadelkopfgroß • blassrosa, selten intensiver rot (drückt man mit Glasspatel darauf, wird es gelb) • Ende der 1. Woche verschwindet das Exanthem. • nach 1 Woche kleieförmige Hautabschuppung, später in großen Lamellen, besonders an Hand- und Fußflächen (Dauer: 2–3 Wochen)	• grobfleckig, linsengroß, konfluierend • dunkelrot mit lividem Einschlag
Lokalisation der Hauterscheinungen	• beginnt am Hals, Brust und Schenkelbeuge • breitet sich über Stamm und Innenseite der Extremitäten aus	• beginnt hinter den Ohren, befällt den Körper von oben nach unten; Gesicht, Umgebung des Mundes, Handteller und Fußsohlen sind ebenfalls betroffen • Ab dem 5.–7. Tag blasst es in der gleichen Reihenfolge ab, wie es gekommen ist, und verschwindet unter kleieförmigen Haut- abschilferungen.
Komplikationen	• Tonsillenabszess • Otitis media • Bronchitis • rheumatisches Fieber • Glomerulonephritis	• Bronchopneumonie • Masernkrupp • Otitis media • Herz-Kreislauf-Versagen • Enzephalitis • subakute sklerosierende Panenzephalitis (SSPE)
Prophylaxe	Immunsystem stärken	Impfung
Therapie	• Bettruhe • Antibiotika	• Bettruhe • symptomatisch

Tab. 6.4 Infektionskrankheiten der Haut.

Erkrankung	Röteln (Rubeola)	Windpocken
Behandlungsverbot	ja	ja
Meldepflicht	ja, auch connatal	ja
Erreger	Virus: Rötelnvirus	Virus: Varizella-zoster-Virus
Vorkommen	weltweit	weltweit
Nachweis	im Blut Antikörpernachweis	• im Blut, Stuhl, Urin • im Bläscheninhalt
Inkubationszeit	1–3 Wochen	2–3 Wochen

► **Tab. 6.4** Fortsetzung.

Erkrankung	Röteln (Rubeola)	Windpocken
Übertragung	• Tröpfcheninfektion • diaplazentar	• Tröpfcheninfektion • aerogen • direkter Kontakt • Schmierinfektion
Pathomechanismus	Das Virus gelangt über den Respirationstrakt ins Blut und befällt die Haut, die Lymphknoten und evtl. die Milz.	Das Virus gelangt über den Respirationstrakt ins Blutsystem und befällt schließlich die Haut.
Symptome	• langsamer Beginn, relativ guter Allgemeinzustand (38 °C) • leichte grippale Symptome • Enanthem im Rachen (rosa Flecken am weichen Gaumen) • nuchale Lymphknotenschwellung • Splenomegalie **Merke: Leukopenie, Lymphozytose; Infektiösität 1 Woche vor bis 1 Woche nach Exanthembeginn.**	Prodromi fehlen meist. • beginnt mit Kopfschmerzen und Abgeschlagenheit (38–39 °C) • schnelles Einsetzen des Exanthems • starker Juckreiz • bei Schleimhautbefall: schmerzhafte Geschwüre **Merke: Infektiösität 1 Tag vor Auftreten der Bläschen bis zum Abfall des Schorfes (hoch kontagiöse Infektion: „fliegende Infektion").**
Hauterscheinungen	• mittelfleckig, nicht konfluierend • blassrosa bis hellrot	• linsengroße Flecken, die sich zu Papeln, Bläschen, gelbbraunen Pusteln und Krusten umwandeln; diese bilden sich nach 1–2 Tagen unter zentraler Dellenbildung in Krusten um und fallen ab (Differenzialdiagnose: Pocken) • alle Exanthemstufen gleichzeitig vorhanden (Sternenhimmel)
Lokalisation der Hauterscheinungen	• beginnt hinter den Ohren und im Gesicht, greift über auf Rumpf und Streckseiten der Extremitäten • Über 40 % der Erkrankungen verlaufen ohne Exanthem.	• beginnt am Kopf (auch Kopfhaut), setzt sich am Rumpf fort • wenig ausgeprägt an den Extremitäten • häufig auch Schleimhautbefall: Mundhöhle, Bindehaut, Harnröhre, Geschlechtsteile, After
Komplikationen	• i. d. R. keine Komplikationen! • Rötelnenzephalitis • Rötelnarthritis • Rötelnembryopathie (Fehlbildung des infizierten Embryos während der ersten 3 Schwangerschaftsmonate: Gregg-Trias [Retinopathie, Herzfehler, Innenohrschwerhörigkeit])	• Abszess • Nephritis • Meningoenzephalitis • Pneumonie • Otitis media • Narbenbildung • bei einer Reaktivierung: Herpes zoster • kongenitales Varizellensyndrom bei Infektion der Mutter bis zur 20. SSW
Prophylaxe	Impfung	Impfung
Therapie	• Bettruhe • symptomatisch	symptomatische Behandlung des Juckreizes

Tab. 6.5 Infektionskrankheiten der Haut.

Erkankung	Erysipel (Wundrose)	Fleckfieber (Typhus exanthematicus, „Läusetyphus“)
Behandlungsverbot	ja	ja
Meldepflicht	nein	nein
Erreger	Bakterium: β-hämolysierende Streptokokken Gruppe A (syn.: Streptococcus pyogenes)	Rickettsien: Rickettsia prowazekii
Vorkommen	weltweit	in Gebieten mit mangelnder Hygiene; bei größeren Menschenansammlungen (Kriegs- und Katastrophenkrankheit)
Nachweis	• im Blut (AST ↑) • im Gewebe	• im Blut • Weil-Felix-Reaktion
Inkubationszeit	Stunden bis Tage	2 Wochen
Übertragung	Vorgeschädigte Haut (z. B. Ulcus cruris, Fußpilz, Rhagaden) begünstigt den Eintritt des Erregers.	Die Kleiderlaus scheidet Rickettsien über den Kot aus. Der von der Laus befallene Mensch bringt sie durch Kratzen nach dem Läusebiss in den Organismus ein.
Pathomechanismus	Der Erreger gelangt über die geschädigte Haut in die intrakutanen Lymphspalten und verursacht eine starke Entzündungsreaktion.	Perkutan oder aerogen dringen die Erreger in den Organismus ein und siedeln sich in den Endothelzellen der Blutgefäße an. Folge ist eine Entzündungsreaktion, die zu den charakteristischen Fleckfieberknötchen führt.
Symptome	• akut hohes Fieber mit Schüttelfrost • Kopfschmerzen • Erbrechen • lokale Schmerzen • Schwellung der regionalen Lymphknoten • evtl. Splenomegalie	• akut hohes Fieber (40–41 °C), hält 11 Tage an, dann lytischer Abfall • rotes, gedunsenes Gesicht • Konjunktivitis • Enzephalitis • Myokarditis • Petechien • Milzschwellung • Apathie, Somnolenz • Delirium
Hauterscheinungen	Schwellung, Überwärmung und Rötung (scharf begrenzt mit flammenförmigen Ausläufern)	kleine rosa Flecken (Fleckfieberknötchen)
Lokalisation der Hauterscheinungen	je nach Eintrittsstelle; bevorzugt im Gesicht oder am Unterschenkel	über den ganzen Körper verteilt, Gesicht, Hand- und Fußflächen sind ausgenommen
Komplikationen	• Rezidive • Elephantiasis (durch Verlegung der Lymphbahnen) • Phlegmone • Sepsis • Meningitis purulenta • Poststreptokokkeninfektion	• bleibende neurologische Schäden (Ertaubung, Erblindung etc.) • Schock • Herz-Kreislauf-Versagen • Rezidive sind noch Jahre später möglich (3–40 Jahre).

► **Tab. 6.5** Fortsetzung.

Erkankung	Erysipel (Wundrose)	Fleckfieber (Typhus exanthematicus, „Läusetyphus“)
Prophylaxe	Hygienemaßnahmen im Gebiet der Hautverletzung	Impfung
Therapie	• Antibiotika • Ruhigstellung	• Antibiotika • Entlausung

Tab. 6.6 Infektionskrankheiten der Haut.

Erkankung	Lepra	Tularämie (Hasenpest)
Behandlungsverbot	ja	ja
Meldepflicht	nein	nein
Erreger	Bakterium: Mycobacterium leprae	Bakterium: Francisella tularensis
Vorkommen	tropische und subtropische Gebiete mit Überbevölkerung und niedrigem Hygienestandard	Nordeuropa, Russland, Kanada
Nachweis	• im Gewebesaft lepröser Hautveränderungen • im Blut • Lepromintest gibt Aussage, ob es sich um die tuberkulöse oder lepröse Form handelt.	• im Eiter von Lymphknoten und Pusteln • im Sputum bei Lungenbefall • im Blut
Inkubationszeit	2–40 Jahre (Mittel: 5–7 Jahre)	2–5 Tage
Übertragung	Der exakte Infektionsmodus ist unbekannt; wahrscheinlich enger direkter Kontakt mit Kranken durch Tröpfcheninfektion (Kleinkinder sind empfänglicher als Erwachsene) durch das Sekret infizierter Hautläsionen.	**Zoonose:** • Nagetiere scheiden den Erreger aus oder bringen ihn mit ihrem Speichel in kleinste Hautläsionen. • aerogen • Abhäuten von Tieren • Verzehr von kontaminiertem Fleisch
Pathomechanismus	Das Bakterium vermehrt sich in Haut- und v. a. peripheren Nervenzellen und zerstört diese. Folge sind Hautläsionen und neurologische Ausfälle.	Über Haut und Schleimhaut der Atem- und Verdauungswege gelangt der Erreger in den Organismus. Erreger vermehren sich in den regionalen Lymphknoten und gelangen danach ins Blut, sodass auch andere Organe befallen sein können.

Symptome	• tuberkuloide Lepra (milde Form, betroffen sind Haut und Nerven):
	  – Hände und Füße verstümmeln (innere Organe sind nicht betroffen)
	  – Sensibilität nicht vorhanden, u. a. kein Schmerzempfinden
	• lepromatöse Lepra:
		• akut hohes Fieber mit Schüttelfrost, später Übergang in undulierendes Fieber (39–40 °C)
		• Regionale Lymphknoten schwellen an (hühnereigroß).

▸ **Tab. 6.6** Fortsetzung.

Erkankung	Lepra	Tularämie (Hasenpest)
	– befällt den ganzen Körper: Haut, Schleimhäute, innere Organe – multiple Hautläsionen, die zu Lepraknoten auswachsen – Zerstörung der peripheren Nerven mit schweren Verstümmelungen – Löwengesicht, Laryngitis, Iritis, Keratitis – innere Organe und Skelett werden zerstört	
Hauterscheinungen	• lokale asymmetrische scharf begrenzte Hautläsionen (depigmentierte, helle Flecke) • Periphere Nerven treten als dicke Nervenstränge hervor.	im Bereich der Eintrittspforte: Knötchen, dann Eiterbläschen, welche geschwürig zerfallen
Lokalisation der Hauterscheinungen	• tuberkuloide Form: Hände, Füße • lepromatöse Form: ganzer Körper	je nach Lokalisation der Eintrittspforte
Komplikationen	• Die tuberkuloide Form kann in die lepromatöse übergehen (Abwehrschwäche). • Insuffizienz der betroffenen Organe	• Sepsis • Befall innerer Organe (Lunge, Darm)
Prophylaxe	Hygienemaßnahmen	Impfung für Gefährdete
Therapie	medikamentöse Kombinationstherapie nach WHO-Standardempfehlung (Dauer: 2 Jahre)	Antibiotika

Tab. 6.7 Infektionskrankheiten der Haut.

Erkankung	Ringelröteln
Behandlungsverbot	nein
Meldepflicht	nein
Erreger	Virus (Parvovirus B19)
Vorkommen	weltweit, meist bei Kindern zwischen dem 5.-15. Lebensjahr
Nachweis	im Blut
Inkubationszeit	4–14 Tage
Übertragung	Tröpfcheninfektion, durch verunreinigte Hände, selten durch infizierte Blutprodukte
Symptome	• häufig keine (oft machen die Patienten eine stille Feiung durch) • ähnlich einem grippalen Infekt: Leichtes Fieber, Kopfschmerzen, Lymphknotenschwellung • nur jedes fünfte Kind entwickelt einen Hautausschlag

► **Tab. 6.7** Fortsetzung.

Erkankung	Ringelröteln
Hauterscheinungen	• es sind teilweise erhabene Flecke, die dazu neigen zu konfluieren und in der Mitte abzublassen. Dadurch entstehen charakteristische girlandenförmige Muster; (ab diesem Zeitpunkt besteht keine Ansteckungsgefahr mehr) • sie können wechselhaft und flüchtig sein, aber bis zu 7 Wochen andauern
Lokalisation der Hauterscheinungen	Im Gesicht beginnend zeigen sich die Hauterscheinungen an Schultern, Oberarmen, Oberschenkeln und Gesäß
Komplikationen	• Gelenkschmerzen, Gelenkentzündungen, bevorzugt an den kleinen Gelenken • bei Patienten mit chronisch hämolytischer Anämie kann es zu aplastischen Krisen kommen, bei denen das Knochenmark vorübergehend keine Erythrozyten mehr produziert • Während der Schwangerschaft kann das Virus auf das Ungeborene übertragen werden: Anämie, Hydrops fetalis, Aszites, kardiale Dekompensation, Fehl- oder Todgeburt
Prophylaxe	Keine Impfung, nach durchgemachter Erkrankung lebenslange Immunität
Therapie	Es gibt keine spezifische Therapie

6.4 Infektionskrankheiten des Atemsystems

Tab. 6.8 Infektionskrankheiten des Atemsystems.

	Haemophilus-influenzae-Infektion	Keuchhusten (Pertussis)
Behandlungsverbot	ja	ja
Meldepflicht	nein	ja
Erreger	Bakterium: Haemophilus influenzae	Bakterium: Bordetella pertussis
Vorkommen	weltweit	weltweit
Nachweis	im Blut	• im Rachensekret, im Sputum • im Blut
Inkubationszeit	2–5 Tage	7–21 Tage
Übertragung	Tröpfchen- und Kontaktinfektion	Tröpfcheninfektion
Pathomechanismus	Der Erreger gelangt über den Atemtrakt in den Organismus und ist für die Entstehung mehrerer Krankheiten verantwortlich. Er verursacht, v. a. bei Kleinkindern, verschiedene Atemwegserkrankungen, z. B. Pneumonie, Epiglottitis, Pharyngitis, Sinusitis, Otitis media, Pharyngotracheitis; auch Meningitis, Osteomyelitis, Sepsis	Die Erreger bewirken infolge ihrer Toxinbildung eine Entzündung der Schleimhäute innerhalb des Atemsystems. Im Rahmen der Abwehr kommt es zu einer erhöhten Sekretion von Schleim, der anfangs dünnflüssig und später zäh und klebrig ist. Besonderheit: Kein Nestschutz – Säuglinge können erkranken!

► **Tab. 6.8** Fortsetzung.

	Haemophilus-influenzae-Infektion	Keuchhusten (Pertussis)
Symptome	s. unter den Krankheitsbildern akute Sinusitis (S. 28)	• Stadium catarrhale (1–2 Wochen): – beginnt wie Erkältung: Schnupfen, Kratzen im Hals, subfebrile Temperatur – gegen Ende des Stadiums Husten, v. a. nachts • Stadium convulsivum (3–6 Wochen): – Husten wird heftiger und anfallsartig, v. a. nachts, stakkatoartig – inspiratorischer Stridor – Zyanose – am Ende des Anfalls zäher Auswurf, evtl. Erbrechen • Stadium decrementi (2–6 Wochen): – Hustenanfälle nehmen ab – bei Säuglingen: Apnoeanfälle
Komplikationen	s. unter den Krankheitsbildern akute Sinusitis (S. 28)	• Pneumonie • Enzephalitis • Otitis media • Bronchiektasen • Aktivierung schlummernder Infekte, z. B. Tuberkulose
Prophylaxe	Impfung	Impfung
Therapie	• Antibiotika • symptomatisch	• Antibiotika • symptomatisch

Tab. 6.9 Infektionskrankheiten des Atemsystems.

Erkrankung	Diphtherie	Tuberkulose (Morbus Koch, Koch-Krankheit)
Behandlungsverbot	ja	ja
Meldepflicht	ja	ja
Erreger	Bakterium: Corynebacterium diphtheriae	Bakterium: Mycobacterium tuberculosis
Vorkommen	Ostländer	weltweit
Nachweis	• Tonsillenabstrich • Schick-Test	• im Sputum, Magensaft (Ziehl-Neelsen-Färbung) • Röntgen • Tine-Test • Mendel-Mantoux
Inkubationszeit	2–5 Tage	4–12 Wochen
Übertragung	• Tröpfcheninfektion • Schmutz- und Schmierinfektion	Tröpfcheninfektion

► **Tab. 6.9** Fortsetzung.

Erkrankung	Diphtherie	Tuberkulose (Morbus Koch, Koch-Krankheit)
Pathomechanismus	Die Erreger siedeln sich auf der Schleimhaut des Respirationstraktes ab. Diese wird unter Einfluss des vom Erreger abgesonderten Toxins nekrotisch und führt zu den „Pseudomembranen", welche mit einem Spatel nicht abkratzbar sind (bluten beim Abkratzversuch). Nach Tagen werden die Membranen durch Einblutungen bräunlich und werden abgestoßen. Am häufigsten finden sich die Erreger im Rachen, aber auch Nase, Kehlkopf, Augenbindehaut, Nabel, Hautwunde.	Der Erreger siedelt sich im Lungengewebe an. Bei intakter Abwehr wird dieser vom Immunsystem in Form eines Granuloms eingekesselt (geschlossene Tuberkulose, keine Symptome). Bei Abwehrschwäche können die Erreger nicht mehr eingekesselt werden, sodass sie Zerstörungen im Bronchialsystem verursachen (offene Tuberkulose, hochinfektiös) und/oder das Gefäßsystem beschädigen (die Erreger metastasieren und können grundsätzlich alle Organe befallen).
Symptome	• Rachendiphtherie: – beginnt mit Fieber, Halsschmerzen, Schluckbeschwerden, schlechter Allgemeinzustand – Rachen ist gerötet und zeigt grauweiße Pseudomembranen (konfluierend). – süßlicher Mundgeruch – Schwellung der lokalen Halslymphknoten **Merke: Eine Infektiösität besteht, solange der Erreger im Nasen-Rachen-Abstrich nachweisbar ist (3 Abstriche).** • Nasendiphtherie (meist sind Säuglinge betroffen): – blutiges Nasensekret • Kehlkopfdiphtherie (meist Kinder zwischen dem 2. und 5. Lj.): – Krupp-Husten (trocken, bellend) – Heiserkeit, Dyspnoe, Zyanose (Erstickungsgefahr!) • Augenbindehautdiphtherie: – dunkelrote Augenbindehaut mit häutigen Belägen, blutige Sekretion • Haut- und Wunddiphtherie: – grau-weißliche, schmutzige Beläge der Haut – Schmerzlose, schlecht heilende Wunden können Lähmungen der Extremität verursachen.	• geschlossene Tuberkulose: – symptomlos • offene Lungentuberkulose: – subfebrile Temperatur, Nachtschweiß, Gewichtsverlust, Leistungsschwäche – Husten und Auswurf (blutig-bröcklig) – Dyspnoe – Thoraxschmerzen – Erythema nodosum Symptome der Tuberkulose können sich an jedem Organ manifestieren, z. B. • Nierentuberkulose: – Flankenschmerzen – Hämaturie – subfebrile Temperatur, Nachtschweiß, Gewichtsverlust, Leistungsschwäche • Darmtuberkulose: – Bauchschmerzen – Blutstuhl – subfebrile Temperatur, Nachtschweiß, Gewichtsverlust, Leistungsschwäche
Komplikationen	• maligne Diphtherie (Sepsis) mit Cäsarenhals (ödematöse Schwellung von Hals und Nacken), unstillbares Erbrechen, Schock, Myokarditis • Herz-Kreislauf-Versagen • Nervenschädigungen (Lähmungen der Extremitäten, Schluckmuskulatur, Gaumensegel) • Nieren- und Nebennierenschädigung • Bronchopneumonie	• Metastasierung in andere Organe • Organinsuffizienz

► **Tab. 6.9** Fortsetzung.

Erkrankung	Diphtherie	Tuberkulose (Morbus Koch, Koch-Krankheit)
Prophylaxe	Impfung	BCG-Impfung wird nicht mehr empfohlen!
Therapie	• Antibiotika • Antitoxin • symptomatisch	• Behandlung resistenzmindernder Begleiterkrankungen • Antituberkulotika

Tab. 6.10 Infektionskrankheiten des Atemsystems.

Erkankung	Ornithose (Psittakose)	Legionellose
Behandlungsverbot	ja	ja
Meldepflicht	nein	nein
Erreger	Chlamydium: Chlamydia psittaci	Bakterium: Legionella pneumophila
Vorkommen	weltweit	weltweit
Nachweis	• im Blut • im Sputum	• im Direktpräparat aus Material des tiefen Respirationstraktes • im Blut • im Urin
Inkubationszeit	1–2 Wochen	2–10 Tage
Übertragung	**Zoonose:** • Einatmen von erregerhaltigem Vogelkot und Federstaub von Papageien, Wellensittichen, Tauben u. a. • Kontaktinfektion (Küsschengeben Mensch/Vogel) • keine Übertragung von Mensch zu Mensch	Inhalation infizierter Aerosole (1976 erstmalig in Philadelphia bei einem Legionärstreffen aufgetreten); der Erreger vermehrt sich in abgestandenem Süßwasser (Duschen, Klimaanlagen, Warmwasseranlagen); keine Ansteckung von Mensch zu Mensch
Pathomechanismus	Der Erreger gelangt über die Bronchialschleimhaut in den Blutkreislauf, vermehrt sich in Leber und Milz und erreicht dann über den Blutweg wieder die Lunge. Auch andere Organe (v. a. Niere, Herz, Gehirn) können betroffen sein.	Der Erreger gelangt ins Bronchialsystem und verursacht dort eine Entzündungsreaktion. Über den Blutweg können auch andere Organe in Mitleidenschaft gezogen werden.
Symptome	• in leichten Fällen nur grippale Symptome • pneumonischer Verlauf: – schwerer Krankheitsverlauf evtl. mit Schüttelfrost – hohes Fieber Kontinua über 2 Wochen – Kopf-/Muskelschmerzen – Nasenbluten – trockener Husten, atypische Pneumonie – evtl. Exanthem – Splenomegalie	Man unterscheidet 3 Verlaufsformen: • Form: – 90 % asymptomatisch • Form (Pontiac-Fieber): – grippeähnliche Symptome • Form (Legionella-Pneumonie) – atypische Pneumonie: – initial grippale Symptome – schlechter Allgemeinzustand – Husten (trocken) – Fieber – nur röntgenologischer Befund • Besonderheit: – Myalgien

► **Tab. 6.10** Fortsetzung.

Erkankung	Ornithose (Psittakose)	Legionellose
		– Verwirrtheit – gastrointestinale Symptome
Komplikationen	• bakterielle Superinfektion • Endo-/Myo-/Perikarditis • selten enzephalitische Verlaufsform	• respiratorische Insuffizienz • Schock, Nierenversagen • Myokarditis
Prophylaxe	Impfen von Haustieren	Überwachung von Warmwasseranlagen
Therapie	• Antibiotika • kreislaufunterstützende Medikamente	Erythromycin, evtl. Rifampicin und Tetracyclin

Tab. 6.11 Infektionskrankheiten des Atemsystems.

Erkankung	Q-Fieber	Influenza (= echte Grippe)
Behandlungsverbot	ja	ja
Meldepflicht	nein	nein
Erreger	Rickettsien: Coxiella burnetii	Virus: Influenzavirus
Vorkommen	weltweit	weltweit
Nachweis	• im Blut, Liquor, Urin • im Gewebe	• im Blut • Rachenabstrich • Nukleinsäurenachweis
Inkubationszeit	1–3 Wochen	1–4 Tage
Übertragung	**Zoonose:** • Haus- und Nutztiere scheiden den Erreger (gelangt über Zecken in den Körper) über Kot, Urin und Milch aus. • Einatmen von erregerhaltigem Staub • direkter Kontakt mit dem Tier • Trinken von kontaminierter Milch	Tröpfcheninfektion
Pathomechanismus	Ausgehend von der am häufigsten vorkommenden Staubinfektion gelangt der Erreger ins Lungengewebe, vermehrt sich dort und ruft spezifische Entzündungsreaktionen hervor. Über den Blutweg können auch andere Organe befallen werden.	Eintrittspforte ist der Nasen-Rachen-Raum. Das Virus vermehrt sich und befällt absteigend den Kehlkopf, Trachea, Bronchien und Bronchioli. Die Schleimhaut reagiert mit den typischen Entzündungszeichen.

► **Tab. 6.11** Fortsetzung.

Erkankung	Q-Fieber	Influenza (= echte Grippe)

Symptome	Man unterscheidet 3 Verlaufsformen:
	• Form:
	  - 50 % asymptomatisch
	• Form:
	  - grippeähnliche Verlaufsform
	• Form mit der Trias:
	  - plötzliches Auftreten von hohem Fieber, evtl. mit Schüttelfrost (Fieber kann 1–3 Wochen anhalten)
	  - Kopfschmerzen, evtl. Arthralgien/ Myalgien, evtl. Exanthem
	  - trockener Husten und Brustschmerzen
		80 % symptomlos oder relativ leicht als Erkältungskrankheit
		• **akuter Beginn***, starkes Krankheitsgefühl, Schüttelfrost
		• **Fieber***, 39–40 °C, i. d. R. eingipfelig, über 2–3 Tage anhaltend, ein zweiter Fieberanstieg markiert meist bakterielle Superinfektion
		• Rhinitis, evtl. mit Nasenbluten, Pharyngitis
		• Laryngotracheobronchitis mit **trockenem Husten***
		• Konjunktivitis, evtl. Nasenbluten
		• **Kopf-, Glieder- und Muskelschmerzen***
		• Sputum: spärlich, zähschleimig, evtl. blutig
		• gelegentlich gastrointestinale Beschwerden
		• aufgedunsen wirkendes Gesicht * klassische Symptome während einer Influenza-Epidemie

Komplikationen	• neurologische Symptome (z. B. Desorientierung, Verwirrtheit) • granulomatöse Hepatitis (Verlauf oft asymptomatisch) • selten Meningoenzephalitis, Myokarditis/Perikarditis • selten (1 %) persistierende Infektion mit Endokarditis • evtl. intrauteriner Fruchttod (besonders im 1. Trimenon) • chronisches Müdigkeitssyndrom	Besonders gefährdet sind Risikopatienten: Kinder, ältere Menschen mit Vorerkrankungen, Patienten mit Abwehrschwäche • Pneumonie • Sinusitis, Otitis media, Pseudokrupp • Meningoenzephalitis • Myoperikarditis • Typisch ist eine verzögerte Rekonvaleszenz.
Prophylaxe	• Impfung, Schutzkleidung und -masken • Ausschalten der tierischen Infektionsquellen	Impfung
Therapie	Antibiotika	• Bettruhe • antivirale Therapie • symptomatisch

Tab. 6.12 Infektionskrankheiten des Atemsystems.

Erkankung	Porcine Influenza (zoonotische Influenza, "Schweinegrippe")	Aviäre Influenza (zoonotische Influenza, Vogelgrippe, Geflügelpest)
Behandlungsverbot	ja, laut § 15 (§ 6)	ja, laut § 15 (§ 6)
Meldepflicht	zurzeit ja	zurzeit ja
Erreger	Virus: Grippevirus A/H1N1	Virus: hochpathogener aviärer Influenzavirus (HPAI) vom Subtyp A/H5N1 (aviär = auf Vögel bezogen)

► **Tab. 6.12** Fortsetzung.

Erkankung	Porcine Influenza (zoonotische Influenza, "Schweinegrippe")	Aviäre Influenza (zoonotische Influenza, Vogelgrippe, Geflügelpest)
Vorkommen	weltweit	• weltweit • Besonders gefährdet sind Menschen, die einen engen Kontakt zu Geflügel, Wildtieren oder andere Tiere haben (Handhabung, Schlachten, Federn, Tätigkeiten in der Lebensmittelherstellung).
Nachweis	• Rachenabstrich • im Blut	• Rachenabstrich • im Blut
Inkubationszeit	1–4 Tage	1–4 Tage
Übertragung	Tröpfcheninfektion	**Zoonose:** Infizierte Vögel übertragen die Erkrankung nur sporadisch bei Kontakt mit dem erkrankten Tier auf den Menschen.
Pathomechanismus	s. Influenza	s. Influenza
Symptome	s. Influenza	s. Influenza
Komplikationen	s. Influenza • Purpura-Schönlein-Henoch	s. Influenza
Prophylaxe	• Impfung (saisonaler Impfstoff) • Menschenmassen meiden	• kein Kontakt mit verdächtigen (lebenden oder toten Vögeln/Geflügel) und Seuchen- bekämpfungsmaßnahmen • Eine Impfung gibt es nicht.
Therapie	• s. Influenza • Patientenisolierung, Schutzmaßnahmen	s. Influenza

6.5 Infektionskrankheiten des Nervensystems

Tab. 6.13 Infektionskrankheiten des Nervensystems.

	Tetanus (Wundstarrkrampf)	Tollwut (Rabies, Lyssa)
Behandlungsverbot	nein	ja
Meldepflicht	nein	ja
Erreger	Bakterium: Clostridium tetani (Anaerobier, bildet Sporen)	Virus: Tollwutvirus
Vorkommen	weltweit im Erdreich und in Tierexkrementen	weltweit
Nachweis	• im Blut • Erregernachweis in der Wunde	• in den Ganglienzellen des Gehirns • Tollwut-Kornealtest (im Hornhautepithel befinden sich charakteristische Zelleinschlüsse) • Tierversuche (Mäuse werden mit dem Speichel des erkrankten Tieres infiziert)

► **Tab. 6.13** Fortsetzung.

	Tetanus (Wundstarrkrampf)	**Tollwut (Rabies, Lyssa)**
Inkubationszeit	4 Tage bis 4 Wochen	3 Wochen bis 3 Monate
Übertragung	Erregerhaltige Erde/Viehmist gelangt ins Wundgebiet, das Toxin wandert von dort aus ins ZNS.	**Zoonose:** • Durch eine Bissverletzung gelangt Speichel ins Muskelgewebe selten von Mensch zu Mensch
Pathomechanismus	Das in der Wunde unter Luftabschluss produzierte Neurotoxin wandert die peripheren Nerven entlang zum ZNS und blockiert an der Synapsenmembran die Freisetzung von hemmenden Transmittern. Folge sind ungehemmte Erregungen an den Synapsen mit generalisierten tonischen Krämpfen.	Virushaltiger Speichel gelangt in das Wundgebiet. Das Virus wandert entlang der peripheren Nerven ins ZNS. Von dort gelangt es über efferente Nerven wieder in die Speicheldrüsen und somit in den Speichel.

Symptome	• uncharakteristische Allgemeinerscheinungen: Unruhe, schubweises Schwitzen, Ziehen in der Wundumgebung, Schmerzen im Oberbauch
	• Muskelstarre befällt Rücken-, Bauch- und Brustmuskulatur (Rigor).
	• Geringe Reize lösen generalisierte Krämpfe aus.
	• Opisthotonus (krampfartige Reklination des Kopfes und Überstreckung von Rumpf und Extremitäten)
	• Trismus (Kieferklemme)
	• sardonisches Lachen
	• kaum Fieber, volles Bewusstsein
		• Prodromalstadium (2–4 Tage):
		  – uncharakteristischer Beginn: allgemeines Krankheitsgefühl, Unruhe, Missmut, Angst, Beklemmungsgefühle, Bisswunde juckt und schmerzt
		• Erregungsstadium (3–5 Tage):
		  – Krämpfe der Muskulatur
		  – Krämpfe von Schlund- und Atemmuskulatur: Zyanose, Dysphagie
		  – Hydrophobie
		  – Hypersalivation
		  – Benommenheit, Schreien, Zittern, tollwütiges Gebären
		  – „wilde Wut"
		  – 42 °C Fieber
		• Lähmungsstadium:
		  – Lähmungserscheinungen, Somnolenz, Koma

Komplikationen	• Muskelrisse • Luxationen, Brüche • bleibende Muskelverkürzungen • Gelenkversteifung, Kyphose • Tod durch Atemlähmung • Herz-Kreislauf-Versagen	Tod durch Ersticken oder Atemlähmung
Prophylaxe	• Impfung (aktiv und passiv: Tetanol und Tetagam) • Wundversorgung	• Impfung • Wundversorgung
Therapie	• Schutz vor allen äußeren Reizen • Ruhigstellung der Muskulatur • evtl. künstliche Beatmung • Antitoxingabe	symptomatisch: bei Auftreten von Krankheits- symptomen können nur noch Schmerz- und Angstzustände therapiert werden

Tab. 6.14 Infektionskrankheiten des Nervensystems.

Erkrankung	Poliomyelitis (Kinderlähmung, Heine-Medin-Krankheit)	Toxoplasmose
Behandlungsverbot	ja	ja
Meldepflicht	ja	nein
Erreger	Virus: Poliovirus I, II, III (Brunhild, Lansing, Leon)	Protozoen: Toxoplasma gondii
Vorkommen	–	weltweit
Nachweis	• im Rachensekret • Stuhl, Urin, Liquor	• im Blut, Liquor, Urin • Lymphknotenpunktat
Inkubationszeit	3–14 Tage	4–21 Tage
Übertragung	• Schmutz- und Schmierinfektion • Tröpfcheninfektion	**Zoonose:** • Erreger wird meist von Katzen ausgeschieden. • Kontakt-, Schmier- oder Nahrungsmittelinfektion (rohes Fleisch) • diaplazentar
Pathomechanismus	Die oral erfolgte Infektion zieht eine Vermehrung der Viren im Rachenepithel und im Darmtrakt nach sich. Meist kommt es dann bei 95 % der Patienten zu einer stillen Feiung. Bei Abwehrschwäche gelangt der Erreger über den Blutweg zu den motorischen Vorderhörnern und verursacht dort eine Entzündung.	Erreger gelangen über die Rachen- oder Darmschleimhaut ins Blutsystem. Am häufigsten werden Lymphknoten, Augen oder ZNS befallen.
Symptome	• Vorläuferstadium: – erst grippale (Fieber, Husten etc.) und gastrointestinale Symptome – dann Latenzperiode (einige Tage) • meningistisches Stadium: – erneuter Fieberanstieg – Meningismuszeichen (sehr starke Kopfschmerzen!) • paralytisches Stadium: – schlaffe Lähmungen, können über Nacht entstehen (Morgenlähmungen) • Reparationsstadium: – Lähmungen können sich zurückbilden.	• Erwachsene mit intaktem Immunsystem: – meist keine • Erwachsene mit Abwehrschwäche: – Schüttelfrost, Fieber – Entzündung der Lymphknoten – Enzephalitis • angeboren: – Enzephalitis mit der Trias: Wasserkopf, Entzündung der Ader- und Netzhaut, Gehirnverkalkung – Missbildungen – Geistesstörungen – Erkrankung der Leber, Lunge, Magen-Darm-Trakt – Fehl- bzw. Todgeburt
Komplikationen	• Tod durch Atemlähmung • bleibende schlaffe Lähmungen • Muskelatrophie, Gelenksteife • Wachstumsstörungen, z. B. Schlottergelenke • Verkrüppelungen • Myokarditis	konnatale Toxoplasmose (je früher die Infektion während der Schwangerschaft erfolgt, desto schwerer die Symptomatik)

► **Tab. 6.14** Fortsetzung.

Erkrankung	Poliomyelitis (Kinderlähmung, Heine-Medin-Krankheit)	Toxoplasmose
Prophylaxe	Impfung (keine Schluckimpfung mehr nach Sabin, sondern Injektion des Impfstoffes nach Salk) • Hygienemaßnahmen • kein rohes Fleisch essen • Katzenkontakt meiden	• Hygienemaßnahmen • kein rohes Fleisch essen • Katzenkontakt meiden
Therapie	• symptomatisch: Bettruhe, Krankengymnastik • intensivmedizinische Überwachung bei Atemlähmung	• Behandlung der Schwangeren mit Chemotherapeutikum • Antibiotika • symptomatisch

Tab. 6.15 Infektionskrankheiten des Nervensystems.

Erkrankung	Meningokokken-Meningitis	Meningoenzephalitis
Behandlungsverbot	ja	je nach Erreger, z. B. FSME-Virus
Meldepflicht	ja	nein
Erreger	Bakterien: Meningokokken (Neisseria meningitidis)	• primär: Viren (Arboviren, Echoviren, Herpes-simplex-Viren) • sekundär: als Postinfektion, z. B. nach Masern, Mumps, Poliomyelitis
Vorkommen	weltweit	weltweit
Nachweis	• im Blut • im Liquor	• im Blut • im Liquor
Inkubationszeit	2–5 Tage	1–2 Wochen
Übertragung	Tröpfcheninfektion	• Zeckenbiss • hämatogen bei Abwehrschwäche • postinfektiös
Pathomechanismus	Die Erreger vermehren sich aufgrund einer schlechten Abwehrlage im Respirationstrakt und gelangen dann über den Blutweg in den Liquor.	Die Viren gelangen über das Blutsystem in den Liquor und befallen das Gehirn und die Hirnhäute. Die neurologischen Symptome stehen im Vordergrund.

► **Tab. 6.15** Fortsetzung.

Erkrankung	Meningokokken-Meningitis	Meningoenzephalitis
Symptome	• plötzlicher Krankheitsbeginn mit schwerstem Krankheitsgefühl • Kopf- und Nackenschmerzen • Reizüberempfindlichkeit (v. a. gegen Licht und Schmerzreize) • Fieber • Übelkeit, Erbrechen • Verwirrtheit, Krampfneigung, Bewusstseinsstörungen • petechiale Blutungen (enthalten Meningokokken), oft an den Beinen • Meningismuszeichen: Nackensteifigkeit bei passiver Kopfbeugung nach vorne, Kernig-, Lasègue-, Brudzinski-Zeichen positiv	70–90 % asymptomatisch symptomatisch mit 2-gipfeligem Fieberverlauf: • grippeähnliche Symptome: – Fieber – Husten, Schnupfen – Kopf- und Gliederschmerzen Latenzzeit von einigen Tagen • meningeale (a) und neurologische (b) Symptome: – akuter Beginn, hohes Fieber, Meningismuszeichen – Sprachstörungen, Nystagmus, Epilepsie, psychische Veränderungen, Krampfanfälle bis Lähmungen, Somnolenz bis Koma
Komplikationen	• Hirnödem • Hirnnervenlähmung • Hirnabszess • septische Sinusvenenthrombose • Hydrozephalus • Hörschäden • Waterhouse-Friderichsen-Syndrom (fulminante Meningokokkensepsis)	• Hirnnervenausfälle • Hirndrucksteigerung
Prophylaxe	• Impfung gegen Serotyp A, C • Antibiotikaprophylaxe	–
Therapie	• Antibiotika • Isolierung der Patienten, Hygienemaßnahmen	symptomatisch

Tab. 6.16 Infektionskrankheiten des Nervensystems.

Erkrankung	FSME (Frühsommer-Meningoenzephalitis)	Lyme-Borreliose (Morbus Lyme)
Behandlungsverbot	ja	nein
Meldepflicht	nein	nein
Erreger	Virus: FSME-Virus	Bakterium: Borrelia burgdorferi
Vorkommen	Epidemiegebiete: Bayern, Baden-Württemberg, Russland, Osteuropa etc., typisch in Busch- und Waldgebieten	weltweit (die Erkrankung ist erstmal in der Ortschaft Lyme erkannt worden)
Nachweis	• im Liquor • Antikörpernachweis im Blut	Antikörpernachweis im Blut und Liquor
Inkubationszeit	2–28 Tage	• 1. Stadium: 1–6 Wochen • 2. Stadium: bis 6 Monate • 3. Stadium: mehrere Monate bis Jahre

▸ **Tab. 6.16** Fortsetzung.

Erkrankung	FSME (Frühsommer-Meningoenzephalitis)	Lyme-Borreliose (Morbus Lyme)
Übertragung	**Zoonose:** Zeckenbiss (v. a. in Mischwäldern und Buschbereichen)	**Zoonose:** Zeckenbiss (Holzbock)
Pathomechanismus	Durch den Biss der Zecke werden die Erreger ins Subkutangewebe gebracht. Darüber finden sie Anschluss an die peripheren Nerven und gelangen so ins ZNS.	Die Vermehrung des Erregers erfolgt erst in der Haut, später gelangt er über die Lymphe und das Blut in den Organismus. Es kommt zum Befall mehrerer Organe (v. a. Herz, ZNS, Gelenke), nur in Einzelfällen ist der Erreger nachweisbar.
Symptome	s. Meningoenzephalitis	95 % der Fälle asymptomatisch; die Erkrankung muss nicht alle Stadien durchlaufen, sonden kann in jedem Stadium erstmals auftreten: • Stadium 1: – Um die Eintrittsstelle bildet sich das Erythema chronicum migrans (ringförmige Rötung, die sich peripher ausbreitet und in der Mitte blasser wird). – grippale Symptome – Das Erythem klingt ohne Behandlung wieder ab. • Stadium 2: – neurologische Symptome (Meningoenzephalitis, Hirnnervenparese, v. a. N. facialis) – periphere Neuropathien – Arthritis der großen Gelenke (Lyme-Arthritis) – Myokarditis, Rhythmusstörungen • Stadium 3: – Hautveränderungen (pergamentartig, dünn und unelastisch = Acrodermatitis chronica atrophicans)
Komplikationen	• bleibende neurologische Defekte • Tod durch Hirndruck	• chronische Neuroborreliose: ZNS-Symptomatik, Gangstörungen, Blasenentleerungsstörungen, Bewusstseinsstörungen • chronische Herz- und Gelenkerkrankungen
Prophylaxe	• Impfung • entsprechende Kleidung	• lange Kleidung • Insektenrepellentien
Therapie	symptomatisch	• Antibiotika • symptomatisch

Tab. 6.17 Infektionskrankheiten des Nervensystems.

Erkrankung	Botulismus	Herpes zoster (Gürtelrose)
Behandlungsverbot	ja	ja
Meldepflicht	ja	nein
Erreger	Bakterium: Clostridium botulinum (Anaerobier, Sporenbildner)	Virus: Varicella-zoster-Virus
Vorkommen	weltweit	weltweit
Nachweis	• im Blut • im verseuchten Nahrungsmittel	aus den Bläschen
Inkubationszeit	12–48 h (evtl. bis 2 Wochen)	–
Übertragung	Genuss von verdorbenen konservierten, geräucherten, gepökelten oder eingeweckten Speisen (Achtung: gewölbter Deckel, das Gift riecht nicht und schmeckt man nicht); Säuglingsbotulismus: im Honig befinden sich häufig Sporen; diese können im Darm des Säuglings auskeimen **Merke: Keine Infektion, sondern Intoxikation!**	meist eine Reaktivierung von „schlummernden" Viren, die vormals Windpocken ausgelöst haben.
Pathomechanismus	Das Botulinumtoxin hemmt die Azetylcholinausschüttung an den Synapsen der motorischen Endplatte, sodass keine Reizweiterleitung mehr erfolgen kann; die Folge sind Lähmungserscheinungen.	Nach überstandener Krankheit kann das Virus unbemerkt in den Spinalnerven überdauern und bei stärkerer Immunschwäche reaktiviert werden (z. B. AIDS, Morbus Hodgkin, immunsuppressive Medikamente) und eine Neuritis verursachen.
Symptome	• beginnt mit Übelkeit, Erbrechen und Durchfall • dann Obstipation und Augensymptomatik (Schielen, Doppeltsehen, Akkomodationsstörungen, Ptosis) • Dysphagie, Heiserkeit, Sprachstörungen • Versiegen der Tränen- und Speichelsekretion • kein Fieber, normales Bewusstsein, keine Schmerzen	• beginnt mit heftigen, brennenden Schmerzen an der betroffenen Stelle • nach Tagen bläschenförmiger Ausschlag entlang des betroffenen Nervs (meist einseitig, meist thorakale Nerven oder Gesicht) • Bläschen trocknen aus und schuppen ab. • starke Schmerzen • i. d. R. Narbenbildung
Komplikationen	Tod durch Atemlähmung oder Kreislaufstillstand	• Zoster oticus • Fazialisparese • Zoster ophtalmicus mit Hornhautschäden • Zosterenzephalitis
Prophylaxe	15-minütiges Erhitzen der Nahrungsmittel auf 100 °C	Impfung nur bei starker Abwehrschwäche
Therapie	• sofortige Krankenhauseinweisung (Gabe eines antitoxischen Botulismusserums) • evtl. Schockbehandlung und Beatmung	• symptomatisch: Schmerzmittel, Salben • Immunsystem stärken • evtl. Virostatika

Tab. 6.18 Infektionskrankheiten des Nervensystems.

Erkrankung	Humane spongioforme Enzephalopathie
Behandlungsverbot	ja
Meldepflicht	ja
Erreger	Prion (eiweißhaltiges Agens): gilt auch als Verursacher für Creutzfeld-Jakob oder BSE (bovine spongioforme Enzephalopathie)
Vorkommen	-
Nachweis	• Biopsie des Gehirns • immunologischer Proteinnachweis im Liquor und im Serum • EEG
Inkubationszeit	Monate bis Jahre
Übertragung	**Zoonose:** unbekannt; wahrscheinlich über den Verzehr von bestimmten Tiergeweben (Hirn- und Rückenmark erkrankter Tiere) oder iatrogen durch Transplantationen von Organen, harter Hirnhaut
Pathomechanismus	unbekannt; es kommt zu einer schwammartigen Degeneration der Hirnsubstanz
Symptome	• schleichender Verlauf, beginnt mit Wesensveränderungen • Gedächtnis- und Konzentrationsstörungen • fortschreitende Demenz • neurologische Symptome: Lähmungen, Krämpfe, Ataxien, Myoklonie (kurze, ruckartige Zuckungen einzelner Muskeln oder Muskelgruppen)
Komplikationen	• Koma • Tod
Prophylaxe	–
Therapie	symptomatisch

6.6 Infektionskrankheiten des Verdauungssystems

Tab. 6.19 Infektionskrankheiten des Verdauungssystems.

	Cholera	**Typhus abdominalis**
Behandlungsverbot	ja	ja
Meldepflicht	ja	ja
Erreger	Bakterium: Vibrio cholerae, Vibrio el Tor	Bakterium: Salmonella typhi
Vorkommen	Indien, Südostasien, Kriegs- und Katastrophengebiete	weltweit, in Ländern mit niedrigem Hygienestatus
Nachweis	im Stuhl	• im Blut • ab 2–4 Woche: Urin und Stuhl
Inkubationszeit	2–5 Tage	1–3 Wochen
Übertragung	• kontaminierte Nahrung, Wasser • Kranke (Ausscheider; fäkal-oral)	• kontaminierte Nahrung, Wasser • Kranke (Ausscheider; fäkal-oral)
Lokalisation	Dünndarm	Dünndarm
Pathomechanismus	Bakterien vermehren sich im Dünndarm und bilden das auf die Darmzellen toxisch wirkende Enterotoxin, welches einen sehr hohen Flüssigkeitsverlust nach sich zieht.	Bakterien gelangen über den Gastrointestinaltrakt in den Darm. Sie passieren die Darmwand und gelangen in regionale und mesenteriale Lymphknoten. Die Peyer'schen Plaques schwellen an, nekrotisieren, dann ulzerieren sie, später findet eine Vernarbung statt.
Symptome	Nur 15 % verlaufen symptomatisch; viele Infizierte sind symptomlose Keimträger. In 90 % verläuft die El-Tor-Infektion mild und kann nicht von anderen Formen der Diarrhöe unterschieden werden. schwere Form: • reiswasserartige, schmerzlose Durchfälle, bis zu 20–30 Stühle/Tag (bis zu 10 l Flüssigkeitsverlust) • Exsikkose: Waschfrauenhände, Choleragesicht, niedriger Hautturgor, Anurie • Zyanose • Wadenkrämpfe, Rhythmusstörungen (Elektrolytverlust) • Untertemperatur (bis zu 33 °C) **Merke: Ansteckungsfähigkeit: solange Erreger im Stuhl nachweisbar sind.**	• Stadium incrementi (1. Woche): – treppenförmiger Fieberanstieg – Kopfschmerzen, Schwindel – Bronchitis, Obstipation • Stadium fastigii (2.–3. Woche): – Fieberkontinua bis 41 °C – Somnolenz bis Delirium – Roseolen, v. a. an Bauch und Rücken – erbsbreiartige Durchfälle – w-förmiger Belag der Zunge – Milzschwellung • Stadium decrementi (ab der 4. Woche): – Fieberremission – lange Rekonvaleszenz **Merke: Leukopenie, absolute Eosinopenie und relative Bradykardie während der ganzen Zeit!**
Komplikationen	• hypovolämischer Schock • Koma • Urämie • Ausscheider	• Darmblutungen, Perforation • Myokarditis • Meningoenzephalitis • Bronchopneumonie • Kreislaufversagen (hypovolämisch) • Dauerausscheider

► **Tab. 6.19** Fortsetzung.

	Cholera	Typhus abdominalis
Prophylaxe	• hygienische Maßnahmen, z. B. abgekochtes Wasser trinken • Impfung (hält nur 4–6 Monate)	• hygienische Maßnahmen, z. B. abgekochtes Wasser trinken • Impfung
Therapie	• Antibiotika • Wasser- und Elektrolytsubstitution	• Antibiotika • symptomatisch

Tab. 6.20 Infektionskrankheiten des Verdauungssystems.

	Paratyphus	Echinokokkose
Behandlungsverbot	ja	ja
Meldepflicht	ja	nein
Erreger	Bakterium: Salmonella paratyphi A, B, C	Bandwurm: Echinococcus spezies
Vorkommen	weltweit, in Ländern mit niedrigem Hygienestatus	weltweit
Nachweis	anfangs im Blut, später im Urin und Stuhl (Widal-Reaktion positiv)	im Blut
Inkubationszeit	3 Tage bis 2 Wochen	2–3 Wochen, relativ unbestimmt
Übertragung	• kontaminierte Nahrung, Wasser • Kranke (Ausscheider; fäkal-oral)	**Zoonose:** • (Hunde-)Bandwurmeier werden fäkal-oral übertragen durch engen Kontakt mit Hunden, Verschleppung durch Fliegen. • Verstäubung von Hundekot (befindet sich in Hecken, Büschen und auf Obst)
Lokalisation	Dünndarm	Leber, evtl. Lunge, andere Organe
Pathomechanismus	s. Typhus abdominalis	Der Hund (auch Fuchs, Katze, Mensch) nimmt die Bandwurmeier oral auf. Sie passieren die Darmwand und gelangen ins Blut. In der Leber (80 %), Lunge (10 %) entwickeln sie sich zu zystischen Finnen; sie können sich in den Organismus entleeren oder in jedem Stadium ihrer Entwicklung absterben.
Symptome	• typhusähnlich, aber rascherer Fieberanstieg mit Schüttelfrost • Roseolen am ganzen Körper • relative Bradykardie • Milzschwellung • wässrig-dünner Durchfall • keine Somnolenz **Merke: Leukozytose und absolute Eosinopenie.**	keine Frühsymptome, Symptome zeigen sich durch Verdrängungserscheinungen in der Leber (Differenzialdiagnose: Leberkarzinom): • Druckgefühl im rechten Oberbauch • Cholangitis mit Gallenabflussstörungen: Ikterus • portale Hypertension

▶ **Tab. 6.20** Fortsetzung.

	Paratyphus	Echinokokkose
Komplikationen	• Darmblutungen, Perforation • Myokarditis • Meningoenzephalitis • Bronchopneumonie • Kreislaufversagen (hypovolämisch) • Dauerausscheider	• Ruptur einer Zyste häufig mit Perforation in die freie Bauchhöhle • anaphylaktischer Schock • Superinfektion • Leberzirrhose (bei Fuchsbandwurm)
Prophylaxe	hygienische Maßnahmen, z. B. abgekochtes Wasser trinken	Obst gut waschen
Therapie	• Antibiotika • symptomatisch	Zystektomie oder Perizystektomie nach vorheriger Abtötung der Echinokokken

Tab. 6.21 Infektionskrankheiten des Verdauungssystems.

	Shigellenruhr (Bakterienruhr, Shigellose)	Enteritis infectiosa
Behandlungsverbot	ja	ja
Meldepflicht	nein	nein
Erreger	Bakterium: Shigella spezies, v. a. Shigella dysenteria	Bakterium: Salmonella spezies, v. a. Salmonella enteritidis
Vorkommen	weltweit, v. a. Tropen und Subtropen	weltweit
Nachweis	im Stuhl	im Stuhl
Inkubationszeit	Tage bis 1 Woche	Stunden bis 2 Wochen
Übertragung	• Fliegen • Kranke (fäkal-oral) • kontaminiertes Wasser und Nahrungsmittel	• kontaminierte Nahrung (Tier- und Wasserprodukte, v. a. Geflügelprodukte, rohe Eier, Milch, Eis) • Kranke, Ausscheider
Lokalisation	Dickdarm	Dünndarm
Pathomechanismus	Erreger bewirken im Dickdarm eine Entzündungsreaktion mit tiefen Geschwüren.	Erreger bewirken im Dünndarm eine Entzündungsreaktion.
Symptome	• Kopf- und Muskelschmerzen • 39 °C Fieber • akut Übelkeit, Erbrechen • kolikartige Bauchschmerzen mit schmerzhaften Durchfällen • bis zu 40 Entleerungen/Tag mit geringen Stuhlmengen: „ständig 1 Löffel Blut, 1 Löffel Schleim“ • typhöser Zustand	• akut Übelkeit, Erbrechen • 39 °C Fieber • blutig-schleimig-wässrige Durchfälle, 15–20 Stühle/Tag • Bauchkrämpfe • Bauchdecke ist abwehrgespannt und druckdolent. • evtl. Hepatomegalie
Komplikationen	• Exsikkose • Reiter'sche Trias: Konjunktivitis, Urethritis, Arthritis • zentralnervös-toxische Schäden • Druck auf Kolon bewirkt Defäkation. • Peritonitis (durch Ulkusperforation) • Ausscheider	• Exsikkose • Kreislaufkollaps • Sepsis • Thromboembolien • Dauerausscheider

▸ **Tab. 6.21** Fortsetzung.

	Shigellenruhr (Bakterienruhr, Shigellose)	Enteritis infectiosa
Prophylaxe	• Hygienemaßnahmen • Meiden von kontaminierter Nahrung	Meiden von kontaminierter Nahrung
Therapie	• Antibiotika • Immunsystem stimulieren	• Nahrungskarenz • Wasser- und Elektrolytsubstitution • Antibiotika • obstipierende Mittel, z. B. Imodium

Tab. 6.22 Infektionskrankheiten des Verdauungssystems.

Erkrankung	HUS (hämolytisch-urämisches Syndrom)	Trichinose	Weitere
Behandlungsverbot	ja	ja	ja
Meldepflicht	ja	nein	nein
Erreger	Bakterium: Escherichia coli (EHEC = enterohämorrhagische Escherichia coli, darmpathogen)	Wurm: Trichinella spiralis	• Campylobacter spezies* • Cryptosporidium parvum* • Giardia lamblia* • Rota-Virus* • Norwalk-ähnliches Virus (neue Bezeichnung: Norovirus)* • Yersinia enterocolitica*
Vorkommen	weltweit	weltweit, in Deutschland selten: Trichinenschau	
Nachweis	• im Stuhl • im Blut	• Muskelbiopsie • im Blut (ab 3. Woche)	
Inkubationszeit	1 Tag bis 1 Woche	1–30 Tage	
Übertragung	• Verzehr von kontaminierten Lebensmitteln, v. a. rohes Rindfleisch, Rohmilch • Tierkontakt • fäkal-oral von Mensch zu Mensch • kontaminierte Badeseen (Verschlucken von Wasser)	• Verzehr von rohem Fleisch, meist Schweinefleisch • Kranke (Ausscheider; fäkal-oral)	
Lokalisation	Dickdarm	Darm, Muskeln	

► **Tab. 6.22** Fortsetzung.

Erkrankung	HUS (hämolytisch-urämisches Syndrom)	Trichinose	Weitere
Pathomechanismus	Das lebensgefährliche HUS ist eine Komplikation, deren Vorläufer eine durch EHEC-Bakterien verursachte Dickdarmerkrankung ist. Diese Erreger bilden Shiga-Toxine, welche die Entzündung im Dickdarm auslösen. Bei schlechter Abwehrlage gelangen diese über das Blut zu anderen Organen.	Die Larven gelangen in den Verdauungstrakt und schlüpfen nach 1 Woche im Darm aus. Über die Darmschleimhaut gelangen sie ins Blut und siedeln sich in der Muskulatur an.	
Symptome	Die meisten Infektionen verlaufen leicht und vielfach unerkannt; meist sind 0–3-Jährige betroffen. • anfangs harmlos erscheinender wässriger Durchfall, im Verlauf zunehmend wässrig-blutig • Übelkeit, Erbrechen, evtl. Fieber • krampfartige Bauchschmerzen nach 1 Woche evtl. typische Trias: • hämolytische Anämie (Ikterus) • Thrombozytopenie • Nephropathie (Urämie) **Merke: Erythrozyten und Thrombozyten ↓, Leukozytose, LDH, Kreatinin, Harnstoff ↑**	• Darmtrichinose: Bauchschmerzen, Übelkeit, Erbrechen, Durchfall • Muskeltrichinose: Muskelschmerzen, -verhärtungen und -schwellungen • Gesichts- oder Lidödem (allergisch bedingt), später Fuß- und Handrückenödem • hohes Fieber **Merke: Eosinophilie**	*Diese Erreger werden ebenfalls im § 7 aufgeführt. Das Krankheitsbild ist jedoch nicht so charakteristisch, sodass die Erkrankungen im Einzelnen nicht beschrieben werden. Leitsymptome aller infektiösen Darmerkrankungen sind: • Durchfall, evtl. blutig • Bauchschmerzen • evtl. Fieber
Komplikationen	• Niereninsuffizienz • Hypertonie • Pankreasinsuffizienz • Herzinsuffizienz	• Befall der Interkostal- und Zwerchfellmuskulatur • Myokarditis • Meningoenzephalitis	

► **Tab. 6.22** Fortsetzung.

Erkrankung	HUS (hämolytisch-urämisches Syndrom)	Trichinose	Weitere
Prophylaxe	Meiden von kontaminierter Nahrung	• Hygienemaßnahmen • Meiden von kontaminierten Nahrungsmitteln • kein rohes Fleisch verzehren, Durchbraten des Fleisches (>60 °C)	
Therapie	• symptomatisch • Antibiotika	• Anthelminthika (= Wurmmittel) • weitere Medikamente	

Tab. 6.23 Infektionskrankheiten des Verdauungssystems.

	Hepatitis A	Hepatitis B
Behandlungsverbot	ja	ja
Meldepflicht	ja	ja
Erreger	Virus: Hepatitis-A-Virus	Virus: Hepatitis-B-Virus
Vorkommen	weltweit, v. a. Südeuropa, in Ländern mit niedrigem Hygienestandard	weltweit
Nachweis	im Blut (Labordiagnostik: γ-GT ↑, AP ↑, LAP ↑, GOT ↑, GPT ↑, indirektes und direktes Bilirubin ↑)	im Blut (Labordiagnostik: γ-GT ↑, AP ↑, LAP ↑, GOT ↑, GPT ↑, indirektes und direktes Bilirubin ↑)
Inkubationszeit	2–6 Wochen	2–6 Monate
Übertragung	• fäkal-oral (verunreinigtes Wasser, rohe Meeresfrüchte) • selten sexuell, parenteral	• parenteral (Blutprodukte, kontaminierte Instrumente, i. v. „needle sharing“) • perinatal • sexuell
Lokalisation	Leber	Leber
Pathomechanismus	Bei schlechter Abwehrlage befallen die Viren die Hepatozyten und lösen eine Entzündungsreaktion aus.	s. Hepatitis A Das Virus zerfällt in Bruchstücke: Surface-Antigen (HBs-Ag), Core-Antigen (HBc-Ag), Envelope-Antigen (HBe-Ag).
Symptome	⅔ der Fälle verlaufen asymptomatisch. • grippale Symptome: – Husten, Schnupfen – Kopfschmerzen, Schwindel • gastrointestinale Symptome: – Diarrhöe, Obstipation – Bauchschmerzen • rheumatische Symptome: – Gelenkschmerzen ⅓ der Fälle: Ikterus	Verlaufsmöglichkeiten: • asymptomatische Infektion (65 %) • akute Hepatitis mit Viruselimination (s. Hepatitis A) • Viruspersistenz **Merke: Hepatitis B gilt erst als ausgeheilt, wenn Anti-HBs nachweisbar ist.**

► **Tab. 6.23** Fortsetzung.

	Hepatitis A	Hepatitis B
Komplikationen	• regelmäßige Ausheilung • kein chronischer Verlauf • keine Dauerausscheider • lebenslange Immunität	• fulminante Hepatitis mit Tod • gesunde Ausscheider • chronische Verlaufsform (> 50 %) mit Entwicklung einer Leberzirrhose • Karzinomentwicklung
Prophylaxe	• Impfung • Einhalten von Hygienemaßnahmen	• Impfung • Kondombenutzung • Einmalnadeln
Therapie	• Bettruhe • Alkoholverbot, Weglassen aller Medikamente	• α-Interferon • Weglassen aller potenziellen Lebernoxen • körperliche Schonung, Bettruhe

Tab. 6.24 Infektionskrankheiten des Verdauungssystems.

Erkankung	Hepatitis C	Hepatitis D	Hepatitis E
Behandlungsverbot	ja	ja	ja
Meldepflicht	ja	ja	ja
Erreger	Virus: Hepatitis-C-Virus	Virus: Hepatitis-D-Virus	Hepatitis-E-Virus
Vorkommen	weltweit	weltweit, die Verbreitung des Hepatitis-D-Virus ist an das Vorhandensein des Hepatitis-B-Virus gebunden.	weltweit
Nachweis	im Blut (Labordiagnostik: γ-GT ↑, AP ↑, LAP ↑, GOT ↑, GPT ↑, indirektes und direktes Bilirubin ↑)	im Blut (Labordiagnostik: γ-GT ↑, AP ↑, LAP ↑, GOT ↑, GPT ↑, indirektes und direktes Bilirubin ↑)	im Blut (Labordiagnostik: γ-GT ↑, AP ↑, LAP ↑, GOT ↑, GPT ↑, indirektes und direktes Bilirubin ↑)
Inkubationszeit	2–6 Monate	2–6 Monate	2–6 Wochen
Übertragung	• parenteral • perinatal • sexuell • sporadische Infektion (Infektionsweg oft unbekannt, 45 %)	• parenteral • perinatal • sexuell	• fäkal-oral • evtl. parenteral • selten sexuell
Lokalisation	Leber	Leber	Leber
Pathomechanismus	s. Hepatitis A	• siehe Hepatitis A • Das Virus benötigt zur Replikation ein Bruchstück des Hepatitis-B-Virus.	s. Hepatitis A
Symptome	s. Hepatitis B	s. Hepatitis B	s. Hepatitis A

► **Tab. 6.24** Fortsetzung.

Erkankung	Hepatitis C	Hepatitis D	Hepatitis E
Komplikationen	• fulminante Hepatitis mit Tod • Ausscheider • chronische Verlaufsform mit Entwicklung einer Leberzirrhose • Karzinomentwicklung	• fulminante Hepatitis mit Tod • Ausscheider • chronische Verlaufsform mit Entwicklung einer Leberzirrhose • Karzinomentwicklung	• 98 % Heilungsrate • fulminanter Verlauf: häufiger bei Schwangeren • kein chronischer Verlauf
Prophylaxe	• Kondombenutzung • Einmalnadeln	• Kondombenutzung • Einmalnadeln	Einhalten von Hygienemaßnahmen
Therapie	• α-Interferon • Weglassen aller potenziellen Lebernoxen • körperliche Schonung, Bettruhe	• α-Interferon • Weglassen aller potenziellen Lebernoxen • körperliche Schonung, Bettruhe	• Bettruhe • Alkoholverbot, Weglassen aller Medikamente

6.7 Infektionskrankheiten der Genitalorgane

Tab. 6.25 Infektionskrankheiten der Genitalorgane.

	Lymphogranuloma inguinale	Lues (Syphilis)
Behandlungsverbot	ja	ja
Meldepflicht	nein	nein
Erreger	Chlamydium: Chlamydia trachomatis	Bakterium: Treponema pallidum
Vorkommen	tropische und subtropische Länder	weltweit
Nachweis	• im Bläscheninhalt der Primärläsion • im Lymphknotenpunktat	• im Blut (TPHA-Test) • Dunkelfeldmikroskopie
Inkubationszeit	1–3 Wochen	1–3 Wochen
Übertragung	Geschlechtsverkehr	• Geschlechtsverkehr • Bluttransfusion • diaplazentar
Pathomechanismus	An der Eintrittspforte ruft der Erreger eine Entzündungsreaktion hervor und gelangt so über den Lymphweg zu den regionalen Lymphknoten. Diese Sperre kann durchbrochen werden, sodass über den Blutweg auch andere Organe befallen sein können.	Der Erreger gelangt über kleinste Hautverletzungen in den Körper. Erst erfolgt die Vermehrung lokal, später findet der Erreger Anschluss an das Blut- und Lymphsystem und kann auf diese Weise alle Organe befallen. Nach jahrelanger Latenzperiode entstehen Gummen (nekrotischer Zerfall von Gewebe, Erreger ist nicht mehr nachweisbar). Die Erkrankung kann sich über 10–50 Jahre hinziehen, kann aber auch jederzeit ausheilen.

▸ Tab. 6.25 Fortsetzung.

<table>
<tr><th></th><th>Lymphogranuloma inguinale</th><th>Lues (Syphilis)</th></tr>
<tr><td>Symptome</td><td><ul><li>Fieber</li><li>Gelenk- und Muskelschmerzen</li><li>bei der Frau starke Schmerzen bei Befall innerer Lymphknoten</li></ul></td><td><ul><li>Primärstadium (Dauer: 2–4 Wochen):
– initial nur Hauterscheinungen
– lokale, schmerzlose Lymphknotenschwellungen</li><li>Sekundärstadium (2–3 Jahre):
– allgemeines Krankheitsgefühl, Fieber
– generalisierte Lymphknotenschwellung
– Hepatitis, Iritis, Arthritis etc.</li><li>Tertiärstadium (3–5 Jahre):
– Gummen mit Organinsuffizienz (nektorischer Zerfall infizierter Gewebe, gummiartiger Eiter)</li><li>Quartiärstadium:
– Neurolues mit Rückenmarksschwindsucht (Tabes dorsales)
– meningovaskuläre Neurosyphilis
– progressive Paralyse
– gummöse Hirnsyphilis</li></ul></td></tr>
<tr><td>Hauterscheinung</td><td><ul><li>schmerzlose, knötchenförmige Erosion, meist im Genitalbereich, heilt nach 1–2 Wochen ab</li><li>1–4 Wochen später entzünden sich die regionalen Lymphknoten, meist einseitig, die Haut darüber ist blaurot, erbs-/walnussgroß, können nach außen perforieren; auch Fistelbildung.</li></ul></td><td><ul><li>Primärstadium:
– kleines, derbes, nicht schmerzhaftes nicht juckendes Knötchen, vergrößert sich rasch und zerfällt geschwürig (derber Rand, harter Grund = harter Schanker)</li><li>Sekundärstadium:
– typische Haut- und Schleimhauterscheinungen
– makulös, papulös, nicht juckend, nicht schmerzhaft (z. B. Condylomata lata, Leukoderm, Plaques muqueuses, Palmarplantarsyphilid)</li><li>Tertiärstadium:
– Gummen (nekrotischer Zerfall von Gewebe; gummiartiger Eiter)</li></ul>Merke: Die Syphilide können zahlreiche andere Hauterscheinungen nachahmen.</td></tr>
<tr><td>Lokalisation</td><td>Eintrittspforte</td><td><ul><li>Eintrittspforte</li><li>später evtl. alle Organe</li></ul></td></tr>
<tr><td>Komplikationen</td><td><ul><li>Elephantiasis im Genital- und Analbereich (Folge des Lymphstaus)</li><li>Entzündung und Eiterung im Genital- und Analbereich</li><li>Stenose von Darm und Vagina</li></ul></td><td>Organinsuffizienz</td></tr>
<tr><td>Prophylaxe</td><td>Kondombenutzung</td><td>Kondombenutzung</td></tr>
<tr><td>Therapie</td><td>Antibiotika</td><td>Antibiotika</td></tr>
</table>

Tab. 6.26 Infektionskrankheiten der Genitalorgane.

	Lues connata	Ulcus molle
Behandlungs-verbot	ja	ja
Meldepflicht	nein	nein
Erreger	Bakterium: Treponema pallidum	Bakterium: Haemophilus ducreyi
Vorkommen	weltweit	weltweit
Nachweis	im Blut (TPHA-Test)	Abstrich des Geschwürs
Inkubations-zeit	ab dem 4. Schwangerschaftsmonat	1–4 Tage
Übertragung	diaplazentar	Geschlechtsverkehr
Pathomecha-nismus	Der Erreger ist plazentagängig und gelangt in das Blut des Fötus. Es kommt zu einer Früh- oder Todgeburt, falls die Mutter sich im Primär- oder Sekundärstadium befindet.	Erreger gelangt über Hautläsionen in den Körper und verursacht eine lokale Entzündungsreaktion mit späterer Geschwürbildung.
Symptome	• Säuglingssyphilis: – großblasige, geschwürige Hauterscheinungen (v. a. Handflächen und Fußsohlen) – blutig-eitriger Schnupfen • Kleinkindalter: – Hutchinson-Trias: Innenohrschwerhörigkeit, Tonnenzähne, Keratitis (Hornhautentzündung) – Säbelscheidentibia – Sattelnase	schmerzhafte Schwellung der Leistenlymphknoten, die nach außen aufbrechen können; darüber blaurote Haut
Hauterschei-nung	s. Symptome	• Am Ort der Eintrittsstelle (meist Genitale) bilden sich schmierig-eitrige Geschwüre mit rundlicher ovaler Form, eurostückgroß. • Die Ränder des Geschwürs sind weich und schmerzhaft (weicher Schanker).
Lokalisation	s. Symptome	Eintrittspforte
Komplikatio-nen	Neurolues	–
Prophylaxe	–	Kondombenutzung
Therapie	Antibiotika	Antibiotika

Tab. 6.27 Infektionskrankheiten der Genitalorgane.

	Gonorrhöe (Tripper)
Behandlungsverbot	ja
Meldepflicht	nein
Erreger	Bakterium: Neisseria gonorrhoeae (Gonokokken)
Vorkommen	weltweit
Nachweis	• im Harnröhrensekret (Mann/Frau) • Gebärmutterhalsabstrich
Inkubationszeit	2–5 Tage
Übertragung	sexuell
Pathomechanismus	Gonokokken siedeln sich auf der Schleimhaut an und sondern toxisch wirkende Stoffwechselprodukte ab. Folge ist eine Entzündungsreaktion mit Eiterbildung.
Symptome	oft asymptomatisch: ca. 25 % der infizierten Männer und 50 % der infizierten Frauen sind Keimträger (unerkannte Infektionsquellen) • Mann: – Prickeln und Brennen der vorderen Harnröhre beim Wasserlassen – Bonjour-Tropfen (schleimig-eitriges Sekret aus der Harnröhre) – evtl. Epididymitis • Frau: – meist unmerklicher Verlauf, evtl. Ausfluss und Juckreiz
Hauterscheinung	keine
Lokalisation	Genitalbereich: Mann: Urethra; Frau: Urethra, Cervix uteri
Komplikationen	• Frau: Adnexitis, Endometritis, Peritonitis • Mann und Frau: Sepsis, Sterilität, Monarthritis gonorrhoica • Augeninfektion des Neugeborenen (führt unbehandelt zur Erblindung)
Prophylaxe	Kondombenutzung
Therapie	Antibiotika

Tab. 6.28 Infektionskrankheiten der Genitalorgane.

Weitere Infektionskrankheiten		
Behandlungsverbot	ja	
Meldepflicht	nein	
Erreger		**Symptome**
Mycoplasma hominis, Ureaplasma urealyticum	Bakterium	Entzündung der Prostata, Eileiter, ableitenden Harnwege
Herpes simplex	Virus	im Genitalbereich erst Rötung und Schwellung, dann gruppierte Bläschen auf gerötetem Grund
Papillomavirus	Virus	Warzenbildung (Feig-/Feuchtwarzen): • bei der Frau: Vagina, Gebärmutter, Anus • beim Mann: Eichel, Penis, Skrotum, Anus

► **Tab. 6.28** Fortsetzung.

Weitere Infektionskrankheiten		
Molluscum contagiosum	Virus	im Genitalbereich derbe, erbsgroße Warzen mit zentraler Eindellung (Dellwarzen)
Trichomonas vaginalis	Protozoen	• Mann: Zystitis, Urethritis, Prostatitis • Frau: Zystitis, Kolpitis mit Ausfluss und Juckreiz
Candida albicans	Pilz	im Genitalbereich weiße wegwischbare Beläge
Krätzmilbe	Spinnentier	erhabene, winklig geknickte Linie, am Ende des Ganges gelbliche Erhebung
Zytomegalievirus (CMV)	Virus	keine Symptome, bei Abwehrschwäche systemischer Befall (Pneumonie, Hepatitis, Enzephalitis, Kolitis)

6.8 Infektionskrankheiten der Lymphknoten

Tab. 6.29 Infektionskrankheiten der Lymphknoten.

	Mononukleose (Pfeiffer-Drüsenfieber, „kissing disease", Monozytenangina)	**Pest**
Behandlungsverbot	nein	ja
Meldepflicht	nein	ja
Erreger	Virus: Epstein-Barr-Virus (EBV)	Bakterium: Yersinia pestis
Vorkommen	weltweit, meist Kinder und Jugendliche	in Steppengebieten Amerikas, Südafrikas, Zentralasien
Nachweis	• „klassisches Blutbild" mit Vermehrung der mononukleären Zellen, v. a. Monozyten und Lymphozyten • Paul-Bunnell-Reaktion positiv	• Beulenpest: Bubonenpunktat • Lungenpest: im Sputum • Pestsepsis: im Blut
Inkubationszeit	1–7 Wochen	Stunden bis Tage
Übertragung	• direkter Kontakt mit Speichel (Küssen) • Tröpfcheninfektion	**Zoonose:** • Pestfloh infiziert den Menschen über einen Biss. Dieser Floh geht von Nagern auf Hausratten über. Von den Hausratten springt der Floh zum Menschen (Beulenpest). • Gelangt der Erreger beim infizierten Menschen ins Lungengewebe (Lungenpest), dann überträgt er sich von Mensch zu Mensch durch Tröpfcheninfektion. • Patienten mit Pestsepsis scheiden den Erreger über Urin und Stuhl aus.

► **Tab. 6.29** Fortsetzung.

	Mononukleose (Pfeiffer-Drüsenfieber, „kissing disease", Monozytenangina)	**Pest**
Pathomechanismus	Das Virus gelangt über den Rachen in das dort befindliche lymphatische Gewebe und verursacht eine Entzündungsreaktion. Dann gelangt es über den Blutweg zum lymphatischen System und zu anderen Organen, z. B. Knochenmark (es befällt die Monozyten), ZNS, Leber, Herz und Nieren.	Bakterien gelangen nach dem Flohbiss in die Lymphbahnen und somit zu den Lymphknoten, Gelangen sie ins Blut, siedeln sie sich in verschiedenen Organen an, können den Organismus aber auch in Form einer Sepsis überschwemmen.
Symptome	• Angina tonsillaris • Fieber (bis 40 °C) • generalisierte Lymphknotenschwellung • Milz- und Leberschwellung, evtl. Ikterus • evtl. Exanthembildung **Merke: Atypische Monozyten und Lymphozyten (Leukozyten: 20000).**	• Beulenpest (Bubonenpest): – hohes Fieber mit Schüttelfrost – geschwollene Lymphknoten (Bubonen), druckschmerzhaft, blaurot schimmernd – Benommenheit, schweres Krankheitsgefühl – kann in Lungenpest oder Pestsepsis übergehen (25–50 %) • Lungenpest: – hochfieberhafte Bronchopneumonie – blutiges bakterienreiches Sputum – Herzinsuffizienz – toxisch bedingtes Kreislaufversagen • Pestsepsis: – schweres Krankheitsbild mit Herz-Kreislauf-Versagen
Komplikationen	• Hepatitis • Myokarditis • Arthritis • Milzruptur • Enzephalitis, Meningitis • Thrombopenie, Anämie, Leukopenie	Herz-Kreislauf-Versagen
Prophylaxe	–	Impfung, bei Lungenpest Quarantäne
Therapie	symptomatisch	• Antibiotika • Herz-Kreislauf-Unterstützung

Tab. 6.30 Infektionskrankheiten der Lymphknoten.

	Brucellose (Morbus Bang)
Behandlungsverbot	ja
Meldepflicht	nein
Erreger	Virus: Epstein-Barr-Virus (EBV)
Vorkommen	weltweit
Nachweis	• im Blut, Liquor, Urin • Gallensaft • Organpunktat

► **Tab. 6.30** Fortsetzung.

	Brucellose (Morbus Bang)
Inkubationszeit	sehr variabel: 5 Tage bis 2 Jahre, im Median 4 Monate
Übertragung	**Zoonose:** • Berufskrankheit von Metzgern, Tierärzten, Landwirten, Eintrittspforte sind Haut und Schleimhäute und der Magen-Darm-Trakt • direkter oder indirekter Kontakt vom erkrankten Tier auf den Menschen (Erreger befindet sich in Kot, Urin, Milch) • Genuss von infizierter Nahrung (Milch, Fleisch)
Pathomechanismus	Die Erreger gelangen über Hautläsionen, die Bindehaut oder über den Darm ins lymphatische System. Die Abwehr reagiert mit einer Granulombildung (Bang-Granulome); über den Lymphweg gelangen die Erreger in regelmäßigen Abständen ins Blut. Dabei kommt es zu den charakteristischen Fieberschüben mit Schüttelfrost. Über den Blutweg befallen sie in erster Linie die Leber, Milz, Lymphknoten und Knochenmark.
Symptome	• schleichender Beginn mit ansteigender Temperatur und schlechtem Allgemeinzustand • Fieber klettert bis 40 °C, über 2–3 Wochen Fieberkontinua und anschließende Entfieberung (undulierendes Fieber) • relative Bradykardie • flüchtiges Exanthem mit unterschiedlichem Aussehen • Leber- und Milzvergrößerung • Lymphknotenschwellung • jahrelang wellenförmiges Fieber (Dauer: 1–2 Jahre, kann bis zu 20 Jahre dauern)
Komplikationen	• Endokarditis • Orchitis, Parotitis • Thrombophlebitis • Meningoenzephalitis • Pneumonie • Arthritis
Prophylaxe	Erreger wird bei Temperatur > 60 °C abgetötet; kein Verzehr von Rohmilch oder Rohkäse.
Therapie	Antibiotika

6.9 Infektionskrankheiten der Erythrozyten, Konjunktiven, Parotis

Tab. 6.31 Infektionskrankheiten der Erythrozyten, Konjunktiven, Parotis.

	Malaria
Behandlungsverbot	ja
Meldepflicht	nein
Erreger	Protozoen: • Plasmodium vivax und ovale (Malaria tertiana*) • Plasmodium malariae (Malaria quartana**) • Plasmodium falciparum (Malaria tropica***) Die WHO versuchte, die Mücke mit dem Insektenvertilgungsmittel DDT zu vernichten, diese entwickelte jedoch schnell eine Resistenz dagegen. Malaria ist die häufigste Infektionskrankheit der Welt.
Vorkommen	Tropen und Subtropen
Nachweis	• Antikörpernachweis • im „dicken Tropfen“ (es sind charakteristische Einschlussfiguren, sog. Ringformen erkennbar)
Inkubationszeit	*2 Wochen, **2–7 Wochen, ***1–4 Wochen
Übertragung	Stich der Anopheles-Mücke
Pathomechanismus	Die Mücke sticht den Menschen und gibt Sporozoiten ins Blut. Diese reifen in der Leber zu Schizonten und dann zu Merozoiten (vermehren sich ungeschlechtlich) aus. Diese gelangen ins Blut und befallen die Erythrozyten, in denen sie sich vermehren, bis sie platzen (Ursache für die Fieberschübe). Die freigesetzten Erreger befallen weitere Erythrozyten und bringen diese innerhalb eines bestimmten Zeitraums zum Platzen. Einige Merozoiten entwickeln sich zu geschlechtlichen Gametozyten, welche darauf angewiesen sind, von der Mücke aufgesaugt zu werden, um sich im Mückenmagen zu vermehren. So gelangen die Sporozoiten durch den Stich der Mücke wieder ins Blut des Menschen.
Symptome	• Fieber in Schüben: – *alle 48 h – **alle 72 h – ***unregelmäßig • Schmerzen im rechten Oberbauch mit Leber- und Milzvergrößerung • Übelkeit, Erbrechen, Durchfall • Symptome der hämolytischen Anämie: Ikterus, Anämie **Merke: Leukopenie, Thrombozytopenie (je schwerer die Malariaerkrankung, umso ausgeprägter die Thrombozytopenie)**
Komplikationen	• Schwarzwasserfieber (verstärkte Hämolyse mit Hämoglobinämie, Hämoglobinurie; Leitsymptom ist ein dunkelroter bis schwarzer Urin) • Thrombenbildungen verursachen: – ZNS-Störungen (Verwirrtheit, Koma) – Urämie – Leberinsuffizienz • Kreislaufschock

► **Tab. 6.31** Fortsetzung.

	Malaria
Prophylaxe	• Chemoprophylaxe (Resochin, Lariam) • Einreiben mit moskitoabweisenden Mitteln • Moskitonetz, mückensichere Kleidung
Therapie	Chemotherapie

Tab. 6.32 Infektionskrankheiten der Erythrozyten, Konjunktiven, Parotis.

	Adenovirusinfektion/virale Konjunktivitis (Conjunctivitis epidemica)	**Mumps (Parotitis epidemica)**
Behandlungsverbot	ja	ja
Meldepflicht	nein	ja
Erreger	Virus: Adenoviren (sie können eine Vielzahl von Krankheiten hervorrufen; besonders gefürchtet ist die iatrogen bedingte Konjunktivitis)	Virus: Mumpsvirus
Vorkommen	weltweit	weltweit
Nachweis	in der Tränenflüssigkeit	• im Blut (α-Amylase) • im Speichel
Inkubationszeit	4–10 Tage	2–3 Wochen
Übertragung	• wahrscheinlich Tröpfcheninfektion • iatrogen (ungenügend desinfizierte Instrumente) • Wasser in Schwimmbädern	• Tröpfcheninfektion • direkter Kontakt mit dem Speichel
Pathomechanismus	Eintrittspforte sind die Konjunktiven und die Schleimhäute der oberen Luftwege. Die Erreger verursachen eine lokale Entzündung mit Leukozyteninfiltration und Kapillardilatation.	Das Virus gelangt in den Respirationstrakt und vermehrt sich. Von dort aus metastasiert es in die Blutbahn und befällt die Speicheldrüsen und evtl. andere Drüsen und Organe.
Symptome	• Conjunctivitis epidemica: – beginnt meist einseitig – Fremdkörpergefühl im Auge mit starkem Tränenfluss – Lidödem, Juckreiz – ringförmige ödematöse Schwellung der Bindehaut – Hornhauteintrübung (verminderte Sehfähigkeit) • pharyngokonjunktivales Fieber: – Pharyngitis, Fieber, Konjunktivitis, Bronchitis	⅓ der Patienten haben keine Symptome. • Kopf-, Hals- und Gliederschmerzen • mäßiges Fieber • schmerzhafte Schwellung der Ohrspeicheldrüse mit abstehendem Ohrläppchen (in 75 % der Fälle beidseits) • Schmerzen beim Kauen • regionale Lymphknotenschwellung • Milzschwellung

► **Tab. 6.32** Fortsetzung.

	Adenovirusinfektion/virale Konjunktivitis (Conjunctivitis epidemica)	Mumps (Parotitis epidemica)
Komplikationen	• Iridozyklitis • bleibende Infiltrate	• Entzündung anderer Drüsen: Pankreatitis, Thyreoiditis, Orchitis (Gefahr der Sterilität) • Meningitis, Enzephalitis • Innenohrschwerhörigkeit
Prophylaxe	Arzt: ordnungsgemäße Hygiene bzw. Sterilisationsmaßnahmen	Impfung
Therapie	lokal desinfizierende und adstringierende Medikamente	• warme Ölverbände auf die Parotis • Mundpflege • Diät

6.10 Primär systemische Infektionskrankheiten

Tab. 6.33 Primär systemische Infektionskrankheiten.

Erkrankung	Leptospirose (Morbus Weil)	Listeriose
Behandlungsverbot	ja	ja
Meldepflicht	nein	nein
Erreger	Bakterium: • Leptospira icterohaemorrhagiae* • Leptospira canicola** • Leptospira grippothyphosa*** • Leptospira pomona****	Bakterium: Listeria monocytogenes
Vorkommen	weltweit	weltweit
Nachweis	• in den ersten Tagen im Blut • später im Urin, evtl. Liquor	• im Stuhl, Urin • Rachenabstrich • Fruchtwasser, Wochenfluss
Inkubationszeit	1–2 Wochen	3–70 Tage

► **Tab. 6.33** Fortsetzung.

Erkrankung	Leptospirose (Morbus Weil)	Listeriose
Übertragung	**Zoonose:** • *Wanderratte (Morbus Weil) • **Hund (Stuttgarter Hundeseuche) • ***Feldmäuse (Feldfieber) • ****Schweine (Schweinehüterkrankheit) Die Tiere scheiden den Erreger mit dem Urin oder Kot aus. Die Übertragung auf den Menschen erfolgt durch: • direkten oder indirekten Tierkontakt • kontaminierte Speisen • verunreinigtes Wasser	**Zoonose:** • wird von Wild- und Haustieren verbreitet • direkter Kontakt mit Tieren • kontaminierte Nahrungsmittel (Milch, Rohkäse), verunreinigtes Gemüse (mit Fäkalien) • diaplazentar (ab 4. Schwangerschaftsmonat) • perinatal durch Verschlucken von erregerhaltigem Fruchtwasser
Pathomechanismus	Die infektiösen Ausscheidungen verbreiten sich über den feuchten Erdboden oder gelangen ins Wasser. Eintrittspforte sind Läsionen von Haut, Schleimhäuten und Konjunktiven. Gefährdet sich Angler, Wassersportler und bestimmte Berufsgruppen (z. B. Kanalarbeiter); Erreger gelangt über den Blutweg zu einzelnen Organen.	Bei oraler Aufnahme dringen die Erreger über die Payer'schen Plaques in den Blutkreislauf ein und verbreiten sich hämatogen in alle Organe.
Symptome	• Bakteriämie: – akut hohes Fieber mit Schüttelfrost („Trifft es den Bauern auf dem Feld, wird er mit der Schubkarre nach Hause gefahren.") Konjunktivitis – Exantheme – schlechter Allgemeinzustand – Waden- und Gelenkschmerzen – relative Bradykardie, Hypotonie – freies Intervall von einigen Tagen mit Fieberabfall	• bei Erwachsenen mit normalem Immunstatus: – meist symptomlos • bei Erwachsenen mit Abwehrschwäche: – mononukleoseähnliches Krankheitsbild – Endokarditis – Meningoenzephalitis • angeboren: – Fehl-, Früh- oder Todgeburt – granulomatöse Veränderungen innerhalb der Organe; knötchenförmige Hauterscheinungen – Meningoenzephalitis

▶ **Tab. 6.33** Fortsetzung.

Erkrankung	Leptospirose (Morbus Weil)	Listeriose
	• Organstadium: – erneuter Fieberanstieg – Hepatitis, Ikterus – Leptospirennephritis (mit Ausscheidung infektiösen Harns) – Meningitis – Myokarditis	
Komplikationen	• Nierenversagen • hämorrhagische Diathese, Thrombozytopenie • Herz-Kreislauf-Versagen • Leberversagen • hohe Letalität	Tod durch Organschäden
Prophylaxe	Impfung	Abwehrschwache und Schwangere: keine Rohmilchprodukte, keine Tierkontakte
Therapie	(schon bei Verdacht) Gabe von Antibiotika	Antibiotika

Tab. 6.34 Primär systemische Infektionskrankheiten.

Erkankung	HIV-Erkrankung	Zytomegalie
Behandlungsverbot	ja	ja
Meldepflicht	nein	nein
Erreger	Virus: HI-Virus (humanes Immundefizienzvirus), derzeit 2 bekannte Varianten: • HIV-1 (am häufigsten auftretend) • HIV-2 (meist in Westafrika vorkommend)	Virus: Zytomegalievirus (CMV)
Vorkommen	weltweit, meist in armen Ländern (v. a. Afrika)	weltweit
Nachweis	• im Blut • Samenflüssigkeit, Speichel, Tränen, Lymphe	• im Blut, Speichel, Urin • Fruchtwasser, Muttermilch • bei angeborener Zytomegalie: IgM-Antikörper im Nabelschnurblut
Inkubationszeit	• serologisch definiert: 1–3 Monate (vom Zeitpunkt der Infektion bis zum Auftreten vom Antikörpern)	2–10 Wochen(?), nicht genau bekannt

► **Tab. 6.34** Fortsetzung.

Erkankung	HIV-Erkrankung	Zytomegalie
	• klinisch definiert: 10 + 2 Jahre, abhängig vom Immunstatus, Lebensalter, Ernährungszustand	
Übertragung	Austausch von Körperflüssigkeiten; häufigster Infektionsmodus „unsafe sex", „needle sharing"; die Konzentration der Viren ist im Sperma weit höher als im Vaginalsekret • Geschlechtsverkehr • i. v. Drogenmissbrauch • Blut • diaplazentar (ab der 12. SSW, meist im letzten Trimenon) • Muttermilch Risikogruppen: Promiskuität, ungeschützter Geschlechtsverkehr (z. B. auf Urlaubsreisen in Hochprävalenzgebieten), homo- und bisexuelle Männer, heterosexuelle Personen (steigende Infektionsrate)	• von Mensch zu Mensch (Schmier- oder Tröpfcheninfektion) • Blut (Transfusion, Organtransplantation) • diaplazentar (in den ersten 6 Monaten der Schwangerschaft) • Geschlechtsverkehr • perinatal, Muttermilch
Pathomechanismus	Die HI-Viren befallen in erster Linie die T4-Lymphozyten, auch Makrophagen. Die befallenen Abwehrzellen werden funktionslos, die Folge ist ein geschwächter Körper, der eine leichte Beute für alle Arten von Erregern darstellt. Die Virusmenge im Blut geht mit der Schwere der Krankheit einher (nach 10 Jahren erreichen 50 %, nach 15 Jahren 75 % der Infizierten das AIDS-Stadium).	Das Virus gelangt über das Blut zu verschieden Organen, z. B. Speicheldrüse, Niere, Lunge, Leber, Gelenke.
Symptome	**Kategorie A** • akute HIV-Krankheit (1–6 Wochen nach Infektion): – mononukleoseähnliches Krankheitsbild (allgemeines Krankheitsgefühl, Fieber, Nachtschweiß, Halsschmerzen, Gelenk- und Muskelschmerzen, Lymphknotenschwellung, Milzvergrößerung, Exanthem) – HIV-Antikörper meist noch negativ • asymptomatisches Stadium, Latenzphase (im Mittel dauert sie ca. 10 Jahre): – Virusvermehrung im lymphatischen Gewebe, HIV-Antikörper werden 1–3 Monate nach der Infektion positiv; klinisch gesunde Virusträger, die ansteckungsfähig sind • Lymphoadenopathiesyndrom (LAS): – generalisierte Lymphknotenschwellung (> 3 Monate an mindestens 2 verschiedenen extrainguinalen Körperabschnitten vorkommend) – Fehlen von Allgemeinsymptomen – 30 % der Patienten entwickeln eine seborrhoische Dermatitis.	• Erwachsene mit normalem Immunstatus: – meist symptomlos • Erwachsene mit Abwehrschwäche: – Fieber – mononukleoseähnliches Krankheitsbild – Enzephalitis – atypische Pneumonie – Zytomegalieretinitis – Hepatitis, Kolitis • angeboren: – Früh- oder Todgeburt – Mikrozephalie – hämolytische Anämie mit Ikterus – Hepatosplenomegalie, Hepatitis – Enzephalitis mit zerebraler Verkalkung – hämorrhagische Diathese mit Petechien, Thrombozytopenie – Chorioretinitis (Ader- und Netzhautentzündung)

► **Tab. 6.34** Fortsetzung.

Erkankung	HIV-Erkrankung	Zytomegalie
	Kategorie B • nicht AIDS-definierte Erkrankungen: – Erkrankungen, die durch einen Immundefekt begünstigt werden, aber nicht der Kategorie C zuzuordnen sind; für eine Progession der HIV-Infektion sprechen folgende Laborparameter: Anstieg der Viruslast, Abfall der T-Helferzellen – subfebrile Temperatur (< 38,5 °C) oder chronischer Durchfall (> 1 Monat) – idiopathische thrombozytopenische Purpura – Entzündungen des weiblichen kleinen Beckens; zervikale Dysplasie oder Carcinoma in situ – HIV-assoziierte periphere Neuropathie (ca. 40 %) etc. **Kategorie C** • AIDS-definierende Krankheiten (AIDS-Indikatorkrankheiten): – Wasting-Syndrom: ungewollter Verlust > 10 % des Körpergewichtes und chronische Diarrhöe > 30 Tage oder Fieber/Abgeschlagenheit – HIV-assoziierte Enzephalopathie (Infektion des Bindegewebes (Mikroglia) mit konsekutiver Zerstörung des ZNS (Demenz, motorische und evtl. vegetative Störungen, Depressionen) – opportunistische Infektionen (bei Patienten ohne antiretrovirale Therapie): Pneumozystispneumonie (85 %), Toxoplasmose, Tuberkulose, Candidainfektion, Herpes zoster, Zytomegalie, Enzephalitis, Kryptokokkose etc. – Tumorerkrankungen: Non-Hodgkin-Lymphom, Kaposi-Sarkom, invasives Zervixsyndrom etc.	
Komplikationen	–	• bleibende Hirnschäden • Organinsuffizienz • Tod durch Kreislaufversagen
Prophylaxe	Kondombenutzung	• Kondombenutzung, • passive Immunisierung von Schwangeren
Therapie	• hoch aktive antiretrovirale Therapie • gesunde Lebensführung • psychosoziale Betreuung • Prophylaxe und Therapie opportunistischer Infektionen	• symptomatisch • bei Abwehrgeschwächten: Gabe von Virostatika und passive Immunisierung

Tab. 6.35 Primär systemische Infektionskrankheiten.

Erkrankung	Virusbedingtes hämorrhagisches Fieber	Rückfallfieber (Febris recurrens)
Behandlungsverbot	ja	ja
Meldepflicht	ja	nein
Erreger	Virus: Marburg-Virus, Ebola-Virus, Lassa-Virus	Bakterium: Borrelia recurrentis
Vorkommen	• Marburg-Virus (1967 in Marburg) • Ebola-Virus (1976 am Fluss Ebola in Zaire) • Lassa-Virus (1969 Nigeria, Lassa)	weltweit (v. a. in Kriegs- und Katastrophenzeiten)
Nachweis	im Blut	im Blut
Inkubationszeit	Tage bis 3 Wochen	3–7 Tage
Übertragung	**Zoonose:** • Marburg-Virus: Ausscheidungen von (Labor-)Affen (indirekter und direkter Kontakt, Mensch zu Mensch) • Lassa-Virus: Ausscheidungen von Ratten (indirekter und direkter Kontakt, Mensch zu Mensch)	• Biss von Zecken, Kopf- oder Kleiderläusen • Die Erreger können auch beim Kratzen in die vorgeschädigte Haut eingerieben werden.
Pathomechanismus	Das Virus verursacht schwere Leberschäden, welche einen Mangel an Gerinnungsfaktoren zur Folge haben. Daraus resultiert die hämorrhagische Diathese. Weiterhin bewirkt das Virus generalisierte Kapillarschäden, die mit einer erhöhten Wanddurchlässigkeit einhergehen.	Über den Biss von Zecken und Läusen gelangen die Erreger in das Kreislaufsystem und überschwemmen den Organismus. Sie können sich in jedem Organ ansiedeln; Gefäße reagieren mit Vasodilatation (hämorrhagische Diathese).
Symptome	• akut Fieber (40 °C) und Schüttelfrost • schlechter Allgemeinzustand • Hepatomegalie • kolikartige Bauchschmerzen • Petechien • schwere Blutungen • generalisierte Lymphknotenschwellung • Apathie, Somnolenz	• akut Fieber (40 °C) und Schüttelfrost • schlechter Allgemeinzustand • Hepatomegalie, Ikterus • Petechien, Nasenbluten, Anämie • Somnolenz • nach 1 Woche kritischer Fieberabfall mit Schockneigung • nach fieberfreiem Intervall von 3–8 Tagen erneuter Fieberschub
Komplikationen	• hämorrhagische Diathese • Schock • 50–90 % Letalität	• bis zu 10 Fieberrezidive (dann meist Immunität und Heilung) • Myokarditis, Herzinsuffizienz • Bronchopneumonie • Schock • Arthritis • Nephritis • Sepsis
Prophylaxe	Quarantäne	Hygienemaßnahmen
Therapie	symptomatisch	Antibiotika

Tab. 6.36 Primär systemische Infektionskrankheiten.

	Gelbfieber
Behandlungsverbot	ja
Meldepflicht	ja, da das Gelbfiebervirus mit zu den Erregern des virusbedingten hämorrhagischen Fiebers gezählt wird.
Erreger	Virus: Gelbfiebervirus
Vorkommen	tropische Gebiete > 23 °C
Nachweis	im Blut
Inkubationszeit	3–6 Tage
Übertragung	**Zoonose:** Stich von der Stechmücke Aedes aegypti oder Aedes simpsoni
Pathomechanismus	Erreger gelangt über den Stich der Mücke ins Blutsystem und kann sich in jedem Organ ansiedeln, z. B. Leber, ZNS, Nieren, Gefäße (reagieren mit Vasodilatation; Folge: hämorrhagische Diathese).
Symptome	• virämisches Stadium (Dauer: 3–4 Tage): – akut Fieber (40 °C) und Schüttelfrost – Konjunktivitis – Nasenbluten – heftige Kopf- und Rückenschmerzen, Übelkeit, Erbrechen – schlechter Allgemeinzustand – relative Bradykardie danach oft Ausheilung der Krankheit fieberfreies Intervall (1–2 Tage) • Stadium der Organschädigung: – erneuter Fieberanstieg – Hepatitis, Ikterus – Nephritis – Zahn-, Nasen-, Darmblutung, Petechien, Bluterbrechen (Vomito negro), Hämaturie (hämorrhagische Diathese)
Komplikationen	• Leber- und Nierenversagen • Meningoenzephalitis • Kreislaufversagen • Tod meist nach 6–8 Tagen („Wer die Sonne des 10. Tages erblickt, ist gerettet“)
Prophylaxe	• Impfung • entsprechende Kleidung
Therapie	symptomatisch

Spezielle Lernhinweise

Allgemeines

Die Strukturierung „Infektionskrankheiten nach Organsystemen" soll, auch durch den schematischen Vergleich und das Aufführen von Pathomechanismen, das Lernen vereinfachen. Es ist empfehlenswert, erst das entsprechende Organsystem zu beherrschen und dann die zugehörigen Infektionserkrankungen zu lernen. Selbstverständlich ist es auch sehr wichtig, über die Meldepflicht oder das Behandlungsverbot Bescheid zu wissen. Dies sollte jedoch ein anderes Lernen nach Paragrafen sein. Im Übrigen werden bei der mündlichen Überprüfung gerne Erkrankungen erfragt, die gerade aktuell sind. Es ist in diesem Zusammenhang sinnvoll, sich mit den Medien auseinanderzusetzen.

Grundsätze

Um sich Erreger namentlich merken zu können, kann man mit einer Grundregel arbeiten: Handelt es sich bei der Erkrankung um ein Virus, so heißt es meist (nicht immer!) wie die Krankheit, z. B. Rötelnvirus, Masernvirus. Die Inkubationszeit beträgt oft 14 Tage. Bakterien besitzen immer einen speziellen Namen, die Inkubationszeit ist hier eher kurz, z. B. 2–5 Tage. Virale Erkrankungen zeigen im Blutbild häufig eine Leukopenie und eine Lymphozytose, bakterielle Erkrankungen hingegen weisen oft eine Leukozytose und eine Erhöhung der neutrophilen Granulozyten auf. Es gibt selbstverständlich wichtige Ausnahmen, z. B. Typhus mit einer Leukopenie, Paratyphus hingegen mit einer Leukozytose.
Bei der Auseinandersetzung mit den Erkrankungen ist es von Vorteil, darüber nachzudenken, mit welcher Symptomatik sich der Patient bei Ihnen vorstellt. Bei Poliomyelitis z. B. wird immer an die klassischen Morgenlähmungen gedacht. In der Regel kommt der Patient jedoch mit Meningismuszeichen, bei denen im Vorfeld bronchitische und gastroenteritische Symptome vorhanden waren. Außerdem ging es dem Patienten zwischen beiden Symptomenkomplexen gut, da eine Latenzzeit typisch ist. Ein anderes Beispiel wäre der Typhus: Der Patient kommt nicht zwingend mit erbsbreiförmigen Durchfällen, er hat anfangs hohes Fieber, eine relative Bradykardie und in der Anamnese einen Auslandsaufenthalt, der wenige Wochen zurückliegen könnte. Anregung: Es ist evtl. sinnvoll, sich zu jeder Infektionskrankheit eine Notiz zu machen, mit welchen Symptomen sich der Patient beim Heilpraktiker vorstellen könnte.

Infektionskrankheiten der Haut

Achten Sie v. a. bei den Kinderkrankheiten differenzialdiagnostisch auf die Hauterscheinungen. Das Exanthem bei Scharlach ist feinfleckig und blassrosa, bei Masern ist es grobfleckig und konfluierend usw. Zum Thema Kinderkrankheiten ist es ebenfalls wichtig zu wissen, welche Impfungen von der STIKO (Ständige Impfkommission am RKI) aktuell empfohlen werden.

Infektionskrankheiten des Atemsystems

Differenzialdiagnose echter Krupp/Pseudokrupp
Differenzialdiagnostisch kann man sich mit dem echten Krupp bei Diphtherie und dem Pseudokrupp auseinandersetzen. Beide Erkrankungen manifestieren sich im Kehlkopfbereich und zeigen die gleichen Symptome. Beweis für den echten Krupp sind die klassischen Beläge.

Tuberkulose
Tuberkulose ist eine Erkrankung, die einem bösartigen Tumor sehr ähnlich ist. Sowohl der Tumor als auch die Tuberkulose können sich in allen Organen bzw. Geweben manifestieren, es gibt Knochentuberkulose – Knochentumoren, Magentuberkulose – Magentumor, Hirntuberkulose – Hirntumor usw. Da beide Erkrankungen zerstörerisch verlaufen, kann es zu Blutungen kommen (z. B. Blut im Urin, Blut im Sputum, Blut im Stuhl). Beide Krankheiten zeigen auch klassische Tumorzeichen (Gewichtsverlust, Nachtschweiß, subfebrile Temperaturen, Leistungsminderung) und Schmerzen am betroffenen Organ.

Merke: Denkt man hinsichtlich der Symptomatik an einen Tumor, macht es ebenfalls Sinn, an Tuberkulose zu denken.

Infektionskrankheiten des Nervensystems

Differenzialdiagnose Tetanus/Tollwut

Tetanus und Tollwut kann man wie folgt gegenüberstellen: Bei beiden Krankheiten kommt es zu Krämpfen mit meist tödlichem Ausgang. Der Patient mit Tetanus hat kaum Fieber und ist bei vollem Bewusstsein, bei Tollwut hat der Patient hohes Fieber, ist benommen und gebärdet sich tollwütig. Opisthotonus, Trismus und sardonisches Lachen sind Leitsymptome für Tetanus, für Tollwut dagegen ist Dysphagie, Hydrophobie und Hypersalivation typisch. Die Inkubationszeit bei Tetanus beträgt 4 Tage bis 4 Wochen, bei Tollwut 3 Wochen bis 3 Monate.

Poliomyelitis

Häufig wird Poliomyelitis mit Meningitis verwechselt, da beide Erkrankungen Meningismuszeichen aufweisen. Poliomyelitis hat aber im Unterschied zur Meningitis ein Vorläuferstadium, welches oft übersehen wird. Das Vorläuferstadium und das meningistische Stadium werden außerdem von einer Latenzzeit unterbrochen.

Differenzialdiagnose Meningokokken-Meningitis/ Meningoenzephalitis

Die Meningokokken-Meningitis besitzt eine kurze Inkubationszeit, der Beginn ist akut mit hohem Fieber und typischen Meningismuszeichen. Bei der Meningoenzephalitis herrscht eine 1–2-wöchige Inkubationszeit mit unspezifischem Krankheitsbeginn (grippeähnliche Symptome) und einer Latenzzeit vor. Danach manifestieren sich sowohl Meningismuszeichen als auch typische neurologische Störungen. Bakterien sind die Verursacher der Meningokokken-Meningitis, Viren die der Menigoenzephalitis, auch postinfektiös, z. B. als Komplikation von Masern.

Lyme-Borreliose

Die Lyme-Borreliose nimmt eine Sonderstellung ein und ist oft schwer diagnostizierbar. Häufig wird sie nicht als Ursache für eine Krankheitssymptomatik in Betracht gezogen, da mehrere Organe befallen sein können. Auch hier kann eine Meningoenzephalitis vorkommen!

Infektionskrankheiten des Verdauungssystems

Hepatitis

Alle Hepatitiden (A, B, C, D, E) können in der Symptomatik ein ähnliches Krankheitsbild zeigen. Sie unterscheiden sich v. a. hinsichtlich ihrer Komplikationen, z. B. heilt Hepatitis A regelmäßig aus, Hepatitis B hingegen kann in eine Leberzirrhose münden.

Infektionskrankheiten der Genitalorgane

Hier ist es sehr wichtig, die Hauterscheinungen den einzelnen Krankheiten zuordnen zu können. **Merke: Lues ist der „Affe“ unter den Erkrankungen, er kann sämtliche Hauterscheinungen nachahmen.**

7 Verdauungssystem

7.1 Anatomische und physiologische Grundlagen

Aufgabe des Verdauungstraktes ist die Aufspaltung der Nährstoffe in kleinste Bestandteile (Digestion) und die Aufnahme (Resorption) in Blut und Lymphe.

Ziel ist die Gewinnung von lebensnotwendiger Energie zum Erhalt unseres Organismus.

Der Vorgang erfolgt durch:

- mechanische Zerkleinerung (Zähne) sowie die ständige Durchmischung des Nahrungsbreis
- Verflüssigung (Wasser, Schleim)
- Ansäuerung mit Proteindenaturierung (Salzsäure)
- enzymatische Spaltung (Nahrungsbestandteile werden in kleinste Teilchen zerlegt)
  - Kohlenhydrate zu Monosacchariden
  - Eiweiße zu Aminosäuren
  - Fette zu Fettsäuren und Glyzerin
- Fettemulgierung
- Resorption der aufgespaltenen Nahrungsbestandteile
- Nicht verdaute und nicht resorbierte Nahrung wird als Kot ausgeschieden.

Organe des Verdauungstraktes. Zum Verdauungstrakt zählen die Mundhöhle (mit Zähnen und Zunge), der Rachen, die Speiseröhre, der Magen, der Dünndarm, der Dickdarm und der Enddarm (**Abb. 7.1**). Dazugehörige Drüsen sind die Speicheldrüsen, die Bauchspeicheldrüse und die Leber. Einige Verdauungsorgane sind in das Bauchfell eingebettet, andere kontaktieren es nur mit ihrer Oberfläche.

7.1.1 Mundhöhle (Cavitas oris)

Anfangsteil des Verdauungstraktes ist die Mundhöhle. Hier befinden sich die Zähne, die Zunge und die Einmündungsstellen der Ausführungsgänge der Speicheldrüsen. Hier erfolgt

- die Aufnahme der Nahrung,
- die mechanische Zerkleinerung der Nahrung mittels der Zähne,
- die Einspeichelung und das Schmecken der Nahrung und
- die 1. enzymatische Spaltung der Kohlenhydrate.

Speicheldrüsen (Glandulae salivariae)

Neben Lippen-, Wangen-, Gaumen- und Schlunddrüsen wird der Speichel hauptsächlich von 3 großen, paarig angelegten Speicheldrüsen produziert.

Ohrspeicheldrüsen (Glandulae parotideae)

- Die Ohrspeicheldrüsen liegen je auf dem aufsteigenden Unterkieferast, vor und unterhalb der Ohren zwischen dem Kaumuskel und der Haut.

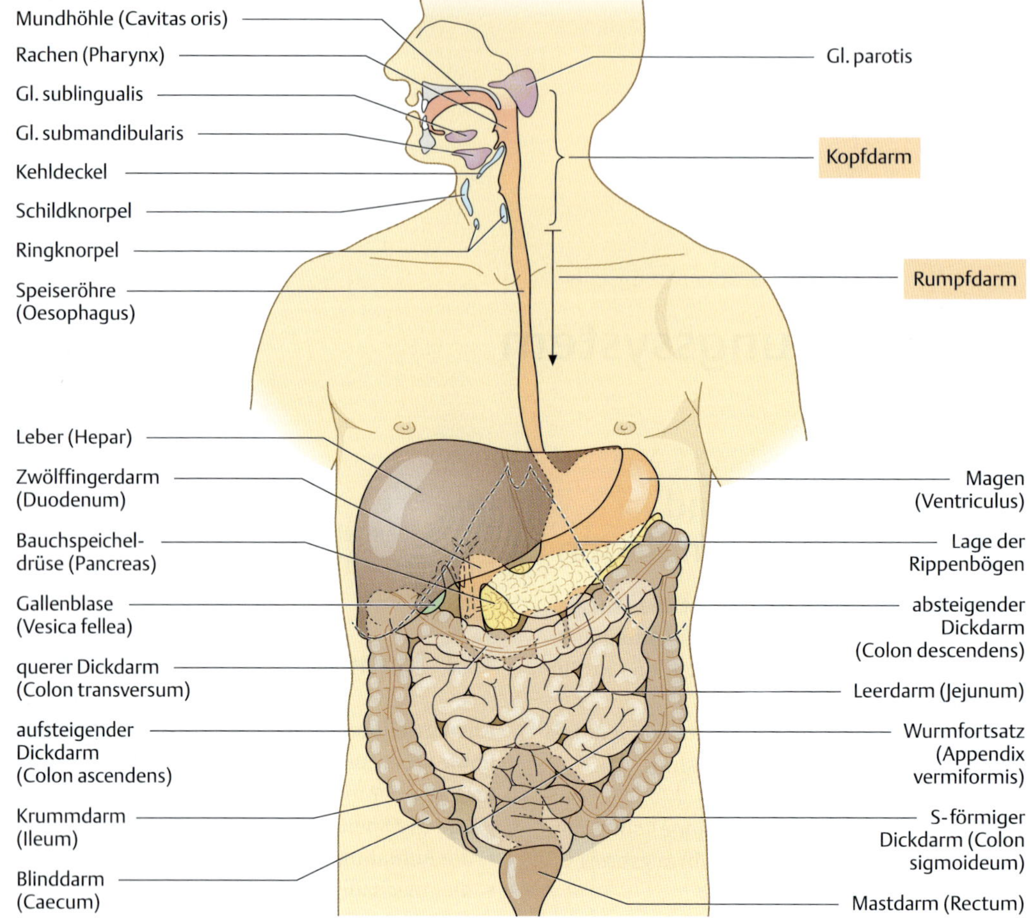

Abb. 7.1 Übersicht der Verdauungsorgane (Abb. aus: Faller A, Schünke M. Der Körper des Menschen. Einführung in Bau und Funktion. 17. Aufl. Stuttgart, Thieme; 2017).

- Ihre Ausführungsgänge münden rechts und links hinter dem 2. oberen Molaren an der Wangenoberfläche.

Unterkieferdrüsen (Glandulae submandibulares)

- Sie befinden sich unterhalb der Mundbodenmuskulatur je an der Innenseite des Unterkiefers.
- Die Ausführungsgänge münden zusammen unter der Zunge nahe des Zungenbändchens.

Unterzungendrüsen (Glandulae sublinguales)

- Die Unterzungendrüsen liegen unter der Zunge auf der Mundbodenmuskulatur.
- Zusammen mit den Unterkieferdrüsen münden ihre Ausführungsgänge nahe des Zungenbändchens und beidseits der Zunge.

Speichel. Täglich wird ca. 1,5 l Speichel gebildet. Er besteht zu 99,5 % aus Wasser und zu 0,5 % aus:

- Schleim (sorgt für die Gleitfähigkeit der Nahrung)
- α-Amylase (wird nur von den Ohrspeicheldrüsen produziert)

- Lysozym (wirkt bakterizid)
- IgA (Immunglobulin A, schützt die Schleimhaut)
- Bikarbonat (dient der Pufferung des Speichels, schützt den Zahnschmelz)

Aufgabe der Speicheldrüsen
- Speichelproduktion zur Gleitfähigkeit der Nahrung
- Zufuhr eines kohlenhydratspaltenden Enzyms
- Regulierung des pH-Wertes im Mund
- antibakterielle Funktion

> **Spezieller Lernhinweis**
> Die Kohlenhydratverdauung beginnt bereits im Mund!

Zunge (Lingua)
- Den hinteren Anteil der Zunge bezeichnet man als Zungenwurzel, der restliche Anteil ist frei beweglich und besteht aus Zungenkörper und Zungenspitze.
- Sie ist ein Muskelkörper, der von dicker Schleimhaut überzogen ist.
- Über den Zungenrücken verteilt befinden sich Fadenpapillen, durch die Tast-, Schmerz- und Temperaturempfinden ermöglicht wird.
- In bestimmten Arealen der Zunge befinden sich Geschmacksknospen, die die Unterscheidung süß, salzig, sauer und bitter ermöglichen.

Aufgabe der Zunge
- Sie ist an der Lautbildung beim Sprechen beteiligt.
- dient dem Geschmacks- und Tastsinn
- hilft bei Kau- und Saugbewegungen
- formt einen schluckbaren Bissen und leitet die Schluckbewegung ein

Die Zähne (Dentes)
- Ein Zahn wird in eine Zahnkrone, einen Zahnhals und eine Zahnwurzel unterteilt.
- Aufgebaut sind Zähne aus einem knochenähnlichen Material: dem Zahnschmelz, dem Zahnbein und dem Zahnzement.
- Der Zahnschmelz ist die härteste Substanz unseres Körpers (besteht hauptsächlich aus Hydroxylapatit).

Aufgabe der Zähne
- mechanische Zerkleinerung der Nahrung

7.1.2 Rachen (Pharynx)

- Der Rachen ist am oberen Ende der Schädelbasis befestigt und geht in die Speiseröhre über, sodass er Mundhöhle und Speiseröhre verbindet.
- In ihm kreuzen sich Atem- und Speisewege.

Schluckakt. Das Schlucken ist zugleich eine willkürliche und unwillkürliche Reflexbewegung.
- Die Zunge formt einen schluckbaren Bissen.
- Das Gaumensegel hebt sich, die Rachenmuskulatur zieht sich zusammen, sodass der Nasen-Rachen-Raum abgedichtet wird.
- Dann zieht sich die Mundbodenmuskulatur zusammen, sodass sich der Kehlkopfeingang nach oben schiebt und der Kehldeckel die Trachea verschließt.
- Mit einer wellenförmigen Bewegung der Rachenmuskulatur wird der Bissen in den Ösophagus befördert.

Aufgabe des Rachens
- Weiterleitung der Speise zum Ösophagus und Weiterleitung der Luft zu den Bronchien

7.1.3 Speiseröhre (Ösophagus)

- Die Speiseröhre befindet sich im Mediastinum hinter der Luftröhre und vor dem Aortenbogen.
- Sie beginnt in Höhe des 6. Halswirbels und endet kurz nachdem sie das Zwerchfell durchdringt.

Anatomie
- Die Speiseröhre ist ein 22–25 cm langer muskulöser elastischer Schlauch mit längs und quer verlaufenden Muskelfasern, die sich abwech-

selnd zusammenziehen, sodass eine wellenförmige Bewegung entsteht (Peristaltik).
- Am Anfangsteil befindet sich ein Schließmuskel (erschlafft nach dem Schluckvorgang), ebenso am Endteil (erschlafft nach Ankunft der peristaltischen Wellenbewegung): oberer und unterer Ösophagussphinkter.
- Von kranial nach kaudal weist sie 3 anatomische Engen auf:
  - Ringknorpelenge (Ringknorpel liegt vor der Speiseröhre)
  - Aortenenge (an der Bifurkation der Bronchien)
  - Zwerchfellenge (vor der Einmündung in den Magen)

Wandaufbau (von innen nach außen)
- Mukosa (Schleimhautschicht, dient der Gleitfähigkeit der Nahrung)
- Submukosa (eine bindegewebige Verschiebeschicht, die Gefäße und Nerven beinhaltet)
- Muskularis (bestehend aus einer inneren Ring- und äußeren Längsmuskelschicht)
- Adventitia (bindegewebige Hüllschicht)

Aufgabe des Ösophagus
- Weiterleitung der Nahrung vom Rachen in den Magen

7.1.4 Magen (Gaster, Ventriculus)

Der Magen ist eine sackartige Erweiterung des Verdauungsrohres. In ihm wird die in der Mundhöhle begonnene Verarbeitung der Speisen fortgesetzt.
- Der Magen liegt im Peritoneum (intraperitoneal) zwischen der Leber (rechts) und der Milz (links), vor der Bauchspeicheldrüse im Oberbauch links der Medianlinie.
- Nach oben wird er durch das Zwerchfell und nach unten durch das Colon transversum begrenzt.

Anatomie
- Mageneingang (Kardia): Einmündungsstelle der Speiseröhre in den Magen
- Magengrund (Fundus): liegt unter der linken Zwerchfellkuppe, seitlich der Kardia (beim stehenden Menschen ist der Magengrund die am höchsten liegende Region des Magens)
- Magenkörper (Korpus): größter Abschnitt des Magens
- Magenausgang (Antrum): Vorraum des Magenpförtners
- Magenpförtner (Pylorus): Ringmuskelöffnung des Magens in den Zwölffingerdarm
- kleine und große Kurvatur: Bezeichnung für die innere und äußere Magenkrümmung

Wandaufbau
- Mukosa (Schleimhautschicht): besitzt eine Dicke von ca. 1 cm (verhindert Selbstandauung durch Salzsäure); zwischen den schleimproduzierenden Zellen sind noch hormon- und enzymproduzierende Zellen zwischengelagert.
- Submukosa (eine bindegewebige Verschiebeschicht, die Gefäße und Nerven beinhaltet)
- Muskularis (3-schichtige Muskelwand bestehend aus Quer-, Ring- und Längsmuskulatur; dadurch ist die Fähigkeit gegeben, sich den unterschiedlichen Füllungszuständen anzupassen): die Durchmischung des Speisebreis erfolgt durch peristaltische Kontraktionen (Magenmotilität)
- Serosa (bindegewebige Hüllschicht)

Mikroskopische Anatomie der Magenschleimhaut

Nebenzellen. Nebenzellen produzieren Schleim (Muzin). Der Schleim schützt die Magenwand vor einer Selbstandauung durch die Salzsäure und Pepsin.

Belegzellen produzieren Salzsäure (HCl) und den Intrinsic-Faktor. **Aufgaben der Salzsäure:**
- Salzsäure wandelt die inaktive Vorstufe des Pepsinogens in die aktive Form Pepsin um.
- zerstört eingedrungene Bakterien; nicht abgetötet werden jedoch z. B. Mycobacterium tuberculosis, Helicobacter pylori: säurefeste Stäbchen (S. 190)
- dient der Verquellung von Eiweißen
- fördert die chemische Umwandlung von Eisen ($Fe^{3+} \rightarrow Fe^{2+}$).

Aufgabe des Intrinsic-Faktors:

- Das mit der Nahrung aufgenommene Vitamin B_{12} (Cobalamin) verbindet sich mit dem Intrinsic-Faktor und kann nur in dieser Verbindung im Dünndarm resorbiert werden.

Hauptzellen. Die Hauptzellen produzieren Pepsinogen; unter Einwirkung von Salzsäure wird es in die aktive Form Pepsin umgewandelt. **Aufgabe von Pepsin:** Eiweißspaltung

G-Zellen. G-Zellen produzieren das Gewebehormon Gastrin; Freisetzungsreiz ist v.a. die Dehnung des Magens durch die Aufnahme der Nahrung. **Aufgaben von Gastrin**

- Gastrin fördert die Magenmotilität.
- regt die Magensaftproduktion an
- stimuliert u.a. das Pankreas und die Galle zur Abgabe von Verdauungsenzymen und Gallenflüssigkeit

Regulation der Magensaftproduktion

Pro Tag produziert der Erwachsene 2–3 l Magensaft (pH-Wert: 1,0–1,5); er besteht aus Salzsäure, Wasser, Schleim, Pepsin und Elektrolyten.

- In der Nüchternphase werden nur 5–12 ml Sekret/Stunde produziert. Es ist frei von Salzsäure und hat einen neutralen bis alkalischen pH-Wert.
- Die Sekretion des Magensaftes wird während der Nahrungsaufnahme durch verschiedene fördernde und hemmende Vorgänge beeinflusst.

Man unterscheidet 3 Phasen:

Nervale Phase. Beim Riechen, Kauen und Schmecken der Nahrung wird der N. vagus (Parasympathikus) durch die Geschmacks-, Geruchs- und Sehzentren im Gehirn angeregt. Über Nervenfasern wird so die Magensaftsekretion und Magenmotilität angeregt.

Gastrische Phase. Durch den mechanischen Dehnungsreiz (Nahrung gelangt in den Magen) wird Gastrin freigesetzt. Gastrin bewirkt die Magensaftsekretion und die Magenmotilität. Auch chemische Reize wie z.B. Proteinabbauprodukte, Ethylalkohol oder Koffein bewirken eine Freisetzung von Gastrin.

Intestinale Phase. Gelangt der saure Speisebrei in den Dünndarm, wird das alkalische Milieu des Dünndarms verändert; daraufhin erfolgt eine Freisetzung von Sekretin. Sekretin ist das antagonistisch wirkende Hormon zu Gastrin, d.h., es hemmt die Magensaftsekretion und setzt die Magenmotilität herab. Säuren und fetthaltige Speisen üben eine starke Hemmung auf die Magensaftbildung und die Magenmotilität aus (Sekretin ↑). Ebenso regt Sekretin das Pankreas und die Galle zur Ausschüttung ihrer Verdauungssekrete an.

Aufgabe des Magens

- mechanische Zerkleinerung der Nahrung (durch die Magenperistaltik)
- chemische Aufspaltung der Eiweiße (durch Pepsin)
- Abtötung von Bakterien (durch Salzsäure)
- Speicherfunktion (die Nahrung kann mehrere Stunden im Magen gespeichert werden)

7.1.5 Dünndarm (Intestinum tenue)

Der Dünndarm ist 3–5 m lang und wird in 3 Abschnitte unterteilt.

Anatomie.

Zwölffingerdarm (Duodenum)

- Mit einer Länge von 25–30 cm ist das Duodenum an der hinteren Bauchwand verwachsen und liegt z.T. im rechten Oberbauch retroperitoneal. Es beginnt nach dem Magenausgang und ähnelt in seiner Verlaufsform einem C, welches den Kopfteil der Bauchspeicheldrüse umfasst.

- In das Duodenum mündet der Gallengang (Ductus choledochus) und der Ausführungsgang der Bauchspeicheldrüse (Ductus pancreaticus) auf die Papilla Vateri, durch die die Verdauungssekrete der Galle und des Pankreas abgegeben werden.

Leerdarm (Jejunum) und Krummdarm (Ileum)

- An das Duodenum schließen sich das Jejunum und das Ileum an, die beide ohne scharfe Grenzen ineinander übergehen.
- Beide Darmabschnitte sind über ein Aufhängeband (Mesenterium: beinhaltet Blutgefäße und Nerven) an der hinteren Bauchhöhlenwand befestigt.
- Das Jejunum liegt vorwiegend im linken Oberbauch, das Ileum vorwiegend im rechten Unterbauch, beide befinden sich intraperitoneal.
- Das Ileum wird durch die Ileozäkalklappe (Bauhin-Klappe) zum Dickdarm abgegrenzt.
- Im terminalen Ileum befindet sich lymphatisches Gewebe (Peyer-Plaques).

Wandaufbau

- **Mukosa:** Da im Dünndarm die Resorption von Nahrungsbestandteilen stattfindet, weist die Mukosa durch eine besondere Auffältelung eine enorme Oberflächenvergrößerung (insgesamt 120 m^2) auf; folgende Strukturen sind daran beteiligt:
  - **Kerckring-Falten:** ca. 600 ringförmig angelegte Schleimhautfalten, die zusammen mit der Submukosa 1 cm in das Darmlumen vorspringen; auf diesen Falten befinden sich:
  - **fadenförmige Zotten:** Die Zotten vergrößern die Dünndarmoberfläche nochmals um das 10-fache; jede Zotte beinhaltet ein Bindegewebsgerüst mit Arteriolen, Venolen, einem Netz von Blutkapillaren und einem zentralen Lymphgefäß. Durch das Lymphgefäß erfolgt die Resorption von lang- und mittelkettigen Fettsäuren in Form von Chylomikronen. Die Resorption der übrigen Nahrungsbestandteile erfolgt über die Kapillaren, die über diesen Weg zur V. portae und schließlich zur Leber gelangen. Zwischen den Zotten senken sich tubuläre Krypten in die Schleimhaut, die sowohl endokrine Zellen als auch schleimbildende (Brunner-Drüsen) und enzymbildende Zellen beinhalten. Auf den Zotten befinden sich:
  - **Mikrovilli:** Es handelt sich um Ausstülpungen der Plasmamembran, durch die eine nochmalige 600-fache Vergrößerung zustande kommt.
- **Submukosa** (bindegewebige Verschiebeschicht)
- **Muskularis** (bestehend aus einer inneren Ring- und einer äußeren Längsmuskelschicht)
- **Serosa** (bindegewebige Hüllschicht)

Mikroskopische Anatomie der Dünndarmschleimhaut

In die Dünndarmschleimhaut sind besondere Zellen eingelagert, die Hormone und Enzyme produzieren. Freisetzungsreiz ist die Dehnung der Dünndarmwand und der Übertritt von saurem Mageninhalt in das Duodenum.

Enterokinase (Enteropeptidase). Dies ist ein Enzym, welches für die Aktivierung der Peptidasen zuständig ist (Umwandlung von Trypsinogen in das aktive Trypsin; dieses reduziert Chymotrypsinogen zu Chymotrypsin).

Sekretin. Als Hormon wirkt es antagonistisch zu Gastrin und hemmt die Magentätigkeit; gleichzeitig wirkt es stimulierend auf die Galle- und Pankreasproduktion.

Serotonin. Als Hormon fördert es die Weitstellung der Gefäße, um die Resorption der Nahrungsbestandteile zu ermöglichen.

Cholezystokinin. Als Gewebshormon bewirkt es die Freisetzung von Pankreas- und Galleprodukten.

Spezieller Lernhinweis

Resorptionsorte der Nahrungsstoffe:

- Glukose: Duodenum, Anfangsteil Jejunum
- Aminosäuren: Jejunum, Anfangsteil Ileum
- Fette, fettlösliche Vitamine (E, D, K, A): ½ Jejunum, Ileum

Aufgabe des Dünndarms

- Im Dünndarm findet die weitere chemische Aufspaltung und die Aufnahme (Resorption) der aufgespaltenen Nahrungsbausteine ins Blut statt.
- Mischen und Weitertransport des Speisebreis
- Abwehrfunktion (Peyer-Plaques des terminalen Ileums)

7.1.6 Dickdarm (Intestinum crassum) und Enddarm (Rektum)

Dickdarm

Der Dickdarm hat eine Länge von 1,5 m und wird in 2 Abschnitte unterteilt.

Anatomie.

Blinddarm (Zäkum) mit Wurmfortsatz (Appendix vermiformis)

- Der Blinddarm liegt im rechten Unterbauch und stülpt sich in einem fast rechten Winkel in das terminale Ileum ein.
- Die Ileozäkalklappe (Bauhin-Klappe) trennt beide Organe durch schlitzförmige Schleimhautfalten.
- Am unteren Ende des Blinddarms befindet sich der Appendix mit einer durchschnittlichen Länge von 9 cm (er ist reich an lymphatischem Gewebe).

Grimmdarm (Kolon). Das Kolon hat eine Länge von 1,3 m und lässt sich in 4 verschiedene Abschnitte einteilen, die auch die jeweilige Lage beschreiben:

- Colon ascendens (aufsteigendes Kolon): beginnt oberhalb der Bauhin-Klappe und steigt an der rechten Bauchwand auf; liegt retroperitoneal
- Colon transversum (quer verlaufendes Kolon): man unterscheidet die Flexura coli dextra von der Flexura coli sinistra; liegt intraperitoneal
- Colon descendens (absteigendes Kolon): steigt an der linken Bauchwand ab; liegt retroperitoneal
- Colon sigmoideum (s-förmiger Teil des Kolon): beginnt ab der linken Beckenschaufel und verlässt den Bauchraum nach kaudal

Wandaufbau

- **Mukosa:** besteht aus tiefen Einstülpungen, den dicht stehenden Krypten; schleimproduzierende Becherzellen sind für die Gleitfähigkeit des sich verfestigenden Darminhalts zuständig; Epithelzellen sorgen für eine Wasser- und Elektrolytrückresorption
- **Submukosa** (bindegewebige Verschiebeschicht)
- **Muskularis:** besteht aus einer Längs- (Taenien) und Ringmuskulatur; die Kontraktionen der Ringmuskulatur lassen Einschnürungen entstehen, zwischen denen die Haustren als Ausbuchtungen hervortreten:
  - **Taenien:** Die Längsmuskulatur hüllt das Darmrohr nicht gleichmäßig ein, sondern ist zu 3 Streifen zusammengefasst, die wie Bänder sichtbar außen am Dickdarm entlanglaufen.
  - **Haustren:** Haustren sind keine festen Gebilde, sondern ändern mit der Peristaltik ihre Lage; röntgenologisch sieht man ein „Fließen" der Haustren (langsame peristaltische Wellen), durch welche der Darminhalt Richtung Rektum getrieben wird.
- **Serosa** (bindegewebige Hüllschicht)

Aufgabe des Dickdarms

- Durchknetung des Darminhalts
- Eindickung des Kots durch Wasserresorption
- letzte Aufspaltung und Vergärung unverdauter Nahrungsreste
- Wasser- und Elektrolytresorption

Enddarm

Anatomie

- Der Enddarm liegt extraperitoneal in Höhe von S3 der konkaven Krümmung des Kreuzbeins an.
- Im oberen Teil befindet sich die Ampulle (Kotsammelbehälter), der untere Teil schließt mit einer Öffnung nach außen (After) ab.

Wandaufbau

- **Mukosa**: Die Struktur entspricht der des Dickdarms, geht aber zunehmend in die äußere Haut über.
- **Submukosa** (bindegewebige Verschiebeschicht): Unter der Rektumschleimhaut liegen knotenförmige Erweiterungen der Äste der A. rectalis superior bzw. V. rectalis superior; sie bilden den Hämorrhoidalplexus, welcher als zusätzlicher Verschluss anzusehen ist.
- **Muskularis**: Das Rektum enthält weder Taenien, noch sind Haustren sichtbar, die Längsmuskulatur bildet wieder eine geschlossene Schicht; am Ende des Darmausganges befinden sich ein innerer glatter und ein äußerer quer gestreifter Schließmuskel, die das Rektum nach außen hin gas- und wasserdicht abdichten.
- **Serosa** (bindegewebige Hüllschicht)

Aufgabe des Enddarms

- Speicherung und Ausscheidung des Kots

Darmbakterien

- Im Gegensatz zum Duodenum und zum Magen, die durch die bakterizide Wirkung von Salzsäure fast keimfrei gehalten werden, ist der Dickdarm reich an Bakterien (überwiegend E.-coli-Bakterien; pro g Fäzes 10 Mrd.).
- Sie haben die Aufgabe, die bisher noch unverdauten Nahrungsreste (vorwiegend Zellulose) aufzuspalten.

> **Spezieller Lernhinweis**
> Darmbakterien sind u. a. an der Bildung von Vitamin K beteiligt (wird auch teilweise mit der Nahrung aufgenommen). Vitamin K ist ein fettlösliches Vitamin, welches unter Anwesenheit von Gallensäuren im terminalen Ileum und Kolon resorbiert wird. Vitamin K wird von der Leber zur Bildung der Gerinnungsfaktoren benötigt. Eine verminderte Synthese findet sich bei Neugeborenen (steriler Darm). Vitamin-K-Mangel führt zu einer hämorrhagischen Diathese.

Bestandteile des Stuhls

- von Bakterien verstoffwechselte Nahrungsreste (vorwiegend Zellulose)
- Bakterien
- abgeschilferte Epithelzellen der Darmschleimhaut
- Schleim
- Wasser
- Gärungs- und Fäulnisprodukte
- Sterkobilin (brauner Farbstoff)
- fettlösliche Giftstoffe (Abbauprodukte aus der Leber)
- Produkte der Verdauungsorgane

7.1.7 Bauchfell (Peritoneum)

- Die Bauchhöhle wird von oben durch das Zwerchfell, von unten durch die Beckenbodenmuskulatur, von vorne durch die Bauchmuskulatur und von hinten durch die Rückenmuskulatur begrenzt.
- In der Bauchhöhle und zwischen den Eingeweiden befindet sich das Bauchfell.
- Es besteht aus 2 Blättern (Peritoneum parietale: äußeres Blatt; Peritoneum viscerale: inneres Blatt), zwischen denen sich eine seröse Flüssigkeit befindet.
- Innerhalb des Bauchfells sind einige Organe durch bandartige Strukturen (Aufhängebänder), die zur hinteren Bauchwand ziehen, befestigt; zur Versorgung der Organe beinhalten sie Blut- und Lymphgefäße sowie Nerven; retroperitoneal liegende Organe besitzen keine Aufhängebänder.
  - Aufhängeband des Jejunums und Ileums: Mesenterium
  - Aufhängeband des Colon transversum und Colon sigmoideum: Mesokolon
  - Aufhängeband des Magens: Mesogastrium

Spezieller Lernhinweis

Während der Embryonalzeit entwickeln sich die Bauchorgane erst hinter dem Bauchfell (retroperitoneal); sie schieben sich im Laufe der Entwicklung z. T. immer mehr in die Bauchhöhle, sodass sie jetzt vollständig mit Bauchfell umkleidet sind. Hinsichtlich ihrer Lage unterscheidet man demnach Organe, die hinter dem Bauchfell (retroperitoneal) liegen und nur auf einer Seite vom Bauchfell überzogen sind; andere Organe sind vollständig mit Bauchfell umschlossen und liegen im Bauchfell (intraperitoneal).

Intraperitoneal liegende Organe. Magen, Milz, Leber, Jejunum, Ileum, Colon transversum, Colon sigmoideum

Retroperitoneal liegende Organe. Pankreas, Duodenum, Colon ascendens und Colon descendens, Niere und Nebenniere, Bauchaorta, V. cava inferior, Harnblase und Harnleiter

Aufgabe des Bauchfells

- Das Bauchfell zählt zu den serösen Häuten (auch die Pleura und das Perikard) und gewährleistet die Verschieblichkeit der Organe untereinander.
- Die Flüssigkeitsschicht verhindert durch Kapillarkräfte, dass sich die aneinandergrenzenden Flächen voneinander abheben.

7.1.8 Bauchspeicheldrüse (Pankreas)

- Das Pankreas liegt retroperitoneal, in der Höhe des 2. Lendenwirbels,
- der Pankreaskopf in der C-Schlinge des Duodenums, der Schwanz reicht bis zum Milzhilus
- Das Pankreas ist 15–20 cm lang und ca. 80 g schwer.
- Es ist eingeteilt in Kopf (Caput pancreatis), Körper (Corpus pancreatis) und Schwanz (Cauda pancreatis).

Anatomie

- Das Innere des Pankreas besteht aus vielen serösen Drüsenläppchen, deren Sekret in den großen Pankreasgang (Ductus pancreaticus) mündet (exokrine Sekretion).
- Der Pankreasgang durchzieht mittig das gesamte Pankreas und mündet zusammen mit dem Ductus choledochus auf eine Einmündungsstelle, die Papilla Vateri in das Duodenum.
- Zwischen den Drüsenläppchen befinden sich die Langerhans-Inseln (ca. 1 % des Pankreasgewebes) mit der Aufgabe der Hormonproduktion (endokrine Sekretion); sie sind „inselartig" im ganzen Organ verstreut.

Pankreassaft. Das Pankreas produziert pro Tag 1,5–2 l Pankreassaft, der sich wie folgt zusammensetzt:

- Bikarbonat (zur Neutralisierung des sauren Nahrungsbreis)
- Wasser
- eiweißspaltende Enzyme: Chymotrypsinogen, Trypsinogen
- fettspaltendes Enzym: Lipase
- kohlenhydratspaltendes Enzym: α-Amylase
- nukleinsäurespaltende Enzyme: Ribonukleasen, Desoxyribonukleasen

Regulation der Enzymproduktion

Nervale Phase. Durch Sinneseindrücke wird das Pankreas über den N. vagus zur Produktion seiner Verdauungssekrete angeregt.

Gastrische Phase. Gastrin (S. 245) fördert u. a. die Produktion seiner Verdauungsenzyme.

Intestinale Phase. Gelangt der Speisebrei in den Dünndarm, so werden aus der Dünndarmschleimhaut Hormone ins Blut gegeben: Sekretin, Cholezystokinin (S. 246).

Aufgabe des Pankreas.

Endokrine Funktion

- Produktion von Insulin, Glukagon und Somatostatin (S. 162).

Exokrine Funktion

- Die Bauchspeicheldrüse produziert Verdauungsenzyme zur Aufspaltung der Nahrungsbestandteile.

7.1.9 Leber (Hepar) und Gallenblase (Vesica fellea)

Leber

- Die Leber liegt im rechten Oberbauch, intraperitoneal, unter der Zwerchfellkuppel und ist teilweise mit dieser verwachsen.
- Der linke Leberlappen reicht in den linken Oberbauch und bedeckt dort teilweise den Magen.
- Nach unten hin ist die Leber konkav gewölbt und passt sich den Eingeweiden an.
- Der untere Leberrand verläuft entlang des rechten Rippenbogens; er ist in der Medioklavikularlinie während der Einatmung tastbar.

Anatomie

- Die Leber ist mit einem Gewicht von 1,5 kg die größte exokrine Drüse des Körpers.
- Sie ist in 2 unterschiedlich große Lappen unterteilt: in den größeren rechten (Lobus dexter) und den kleineren linken Leberlappen (Lobus sinister); beide Lappen funktionieren unabhängig voneinander und werden durch das L. falciforme grob getrennt.
- An der Unterseite des rechten Leberlappens kann man noch 2 weitere Lappen unterscheiden:
  - Lobus quadratus (quadratischer Lappen)
  - Lobus caudatus (geschwänzter Lappen)
- Zwischen Lobus quadratus und Lobus caudatus befindet sich die Leberpforte mit ein- und austretenden Gefäßen.

Eintretende Gefäße

- Leberarterie (A. hepatica, Zweig des Truncus coeliacus)
- Pfortader (V. portae, sammelt venöses Blut aus allen unpaaren Bauchorganen)

Austretende Gefäße

- Ductus hepaticus dexter und sinistra
- Lymphgefäße

> **Spezieller Lernhinweis**
> Üblicherweise führt in jedes Organ eine Arterie hinein und eine Vene hinaus. In diesem Falle führen sowohl Vene und Arterie in die Leber hinein!

Mikroskopische Anatomie

- 50 000–100 000 Leberläppchen formieren sich zur Leber; ein Leberläppchen stellt die kleinste anatomische Einheit dar; sie werden durch Bindegewebe voneinander getrennt.
- Jedes Leberläppchen ist 1–2 mm groß und im Querschnitt von einer 6-eckigen Struktur (wie Bienenwaben); in der Mitte eines jeden Läppchens befindet sich eine Zentralvene.
- Ein Leberläppchen wird aus mehreren übereinanderliegenden Zellplatten gebildet, sodass ein 3-dimensionales Plattensystem entsteht (den Spaltraum zwischen den Zellplatten bezeichnet man als Sinusoide).
- Eine Zellplatte besteht wiederum aus vielen gegenüberliegenden Hepatozyten, sodass innerhalb einer Zellplatte ein kleiner Spaltraum besteht (Gallenkapillare).
- An den Eckpunkten, an denen 3 Läppchen zusammenstoßen, verdichtet sich das Bindegewebe zum Periportalfeld (Glisson-Dreieck).
- In jedem Periportalfeld befinden sich die Glisson-Trias:
  - 1 feiner Ast der Pfortader (V. portae): V. interlobularis
  - 1 feiner Ast der Leberarterie (A. hepatica): A. interlobularis
  - 1 feiner Ast eines intrahepatischen Gallenganges: Ductus interlobularis
- V. und A. interlobularis versorgen jeweils 3 angrenzende Leberläppchen mit Blut, welches durch die Sinusoide vom Periportalfeld zur mittig gelegenen Zentralvene fließt.
- Der Ductus interlobularis entsorgt das Leberläppchen von Gallenflüssigkeit über die Gallenkapillare.

Sinusoide

- Zwischen den Zellplatten eines Leberläppchens verlaufen Kapillare, die Sinusoide.
- Die Wand der sinusoiden Kapillare wird durch gegenüberliegende Endothelzellen und Kupffer-Sternzellen (besitzen die Fähigkeit zur Phagozytose) begrenzt.
- Das vom Periportalfeld kommende Blut der A. und V. interlobularis mündet in die Sinusoide; dieses Mischblut fließt nun von der Peripherie (Periportalfelder) Richtung Zentrum eines Leberläppchens in die Zentralvene; währenddessen findet ein Stoffaustausch zwischen Leberzellen und Blut statt.
- Die Zentralvenen vereinigen sich zu Sammelvenen, die sich wiederum zu den 3 großen Lebervenen (Vv. hepaticae) formieren; diese münden in die V. cava inferior.

Gallenkapillare

- Als Gallenkapillare bezeichnet man den Spaltraum innerhalb einer Leberzellplatte; er wird von gegenüberliegenden Hepatozyten gebildet.
- Die Flussrichtung der Galle erfolgt, im Gegensatz zu den Sinusoiden, vom Zentrum in die Peripherie der Periportalfelder. Dort münden sie in größere Sammelgänge (interlobuläre Gallengänge), die sich schließlich zum linken und rechten intrahepatischen Gallengang (Ductus hepaticus dexter und sinister) formieren. Beide münden außerhalb der Leber in den Ductus hepaticus communis.

Aufgaben der Leber. Alle resorbierten Stoffe aus dem Magen-Darm-Trakt werden über den Pfortaderkreislauf der Leber zugeführt. Sie gilt als eine Art „Filter“, da alle resorbierten Stoffe die Leber passieren müssen. Sie ist das wichtigste Organ für den Abbau bzw. die Entgiftung von körperfremden und körpereigenen Stoffen. Innerhalb der Hepatozyten befinden sich spezielle Enzymsysteme, die diese Aufgabe erfüllen können. Gut wasserlösliche Abbauprodukte werden von den Leberzellen in die Sinusoide gegeben und können über den großen Kreislauf über die Niere ausgeschieden werden. Schlecht wasserlösliche Stoffe geben die Hepatozyten in die Gallenkapillare, sodass sie letztlich über den Stuhl eliminiert werden. Neben der Entgiftungsfunktion können die Hepatozyten aber auch Stoffe herstellen und verändern.

Synthesefunktion

- Bluteiweiße, z. B. Gerinnungsfaktoren, Albumine, Globuline, Lipoproteine usw. (Ausnahme: Immunglobuline; diese werden von Plasmazellen gebildet)
- Gallensäuren
- Überschüssiger Blutzucker wird in die Speicherform Glykogen überführt.
- Eiweiße und Fettsäuren können zu Glukose umgebaut werden (Glukoneogenese), ebenso kann Glukose zu Fett und Eiweiß umgebaut werden.

Speicherfunktion

- Vitamin B_{12}, Vitamin K
- Spurenelemente, z. B. Eisen
- Fett (dient als Energiereserve)
- Blut (bis zu 1 l)
- Glykogen

Abbau- und Entgiftungsfunktion

- Umwandlung von Ammoniak (entsteht aus dem Aminosäurestoffwechsel) in Harnstoff
- Abbau von Nukleinsäuren in Harnsäure (Zellkernstoffwechsel)
- Abbau von Medikamenten
- Umwandlung des indirekten Bilirubins in direktes Bilirubin
- Verstoffwechselung und Entgiftung von Alkohol
- Abbau von Hormonen, z. B. Androgene, Östrogene, Kortison

Vitamin-D-Stoffwechselbeteiligung

- Vorstufen des Vitamin D werden u. a. in der Leber zum aktiven Vitamin D umgebaut.

Wärme- und Temperaturfunktion

- Pro Minute fließen ca. 1,5 l Blut durch die Leber; aufgrund des hohen Energieumsatzes der Hepatozyten ist das Blut nach Verlassen der Leber wärmer.

Gallenblase

- Die Gallenblase liegt intraperitoneal und ist an der Unterseite der Leber angeheftet.
- Sie ist ein birnenförmiger dünnwandiger Sack, 8–12 cm lang und 4–5 cm breit und fasst ca. 30–35 ml Flüssigkeit.

Anatomie

- Man unterscheidet einen Hals (Collum vesicae biliaris), den Körper (Corpus vesicae biliaris) und den Gallenblasengrund (Fundus vesicae biliaris).
- Von innen nach außen unterscheidet man eine aufgefältelte Mukosa, glatte Muskulatur und die Serosa.

Gallenwege

- Aus dem rechten und dem linken Leberlappen führt je 1 Gallengang (Ductus hepaticus dexter und sinister).
- Diese vereinigen sich in unmittelbarer Nähe der Leberpforte zum Ductus hepaticus communis, welcher sich daraufhin in den Ductus cysticus (führt zur Gallenblase) und den Ductus choledochus verzweigt; der Ductus choledochus mündet gemeinsam mit dem Ductus pancreaticus auf die Papilla Vateri in das Duodenum.
- Die Gallenwege bestehen u. a. aus glatter Muskulatur; vor der Einmündungsstelle ins Duodenum befindet sich ein Ringmuskel (Sphincter Oddi) der in Verdauungsruhe kontrahiert ist; die von der Leber gebildete Gallenflüssigkeit staut über den Ductus cysticus in die Gallenblase zurück; dort wird sie gespeichert, eingedickt, eingeschleimt und bei Bedarf freigesetzt.

Aufgabe der Gallenblase

- Die Gallenblase sammelt die von der Leber gebildete Gallenflüssigkeit.
- In ihr wird die Gallenflüssigkeit durch Wasserrückresorption eingedickt und bei Bedarf über den Ductus cysticus in den Ductus choledochus entlassen.

Die Gallenflüssigkeit. Die Gallenflüssigkeit besteht aus Gallensäure, direktem Bilirubin, Cholesterin, Lezithin, Elektrolyten, Wasser und Stoffwechselabbauprodukten; täglich werden 0,5–1 l gebildet. Sie emulgiert die Nahrungsfette zu Mizellen (kleinen Fetttröpfchen). Die Mizellenbildung ist die Voraussetzung, damit Lipase (aus dem Pankreas) Fette zu resorbierbaren Teilchen spalten kann.

> **Spezieller Lernhinweis**
>
> Der enterohepatische Kreislauf der Gallensäuren: Die Gallensäuren werden im terminalen Ileum aktiv rückresorbiert und in der Leber wiederverwertet. Nur 10–15 % werden über den Stuhl ausgeschieden; der Ausscheidungsverlust wird durch Neusynthese ausgeglichen. Dieser Recycling-Vorgang wiederholt sich täglich bis zu 10 × .

In **Tab. 7.1** sind die am Verdauungsgang beteiligten Sekrete aufgeführt.

Tab. 7.1 Die am Verdauungsvorgang beteiligten Sekrete.

Produktionsort	Sekret	Freisetzungsreiz	Aufgabe
Mundhöhle Glandula parotidea	α-Amylase	Anblick, Geruch und Vorstellung von Essen; Berührung der Mundschleimhaut; Ethylalkohol, Koffein	spaltet Kohlenhydrate
	Bikarbonat		dient der Pufferung des Speichels
	Lysozym		wirkt bakterizid
	Schleim		macht die Nahrung gleitfähig
	IgA		Abwehrfunktion
Magen G-Zellen	Gastrin	Anblick, Geruch und Vorstellung von Essen; Dehnungsreiz des Magens	bewirkt die Magenmotilität, bewirkt die Magensaftproduktion, regt auch Pankreas und Gallenblase zur Ausschüttung ihrer Sekrete an
Belegzellen	Salzsäure		aktiviert Pepsinogen zu Pepsin, dient der Eiweißverquellung, wirkt bakterizid, wandelt Fe^{3+} zu Fe^{2+}
	Intrinsic-Faktor		bindet Vitamin B_{12}
Hauptzellen	Pepsinogen		In aktiver Form dient es der Eiweißspaltung.
Nebenzellen	Schleim		schützt die Magenwand
Duodenum spezielle Zellen innerhalb der Mukosa	Sekretin	saurer Mageninhalt; Dehnungsreiz des Duodenums, fette Speisen	setzt die Magenmotilität herab, stoppt die Magensaftproduktion, regt Gallenblase und Pankreas zur Ausschüttung ihrer Sekrete an
	Cholezystokinin		regt Gallenblase und Pankreas zur Ausschüttung ihrer Sekrete an
	Serotonin		Gefäßweitstellung
	Enteropeptidase		bewirkt eine Aktivierung von Trypsinogen
Leber Hepatozyten produzierende Gallenflüssigkeit	Gallenflüssigkeit	Gastrin, Sekretin, Cholezystokinin	emulgiert die Fette zu Mizellen
Pankreas exokrine Zellen	Bikarbonat	Gastrin, Sekretin, Cholezystokinin	schafft im Dünndarm ein alkalisches Milieu, um optimale Spaltprozesse zu ermöglichen
	Trypsin		spaltet Eiweiße
	Chymotrypsin		spaltet Eiweiße
	Lipase		spaltet Fette
	α-Amylase		spaltet Kohlenhydrate

7.2 Erkrankungen des Ösophagus

Spezieller Lernhinweis
Leitsymptom aller Ösophaguserkrankungen ist die Dysphagie (Gefühl einer Schluckstörung infolge Passagestörung geschluckter Speisen).

Bei jeder Dysphagie im Alter > 40 Jahre ist stets ein Karzinom auszuschließen!

7.2.1 Ösophagitis (Speiseröhrenentzündung)

Definition
Eine Ösophagitis ist eine auf die Schleimhaut begrenzte Entzündung der Speiseröhre.

Ursachen
- infektiös: meist Candida albicans (Soorösophagitis) bei Abwehrgeschwächten (z. B. AIDS-Patienten, Therapie mit Kortikosteroiden, Breitbandantibiotika oder Zytostatika), Herpesviren, CMV
- physikalisch: als Folge von Bestrahlung
- Stenosen: z. B. Ösophaguskarzinom, Achalasie
- chemisch: Verätzungen (Trinken von Säuren/Laugen), Reflux von Magensaft, Alkoholismus, Medikamente

Symptome
- im Falle einer Soorösophagitis meist keine Symptome, oft kombiniert mit einer Infektion des Oropharynx (weiße Stippchen sichtbar)
- Dysphagie, evtl. mit Schmerzen verbunden

Komplikationen
- systemische Candidainfektion: Meningitis, Endokarditis, Sepsis

Therapie
- Therapie der Grunderkrankung, auslösende Faktoren beseitigen
- Antimykotika bei Candidainfektion
- antivirale Substanz bei Herpes-simplex-Virus und CMV

7.2.2 Gastroösophageale Refluxkrankheit (GERD)

Definition
Hierunter versteht man den Rückfluss von Mageninhalt in die Speiseröhre durch Versagen des unteren Ösophagussphinkters.

Ursachen
- primär: gestörter Verschlussmechanismus des unteren Ösophagussphinkter unklarer Genese (am häufigsten)
- sekundär bei bekannten Ursachen: z. B. Schwangerschaft (50 % aller Schwangeren v. a. im letzten Trimenon), Zustand nach operativer Behandlung einer Achalasie, Magenausgangsstenose, Sklerodermie u. a.
- begünstigend:
  - axiale Hiatushernie (nur 10 % aller Menschen mit axialer Hiatushernie leiden an Refluxkrankheit)
  - Insuffizienz der Zwerchfellschenkel
  - Übergewicht
  - späte abendliche größere Mahlzeiten, Alkohol, Kaffeegenuss

Merke
Hauptursachen sind Inkompetenz des unteren Ösophagussphinkters und aggressives Refluat.

Pathomechanismus. Physiologisch bildet der untere Ösophagussphinkter eine Druckbarriere zwischen Magen und Ösophagus. Nur während des Schluckens kommt es zu einer kurzen reflektorischen Erschlaffung. Da der untere Ösophagussphinkter (meist aus unbekannter Ursache) einen gestörten Mechanismus aufweist, fließt der aggressive Magensaft in die Speiseröhre zurück und bewirkt eine entzündliche Reaktion. Die klassischen Entzündungszeichen sind für nachfolgende Symptome verantwortlich.

Symptome

- Dysphagie
- Sodbrennen (brennende, retrosternale Schmerzen), besonders im Liegen und nach Mahlzeiten
- Luftaufstoßen (mit salzigem oder seifigem Nachgeschmack)
- Übelkeit, Erbrechen
- Regurgitation (Rückfluss unverdauter Nahrung in den Mund)
- Druckgefühl hinter dem Sternum und dem Processus xyphoideus (Differenzialdiagnose: KHK!)
- epigastrische Schmerzen und Brennen

Merke

Die Beschwerden werden verstärkt durch Bücken, Pressen, Rückenlage, Anstrengung, Stress, bestimmte Nahrungsmittel und manche Arzneimittel.

Komplikationen

- Ulzerationen (selten Blutungen)
- Stenosierung des Ösophagus
- nächtliche Aspiration von Mageninhalt
- Barrett-Syndrom (histologische Veränderung mit erhöhter Gefahr einer karzinomatösen Entartung)

Therapie

- Umstellung der Ernährungs- und Genussmittelgewohnheiten (kleine fettarme Mahlzeiten)
- Gewichtsnormalisierung
- auslösende Noxen meiden
- Schlafen bei hochgestelltem Kopfende des Bettes
- Medikamente: Antazida (bewirken Säureneutralisation) oder Protonenpumpeninhibitoren (bewirken Säurehemmung)
- operative oder laparoskopische Fundoplicatio

7.2.3 Ösophaguskarzinom

Definition

Hierbei handelt es sich um eine maligne Entartung von Speiseröhrengewebe mit hauptsächlicher Lokalisation an einer der 3 physiologischen Speiseröhrenengen (15 % obere, 50 % mittlere, 35 % untere Enge).

Ursachen

- unbekannt, v. a. bei Männern ab dem 45. Lj.

Prädisponierende Faktoren

- exogene Noxen (konzentrierter Alkohol, Nikotin, heiße Getränke, Nitrosamine, Aflatoxine, Betelnüsse etc.)
- Stenosen (Narben nach Laugenverätzung, Achalasie u. Ä.)
- rezidivierende Refluxösophagitiden
- Papillomaviren
- Plummer-Vinson-Syndrom (Schleimhautatrophie infolge Eisenmangels)
- Barrett-Syndrom
- genetische Faktoren

Merke

60–70 % aller Patienten mit einem Plattenepithelkarzinom der Speiseröhren weisen anamnestisch einen Alkohol- und/oder Nikotinabusus auf.

Symptome. Uncharakteristisch und spät:

- Dysphagie (anfangs bei festen, dann auch bei flüssigen Speisen)
- retrosternale Schmerzen, ausstrahlend in den Rücken
- Regurgitation
- Gewichtsverlust
- Leistungsminderung
- subfebrile Temperatur
- Hämatemesis (Bluterbrechen)
- Meläna (Teerstuhl)
- Eisenmangelanämie

Befindet sich der Tumor an der Ringknorpelenge, kommt es zu weiteren Symptomen:

- Horner-Syndrom

Prognose

- frühe lymphogene Metastasierung, hämatogene Metastasierung wird von den Patienten meist nicht mehr erlebt; frühzeitige Metastasierung in benachbarte Strukturen
- 5-Jahres-Überlebensrate aller Patienten: < 10 %

Therapie

- operative Ösophagektomie und Lymphadenektomie (Operation nur in 50 % der Fälle möglich); Ösophagusersatz meist durch Hochzug des Magens
- Radio-/Chemotherapie
- lindernde Maßnahmen

Spezieller Lernhinweis

Horner-Syndrom: Ein Ausfall der sympathischen Innervation des Auges führt zu einer Lähmung des M. dilatator pupillae (dient der Pupillenerweiterung), des M. tarsalis Müller (zuständig für die Lidmuskulatur) und des retrobulbären M. orbitalis. Folge ist eine Miosis (Pupillenverengung), Ptosis (hängendes Augenlid) und ein Enophthalmus (Zurücksinken des Augapfels in die Orbita).

7.2.4 Ösophagusdivertikel

Definition

Ösophagusdivertikel sind sackförmige Ausstülpungen der Wandschichten, die zu 70 % im oberen Teil des Ösophagus lokalisiert sind.

Spezieller Lernhinweis

- echte Divertikel: Ausstülpung aller Wandschichten
- Pseudodivertikel: Ausstülpung nur der Schleimhäute durch Muskellücken

Ursachen. Muskuläre und bindegewebige Schwäche v. a. im Alter oder genetisch bedingt:

- Pulsionsdivertikel: entstehen an der oberen Enge durch ein Missverhältnis zwischen innerem Druck und Wandstabilität (Zenker-Divertikel: häufigstes Ösophagusdivertikel, zwischen Hypopharynx und Wirbelsäule gelegen, mehr Männer im höheren Lebensalter)
- Traktionsdivertikel: entstehen meist an der mittleren Enge durch Zug von außen, z. B. bei Tuberkulose

Symptome. Große Divertikel verursachen meist Beschwerden:

- Dysphagie
- Regurgitation: v. a. beim Liegen Rückfluss in den Mund (morgendliche Speisereste auf dem Kopfkissen)
- starker Mundgeruch (Nahrung verweilt in den Divertikeln)
- retrosternaler Druckschmerz und gurgelndes Trinkgeräusch (typisch für Zenker-Divertikel)
- Hustenreiz bei Nahrungsaufnahme

Komplikationen

- Aspirationspneumonie
- selten: Perforation, Divertikulitis, Fistelbildung, Blutungen

Therapie

- operative Divertikelrevision
- evtl. Divertikelresektion

7.2.5 Hiatushernien (Zwerchfellhernien)

Definition

Hierbei handelt es sich um eine Verlagerung von Magenanteilen in den Brustraum infolge eines Bruchs des Hiatus oesophageus (Durchtrittsstelle des Ösophagus).

Ursachen

- unbekannt
- Wandschwäche des Zwerchfells, v. a. im höheren Lebensalter

Axiale Gleithernie (Gleitbruch)

Definition
Kardia und Magenfundus haben sich durch die Zwerchfellöffnung in den Thoraxraum verlagert (mit Funktionsverlust des unteren Ösophagussphinkters); 50 % der Menschen > 50 Jahre haben eine axiale Gleithernie.

Symptome

- 90 % der Betroffenen sind beschwerdefrei.
- 10 % leiden unter den Symptomen der Refluxösophagitis.

Komplikationen

- s. „Refluxösophagitis" (S. 254)

Therapie

- s. „Refluxösophagitis" (S. 254)
- s. paraösophageale Hiatushernie (s. u.)

Paraösophageale Hiatushernie

Definition
Teile des Magens haben sich parallel zur Speiseröhre in den Thorax verlagert (Funktion des unteren Ösophagussphinkters bleibt erhalten).

Symptome

- meist beschwerdefrei
- Druck- und Völlegefühl im Oberbauch, ausstrahlend in die Herzgegend (v. a. nach dem Essen)

Komplikationen

 Cave
Notfall! Inkarzeration (Abschnüren von Magenanteilen durch behinderte Blutversorgung).

- chronische Blutungsanämie durch Erosion oder Ulzerationen

Therapie

- Operation auch im asymptomatischen Stadium, um Komplikationen zu vermeiden (Reposition und Fixation des Magens an der vorderen Bauchwand)

7.2.6 Achalasie

Definition
Hierbei handelt es sich um eine Öffnungsstörung des unteren Ösophagussphinkters und Mangel an Peristaltik aufgrund einer Degeneration des Auerbach-Plexus (parasympathische Nervenfasern).

Ursachen

- in den meisten Fällen unbekannt
- infolge eines Kardiakarzinoms

Pathomechanismus. Aufgrund des Peristaltikmangels und der Öffnungshemmung verbleibt die Nahrung im Ösophagus, dieser dehnt sich kelchförmig aus.

Symptome

- Dysphagie, Zwang zum Nachtrinken
- retrosternales Druckgefühl
- Herzbeschwerden
- Gewichtsverlust
- Regurgitation (anfangs nur nach Nahrungsaufnahme, später auch im Liegen)
- Megaösophagus (röntgenologisch: Sektglasform des Ösophagus)

Komplikationen
- Mangelerscheinungen mit Gewichtsverlust
- Aspirationspneumonie
- karzinomatöse Entartung (Spätkomplikation)

Therapie
- Ballondilatation, extramuköse Myotomie
- Medikamente (Nifedipin, senkt den Druck im unteren Ösophagussphinkter)
- endoskopische Injektion von Botulinumtoxin in den unteren Ösophagussphinkter

7.2.7 Mallory-Weiss-Syndrom

Definition
Vom Mallory-Weiss-Syndrom spricht man, wenn in Längsrichtung gestellte Schleimhauteinrisse im Bereich des ösophagogastralen Überganges vorliegen.

Ursachen
- Würgen, Erbrechen (v. a. bei Alkoholikern)

Pathomechanismus. Die große Kurvatur des Magens ist pilzförmig in den Ösophagus eingestülpt; Folge sind Einrisse im Bereich der fixierten kleinen Kurvatur. Das Mallory-Weiss-Syndrom ist fast immer mit einer axialen Hernie assoziiert.

Symptome
- epigastrische Schmerzen
- Hämatemesis

Therapie
- Blutung kommt in 90 % der Fälle spontan zum Stillstand.

7.2.8 Diagnoseverfahren bei Ösophaguserkrankungen

- Röntgen
- Ösophagoskopie
- Biopsie
- Blutuntersuchung (Entzündungsparameter, Tumormarker)
- Stuhluntersuchung (Hämoccult-Test → damit lassen sich winzige Mengen von Blut im Stuhl nachweisen; okkultes Blut = verborgenes Blut).)
- Ösophagusmanometrie (ermöglicht Aussage über die Schließfähigkeit des unteren Ösophagussphinkters)

7.3 Erkrankungen des Magens

Spezieller Lernhinweis
Für eine Vielzahl von Magen-Darm-Erkrankungen, v. a. chronische Entzündungen, Ulzera und Karzinomen wird das gramnegative säurefeste Stäbchenbakterium Helicobacter pylori verantwortlich gemacht. Die Hälfte aller Deutschen > 50 Jahre zeigt eine Helicobacter-pylori-Besiedlung im Magen-Darm-Trakt, wobei nicht jeder erkrankt. Eine chronische Infektion mit Helicobacter pylori ist ein Risikofaktor für die Entstehung eines Magenkarzinoms (90 % aller Patienten mit Magenkarzinom haben eine Helicobacter-pylori-Gastritis). Der direkte Nachweis erfolgt durch Probenentnahmen aus dem Magen. Durch einen Atemtest kann der Keim ebenfalls mit hoher Wahrscheinlichkeit nachgewiesen werden.
Eine Triple-Therapie aus einem Protonenpumpeninhibitor in Kombination mit 2 Antibiotika über 7 Tage führt i. d. R. zur Ausheilung. Reinfektionen sind selten.

7.3.1 Reizmagen (nervöser Magen)

Definition
Hierbei handelt es sich um eine funktionelle Störung ohne Befund (immer Ausschlussdiagnose!).

Ursachen
- unklar

Symptome
- Sodbrennen
- Druckgefühl im Oberbauch
- Völlegefühl und Schmerzen im Epigastrium
- Unverträglichkeit bestimmter Speisen
- Aufstoßen
- Appetitmangel
- Übelkeit, Erbrechen

Therapie
- Stressabbau
- krampflösende Medikamente (Spasmolytika)
- Psychotherapie

7.3.2 Akute Gastritis

Definition
Die akute Gastritis ist eine auf die Schleimhaut beschränkte Entzündung der Magenwand.

Ursachen
- exogene Noxen:
  - alimentärer Exzess, Alkoholexzess, Nikotin, Kaffee, Diätfehler, zu heiße und zu kalte Speisen
  - Medikamente (ASS, Zytostatika, Kortikoide, Schmerz- und Rheumamittel)
- psychische Faktoren:
  - hoher Stress
  - Unfälle, Operationen, Verbrennungen
  - postoperativ
  - Leistungssport
- Infektionen:
  - Lebensmittelvergiftung (Salmonellentoxine, Staphylokokken und andere Bakterien)
  - Helicobacter pylori
- Ätzgastritis (Laugen, Säuren)
- Stauungsgastritis durch Rechtsherzinsuffizienz

Symptome
- allgemeines Krankheitsgefühl
- Druckschmerz im Epigastrium
- Magenbrennen/-schmerzen
- Sodbrennen
- Zurückfließen von Magensaft in die Speiseröhre (Reflux)
- belegte Zunge
- übler Geschmack, Mundgeruch
- Appetitlosigkeit, Völlegefühl, Übelkeit, Erbrechen

Komplikationen
- erosive Gastritis mit Magenblutungen (Nachweis mit Hämoccult)
- Stressulkus

Therapie
- exogene Noxen meiden
- Nahrungskarenz
- Zwieback, Kamillentee
- evtl. Antazida, Säurehemmer: Protonenpumpeninhibitoren
- Stressabbau

7.3.3 Chronische Gastritis

Definition
Die chronische Gastritis ist eine chronische Entzündung der Magenschleimhaut.

Ursachen
- Typ-A-Gastritis (Autoimmungastritis): ca. 5 % der Fälle, Bildung von Autoantikörpern gegen Belegzellen und Intrinsic-Faktor; Folge ist ein Schwund der Belegzellen mit Achlorhydrie und Anazidität

7.3.6 Dumping-Syndrom nach Magenteilresektion

Definition
Beim Dumping-Syndrom liegt eine Kombination verschiedener gastrointestinaler Beschwerden aufgrund einer Magenteilresektion mit Entfernung des Pylorus vor; die Folge ist eine Sturzentleerung von Nahrung („to dump" = hineinplumpsen) ins Duodenum.

Ursachen

- Magenteilresektion nach Billroth I oder Billroth II

Billroth-I-Operation

- Resektion des Antrums und Teile des Korpus; End-zu-End-Anastomose mit dem Duodenum

Billroth-II-Operation

- Resektion von ⅔ des Magens mit Verschließen des proximalen Endes des Duodenums; End-zu-End-Anastomose mit dem Jejunum

Pathomechanismus. Durch die Magenresektion wird die Nahrung in zu großen Portionen in den Dünndarm abgegeben. Durch die Hyperosmolarität des Darminhalts kommt es zu einem Flüssigkeitseinstrom aus dem Blutplasma ins Darmlumen, sodass eine Hypovolämie die Folge ist. Durch die rasche Resorption von Nahrungsbestandteilen kommt es erst zu einer Hyperglykämie mit nachfolgender gegenregulatorischer Hypoglykämie.

Symptome.

Frühdumping. Ca. 15 min nach Nahrungsaufnahme Zeichen der Hypovolämie:

- niedriger Blutdruck, hoher Puls
- kalter Schweiß
- Blässe

Spätdumping. Ca. 2 h nach Nahrungsaufnahme Zeichen der Hypoglykämie:

- kalter Schweiß
- Schwindel, Schwäche
- Tachykardie
- Heißhunger und Zittern

 **Merke**
Im Verlauf von 1–2 Jahren nach dem operativen Eingriff verschwinden die Dumping-Symptome bei den meisten Patienten spontan.

Therapie

- kleine Mahlzeiten mit wenig Kohlenhydraten (Kohlenhydrate und Milch haben eine erhöhte osmolare Aktivität)
- chirurgische Verkleinerung der Magenpassage

7.3.7 Diagnoseverfahren bei Magenerkrankungen

- Röntgen
- Gastroskopie
- Biopsie
- Blutuntersuchung (Entzündungsparameter, Tumormarker, Nachweis von Autoantikörpern)
- Stuhluntersuchung (Hämoccult-Test: Mit diesem Test lassen sich winzige Mengen von Blut im Stuhl nachweisen: occultes [=verstecktes] Blut)
- Nachweis von Helicobacter pylori (Urease-Schnelltest, Atemtest, Histologie, kultureller Nachweis)
- Langzeit-pH-Metrie (dient zur Messung der Magensäureproduktion)

7.4 Erkrankungen des Darms

7.4.1 Duodenaldivertikel

Definition
Hierbei handelt es sich um eine meist parapapilläre Ausstülpungen der Duodenumwand.

Ursachen
- unbekannt
- Bindegewebsschwäche

Symptome
- selten, evtl. nahrungsunabhängiger Schmerz

Komplikationen
- selten Blutung, Perforation, Papillenstenose

Therapie
- keine
- nur bei Beschwerden oder Komplikationen Operation

7.4.2 Meckel-Divertikel

Definition
Darunter versteht man den Rest des embryonalen Dotterganges (bei Neugeborenen ca. 50 cm, bei Erwachsenen ca. 100 cm proximal der Ileozäkalklappe).

Symptome. Beschwerden meist nur im Kleinkindalter
- meist asymptomatischer Zufallsbefund bei Appendektomie
- bei akuter Entzündung kaum Unterscheidung zur Appendizitis

Therapie
- Resektion (auch bei zufälliger intraoperativer Diagnose)

7.4.3 Glutensensitive Enteropathie (Zöliakie bei Manifestation im Kindesalter; einheimische Sprue des Erwachsenen)

Definition
Hierbei handelt es sich um eine Unverträglichkeitsreaktion gegenüber der Gliadinfraktion des Glutens (Gluten ist ein Klebereiweiß fast aller Getreidesorten).

Ursachen
- unklar, evtl. genetische Disposition

Pathomechanismus. Je nach Ausprägung kommt es zu einer partiellen oder totalen Zottenatrophie, einer Kryptenhyperplasie und einer Vermehrung intraepithelialer Lymphozyten. Folge ist ein Malabsorptionssyndrom.

Symptome
- chronische Durchfälle/Steatorrhöe (großvolumige, fettige Stühle mit weißen Belägen)
- dicker, aufgeblähter Bauch
- Gewichtsverlust
- Blässe, Müdigkeit
- Symptome der Malabsorption, Vitamin- und Mineralmangel
- Gedeihstörungen der Säuglinge und Kleinkinder

Atypische Verläufe
- Gastrointestinale Symptome können fehlen (40 %).
- asymptomatisch (silente Zöliakie)

Komplikationen

- sekundärer Laktasemangel
- Malabsorptionssyndrom
- Spätkomplikation: T-Zell-Lymphom des Dünndarms

Diagnose

- Anti-TG positiv
- Dünndarmbiopsie mit Histologie
- klinische Besserung unter glutenfreier Diät

Therapie

- glutenfreie Ernährung (erlaubt sind Kartoffeln, Sojabohnen, Mais, Reis, Hirse und Buchweizen)

7.4.4 Laktoseintoleranz

Definition

Bei der Laktoseintoleranz findet keine enzymatische Aufspaltung von Milchzucker (Laktose) infolge eines Mangels von Laktase statt.

Ursachen

- am häufigsten adulte Form mit Abnahme der Laktaseaktivität im Kindes-/Jugendalter infolge eines genetischen Defekts
- erworben (im Zusammenhang mit anderen Dünndarmerkrankungen)

Pathomechanismus. Die im Dünndarm nicht aufgespaltene Laktose gelangt in den Dickdarm und wird erst dort mithilfe von Bakterien aufgespalten. Die entstehenden Abbauprodukte wirken abführend.

Symptome. Das Krankheitsbild ist unterschiedlich stark ausgeprägt; meist besteht eine noch vorhandene Restaktivität der Laktase.

- Diarrhöe
- Tenesmen
- Blähungen
- Flatulenzen nach Genuss von Milchprodukten

Komplikationen

- Malabsorptionssyndrom

Diagnose

- Atemtest
- Laktosetoleranztest (nach Gabe von 50 g Milchzucker ausbleibender oder nur geringer Blutglukoseanstieg im Vergleich zum Ausgangswert sowie Auftreten von Blähungen, Tenesmen, Diarrhöe)

Therapie

- je nach Schwere des Laktasemangels laktosefreie oder -arme Diät

7.4.5 Ulcus duodeni (Zwölffingerdarmgeschwür)

Definition

Hierbei handelt es sich um einen umschriebenen Substanzdefekt, der über die Dünndarmschleimhaut hinaus auch tiefe Wandschichten betreffen kann; Lokalisation: meist Vorderwand des Bulbus duodeni.

Ursachen

- Helicobacter-pylori-Infektion (bei 99 % aller Ulcus-duodeni-Patienten)
- akutes Stressulkus als einmaliges Ereignis (z. B. postoperativ, Verbrennungen, Hirnverletzungen)
- Medikamente: nicht steroidale Antirheumatika v. a. in Verbindung mit Glukokortikoiden (Glukokortikoide allein verursachen meist keine Geschwüre)
- genetisch bedingt

Pathomechanismus. Das Bikarbonat des Pankreas und das somit alkalische Milieu im Dünndarm reichen nicht aus, um den sauren Magensaft zu neutralisieren.

Symptome. Eine Diagnose aufgrund klinischer Beschwerden ist nicht möglich, folgender Hinweis ist im Einzelfall typisch:

- Spät-, Nacht- und Nüchternschmerz im Epigastrium mit Besserung nach Nahrungsaufnahme

Komplikationen

- Bluterbrechen (Hämatemesis)
- Teerstuhl (Meläna)
- Perforation
- Penetration

Therapie

- konservativ: Diät, Stressabbau, Alkohol- und Nikotinkarenz
- Medikamente: Triple-Therapie bei Helicobacter pylori, Protonenpumpeninhibitoren, Antazida
- bei Komplikationen Operation

7.4.6 Morbus Crohn (Ileitis regionalis, Enteritis regionalis)

Definition

Darunter versteht man eine chronisch-entzündliche, alle Wandschichten betreffende (transmurale) granulomatöse Darmerkrankung, die in rezidivierenden Schüben den gesamten Verdauungskanal (vom Mund bis zum After) befallen kann; häufigste Lokalisation: terminales Ileum und proximales Kolon; Erkrankungsgipfel: 20.–40. Lj.

Ursachen

- unbekannt
- evtl. Ernährung
- evtl. Autoimmunerkrankung
- evtl. genetisch
- evtl. durch Infektionen ausgelöst
- evtl. psychosomatische Erkrankung

Pathomechanismus. Charakteristisch ist der diskontinuierliche, segmentale Entzündungsprozess, d. h., es können mehrere Darmabschnitte gleichzeitig erkrankt sein, die durch gesunde Abschnitte voneinander getrennt sind. Durch den chronischen Entzündungsprozess, der segmental alle 4 Schichten befällt, kommt es zu narbigen und granulomatösen Veränderungen des Gewebes. Die Gewebsverdickung verursacht eine schlechte Peristaltik, eine Verengung des Darmlumens und Malabsorptionssymptome.

Symptome. Der Verlauf ist schubweise mit einer Rezidivhäufigkeit von 30 % nach 1 Jahr und 70 % nach 2 Jahren.

- Abdominalschmerzen und Diarrhöe (meist ohne Blut), Flatulenz
- Symptome wie bei Appendizitis:
  - kolikartige Schmerzen, häufig im rechten Unterbauch
  - leicht erhöhte Temperaturen
  - evtl. druckschmerzhafte Resistenz tastbar

Komplikationen

- extraintestinale Symptome:
  - Augen: Uveitis, Iritis, Episkleritis u. a.
  - Haut: Erythema nodosum, Aphten, Zinkmangeldermatosen u. a.
  - Gelenke: Arthritis
  - Leber: Cholangitis
- Fisteln 40–50 % (meist perianal) und anorektale Abszesse (25 %)
- Malabsorptionssyndrom mit Gewichtsverlust
- Wachstumsstörungen bei Kindern
- Darmstenose mit Darmverschluss (Ileus)
- Nebenwirkungen der Kortikosteroidtherapie
- selten: kolorektales Karzinom

Diagnose

- Röntgenuntersuchung oder MRT mit Kontrastmittel: Pflastersteinrelief, Fisteln, segmentale Stenosen
- Labor: Entzündungsparameter, Anämie

Therapie

- Medikamente: z. B. Immunsuppressiva, Kortikosteroide
- Diät (bei akuten schweren Schüben: ballaststofffreie Flüssigkeitsnahrung oder parenterale Alimentation)
- Psychotherapie

- bei Komplikationen Operation (durch hohe Rezidivrate müssen 70 % der Patienten innerhalb von 15 Jahren operiert werden)

7.4.7 Colitis ulcerosa

> **Definition**
> Diese chronisch-entzündliche Dickdarmerkrankung beginnt meist im Rektum und breitet sich kontinuierlich auf höhere Darmabschnitte aus.

Pathomechanismus. Von der Entzündung sind meist die oberflächlichen Schleimhautschichten betroffen. Zwischen intakten Schleimhautinseln zeigen sich leicht blutende Geschwüre. Rezidivierende Ulzerationen führen zur Schleimhautzerstörung mit Verlust des normalen Faltenreliefs; restliche Schleimhautinseln imponieren als „Pseudopolypen".

Ursachen
- unbekannt
- evtl. Ernährung
- evtl. Autoimmunerkrankung
- evtl. psychosomatische Erkrankung
- evtl. genetisch bedingt (HLA-B27)

Symptome. schubartiger Verlauf
- Leitsymptom: blutig-schleimige Durchfälle
- krampfartige Abdominalschmerzen
- Tenesmen
- evtl. Fieber
- röntgenologisch: Verlust der Haustren („Fahrradschlauch"), Pseudopolypen

Komplikationen
- extraintestinale Symptome:
  - Augen: Uveitis, Iritis, Episkleritis u. a.
  - Haut: Erythema nodosum, Aphten, Zinkmangeldermatosen u. a.
  - Gelenke: Arthritis
  - Leber: Cholangitis
- Malabsorptionssyndrom mit Gewichtsverlust
- Wachstumsstörungen bei Kindern
- massive Blutungen
- toxische Kolondilatation (toxisches Megakolon): hier kommt es durch ein Übergreifen des Entzündungsprozesses auf die gesamte Darmwand mit Darmparalyse zu einer Dilatation des Kolons auf über 10 cm; es besteht die Gefahr einer lebensgefährlichen Durchwanderungsperitonitis bzw. Perforation; Letalität: 30 %
- kolorektales Karzinom

Therapie
- Diät
- Resektion des betroffenen Abschnittes
- Medikamente: z. B. Sulfasalazin, Mesalazin, Glukokortikoide

> **Spezieller Lernhinweis**
> Die Colitis ulcerosa ist durch Proktokolektomie heilbar, Morbus Crohn ist bisher nicht heilbar (**Tab. 7.2**).

Tab. 7.2 Differenzialdiagnose von Morbus Crohn und Colitis ulcerosa.

	Morbus Crohn	Colitis ulcerosa
Befallmuster	gesamter Gastrointestinaltrakt	auf Kolon begrenzt
bevorzugte Lokalisation	Ileum, Kolon	Rektum, Sigmoid
Ausbreitung	diskontinuierlich	kontinuierlich
Pathologie	transmural, Granulome, Stenosen, Fisteln, Pflastersteinrelief	Mukosa, Submukosa, Kryptenabszesse, Ulzerationen, Kontaktblutungen
Stuhl	Diarrhöe, meist nicht blutig	Diarrhöe, meist blutig
Komplikationen	Fisteln, Stenosen	Blutungen, toxisches Megakolon, Kolonkarzinom
extraintestinale Symptome	häufig	seltener

7.4.8 Dünndarmtumoren

Bösartige Entartungen von Dünndarmgewebe sind extrem selten.

7.4.9 Reizdarm (Colon irritabile)

Definition
Hierbei handelt es sich um eine funktionelle Störung der Darmpassage ohne Befund (immer Ausschlussdiagnose!).

Ursachen
- konstitutionelle und psychische Belastungen

Symptome
- Obstipation und/oder Diarrhöe (Differenzialdiagnose: Kolonkarzinom)
- krampfartige abdominelle Schmerzen
- Druckgefühl im Unterbauch
- Völlegefühl und Blähungen
- hörbare Darmgeräusche
- evtl. schafkotartiger Stuhl, evtl. glasige Schleimbeimengungen

Therapie
- Eine wirksame Therapie ist nicht bekannt.
- kleine Psychotherapie
- Diätetische Maßnahmen können im Einzelfall hilfreich sein.

7.4.10 Divertikulose

Definition
Hierunter versteht man Ausstülpungen der Dickdarmwand durch die Muskularis hindurch; häufigste Lokalisation: meist im Sigmoid und Zäkum.

Ursachen
- Bindegewebsschwäche
- ballaststoffarme Ernährung

Pathomechanismus. Durch Kombination eines hohen Darminnendrucks bei Obstipation und zunehmender Bindegewebsschwäche im Alter stülpt sich die Dickdarmschleimhaut durch Muskellücken.

Symptome
- meist keine (90 %)
- evtl. Obstipation und Druckentwicklung

Komplikationen
- Divertikulitis
- Divertikelblutung

Therapie
- Stuhlregulierung
- faserreiche, nicht blähende Kost, ausreichende Flüssigkeitszufuhr

7.4.11 Divertikulitis

> **Definition**
> Die Divertikulitis ist eine bakterielle Entzündung der Divertikelwand.

Pathomechanismus. Die Divertikulitis entsteht nach Retention und Eindickung von Kot (Kotsteine) in den Divertikeln. Die Kotsteine führen zu Drucknekrosen mit nachfolgenden Entzündungsreaktionen. Der Entzündungsprozess kann auf die Umgebung übergreifen.

Symptome
- bei Sigmadivertikeln:
  - Spontanschmerz, evtl. Tenesmen im linken Unterbauch („Linksappendizitis")
  - Stuhlunregelmäßigkeiten mit Wechsel zwischen Diarrhöe und Obstipation (Differenzialdiagnose: Kolonkarzinom)
  - evtl. subfebrile Temperaturen
  - Flatulenz
  - Appetitlosigkeit, Übelkeit, Erbrechen, Völlegefühl
  - evtl. druckschmerzhafte Walze tastbar
- bei Zäkumdivertikeln:
  - Schmerzen im rechten Mittel-/Unterbauch: Appendizitis trotz Appendektomie

Komplikationen
- Perforation
- Fisteln (65 % kolovesikal: Pneumaturie, Fäkalurie, rezidivierende Harnwegsinfekte)
- mechanischer Ileus
- Blutungen

Therapie
- konservativ: Eisblase, Nahrungskarenz, parenterale Ernährung, Breitbandantibiotikum
- Operation

7.4.12 Hämorrhoiden

> **Definition**
> Hämorrhoiden sind knotenartige Vergrößerungen der Äste der A. bzw. V. rectalis superior.

Ursachen
- familiäre Disposition
- Hyperplasie der Schwellkörper durch sitzende Tätigkeit, chronische Obstipation, Bewegungsmangel, Schwangerschaft
- faserarme Kost
- Leberzirrhose

Pathomechanismus. Der hämorrhoidale Schwellkörper (Corpus cavernosum) ist ein arteriovenöses Gefäßgeflecht und findet seine Funktion als zusätzlicher analer Verschlussmechanismus. Anhaltendes Pressen bei z. B. chronischer Obstipation oder eine Druckerhöhung anderer Ursachen führen zur Knotenbildung des Hämorrhoidalplexus (**Tab. 7.3**). Vergrößerte und beim Pressen in den Analkanal prolabierte Hämorrhoiden gelten als krankhaft (Hämorrhoidalleiden).

Symptome
- Darmblutungen (helles aufgelagertes Blut)
- Stechen und Brennen in der Analregion
- Juckreiz (Pruritus ani)
- Schmerzen bei der Defäkation

Komplikationen
- chronische Blutungsanämie
- Analprolaps (Vorfall der Analschleimhaut)
- Analfissuren
- Analekzem
- anale Ulzeration

Tab. 7.3 Stadieneinteilung von Hämorrhoiden.

Einteilung	Symptome
Grad 1	leichte, äußerlich nicht sicht- und tastbare Vorwölbung
Grad 2	beim Pressen prolabierende Hämorrhoiden mit spontaner Reposition
Grad 3	Bestehenbleiben des Prolapses, der jedoch digital reponiert werden kann
Grad 4	digital nicht reponible (permanente) große Hämorrhoidalknoten

Therapie

- Ernährungsumstellung
- Stuhlregulierung
- Analhygiene
- lokal entzündungshemmende Salben, Zäpfchen
- evtl. Verödung
- operative Resektion

7.4.13 Analfissur

Definition

Bei der Analfissur liegt ein sehr schmerzhafter, längs verlaufender Einriss der Analkanalhaut vor.

Ursachen

- meist traumatische Schädigung (verhärteter Stuhl, Fremdkörper)
- Sphinkterspasmus
- oberflächliche Thrombophlebitis im Analkanal

Symptome

- akute, sehr heftige Schmerzen nach der Defäkation
- Blutung

Komplikationen

- bei chronischem Verlauf Ausbildung eines fibrotischen Hautanhangs

Therapie

- entzündungshemmende, anästhesierende Salben
- Suppositorien
- Stuhlregulierung mit Laxanzien
- evtl. Analdehnung oder Sphinkterotomie

7.4.14 Kolonpolypen und Polyposis coli

Definition

Hierbei handelt es sich um gutartige Wucherungen der Dickdarmschleimhaut, die sich in > 50 % der Fälle im Rektum befinden; von einer Polyposis coli spricht man bei einem Auftreten von i. d. R. über 100 Polypen, die meist genetisch bedingt, selten erworben entstehen.

Spezieller Lernhinweis

Als Polyp bezeichnet man jede Schleimhautvorwölbung ins Darmlumen; histologisch unterscheidet man Adenome, Hamartome, hyperplastische und entzündliche Polypen; aus den Adenomen entwickelt sich die Mehrzahl aller Kolonkarzinome.

Ursachen

- unbekannt
- genetisch bedingt

Symptome

- keine, meist Zufallsbefund

Komplikationen

- Blutungen
- Obstruktionen
- karzinomatöse Entartung

Therapie

- Adenomektomie
- Kontrollkoloskopien

7.4.15 Appendizitis (akute Wurmfortsatzentzündung)

Definition

Es handelt sich um eine Entzündung des Appendix vermiformis mit einem Häufigkeitsmaximum im Kindes- und Jugendalter.

Ursachen

- unbekannt
- meist enterogene Infektion mit E.-coli-Bakterien, Enterokokken u. a.; begünstigend ist eine Stauung des Wurmfortsatzinhalts infolge Verengung oder Verlegung des Appendixlumens durch Abknickung, Narbenstränge, entzündliche Schleimhautschwellung, Kotsteine, Würmer u. Ä.

Symptome

- häufig Beginn mit Übelkeit, Erbrechen
- Fieber
- Bauchschmerzen, anfangs kolikartig, später kontinuierlich zunehmend bohrend:
  - beginnen meist periumbilikal (um den Bauchnabel, v. a. bei Kindern)
  - auch im Epigastrium und verlagern sich innerhalb von 2–6 h in den rechten Unterbauch
- Dauerschmerz mit Verstärkung beim Gehen
- lokale Abwehrspannung im rechten Unterbauch

Spezieller Lernhinweis

Bei älteren Patienten können diese typischen Symptome völlig fehlen.

Komplikationen

- Abszess
- Perforation mit Peritonitis

Untersuchungstechniken

- **Blumberg-Zeichen** (Loslassschmerz): Man bildet eine Linie zwischen der linken Spina iliaca anterior superior und dem Nabel und drückt in die Mitte der Linie; rasches Loslassen schmerzt auf der rechten Seite.
- **McBurney-Punkt:** Man bildet eine Gerade zwischen Bauchnabel und rechter Spina iliaca anterior superior, der druckschmerzhafte Punkt liegt in der Mitte.
- **Lanz-Punkt:** Man bildet eine Gerade zwischen den beiden Spinae iliacae anteriores superiores, der druckschmerzhafte Punkt liegt im rechten Drittel.
- **Rovsing-Zeichen:** Retrogrades Ausstreichen des Colon descendens und Colon transversum gegen die natürliche Peristaltik führt zu einem Schmerz im rechten Unterbauch.
- **Psoasschmerz:** Schmerzen beim Heben des rechten Beines gegen einen Widerstand
- **Douglas-Schmerz:** durch Verschieben des Rektums in Richtung Appendix, Schmerzen bei rektaler Palpation
- Temperaturdifferenz: rektal – axillar > 0,6 °C

Therapie

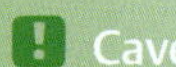

Cave

Notfall! Maßnahmen zur Grundversorgung, s. Appendizitis (**Tab. 20.13**).

- Appendektomie
- in Ausnahmefällen konservative Therapie

7.4.16 Kolorektales Karzinom

Definition

Dieser maligne Tumor geht von der Dickdarmschleimhaut aus; meist handelt es sich um ein Adenokarzinom; häufigste Lokalisation:

- Rektum (60 %)
- Sigma (20 %)
- Zäkum und Colon ascendens (10 %)
- übriges Kolon (10 %)

Spezieller Lernhinweis
Das kolorektale Karzinom ist eines der häufigsten Malignome der westlichen Welt. Bei Frauen ist es nach dem Mammakarzinom das zweithäufigste Karzinom, bei Männern steht es nach Bronchial- und Prostatakarzinom an 3. Stelle.

Prädisponierende Faktoren
- genetische Disposition
- Risikoerkrankungen: kolorektale Adenome, Colitis ulcerosa
- Ernährungsfakoren: ballaststoffarm, fettreich, fleischreich, Übergewicht
- langjähriges Zigarettenrauchen, hoher Alkoholkonsum
- Alter > 40 Jahre

Symptome. Oft keine Frühsymptome
- Blutbeimischung zum Stuhl/Blut liegt dem Stuhl auf (Differenzialdiagnose: Hämorrhoiden).
- Wechsel von Diarrhöe und Obstipation
- jede plötzliche Änderung der Stuhlgewohnheit im Alter > 40 Jahren; z. B. Symptom des „falschen Freundes“ (Flatus mit Stuhlabgang) oder konstant üble Winde
- bleistiftdünner Stuhl
- Gewichtsverlust
- Leistungsminderung, Müdigkeit
- evtl. Ileuserscheinung

Komplikationen
- hämatogene Metastasierung in die Leber, Lunge und lokalen Lymphknoten
- Penetration in die Blase und weibliche Geschlechtsorgane
- Ileus

Therapie
- Operation
- Anus praeter (künstlicher Darmausgang)
- Bestrahlung und Chemotherapie

Spezieller Lernhinweis
Bei der Diagnose „Hämorrhoiden“ ist immer ein Rektumkarzinom auszuschließen!

7.4.17 Ileus (Darmverschluss)

Definition
Diese Störung der Darmpassage kann sowohl den Dünndarm als auch den Dickdarm betreffen; der Darmverschluss kann komplett (Ileus) oder inkomplett (Subileus) sein, als Folge eines mechanischen Hindernisses oder einer Darmlähmung.

Pathomechanismus. Sowohl beim mechanischen als auch beim paralytischen Ileus kommt es zu einer Stase des Darminhalts. Bakterienüberwucherungen führen zu Gärungs- und Fäulnisvorgängen mit verstärkter Gasbildung. Dies führt zu einer Überdehnung der Darmwand, die sowohl eine Minderperfusion als auch einen Flüssigkeitseinstrom in das Darmlumen zur Folge hat. Komplizierend kommt es zu Schleimhauterosionen und später Darmwandnekrosen, die eine Peritonitis mit Gefahr einer Perforation und einem septischen Schockgeschehen zur Folge haben können.

Mechanischer Ileus

Definition
Hierbei handelt es sich um einen mechanischen Verschluss des Darmlumens.

Ursachen.

Obstruktionsileus. Verlegung des Darms
- Tumoren
- Polypen
- Entzündungen, die zu Stenosen führen können (z. B. Morbus Crohn, Colitis ulcerosa)
- Narben, Verwachsungen
- Kotsteine, Würmer
- Gallensteine
- verschluckte Fremdkörper

Strangulationsileus. Abschnürung eines Darmabschnittes bei gleichzeitiger Durchblutungsstörung der Darmwand

- Bauchwandhernie (Teile des Darms schieben sich ins Bauchfell)
- Invagination (Einstülpung eines Darmabschnittes in einen anderen)
- Volvulus (Stiel- und Achsendrehung von Darmschlingen, meist bei Säuglingen infolge Darmlageanomalien)

Symptome
- Stuhl- und Windverhalt
- peristaltiksynchrone wellenförmige Schmerzen mit basalem Dauerschmerz
- Tachykardie
- Meteorismus
- Erbrechen
- evtl. Koterbrechen (Überlauferbrechen = Miserere)
- Der mechanische Ileus kann in einen paralytischen Ileus übergehen.
- Auskultatorisch sind spritzende, metallisch klingende Darmgeräusche zu hören.

Paralytischer Ileus

Definition

Darunter versteht man eine funktionell bedingte Lähmung der Darmperistaltik als Reaktion des vegetativen Nervensystems (Überwiegen des Sympathikotonus).

Ursachen
- reflektorisch (bei starken Schmerzen):
  - akute Pankreatitis
  - Myokardinfarkt
  - postoperativer Stress
  - Traumen des Rückenmarks
  - Gallen-, Nieren- oder Harnleiterkoliken
- entzündlich:
  - z. B. akute Appendizitis, Divertikulitis
  - Pneumonie
- metabolisch:
  - diabetisches Koma
  - Hypokaliämie, Hyperkalzämie
- vaskulär:
  - Mesenterialinfarkt
- medikamentös:
  - Opiate
  - Neuroleptika
  - Anticholinergika
- Spätstadium eines mechanischen Ileus

Symptome
- Stuhl- und Windverhalten (Leitsymptom)
- geringe bis fehlende Schmerzen (Ausnahme: spastischer Ileus)
- Übelkeit und Erbrechen, evtl. Miserere
- Meteorismus (aufgetriebene, aber weiche Bauchdecke)
- Tachykardie und Blutdruckabfall (Schock)
- auskultatorisch „Totenstille über dem Abdomen, Ticken der Totenuhr"

Komplikationen
- ischämische Darmwandnekrose durch Gefäßkompression mit Folge einer Durchwanderungsperitonitis (Bakterien durchdringen die Darmwand)
- Sepsis

Therapie

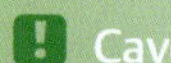 **Cave**

Notfall! Maßnahmen zur Grundversorgung, s. paralytischer Ileus (**Tab. 20.13**).

- Behandlung der Grunderkrankung
- Nahrungskarenz, Ernährung über Infusion
- Flüssigkeits- und Elektrolytsubstitution
- Ableitung von Darminhalt
- peristaltikanregende Medikamente

7.4.18 Malassimilationssyndrom

Definition

Beim Malassimilationssyndrom liegt eine gestörte Nährstoffausnutzung infolge verminderter Digestion und/oder Resorption der Nahrungsbestandteile vor.

Ursachen

Maldigestion (Störung der Nahrungsaufspaltung)

- Magen: Resektion, Entleerungsstörungen
- Pankreas: Insuffizienz, chronische Pankreatitis, Pankreaskopfkarzinom, Stenose des Ductus pancreaticus, Pankreasresektion, Mukoviszidose
- Leber/Galle: Leberzirrhose, Stenose des Ductus choledochus

Malabsorption (Störung der Resorption der Nahrungsspaltprodukte)

- allergisch bedingt: Zöliakie, Sprue
- chronische Darmentzündungen: Morbus Crohn, Darmtuberkulose
- infektiös bedingt: Typhus, Cholera, Enteritis infectiosa
- vaskulär bedingt: Darminfarkt, Angina intestinalis
- Darmresektion
- Pfortaderstau
- Medikamente (Zytostatika)

Symptome

- Symptome der Grunderkrankung
- Leitsymptome: chronische Diarrhöe, Steatorrhöe, Gewichtsverlust
- Wachstumsstörung bei Kindern
- Nachtblindheit (Vitamin-A-Mangel)
- Osteomalazie (Vitamin-D-Mangel)
- Muskelschwund (Vitamin-E- und Eiweißmangel)
- Anämie (Vitamin-B_{12}- und Eisenmangel)
- Ödeme (Eiweißmangel)
- Blutungsneigung (Vitamin-K-Mangel)
- sekundärer Hyperparathyreoidismus (Kalziummangel)
- Schwäche (Kaliummangel)

Therapie

- Behandlung der Grunderkrankung
- Enzymsubstitution
- parenterale Substitution der Stoffe, die mangelhaft resorbiert werden
- Regulierung des Wasser- und Elektrolythaushalts

7.4.19 Obere gastrointestinale Blutungen

Definition

Zu den Blutungsquellen des oberen Gastrointestinaltraktes zählt man den Mund-Rachen-Raum bis zum Bulbus duodeni. Unter Einwirkung von Salzsäure und Blut entsteht salzsaures Hämatin; dieses färbt den Stuhl und Erbrochenes schwarz.

- Hämatemesis: Erbrechen von kaffeesatzfarbenem Blut
- Meläna: Entleerung eines schwarzen Stuhls („Teerstuhl“) bei Blutungen > 100–200 ml und langsamer Darmpassage (auch Blutungen aus unteren Darmabschnitten können bei träger Darmpassage eine Schwarzfärbung des Stuhls verursachen; Eisen, Rote Bete, Spinat, Heidelbeeren und Rotkohl können dem Stuhl ebenfalls eine rötlich-schwarze Färbung geben)

Ursachen

- Ösophagus:
  - Ösophaguserosionen
  - Mallory-Weiss-Syndrom
  - Ösophagusvarizen
  - Ösophaguskarzinom
- Magen:
  - erosive Gastritis
  - Ulcus ventriculi
  - Magenkarzinom
- Duodenum:
  - Ulcus duodeni
- hämorrhagische Diathese

Symptome

- Symptome der Grunderkrankung
- Meläna
- Hämatemesis (kein obligates Symptom)
- Eisenmangelanämie (chronische gastrointestinale Blutungen sind die häufigste Ursache einer Eisenmangelanämie!)
- bei starken Blutungen (v. a. Ösophagusvarizen) hypovolämischer Schock

Therapie

- Behandlung der Grunderkrankung
- Volumenersatz
- gezielte Blutstillung

7.4.20 Untere gastrointestinale Blutungen

> **Definition**
> Der untere gastrointestinale Teil erstreckt sich vom Endteil des Duodenums bis zum Rektum. Kommt es hier zu einer Schädigung, führt dies zu roten Blutbeimengungen im Stuhl (Hämatochezie); massive Blutungen des oberen Gastrointestinaltraktes können ebenfalls dafür verantwortlich sein.

Ursachen

- Dünndarm (selten):
  - Tumoren
  - Mesenterialinfarkt
- Dickdarm:
  - Divertikulitis
  - Karzinom
- Rektum:
  - Karzinom
  - Colitis ulcerosa
  - Polypen
  - Hämorrhoiden
  - Fissuren

Symptome

- Blutungsquelle Dickdarm: dunkelrote, geleeartige Blutspuren
- Blutungsquelle Rektum: Streifen hellroten Blutes, dem Stuhl aufgelagert
- Anämie

Therapie

- Behandlung der Grunderkrankung
- bei stärkeren Blutungen Volumenersatz
- Blutstillung

7.4.21 Diarrhöe

> **Definition**
> Hierbei erfolgt die Stuhlentleerung zu häufig (> 3 × am Tag), der Stuhl ist flüssig und mengenmäßig zu viel (> 300 g am Tag).

Ursachen

- infektiös und parasitär:
  - Enteritis infectiosa
  - Cholera
  - Typhus abdominalis
  - Shigellenruhr
  - Amöbenruhr
  - Paratyphus
  - Hepatitis
  - Influenza
  - Gastroenteritis
  - übrige Formen
- Lebensmittelvergiftungen durch bakterielle Toxine:
  - Staphylococcus aureus
  - Bacillus cereus
  - Clostridium perfringens
  - Clostridium botulinum
- Maldigestion:
  - Gastrektomie
  - Leberzirrhose
  - Pankreatitis
  - Pankreaskarzinom
  - Cholelithiasis
  - Cholezystitis
  - Cholangitis
- Malresorption:
  - Sprue/Zöliakie
  - Laktasemangel
  - enterale Durchblutungsstörungen
  - Morbus Crohn
  - Colitis ulcerosa u. a.
- neoplastisch:
  - Adenom
  - Kolonkarzinom
- endokrin:
  - Hypoparathyreoidismus
  - Hyperthyreose

  - Diabetes mellitus u. a.
- autonome diabetische Neuropathie
- Reizdarmsyndrom
- Elektrolytstörungen:
  - Hypokalzämie
  - Hyperkaliämie
- toxisch-medikamentös:
  - Schwermetalle: Arsen, Quecksilber, Blei, Chrom
  - Medikamente: Laxanzien, Digitalis, Zytostatika, Antibiotika
  - Genussmittel: Alkohol, Kaffee, Nikotin

Therapie
- Behandlung der Grunderkrankung
- Flüssigkeits- und Elektrolytsubstitution

7.4.22 Obstipation

> **Definition**
> Darunter versteht man eine erschwerte, zu seltene Stuhlentleerung (< 3 Stühle/Woche).

Ursachen
- chronisch-konstitutionell:
  - faserarme Kost
  - mangelnde Flüssigkeitsaufnahme
  - mangelnde Bewegung
  - Unterdrückung des Defäkationsreizes (wiederholte willkürliche Unterdrückung des Defäkationsreizes führt zum Erlöschen dieses wichtigen Signals)
  - funktionell bei Reizdarmsyndrom
- situationsabhängig:
  - Bettlägerigkeit
  - Ernährungsumstellung auf Reisen
  - fieberhafte Erkrankungen
  - Milieuwechsel
  - beruflicher Stress u. a.
- medikamentös:
  - Antazida
  - Anticholinergika
  - Antidepressiva
  - Codein
  - Opiate u. a.
- endokrin:
  - Hypothyreose
  - Hyperparathyreoidismus
  - Morbus Addison
  - Schwangerschaft
- organisch:
  - Obstruktionen:
    - Karzinom
    - Fremdkörper
    - Narben
    - Divertikulitis
    - Polypen
    - entzündliche Prozesse
  - Analerkrankungen:
    - Fissuren
    - Abszesse
    - Hämorrhoiden
- neurogen:
  - diabetische autonome Neuropathie
  - Parkinson-Krankheit
  - MS
- Elektrolytstörungen:
  - Hyperkalzämie
  - Hypokaliämie

Therapie
- Behandlung der Grunderkrankung
- faserreiche Kost, Flüssigkeitszufuhr
- körperliche Bewegung
- Laxanzien (sollen nur für kurze Zeit eingesetzt werden)

7.4.23 Diagnoseverfahren bei Dünndarmerkrankungen

- Röntgen
- Duodenoskopie
- Biopsie
- Blutuntersuchung (Entzündungsparameter, Nachweis von Autoantikörpern, Elektrolytbestimmung)
- Stuhluntersuchung (Hämoccult, Fettbestimmung)
- Nachweis von Helicobacter pylori (Urease-Schnelltest, Atemtest, Histologie, kultureller Nachweis)
- Laktosetoleranztest
- Schilling-Test

7.4.24 Diagnoseverfahren bei Dickdarmerkrankungen

- Röntgen
- Koloskopie/Rektoskopie
- Biopsie
- Blutuntersuchung (Entzündungsparameter, Nachweis von Autoantikörpern, Elektrolytbestimmung, Tumormarker)
- Stuhluntersuchung (Hämoccult)

7.5 Erkrankungen des Peritoneums

7.5.1 Bauchfellentzündung (Peritonitis)

Definition
Die Peritonitis ist eine lebensgefährliche Entzündung des Bauchfells, meist als Folge vorbestehender Krankheiten.

Ursachen
- bakterielle Infektionen:
  - Perforation eines keimbesiedelten Organs, z. B. Appendizitis, Divertikulitis
  - hämatogene Streuung von Erregern, z. B. Streptokokken (selten)
- chemisch-toxische Entzündungen:
  - Nicht infektiöse Substanzen lösen in der Bauchhöhle eine Entzündung aus, z. B. bei Perforation der Gallenblase, Harnblase, Magen.
  - Freisetzung von Pankreasenzymen
- strahlenbedingt

Symptome
- lokale Peritonitis:
  - örtliche Beschwerden mit starken eingrenzbaren Bauchschmerzen
- generalisierte Peritonitis:
  - Symptome der Grunderkrankung
  - plötzliche heftige Bauchschmerzen (zunehmend)
  - Übelkeit, Erbrechen
  - Meteorismus
  - Fieber
  - zunehmende Abwehrspannung, bretthart Bauchdecke (akutes Abdomen)
  - Schock

Komplikation
- paralytischer Ileus
- septischer Schock

Therapie

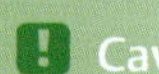
Cave
Notfall! Sofortige Klinikeinweisung.

- Operation
- bei bakterieller Peritonitis: Antibiotika

7.6 Akutes Abdomen

Definition
Hierzu gehören alle Schmerzzustände im Bereich des Abdomens, die ein akutes Eingreifen erforderlich machen.

Ursachen. Die **Abb. 7.2** zeigt einen Überblick zu möglichen Ursachen.

Symptome
- bretthharter Bauch mit Abwehrspannung
- heftige Abdominalschmerzen (meist akut einsetzend)
- schlechter Allgemeinzustand
- reflektorische Darmlähmung (paralytischer Ileus)
- Puls ↑, Blutdruck ↓ (Schock)

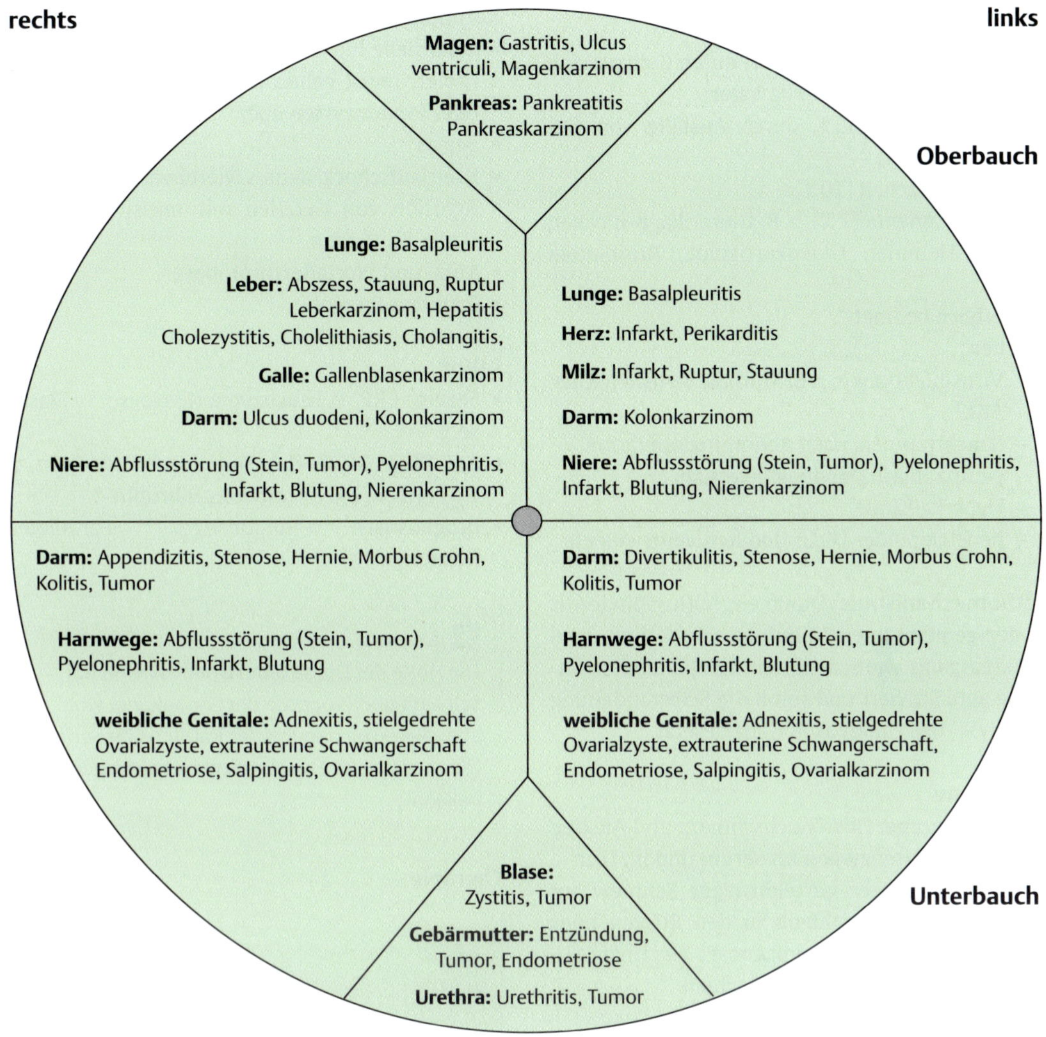

rechts

links

Magen: Gastritis, Ulcus ventriculi, Magenkarzinom

Pankreas: Pankreatitis Pankreaskarzinom

Oberbauch

Lunge: Basalpleuritis

Leber: Abszess, Stauung, Ruptur Leberkarzinom, Hepatitis Cholezystitis, Cholelithiasis, Cholangitis,

Galle: Gallenblasenkarzinom

Darm: Ulcus duodeni, Kolonkarzinom

Niere: Abflussstörung (Stein, Tumor), Pyelonephritis, Infarkt, Blutung, Nierenkarzinom

Lunge: Basalpleuritis

Herz: Infarkt, Perikarditis

Milz: Infarkt, Ruptur, Stauung

Darm: Kolonkarzinom

Niere: Abflussstörung (Stein, Tumor), Pyelonephritis, Infarkt, Blutung, Nierenkarzinom

Darm: Appendizitis, Stenose, Hernie, Morbus Crohn, Kolitis, Tumor

Harnwege: Abflussstörung (Stein, Tumor), Pyelonephritis, Infarkt, Blutung

weibliche Genitale: Adnexitis, stielgedrehte Ovarialzyste, extrauterine Schwangerschaft Endometriose, Salpingitis, Ovarialkarzinom

Darm: Divertikulitis, Stenose, Hernie, Morbus Crohn, Kolitis, Tumor

Harnwege: Abflussstörung (Stein, Tumor), Pyelonephritis, Infarkt, Blutung

weibliche Genitale: Adnexitis, stielgedrehte Ovarialzyste, extrauterine Schwangerschaft, Endometriose, Salpingitis, Ovarialkarzinom

Unterbauch

Blase: Zystitis, Tumor

Gebärmutter: Entzündung, Tumor, Endometriose

Urethra: Urethritis, Tumor

Abb. 7.2 Akutes Abdomen: Ursachen.

Therapie

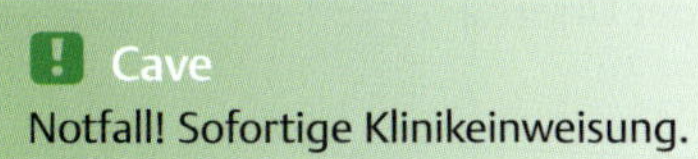

Cave

Notfall! Sofortige Klinikeinweisung.

- Sofortmaßnahmen je nach Grunderkrankung

7.7 Erkrankungen des Pankreas

7.7.1 Akute Pankreatitis

Definition

Hierbei handelt es sich um eine Entzündung des Pankreas durch Autolyse.

Ursachen

- Verschluss der Papilla Vateri durch Gallensteine (55 %), Stenose der Papilla Vateri
- Alkoholabusus (35 %, durch Ausfälle von Enzymproteinen)
- andere Ursachen (10 %):
  - Medikamente (2 %): z. B. Diuretika, β-Blocker, ACE-Hemmer, Glukokortikoide, Antibiotika etc.
  - erblich bedingt
- selten:
  - Virusinfektionen, z. B. Mumps, Virushepatitis, AIDS
  - Bauchtraumen, nach Abdominaloperation
  - parapapilläre Duodenaldivertikel
  - Hyperkalzämie
  - penetrierendes Ulcus duodeni/ventriculi etc.

Pathomechanismus. Durch ein Abflusshindernis in der gemeinsamen Mündung von Gallen- und Pankreasgang werden die eiweißspaltenden Enzyme autoaktiviert und somit die Selbstandauung (Autolyse) des Pankreas in Gang gesetzt.

Symptome

- Leitsymptome: Oberbauchschmerz und Anstieg von Pankreasenzymen im Serum und im Urin
- plötzlich heftiger gürtelförmiger Schmerz im Oberbauch, ausstrahlend in den Rücken oder Brustkorb (Differenzialdiagnose: Herzinfarkt!), kann nach allen Seiten ausstrahlen
- Übelkeit, Erbrechen
- Meteorismus
- paralytischer (Sub)Ileus
- Aszites
- Fieber
- Puls ↑, Blutdruck ↓: Schockzeichen (freiwerdende Kinine bewirken Vasodilatation mit Schock)
- EKG-Veränderungen
- einseitiger Pleuraerguss
- Ikterus (bei Verlegung des Ductus choledochus)
- Gesichtsrötung

Komplikationen

- bakterielle Infektion von Nekrosen durch Anaerobier; meist gehen die Nekrosen in Abszesse oder Pseudozysten über
- Sepsis
- Kreislaufschock, akutes Nierenversagen, DIC
- Arrosion von Gefäßen mit massiven Magen-Darm-Blutungen
- Milz- und Pfortaderthrombose
- Pankreasabszess

Labor

- Serum: CRP ↑, Leukozyten ↑, Lipase ↑, Elastase 1 ↑
- bei Obstruktion des Ductus choledochus: γ-GT ↑, AP ↑, LAP ↑, direktes Bilirubin ↑
- prognostisch ungünstiger Parameter: Kalzium ↓

> **Merke**
> Die Höhe der Lipase gibt keinen Hinweis auf Schwere und Prognose der Erkrankung, wohl aber eine Erniedrigung des Kalziums im Serum. Die Ursache der Hypokalzämie ist nicht genau bekannt.

Therapie

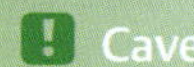

> **Cave**
> Notfall! Maßnahmen zur Grundversorgung, s. akute Pankreatitis **Tab. 20.13**.

- Nulldiät und Dauerabsaugung des Magens
- parenterale Volumen- und Elektrolytsubstitution
- Schmerzmittel
- Beseitigung der Ursache

7.7.2 Chronische Pankreatitis

Definition

Hierbei handelt es sich um eine chronische Pankreasentzündung mit der Folge von exokrinem und später auch endokrinem Funktionsverlust.

Ursachen

- chronischer Alkoholabusus (80 %)
- idiopathisch (15 %)
- seltene Ursachen (5 %):
  - Medikamente
  - Hyperparathyreoidismus
  - Hyperlipidämie
  - erblich bedingt: Autoimmunpankreatitis

Merke

Gallensteine spielen bei der Ursache der chronischen Pankreatitis keine Rolle!

Symptome. Häufig ist das Krankheitsbild oligosymptomatisch:

- Leitsymptom: rezidivierender (nicht kolikartiger) Schmerz, der Stunden bis Tage dauern kann; der Schmerz kann nach beiden Seiten, bis in den Rücken ausstrahlen (gürtelförmig) und befindet sich in der Tiefe des Oberbauches (Palpation)
- Fettunverträglichkeit und dadurch bedingte dyspeptische Symptome: Völlegefühl, Übelkeit, Erbrechen
- Maldigestion:
  - Gewichtsverlust
  - Meteorismus
  - massive übelriechende Fettstühle, Diarrhöe
- rezidivierender Ikterus
- Symptome eines Diabetes mellitus (tritt erst auf, wenn die Pankreasfunktion auf 10 % gesunken ist)

Komplikationen

- Pseudozysten
- Pankreaskarzinom
- Stenosen des Pankreasgangsystems
- Abszess
- Fistelbildung
- Milzvenen-, Pfortaderthrombose

Labor

- Serum: α-Amylase ↑ (wenig spezifische), Lipase ↑, Elastase 1 ↑ (normale Pankreasenzyme schließen eine chronische Pankreatitis nicht aus!)
- Stuhl: Bestimmung der Pankreas-Elastase-1 im Stuhl (das derzeit sensitivste Verfahren der exokrinen Pankreasfunktionsdiagnostik)

Therapie

- striktes Alkoholverbot; kleine Mahlzeiten
- Pankreasenzymsubstitution
- Beseitigung von Drainagehindernissen im Ductus choledochus
- Pankreasteilresektion
- Behandlung eines Diabetes mellitus

7.7.3 Pankreaskarzinom

Definition

Hierbei handelt es sich um eine maligne Entartung des Pankreasgewebes, welche sich am häufigsten im Pankreaskopf lokalisiert; dritthäufigster Tumor des Verdauungstraktes.

Ursachen

- unbekannt

Risikofaktoren

- genetisch bedingt
- Alkoholabusus
- Zigarettenrauchinhalation (Raucher sind 4 × häufiger betroffen)

Symptome. keine Frühsymptome

- evtl. Ikterus (oft das erste Symptom)
- Symptome einer chronischen Pankreatitis (schwierige Differenzialdiagnose!):
  - unspezifische Oberbauchbeschwerden/-schmerzen

  - Appetitverlust
  - Übelkeit, Erbrechen
  - Gewichtsverlust
  - Begleitpankreatitis
- schmerzlose, prallelastische Gallenblase tastbar (Courvoisier-Zeichen) als Folge eines tumorbedingten Verschlusses des Ductus choledochus
- selten: Thromboseneigung

Merke
Bei unerklärlichen rezidivierenden Thrombosen auch an Karzinome des Pankreas, Magens und der Prostata denken.

Komplikationen
- Penetration in den Magen
- Metastasierung lymphogen und hämatogen in die Leber und Lunge

Therapie
- Radikaloperation mit Lymphadenektomie
- Chemotherapie
- palliative Therapie

Prognose
- 5-Jahres-Überlebensrate: 5 % (Durchschnittswert bei Resektion)

7.7.4 Diagnoseverfahren bei Pankreaserkrankungen

- Sonografie/CT
- Pankreatikoskopie
- Blutuntersuchungen (Entzündungsparameter, Pankreasenzyme, Tumormarker)
- Stuhluntersuchung (Elastase-1-Bestimmung)

7.8 Erkrankungen von Leber und Gallenblase

7.8.1 Ikterus (Gelbsucht)

Definition
Hier liegt eine Gelbfärbung von Haut, Schleimhäuten und Skleren durch Bilirubinablagerungen im Gewebe vor.

Spezieller Lernhinweis
Der Normwert von Bilirubin im Blut beträgt 1 mg/dl; ab 2 mg/dl ist eine Gelbfärbung der Konjunktiven auffällig, ab 8–10 mg/dl ist die gesamte Haut gelb.

Der enterohepatische Kreislauf des Bilirubins
- Das Hb der Erythrozyten wird in der Milz abgebaut.
- Beim Abbau von Hb entsteht über die Zwischenstufen Biliverdin und Verdobilin als Endprodukt das indirekte Bilirubin (nicht wasserlöslich und nicht nierengängig).
- An Albumin gebunden gelangt das indirekte Bilirubin zur Leber, die es in den Hepatozyten mittels UDP-Glukuronyltransferase mit Glukuronsäure zu direktem Bilirubin (wasserlöslich und nierengängig) konjugiert.
- Das direkte Bilirubin gelangt dann als Bestandteil der Gallenflüssigkeit ins Duodenum, im Darm erfolgt durch die Darmbakterien (Escherichia coli) ein weiterer Abbau zu Sterkobilin (ca. 80 %) und Urobilinogen (ca. 20 %).
- Sterkobilin wird mit dem Stuhl ausgeschieden und gibt ihm seine braune Farbe.
- Urobilinogen wird über die V. portae rückresorbiert. Die Leber verarbeitet einen Teil des Urobilinogens, der andere Teil wird über die 3 Lebervenen in den großen Kreislauf geleitet und über den Urin ausgeschieden, welches ihm die charakteristische gelbe Farbe verleiht.

Spezieller Lernhinweis
Der physiologische Neugeborenenikterus stellt sich nach 2–5 Tagen ein und findet seine Ursache in einer verkürzten Lebensdauer fetaler Erythrozyten, einer verminderten Aktivität des Schlüsselenzyms und der UDP-Glukuronyltransferase!

Prähepatischer Ikterus

Ursachen

- verstärkte Hämolyse (z. B. Malaria, hämolytische Anämien)

Pathomechanismus. Aufgrund der Hämolyse baut die Milz vermehrt Hb zu indirektem Bilirubin um. Da die Leber täglich nur eine bestimmte Menge indirektes Bilirubin zu direktem Bilirubin konjungieren kann, bleibt ein Teil des indirekten Bilirubins im Körperkreislauf „in der Warteschleife". Die Leber schöpft ihre Kapazität voll aus, sodass die Menge des konjugierten Bilirubins höher ist als unter physiologischen Bedingungen; deshalb ist der Urin und der Stuhl verstärkt gefärbt. Für die Gelbfärbung der Haut ist das im Körperkreislauf verbliebene indirekte Bilirubin verantwortlich.

Symptome

- zusätzlich zum Ikterus: Symptome der Grunderkrankung

Labor

- Blutserum: indirektes Bilirubin ↑
- Stuhl: dunkler (Sterkobilin ↑)
- Urin: dunkler (Urobilinogen ↑)

Intrahepatischer Ikterus

Ursachen

- Hepatitis (infektiös, chronisch, toxisch, medikamentös bedingt), Stauungsleber, Leberzirrhose
- Neugeborenenikterus

Pathomechanismus. Die physiologische Menge an indirektem Bilirubin gelangt zur Konjugation in die Hepatozyten. Da diese aber entzündet sind, verlieren sie sowohl einen Teil des bereits konjugierten, direkten Bilirubins als auch einen Teil des unkonjugierten, indirekten Bilirubins in die Sinusoide und somit in den großen Kreislauf. Eine nicht physiologisch kleinere Menge an direktem Bilirubin gelangt nun über die Galle in den Darm und wird in Form von Sterkobilin ausgeschieden, während der andere Teil des direkten Bilirubins in Form von Urobilinogen über den Blutweg zur Niere gelangt und dort ausgeschieden wird.

Symptome

- zusätzlich zum Ikterus: Symptome der Grunderkrankung

Labor

- Blutserum: direktes und indirektes Bilirubin ↑
- Stuhl: heller (da weniger direktes Bilirubin in den Darm gelangt)
- Urin: dunkler (da sowohl direktes Bilirubin als auch ein kleiner Teil Urobilinogen ausgeschieden wird)

Posthepatischer Ikterus

Ursachen. Abflussstörungen des Gallengangsystems durch ein Hindernis: z. B. Pankreaskopfkarzinom oder Gallensteine

Pathomechanismus. Durch das Abflusshindernis staut sich die Gallenflüssigkeit über den Ductus choledochus in die Leber zurück, sodass konjugiertes, direktes Bilirubin in den Blutkreislauf gelangt.

Symptome

- zusätzlich zum Ikterus: Symptome der Grunderkrankung
- Pruritus (verursacht durch die Gallensäuren)

Labor

- Blutserum: direktes Bilirubin ↑
- Stuhl: acholisch-hell (direktes Bilirubin kann nicht in den Darm abfließen)
- Urin: bierbraun mit Schüttelschaum (Urobilinogen fehlend, aber direktes Bilirubin ↑↑↑)

7.8.2 Morbus (Gilbert-) Meulengracht (icterus intermittens juvinilis)

Definition
Hierbei handelt es sich um eine Störung des Bilirubinstoffwechsels.

Ursachen
- genetisch bedingt: Verminderung der Aktivität der Bilirubin-UDP-Glukuronyltransferase auf ca. 30 % im Vergleich zu einem gesunden Menschen

Symptome. Meist junge Männer zwischen dem 15.–30. Lebensjahr
- meist keine Symptome
- evtl. unspezifische abdominelle Symptome
- evtl. Müdigkeit
- Gelbfärbung der Skleren, v. a. beim Fasten

Labor
- indirektes Bilirubin erhöht

Therapie
- kein Behandlungsbedarf

7.8.3 Virushepatitis

- s. Kap. „Infektionskrankheiten des Verdauungssystems" Hepatitis (S. 221)

7.8.4 Leberzirrhose

Definition
Hierbei handelt es sich um eine Zerstörung der Läppchen- und Gefäßstruktur der Leber mit entzündlicher Fibrose und daraus resultierender Leberinsuffizienz mit portaler Hypertension.

Ursachen
- chronischer Alkoholabusus (ca. 50 %)
- Virushepatitis B, C, D (ca. 45 %)
- andere Ursachen:
  - Autoimmunhepatitis
  - Gallenabflussstörungen (biliäre Zirrhose)
  - toxische Lebererkrankung
  - Rechtsherzinsuffizienz (Cirrhose cardiaque)
  - Stoffwechselkrankheiten (Morbus Wilson, Hämochromatose, Fettleber)

Symptome. Eine **kompensierte Leberzirrhose** verläuft klinisch häufig stumm; maximal finden sich uncharakteristische Beschwerden:
- Allgemeinsymptome:
  - Abgeschlagenheit, Leistungsminderung
  - Druck- und Völlegefühl im Oberbauch, Meteorismus
  - evtl. Übelkeit, Gewichtsabnahme
- Leberhautzeichen:
  - Pruritus
  - Geldscheinhaut
  - Teleangiektasien
  - Lacklippe, Lackzunge
  - Gefäßspinnen (Spider naevi) an Handrücken, Gesicht, Oberarmen und Nacken
  - Palmar- und Plantarerythem
  - Weißnägel
  - Weißfleckung nach Abkühlung
- hormonelle Störungen:
  - Mann: Gynäkomastie, Bauchglatze, Hodenatrophie (kein Abbau von Östrogen)
  - Frau: Menstruationsstörungen, evtl. Amenorrhöe

Zeichen einer **dekompensierten Leberzirrhose** (entsprechen den Komplikationen):
- Ikterus
- Blutungsneigung (verminderte Synthese von Gerinnungsfaktoren), z. B. Petechien
- Malnutrition, Kachexie
- portale Hypertension und deren Folgen (Ösophagusvarizen/-blutungen, Aszites, Ödeme, Hypersplenismus)
- hepatische Enzephalopathie und Leberausfallkoma
- primäres Leberzellkarzinom

Diagnose.

Palpation

- Leber kann vergrößert oder verkleinert sein, evtl. verhärtet und mit höckriger Oberfläche
- evtl. Aszites, Meteorismus
- Splenomegalie

Labor

- durch verminderte Syntheseleistung der Leber:
  - Gerinnungsfaktoren ↓ (Quickwert ↓, INR-Wert ↑)
  - Albumin ↓
  - Cholinesterase ↓
  - Bilirubin ↑
- bei entzündlichen Schüben: GOT ↑, GPT ↑, GLDH ↑, γ-GT ↑
- bei hepatischer Enzephalopathie: Ammoniak ↑
- bei cholestatisch verlaufendem Hepatitisschub Anstieg der Cholestaseparameter (γ-GT, LAP ↑ AP, direktes Bilirubin)

Therapie

- Alkoholverbot
- Weglassen leberschädigender Medikamente
- Behandlung der Grunderkrankung
- Behandlung der Komplikationen
- Lebertransplantation

Spezieller Lernhinweis

Portale Hypertension: Die Zerstörung der Gefäßstruktur der Leber führt zu einer verminderten Durchlässigkeit für Blut. Das Blut staut vor der Leber in der V. portae. Folge der gestörten Strömungsverhältnisse ist die Ausbildung eines Umgehungskreislaufes. Dieser kann über die ösophagealen Venen erfolgen, aber auch über den Plexus hämorrhoidalis, gastrophrenikorenale bzw. umbilikale Kollateralen oder über retroperitoneale Venen.

7.8.5 Ösophagusvarizenblutung

Definition

Hierbei handelt es sich um eine akute Blutung von Ösophagusvarizen.

Ursachen

- Pfortaderthrombose
- Leberzirrhose

Pathomechanismus. Durch v. a. pressorische Akte oder durch das Essen eines scharfkantigen Stück Brotes reißen die Varizen auf. Der Patient erbricht so große Mengen Blut, dass aufgrund der hohen Blutverluste eine lebensgefährliche Situation eintritt.

Symptome

- retrosternaler Schmerz
- Stunden vorher Missempfindungen
- Erbrechen von großen Blutmengen im Schwall

Therapie

Cave

Notfall! Maßnahmen zur Grundversorgung, s. Ösophagusvarizenblutung **Tab. 20.13**.

Prognose

- hohe Letalität

7.8.6 Hepatische Enzephalopathie und Leberausfallkoma

Definition

Es liegt eine mangelnde Entgiftung ZNS-toxischer Stoffe infolge eines schweren Leberparenchymschadens (z. B. Ammoniak, Mercaptan, Phenolen, Fettsäuren, γ-Aminobuttersäure) vor.

Ursachen
- Leberzirrhose

Symptome
- beginnende Schläfrigkeit
- Verwirrtheit, verwaschene Sprache
- Flapping-Tremor (grobschlägiges Händezittern)
- Foetor hepaticus
- Somnolenz bis Koma

Therapie
- Behandlung der Grunderkrankung
- Reduktion der gehirntoxischen Substanzen
- Reinigung des Darms und Unterdrückung der ammoniakbildenden Darmflora
- Lebertransplantation

7.8.7 Fettleber

> **Definition**
> Hierunter versteht man die reversible diffuse Ablagerung von Fetttropfen (Triglyzeriden) in mindestens 50 % aller Hepatozyten (sind weniger Zellen betroffen, spricht man von Leberzellverfettung).

Ursachen
- Alkoholabusus
- Adipositas (Überernährung von Fett)
- Stoffwechselstörungen: z. B. Diabetes mellitus, Hyperlipoproteinämie
- Medikamente: z. B. Kortison
- toxische Substanzen: z. B. Pilzgifte, Tetrachlorkohlenstoffe

Symptome
- asymptomatisch
- evtl. unauffällige Symptome: Müdigkeit, Abgeschlagenheit, Druckgefühl, Appetitlosigkeit

Komplikationen
- Fettleberhepatitis (Alkoholhepatitis)
- Leberzirrhose

Therapie
- Behandlung der Grunderkrankung
- Alkoholabstinenz

7.8.8 Hämochromatose (Eisenspeicherkrankheit)

> **Definition**
> Verstärkte Resorption von Eisen mit der Folge von Organschäden (v. a. Leber, Bauchspeicheldrüse, Herz, Gelenken, Milz, Hirnanhangsdrüse, Schilddrüse und Haut)

Ursache
- meist genetisch bedingt (autosomal-rezessiv), viel häufiger sind Männer betroffen

Symptome
- Leberzirrhose
- Diabetes mellitus
- Dunkle Hautpigmentierung („Broncediabetes"), am stärksten in den Achselhöhlen ausgeprägt
- seltener: Splenomegalie, entzündliche Schwellung der Fingergrundgelenke, Rhythmusstörungen, Lethargie, Hypogonadismus, Libidoverlust

Therapie
- erfolgreiche Behandlung bei frühzeitigem Erkennen der Erkrankung: Aderlass, PPI, Meiden von stark eisenhaltiger Nahrung
- Symptomatisch

7.8.9 Gallensteinleiden (Cholelithiasis)

> **Definition**
> Diese gehen einher mit der Bildung von Cholesterin- oder Bilirubinsteinen in Gallenblase (Cholezystolithiasis), Gallengang (Choledochuslithiasis) oder intrahepatischen Gallenwegen.

Risikofaktoren für die Entstehung von Cholesterinsteinen

- genetisch bedingt („Gallensteinfamilien")
- cholesterinreiche Ernährung
- Adipositas
- Diabetes mellitus
- Alter (Zunahme von Gallensteinen im höheren Alter)
- Geschlecht (w:m = 3:1)

Spezieller Lernhinweis

Bei Personen mit folgenden Eigenschaften sind Gallensteine besonders häufig (6-F-Regel):

- „female" (Frauen)
- „fair" (hellhäutig, blond)
- „fat" (übergewichtig)
- „fourty" (Alter über 40 Jahre)
- „fertile" (fruchtbar)
- „family" (familiäre Belastung)

Ursachen für Bilirubinsteine

- chronische Hämolysen
- z. T. unbekannt
- Leberzirrhose

Symptome. Häufig Beschwerdefreiheit, stumme Gallensteine (70–80 %)

- Gallensteinkranke mit zunächst funktionellen Beschwerden (20–30 %):
  - Druck- und Völlegefühl im rechten Oberbauch
  - Meteorismus
  - Unverträglichkeit (Blähungen) von fetten, gebratenen Speisen; nach Kaffee, kalten Getränken u. a.
- Abneigung gegen Fett
- Symptome infolge Steineinklemmung in den Gallewegen:
  - kolikartige Schmerzen (Dauer: 15 min bis 5 h)
  - krampfartige Schmerzen im rechten und mittleren Oberbauch
  - Ausstrahlung der Schmerzen in den Rücken und in die rechte Schulter
  - Brechreiz, Aufstoßen
  - kurzzeitiger Ikterus

Diagnose

- Tastbefund: positives Murphy-Zeichen (plötzlich schmerzbedingtes Stoppen der Inspiration, nachdem der Untersucher in Exspiration die palpierende Hand auf die Gallenblase gedrückt hat)

Labor

- Serum: γ-GT ↑, LAP ↑, AP ↑, direktes Bilirubin ↑
- Urin: direktes Bilirubin ↑

Komplikationen

- akute Cholezystitis, Cholangitis
- Steinperforation
- Pankreatitis
- Gallenblasenhydrops
- Gallenblasenkarzinom

Therapie

Cave

Notfall! Maßnahmen zur Grundversorgung, s. Gallenkolik **Tab. 20.13**.

- bei stummen Steinen keine Behandlung nötig
- medikamentöse Steinauflösung
- Stoßwellenzertrümmerung
- laparoskopische oder operative Cholezystektomie und Gallenwegsanierung
- bei Koliken: Nitroglycerin, Buscopan

7.8.10 Akute Cholezystitis

Definition

Hierbei handelt es sich um eine Entzündung der Gallenblase.

Ursachen

- Verlegung der Gallengänge durch Gallensteine (90 %)

Pathomechanismus. Die Steineinklemmung im Ductus cysticus verursacht zunächst eine abakterielle Entzündung der überdehnten Gallenblase. In der Regel entsteht nachfolgend eine bakterielle Infektion infolge einer Keimaszension aus dem Duodenum bzw. eine hämatogene oder lymphogene Infektion. Folge ist das Gallenblasenempyem.

Symptome

- Koliken im rechten Oberbauch mit Ausstrahlung in die rechte Schulter
- Übelkeit, Erbrechen
- Hyperalgesie im Bereich des 6.–9. Brustwirbelkörpers paravertebral rechts (Mackenzie-Zeichen)
- positives Murphy-Zeichen
- systemische Entzündungszeichen

Komplikationen

- Sepsis
- Perforation
- Gallenblasenkarzinom

Therapie

- Spasmolytika
- Antibiotika
- Nahrungskarenz
- Cholezystektomie

7.8.11 Diagnoseverfahren bei Leber- und Gallenblasenerkrankungen

- Blutuntersuchungen (Bestimmung der Transaminasen GPT und GOT, GLDH, γ-GT); Hinweis auf Leberleistung (CHE, Quick-Test, Albumine)
- Laparoskopie
- endoskopische Messung des Ösophagusvarizendruckes
- Oberbauchsonografie (schnellste Nachweismethode von Gallensteinen)
- Röntgen
- Endoskopie mit Biopsie
- CT, Kernspinresonanzspektroskopie (NMR-Spektroskopie)

7.9 Aszites (Bauchwassersucht)

Definition

Eine Ansammlung von Flüssigkeit in der freien Bauchhöhle wird zu 80 % durch Leberzirrhose verursacht.

Ursachen

- nicht entzündlicher Aszites (Transsudat) bei portaler Hypertension, Leberzirrhose, Herzinsuffizienz, Erniedrigung des kolloidosmotischen Drucks
- entzündlicher Aszites (Exsudat) bei Tuberkulose, Bakterien, Pankreatitis, Tumoren des Magen-Darm-Traktes
- hämorrhagischer Aszites, z. B. bei Karzinomen, Tuberkulose, Traumen, Pfortaderthrombose

Symptome

- Symptome der Grunderkrankung
- meist zusätzlich starker Meteorismus („erst der Wind, dann der Regen“)
- verstrichener Bauchnabel
- zunehmender Bauchumfang
- Aszites und Hepatosplenomegalie: Hinweis auf Leberzirrhose oder Pfortaderthrombose
- Aszites und Pleuraerguss: Hinweis auf Leberzirrhose oder kardiale Stauungen
- Aszites und periphere Ödeme: Hinweis auf kardiale Stauungen oder Eiweißverlust

Diagnose.

Flüssigkeitswellenpalpation. Der Patient liegt auf dem Rücken, beide Hände werden je rechts und links den Flanken aufgelegt. Mit einer Hand gibt man einen Stoß in die Flanke, wobei die entstehende Fluktuationswelle von der anderen Hand auf der gegenüberliegenden Seite gespürt werden kann.

Flüssigkeitsdämpfung. Der Patient befindet sich in Knie-Ellenbogen-Lage, sodass sich die Flüssigkeit am tiefsten Punkt des Bauches sammelt. Setzt man dort das Stethoskop auf und klopft mit den Fingern seitlich gegen die Bauchwand, werden die Klopfgeräusche am Rande der Aszitesansammlung lauter.

Komplikationen

- spontane bakterielle Peritonitis
- hypertensive Gastropathie
- hepatorenales Syndrom

Therapie

- Behandlung der Grunderkrankung
- Natrium- und Flüssigkeitsbegrenzung
- Elektrolytkontrolle
- Medikamente (Diuretika)
- Aszitespunktion

7.10 Pharmaka: Verdauungssystem

Tab. 7.4 Wichtige Arzneimittel bei Erkrankungen des Verdauungssystems.

Medikamentengruppe	Wirkstoff (Handelsname) - *Beispiele*	Wirkung	Anwendung
Protonenpumpeninhibitoren	• Pantoprazol (Pantozol) • Omeprazol (Antra) • Esomeprazol (Nexium)	binden sich an die Protonenpumpe in den Belegzellen der Magenmukosa und hemmen diese irreversibel mit der Folge der verminderten Salzsäureproduktion **Nebenwirkung:** gastrointestinale Beschwerden	• gastoösophageale Refluxkrankheit mit Refluxösophagitis • chronische Gastritis • gastroduodenale Ulcera • bei Nachweis einer Helicobacter-pylori-Infektion • obere gastrointestinale Blutungen
H_2-Blocker	• Ranitidin (Zantic) • Cimetidin (Tagamet) • Famotidin (Pepdul)	Die Histamin H2-Rezeptoren in den Belegzellen der Magenmukosa werden blockiert; dadurch kann Histamin sich nicht mehr am Rezeptor binden und seine stimulierende Wirkung auf die Salzsäuresekretion entfalten **Nebenwirkung:** gastrointestinale Beschwerden	• gastoösophageale Refluxkrankheit ohne Refluxösophagitis
Analgetika	• Metamizol (Novalgin) • Tramadol (Tramal) • Pethidin (Dolantin) • Buprenorphin (Temgesic)	siehe **Tab. 9.4**	• krampflösend bei Koliken • schmerzlindernd im Rahmen von Entzündungen im Bauchraum
Spasmolytika	• Butylscopolamin (Buscopan)	senken den Tonus der glatten Muskulatur in den Hohlorganen indem die Rezeptoren vom Parasympathicus blockiert werden	krampfartige Schmerzen von Hohlorganen

► **Tab. 7.4** Fortsetzung.

Medikamentengruppe	**Wirkstoff (Handelsname)** - *Beispiele*	**Wirkung**	**Anwendung**
		Nebenwirkungen: Obstipation, Harnverhalt, Tachykardie	
Antiemetika	• Metoclopramid (Paspertin) • Antihistaminika: Dimenhydinat (Vomex)	Substanzen verschiedener Wirkstoffklassen blockieren Rezeptoren, welche an der Auslösung des Brechreizes beteiligt sind: Dopamin-, Histamin-, Serotonin- und Neurokininrezeptoren **Nebenwirkungen:** z. B. Müdigkeit, Kopfschmerzen	Übelkeit
Prokinetika	• Dopaminrezeptor-Antagonisten: Metoclopramid (Paspertin) • Serotoninrezeptor-Agonisten: Prucaloprid (Resolor)	unterschiedliche Substanzgruppen stimulieren über unterschiedliche Wirkmechanismen die Peristaltik im Magen-Darm-Trakt **Nebenwirkungen:** z. B. Müdigkeit, Kopfschmerzen, Bewegungsstörungen	• funktionelle Motilitätsstörungen • chronische Verstopfung • diabetische Gastropathie • in Ausnahmefällen bei einem paralytischen Ileus
Laxanzien	• Leinsamen, Weizenkleie, indische Flohsamen • Bisacodyl (Dulcolax) • Lactulose (bifiteral) • Glycerol (Milax Zäpfchen)	eine Abführung von Stuhl mittels Füll- und Quellstoffe oder schleimhautreizender Stoffe oder osmotisch wirksamer Stoffe oder lokal wirksamer Gleitmittel **Nebenwirkungen:** Flüssigkeits- und Kaliumverlust, Exsikkose	Obstipation
Antidiarrhoika	• Loperamid (Imodium) • Saccharomyces boulardii (Perenterol)	hemmen die Darmperistaltik und die Sekretion im Magen-Darm-Trakt; erhöhen den Tonus der Schließmuskulatur **Nebenwirkung:** gastrointestinale Beschwerden	Diarrhoe

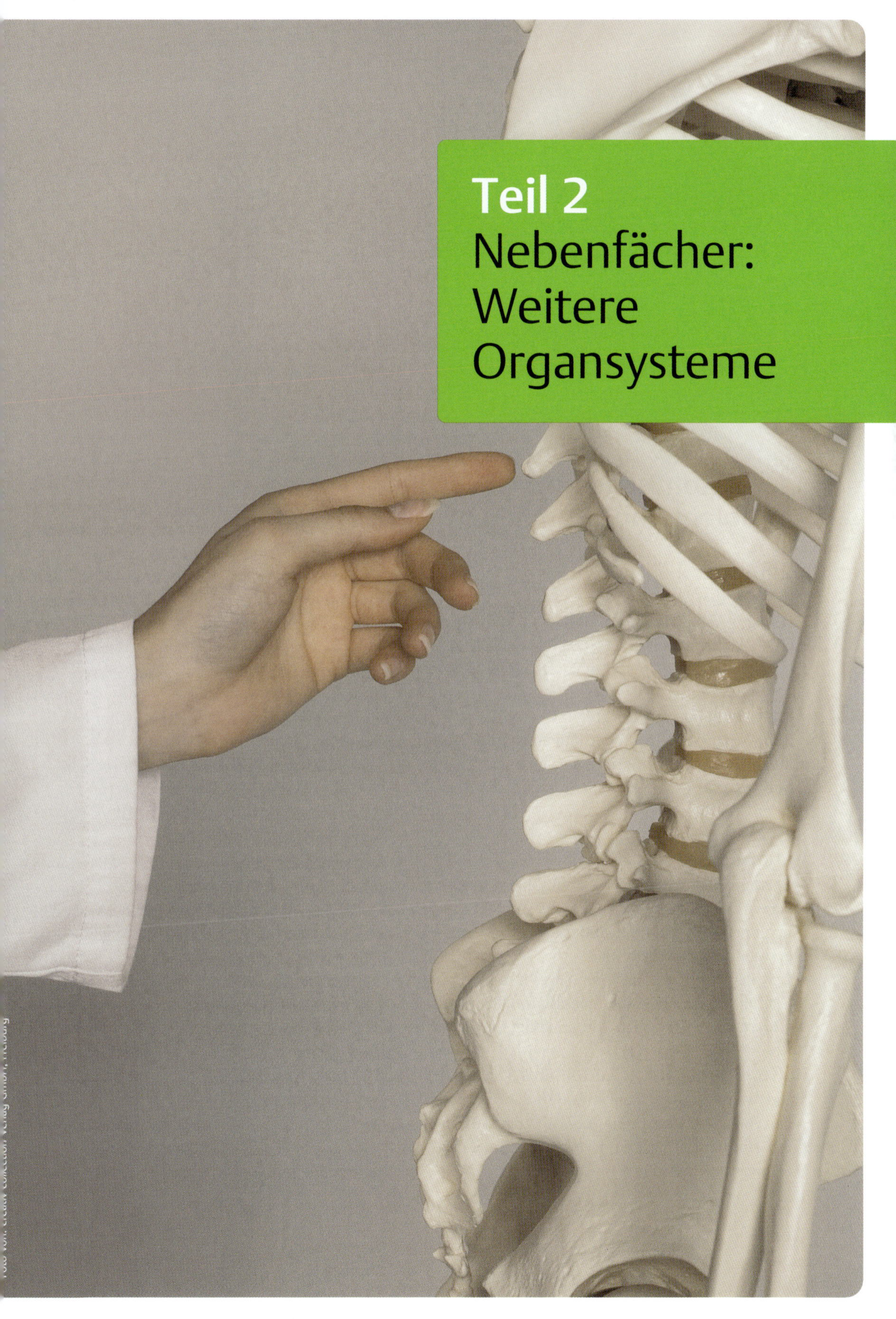
Teil 2
Nebenfächer:
Weitere
Organsysteme

8 Auge und Ohr

8.1 Anatomische und physiologische Grundlagen

8.1.1 Auge

Das Auge (**Abb. 8.1**) übermittelt dem Menschen bildhafte Informationen aus der Außenwelt. Rezeptoren werden von äußeren Reizen angeregt, in Form von elektrischen Impulsen an das Gehirn weitergeleitet und dort verarbeitet.

Zum Sehapparat zählt der Augapfel und sein Halteapparat, sein Bewegungsapparat, sein Schutzapparat, der Tränenapparat und die Sehbahnen.

Augapfel (Bulbus oculi)

- Der Augapfel liegt in der Augenhöhle (Orbita); sie wird vom knöchernen Schädel gebildet und ist innen mit einem Schutzpolster aus Fettgewebe ausgekleidet.
- Der kugelförmige Augapfel besteht aus dem Glaskörper, der Linse und den ihn umgebenden Häuten, die wie Schalen übereinander liegen.

Äußere Augenhaut: Lederhaut (Sklera)

- Die weiße bindegewebige Lederhaut umhüllt den Augapfel; sie ist eine Ausstülpung der harten Hirnhaut (Dura) und setzt sich über den Sehnerv als Umhüllung fort.
- Im vorderen Augenabschnitt geht die Lederhaut in die dünnere und durchsichtige Hornhaut (Kornea) über; sie weist eine etwas stärkere Wölbung auf als der Rest des Augapfels.
- Die Grenze zwischen Kornea und Sklera wird als Limbus bezeichnet; dort ist die Augenbindehaut befestigt.

Aufgabe der Lederhaut

- Formgebung des Augapfels
- Schutz des Augapfels vor mechanischer Beschädigung
- Durch die Kornea wird das Licht gebrochen.

Mittlere Augenhaut: Aderhaut (Choroidea)

- Die gefäßreiche Aderhaut liegt der Sklera innen an.
- Im vorderen Augenabschnitt bildet sie den Ziliarkörper (Strahlenkörper) und die Regenbogenhaut (Iris) aus.
- Sie dient der Ernährung von Sklera und Netzhaut.

Ziliarkörper

- Der Ziliarkörper besteht aus einem Ziliarmuskel und einer Ziliardrüse.
- Der Ziliarmuskel ist durch Aufhängebänder (Strahlenbändchen) mit der Linse verbunden und für die Linseneinstellung verantwortlich.

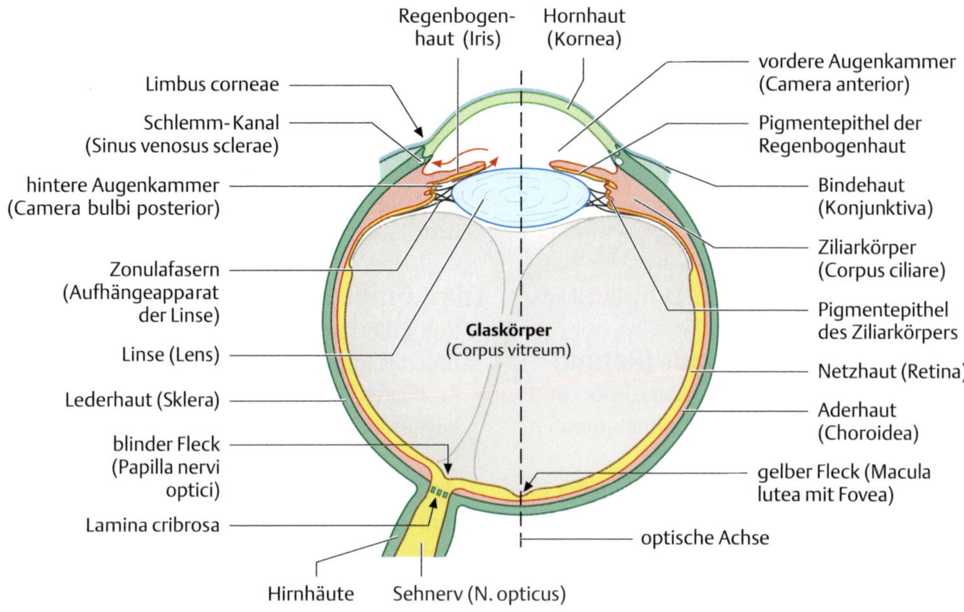

Abb. 8.1 Horizontalschnitt durch das rechte menschliche Auge (Abb. aus: Faller A, Schünke M. Der Körper des Menschen. Einführung in Bau und Funktion. 17. Aufl. Stuttgart, Thieme; 2017).

- Die Ziliardrüse produziert das Kammerwasser; es strömt aus der hinteren Augenkammer zwischen Linse und Iris in die vordere Augenkammer.
- Am Übergang Sklera und Hornhaut fließt das Kammerwasser in den Schlemmkanal, der schließlich in einen Venenplexus mündet; durch das Gleichgewicht von Bildung und Abfluss des Kammerwassers wird der Augeninnendruck bestimmt.

Spezieller Lernhinweis

Die vordere Augenkammer wird aus der Rückseite der Kornea, der Vorderseite der Iris und einem kleinen Anteil der Linse gebildet.

Die hintere Augenkammer wird vom Ziliarapparat, der Vorderseite der Linse und der Rückseite der Iris gebildet.

Aufgabe des Ziliarkörpers

- Der Ziliarmuskel ermöglicht Nah- und Fernakkommodation durch Einstellung der Linse.
- Das von der Ziliardrüse produzierte Kammerwasser dient der Formerhaltung und der Ernährung von Linse und Hornhaut.

Regenbogenhaut (Iris)

- Die Iris setzt sich über den Ziliarkörper hinaus fort.
- Als kreisrunde Scheibe mit einem Loch in der Mitte (Pupille) besteht sie aus glatter Muskulatur, in die pigmentierte Zellen eingelagert sind (blaue Augen: wenig Pigmente, braune Augen: viele Pigmente).
- Vergleichbar mit der Blende eines Fotoapparates regelt sie die Menge der einfallenden Lichtstrahlen, die durch die Pupille auf die Netzhaut treffen.
- Um die Pupillenveränderung vornehmen zu können, sind die Muskelfasern der Iris zirkulär und radiär angeordnet:

- zirkulärer Ringmuskel: Sphincter pupillae (Innervation erfolgt durch den Parasympathikus; er verengt die Pupille: Miosis)
- radiärer Muskel: M. dilatator pupillae (Innervation erfolgt durch den Sympathikus; er verursacht eine Pupillenerweiterung: Mydriasis)

Aufgabe der Regenbogenhaut

- Sie passt die Pupillengröße dem Lichteinfall an.

Innere Augenhaut: Netzhaut (Retina)

- Die Netzhaut liegt zwischen Glaskörper und Aderhaut und enthält die bildaufnehmenden Sinneszellen: Stäbchen und Zapfen.
- Die ca. 120 Mio. Stäbchen sind gleichmäßig in der Netzhaut verteilt (Ausnahme: gelber und blinder Fleck); sie ermöglichen das Schwarz-Weiß-Sehen und das Sehen in der Dämmerung.
- Circa 6 Mio. Zapfen ermöglichen das Farbsehen sowie das Wahrnehmen von genauen Abbildungen; sie befinden sich v. a. im Zentrum der Netzhaut, direkt gegenüber dem Mittelpunkt von Hornhaut und Pupille (Sehachse); dieses zapfenreiche Gebiet wird als gelber Fleck (Macula lutea) bezeichnet und ist der Ort des schärfsten Sehens.
- An der Austrittsstelle des Sehnervs (Papille) gibt es weder Stäbchen noch Zapfen; sie wird deshalb auch als blinder Fleck bezeichnet.
- Zwischen Netzhaut und Aderhaut befindet sich das Pigmentepithel, welches den Stoffwechsel zwischen Netz- und Aderhaut ermöglicht.

Aufgabe der Netzhaut

- Die Sinneszellen ermöglichen die Aufnahme von Informationen aus der Außenwelt.

Linse

- Die Linse ist ein variabler Bestandteil des Augapfels und liegt zwischen Glaskörper und Iris; sie ist nach beiden Seiten gewölbt (bikonvex) und völlig durchsichtig.
- Sie ist hinter der Iris durch einen Aufhängeapparat (bindegewebige Fasern) mit dem Ziliarkörper verbunden.
- Durch Kontraktion oder Dilatation des Ziliarmuskels kann die Form der Linse stärker abgeflacht oder gewölbt werden.

Aufgabe der Linse

- Durch die Linseneinstellung (Akkommodation) wird das scharfe Nah- und Fernsehen ermöglicht.

Glaskörper

- Der gallertartige und durchsichtige Glaskörper füllt das Innere des Augapfels aus.
- Er besteht zu 98 % aus Wasser und Eiweißbestandteilen (Hydrogel).

Aufgabe des Glaskörpers

- Aufrechterhaltung des lichtbrechenden Milieus
- Formgebung und Formerhaltung
- Er hält einem gewissen Druck von außen stand.

Spezieller Lernhinweis

Augenhintergrund: Mit einem Augenspiegel (Ophthalmoskop) kann man durch die brechenden Medien (Hornhaut und Linse) den orangerötlichen Augenhintergrund beobachten. In der nasalen Hälfte findet man einen Punkt, an dem sich alle Nervenfasern und Gefäße sammeln (Papilla nervi optici) und den Bulbus verlassen (blinder Fleck). In der temporalen Hälfte ziehen zahlreiche Gefäßäste zum gelben Fleck. Beispielsweise bei Hypertonie, Diabetes mellitus oder erhöhtem Hirndruck kann man Gefäßveränderungen beobachten (Stauungspapille).

Hilfsapparate des Auges

Bewegungsapparat

6 äußere Augenmuskeln ermöglichen die Dreh- und Rollbewegung des Augapfels. Sie setzen an der knöchernen Wand der Augenhöhle an und ziehen zu Ansatzpunkten der Lederhaut. Mehrere Hirnnerven sind für ihre Tätigkeit zuständig.

- oberer gerader Augenmuskel (M. rectus superior)
- oberer schräger Augenmuskel (M. obliquus superior)

- innerer gerader Augenmuskel (M. rectus medialis)
- unterer schräger Augenmuskel (M. obliquus inferior)
- unterer gerader Augenmuskel (M. rectus inferior)
- äußerer gerader Augenmuskel (M. rectus lateralis)

Schutzapparat

Zum Schutzapparat zählen:

- die Augenbrauen (schützen das Auge vor herablaufendem Schweiß)
- das Ober- und Unterlid; der dazwischen liegende Spalt wird als Lidspalte bezeichnet
- Im Lidrand befinden sich verschiedene Drüsen:
  - Meibom-Drüsen: fetten den Lidrand ein
  - Zeis-Drüsen: zählen als Talgdrüsen zu den Wimpern
  - Moll-Drüsen: modifizierte Schweißdrüsen, die in den freien Lidrand oder in die Haarbälge der Wimpern einmünden
- die Wimpern (schützen vor Fremdkörpern und Sonneneinstrahlung)
- die Bindehaut (Konjunktiva), die die Lider von innen auskleidet und sich durch eine obere und untere Umschlagfalte auf der vorderen Fläche der Sklera fortsetzt; aufgrund ihrer hohen Schmerzempfindlichkeit reagiert sie stark auf äußere Reize

Tränenapparat

Der Tränenapparat besteht aus den Tränendrüsen und den Tränenwegen.

- Die Tränendrüsen befinden sich seitlich oberhalb der äußeren Augenwinkel über dem Augenlid in den Augenhöhlen.
- Sie produzieren die Tränenflüssigkeit (salzreiche Flüssigkeit, die das bakterizid wirkende Enzym Lysozym enthält).
- Ihre zahlreichen Ausführungsgänge münden in der Umschlagfalte der Augenlider, sodass sich die Tränenflüssigkeit in den inneren Augenwinkeln ansammelt.
- Die Abflusswege der Tränenflüssigkeit stellen je 2 Tränenpünktchen dar, die sich am oberen und unteren Augenlid befinden; so gelangt die Tränenflüssigkeit über die Tränenpünktchen in die Tränenkanälchen, die in den Tränensack münden.
- Der Tränensack steht über den Tränennasengang mit der Nasenhöhle in Verbindung (deshalb tropft beim Weinen die Nase).
- Bei verstärktem Tränenfluss (Weinen) fließen die Tränen über die Lidränder hinweg, da die Abflusswege nur kleine Mengen abtransportieren können.

Sehbahnen

- Stäbchen und Zapfen reagieren auf Impulse, die auf Nervenzellen übertragen werden; die Axone dieser Nervenzellen ziehen durch die Netzhaut zum blinden Fleck und münden in den N. opticus.
- Im N. opticus verlaufen die Nervenbahnen des rechten und linken Gesichtsfeldes getrennt, die Nerven der nasalen Gesichtsfelder kreuzen sich am Boden des Zwischenhirns zur Gegenseite (Chiasma opticum = Sehbahnkreuzung); die temporalen Axone werden ungekreuzt weitergeleitet.
- Gekreuzte und ungekreuzte Nervenbahnen ziehen schließlich zum Sehzentrum in den Hinterhauptslappen.

Sehvorgang

- Einfallende Lichtstrahlen passieren zunächst die lichtbrechenden Medien Hornhaut, Kammerwasser, Linse und Glaskörper.
- Dabei muss die Brechkraft ständig dem einfallenden Licht angepasst werden; diese Aufgabe übernimmt in erster Linie die Linse; beim Nahsehen zieht sich der Ziliarmuskel zusammen, die Linse nimmt eine Kugelform an; umgekehrt erschlafft der Ziliarmuskel beim Weitsehen, die Linse flacht ab; durch Änderung ihres Krümmungsgrades kann die Linse also die Brechkraft ändern (Akkommodation).
- Die durch die Pupille einfallenden Lichtstrahlen projizieren auf der Netzhaut ein scharfes Bild, welches jedoch verkleinert, seitenverkehrt und auf dem Kopf stehend dargestellt wird.
- Über die Sehnerven werden die Licht- und Farbeindrücke an die Sehrinde des Hinterhauptslappens weitergeleitet, wo eine Umdrehung des Bildes erfolgt, sodass es unserer Wahrnehmung der Umwelt entspricht.

8.1.2 Ohr

Das Ohr (**Abb. 8.2**) liegt in der Felsenbeinpyramide des Schläfenbeins.

Es lässt sich anatomisch unterteilen in das äußere Ohr, Mittelohr und Innenohr.

Äußeres Ohr

Zum äußeren Ohr zählt man die Ohrmuschel und den äußeren Gehörgang.

- Die Ohrmuschel ist eine Hautfalte, in die ein elastischer Knorpel eingelagert ist; sie besteht aus dem Knorpelbogen (Helix), der Gegenleiste (Anthelix) und der Ohrecke (Tragus).
- Im äußeren Gehörgang sind Drüsen eingelagert, die das Ohrenschmalz (Zerumen) produzieren; dieses dient der Geschmeidigkeit des Trommelfells.
- Einzelne Haare schützen das Trommelfell vor Schmutz.

Aufgabe des äußeren Ohrs

- Das äußere Ohr dient dem Auffangen von Schallwellen (Schallleitung).

Trommelfell

- Das Trommelfell grenzt das äußere Ohr vom Mittelohr ab.

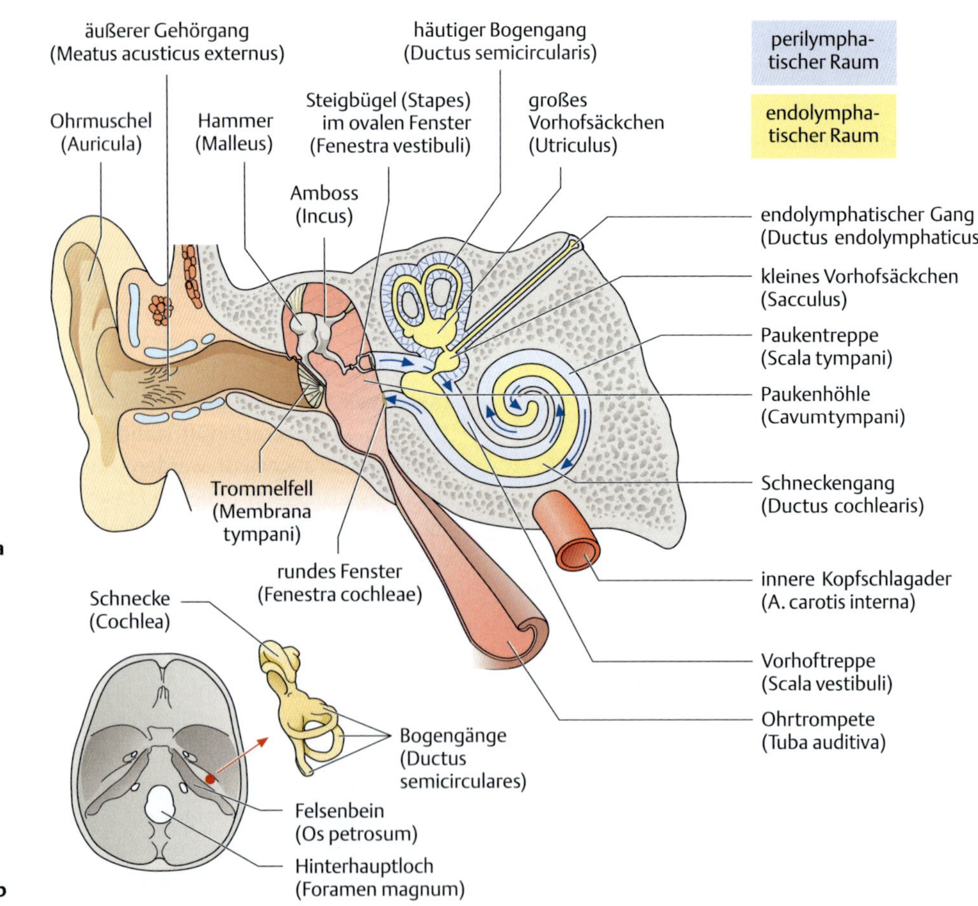

Abb. 8.2 Schematische Übersicht des äußeren Ohrs, des Mittelohrs und des Innenohrs (Frontalschnitt). **a** Äußeres Ohr (bis zum Trommelfell); Mittelohr (Gehörknöchelchen und Ohrtrompete) und Innenohr (Gleichgewichtsorgan und Schnecke); **b** Lage des Innenohrs im Schädel (Aufsicht auf die Schädelbasis von oben) mit einem Ausgusspräparat des Gehör- und Gleichgewichtsorgans (Abb. aus: Faller A, Schünke M. Der Körper des Menschen. Einführung in Bau und Funktion. 17. Aufl. Stuttgart, Thieme; 2017).

- Es ist eine perlmuttfarbene dünne Membran, die dem Außenohr zugewandte Seite besteht aus Epithelzellen.
- Die dem Mittelohr zugewandte Seite ist mit Schleimhaut ausgekleidet.

Aufgabe des Trommelfells

- Aufgabe des Trommelfells ist die Schallleitung.
- Es fängt die Schallwellen auf und überträgt sie durch seine Eigenschwingung an das Mittelohr.

Mittelohr

Das mit Schleimhaut ausgekleidete Mittelohr besteht aus 3 Räumen:

- Paukenhöhle
- Ohrtrompete
- Antrum mastoideum

Paukenhöhle

- Die mit Luft gefüllte Knochenhöhle (Paukenhöhle) liegt im Felsenbein.
- Sie erstreckt sich vom Trommelfell bis zur knöchernen Wand des Innenohrs, in der sich 2 membranverschlossene Knochenfenster befinden (ovales und rundes Fenster).
- 3 Gehörknöchelchen (Hammer, Amboss und Steigbügel) verbinden das Trommelfell mit dem ovalen Fenster.
- Der Hammergriff ist mit dem Trommelfell verwachsen; seine Fortsätze sind mit dem Amboss gelenkig verbunden; dieser ist wiederum mit dem Steigbügel verknüpft, wobei die „Fußplatte“ des Steigbügels an dem ovalen Fenster befestigt ist.
- Die bewegliche Membran des ovalen Fensters leitet die vom Trommelfell übertragene Schwingung an das Innenohr weiter.
- Die ebenfalls bewegliche Membran des runden Fensters fängt den durch das ovale Fenster übertragenen Druck auf das Innenohr ab, nachdem die Druckwelle die Schnecke passiert hat.
- Die Schallwellen werden vom Trommelfell zum Innenohr geleitet; die Gehörknöchelchen wandeln die auf das Trommelfell übertragenen Luftschwingungen in eine Knochenschwingung um und verstärken diese um das 20-fache.

Antrum mastoideum (Nebenhöhle der Paukenhöhlen). Nach hinten steht die Paukenhöhle mit den luftgefüllten Hohlräumen des Warzenfortsatzes (Processus mastoideus) in Verbindung.

Ohrtrompete (Tuba auditiva). Die Ohrtrompete stellt einen Verbindungsgang zwischen Paukenhöhle und Rachenraum dar; beim Schluckakt ermöglicht sie den Luftaustausch und Druckausgleich zwischen Rachen und Mittelohr.

Innenohr

Das Innenohr befindet sich in vorgebildeten Knochenkanälchen des Felsenbeins und wird wegen seines komplizierten Aufbaus auch knöchernes Labyrinth genannt. Es beinhaltet 2 Sinnesorgane: das Hörorgan und das Gleichgewichtsorgan.

- Das knöcherne Labyrinth besteht aus dem Vorhof, den Bogengängen und der Schnecke.
- In dem vorgeformten knöchernen Labyrinth liegt das häutige Labyrinth, welches mit Endolymphe gefüllt ist.
- Zwischen der äußeren Grenze des häutigen Labyrinths und des knöchernen Labyrinths fließt die Perilymphe.

Hörorgan (Schnecke = Kochlea)

- Die aus 2½ Windungen gebildete Schnecke liegt im vorderen Abschnitt des Labyrinths.
- Sie ist ein mit Endolymphe gefüllter Schlauch (häutige Schnecke), der von beiden Seiten durch Perilymphe von der knöchernen Schnecke abgegrenzt wird.
- Den oberen, am ovalen Fenster beginnenden Perilymphraum bezeichnet man als Scala vestibuli (Vorhoftreppe).
- Den unteren Perilymphraum nennt man Scala tympani (Paukentreppe); er endet am runden Fenster.
- In der häutigen Schnecke befindet sich die Basilarmembran mit den Sinneszellen für das Gehör.
- Die Sinneszellen werden auch Haarzellen genannt, weil sie mit ihren feinen Härchen in die Endolymphe der häutigen Schnecke ragen.

- Zwischen den Sinneszellen sind Stützzellen eingelagert; beide zusammen bilden das eigentliche Hörorgan, das Corti-Organ.

Aufgabe des Hörorgans

- Schallempfindung

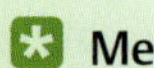 Merke

Äußeres Ohr und Mittelohr dienen der Schallleitung, während das Innenohr (Schnecke) für die Schallempfindung zuständig ist!

Hörvorgang

- Die Ohrmuschel nimmt Schallwellen auf und leitet sie über den äußeren Gehörgang zum Trommelfell.
- Das Trommelfell wird in Schwingung versetzt und leitet diese über die Gehörknöchelchenkette zum ovalen Fenster.
- Die Schwingung des ovalen Fensters setzt die Perilymphe der Scala vestibuli in Vibrationen; die Schwingung der Scala vestibuli setzt sich fort bis zur Schneckenspitze und läuft von dort die Scala tympani hinab zum runden Fenster, welches die Schwingung abfedert.
- Die Wanderwellen der Perilymphe wirken sich auf die in der häutigen Schnecke befindlichen Haarzellen aus, indem sie sich verbiegen; dieser mechanische Biegungsreiz veranlasst die Haarzellen, Impulse über Nervenfasern zum Hörzentrum im Großhirnschläfenlappen weiterzuleiten.

Gleichgewichtsorgan (Vestibularapparat)

- Das Gleichgewichtsorgan ermöglicht zusammen mit anderen Sinnesorganen die Orientierung im Raum sowie die Koordination von Geschwindigkeitsveränderungen.
- Es besteht aus dem Vorhof (Vestibulum) und den 3 Bogengängen.

Vorhof

- Vom Vorhof, dem Zentrum des knöchernen Labyrinths, gehen nach vorne die Schnecke ab und nach hinten die 3 Bogengänge.
- Der knöcherne Vorhof enthält mit Endolymphe gefüllte Membransäckchen:
  - großes Vorhofsäckchen (Utriculus)
  - kleines Vorhofsäckchen (Sacculus)
- Beide Säckchen sind von Perilymphe umgeben.
- Im Utriculus und Sacculus befinden sich haarige Sinneszellen, die von einer gallertigen Membran bedeckt sind (Statolithenmembran); in die Oberfläche dieser Membran sind Kalziumkarbonatkristalle (Statolithe) eingelagert.
- Werden die Härchen durch eine Änderung der Beschleunigung abgeschert, so wird von den Sinneshaarzellen ein Nervenimpuls ausgesandt.
- Die Sinneszellen sprechen auf eine Änderung der Bewegung an, d.h., sie reagieren auf Schwerkraft und Beschleunigung in vertikaler und horizontaler Ebene.

Bogengänge

- Alle 3 Bogengänge sind mit dem Anfang und dem Ende eines jeden Bogens ringförmig mit dem Vorhof verbunden; jeder Bogengang ist am Ende zur Ampulle erweitert.
- In den knöchernen Bogengängen liegen wieder mit Endolymphe gefüllte häutige Bogengänge, die von Perilymphe umgeben sind.
- In den Ampullen liegen die Sinneshaarzellen des Bogengangsystems.
- Die Härchen ragen in eine gallertige Masse (Cupula).
- Führt man eine Drehbewegung aus, verschiebt sich die Endolymphe und bewirkt einen Zug an den in der Cupula eingebetteten Härchen.
- Folge ist die Weiterleitung von Nervenimpulsen zum Gehirn.
- Die Sinneszellen des Bogengangsystems reagieren auf Drehbewegungen.

Diagnostik, Untersuchung

Inspektion des äußeren Ohrs

- Rötung, Schwellung
- Konturen des Knorpelgerüstes
- Absonderungen des äußeren Ohrs

Ohrspiegelung (Otoskopie).

Äußerer Gehörgang
- Zerumenpfropf
- Gehörgangsfurunkel

Trommelfell
- Rötung und Vorwölbung (Otitis media)
- blau-schwarze Färbung (Blutung im Mittelohr)
- gelbe Färbung (Eiter im Mittelohr)
- weiße Flecken (Kalkspritzer infolge früherer Entzündungen)
- eingezogenes Trommelfell (Tubenkatarrh)

Palpation
- Zug- und Druckschmerz an der Ohrmuschel (Hinweis auf Otitis externa)
- Tragusdruckschmerz (bei Erwachsenen Hinweis auf Otitis externa, bei Kleinkindern Hinweis auf Otitis media)
- Druckschmerz auf dem Warzenfortsatz (Hinweis auf Mastoiditis)

Funktionsprüfungen. Die Stimmgabelprüfung nach Weber und Rinne dient der Unterscheidung von Schallleitungs- und Schallempfindungsstörungen.

Weber-Test. Eine vibrierende Stimmgabel (Frequenz 512 oder 1024 Hz) wird auf die Schädelmitte gesetzt. Gesunde hören gleichmäßig auf beiden Ohren den Ton.

Bei einem Innenohrschaden wird der Ton nur auf dem gesunden Ohr wahrgenommen, bei einem Mittelohrschaden ist der Ton im kranken Ohr lauter (Umgebungsgeräusche werden nicht mehr so gut gehört, deshalb empfindet man den Ton als lauter).

Rinne-Test. Man setzt die vibrierende Stimmgabel mit der Basis auf den Processus mastoideus, bis der Patient keinen Ton mehr hört (Ton wird über Knochen ins Innenohr geleitet). Danach zieht man die Stimmgabel schnell vor den Gehörgang. Ein Hörgesunder kann den Ton jetzt wieder über Luftleitung hören.
- Rinne negativ: Der Patient kann den Ton über Luftleitung nicht wahrnehmen (Schallleitungsstörung).
- Rinne positiv: Knochenleitungs- und Luftleitungswege sind intakt.

Unterberger-Tretversuch. Hierbei handelt es sich um einen neurologischer Test zur Überprüfung der Reflexbahnen zwischen den Gleichgewichtszentren im Gehirn und dem Rückenmark (vestibulospinale Reflexe). Er dient der orientierenden klinischen Untersuchung von Stand und Gang. Der Patient wird gebeten, mit geschlossenen Augen und vorgestreckten Armen, 50 mal auf der Stelle zu treten. Dabei ist es wichtig, dass keine optischen oder akustischen Reize (z. B. helles Licht, tickende Uhr) eine Orientierung im Raum vorhanden sind.

Der Test ist positiv, wenn der Patient während der 50 Schritte mehr als 45° von der Ausgangsposition abweicht (Hinweis auf eine Schädigung des Vestibularapparates oder des Kleinhirns).

8.2 Erkrankungen der Augen

8.2.1 Gerstenkorn (Hordeolum)

> **Definition**
> Hierbei handelt es sich um einen Abszess der Liddrüse (meist Meibom-Drüse), i. d. R. infolge einer Staphylokokkeninfektion.

Ursachen
- unbekannt
- häufig in Verbindung mit Diabetes mellitus

Symptome
- lokale Rötung und Schwellung
- starke Schmerzen
- Eiterbildung

Therapie
- Stichinzision
- evtl. antibiotische Salbe
- Rotlicht

8.2.2 Hagelkorn (Chalazion)

Definition
Beim Hagelkorn liegt eine chronische Entzündung einer oder mehrerer Meibom-Drüsen mit Granulombildung vor.

Ursachen
- Sekretstau nach Verschluss der Ausführungsgänge, entweder spontan, nach Entzündung oder Tumor

Symptome
- schmerzlose, erbsgroße Zyste an der Innenseite des Augenlids
- Fremdkörpergefühl im Auge

Therapie
- Kleine Hagelkörner bilden sich meist von allein zurück.
- operative Ausschälung
- lokale Kortisoninjektion

8.2.3 Xanthelasma

Definition
Xanthelasma sind im Bereich der Augenlider lokalisierte hellgelbe Platten (Cholesterinablagerungen).

Ursachen
- bei jungen Menschen: Folge einer Hyperlipoproteinämie
- im höheren Alter: unabhängig von einer Fettstoffwechselstörung

Therapie
- kaum Rückbildung bei Behandlung der Fettstoffwechselstörung
- Laserchirurgie

8.2.4 Konjunktivitis

Definition
Dies ist eine Sammelbezeichnung für Entzündungen der Augenbindehaut.

Ursachen
- nicht infektiös:
  - äußere Reize wie Staub, Rauch, Klima, UV-Licht
  - allergische Reaktion auf z. B. Kontaktlinsen, Tierhaare, Pollen
- infektiös:
  - bakteriell (Pneumokokken, Streptokokken, Gonokokken, Staphylokokken etc.)
  - viral (z. B. Masernvirus, Varizellen, am häufigsten Adenoviren)
  - Pilze
  - Chlamydien

Symptome
- gerötetes Auge (vermehrte Gefäßzeichnung, kann auf die Skleren übergreifen)
- Hypersekretion der Tränendrüse
- Verklebung der Lidränder durch eingetrocknetes Sekret (v. a. morgens)
- Lidödeme
- Lichtscheu
- Fremdkörpergefühl im Auge
- Brennen und Jucken
- bei Beteiligung des Korneaepithels am Entzündungsprozess (Keratokonjuktivitis): krampfhafter Lidschluss

Therapie
- bakterielle Konjunktivitis: lokale Antibiotika
- allergische Konjunktivitis: Allergen meiden, evtl. kortisonhaltige Augentropfen
- virale Konjunktivitis: keine spezifische Therapie

8.2.5 Virale Konjunktivitis (Conjunctivitis epidemica)

Definition
Diese Virusinfektion betrifft v. a. die Horn- und Bindehaut.

Erreger
- Adenoviren

Übertragung
- Meist durch den Arzt verursacht durch Tropfpipetten.

Inkubationszeit
- 4–10 Tage

Symptome. Die Symptome äußern sich anfangs einseitig, nach ca. 1 Woche Befall des anderen Auges.
- akute Rötung und Schwellung der Bindehaut
- Jucken
- Fremdkörpergefühl im Auge
- wässrige Sekretabsonderung
- präaurikuläre und submandibuläre Lymphknotenschwellung

Komplikationen
- bleibende Sehstörungen
- Iridozyklitis

Spezieller Lernhinweis
Da eine hohe Ansteckungsgefahr besteht, sollten Schutzmaßnahmen ergriffen werden (kein gemeinsamer Gebrauch von Handtüchern, Händedesinfektion von Patient und Behandler etc.).

8.2.6 Grauer Star (Linsentrübung, Katarakt)

Definition
Hierbei handelt es sich um eine meist beidseitige Eintrübung der Linse.

Ursachen
- unbekannt (Altersstar, Auftreten meist nach dem 60. Lj.; evtl. Enzymdefekt, Mangelernährung, UV-Schäden)
- Medikamente (Kortisonstar)
- Diabetes mellitus (Ernährungsstörung der Linse, Cataracta diabetica)
- Stromunfälle (Cataracta electrica)
- Strahlenkatarakt
- Feuerstar der Glasbläser und Hochofenarbeiter
- angeboren (z. B. Rötelnembryopathie, Down-Syndrom)

Symptome
- anfangs Lichtempfindlichkeit (durch unregelmäßige Lichtbrechung)
- Patient bevorzugt lichtabgedunkelte Räume.
- zunehmend eingeschränkte Sehkraft
- Sehen von diffusen Lichtstrahlen um Objekte, unscharfes Sehen
- Ist die Linse vollständig eingetrübt, erscheint sie grau; evtl. Erblindung.

Komplikationen
- Bei spontaner Öffnung der Linsenkapsel kommt es zwar zu einer Sehkraftverbesserung, jedoch auch zu gefährlichen Entzündungen des Auges.

Therapie
- operative Entfernung der Linse
- Ersatz durch Plastiklinse

8.2.7 Glaukom (Grüner Star)

Definition
Dies ist eine Sammelbezeichnung für Erkrankungen, die mit einem erhöhten Augeninnendruck einhergehen.

Pathomechanismus. Normalerweise beträgt der Augeninnendruck max. 20 mmHg. Sind die Abflusswege des Kammerwassers verlegt, erfolgt ein Druckanstieg; dadurch kann eine Atrophie des N. opticus verursacht werden, sodass Gesichtsfeldausfälle (Skotom) und Erblindung die Folge sind.

Man unterscheidet das chronische und das akute Glaukom.

Chronisches Glaukom (Glaucoma chronicum simplex, Offenwinkelglaukom)

Definition
Diese langsam fortschreitende Erhöhung des Augeninnendrucks ist in der Bundesrepublik eine der häufigsten Ursachen für Erblindung.

Ursachen
- unbekannt, meist im höheren Lebensalter auftretend

Symptome
- im Anfangsstadium noch keine Beschwerden, schleichender Verlauf
- meist mäßig erhöhter Augeninnendruck (25–35 mmHg)
- Papillenexkavation (Aushöhlung der Papillen aufgrund Druckatrophie)
- erst im Spätstadium Gesichtsfeldausfälle
- häufig Zufallsbefund (z. B. beim Verordnen einer Lesebrille)

Therapie
- medikamentöse Drucksenkung (Parasympathomimetika)
- Laserbehandlung
- Operation

Prophylaxe
- regelmäßige Kontrolle des Augeninnendrucks ab dem 40. Lj.

Akutes Glaukom (Winkelblockglaukom)

Definition
Hierbei handelt es sich um eine anfallsartige, meist einseitige starke Erhöhung des Augeninnendrucks auf 50–80 mmHg (sog. Glaukomanfall).

Ursachen
- unbekannt, betrifft meist Menschen zwischen dem 55. und 70. Lj.

Symptome
- plötzlich schneidende Schmerzen im Auge, ausstrahlend in Zähne und Kopf (Trigeminus), evtl. Abdomen
- Nebelsehen, Regenbogenfarbensehen, Farbringsehen, nachlassendes Sehvermögen
- starke Kopfschmerzen (halbseitig!)
- Übelkeit und Erbrechen
- tastbare Härte des Augapfels (steinhart)
- Auge ist rot verfärbt, die Pupille ist erweitert und unregelmäßig entrundet.

Therapie

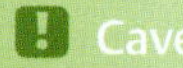

Notfall! Maßnahmen zur Grundversorgung, s. akutes Glaukom (**Tab. 20.14**).

- Pilocarpin (Miotikum) bewirkt bessere Abflussverhältnisse.
- bei rezidivierenden Glaukomanfällen: Iridektomie (operative Herstellung einer Verbindung zwischen vorderer und hinterer Augenkammer)

8.2.8 Ablatio retinae (Netzhautablösung)

Definition
Risse, Narben oder Zugkraft bewirken ein Eindringen von Glaskörperflüssigkeit zwischen Netzhaut und Aderhaut.

Ursachen
- idiopathisch (häufigste Ursache) im Alter, bei Myopie, nach Kataraktoperationen
- nach Entzündungen
- Traumen (z. B. Prellungen, Tennisball auf das Auge)
- Diabetes mellitus
- Netzhautvenenverschlüsse (Unterversorgung der Netzhaut)

Symptome
- prodromale Lichtblitze
- Flusensehen, „Schwarm schwarzer Mücken" (durch Einblutungen)
- schmerzlose Sehstörung
- Gesichtsfeldausfälle
- Schleier- und Schattensehen
- vermindertes Rotlicht
- Im Spätstadium erscheint eine „Mauer" (löst sich die Netzhaut oben ab, steigt die Mauer von unten auf).

Therapie. Die Netzhautablösung führt unbehandelt meist zur Erblindung.
- Anheften der Netzhaut durch Laserbehandlung
- Annähern von Netz- und Aderhaut durch Plombe

8.2.9 Astigmatismus (Hornhautverkrümmung)

Definition
Parallel einfallende Lichtstrahlen werden infolge abnormer Wölbung der Hornhaut nicht in einem Brennpunkt vereint (Brennpunktlosigkeit), sondern auf einer Linie.

Ursachen
- angeboren
- Infiltrationen, Ulzerationen oder Narben der Hornhaut
- vorausgegangene Operationen

Symptome
- verschwommene Sicht
- Ein Punkt wird als Linie gesehen.

Therapie
- Zylindergläser oder Kontaktlinsen
- evtl. Hornhauttransplantation
- Lasern

8.2.10 Hyperopie (Weitsichtigkeit)

Definition
Hier liegt eine abnehmbare Verformbarkeit der Linse vor (v. a. im Alter, Altersweitsichtigkeit: Presbyopie); die parallel einfallenden Lichtstrahlen vereinigen sich erst hinter der Netzhaut.

Ursachen
- Elastizitätsverlust der Linse
- zu kurzer Augapfel

Symptome
- Nahegelegene Objekte können nicht scharf gesehen werden.

Therapie
- Brille oder Kontaktlinsen mit konvexen Gläsern

8.2.11 Myopie (Kurzsichtigkeit)

Definition
Durch eine zu starke Krümmung der Linse vereinigen sich die parallel einfallenden Strahlen schon vor der Netzhaut.

Ursachen
- zu langer Augapfel
- Katarakt
- Kugellinse

Symptome
- Weiter entfernt gelegene Gegenstände können nur noch unscharf oder verschwommen wahrgenommen werden.

Therapie
- Brille oder Kontaktlinsen mit konkaven Gläsern
- OP: neue Linse

8.2.12 Strabismus (Schielen)

Definition
Darunter ist das ein- oder beidseitige Abweichen der Augen von der Sollrichtung zu verstehen.

Ursachen
- erbliche Disposition
- Erkrankungen des ZNS (z. B. MS)
- Intoxikationen (z. B. Botulismus)
- Weitsichtigkeit

Symptome
- evtl. Sehen von Doppelbildern
- evtl. Übelkeit, Erbrechen
- evtl. Ataxien

Therapie
- Korrektur durch Brille oder Kontaktlinse
- Sehtraining
- Operation

8.2.13 Kaiser-Fleischer-Kornealring (M. Wilson)

Definition
Ein grünlich-bräunlicher Ring am Rande der Hornhaut infolge von Kupferablagerung, welche sich als bräunlicher Ring bemerkbar macht.

Ursachen
- angeborene Kupferstoffwechselstörung (im Zuge des M. Wilson)

Symptome
- des Morbus Wilson (Kupfer lagert sich in verschiedenden Gewebe ab; neben der Kornea in Herz, Leber, ZNS, Nieren, Knochen)

Therapie
- Keine kausale Therapie bekannt

8.2.14 Arcus senilis (Greisenbogen)

Definition
Ein durch Lipidablagerungen verursachter grauweißer Ring am Hornhautrand.

Ursachen
- unbekannt, bei älteren Mensch auftretend (Arcus lipoides senilis)
- bei jüngeren Menschen infolge einer Fettstoffwechselstörung (Arcus lipoides juvenilis)

Symptome
- keine

Therapie
- keine
- der Hypercholesterinämie

8.2.15 Sicca-Syndrom (trockenes Auge, Keratokonjunktivitis sicca)

Definition
Benetzungsstörung durch eine verminderte Tränenflüssigkeit der Augen.

Ursachen
- tritt im Rahmen des Sjögren-Syndroms auf (siehe Seite 304)

Symptome
- häufigste Erkrankung der Augen
- Brennen, Rötung, Jucken, Fremdkörpergefühl
- Sehschwäche

Therapie
- Tränenersatzpräparat

8.2.16 Hyposphagma

Definition
Unterblutung der Konjunktiva.

Ursachen
- heftiges Niesen oder Husten
- körperliche Anstrengung
- traumatische Verletzungen des Auges
- hämatologische Erkrankungen

Symptome
- scharf begrenzte Blutung aus konjunktivalen Gefäßen unter die Bindehaut („akut, rotes Auge")

Therapie
- keine spezifische Therapie notwendig (wird nach 1–2 Wochen resorbiert)

8.3 Erkrankungen der Ohren

8.3.1 Otitis externa

Definition
Bei der Otitis externa handelt es sich um eine Entzündung des Außenohrs.

Ursachen
- bakterielle Infektion
- evtl. Pilzbefall

Symptome
- Schwellung, Rötung und Schmerz des äußeren Gehörganges
- Eiterabsonderungen (bei bakterieller Infektion)
- Fieber
- eingeschränktes Hörvermögen (Schallleitungsschwerhörigkeit)
- Tragusdruckschmerz und Zugschmerzhaftigkeit der Ohrmuschel
- bei Pilzinfektion: Juckreiz

Therapie
- Lokalantibiotika
- Kortikosteroide

8.3.2 Ohrenschmalzpfropf (Cerumen obturans)

Definition
Infolge einer übermäßigen Schmalzproduktion kommt es zu einer Verlegung des Gehörganges.

Ursachen. Eine vermehrte Schmalzproduktion kann durch Wasser (z. B. Baden) aufquellen und als braungelbe Masse den Gehörgang verschließen.

Symptome
- dumpfes Gefühl im Ohr
- Schwerhörigkeit (Schallleitungsstörung)

Therapie
- bei intaktem Trommelfell Ohrspülung des äußeren Gehörganges mit lauwarmem Wasser

8.3.3 Akute Otitis media

> **Definition**
> Hierbei liegt eine bakterielle oder virale Entzündung des Mittelohrs vor.

Ursachen
- meist aufsteigende Infektion durch die Tuba auditiva infolge einer Erkrankung der oberen Atemwege (oft β-hämolysierende Streptokokken, Staphylokokken, Haemophilus influenzae); betrifft meist Kinder, da die kürzere und weitere Ohrtrompete die Krankheitsentstehung begünstigt
- selten Infektionen von außen durch das Trommelfell oder hämatogen

Symptome
- schlechter Allgemeinzustand
- Kopfschmerzen und Fieber
- stechende Ohrenschmerzen mit Klopfen im Ohr
- evtl. Ohrensausen
- Hörstörungen
- Eiteransammlung bewirkt spontane Trommelfellperforation und schlagartige Besserung der Schmerzen.
- Das Trommelfell ist Richtung Außenohr gewölbt und weist eine rote Farbe auf.

Komplikationen
- Mastoiditis
- Labyrinthitis
- Fazialisparese
- Meningitis
- Hirnabszess

Therapie
- Bettruhe
- Antibiotika, Nasentropfen
- evtl. Paukendrainage

8.3.4 Cholesteatom

> **Definition**
> Chronisch-entzündliche Erkrankung des Mittelohrs mit Knochendestruktion

Pathomechanismus. Physiologisch ist das Plattenepithel des äußeren Gehörgangs durch das Schleimhautepithel des Mittelohrs mittels des Trommelfells getrennt. Wird diese Trennung aufgehoben, können Plattenepithelzellen in die Paukenhöhle hineinwachsen. Das hineingewachse Epithel unterliegt so einem chronischen Entzündungsprozess, häufig durch eine bakterielle Superinfektion mit Pseudomonas aeruginosa.

Ursachen
- Primäres Cholesteatom: chronische Störung der Tubenventilation (Retraktionscholesteatom)
- Sekundäres Cholesteatom: Ein Trommelfelldefekt im Rahmen einer Otitis media läßt Plattenepithel ins Mittelohr einwachsen (häufigste Form)

Symptome
- Ohrenschmerzen
- Stinkend riechender Ausfluss aus dem Ohr
- Kopfschmerzen
- Fieber
- Schallleitungsschwerhörigkeit

Komplikationen
- Innenohrschaden
- Fazialisparese
- Mastoiditis
- Meningitis
- Zerstörung der Gehörknöchelchen
- Eröffnung der Bogengänge mit Fistelbildung
- Hirnabszess
- Sepsis

Therapie
- mikrochirurgische Sanierung

8.3.5 Mastoiditis

Definition
Infolge einer bakteriellen Infektion des Mastoids kommt es zu einer Einschmelzung der lufthaltigen Zellen.

Ursachen
- entsteht komplizierend nach einer nicht ausgeheilten Otitis media acuta

Symptome
- beginnt meist in der 2. Woche einer nicht ausgeheilten Otitis media
- Verschlimmerung der Otitis-media-Symptomatik
- retroaurikuläre Rötung
- Schwellung und Druckschmerz des Mastoids
- abstehende Ohrmuschel
- Ohrenfluss
- beständiger pochender Schmerz

Komplikationen
- Durchbruch in die Schädelhöhle (Meningitis, Hirnabszess)
- Innenohrentzündung

Therapie
- abschwellend wirkende Nasentropfen
- Antibiotika
- Aufmeißelung des Warzenfortsatzes

8.3.6 Tubenkatarrh

Definition
Hierbei handelt es sich um einen Verschluss der Tuba auditiva infolge Schwellung der Tubenschleimhaut.

Ursachen
- Infektiös oder allergisch bedingte Schwellung von Nase, Nasen-Rachen-Raum oder Nasennebenhöhlen.
- Fliegen oder Tauchen (verursachen eine Druckerhöhung im Nasen-Rachen-Raum)
- Verlegung der Tubenöffnung, z. B. durch vergrößerte Rachenmandeln

Pathomechanismus. Durch den Verschluss der Tuba auditiva kommt es zu einem Unterdruck in der Paukenhöhle mit Trommelfellretraktion.

Symptome
- Druckgefühl im Ohr
- Schwerhörigkeit (Schallleitungsstörung)
- Trommelfellretraktion
- evtl. Paukenhöhlenerguss

Therapie
- Nasentropfen
- Tubendurchblasung
- evtl. Schnitteröffnung des Trommelfells

8.3.7 Otosklerose

Definition
Diese Erkrankung der knöchernen Labyrinthkapsel ist durch sklerotische Herde meist im Bereich des ovalen Fensters charakterisiert.

Ursachen
- unbekannt
- Frauen sind häufiger betroffen (tritt meist zwischen dem 20. und 40. Lj. auf).
- familiär gehäuftes Auftreten
- evtl. Störungen des Knochenstoffwechsels

Pathomechanismus. Physiologisch ist das ovale Fenster durch eine Membran verschlossen und trennt das Mittelohr vom Innenohr. An dieser Membran ist der Steigbügel befestigt, um die Weiterleitung der Schallwellen an das Innenohr zu ermöglichen. Die sklerotischen Herde im Bereich des ovalen Fensters führen zu einer Fixierung des

Steigbügels (Stapesankylose) und somit zu einer Schallleitungsschwerhörigkeit.

Symptome

- beginnt meist durch einseitig lokalisierte progrediente Schwerhörigkeit
- im weiteren Verlauf beidseitige Schwerhörigkeit
- Tinnitus aurium
- Paracusis Willisii (im Lärm wird oft besser verstanden)
- Während einer Schwangerschaft verstärken sich die Beschwerden.

Therapie

- operative Stapesplastik (90 % Besserung des Hörvermögens)
- evtl. Hörgerät

8.3.8 Morbus Menière

Definition

Hierbei handelt es sich um eine anfallsartig auftretende einseitige Erkrankung des Innenohrs.

Ursachen

- unklar, evtl. vasomotorische Regulationsstörungen

Pathomechanismus. Wahrscheinlich liegt eine vermehrte Flüssigkeitsansammlung im Labyrinth und somit ein Missverhältnis von Produktion und Resorption der Endolymphe vor.

Symptome

- Anfall dauert Minuten bis Stunden
- anfallsartiger Drehschwindel
- einseitige Ohrgeräusche (Tinnitus)
- einseitige Schwerhörigkeit (Schallempfindungsstörungen)
- Übelkeit, Erbrechen
- Schweißausbrüche
- Nystagmus
- Druckgefühl im Ohr

Komplikationen

- Zunehmende Anfallsdauer und Häufigkeit können zur Hörminderung führen.

Therapie

 Cave

Notfall! Maßnahmen zur Grundversorgung, s. Morbus Menière (**Tab. 20.14**).

- Bettruhe
- im Anfall Antivertiginosa, im Intervall β-Histin
- evtl. chirurgische Entfernung des Vestibularnervs

8.3.9 Hörsturz

Definition

Bei einem Hörsturz handelt es sich um einen i. d. R. einseitigen, akut auftretenden Hörverlust.

Ursachen

- unbekannt
- evtl. mangelhafte O_2-Versorgung infolge Minderdurchblutung
- evtl. autoimmunologisch
- evtl. äußere Belastungsfaktoren

Symptome

- in der Anfangsphase Ohrgeräusche und Schwindel
- plötzliche, meist einseitig auftretende Hörminderung bis zu völligem Hörverlust
- Druckgefühl (wie Watte) im Ohr

Therapie

 Cave

Notfall! Maßnahmen zur Grundversorgung, s. Hörsturz (**Tab. 20.14**).

- Infusion von Plasmaexpandern
- gefäßerweiternde Mittel
- Bettruhe

8.3.10 Akustisches Trauma

Definition

Hierbei liegt eine Schädigung des Hörorgans (Degeneration von Haarzellen im Corti-Organ) durch lang oder kurz andauernde Lärmexposition vor.

Formen

- **Knalltrauma**:
  - kurzzeitige Ohrenschmerzen mit Ohrgeräuschen und Hörverlust
  - nach Tagen deutliche Besserung
- **Explosionstrauma**: oft einhergehend mit:
  - Trommelfellrissen
  - Gehörknöchelchenluxation
  - Hörverlust
- **chronisches Lärmtrauma**:
  - dauerhaft bestehende Schwerhörigkeit durch langzeitige Einwirkung von Lärm oder Schalltrauma (häufige Berufskrankheit)

8.3.11 Tinnitus aurium (Ohrgeräusche)

Definition

Diese konstant oder anfallsweise auftretenden Geräusche sind subjektive Ohrgeräusche, die nur vom Patienten wahrgenommen werden, oder sind als objektive Ohrgeräusche auch auskultatorisch nachweisbar.

Ursachen

- **objektive Ohrgeräusche** (meist pulsativ):
  - Durchblutungsstörungen
  - Glomustumoren
  - Hypertonie
- **subjektive Ohrgeräusche** (meist nonpulsativ):
  - Mittelohrerkrankungen
  - Akustikusneurinom
  - Hörsturz
  - Morbus Menière
  - Lärmtrauma
  - psychische Belastung

Symptome

- Brummen, Sausen, Rauschen, Klingen, Zischen, Pfeifen

Therapie

- Behandlung der bestehenden Herz-Kreislauf-Erkrankungen
- Entspannungstraining
- Tinnitus-Masker
- Sedativa

8.3.12 Akustikusneurinom

Definition

Hierbei handelt es sich um einen Tumor des VIII. Hirnnervs, der sich aus den Schwann-Zellen entwickelt.

Ursachen

- unbekannt

Symptome

- Frühsymptome: einseitiger Tinnitus und Hörverminderung
- Benommenheit, Gangunsicherheit
- Fazialisparese
- Kopfschmerzen

Therapie

- chirurgische Entfernung

8.4 Pharmaka: Auge und Ohr

Tab. 8.1 Wichtige Arzneimittel bei Erkrankungen des Auges.

Medikamentengruppe	Wirkstoff (Handelsname) - *Beispiele*	Wirkung	Anwendung
Mydriatika	• Atropin bzw. Homatropin (Homatropin-POS) • Scopolamin (Boro-Scopol) • Tropicamid (Mydriatikum) • Cyclopentolat (Zyklolat EDO)	wirken parasympatholytisch und erweitern am Auge somit die Pupillen, lähmen den Ziliarmuskel und damit die Akkomodation **Nebenwirkungen:** Verstopfung,Tachykardie, Harnverhalt, erhöhte Anfälligkeit für Glaukom	• zu diagnostischen Zwecken • Iritis • Iridozyklitis
Medikamente bei Glaukom	• Betablocker wie Timolol (Timoptol) oder Betaxolol (Betoptic) • Prostaglandinanaloga wie Latanoprost (Xalatan)	senken den intraokulären Druck, vermindern das Kammerwasser, bewirken bessere Abflussverhältnisse **Nebenwirkungen:** allergische Reaktion, Bradykardie	Glaukom
Tränenersatzmittel	• Hyaloronsäure (Hylo-Vision) • Triglyceride (Systane) • Retinopalmitat (Oculotect)	ersetzen den veränderten oder verminderten Tränenfilm	trockenes Auge
Glukocorticoide	• Dexamethason (Dexa-Sine, Dexa EDO, Dexapos, Dexagel Augentropfen) • Prednisolon (Inflanefran Augentropfen)	siehe **Tab. 2.7**	
Antiinfektiva	• bei Bakterien Antibiotika: Fluorchinolone (Ciprofloxacin); bei Chlamydien: Erythromycin-Augentropfen • bei Viren Virostatika (Aciclovir) • bei Pilzen Antimykotika (Amphotericin B)	siehe **Tab. 1.8**	• Konjunktivitis • Keratitis • intraokuläre Infektionen

Tab. 8.2 Wichtige Arzneimittel bei Erkrankungen des Ohrs.

Medikamentengruppe	**Wirkstoff (Handelsname)** - *Beispiele*	**Wirkung**	**Anwendung**
Antivertiginosa	Dimenhydrinat (Vomex)	Eine unterschiedliche Gruppe von Wirkstoffen mit verschiedenen Wirkmechanismen, die nicht klar definiert sind.	• Drehschwindel • Menière-Krankheit • Übelkeit • Kinetosen
Rheologica	Pentoxifyllin	siehe **Tab. 2.6**	Hörsturz
Glucokorticoide	Glucokorticoidhaltige Ohrentropfen (Otobacid)	siehe **Tab. 2.7**	• Hörsturz • siehe **Tab. 2.7**
Antiinfektiva	• Antibiotika, v. a. Penicillin, Cephalosporine, Makrolipide • Virustatika: Aciclovir • Antimykotika	• siehe **Tab. 1.8** • siehe **Tab. 2.7**	• akute Mittelohrentzündung • Labyrinthitis • Mastoiditis • Perichondritis • Herpes Zoster • Candida albicans

9 Bewegungsapparat

9.1 Anatomische und physiologische Grundlagen

Die Knochen als stabile Anteile und die Muskeln als bewegliche Anteile werden zusammenfassend als Bewegungsapparat bezeichnet:

- Den passiven Part übernimmt das Skelett.
- Die aktive und bewegliche Funktion wird von der Muskulatur ausgeführt.

9.1.1 Skelett

- Das Skelett besteht aus 212 Knochen und wiegt ca. 10 kg (**Abb. 9.1**).
- Die größten Knochen sind die Oberschenkelknochen, die kleinsten sind die Sesambeine.

Knochentypen und -formen

- Röhrenknochen (z. B. Oberarmknochen)
- kurze Knochen (z. B. Handwurzelknochen)
- platte Knochen (z. B. Brustbein)
- Sesambeine (in Sehnen, Bändern und Gelenkknorpel eingebettete Knochen)
- irreguläre Knochen (z. B. die Knochen des Gesichtsschädels)

Aufgaben des Knochengerüstes

- Stützfunktion (gewährleistet aufrechte Haltung)
- Schutzfunktion (der Thorax schützt die Brustorgane, der Schädel das Gehirn, die Wirbelsäule das Rückenmark)
- Bewegungsfunktion
- Ansatzpunkt für Muskeln
- Reservoirfunktion (für Kalzium und Phosphate)
- Blutbildung (im roten Knochenmark)

Knochenentwicklung (Ossifikation)

Das embryonale Bindegewebe wird auf 2 unterschiedliche Arten zum Knochen umgebildet (beginnt ca. ab der 6. Embryonalwoche):

Desmale Ossifikation. Ohne die Bildung von knorpeligen Vorstufen entwickelt sich das embryonale Bindegewebe direkt zu Knochenzellen um. Dieser Vorgang bezieht sich nur auf die Bildung des Schädelknochens und des Schlüsselbeins.

Chondrale Ossifikation. Die Verknöcherung findet über hyalinknorpelige Zwischenstufen statt. Das vorher bestehende Knorpelgewebe wird in einem 2. Entwicklungsschritt durch Knochengewebe ersetzt. Man unterscheidet:

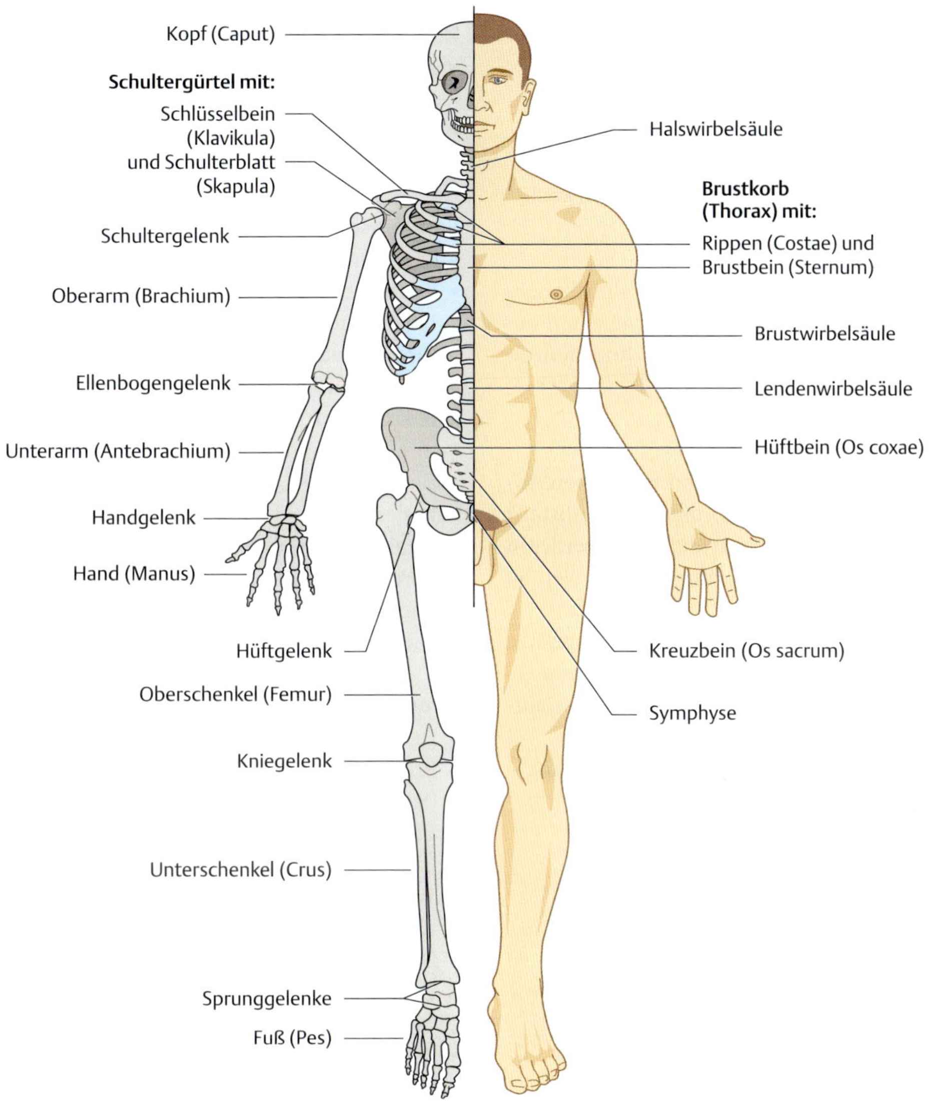

Abb. 9.1 Übersicht über die Knochen und Gelenke des Skeletts mit gleichzeitiger Darstellung der Körperoberfläche (Abb. aus: Faller A, Schünke M. Der Körper des Menschen. Einführung in Bau und Funktion. 17. Aufl. Stuttgart, Thieme; 2017).

Enchondrale Ossifikation (innere Verknöcherung)

- Im Inneren des Knorpelstabes entsteht ein Knochenkern.
- Dieser wird von eingeschwemmten Knochenzellen gebildet, die Knorpelzellen werden verdrängt.
- Diese Umbauzonen finden sich an der Diaphyse und Epiphyse; dazwischen befindet sich ein knorpeliger Grenzspalt, die Epiphysenfuge; an die Ränder der hyalinknorpeligen Geweschicht wird fortlaufend Knochensubstanz angebaut, sodass der Knochen in die Länge wächst; nach der Pubertät verknöchert die Epiphysenfuge.

Perichondrale Ossifikation (äußere Verknöcherung)

- Durch den ringförmigen Anbau der Knochensubstanz, ähnlich einer Knochenmanschette, geht die Verknöcherung von der äußeren Knorpelhaut aus; dadurch wird das Dickenwachstum des Knochens erreicht.

Aufbau des Knochengewebes. Das Knochengewebe zählt zum Binde- und Stützgewebe und besteht aus Interzellularsubstanz und Knochenzellen.

Knochenzellen

- Osteoblasten dienen dem Knochenaufbau, indem sie kollagene Fasern, die Grundsubstanz und Kalziumphosphatsalze bilden; sie verlieren mit der Zeit ihre Teilungsfähigkeit und werden zu Osteozyten.
- Die Osteozyten stehen über lange Zellfortsätze miteinander in Verbindung und dienen dem Erhalt des Knochens, indem sie Stoffwechselaufgaben übernehmen.
- Osteoklasten bauen die Knochensubstanz ab.
- Die Auf- und Abbauprozesse halten sich normalerweise im Gleichgewicht.

Interzellularsubstanz

- Die Interzellularsubstanz besteht aus der Grundsubstanz (einer homogenen, kittartigen Masse), kollagenen Fasern, Mineralsalzen (v. a. Hydroxylapatit) und Wasser.

Knochenaufbau am Beispiel eines Röhrenknochens

Den Schaftanteil nennt man Diaphyse, die beiden Enden Epiphyse (proximal und distal); sie sind mit einer dünnen Schicht aus hyalinem Knorpel bedeckt und bilden die Gelenkflächen; den Abschnitt zwischen Epiphyse und Diaphyse bezeichnet man als Metaphyse.

Periost (Knochenhaut)

- Die äußerste Schicht des Knochens ist das Periost.
- Es enthält Nerven und Gefäße, die das Innere des Knochens mit Nährstoffen versorgen.
- Es dient als Ansatz von Sehnen und Bändern.

Kortikalis (Knochenrinde)

- Die Kortikalis liegt dem Periost innen an und ist aus dichtem Knochengewebe aufgebaut.
- Sie ist im Bereich der Diaphyse etwas breiter angelegt und wird dort Kompakta genannt.

Spongiosa (Schwammknochen)

- Die Spongiosa befindet sich in den Epiphysen.
- Sie besteht aus zarten Knochenbälkchen und bietet durch die entstehenden Hohlräume Platz für das blutbildende Knochenmark.
- Die Knochenbälkchen können den spezifischen Belastungen standhalten und bewirken durch ihre Anordnung eine enorme Gewichtseinsparung.
- In der Diaphyse befindet sich eine einheitliche Höhle (Markhöhle), die beim Erwachsenen durch das gelbe, aus Fettgewebe bestehende Knochenmark ausgefüllt wird (Spongiosabälkchen fehlen).

Knochenfeinbau (Lamellenknochen)

- Die Kortikalis oder Kompakta besteht aus Bruchteilen von millimeterdicken Lamellen (kollagene Fasern).
- Die Richtung des Faserverlaufs wechselt von Lamelle zu Lamelle (vergleichbar mit einer Tischlerplatte; dies bewirkt besondere Zugfestigkeit).
- Die zuäußerst liegenden Lamellen (unter dem Periost) sind größere Platten und werden als Generallamellen bezeichnet.
- Richtung Knochenmitte ordnen sich einige Lamellen röhrenförmig um einen Kanal (Havers-Kanal) an, der die den Knochen ernährenden Blutgefäße enthält.

Ernährung des Knochens

- Durch die Knochenhaut führen Blutgefäße (Volkmann-Kanäle) in den Knochen und ziehen Richtung Markraum.
- Sie verzweigen sich in Längsrichtung verlaufende Gefäße (Havers-Kanälchen).
- Beide Versorgungssysteme sind miteinander verbunden.

Gelenke

Gelenke sind bewegliche Knochenverbindungen und ermöglichen die Körperbewegung.

Aufbau der Gelenke

- Die artikulierenden Gelenkflächen sind meist mit hyalinem Knorpel überzogen; das gewölbte Gelenkende bezeichnet man als Kopf, das ausgehöhlte gegenüberliegende Gelenkende als Pfanne.
- Der dazwischenliegende Gelenkspalt wird durch die Gelenkkapsel verbunden (verhindert Luxationen).
- Die Gelenkkapsel (Capsula articularis) besteht aus einer äußeren Faserschicht und einer Innenhaut (Synovialis); sie sondert Gelenkflüssigkeit ab (Synovia), um eine Gleitfähigkeit zu gewährleisten.
- In die Gelenkkapsel sind die Gelenkbänder eingeflochten, die die Epiphysen der gegenüberliegenden Knochen verbinden; sie geben dem Gelenk Stabilität und schützen vor Überstreckungen.
- Einige Gelenkhöhlen (v. a. Kniegelenke) enthalten scheiben- und ringförmige Zwischenknorpel (Menisci); sie wirken als Dämpfer, indem sie Stöße auf die Epiphysen abfedern.

Einige Gelenkformen

- Zapfengelenk (zwischen Atlas und Axis)
- Scharniergelenk (z. B. Fingerglieder, Kniegelenk, Ellenbogengelenk)
- Sattelgelenk (Daumengrundgelenk)
- Eigelenk (z. B. zwischen Speiche und Handwurzelknochen)
- Kugelgelenk (Schultergelenk, Hüftgelenk)

Spezieller Lernhinweis

Unechte Gelenke:

- Knochenhaften (Hüftbein)
- Knorpelhaften (Verbindungen von Wirbeln mit der Bandscheibe, Schambeinfuge)

In **Tab. 9.1** sind die wichtigsten Knochen des Körpers aufgeführt.

Tab. 9.1 Knochen des Körpers.

	Knochen	Beschreibung
Schädel (Kranium)	**Hirnschädel** (Neurokranium): • 1 Stirnbein (Os frontale) • 2 Scheitelbeine (Ossa parietalia) • 2 Schläfenbeine (Ossa temporalia) • 1 Hinterhauptbein (Os occipitale) • 1 Keilbein (Os sphenoidale) • 1 Siebbein (Os ethmoidale)	Die 8 Knochen des Hirnschädels bilden die Schädelhöhle, die das Gehirn enthält. Nach oben wölbt er sich als Schädeldach, nach unten ist er durch die Schädelbasis begrenzt. Sie sind durch Schädelnähte miteinander verbunden.
	Gesichtsschädel (Viszerokranium): • Nasenbein (Os nasale) • Oberkiefer (Os maxilla) • Jochbein (Os zygomaticum) • Unterkiefer (Os mandibulare) • Tränenbein (Os lacrimale) • Gaumenbein (Os palatinum) • Pflugscharbein (Vomer)	**Schädelnähte** (Suturae): • Kranznaht (Sutura coronalis): trennt das Stirnbein von den beiden Scheitelbeinen • Pfeilnaht (Sutura sagittalis): liegt zwischen beiden Scheitelbeinen • Lambdanaht (Sutura lambdoidea): bildet die Grenze zwischen Scheitelbeinen und Hinterhauptbein

▶ **Tab. 9.1** Fortsetzung.

	Knochen	Beschreibung
Wirbelsäule (Columna vertebralis)	• 7 Halswirbel (Vertebrae cervicales C 1–C 7) • 12 Brustwirbel (Vertebrae thoracicae Th 1–Th 12) • 5 Lendenwirbel (Vertebrae lumbales L 1–L 5) • 5 Kreuzbeinwirbel (Vertebrae sacrales S 1–S 5) • 3–5 Steißbeinwirbel (Vertebrae coccygeae)	**Aufbau eines Wirbels**: sind einheitlich vom 3. Halswirbel bis 5. Lendenwirbel aufgebaut: • 1 Wirbelkörper (Corpus vertebrae) • 2 Querfortsätze (Processus transversi) • 1 Dornfortsatz (Processus spinosus) • 1 Wirbelbogen (Arcus vertebrae) • 1 Wirbelloch (Foramen vertebrae) • 4 Gelenkfortsätze (Processus articularis) Alle Wirbelkörper liegen übereinander und sind für die charakteristische Säulenform verantwortlich. Wirbelkörper und Wirbelbogen bilden das Wirbelloch, welches das Rückenmark enthält. Zwischen den oberen und unteren Gelenkfortsätzen befinden sich die Zwischenwirbellöcher, durch die Nerven in die Peripherie ziehen. Die Querfortsätze von C 1–C 7 besitzen Löcher, durch die die A. und V. vertebrales ziehen. Die Brustwirbel besitzen an ihrem Körper oben und unten je 2 Gelenkflächen, sodass eine Verbindung mit den Rippen ermöglicht wird. **Atlas und Axis**: Der Atlas (1. Halswirbel) hat die Form eines knöchernen Rings und ist gelenkig mit dem Hinterhauptsbein verbunden; er besitzt keinen Dornfortsatz und keinen Wirbelkörper; ermöglicht Nickbewegungen. Der Axis (2. Halswirbel) ist mit dem Atlas über ein Zapfengelenk (Dens) verbunden; ermöglicht Drehbewegungen. **Wirbelsäulenkrümmungen**: Halslordose, Brustkyphose, Lendenlordose, Sakralkyphose **Bandscheiben**: Sie bilden elastische Verbindungen und erhöhen die Beweglichkeit der Wirbelsäule (Stoßdämpferwirkung). Sie befinden sich zwischen den Wirbelkörpern, sind ca. 5 mm dick und bestehen aus 2 Schichten Bindegewebe: • innerer Gallertkern (Nucleus pulposus) • äußerer Faserring (Anulus fibrosus)
Schultergürtel	Setzt sich jederseits zusammen aus: • Schlüsselbein (Klavikula)	Das Schlüsselbein ist mit dem Sternum und dem Akromion gelenkig verbunden.
	• Schulterblatt (Skapula)	Das Schulterblatt unterteilt sich in: • Schulterblattgräte (Spina scapulae) • Schulterhöhe (Akromion) • Rabenschnabelfortsatz (Processus coracoideus)

► **Tab. 9.1** Fortsetzung.

	Knochen	**Beschreibung**
knöcherner Thorax	Setzt sich zusammen aus: • Brustwirbelsäule (BWS) • 12 Rippenpaaren (Costae)	7 echte Rippenpaare sind mit dem Sternum durch Knorpel verbunden, 5 falsche Rippenpaare sind indirekt über Knorpel mit dem Sternum verbunden (die letzten beiden dieser falschen Rippen sind frei endigend).
	Brustbein (Sternum)	**Sternum:** Der obere Teil des Sternums ist der Handgriff (Manubrium sterni), der mittlere Teil der Körper (Corpus sterni), das untere freihängende Ende der Schwertfortsatz (Processus xiphoideus).
	Rippen	–
Becken (Pelvis)	Besteht aus: • dem Kreuzbein (Os sacrum) • 2 Hüftbeinen (Ossa coxae)	Die Hüftbeine sind über die Schambeinfuge (Symphyse) miteinander verbunden. Die Hüftbeine sind aus jeweils 3 Knochen miteinander verschmolzen: • Darmbein (Os ilium) • Sitzbein (Os ischii) • Schambein (Os pubis)
Arme	• Oberarmknochen (Humerus) • Unterarmknochen, bestehend aus Elle (Ulna) und Speiche (Radius)	–
Hand (Manus)	• 8 Handwurzelknochen (Ossa carpi) • 5 Mittelhandknochen (Ossa metacarpi) • Fingerknochen (Phalangen)	**Handwurzelknochen:** • Kahnbein • Mondbein • Dreieckbein • Erbsenbein • großes und kleines Vieleckbein • Kopfbein • Hakenbein Die Mittelhandknochen setzen sich in die Fingerknochen fort: Bis auf den Daumen besteht jeder Finger aus 3 Fingerknochen. **Eselsbrücke: Ein Kahn, der fuhr im Mondenschein im Dreieck um das Erbsenbein; Vieleck groß, Vieleck klein – am Kopf, da muss der Haken sein.**
Beine	• Oberschenkel (Femur) • Unterschenkel, besteht aus Schienbein (Tibia), Wadenbein (Fibula)	–
Fuß	• 7 Fußwurzelknochen (Ossa tarsi) • 5 Mittelfußknochen (Ossa metatarsi) • Zehenknochen (Digiti pedis)	**Fußwurzelknochen:** • Fersenbein • Sprungbein • Kahnbein • Würfelbein • 3 Keilbeine

Physiologisches Bewegungsausmaß

Ausgangsposition ist die Neutralnullstellung: Der aufrecht stehende Mensch lässt seine Arme entspannt nach unten hängen, die Daumen sind nach vorne gerichtet, die Füße stehen parallel. Knie und Ellbogen sind nicht komplett gestreckt, sondern leicht gebeugt.

9.1.2 Skelettmuskulatur

- Man zählt über 700 Muskeln zum aktiven Bewegungsapparat; anteilig machen sie ca. 40 % unseres Körpergewichtes aus.
- Sie arbeiten rasch, sind keinem Rhythmus unterworfen und durch den Willen beeinflussbar.
- Sie sind erregbar (können auf Nervenimpulse reagieren), kontraktil (verkürzen sich), dehnbar (auseinanderziehbar) und elastisch (kehren nach Dehnung oder Kontraktion in ihre ursprüngliche Ruhelage zurück).

Aufgabe

- aktive Beweglichkeit des Körpers durch Wechsel von Anspannung und Erschlaffung
- aufrechte Körperhaltung
- Wärmeproduktion (85 % der Körperwärme wird durch die Muskulatur erzeugt)

Tab. 9.2 Physiologisches Bewegungsausmaß: Normalbefunde.

Gelenk	Winkelgrade
Schultergelenk	
Ab-/Adduktion	180°/0°/20°-40°
Innen-, Außenrotation bei anliegendem Arm	40°-60°/0°/95°
Innen-, Außenrotation bei 90° seitwärts	
gehobenen Arm	70°/0°/70°
Retro-/Anteversion	40°/0°/150°-170°
Ellenbogengelenk	
Extension/Flexion	10°/0°/150°
Pronation/Supination	90°/0°/90°
Handgelenk	
Palmarflexion/Dorsalextension	60°/0°/60°
Ulnarabduktion/Radialabduktion	40°/0°/30°
Hüftgelenk	
Flexion/Extension (in Rückenlage)	130°/0°/10°
Adduktion/Abduktion	30°-45°/0°/20°-30°
Kniegelenk	
Extension/Flexion	10°/0°/120°-150°
Fußgelenk	
Supination/Pronation	35°/0°/15°
Dorsalextension/Plantarflexion	30°/0°/50°

Spezieller Lernhinweis

Die Skelettmuskeln zählen zur quer gestreiften Muskulatur, die Muskeln der inneren Organe zur glatten Muskulatur. Die Kontraktion der glatten Muskulatur ist langsam, rhythmisch wiederkehrend und unwillkürlich. Sie wird durch das vegetative Nervensystem gesteuert und kann nicht willentlich beeinflusst werden.

Die Herzmuskulatur nimmt eine Mittelstellung zwischen glatter und quer gestreifter Muskulatur ein. Sie ist wie die Skelettmuskulatur quer gestreift, die Kontraktion erfolgt jedoch unwillkürlich und ist nicht vom Willen beeinflussbar.

Aufbau des Skelettmuskels

- Jeder anatomisch benannte Muskel besteht aus vielen Muskelfaserbündeln.
- Die Muskeln werden von einer Muskelhülle (Muskelfaszie) in ihrer anatomischen Form gehalten.
- Die Muskelfaszien setzen sich am Muskelende aus straffem kollagenem Bindegewebe als Sehne fort, die mit bestimmten Knochenanhaftungsstellen verbunden sind.
- Als Ursprung bezeichnet man den Teil des Muskels, der der Körpermitte am nächsten gelegen ist.
- Als Ansatz bezeichnet man den Teil des Muskels, der der Körpermitte am entferntesten liegt.
- Um eine Bewegung durchführen zu können, ist ein Zusammenspiel gegensätzlich wirkender Muskeln erforderlich: ein Agonist (Spieler) führt eine Primärbewegung durch, während der Antagonist die Gegenbewegung ausführt (ein Muskel beugt, ein anderer spannt an).
- Muskeln, die sich in ihrer Arbeit gegenseitig unterstützen, nennt man Synergisten.

Feinbau einer Muskelfaser

- Hauptbestandteil jeder Muskelfaser sind die Myofibrillen als fadenförmige Struktur, die die Fasern parallel in Längsrichtung durchziehen.
- Die Myofibrillen bestehen aus Myofilamenten.
- Sie differenzieren sich in Aktin- und Myosinfilamente, die im mikroskopischen Bild als helle und dunkle Streifen erscheinen und der quer gestreiften Muskulatur ihren Namen geben.
- Aktin- und Myosinfilamente formieren sich innerhalb einer Muskelfaser zu vielen aneinandergereihten Einheiten: den Sarkomeren; jedes Sarkomer ist von Z-Streifen begrenzt (bestehen aus Aktin).

Kontraktion des Skelettmuskels

- Damit ein Skelettmuskel kontrahiert, muss er von einer Nervenzelle gereizt werden; jede Muskelfaser ist von feinsten Ausläufern des Nervengewebes umhüllt.
- Die Erregung bewirkt, dass die Aktinfilamente tiefer zwischen die Myosinfilamente gleiten; die Z-Streifen nähern sich einander an, das Sarkomer verkürzt sich.
- Kontrahieren viele Myofibrillen gleichzeitig, verkürzt sich dadurch der gesamte Skelettmuskel.

Die wichtigsten Skelettmuskeln des Körpers sind in **Tab. 9.3** dargestellt.

Tab. 9.3 Skelettmuskulatur des Körpers.

<table>
<tr><th></th><th>Muskeln</th><th>Beschreibung</th></tr>
<tr><td rowspan="2">Kopf</td><td>mimische Muskulatur:
• Stirnmuskel (M. frontalis)
• Augenringmuskel (M. orbicularis oculi)
• Ringmuskel des Mundes (M. orbicularis oris)
• Jochbeinmuskel (M. zygomaticus)
• Wangenmuskel (M. buccinator)
• Lachmuskel (M. risorius)</td><td>Die mimische Muskulatur ist meist nicht am Knochen befestigt, sondern liegt im Unterhautfettgewebe (bewegt die Haut); sie liegt ringförmig um Öffnungen des Kopfes (Augen, Mund, Nase).</td></tr>
<tr><td>Kaumuskulatur:
• Schläfenmuskel (M. temporalis)
• Kaumuskel (M. masseter)
• innerer Flügelmuskel (M. pterygoideus medialis)</td><td>Die Kaumuskeln bewegen den Unterkiefer und bewirken den Kieferschluss (Lautbildung und Sprache).</td></tr>
<tr><td rowspan="2">Hals</td><td>vordere Halsmuskeln:
• Kopfwender (M. sternocleidomastoideus)
• Halshautmuskel (Platysma)
• Zungenbeinmuskeln (Mm. suprahyoidei)</td><td rowspan="2">Die vorderen Halsmuskeln stehen fast alle mit dem Zungenbein in Verbindung (für den Schluckakt von Bedeutung). Die Treppenmuskeln und der Kopfwender zählen zur Atemhilfsmuskulatur.</td></tr>
<tr><td>hintere Halsmuskeln:
• Treppenmuskeln (Mm. scaleni)
• prävertebrale Halsmuskeln (Mm. colli)</td></tr>
<tr><td rowspan="3">Rumpf</td><td>Brustmuskulatur:
• Zwischenrippenmuskeln (Mm. intercostales externi und interni)
• Zwerchfell (Diaphragma)
• großer und kleiner Brustmuskel (Mm. pectorales major und minor)
• hinterer, oberer, unterer, vorderer Sägezahnmuskel (M. serratus posterior, superior, inferior, anterior)</td><td rowspan="3">Die Bauchwand besteht aus mehreren Muskelschichten. Ziehen sich alle Muskelschichten zusammen, werden die Bauchorgane zusammengepresst (Bauchpresse); sie unterstützen die Darm- und Harnblasenentleerung. Hauptatemmuskel ist das Zwerchfell; unterstützend wirken die Zwischenrippenmuskeln. Der breite Rückenmuskel ist wichtig für die Bewegung des Armes und die Fixation des Schulterblattes.</td></tr>
<tr><td>Rückenmuskulatur:
• breiter Rückenmuskel (M. latissimus dorsi)
• Kapuzenmuskel (M. trapezius)
• Rumpfaufrichter (M. erector spinae)</td></tr>
<tr><td>Bauchmuskulatur:
• innerer schräger Bauchmuskel (M. obliquus abdominis internus)
• äußerer schräger Bauchmuskel (M. obliquus abdominis externus)
• gerader Bauchmuskel (M. rectus abdominis)
• querer Bauchmuskel (M. transversus abdominis)</td></tr>
<tr><td>Arme</td><td>• Deltamuskel (M. deltoideus)
• Armbeuger (M. biceps brachii)
• Armstrecker (M. triceps brachii)</td><td>Der größte Oberarmmuskel ist der Deltamuskel; er entspringt an der Schulterhöhe und setzt am Oberarmknochen an; wichtigste Funktion: Armbewegung.</td></tr>
<tr><td>Gesäß</td><td>• großer Gesäßmuskel (M. glutaeus maximus)
• mittlerer Gesäßmuskel (M. glutaeus medius)
• kleiner Gesäßmuskel (M. glutaeus minimus)</td><td>Sie besitzen wichtige statische Aufgaben und verhindern z. B. ein Abknicken des Beines zur Seite beim Laufen.</td></tr>
</table>

► **Tab. 9.3** Fortsetzung.

	Muskeln	Beschreibung
Beine	**Oberschenkel:** • 4-köpfiger Oberschenkelmuskel (M. quadriceps femoris) • 2-köpfiger Oberschenkelmuskel (M. biceps femoris) • Schneidermuskel (M. sartorius)	Die Muskeln der unteren Extremität sind viel ausgeprägter als die der oberen Extremität, da jedes Bein großes Gewicht halten, stabilisieren und bewegen muss.
	Unterschenkel: • 3-köpfiger Wadenmuskel (M. triceps surae) • Zwillingswadenmuskel (M. gastrocnemius) • vorderer Schienbeinmuskel (M. tibialis anterior) • langer Wadenmuskel (M. peroneus longus)	

9.2 Knochenerkrankungen mit verminderter Dichte

9.2.1 Osteoporose

Definition

Es handelt sich um eine systemische Skeletterkrankung, die durch eine niedrige Knochenmasse und eine Verschlechterung der Mikroarchitektur des Knochengewebes charakterisiert ist mit der Folge vermehrter Knochenbrüchigkeit.

Ursachen

- primär (95 %):
  - idiopathische Osteoporose junger Menschen (selten)
  - Typ I: Osteoporose bei Frauen nach der Menopause
  - Typ II: senile Osteoporose (> 70. Lj.)
- sekundär (5 %):
  - endokrin (Cushing-Syndrom, Hyperthyreose, Hypogonadismus u. a.)
  - Immobilisation (Frakturen, Paresen), Bewegungsmangel
  - Malabsorptionssyndrom, Zustand nach Gastrektomie
  - Untergewicht
  - Langzeittherapie mit verschiedenen Medikamenten: Kortikosteroide, Protonenpumpenhemmer, Antiandrogene u. a.
- Erkrankungen, die mit Osteoporose assoziert sein können: Hyperthyreose u. a.

Pathomechanismus. Der Knochenabbau erfolgt auf physiologischem Wege, der Knochenanbau ist jedoch reduziert. Dies zieht einen Verlust von Knochenmasse und eine minderwertige Knochenstruktur nach sich. Daraus resultiert ein Stabilitätsverlust mit einer erhöhten Frakturanfälligkeit.

Symptome

- Knochenschmerzen, besonders im Rücken
- signifikante Abnahme der Körpergröße in Monaten bis Jahren
- Tannenbaumphänomen (Thorax sackt Richtung Becken, sichtbare Hautfalten im Rückenbereich)
- Witwenbuckel (Brustkyphose)
- Frakturen ohne adäquates Trauma oder ohne erkennbare Ursache, z. B. von Wirbelkörpern (Deckwirbeleinbrüche), Rippen- und Extremitätenbrüche (v. a. Oberschenkelhalsbruch)

Komplikationen

- Querschnittlähmung
- Nervenkompression

Diagnose

- Labor: Kalzium, Phosphat erhöht, AP im Normbereich
- Röntgen: vermehrte Strahlentransparenz, Fischwirbelbildung (Deckplatten sind eingebrochen), Keilwirbelbildung (Wirbel sind zusammengestaucht), Flachwirbel (Wirbel flachen ab)
- verminderte Knochendichte bei radiologischer Messung

Therapie

- Medikamente (Östrogen- und Fluorgabe, Kalzium, Vitamin D, Biphosphate, Calcitonin)
- Immobilisation vermeiden
- Schmerztherapie
- Krankengymnastik

9.2.2 Osteomalazie/Rachitis

Definition

Osteomalazie ist eine erhöhte Weichheit und Verbiegungstendenz der Knochen infolge einer ungenügenden Mineralisierung (verminderte Einlagerung von Kalzium und Phosphor in die Knochenmatrix).

Rachitis bezeichnet ebenfalls eine gestörte Mineralisierung und Desorganisation der metaphysären Wachstumszone beim kindlichen Skelett. Rachitis führt zur Retardierung von Knochenwachstum und Skelettreifung.

- Rachitis: Manifestation vom 3. Lebensmonat bis 3. Lj.
- Spätrachitis: Manifestation vom 3. Lj. bis zur Pubertät
- Osteomalazie: Manifestation nach der Pubertät

Ursachen. Vitamin-D-Stoffwechselstörung:

- fehlende UV-Bestrahlung
- Niereninsuffizienz
- Leberinsuffizienz
- Malabsorptionssyndrom
- selten: mangelnde Zufuhr

Pathomechanismus. Vitamin D_3 wird zu 80% unter UV-Lichteinfluss (aus 7-Dehydrocholesterin) gebildet und zu 20% über die Nahrung (z. B. Milch, Butter, Eigelb) aufgenommen. In der Leber wird es zu einer Zwischenstufe (25-OH-D_3) umgewandelt. In den Nieren entsteht aus 25-OH-D_3 das aktive Calcitriol (1α-25[OH]2-D_3). Calcitriol (aktivste Endstufe des Vitamin D_3) fördert die Aufnahme von Kalzium und Phosphat im Magen-Darm-Trakt. Fehlt dieses, so können Kalzium und Phosphat nicht resorbiert werden. Es kommt zu einer reaktiven Erhöhung von PTH, welches dafür sorgt, den Kalzium- und Phosphatspiegel im Blut aufrechtzuerhalten. Eine Demineralisierung des Knochens mit erhöhter Verbiegungstendenz ist die Folge.

Symptome.

Frührachitis

- Appetitlosigkeit
- Blässe
- Schwitzen, besonders am Hinterkopf
- Unruhe
- evtl. Krämpfe
- Kraniotabes (Schädeldeformierung bis Eindrückbarkeit des Hinterhauptes)
- rachitischer Rosenkranz (Knorpelauftreibung am Sternum)
- Harrison-Furche (eingezogene Zwerchfelllinie, Glockenthorax)

Spätrachitis

- ausgeprägte Knochenverbiegungen (Watschelgang, X- und O-Beine)
- Thoraxveränderungen (Kiel-, Hühner-, Trichterbrust)
- Kartenherzbecken (abgeflachtes Becken, Symphyse rutscht nach vorne)
- verzögerter Zahndurchbruch mit Schmelzdefekten
- Caput quadratum (Viereckform des Schädels)
- Skoliose/Kyphose der Wirbelsäule
- Knochenschmerzen

Osteomalazie

- diffuse Skelettbeschwerden
- evtl. schmerzbedingte Immobilisation
- ausgeprägte Knochenverbiegungen (X- oder O-Beine)
- Gehstörungen (Watschelgang)
- Kartenherzbecken
- Adynamie

Diagnose

- Labor: Kalzium ↓, AP ↑, PTH ↑
- Röntgen: Looser-Umbauzonen

Therapie

- je nach Grunderkrankung
- Vitamin-D_3-Substitution (auch als Prophylaxe bei Neugeborenen)

9.2.3 Osteogenesis imperfecta (Glasknochenkrankheit)

> **Definition**
> Diese erblich bedingte Bindegewebsschwäche mit Unterfunktion der Osteoblasten geht mit einer generalisierten verminderten Knochendichte einher.

Pathomechanismus. Da keine normale Knochenmatrix aufgebaut werden kann, ist die Kompakta dünn, wenig belastbar und kalkarm. Die Folgen sind eine erhöhte Knochenbrüchigkeit, Knochenverbiegungen und Minderwuchs. Grundsätzlich behindert die Unterfunktion der Osteoblasten den Kollagenaufbau aller Binde- und Stützgewebe, sodass man von einer Systemerkrankung sprechen kann.

Symptome. Man unterscheidet mehrere Verlaufsformen:

Typ I (Hoeve-Syndrom, Lobstein-Krankheit). leichte Verlaufsform, i. d. R. keine Beeinträchtigung der Lebenserwartung

- blaue Skleren (Störung der Fibroblastentätigkeit)
- bläuliche Zahnsäume (Störung der Odontoblasten)
- multiple Frakturen im Kindesalter
- Schwerhörigkeit durch Otosklerose (S. 305)

Typ II a, b, c (Vrolik-Krankheit). Kinder überleben nur selten das 1. Lj.

- bereits intrauterin entstehende Frakturen und Deformierungen
- Verkürzung der Röhrenknochen
- starke Verbiegung der langen Knochen
- blaue Skleren, weicher Schädel

Typ III und Typ IV. schwerer, evtl. variabler Verlauf

- dünne, gebogene Knochen
- fortschreitende Deformierung der Röhrenknochen, des Beckens, Schädels und der Wirbelsäule

Diagnose

- Röntgen

Therapie

- Medikamente (Calcitonin, Calciferole, Fluor)
- chirurgische und orthopädische Versorgung der Frakturen
- Gehhilfen, Stützkorsett etc.

9.3 Knochenerkrankungen mit erhöhter Dichte

9.3.1 Morbus Paget (Ostitis deformans Paget)

> **Definition**
> Hierbei handelt es sich um eine lokalisierte mono- oder polyostotische, progressive Skeletterkrankung, welche charakteristischerweise mit erhöhten Knochenumbauvorgängen einhergeht.

Ursachen

- unbekannt:
  - evtl. erbliche Disposition (betroffen sind meist Personen > 50 Jahre)
  - evtl. Virusinfektionen

Pathomechanismus. In der Frühphase bewirken die Osteoklasten einen unkontrollierten Knochenabbau. Diesem folgt sekundär ein überschießender ungeordneter Knochenanbau. Folge ist ein aufgetriebener, mechanisch weniger stabiler Knochen mit Neigung zu Frakturen und Verformungen.

Symptome

- ⅓ der Patienten sind beschwerdefrei.
- lokale Knochenschmerzen, evtl. erhöhte Hauttemperatur über dem befallenen Knochen
- evtl. Verbiegung und Verkürzung der Beine (z. B. Säbelscheiden-Tibia)
- evtl. Zunahme des Kopfumfanges (Hut passt nicht mehr)

Am häufigsten ist das Becken befallen, es folgen Femur, Tibia, Schädel, Lendenwirbel. Es kommt zur Verdickung und Verbiegung/Deformierung der langen Röhrenknochen. Nach der Osteoporose ist dies die zweithäufigste Knochenerkrankung.

Komplikationen

- Arthrosen infolge Gelenkfehlstellungen
- Frakturen
- Wurzelkompressionssyndrom
- Schwerhörigkeit bei Schädelbefall (ca. 40 %)
- Hyperkalzurie und Nierensteinbildung
- selten: Osteosarkom

Diagnose

- Röntgen
- Szintigrafie
- Labor: AP ↑ ↑

Therapie. symptomatisch, keine kausale Therapie bekannt:

- Analgetika
- medikamentöse Osteoklastenhemmer
- bei Nervenkompressionssyndrom: Operation
- Krankengymnastik, physikalische Therapie
- Behandlung von Frakturen und Knochenfehlstellungen

9.4 Erkrankungen der Wirbelsäule

9.4.1 Bandscheibenvorfall (Diskusprolaps)

Definition

Beim Bandscheibenvorfall kommt es zur Verlagerung von Gewebe des Nucleus pulposus der Bandscheibe durch Risse im äußeren Faserring (Anulus fibrosus) mit neurologischer Kompressionssymptomatik.

Schweregrade

- Protrusion: Verlagerung des Faserrings über die Wirbelkörper hinaus = Bandscheibenvorwölbung (nur innere Schichten des Faserrings sind durchgerissen)
- Prolaps: vollständiges Reißen des Faserrings mit Herausquellen des Nucleus pulposus in den Wirbelkanal oder in die Zwischenwirbellöcher

Häufigste Lokalisation

- LWS: L 4/L 5, L 5/S 1
- HWS: C 6/C 7

Ursachen

- Haltungsfehler (falsche Belastung der Wirbelsäule)
- degenerative Ursachen: z. B. Spondylarthrose, Osteochondrose
- Rückenmarktumoren
- Wirbelfraktur

Symptome

- Auslösende Momente sind z. B. schweres Heben oder Drehbewegungen des Rumpfes.

Protrusion

- Rückenschmerzen
- Muskelhartspann
- Schonhaltung

Prolaps

- meist akut auftretende Schmerzen (Wurzelkompressionssyndrom); je nach Lokalisation z. B. als Ischiassyndrom oder Cauda-Syndrom
- Schmerzprovokation beim Husten, Niesen, Pressen
- Muskelhartspann
- schmerzbedingte Schonhaltung
- Sensibilitätsstörungen in dem betroffenen Dermatom
- Bewegungseinschränkung der Wirbelsäule
- nach 3–4 Tagen nachlassende Schmerzen mit Taubheitsgefühl
- evtl. Paresen und Atrophie der Kennmuskeln

Komplikationen

- irreversible Druckschädigung von Nervenwurzeln: Wurzeltod (Folge: z. B. Blasenentleerungsstörungen, Potenzstörungen)
- Querschnittlähmung

Diagnose

- abgeschwächte bis fehlende Reflexe
- bei lumbalem Bandscheibenvorfall:
  - Lasègue- und Brudzinski-Zeichen positiv
  - Schober-Zeichen positiv
  - Valleix-Druckpunkte positiv

Therapie

- Bettruhe/Wärme
- Analgetika
- Physiotherapie
- Indikation zur Operation bei drohendem Wurzeltod oder therapieresistenten Schmerzen

9.4.2 Cauda-equina-Syndrom

Definition

Dieser mediale Massenprolaps kann durch beidseitige Kompression der Cauda equina zu irreversiblen neurologischen Ausfällen führen.

Häufigste Lokalisation

- LWS: L3/L4, L4/L5

Ursachen

- s. „Diskusprolaps" (s. o.)

Symptome

- akut auftretende Rückenschmerzen
- meist beidseitige ischiasähnliche Schmerzen
- Paraparesen
- Blasen- und Mastdarmlähmung mit Harn- und Stuhlverhalt
- Erektionsstörungen
- Reithosenanästhesie (Taubheit an den Oberschenkelinnenseiten)

Komplikationen

- irreversible Ausfallerscheinungen

Therapie

 **Cave**

Notfall! Maßnahmen zur Grundversorgung, s. Cauda-equina-Syndrom (**Tab. 20.15**).

9.4.3 Ischiassyndrom

Definition

Das Ischiassyndrom ist eine Sammelbezeichnung für Schmerzsyndrome oder Neuritiden des N. ischiadicus unterschiedlicher Ursache mit gleichem Symptomkomplex.

Pathomechanismus. Der N. ischiadicus entspringt im Bereich L 4/L 5/S 1. Durch Reizung bzw. Kompression des Nervs kommt es zu einer typischen Schmerzsymptomatik.

Ursachen

- Bandscheibenvorfall
- Metastasen
- Gebärmutterabknickung
- degenerative Erkrankungen der Wirbelsäule (Osteochondrosis lumbalis, Spondylose, Spondylolisthesis)
- Traumen
- Frakturen
- Hüftgelenkluxationen
- Neuritis bei Infektionskrankheiten (Meningitis, Herpes zoster)
- unsachgemäße intramuskuläre Injektion
- Polyneuropathie (z. B. bei Diabetes mellitus)
- Schwangerschaft
- Obstipation

Symptome

- Schmerzen in der Lendengegend, die einseitig in das betroffene Bein bis über das Knie hinaus ausstrahlen bis zum Fußaußenrand
- Husten, Pressen und Niesen verschlimmern die Beschwerden.
- Druck- und Klopfempfindlichkeit der Wirbelsäule mit Verspannung der paravertebralen Muskulatur
- typische Schonhaltung
- Parästhesien
- evtl. Lähmung der Zehenmuskulatur (Zehen- und Fersenstand nicht möglich)
- Sensibilitätsstörungen

Diagnose

- Lasègue- und Schober-Zeichen positiv
- Achillessehnenreflexe abgeschwächt
- EMG, CT

Therapie

- Analgetika
- Wärme (Fango)
- entlastende Lagerung (Stufenbett)
- Ursache beseitigen

9.4.4 Lumbalgie (Hexenschuss)

Definition

Die Lumbalgie ist meist durch Krafteinwirkung verursachte, plötzlich auftretende, intensive Schmerzen im Bereich der Lenden charakterisiert.

Ursachen

- s. „Ischiassyndrom“ (s. o.)

Risikofaktoren

- ausgeprägte Lendenlordose
- Kippen des Beckens nach vorne
- Schwäche der paraspinalen Muskulatur
- endogene Schwäche der LWS
- schwache Bauchmuskulatur

Symptome

- meist plötzlich auftretende einschießende Schmerzen im Lendenbereich, evtl. nach thorakal ausstrahlend (keine Irritation der Ischiaswurzel, sonst als Ischiassyndrom bezeichnet)
- Schonhaltung und schmerzbedingte Bewegungseinschränkung
- muskulärer Hartspann der Rückenmuskulatur und Druckschmerzhaftigkeit der Dornfortsätze

Therapie

- s. „Ischiassyndrom“ (s. o.)

9.4.5 Zervikalsyndrom (HWS-Syndrom)

Definition

Das HWS-Syndrom ist eine Sammelbezeichnung für alle Beschwerden mit Ursprung in der HWS.

Ursachen

- degenerative Prozesse
- statisch-muskuläre Störungen

- posttraumatisch (z. B. Schleudertrauma)
- Bandscheibenvorfall

Symptome
- Nackenschmerzen
- durch Kompression des N. sympathicus und A. vertebralis:
  - Kopfschmerzen
  - Schwindel
  - Hör-, Seh- und Schluckstörungen
- Bewegungseinschränkung des Kopfes
- Paresen

Therapie

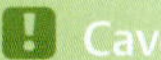

Notfall! Maßnahmen zur Grundversorgung, s. Schleudertrauma (**Tab. 20.15**).

- Ursache beheben
- Wärme
- entlastende Lagerung
- Medikamente

9.5 Entzündliche Erkrankungen des Knochens

9.5.1 Osteomyelitis

Definition
Hierbei handelt es sich um eine meist bakterielle (häufig Staphylococcus aureus), eitrige Entzündung des Knochenmarks.

Ursachen
- hämatogene Streuung aus lokalen Infektionsherden (z. B. Tonsillitis, Otitis)
- direkte Keimverschleppung durch offene Fraktur
- Knochenoperationen

Symptome. häufigste Lokalisation: Epiphysennähe der Röhrenknochen
- Zeichen einer schweren Allgemeininfektion: hohes Fieber und Schüttelfrost
- Schmerzen, Schwellung und Überwärmung des betroffenen Gliedmaßenabschnittes
- Funktionseinschränkung

Komplikationen
- Abszess
- Knochennekrose
- Markphlegmone
- chronische Osteomyelitis (der Verlauf kann sich über Jahrzehnte erstrecken)

Diagnose
- Labor: BSG, Leukozytose
- Szintigrafie
- Gewebepunktion

Therapie
- Ruhigstellung der betroffenen Extremität
- hoch dosierte Antibiotikagabe
- bei Komplikationen operative Abszessausräumung

Wichtiger Lernhinweis
Wegen der Therapieresistenz und Rezidivgefahr spricht man nie von einer Ausheilung der Osteomyelitis, sondern nur von einer ruhenden Osteomyelitis!

9.6 Erkrankungen des rheumatischen Formenkreises

Definition
Laut WHO handelt es sich um eine Bezeichnung für Erkrankungen des Bindegewebes und schmerzhafte Störungen des Bewegungsapparates, die sämtlich potenziell zur Ausbildung chronischer Symptome führen können.

Ursachen

- unbekannt

Pathogenese. Pathogenetisch handelt es sich überwiegend um Autoimmunerkrankungen, die durch eine genetische Prädisposition sowie den Einfluss bestimmter Umweltfaktoren (z. B. Rauchen, Infektionskrankheiten, Schadstoffe) begünstigt werden.

> **Spezieller Lernhinweis**
> Die aktuelle Internationale Klassifikation von Krankheiten – ICD 10 – unterteilt die Erkrankungen des rheumatischen Formenkreises unter folgenden Oberbegriffen: Erkrankungen des Bindegewebes, der Wirbelsäule und des Rückens, der Weichteilgewebe und der Knochen und Knorpel. Darunter werden einige 100 sehr unterschiedlich verlaufende Erkrankungen eingeordnet.
> Namhafte Autoren unterteilen die Erkrankungen des rheumatischen Formenkreises allerdings sehr unterschiedlich. Aus diesem Grund werden die klassischen Erkrankungen des rheumatischen Formenkreises nicht nach Oberbegriffen sortiert aufgeführt.

9.6.1 Chronische Polyarthritis (rheumatoide Arthritis)

> **Definition**
> Hierbei handelt es sich um chronisch-entzündliche Systemerkrankung, die durch Synovialitis zu Arthritis, Bursitis und Tendovaginitis führt. Fakultativ kann es zu extraartikulären Organmanifestationen kommen. Der schubweise progrediente Verlauf führt unbehandelt zu Gelenkdestruktion und Invalidität.

Ursachen

- unbekannt (s. o.)

Pathomechanismus. Autoantikörper und phagozytierende Granulozyten verursachen in der Gelenkkapsel eine abakterielle Synovitis. Im weiteren Verlauf kommt es zu wucherndem Granulationsgewebe (Pannus), welches in Knorpel, Knochen, Bänder und Sehnen infiltriert und diese zerstört; Endstadium: Versteifung und Fehlstellung der Gelenke. Die systemische Ausbreitung erfolgt durch im Blut zirkulierende Immunkomplexe und deren Ablagerungen im Gewebe.

> **Merke**
> Die Synovialitis ist der „Schurke“ im Drama.

Symptome

- unspezifische Allgemeinsymptome:
  - Abgeschlagenheit
  - nächtliches Schwitzen, evtl. subfebrile Temperaturen
  - Myalgien
  - evtl. glanzlose, brüchige Nägel
  - evtl. Pigmentverschiebungen im Bereich der Handrücken
  - Palmarerythem (Differenzialdiagnose: Lebererkrankungen)
- Polyarthritis, evtl. Tendovaginitis und Bursitis:
  - meist symmetrischer Beginn an den kleinen Gelenken (Finger)
  - morgendliche Steifigkeit und Durchblutungsstörungen einzelner Finger
  - Bewegungsschmerz und Schwellung der Fingergrund- und proximalen Interphalangealgelenke:
    - schmerzhafter Händedruck (Querdruckschmerz: Gaenslen-Zeichen)
    - Wellenrelief der Fingergrundgelenke durch Schwellung verstrichen
  - bei Arthritis des Handgelenkes schmerzhafte Volarbeugung im Handgelenk
  - Beim akuten Entzündungsschub kann es zu Gelenkergüssen kommen.
  - durch Muskelatrophie Einsinken der Interossealbereiche des Handrückens
  - Karpaltunnelsyndrom, Sulcus-ulnaris-Syndrom, Baker-Zyste

- Rheumaknoten (in Sehnen und subkutan, besonders an den Streckseiten der Gelenke)
- evtl. Nagelveränderungen
- extraartikuläre Organmanifestation:
  - Herz: Perikarditis, Herzklappenveränderungen, Myokarditis
  - Lunge: Pleuritis, Lungenfibrose, pulmonale Hypertonie
  - Gefäße: Vaskulitiden
  - Leber: unspezifische Leberenzymerhöhung
  - Nieren: selten fokale membranöse Glomerulonephritis
  - Augen: Keratoconjunctivitis sicca
  - Gefäße: rheumatoide Vaskulitis
  - Sicca-Syndrom

Merke
Die Hände sind die Visitenkarte des Rheumatikers.

Komplikationen
- Gelenkdeformationen (ulnare Deviation der Finger, Schwanenhalsdeformation, Knopflochdeformation, Krallen- und/oder Hammerzehen)
- Gelenkversteifung (Ankylose)
- atlantoaxiale Subluxation
- Nebenwirkungen der antirheumatischen Therapie, z. B. Magen-/Duodenalulzera und -blutungen durch NSAR; Analgetikanephropathie
- sekundäre Amyloidose
- KHK und vorzeitige Arteriosklerose

Diagnose. Frühdiagnose ist sehr schwierig.
- Labor: in 80% der Fälle positiver RF, unspezifische Entzündungszeichen positiv, Anti-CCP
- Arthrosonografie, Kontrastmittel-MRT, Röntgen, Dreiphasenszintigrafie, evtl. Synoviaanalyse

Therapie
- physikalische Therapie, z. B. Thermo-, Kryo-, Hydro-, Elektro-, Bewegungs-, Massagetherapie
- Krankengymnastik
- Ergotherapie
- Medikamente (Antiphlogistika, Kortikoide, Analgetika, Immunsuppressiva, NSAR)
- dosierte Bewegung
- Operation
- Rehabilitationsmaßnahmen, Patientenschulung

Spezieller Lernhinweis
Beim klassischen Rheumafaktor (RF) handelt es sich um IgM-Antikörper, die gegen das Fc-Fragment der IgG gerichtet sind!

9.6.2 Ankylosierende Spondylitis (Spondylarthritis ankylosans, Morbus Bechterew)

Definition
Beim Morbus Bechterew handelt es sich um eine chronisch-entzündliche Erkrankung, die sich v. a. am Achsenskelett und den Iliosakralgelenken manifestiert.

Ursachen
- unbekannt
- genetische Disposition: in 90% der Fälle: HLA-B27 positiv
- m:w = 3:1; Altersgipfel meist zwischen dem 20. und 40. Lj.

Pathomechanismus. Die abakterielle Entzündung richtet sich gegen die Wirbelsäule, den Knorpel und den Bandapparat. Es kommt zur Ausbildung von Ankylosen (knöcherne und kapsuläre Gelenkversteifung) mit vollständigem Bewegungsverlust. Folge ist eine aufsteigende Versteifung der Wirbelsäule mit Aufhebung der Lendenlordose, verstärkter Brustkyphose und vorgebeugter HWS (Blick auf den Boden).

Symptome. Frühsymptome schleichend über 2–5 Jahre
- Leitsymptom: entzündlicher Rückenschmerz
- besonders nachts/morgens auftretende Kreuz-/Gesäßschmerzen, Steifigkeit, Besserung durch Bewegung, evtl. Schmerzausstrahlung in die Oberschenkel (Sakroiliitis)

- Klopf- und Verschiebeschmerz der Iliosakralgelenke (Stuhlsteigeversuch, Menell-Zeichen positiv)
- Schmerzen im thorakolumbalen Übergang der Wirbelsäule (Spondylitis)
- zunehmende Bewegungseinschränkung der Wirbelsäule und des Thorax:
  - Finger-Fußboden-Abstand (normal 0)
  - Kinn-Sternum-Distanz (normal 0)
  - Schober- und Ott-Zeichen positiv
- ⅓ der Patienten: Arthritis der peripheren Gelenke
- evtl. Brust- oder Schambeinschmerz
- evtl. schmerzhafte Entzündung der Sehnenansätze, z. B. Achillessehne
- evtl. Uveitis

Komplikationen
- Versteifung der Wirbelsäule und des Thorax
- fixierte Kyphose
- Osteoporose
- selten: Amyloidose

Diagnose
- Labor: negativer RF, in 90 % der Fälle: HLA-B27 positiv, BSG und CRP ↑
- Röntgen: Zeichen der Sakroiliitis, Spondylarthritis, Verkalkung des Wirbelkörperbandapparates, im Endstadium Bambusrohrform der versteiften Wirbelsäule

Therapie
- Medikamente (NSAR, Kortikosteroide, Sulfasalazin, Biologicals)
- Operation (Gelenkersatz, ggf. Aufrichtungsoperation)

9.6.3 Hyperurikämie und Gicht (Arthritis urica)

Definition

Darunter versteht man eine in Schüben oder chronisch verlaufende Purinstoffwechselstörung mit Ablagerungen von Uratkristallen im Binde- und Stützgewebe.

Ursachen
- pimär (> 99 % der Fälle):
  - genetisch bedingt (renale Ausscheidungsstörung von Harnsäure)
  - auslösende Faktoren: reichhaltige Mahlzeiten, Alkohol, Kaffee, körperliche Anstrengung, Unterkühlung
  - Überproduktion von Harnsäure (< 1 % der Fälle) aufgrund eines Enzymdefekts
- sekundär:
  - gesteigerter Zelluntergang (Polyzythämie, Leukämie, Tumoren, Zytostatika)
  - Nierenfunktionsstörungen

Merke

Gicht zeigt ein gehäuftes gemeinsames Vorkommen mit den Erkrankungen des metabolischen Syndroms.

Pathomechanismus. Harnsäure entsteht als Endprodukt aus dem Purinstoffwechsel. Täglich fallen ca. 350 mg Harnsäure aus endogener Synthese und exogener Purinzufuhr an. ⅔ der Harnsäure wird über den Urin ausgeschieden, ⅓ über den Stuhl. Klassische Auslöser, die den Harnsäurespiegel rasant zum Anstieg bringen sind purinreiche Festessen und/oder Alkoholkonsum, nach Fasten und zu Beginn einer harnsäuresenkenden Therapie. Diese Auslöser verursachen eine Ausfällung von Uratkristallen aus übersättigter Synovialflüssigkeit; es erfolgt eine Phagozytose der Uratkristalle durch Granulozyten, wobei Entzündungsmediatoren freigesetzt werden und somit eine kristallinduzierte Synovitis verursachen.

Symptome
- oft asymptomatische Hyperurikämie

Akuter Gichtanfall. Typische Auslösefaktoren: „Fasten und Feste“ (Ess- und Trinkexzesse)
- Aus voller Gesundheit kommt es plötzlich (oft nachts) zu stark schmerzhafter Monarthritis:
  - In ⅔ der Fälle ist das Großzehengrundgelenk betroffen (Podagra),
  - seltener das Kniegelenk (Gonagra) oder Finger-/Handgelenk (Chiragra).
- Frösteln und subfebrile Temperatur

- Das betroffene Gelenk (meist Monarthritis) ist hochrot, oft teigig geschwollen, heiß und druckschmerzhaft.
- Der Anfall dauert meist bis zum Morgen, evtl. aber auch einige Tage.

Chronische Gicht. Nur noch selten bei Patienten ohne konsequente Therapie:

- Weichteiltophi, z. B. an der Ohrmuschel, Großzehe, Ferse, Sehnenscheiden, Schleimbeutel
- Knochentophus (Nachweis im Röntgenbild)
- Uratnephrolithiasis
- chronische Schmerzen

Diagnose

- Hyperurikämie (> 6,4 mg/dl)

Therapie

- feuchte, kalte Umschläge
- purinarme Diät (Verzicht auf Fleisch, Innereien, Sardinen, Meeresfrüchte u. a.), Normalisierung des Körpergewichtes, viel trinken (Harnsäureneutralisierung)
- Verzicht auf Alkohol
- Ruhigstellung
- Medikamente (NSRA)
- Dauerbehandlung mit Allopurinol

9.6.4 Reaktive Arthritis und Reiter-Syndrom

> **Definition**
> Hierbei handelt es sich um entzündliche Gelenkerkrankungen, die als Zweiterkrankung meist nach gastrointestinalen oder urogenitalen bakteriellen Infekten auftreten.

Ursachen

- unbekannt
- genetische Disposition
- 60–80 % der Patienten: HLA-B27 positiv
- m:w = 1:1

Symptome. Nach einer Latenzzeit von 2–6 Wochen infolge eines enteritischen oder urethritischen Infekts entwickelt sich eine Zweiterkrankung:

- Arthritis (oft asymmetrische, evtl. wandernde Oligoarthritis bevorzugt der unteren Extremitäten, z. B. der Knie- oder Sprungelenke)
- Urethritis
- Konjunktivitis/Iritis
- Reiter-Dermatose (randbetonte psoriasisforme Erytheme, aphthöse Läsionen im Mundraum etc.)
- evtl. Begleitsymptome:
  - Fieber
  - Sakroiliitis
  - schmerzhafte Entzündungen der Sehnenansätze
  - selten Beteiligung der inneren Organe

Diagnose

- Labor: BSG ↑, negativer RF, evtl. Nachweis der ursächlichen Infektion, 80 % der Fälle HLA-B27 positiv

Therapie

- Infektsanierung
- symptomatisch

9.6.5 Degenerative Gelenkerkrankungen (Arthrosen)

> **Definition**
> Die Arthrose ist eine degenerative, primär nicht entzündliche Erkrankung des Knorpels und anderer Gelenkgewebe (entzündliche Episoden nennt man aktivierte Arthrose).

Ursachen

- primäre Arthrose: unbekannt; genetisch bedingt (z. B. Heberden-Arthrose in den Fingerendgelenken), Alter
- sekundäre Arthrose: als Folge von Unfällen, Fehlstellungen, Adipositas, zu starker, einseitiger Belastung, rheumatischer Gelenkerkrankungen u. a.

Pathomechanismus. Infolge zunehmendem Knorpelabriebs kommt es zu reaktiven Knochenauswüchsen (Neubildung von minderwertigem Knochengewebe: Defektheilung) an den Gelenkrändern. Dies führt zu Deformationen der Gelenkflächen, welches wiederum mit Entzündungsreaktionen, Muskelatrophie und Frakturen einhergehen kann. Aufgrund hoher Belastungen sind in erster Linie die Wirbelsäule und die großen Extremitätengelenke betroffen (Knie, Schulter, Hüfte).

Symptome. Entwickeln sich zeitlich in verschiedenen Stadien:

- Frühtrias: Anlauf-, Ermüdungs-, Belastungsschmerz
- Spättrias: Dauer-, Nacht-, Muskelschmerz
- Bewegungseinschränkung, Wetterfühligkeit, Krepitation
- In fortgeschrittenen Fällen kommt es zur Verdickung der Gelenkkonturen, Deformierung, Instabilität, Muskelatrophie, Fehlstellungen, Muskelkontrakturen.
- bei aktivierter Arthrose alle Entzündungszeichen

Komplikationen

- Verdickung der Gelenkkonturen
- Deformierung
- Instabilität
- Muskelatrophie
- Fehlstellungen
- Muskelkontrakturen

Diagnose

- Röntgen: Gelenkspaltverschmälerung, Sklerosierung, Randwulste

Therapie

- Meiden von Belastungsfaktoren (Adipositas, Kälte, Nässe)
- Physiotherapie/Wärmetherapie
- Medikamente
- Operation

9.6.6 Heberden-Arthrose

Definition
Hierbei handelt es sich um eine Polyarthrose, welche die Finger bzw. die Hand betrifft (degenerativ, nicht entzündlich)

Ursachen

- unbekannt
- genetisch bedingt (v. a. Frauen in der Menopause)

Symptome

- beginnt mir Ermüdungs- und Belastungsschmerz
- später: Dauerschmerz und Bewegungseinschränkung
- charakteristisch: Heberden-Knoten, häufig an Zeigefingern und kleinen Fingern

Therapie

- Schmerzmittel
- Glukokortikoide
- physikalische Therapie

9.6.7 Psoriasis-Arthritis

- s. Hauterkrankungen (S. 368)

9.6.8 Kollagenosen

- s. Hauterkrankungen (S. 374)

9.6.9 Klassische Panarteriitis nodosa

Definition
Es handelt sich um eine Vaskulitis mittelgroßer Gefäße.

Ursachen
- unbekannt
- Hepatitis-B-Infektion

Symptome
- B-Symptome (Nachtschweiß, Gewichtsverlust, Fieber, Abgeschlagenheit)
- Muskel- und Gelenkschmerzen
- kolikartige Bauchschmerzen, evtl. Darminfarkte
- Hodenschmerzen
- Angina pectoris, Herzinfarkt
- Apoplex
- Polyneuropahtie

Daneben können weitere Organe betroffen sein!

Diagnose
- Entzündungsparameter
- Arteriografie

Therapie
- Medikamente

9.6.10 Fibromyalgiesyndrom

> **Definition**
> Dies ist eine den gesamten Bewegungsapparat betreffende, schwer zu beeinflussende chronische Schmerzerkrankung, die zu 95 % Frauen betrifft (Auftreten meist um die Menopause).

Ursachen
- unbekannt
- sekundär auftretend bei rheumatischen Systemerkrankungen und Infektionserkrankungen

Symptome
- Schmerz in mindestens 3 Körperregionen über mindestens 3 Monate mit mindestens 11 schmerzhaften von 18 getesteten klassischen Druckpunkten
- vegetative Symptomatik: kalte Akren, trockener Mund, Hyperhidrosis, Tremor
- funktionelle Beschwerden: Schlafstörungen, Schwellungs- und Steifigkeitsgefühl, Atem- und Herzbeschwerden, Dysmenorrhöe etc.

Komplikationen
- Chronifizierung
- hoher Leidensdruck wegen Therapieresistenz
- Invalidisierung

Therapie
- keine kausale Therapie bekannt

9.6.11 Chronisches Müdigkeitssyndrom

Ursachen
- unbekannt

Hauptkriterien. Medizinisch nicht erklärte Erschöpfungszustände von > 6 Monaten Dauer,
- die neu aufgetreten sind,
- durch Pausen/Ruhe nicht wesentlich verbessert werden,
- zu einer deutlichen Verringerung der früheren Aktivität führen,
- nicht die Folge einer Anstrengung sind.

Nebenkriterien
- subjektive Gedächtnisstörungen
- schmerzhafte Lymphknoten
- Muskelschmerzen
- Gelenkschmerzen
- Kopfschmerzen
- nicht erholsamer Schlaf
- > 24 h Krankheitsgefühl nach Anstrengung

Therapie
- keine kausale Therapie bekannt

9.7 Knochentumoren

Circa 1 % aller malignen Tumoren sind primäre Knochentumoren. In der Regel sind Kinder und Jugendliche betroffen. Benigne und maligne Knochentumoren sind meist in Kniegelenksnähe lokalisiert.

9.7.1 Osteosarkom

Definition
Das Osteosarkom ist der häufigste maligne Knochentumor mit Hauptlokalisation in der Metaphyse der langen Röhrenknochen; meist sind Kinder, Jugendliche und junge Erwachsene betroffen.

Symptome
- starke Schmerzen
- derbe, leicht druckschmerzhafte Schwellung im befallenen Bereich
- Zum Diagnosezeitpunkt sind bei 80 % der Patienten bereits Lungenmetastasen vorhanden.

Therapie
- Chemotherapie
- möglichst extremitätenerhaltende Operation

9.7.2 Chondrosarkom

Definition
Hierbei handelt es sich um den zweithäufigsten malignen Tumor des Knorpelgewebes mit hauptsächlicher Lokalisation am Beckenknochen und im Oberarmbereich; betrifft meist Patienten > 40 Jahre.

Ursachen
- unbekannt

Symptome
- schleichende diskrete Beschwerden (Tumor wächst sehr langsam); geringe lokale Schmerzen, evtl. Schwellungen

Therapie
- radikale chirurgische Entfernung

9.7.3 Ewing-Sarkom

Definition
Dieser hochmaligne Knochentumor des Kindes- und Jugendalters, ausgehend von undifferenzierten Zellen des Knochenmarks, manifestiert sich hauptsächlich in den Diaphysen von Femur und Tibia.

Ursachen
- unbekannt; meist sind Jungen bis zum 15. Lj. betroffen

Symptome
- lokale Entzündungszeichen mit stark zunehmenden Schmerzen
- starke lokale Schwellung und Überwärmung (Differenzialdiagnose: Osteomyelitis)
- allgemeine Entzündungszeichen (hohes Fieber, BSG ↑, Leukozytose)

Diagnose
- Röntgen
- Biopsie

Therapie
- radikale chirurgische Entfernung mit Nachbestrahlung und Chemotherapie

9.7.4 Sekundäre Knochentumoren (Metastasen anderer maligner Tumoren)

Die Metastasierung maligner Primärtumoren erfolgt i. d. R. über den Blut-, aber auch über den Lymphweg. Die Metastasen können sich grundsätzlich am gesamten Skelett ansiedeln, kommen aber zu 60 % an der Wirbelsäule vor; typische Primärtumoren:

- Mammakarzinom
- Prostatakarzinom
- Bronchialkarzinom
- Nierenkarzinom

9.8 Aseptische (ischämische) Knochennekrosen

Definition

Konstitutionelle Faktoren oder lokale Durchblutungsstörungen verursachen meist am wachsenden Knochen eine Ischämie mit der Folge von Nekrosen (Knocheninfarkt). Auslöser der Ischämie können selten nachgewiesen werden, mögliche Ursachen werden noch diskutiert. Mit Ausnahme der Hüftkopfnekrose der Erwachsenen tritt dieses Phänomen meist bei Kindern und Jugendlichen auf.
In der Regel sind die kurzen Knochen (Wirbelkörper, Hand- und Fußwurzelknochen) und die Epi-, Meta- und Apophyse der langen Röhrenknochen betroffen.

9.8.1 Morbus Scheuermann (juvenile Kyphose, Adoleszentenkyphose)

Definition

Infolge einer aseptischen Knochennekrose kommt es zu Wachstumsstörungen an den Deck- und Grundplatten der Wirbelkörper.

Ursachen

- unbekannt (Erkrankungsbeginn: zwischen 10 und 13 Jahren; Jungen sind häufiger betroffen als Mädchen):
  - kollagene Stoffwechselstörung
  - hormonelle oder genetische Faktoren
  - fördernde Faktoren: starke mechanische Beanspruchung (Leistungssport, Arbeit), Haltungsfehler

Pathomechanismus. Die ventralen Bereiche der Wirbelabschlussplatte unterliegen einer zunehmenden Deformierung, welche ein keilförmiges Fehlwachstum der Wirbelkörper verursacht. Da die Deck- und Bodenplatten eingebrochen sind, wird Bandscheibengewebe in die Wirbelkörper hineingedrückt. Dies führt zur Ausbildung der Schmorl-Knötchen. Der Verlust von Bandscheibenmaterial führt zur Höhenabnahme, ein Rundrücken ist außerdem die Folge.

Symptome

- während des Krankheitsverlaufes nur geringe Beschwerden:
  - Rückenschmerzen
  - Haltungsschwäche
  - lumbale Ermüdung
- Spätsymptome (im Erwachsenenalter):
  - fixierte Brustkyphose und Rundrücken
  - kompensatorische Hyperlordose von HWS und LWS
  - Beschwerden bei Belastung
  - Muskelverspannungen

Komplikationen
- Bandscheibenvorfall
- chronische Schmerzen

Diagnose
- Röntgen: Keilwirbelbildung, Schmorl-Knötchen

Therapie
- Krankengymnastik (Haltungsturnen)
- Korsage
- bei schweren Kyphosen operative Korrektur

9.8.2 Morbus Perthes (juvenile Hüftkopfnekrose)

> **Definition**
> Hierbei handelt es sich um eine ein- oder beidseitig im Bereich der Femurkopfepiphyse auftretende Form der aseptischen Knochennekrose (häufigste Form der Knochennekrose).

Ursachen
- unbekannt (betroffen sind v. a. Jungen vom 5.–7. Lj., möglicherweise aufgrund einer erblichen Disposition)

Symptome
- langsam sich verstärkendes Hinken als 1. Anzeichen
- Bewegungseinschränkung des Hüftgelenks (v. a. Abspreiz- und Rotationsbewegungen)
- Folgesymptome sind Kontrakturen und Muskelatrophie.

Therapie
- Entlastung durch Thomas-Schiene
- Krankengymnastik
- Operation

9.8.3 Hüftkopfnekrose des Erwachsenen

Ursachen
- entsteht meist durch Vorläufererkrankungen: Traumen, Gelenkerguss
- metabolische Erkrankungen
- Medikamente (Kortison, Zytostatika)

Symptome
- Bewegungseinschränkung des Hüftgelenks
- Bewegungsschmerz, beginnt mit Leisten- und Knieschmerzen

Therapie
- Behandlung der Vorläufererkrankungen
- Operation

9.9 Traumatische Erkrankungen des Knochens

9.9.1 Distorsion (Verstauchung)

> **Definition**
> Die Distorsion ist eine Überdehnung des Bandapparates (mit Fasereinrissen), häufig infolge direkter Gewalteinwirkung.

Ursachen
- Trauma:
  - z. B. Umknicken des Fußes
  - z. B. Verdrehung des Kniegelenks

Symptome
- starke Schmerzen im betroffenen Gelenk
- Hämatombildung
- Schwellung
- Bewegungseinschränkung

Diagnose
- Röntgen (Frakturausschluss)

Therapie
- Ruhigstellung
- kühlende Umschläge

9.9.2 Luxation (Verrenkung)

> **Definition**
> 2 gelenkbildende Knochenenden befinden sich nicht mehr in ihrer physiologischen Position.

Ursachen
- Trauma
- angeborene Gelenkinstabilität
- chronische Gelenkentzündung
- Muskellähmungen

Symptome. oft mit einem Kapsel- und Bänderriss einhergehend
- starke Schmerzen
- Unbeweglichkeit
- sichtbare Fehlstellung der beteiligten Knochen

Therapie
- Repositionierung
- Ruhigstellung
- schmerzstillende Medikamente

9.9.3 Fraktur (Knochenbruch)

> **Definition**
> Hierbei liegt ein teilweiser oder vollständiger Bruch eines Knochens vor; man unterscheidet eine
> - geschlossene Fraktur ohne Verletzung der Haut oder Weichteile von einer
> - offenen Fraktur mit Haut und Weichteilverletzung.

Ursachen
- Trauma (durch äußere Gewalteinwirkung kommt es zu einem Missverhältnis von mechanischer Belastung und Beanspruchbarkeit des Knochengewebes)
- Knochentumoren, Osteoporose (herabgesetzte Belastbarkeit des Knochens)
- Überbeanspruchung (Ermüdungsbruch, Marschfraktur)

Symptome
- sichere Frakturzeichen:
  - Fehlstellung
  - abnorme Beweglichkeit
  - sichtbare Knochenfragmente
  - Reibegeräusch bei Bewegung
- unsichere Frakturzeichen:
  - Schwellung
  - Hämatom
  - Schmerzen
  - aufgehobene oder eingeschränkte Funktionsfähigkeit

Komplikationen
- Fettembolie
- Osteomyelitis
- Sudeck-Dystrophie
- Pseudoarthrose

Diagnose
- Röntgen

Therapie
- Repositionierung
- Ruhigstellung

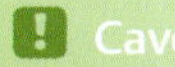

> **Cave**
> Notfall! Maßnahmen zur Grundversorgung, s. Extremitätenfraktur (**Tab. 20.15**).

> **Spezieller Lernhinweis**
> Unter einer Grünholzfraktur (nach dem Knickverhalten von grünem, weichem Holz) versteht man ein unvollständiger Knochenbruch, bei dem die umhüllende elastische Knochenhaut (Periost) erhalten bleibt oder lediglich an der Konvexseite einreißt. Es handelt sich dabei um einen sogenannten „Biegungsbruch“.

9.9.4 Schädelbasisfraktur

> **Definition**
> Hierbei liegt die Fraktur im Bereich der Schädelbasis.

Ursachen
- Traumen

Symptome
- bei frontaler Gewalteinwirkung im Bereich der Nasennebenhöhlen:
  - Liquor- und Blutfluss aus Nase und Rachen
  - Brillenhämatom/Monokelhämatom
  - Hirnnervenlähmung (v. a. Augenmuskellähmung)
- bei seitlicher Gewalteinwirkung durch Felsenbeinlängsfraktur:
  - Blutung aus dem Ohr
  - Liquorfluss (bei Duraverletzung)
  - Blutung durch die Ohrtrompete in den Nasen-Rachen-Raum
  - Trommelfellruptur
  - Mittelohrschwerhörigkeit
  - Fazialislähmung
- bei seitlicher Gewalteinwirkung durch Felsenbeinquerfraktur:
  - Taubheit
  - Schwindel
  - Nystagmus
  - Fazialislähmung
  - Blutansammlung in der Paukenhöhle bei intaktem Trommelfell

Komplikationen
- Meningitis
- Osteomyelitis
- Abszess

Therapie
- Duraplastik
- evtl. Antibiotika

9.10 Erkrankungen der Muskulatur

9.10.1 Muskelfaserriss

> **Definition**
> Hierbei handelt es sich um eine Muskelverletzung mit Faserrissen infolge einer akuten oder chronischen Überbelastung des Muskels.

Ursachen
- Muskelüberforderung durch:
  - unzureichendes Aufwärmen vor Belastung
  - Weiterbelastung bei Übermüdung

Symptome
- plötzliche Schmerzen
- Anspannungs-, Dreh-, Druck- und Dehnschmerz
- Hämatombildung

Komplikationen
- Narbenbildung
- heterotope Knochenbildung

Therapie
- Ruhigstellen
- Hochlagerung
- Druckverband

9.10.2 Myositis

> **Definition**
> Die Myositis ist eine Entzündung der Muskulatur.

Ursachen
- Infektion durch Mikroorganismen
- unbekannt bei Dermato-/Polymyositis, Muskelsarkoidose

Symptome
- Schmerzen bei Bewegung und Palpation

Komplikationen
- Lähmungen
- Atrophie
- Kontraktur (Dauerverkürzung des Muskels)

9.10.3 Myogelose (Muskelhärte)

> **Definition**
> Hierbei handelt es sich um eine wulst- bzw. knotenförmige Muskelverhärtung.

Ursachen
- statische Fehlbelastung
- entzündliche Muskelerkrankungen
- reaktiv bei Gelenkerkrankungen

Symptome
- Palpationsschmerz
- evtl. dumpfer Spontanschmerz

Therapie
- Wärme- und Kälteanwendungen
- Quaddeln
- evtl. Antiphlogistika

Pathomechanismus.

Symptome
- Palpationsschmerz
- evtl. dumpfer Spontanschmerz

Therapie
- Wärme- und Kälteanwendungen
- Quaddeln
- evtl. Antiphlogistika

9.10.4 Frozen Shoulder (syn. Bizepssyndrom, schmerzhafte Schultersteife)

Pathomechanismus. Die genaue Entstehung der entzündlichen Veränderung ist unbekannt. Histologisch findet man eine Fibrose des periartikulären Gewebes sowie perivaskuläre Infiltrate.

Symptome. Man unterscheidet folgende Stadien:

a) **Stadium 1** (= Freezing Shoulder)
   - Beginnt mit plötzlich heftigen Schulterschmerzen, die zunächst bewegungsabhängig sind; treten insbesondere nachts auf
   - Das Schultergelenk ist noch frei beweglich

b) **Stadium 2** (= Frozen Shoulder)
   - Die aktive und passive Beweglichkeit ist eingeschränkt
   - Die Schulter wird immer steifer, wobei die Schmerzen nachlassen

c) **Stadium 3** (= Thowing Shoulder)
   - Die Schulter scheint „aufzutauen"
   - Bewegungseinschränkung und Schmerzen verschwinden

Therapie
- Primär konservativ mit Schmerztherapie und Physiotherapie
- Operation

9.10.5 Impingement-Syndrom (Engpass-Syndrom)

> **Definition**
> Einklemmung von Sehnen und Muskeln innerhalb eines Gelenkes.

Ursachen
- Knöcherne Strukturveränderungen
- Schädigungen der Weichteile (Muskeln, Sehnen, Schleimbeutel)

Symptome
- Schmerzen und Bewegungseinschränkung

Therapie
- Schonung
- Schmerztherapie
- Physiotherapie
- Ursachen beseitigen, evtl. Operation

9.10.6 Dupuytren-Kontraktur

Definition
Hierbei handelt es sich um eine Kontraktur der Hand und Finger aufgrund einer Fibrose und Schrumpfung der Palmaraponeurose (fächerförmige Sehnenplatte in der Hohlhand).

Ursache
- Unbekannt, häufiger sind Männer mittleren im Lebensalter betroffen
- Evtl. Trauma
- Langzeiteinahme von Finasterid

Symptome. Der Krankheitsverlauf erstreckt sich über Jahre
- beginnt mit knotigen bis strangförmigen Verhärtungen in der Handinnenfläche im Bereich des 4ten und 5ten Fingerstrahls (schrumpfen mit der Zeit zunehmend)
- infolge dessen kommt es zu einer Kontraktur der Finger in Beugestellung bis zu einer Funktionseinschränkung der Hand

Komplikationen
- Ausgeprägte Beugekontraktur in den proximalen Interphalangealgelenken bei Streckung im distalen Interphalangealgelenk (= Knopflochdeformität)

Therapie
- symptomatisch
- operative Resektion der betroffenen Anteile der Palmaraponeurose

9.11 Weitere Erkrankungen des Bewegungsapparates

9.11.1 Ganglion

Definition
Ein Ganglion ist eine gutartige Geschwulstbildung, welche einzeln oder mehrfach im Bereich einer Gelenkkapsel oder einer oberflächlichen Sehenscheide auftreten kann (umgangssprachlich wird es irreführender Weise als „Überbein“ = Exostose bezeichnet).

Ursachen
- meist unbekannt
- evtl Überbeanspruchung der entsprechenden Strukturen

Pathomechanismus. Typischerweise besteht bei einem von der Gelenkkapsel ausgehendem Ganglion eine Verbindung zum Gelenkinnenspalt, so dass ein Flüssigkeitsaustausch möglich ist. Ein Ganglion kann sich auf diese Weise mehr oder weniger füllen. Es ist als prallelastische, mit zäher Flüssigkeit gefüllte Auftreibung tastbar.

Symptome
- Meist an den Streck- oder Beugeseiten der Handgelenke oder Fingergelenke (selten Fuß, Knie, Ellbogen, Schulter) lokalisierte Schmerzen
- Evtl. Kompression von Nerven und Gefäßen (Parästhesien, Minderversorgung von Gewebe)
- Einschränkung der Beweglichkeit

Diagnose
- Wird meist nach dessen Lokalisation oder Form gestellt
- Punktion
- Nicht über Röntgen feststellbar

Therapie
- Ruhigstellung der betroffenen Region
- OP

9.11.2 Karpaltunnelsyndrom

Definition
Es handelt sich um eine Kompression des Nervus medianus im Bereich der Handwurzel.

Ursachen. Frauen sind 3 x häufiger betroffen als Männer.

- manuelle Arbeiten, die Arbeitshand ist meist stärker betroffen (beidseitiges Auftreten ist dennoch häufig)
- Unterarmfrakturen, Narbenbildung
- verlängertes Muskelprofil der langen Fingerbeugemuskeln
- chronische Polyarthritis
- Schwangerschaft
- Diabetes mellitus
- Hypothyreose
- Nierenschädigungen
- Akromegalie
- Infektionen im Handbereich

Pathomechanismus. Der Karpaltunnel ist eine tunnelartige, bindegewebig fest umschlossene Röhre vom Unterarm zur Hand auf der Palmarseite (Handflächenseite) des Handgelenks. Durch den Tunnel verläuft der Nervus medianus, der unter anderem die Bewegungen der Finger und des Daumens steuert, Empfindungen rückmeldet und vegetative Funktionen an der Hand erfüllt. Durch eine Einengung des Karpaltunnels wird dieser Nerv geschädigt.

Symptome

- Beginnt mit Schmerzen und Parästhesien, die von der Hand in den Daumen, Zeigefinger und Mittelfinger einstrahlen können (anfangs oftmals nachts auftretend).
- Später sind die Beschwerden zunehmend tagsüber.
- Im fortgeschrittenen Stadium kommt es zu einem Muskelschwund, vor allem im Bereich des Daumenballens.
- Schwäche beim Greifen
- Minderung des Tastgefühls
- vegetative Störungen

Therapie

- Schiene, Stützverband
- schmerzstillende und entzündungshemmende Medikamente
- Kälte-, Wärmetherapie
- Operation

9.11.3 Morbus Sudeck (syn. CRPS = Komplexes regionales Schmerzsyndrom)

Definition
Es handelt sich um eine chronische neurologische Erkrankung, die häufig im Zusammenhang mit einer Fraktur einer Extremität nach einer Weichteil- oder Nervenverletzung auftritt.

Ursachen

- unbekannt
- Frauen sind häufiger betroffen,
- ebenso Personen zwischen dem 40.–70. Lebensjahr

Pathomechanismus. Aus unbekannter Ursache entsteht die Erkrankung in Form eines irregulären Heilungsverlaufs nach einer Gewebsverletzung (meist nach Unfällen oder operativen Eingriffen). Das häufigste Trauma ist die distale Radiusfraktur. Dabei kommt es nicht auf das Ausmaß der Verletzung an, es kann sogar sein, dass der Patient sich gar nicht mehr erinnert. Infolge der Verletzung kommt es zu einer Fehlregulation des sympathischen Nervensystems, welches den normalen Heilungsverlauf blockiert und stattdessen einen Teufelskreis von Schmerzen und nachfolgender Sympathikusreaktion in Gang setzt. Ähnlich wie beim Phantomschmerz scheint es auch bei der CRPS zu einer Veränderung der neuronalen Verarbeitung der somatosensiblen Reize im Cortex zu kommen.

Symptome. Treten aussschließlich an der Verletzungsstelle, beziehungsweise in räumlicher Nähe zu dieser auf.

- Sensorische Störungen
  - Brennender Ruheschmerz
  - Überempfindlichkeit für Berührungsreize (Hyperästhesie)
  - Gesteigerte Schmerzempfindlichkeit, bereits durch geringe Reize auslösbar
- Motorische Störungen
  - Tremor
  - Muskelschwäche
  - Bewegungseinschränkung
  - Myoklonien
- Autonome Störungen
  - Ödembildung
  - Hyperhidrose (übermäßiges Schwitzen)
  - Erhöhte oder erniedrigte Hauttemperatur
- Trophische Störungen
  - Hautveränderungen (lieves Kolorit, Salbenhaut, trockene Haut)
  - Verändertes Haar- und Nagelwachstum

Komplikationen
- Osteoporose
- Gelenkversteifungen (Ankylose)
- Enstadium: Atrophie und Dystrophie der betroffenen Extremität

Therapie
- Physio-, Ergotherapie
- Glucokorticoide
- Schmerztherapie

9.11.4 Hüftgelenkdysplasie

Definition
Ein verzögerter bzw. gestörter Ausreifungszustand der Hüftgelenke eines Neugeborenen.

Ursachen
- unbekannt
- Risikofaktoren:
  - Steißlage zum Geburtstermin
  - Zwillingsschwangerschaften
  - Familiäre Belastung

Pathomechanismus. Die ursprünglich knorpelig angelegten Hüftpfannen sind bei der Geburt noch nicht ausreichend verknöchert und damit zu flach und steil, um den Hüftkopf ausreichend stabil zu halten.

Symptome
- Unbehandelt vorzeitiger Verschleiß mit Beinverkürzung
- Gelenkeinsteifung
- Luxation

Diagnose
- Vorsorgeuntersuchung im Kindesalter, Hüftsonographie

Therapie
- Spreizhosen
- Hüftbeugeschiene
- Hüftgelenkersatz

9.12 Pharmaka: Bewegungsapparat

Tab. 9.4 Wichtige Arzneimittel bei Erkrankungen des Bewegungsapparats.

Medikamentengruppe	**Wirkstoff (Handelsname)** - *Beispiele*	**Wirkung**	**Anwendung**
Analgetika (Nichtopioidanalgetika)	• Metamizol (Novalgin) • Paracetamol (ben-u-ron), • NSAR = Dicolfenac (Voltaren), = Ibuprofen (Nurofen)	wirken überwiegend auf die Hemmung des Enzyms Cyclooxygenase (COX); einige Wirkstoffe zeigen auch zentralnervöse Mechanismen, die jedoch nicht gut erforscht sind **Nebenwirkungen:** gastrointestinale Beschwerden, Nierenschädigung	• leichte Schmerzen • NSAR wirken entzündungshemmend
Analgetika (Opioidalanalgetika)	• Tramadol (Tramal) • Tilidin/Naloxan (Valoron) • Piritramid (Dipidolor)	wirken über Opioidrezeptoren; sie behindern die Schmerzfortleitung auf Rückenmarkebene, verändern seine Verarbeitung in verschiedenen Umschaltstationen des ZNS und auch die Wahrnehmung und Bewertung der Schmerzempfindung **Nebenwirkungen:** Atemdepression, Obstipation, Übelkeit, Erbrechen, Sedierung	stärkste Schmerzen des Bewegungsapparates
Glucocortcoide	• Betamethason (Diprosone) • Prednisolon (Solu-Decortin-H) • Prednisolon (Decortin-H)	siehe **Tab. 2.7**	starke Schmerzen und Entzündungen des Bewegungsapparates
Thromboseprophylaxe	siehe **Tab. 2.6**		
Vitamin-D-Präparate	• Calcitriol (Rocaltrol) • Colecalciferol (Vigantoletten)	Vitamin D bewirkt eine Rückresorption von Kalzium und Phosphat aus dem Darm ins Blut	• Osteomalazie • Rachitisprophylaxe • sekundäre Hyperparathyreoidismus • Dauertherapie bei Hypoparathyreoidismus
Kalzitonin	Calcitonin (Karil)	hemmt die Osteoklasten und senkt dadurch den Kalziumspiegel im Blut **Nebenwirkungen:** Übelkeit, Erbrechen	• Osteoporose • Morbus Paget • schwere Hyperkalzämie

10 Fortpflanzungsorgane

10.1 Anatomische und physiologische Grundlagen

Laut IfSG vom 01.01.2001 ist es dem Heilpraktiker erlaubt, Geschlechtsorgane zu untersuchen und Krankheiten der Geschlechtsorgane zu behandeln. Eine Ausnahme stellen jedoch laut §24 sexuell übertragbare Krankheiten (S.484) dar; bei diesen besteht für den Heilpraktiker Behandlungsverbot.

10.1.1 Männliche Geschlechtsorgane

Innere Geschlechtsorgane. Zu den inneren Geschlechtsorganen rechnet man (**Abb. 10.1**):

- Hoden (Testes)
- ableitende Samenwege:
  - Nebenhoden (Epididymis)
  - Samenleiter (Ductus deferens)
- Geschlechtsdrüsen:
  - Vorsteherdrüse (Prostata)
  - Bläschendrüsen (Vesiculae seminales)
  - Cowper-Drüsen (Glandulae bulbourethrales)

Äußere Geschlechtsorgane

- Glied (Penis)
- Hodensack (Skrotum)

Hoden (Testes)

Makroskopie

- Die Hoden liegen außerhalb des Bauchraumes im Hodensack (durch die dort herrschenden niedrigeren Temperaturen wird die Spermienreifung vorangetrieben).
- Der linke Hoden steht gewöhnlich etwas tiefer als der rechte.
- Die Hoden sind pflaumengroß, wiegen ca. 25 g und sind von prallelastischer Konsistenz.
- Das Hodengewebe wird von einer derben Bindegewebskapsel umschlossen.
- Am hinteren Rand des Hodens befindet sich das Hilus; dort treten Samenstrang, Gefäße, Nerven und Samenleiter ein bzw. aus.

Mikroskopie

- Ausgehend von der Bindegewebshülle ziehen Bindegewebssepten zum Hilus und unterteilen das Hodenparenchym in 200–250 pyramidenförmige Hodenläppchen (Lobuli testis).
- In den Septen verlaufen Nerven, Blut- und Lymphgefäße.
- Innerhalb der einzelnen Hodenläppchen befinden sich mehrere Hodenkanälchen, die in feinfaseriges Bindegewebe (Stroma) eingebettet sind (die Gesamtlänge aller Hodenkanälchen wird auf 250–300 m geschätzt).
- Die Hodenkanälchen bestehen überwiegend aus Sertoli-Stützzellen, deren Aufgabe die eines stützenden Grundgewebes ist.

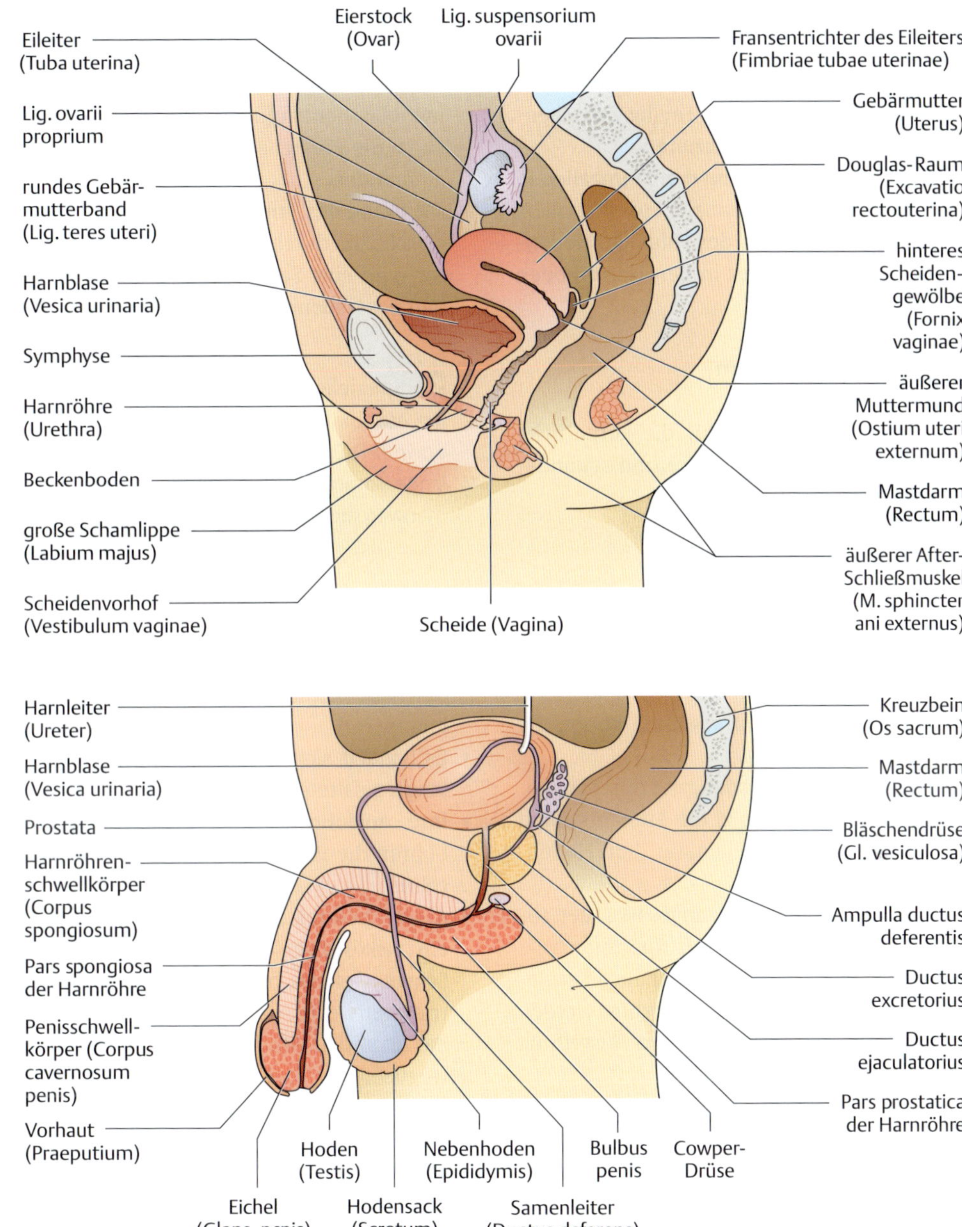

Abb. 10.1 Fortpflanzungsorgane von Frau und Mann (Abb. aus: Faller A, Schünke M. Der Körper des Menschen. Einführung in Bau und Funktion. 17. Aufl. Stuttgart, Thieme; 2017).

- Den Sertoli-Stützzellen sind samenproduzierende Keimzellen zwischengelagert.
- Im Bindegewebe zwischen den Hodenkanälchen liegen die endokrinen Leydig-Zwischenzellen, die Testosteron produzieren.
- Die Samenzellen werden von den Keimzellen in das Lumen eines Hodenkanälchens sezerniert und gelangen im Bereich des Hilus ins Hodennetz (Rete testis), welches in den Nebenhoden führt.

Wirkungsweise Testosteron

- dient der Spermienreifung
- ist während der Pubertät für die körperliche Entwicklung zuständig (primäre und sekundäre Geschlechtsmerkmale)
- Körperbehaarung, Muskelaufbau
- Knorpel und Knochenumbildung
- Libido und Verhalten

Ableitende Samenwege

Nebenhoden (Epididymis)

- Der Nebenhoden bedeckt wie eine Kappe die hintere Seite des Hodens.
- Er ist von einem Nebenhodengang durchzogen.
- Im Nebenhodengang erfolgt die Aufnahme und Speicherung der Samenzellen aus dem Hodennetz.
- Das Milieu des Nebenhodenganges ist sauer, sodass eine Unbeweglichkeit der Spermien verursacht („Säurestarre") und daher ihr Energiebedarf herabgesetzt wird; weiterhin werden Stoffe zugefügt, die der endgültigen Ausreifung der Spermien dienen.
- Erfolgt über längere Zeit kein Samenerguss, so werden die überalterten Spermien durch phagozytosefähige Zellen des Nebenhodenganges abgebaut.

Samenleiter (Ductus deferens)

- Dieser 30–60 cm lange Gang dient dem Weitertransport der Spermien aus dem Nebenhodengang.
- Er verläuft zusammen mit Gefäßen und Nerven im Samenstrang durch den Leistenkanal weiter in das kleine Becken.
- Kurz vor seiner Einmündung in die Harnröhre erweitert er sich zur Ampulla und nimmt rechts und links die Ausführungsgänge der Samenbläschen auf und durchbohrt als Spritzkanal die Vorsteherdrüse, um in die Harnröhre zu münden.
- Die Wand des Samenleiters ist eine starke Muskelschicht; durch Kontraktionen der Muskulatur wird eine Saug-Druck-Wirkung auf den Inhalt des Nebenhodenganges ausgeübt.

Spezieller Lernhinweis

Die Ausführungsgänge von Prostata und Cowper-Drüsen münden direkt in die ca. 25 cm lange Harnröhre, die somit gleichzeitig als Samenweg dient.

Geschlechtsdrüsen

Samenbläschen (Vesiculae seminales)

- Die Samenbläschen liegen an der Hinterwand der Blase seitlich von der Ampulla des Samenleiters.
- Es handelt sich um paarig angelegte ca. 10 cm lange, gefaltete Drüsen.
- Ihre Ausführungsgänge (Spritzgänge) durchbohren die Prostata und münden in die Harnröhre.
- Als Hauptanteil der Samenflüssigkeit bilden sie ein visköses, gelatinöses schwach alkalisches Sekret, welches reichlich Fruktose für den Betriebstoffwechsel der Spermien enthält; durch das alkalische Milieu werden die Spermien beweglich.

Vorsteherdrüse (Prostata)

- Die Prostata ist kastaniengroß, liegt unterhalb der Harnblase und wird von der Harnröhre und den beiden Fortsätzen des Samenleiters durchbohrt.
- Sie besteht aus 30–50 verzweigten Drüsen, die mit 15–30 Ausführungsgängen in die Harnröhre einmünden.
- Das Sekret der Vorsteherdrüse ist dünnflüssig und beinhaltet PSP, Prostaglandine, Immunglobuline und Spermin.

- Prostaglandine bewirken als hormonartige Überträgerstoffe eine Aktivierung der glatten Muskulatur von Scheide und Uterus.
- Spermin fördert die Beweglichkeit und Befruchtungsfähigkeit der Samen.

Cowper-Drüsen (Glandulae bulbourethrales)

- Die Cowper-Drüsen liegen als paarige erbsgroße Drüsen unmittelbar unterhalb der Prostata in der Muskulatur des Beckenbodens und münden mit je einem Ausführungsgang in die Harnröhre.
- Sie liefern ein schleimhaltiges alkalisches Sekret, das bereits vor der Ejakulation in die Harnröhre gegeben wird; es erhöht die Gleitfähigkeit des Penis und dient mit seinen alkalischen Bestandteilen der Neutralisation des sauren Harnröhrenmilieus.

Glied (Penis)

Makroskopische Anatomie

- Man unterscheidet die im Bereich der unteren Schambeinäste befestigte Peniswurzel (Radix penis) vom Penisschaft (Corpus penis), der unter der Schambeinfuge hervortritt und mit der Eichel (Glans penis) endet.
- Die umgebende Haut des Penis ist frei verschieblich und bildet über der Eichel eine Umschlagfalte aus (Vorhaut = Präputium).
- Die markante Veränderlichkeit von Form und Konsistenz wird durch 2 unterschiedliche Schwellkörpersysteme hervorgerufen:
  - dem paarigen Penisschwellkörper (Corpus cavernosum)
  - dem unpaaren Harnröhrenschwellkörper (Corpus spongiosum)
- Die Penisschwellkörper sind beidseits am unteren Schambeinast fixiert und bilden mit einem Muskel die Peniswurzel; im weiteren Verlauf vereinigen sich beide durch eine Membran getrennten Penisschwellkörper zum eigentlichen Penisschaft.
- Der Harnröhrenschwellkörper entspringt an der Unterseite der Beckenbodenfaszie in der Körpermittellinie; er verläuft an der Unterseite des Penis und bildet an dessen Spitze die Eichel; in seinem Inneren befindet sich die Harnröhre.

Mikroskopische Anatomie

- Penis- und Harnröhrenschwellkörper bestehen aus einem schwammartigen Maschenwerk, welches aus glatten Muskelfasern und Bindegewebsanteilen aufgebaut ist.
- Die Penisschwellkörper werden mittig von einer Arterie (A. profunda penis) durchzogen, deren Ausläufer in die Hohlräume des Maschenwerks münden; im erschlafften Zustand sind sie verschlossen, sodass innerhalb des Maschenwerks eine Blutleere herrscht; aus den Hohlräumen hinaus führen Drosselvenen.
- Zu Beginn der Erektion erschlaffen unter dem Einfluss des Parasympathikus die vormals verschlossenen Arteriolen, arterielles Blut spritzt unter hohem Druck in die Hohlräume und füllt den Schwellkörper.
- Die Kapsel gerät unter Spannung und strafft den Penis, der so an Länge gewinnt; durch den hohen Druck fallen die innerhalb der Kapsel gelegenen Venen zusammen und blockieren den Abfluss.
- Nach der Erektion schließen sich die Arteriolen, die Drosselvenen öffnen sich, um den Abfluss des Blutes zu gewährleisten.
- Die Füllung der Bluträume des Harnröhrenschwellkörpers führt nur zu einer mäßigen Schwellung, da die Harnröhre für den Samenerguss offen gehalten werden muss.

Hodensack (Skrotum)

- Der Hodensack ist eine beutelartige Hauttasche, die Hoden und Nebenhoden enthält.
- Die Haut ist pigmentiert und von Talg-, Schweiß- und Duftdrüsen durchsetzt.
- Das Unterhautbindegewebe enthält eine Schicht glatter Muskelzellen, bei deren Kontraktion die Skrotalhaut gefaltet wird; durch diese Oberflächenverkleinerung wird die Wärmeabstrahlung an die Umgebung eingeschränkt.

Sperma

- Beim Menschen dauert die Entwicklung eines Spermiums ca. 80–90 Tage (Zeitpunkt der Teilung der Spermatogonie bis zum Auftreten eines reifen Spermiums im Ejakulat).

- Die Spermien sind bewegliche, geschwänzte Zellen; man unterteilt den Kopf, das Halsstück, ein Mittelstück und das Hauptstück; Hals-, Mittel- und Hauptstück werden als Schwanz bezeichnet.
- Der Kopf enthält den haploiden Zellkern und eine kappenartig aufsitzende Struktur (Akrosom), mit der das Spermium die Eihülle durchdringen kann.
- Die Beweglichkeit der Spermien beträgt 3–4 mm/min, der Weg bis zum Eileiter dauert 1–3 h; nach Ankunft in der Ampulle des Eileiters sind die Spermien bis zu 4 Tagen befruchtungsfähig.
- Die Menge des Spermas stammt zu ca. 25 % aus der Prostata und zu ca. 75 % aus den Samenbläschen.
- Die durchschnittliche Ejakulationsmenge beträgt 2–6 ml.
- 1 ml enthält normalerweise >40 Mio. Spermien, von denen regelmäßig bis zu 15 % nicht voll ausgereift, überaltert oder missgestaltet sind.
- Zur Beurteilung der Fertilität spielt die Zahl, die Beweglichkeit, die Eindringungsfähigkeit der Spermien in die weibliche Eizelle und der prozentuale Anteil der funktionsuntüchtigen Spermien eine Rolle.

10.1.2 Weibliche Geschlechtsorgane

Innere Geschlechtsorgane. Zu den inneren Geschlechtsorganen rechnet man die (**Abb. 10.1**):

- Eierstöcke (Ovarien)
- Eileiter (Tuben)
- Gebärmutter (Uterus)
- Scheide (Vagina)

Äußere Geschlechtsorgane. Sie werden in ihrer Gesamtheit als Vulva bezeichnet und bestehen aus:

- Schamberg (Mons pubis)
- Scheidenvorhof (Vestibulum vaginae)
- kleinen und großen Schamlippen (Labia minora und majora)
- Kitzler (Klitoris)

Eierstöcke (Ovarien)

Makroskopie

- Die Eierstöcke liegen rechts und links am seitlichen Rand des kleinen Beckens, seitlich des Uterus.
- Sie sind über Bandstrukturen mit der Beckenwand und der Gebärmutter verbunden.
- Die paarig angelegten Organe sind pflaumengroß und von einer bindegewebigen Kapsel umgeben.

Mikroskopie

- Im Inneren eines Eierstocks wird eine Rinden- und eine Markzone unterschieden.
- Die Rindenzone liegt direkt unter der bindegewebigen Kapsel und besteht aus dem Keimepithel, welches alle Stadien von Eifollikeln (Primär-, Sekundär-, Tertiärfollikel) beinhaltet; auch in der Rückbildung befindliche Eifollikel (atretische Follikel) sowie Gelbkörper (Corpus luteum) und ihre narbigen Reste (Corpus albicans) sind in Abhängigkeit des Zyklus sichtbar.
- Das Mark beinhaltet Blutgefäße, Bindegewebe, glatte Muskelzellen und elastische Fasern.

Eileiter (Tuba uterina)

- Die Eileiter sind paarig angelegte 10–15 cm lange Schläuche, die eine Verbindung zwischen Gebärmutter und Eierstöcken herstellen; man unterscheidet den uterusnahen Abschnitt (Isthmus tubae) und einen erweiterten uterusfernen Anteil (Ampulla tubae).
- Der uterusferne Teil (Ampulla tubae) geht in eine fransige, trichterförmige Öffnung (Infundibulum) über und endet mit 1–2 cm langen Fransen (Fimbrien).
- Zum Zeitpunkt des Eisprungs gelangt das Ei in die trichterförmige Öffnung und somit in die Ampulla tubae, wo eine mögliche Befruchtung stattfinden kann.
- Die Wandung des Eileiters besteht aus einer inneren, ein Flimmerepithel tragenden Schleimhautschicht, einer darauf folgenden glatten Muskelschicht und einer äußeren Hüllschicht.
- Das Flimmerepithel erzeugt uteruswärts gerichtete Bewegungen, die durch wellenförmige Muskelkontraktionen unterstützt werden; dieser 4–6 Tage dauernde Vorgang bewirkt den Transport der Eizelle Richtung Uterus.

Gebärmutter (Uterus)

- Die Gebärmutter liegt in der Körperachse zwischen Harnblase und Mastdarm im kleinen Becken.
- Im nicht graviden Zustand hat sie die Gestalt und Größe einer Birne, deren Inneres einen spaltförmigen Hohlraum von 5–6 cm Länge darstellt.
- Man unterscheidet:
  - die Uteruskuppel (Fundus uteri), in die beidseits die Eileiter münden
  - den Uteruskörper (Corpus uteri)
  - den Isthmus uteri (Verbindungsstück zwischen Uteruskörper und Uterushals)
  - den Uterushals (Zervix), dessen unterer Teil (Portio vaginalis) zapfenartig in die Scheide hineinragt; dort befindet sich eine Öffnung, die als äußerer Muttermund (Ostium uteri externi) bezeichnet wird

Spezieller Lernhinweis

Die Zervixschleimhaut produziert einen zähen Schleim, der den Muttermund wie einen Pfropf verschließt und vor Keimen aus der Scheide schützt. Während der fruchtbaren Tage und bei der Regelblutung verdünnt sich der Schleim, sodass Spermien in die Gebärmutter gelangen können bzw. Blut abfließen kann.

Die Wandung der Gebärmutter setzt sich aus 3 Schichten zusammen:

- **Endometrium** (innere Schleimhautschicht): Man unterscheidet eine der Muskulatur anliegende Schicht (Stratum basale) von der darüber liegenden Schicht (Stratum functionale); das Stratum functionale ist die Schicht, die bei der Menstruation abgestoßen wird.
- **Myometrium** (Muskelschicht): Sie passt sich der Vergrößerung der Frucht an und fungiert nicht nur als Fruchthalter, sondern dient am Ende der Schwangerschaft als Austreibungsorgan; während der Schwangerschaft steigt das Gewicht der Gebärmutter von 70 g auf 1 kg an.
- **Perimetrium** (Hüllschicht)

Scheide (Vagina)

- Die Scheide ist ein ca. 8–12 cm langer, elastischer, bindegewebiger, muskulärer Schlauch.
- Die Scheidenwand ist nur 3 mm dick und besteht aus Schleimhaut und einer Muskelschicht; daher bringt sie ein hohes Maß an Elastizität mit und kann während der Geburtsphase stark aufgedehnt werden.
- Ihr blindes Ende umgibt die Portio vaginalis und wird als Scheidengewölbe bezeichnet.
- Ihre vordere Öffnung mündet in den Scheidenvorhof.
- Zusammen mit Produkten des Uterus wird in der Scheide ein saures Sekret produziert, welches dem Schutz vor Krankheitserregern dient.

Spezieller Lernhinweis

Das saure Scheidenmileu wird von Döderlein-Bakterien verursacht, die das aus den abgeschilferten Epithelzellen stammende Glykogen zu Milchsäure vergären.

Vulva

Schamberg (Mons pubis)

- Der Schamberg liegt vor und oberhalb der Schamspalte und ist mit seiner charakteristischen Schambehaarung bedeckt.
- Er wölbt sich durch starke Einlagerung von subkutanem Bindegewebe deutlich vor.

Scheidenvorhof (Vestibulum vaginae)

- Der Scheidenvorhof umfasst den Bereich zwischen den beiden kleinen Schamlippen; er ist vorne von der Klitoris und hinten von einem Hautbändchen (Frenulum) begrenzt.
- Er beinhaltet die Vorhofschwellkörper, die die großen und kleinen Schamlippen zur Seite drücken, um den Scheideneingang zu öffnen.
- Am hinteren Ende der Vorhofschwellkörper liegen die ca. 5 mm großen Bartholin-Drüsen; sie produzieren ein gleitfähiges Sekret (ähnlich der Cowper-Drüse beim Mann).
- In den Scheidenvorhof münden die Harnröhre, die Scheide und verschiedene Vorhofdrüsen.

Große und kleine Schamlippen (Labia majora und minora)

- Die Schamlippen überdecken den Scheidenvorhof.
- Die großen Schamlippen bestehen aus Fettgewebe und beinhalten Talgdrüsen, Schweiß- und Duftdrüsen; sie sind pigmentiert und behaart.
- Die kleinen Schamlippen sind fettgewebsfreie haarlose Hautfalten, die zahlreiche Talgdrüsen beinhalten.

Kitzler (Klitoris)

- Der Kitzler entspringt mit 2 Ästen von den unteren Schambeinästen und endet mit der Glans clitoridis.
- Er stellt einen bis zu 3–4 cm langen erektilen Schwellkörper dar.

10.1.3 Eizellbildung (Oogenese) und Follikelreifung

- Zum Zeitpunkt der Geburt ist die Eizellbildung bereits abgeschlossen; jeder Eierstock enthält ca. 400 000 Primärfollikel (von einem Follikelepithel umgebene Eizellen: Oozyten).
- Unter dem Einfluss von FSH entwickeln sich ab der Pubertät monatlich einige Primärfollikel zum Sekundär- und Tertiärfollikel; diese Follikel produzieren Östrogen, welches die Gebärmutterschleimhaut zum Wachstum anregt.
- Nur einer der Tertiärfollikel wandelt sich in den sprungreifen Graaf-Follikel um; durch einen kurzzeitigen Anstieg von LH springt die Eizelle ungefähr am 14. Zyklustag aus ihrem Graaf-Follikel.
- Ein Graaf-Follikel besitzt im Inneren eine flüssigkeitsgefüllte Höhle, in der sich die Eizelle befindet; durch den Druck der Follikelflüssigkeit und mithilfe von Enzymen kommt es zum Eisprung.
- Die ausströmende Flüssigkeit schwemmt die Eizelle aus dem Follikel in den Eileiter.
- Wird die Eizelle nicht innerhalb von 12 h befruchtet, geht sie zugrunde.

Spezieller Lernhinweis

Es ist bisher unbekannt, warum sich nur 1 Graaf-Follikel bildet. Bei ca. jedem 200. Zyklus kommt es jedoch zur Ovulation von 2 Follikeln.

Gelbkörper

- Innerhalb weniger Tage wandelt sich der Graaf-Follikel unter Einfluss von LH zum Gelbkörper um; dieser produziert Gelbkörperhormone (v. a. Progesteron als Hauptvertreter der Gestagene).
- Progesteron bereitet die Gebärmutterschleimhaut auf die mögliche Einnistung der befruchteten Eizelle vor.
- Im Falle einer Befruchtung produziert die Gebärmutter Choriongonadotropin (β-HCG), welches den Gelbkörper zur weiteren Produktion von Progesteron anregt.
- Ab dem 3.–4. Schwangerschaftsmonat übernimmt die Plazenta die Gelbkörperfunktion.

Wirkungsweise Östrogen

- bewirkt die Follikelreifung
- Auslöser der ovulatorischen Ausschüttung von LH
- Eitransport
- Proliferation des Endometriums in der 1. Zyklushälfte
- Zuammensetzung der Uterus- und Zervixsekrete und Beschaffenheit des Vaginalepithels
- auch extragenitale Wirkung
- bei Männern: Wachstumsförderung von Prostata und Samenleitern

Wirkungsweise Progesteron

- antagonistisch zu Östrogen (auch Aldosteron, Cortisol)
- katabole Wirkung
- reguliert den Menstruationszyklus
- wirkt steigernd auf die Körpertemperatur
- fördert die Proliferation der Uterusschleimhaut in der 2. Zyklushälfte
- Implantation und Weiterentwicklung der Zygote
- stimuliert die Milchdrüsenentwicklung
- Beim Mann fördert es die Motilität und Akrosomenreaktion von Spermatozoen.

10.1.4 Menstruationszyklus

Die Menstruation, also die mit Blutungen verbundene Abstoßung der Gebärmutterschleimhaut, beginnt im Alter zwischen 10 und 15 Jahren und endet zwischen dem 45. und 50. Lj. Innerhalb des 28 Tage dauernden Zyklus werden 3 Phasen unterschieden:

Abstoßungsphase (1.–4. Tag)

- Der 1. Zyklustag ist der 1. Tag der Menstruationsblutung.
- Da keine Befruchtung der Eizelle stattgefunden hat, hat der Gelbkörper die Progesteronproduktion eingestellt; Folge ist ein Ischämie der Gebärmutterschleimhaut, die oberste Schicht (Funktionalis) wird unter Blutungen abgestoßen.

Follikelphase (5.–14. Tag)

- In den Ovarien reifen unter dem Einfluss von FSH einige Primärfollikel heran, die sich zu Sekundär- und Tertiärfollikeln weiterentwickeln; sie produzieren Östrogen.
- Östrogen wird u. a. für den Wiederaufbau der Gebärmutterschleimhaut benötigt (s. o.).
- Zum Ende dieser Phase bildet sich ein Graaf-Follikel, aus dem am 14. Tag unter Einfluss von LH eine Eizelle herausspringt.

Sekretionsphase (15.–28. Tag)

- Der Graaf-Follikel wandelt sich in den Progesteron produzierenden Gelbkörper um und bereitet die Gebärmutterschleimhaut für die mögliche Einnistung des Keimes vor, indem sie mit Drüsen und Nährstoffen (v. a. Glykogen) ausgestattet wird.
- Wird die Eizelle nicht befruchtet, so bildet sich der Gelbkörper zurück und stellt seine Progesteronproduktion ein.
- Dadurch sinkt die Durchblutung der Funktionalis, sie stirbt ab und wird unter Blutungen abgestoßen (erneuter Beginn der Abstoßungsphase).

10.1.5 Weibliche Brust (Mamma)

- Die weibliche Brust ist ein sekundäres Geschlechtsmerkmal und entwickelt sich erst unter Einfluss der Geschlechtshormone während der Pubertät.
- Sie liegt frei verschieblich auf dem großen Brustmuskel in Höhe der 3.–7. Rippe und besteht aus Drüsen-, Fett- und Bindegewebe.
- Die Brust ist aus mehreren Drüsenlappen aufgebaut, die durch Fettgewebe voneinander getrennt sind.
- Innerhalb der Drüsenlappen befinden sich kleinere Läppchen, die sich aus Milchbläschen zusammensetzen.
- In der Mitte der Brust befindet sich die Brustwarze (Mamille), auf die ca. 15–20 Milchausführungsgänge der einzelnen Drüsenlappen münden.
- Während der Schwangerschaft wächst unter Einfluss von Östrogen und Progesteron das Drüsengangsystem, sodass die Brustdrüse erheblich an Umfang zunimmt; die Entwicklung der Milchbläschen wird erst mit dem Einsetzen der Schwangerschaft abgeschlossen.
- Im letzten Schwangerschaftsmonat wird zunächst die Vormilch (Kolostrum) gebildet, die aus Fetttröpfchen und abgestoßenen Zellen besteht; sie ist eiweißreicher und fettärmer als die darauf folgende Muttermilch.

10.1.6 Begriffe und Definitionen

Impotenz

- die Unfähigkeit zur Fortpflanzung, im weitesten Sinne das Unvermögen, den Beischlaf auszuüben

Sterilität

- Zustand der Unfruchtbarkeit der Frau bzw. der Zeugungsunfähigkeit des Mannes

Ursachen

Seitens der Frau

- Eierstöcke und Tuben:
  - angeborene oder erworbene Ovarialinsuffizienz
  - Tubenverschluss nach Eileiterentzündung (Salpingitis)
  - Tubenverwachsungen
  - Endometriose
  - Motilitätsstörungen
- Uterus:
  - Uterusfehlbildung
  - Uterusmyome
  - Schleimhautveränderung durch hormonelle Störungen
- Zervix:
  - pathologischer Zervixfaktor (Bildung von Spermaantikörpern)
  - Zervizitis
  - anatomische Veränderungen
- Vagina:
  - vaginale Fehlbildungen
  - Kolpitis
- extragenitale Ursachen:
  - Diabetes mellitus
  - Störungen der Schilddrüsenfunktion
  - Fettsucht
  - Magersucht
  - hypophysäre Störungen
  - Genussgifte (z. B. Alkohol, Nikotin)
- psychogene Ursachen:
  - Frigidität
  - Scheidenkrampf (Vaginismus)
  - Neurosen

Seitens des Mannes

- Hoden:
  - Maldescensus testis
  - Hodenhypoplasie
  - Zustand nach Hodenverletzung
  - Orchitis
  - Varikozele
- Samenwege:
  - Epididymitis
  - Prostatitis
  - Urethritis
- Kohabitationsstörungen:
  - erektile Dysfunktion
  - ejakulatorische Dysfunktion
- hormonale Störungen:
  - Hypothyreose
  - hormonproduzierende Tumoren der Nebennierenrinde
  - Hypophysenvorderlappeninsuffizienz

Spezieller Lernhinweis
In etwa ⅕ der ungeklärten Fälle spielen wahrscheinlich (Auto)Antikörper eine ursächliche Rolle!

Infertilität. Darunter versteht man das Ausbleiben einer Schwangerschaft bei 1 Jahr ungeschütztem Geschlechtsverkehr. Betrifft zunehmend Paare im späten Heiratsalter oder Paare, die die Geburt aufgeschoben haben. Beim Mann sind zu 40 % Unregelmäßigkeiten der Spermienproduktion die Ursache; bei der Frau gelten 30 % Tubenanormalitäten, 20 % ovarielle Dysfunktionen als Verursacher, 10 % sind unbekannt.

Hypogonadismus. Dies ist eine fehlende oder verminderte endokrine Aktivität der Hoden oder Ovarien; Folge ist eine gestörte Ausbildung (im Kindesalter) bzw. eine Rückbildung (im Erwachsenenalter) der primären und evtl. sekundären Geschlechtsmerkmale

10.2 Erkrankungen der männlichen Genitale

10.2.1 Benigne noduläre Prostatahyperplasie

Definition
Hierbei handelt es sich um eine gutartige knotige Vergrößerung der Prostata durch nummerische Zunahme der Zellen.

Ursachen

- unbekannt
- 70–100 % aller Männer > 65 Jahre sind betroffen, nur in 30–40 % der Fälle kommt es zu Beschwerden.
- Diskutiert wird eine Verschiebung des Androgen-Östrogen-Quotienten zugunsten der Östrogene.

Pathomechanismus. Die vergrößerte Prostata komprimiert die Harnröhre, sodass eine Abflussbehinderung des Urins die Folge ist.

Symptome

- langsamer, schubartiger Verlauf (Beschwerden äußern sich erst nach Jahren)

Stadium I

- Die Stärke des Harnstrahls ist deutlich abgeschwächt, der Miktionsbeginn ist verzögert.
- häufiges Wasserlassen am Tag und während der Nacht (Dysurie und Nykturie)

Stadium II

- höher gesteigerte Miktionsfrequenz
- keine vollständige Entleerung der Blase (Restharnbildung bis 100 ml)

Stadium III

- Harnverhaltung bei ständigem Harndrang
- Überlaufblase (Blaseninnendruck übersteigt den Druck der Harnröhre)
- Hydronephrose

Komplikationen

- Balkenblase
- Niereninsuffizienz

Diagnose

- rektale Untersuchung in Knie-Ellenbogen-Lage bzw. in Steinschnittlage

Therapie

- Medikamente
- Prostataadenomektomie

10.2.2 Prostatitis

Definition
Die Prostatitis ist eine akut auftretende oder chronische Entzündung der Prostata.

Ursachen

- infiltrierende Infektionen durch das Harnsystem oder Nachbarorgane (meist Staphylokokken oder gramnegative Erreger)
- selten hämatogene Infektion

Symptome

- Dysurie
- Pollakisurie
- allgemeines Krankheitsgefühl
- Schmerzen bei der Defäkation
- retrosymphysäre und sakrale Schmerzen

Komplikationen

- Harnverhalt
- Urosepsis

Diagnose

- ungleichmäßige teigig-weiche Konsistenz
- schmerzhafte Druckpunkte

Therapie

- Antibiotika
- Bettruhe
- Analgetika

10.2.3 Prostatakarzinom

Definition
Hier liegt eine maligne Entartung der Prostata vor.

Ursachen

- unbekannt; häufigster maligner Tumor des Mannes, tritt meist zwischen dem 50. und 70. Lj. auf

Symptome. Keine Frühsymptome

- Miktionsstörungen
- Dysurie
- Hämaturie
- Kreuz- und Rückenschmerzen (ähnlich einem Ischiassyndrom)

Komplikationen

- Metastasierung lymphogen in umliegende Lymphknoten und hämatogen in Skelett, Leber, Lunge

Diagnose

- bei rektaler Untersuchung evtl. Verhärtung der Prostata, in fortgeschrittenen Stadien ist eine unregelmäßige höckerige und harte Oberfläche palpabel
- Laborbefunde: SP ↑, PSP ↑, PSA ↑ (AP ↑ bei Knochenmetastasen)

Therapie

- radikale Prostatektomie mit regionaler Lymphknotenausräumung
- Entzug der männlichen Sexualhormone (Orchiektomie)

Prognose

- im Anfangsstadium Heilung in 90 % der Fälle

10.2.4 Varikozele (Krampfaderbruch)

Definition

Hierunter versteht man eine Krampfaderbildung des Venengeflechtes im Samenstrang; in fast 90 % der Fällte tritt die Varikozele linksseitig auf.

Ursachen

- abgeknickter Gefäßverlauf
- Einflussstauung durch Tumor; selten (Wilms-Tumor, Hypernephrom)

Symptome

- häufigstes Auftreten zwischen dem 15. und 25. Lj.
- Der Rückstau führt zu Schmerzen und Spannungen im Hoden.

Komplikationen

- Infertilität

Therapie

- Operation

10.2.5 Maldescensus testis (Kryptorchismus, Hodendystopie)

Definition

Hier unterbleibt während des 3.–10. Embryonalmonats die Wanderung des Hodens von kranial retroperitoneal ins Skrotum; physiologisch treten die Hoden während der letzten SSW durch den Leistenkanal in den Hodensack.

Ursachen.

Hodenretention

- unbekannt; tritt bei ca. 3 % aller männlichen Neugeborenen auf; bei einem Großteil der Kinder deszendieren die Hoden in den ersten Lebensmonaten spontan

Hodenektopie

- mechanische Behinderungen
- Chromosomenaberrationen
- hormonelle Störungen (Testosteron, LH) entweder bei der Mutter oder beim Fötus

Formen.

Hodenretention

- Bauchhoden: Der Hoden befindet sich im Bauchraum und ist nicht palpabel.
- Leistenhoden: Der Hoden befindet sich im Leistenkanal, ist dort auch palpabel, lässt sich aber manuell nicht ins Skrotum schieben.

- Gleithoden: Der Hoden ist im Leistenkanal tastbar und lässt sich manuell unter Schmerzen bis an den Skrotalansatz verlagern. Infolge der zu kurzen Samenstranggebilde wird der Hoden jedoch sofort nach dem Loslassen wieder hochgezogen.
- Pendelhoden (Wanderhoden): Vom Skrotum ausgehend wandert der Hoden entweder spontan oder durch Kontraktion des M. cremaster in den Bauchraum. Lässt die Muskelanspannung nach, treten die Hoden wieder in das Skrotum zurück.

Hodenektopie

- Der Hoden ist völlig normal entwickelt, hat jedoch nach Passage des Leistenkanals die regelrechte Abstiegsbahn ins Skrotum verlassen und weist nun eine völlig andere Lokalisation auf. Durch die erhöhte Temperatur und den vermehrten Druck innerhalb des Bauchraumes kommt es während der ersten 2 Lebensjahre zu einem Spermatogonienschwund und später zur Sterilität. Das Risiko einer malignen Entartung ist erhöht.

Therapie

- Ein Pendelhoden ist nicht behandlungsbedürftig.
- Medikamente zur Synthese von Gonadotropin-RH
- Orchidopexie (Fixierung des Hodens am tiefsten Punkt des Skrotums)

10.2.6 Orchitis

> **Definition**
> Die Orchitis ist eine ein- oder beidseitige Entzündung der Hoden.

Ursachen

- meist als Komplikation von Allgemeininfektionen:
  - Mumps (am häufigsten)
  - Gonorrhöe
  - Urogenitaltuberkulose
- übergreifend infolge einer Epididymitis (s. u.)
- Trauma

Symptome

- plötzlich einsetzende Schmerzen mit Ausstrahlung in Leistenregion und Rücken
- Schwellung
- hohes Fieber
- Rötung der Skrotalhaut

Komplikationen

- Sterilität infolge Defektheilung

Therapie

- Medikamente

10.2.7 Epididymitis

> **Definition**
> Hierbei handelt es sich um eine Entzündung des Nebenhodens.

Ursachen

- meist übergreifend infolge einer Prostatitis oder Urethritis
- selten hämatogen

Symptome

- starke, in die Leistenregion und in den Unterbauch ausstrahlende Schmerzen
- Fieber
- Druckschmerzhaftigkeit
- Rötung und Schwellung der dorsalen Skrotalhälfte

Komplikationen

- Abszess
- Fistelbildung
- Übergreifen der Entzündung auf andere Organe

Therapie

>  **Cave**
> Notfall! Maßnahmen zur Grundversorgung, s. Epididymitis (**Tab. 20.16**).

- Antiphlogistika
- Antibiotika
- Hochlagerung und Kühlung

10.2.8 Hodentorsion

Definition
Infolge einer abnormen Beweglichkeit kommt es zu einer Drehung von Hoden, Samenstrang und Gefäßen um die Längsachse.

Ursachen
- unbekannt
- genetisch bedingt

Symptome
- akuter Hoden: plötzlich auftretende Hodenschmerzen, bis in den Unterbauch ausstrahlend
- Rötung und ödematöse Schwellung des Skrotums
- Schmerzverstärkung bei Anheben des Hodens
- fehlender Kremasterreflex

Therapie

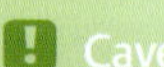

Cave
Notfall! Maßnahmen zur Grundversorgung, s. Hodentorsion (**Tab. 20.16**).

- möglichst manuelle Detorsion
- Orchidopexie

10.2.9 Hodenkarzinom

Definition
Dies ist der häufigste maligne Tumor bei jüngeren Männern.

Ursachen
- unbekannt
- evtl. hormonell bedingt
- erhöhtes Erkrankungsrisiko bei Maldescensus testis

Symptome. Keine Frühsymptome
- schmerzlose Hodenvergrößerung
- Schweregefühl mit dumpfen, ziehenden Schmerzen (⅘ der Patienten empfinden keine Schmerzen)
- bestimmte Tumoren (produzieren Geschlechtshormone) begünstigen die Entstehung eine Gynäkomastie oder Pubertas praecox

Therapie
- operative Semikastration
- Lymphadenektomie
- Chemotherapie und Strahlenbehandlung

10.2.10 Phimose

Definition
Hierbei handelt es sich um eine Verengung der Penisvorhaut.

Ursachen. Bis zum 3. Lj. physiologisch
- entzündlich bedingt
- Narbenbildung
- angeboren

Symptome
- Vorhaut lässt sich bei erschlafftem Penis nicht über die Glans ziehen (vollständige Phimose).
- Schwierigkeiten beim Zurückziehen der Vorhaut nur bei Erektion (unvollständige Phimose)

Komplikationen
- Paraphimose: Einklemmung des Penis mit ödematöser Schwellung und Durchblutungsstörungen
- Balanitis: Entzündung der Glans penis meist in Verbindung mit der Vorhaut durch Pilze und Bakterien
- Förderung eines Peniskarzinoms

Therapie

- Zirkumzision

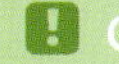 Cave

Notfall! Maßnahmen zur Grundversorgung der Paraphimose **Tab. 20.16**.

10.2.11 Hydrozele (Wasserbruch)

Definition

Ansammlung seröser Flüssigkeit einseitig oder beidseits auftretend um den Hoden.

Ursachen

- Angeboren
- Erworben durch Entzündungen des Hodens, Nebenhodens oder des Samenstrangs

Symptome

- Ein- oder beidseitige Hodenschwellung, die palpatorisch prall-elastisch ist

Therapie

- Operation

10.3 Erkrankungen der weiblichen Genitale

10.3.1 Prämenstruelles Syndrom (PMS)

Definition

Bei PMS treten i. d. R. einige Tage nach der Zyklusmitte (Eisprung) charakteristische körperliche und psychische Veränderungen auf, die mit Beginn der Menstruation nachlassen.

Ursachen

- unbekannt
- endokrine Faktoren
- psychische Faktoren

Symptome

- seelische Verstimmungen (z. B. Nervosität, Labilität)
- schmerzhafte Spannungen und Schwellungen der Brust
- Kopf- und Rückenschmerzen
- Verdauungsbeschwerden
- Gewichtszunahme durch Flüssigkeitseinlagerung
- Gelenkschwellungen
- Hautveränderungen

Therapie

- äußere Belastungen meiden
- Diät
- Psychotherapie
- Hormontherapie
- symptomatisch (z. B. Diuretika)

10.3.2 Dysmenorrhöe

Definition

Hierbei handelt es sich um Schmerzen während der Menstruation.

Ursachen

- funktionell:
  - hormonelle oder vegetative Störungen
- organisch bedingt:
  - Tumor
  - entzündliche Veränderungen
  - Uteruserkrankungen

Symptome

- krampfartige Bauchschmerzen, ausstrahlend in den Rücken
- evtl. Übelkeit und Erbrechen
- Kopfschmerzen

Therapie

- krampflösende Medikamente

10.3.3 Amenorrhöe

> **Definition**
>
> Die Amenorrhöe ist definiert als ein mehr als 6 Monate dauerndes Aussetzen der Blutung (sekundäre Amenorrhöe) oder ein Ausbleiben der Regelblutung bis zum 18. Lj. (primäre Amenorrhöe).

Ursachen

- primäre Amenorrhöe:
  - genitale Fehlbildungen
  - genetische Defekte
- sekundäre Amenorrhöe:
  - Störungen des Hormonhaushalts
  - Trauma

Eine physiologische Amenorrhöe besteht vor dem 1. Auftreten der Menstruation, während der Schwangerschaft, Stillzeit und nach der Menopause.

Therapie

- Hormongabe

10.3.4 Klimakterium

> **Definition**
>
> Es beginnt meist zwischen dem 45. und 50. Lj. ein langsames Erlöschen der Ovarialfunktion (physiologische Degeneration des Ovarialgewebes).

Symptome

- unregelmäßige und immer schwächer werdende Blutungen
- 50 % der Frauen leiden durch Abfall der Östrogensekretion unter Beschwerden (Menopausensyndrom):
  - Hitzewallungen, Schwindel, Schweißausbrüche
  - psychonervöse Störungen: Reizbarkeit, Lustlosigkeit, Schlafstörungen etc.
  - Atrophie der Genitalorgane und Mamma
  - Adipositas
  - Osteoporose

Therapie

- zyklusgerechte Substitution mit Östrogen und Gestagen

10.3.5 Adnexitis

> **Definition**
>
> Darunter ist eine fast ausnahmslos im geschlechtsreifen Alter auftretende ein- oder beidseitige Entzündung der weiblichen Adnexe zu verstehen (Eileiter und Eierstock; eine isolierte Entzündung des Eileiters wird als Salpingitis bezeichnet).

Ursachen

- aszendierende Erreger aus Scheide oder Uterus (Zeitpunkt der Infektion ist meist die Menstruation, die mit einem veränderten Scheidenmilieu und einem geöffneten Zervixkanal einhergeht)
- Infektion durch Geschlechtsverkehr
- nicht sterile intrauterine Eingriffe

Symptome. Die Infektion verläuft oft stumm mit unbemerkter narbiger Abheilung der Tubenschleimhaut.

- Schmerzen im Unterbauch
- Fieber
- eitriger Ausfluss
- prallelastische druckdolente Resistenz im Adnexebereich

Komplikationen
- stenotische Veränderung durch Vernarbung, keine Weiterleitung der Keimzelle
- Tubargravidität

Therapie
- Medikamente
- Operation

10.3.6 Ovarialkarzinom

> **Definition**
> Diese maligne Entartung betrifft das Ovarialgewebe.

Ursachen
- unbekannt
- metastatische Ablagerungen (Krukenberg-Tumor: Abtropfmetastasen aus dem Magen-Darm-Trakt)

Symptome
- keine Frühsymptome
- Zyklusstörungen
- Schmerzen während der Menstruation
- unklare Unterleibsbeschwerden
- Zunahme des Bauchumfanges

Therapie
- Operation
- Zytostatika

10.3.7 Gebärmuttersenkung (Descensus uteri)

> **Definition**
> Hierbei handelt es sich um ein Tiefertreten des Uterus oft in Verbindung mit der Vagina.

Ursachen
- Beckenbodeninsuffizienz (v. a. nach Geburten)
- Erschlaffung des Band- und Halteapparates

Symptome
- Druck- und Fremdkörpergefühl
- Schmerzen, meist in den Rücken ausstrahlend
- durch Druck auf Blase und Mastdarm:
  - Pollakisurie
  - Dysurie
  - Defäkationsbeschwerden

Komplikationen
- Gebärmuttervorfall

Therapie
- Beckenbodengymnastik
- Operation

10.3.8 Gebärmuttervorfall (Prolapsus uteri)

> **Definition**
> Es kommt zum Vorfall der Genitalorgane aus der Vulva.

Ursachen
- s. „Gebärmuttersenkung“ (s. o.)

Symptome
- Partialprolaps: nur ein Teil des Uterus liegt außerhalb der Vulva (z. B. Gebärmutterhals)
- Totalprolaps: das ganze Scheidenrohr ist umgestülpt und liegt vor der Vulva

Therapie
- operative Entfernung der Gebärmutter

10.3.9 Endometriose

> **Definition**
> Hierbei befindet sich endometriumähnliches Gewebe außerhalb der Uterushöhle.

Ursachen
- unbekannt

Formen
- Endometriosis genitalis interna: in Uterusmuskulatur oder Tube lokalisierte Gebärmutterschleimhaut
- Endometriosis genitalis externa: in Ovarien und Douglas-Raum lokalisierte Gebärmutterschleimhaut
- Endometriosis extragenitalis: in Bauchdecke, Harnblase, Lunge (ca. 55 %) lokalisierte Gebärmutterschleimhaut

Symptome
- v. a. mit dem Menstruationszyklus assoziierte Schmerzen (Dysmenorrhöe) von zunehmender Intensität
- evtl. Dauerschmerzen bei Verwachsungen
- Kreuz- und Kohabitationsschmerzen

Therapie
- operative Entfernung
- Hormonbehandlung

10.3.10 Myom

> **Definition**
> Hierbei handelt es sich um eine benigne Entartung des Myometriums.

Ursachen
- unbekannt

Symptome
- in Abhängigkeit der Geschwulstgröße häufig keine Symptome
- Schmerzen während der Periode, evtl. mit verstärkten Blutungen
- je nach Lokalisation Kompressionserscheinungen: Miktionsstörungen, Obstipation etc.

Komplikationen
- Abortgefahr
- Geburtshindernis
- selten maligne Entartung

10.3.11 Endometriumkarzinom

> **Definition**
> Dieser maligne Tumor geht von den Drüsen der Gebärmutterschleimhaut aus (häufigstes Genitalkarzinom in westlichen Industrieländern).

Ursachen
- unbekannt

Pathomechanismus. Bei fehlender kompensatorischer Gestagenaktivität bewirkt Östrogen eine Proliferation des Endometriums. Dies kann zu einer adenomatösen Hyperplasie und im zeitlichen Verlauf zum Adenokarzinom führen.

Symptome. Am häufigsten in der Postmenopause auftretend:
- zunächst Zusatzblutungen bzw. Postmenopausalblutungen
- später eitriger Fluor
- wehenartige Schmerzen

Komplikationen
- lymphogene Metastasierung in Abhängigkeit von der Lokalisation
- hämatogene Metastasierung v. a. in Lunge, Leber, Knochen, Gehirn

Therapie
- operative Entfernung der Gebärmutter und Eierstöcke
- Strahlentherapie
- Hormontherapie

10.3.12 Vaginitis (Kolpitis)

Definition
Diese akute oder chronische Entzündung der Vagina ist häufig kombiniert mit einer Entzündung der Vulva (Vulvovaginitis).

Ursachen
- Infektion durch Trichomonas vaginalis, Candida albicans, selten Staphylokokken, Escherichia coli, Gardnerella vaginalis, Papillomaviren, Herpes-simplex-Viren, Mykoplasmen, Chlamydien, Neisseria gonorrhoeae

Pathomechanismus. Die Fremdbesiedlung der Vagina wird durch mehrere Faktoren begünstigt:
- Veränderungen des sauren Scheidenmilieus (z. B. durch zu häufiges Waschen)
- direkte Schädigung der Scheidenflora (v. a. durch Antibiotika)
- mangelnde Östrogenstimulierung des Vaginalepithels

Symptome
- Juckreiz
- Ausfluss
- brennende Schmerzen
- Miktionsbeschwerden
- diffuse Rötung und glatte Schwellung der Scheidenwand (akute Infektion)
- diffuse oder herdförmige Rötung mit linsengroßen, rötlichen Knötchen (Leukozyteninfiltrate), die sich geschwürig verändern (chronische Infektion)

Therapie
- Medikamente

10.3.13 Mastopathie

Definition
Es liegt ein histologischer Umbauprozess der Brustdrüse vor, der sowohl degenerativer als auch proliferativer Art sein kann.

Ursachen
- unbekannt
- evtl. hormonelles Ungleichgewicht zwischen Östrogen und Progesteron

Symptome. prämenstruell verstärkt
- tastbare knotige Verhärtungen
- Schmerzen
- selten sezernierende Mamille

Komplikationen
- Entartungsrisiko nur bei ausgeprägten Veränderungen (die einfache Mastopathie wird nicht als Präkanzerose angesehen)

Therapie
- Medikamente

10.3.14 Mastitis (Mastadenitis)

Definition
Die Mastitis ist eine meist während der Stillperiode auftretende Entzündung der Brustdrüse.

Ursachen
- Infektion (i. d. R. Staphylokokken)

Symptome
- starke Schmerzen
- Schwellung und Rötung der Brust
- Fieber und Schüttelfrost

Komplikationen

- Abszess
- Fistelbildung

Therapie

- Antibiotika

10.3.15 Mammakarzinom

> **Definition**
> Diese maligne Entartung der Brustdrüse tritt meist zwischen dem 45. und 70. Lj. auf (häufigster maligner Tumor der Frau).

Ursachen

- unbekannt
- genetisch bedingt

Symptome. Keine Frühsymptome; häufige Lokalisation: oberer äußerer Quadrant der Brust

- 1. Symptom: schmerzloser, derber Knoten tastbar
- eingezogene Brustwarze
- sezernierende Mamille
- Veränderungen des Warzenvorhofes
- lokale Ödembildung
- Orangenschalenhaut (durch Einziehen der Haut kommt es zur Grobporigkeit)

Komplikationen

- lymphogene Metastasierung (hauptsächlich in die Achsellymphknoten)
- hämatogene Metastasierung in Wirbelsäule, Becken, Leber, Lunge, Pleura, Ovarien

Therapie

- Tumorektomie
- axilläre Lymphadenektomie
- Zytostatika
- Strahlentherapie

10.4 Pharmaka: Fortpflanzungsorgane

Tab. 10.1 Wichtige Arzneimittel bei Erkrankungen der weiblichen Geschlechtsorgane.

Medikamentengruppe	Wirkstoff (Handelsname) - *Beispiele*	Wirkung	Anwendung
Östrogene	• Estradiol (Estrifam) • Estriol (Ovestin) • Estradiolvalerat (Progynova)	Östrogene stimulieren das Wachstum und die Prägung der weiblichen Geschlechtsorgane. In der Gebärmutter fördern sie die Bildung der Schleimhaut und der Drüsen, im Knochen führen sie zu einer Einlagerung von Kalzium; sie beeinflussen den Fettstoffwechsel, Haut, Haare und haben Einfluss auf die Psyche. **Nebenwirkungen:** Thrombosen, Thromboembolien, Hypertonie, Kopfschmerzen	• zur Verhütung bzw. Kontrazeption • Hormonersatztherapie im Klimakterium • Colpitis senilis
Östrogenrezeptor-Antagonisten	Fulvestrant (Faslodex)	über eine Blockade des Östrogenrezeptors wirken sie östrogenhemmend **Nebenwirkungen:** Thrombosen, Thromboembolien, Kopfschmerzen	hormonabhängiges Mammakarzinom
Aromatasehemmer	• Anastrozol (Arimidex) • Letrozol (Femara) • Exemestan (Aromasin)	Aromatase ist an der Herstellung von Östrogen beteiligt. Aromatasehemmer hindern dieses Enzym in seiner Funktion, so dass die Östrogenproduktion gesenkt wird. **Nebenwirkungen:** Kopfschmerzen, Übelkeit	hormonabhängiges Mammakarzinom
Gestagene	• Progesteron (Utrogest) • Desogestrel (Cerazette)	fördern das Wachstum der Gebärmutterschleimhaut und bereiten diese auf eine mögliche Befruchtung vor **Nebenwirkungen:** Kopfschmerzen, Gewichtszunahme, depressive Verstimmung	• Hormonersatztherapie • Sterilität • drohende Fehlgeburt
Synthetisches GnRH	Gonadorelin (Kryptocur)	wird im Hypothalamus gebildet und stimuliert die Ausschüttung von LH und FSH aus der Hypophyse; LH und FSH wiederum setzen Sexualhormone frei **Nebenwirkungen:** Unruhe, erhöhte Aktivität, Magen-Darm-Beschwerden, Kopfschmerzen	• Unfruchtbarkeit bei Frauen • Hodenhochstand bei Männern

▶ **Tab. 10.1** Fortsetzung.

Medikamentengruppe	**Wirkstoff (Handelsname)** - *Beispiele*	**Wirkung**	**Anwendung**
Gonadotropine	• LH = Lutropin (Luveris) • FSH = Follitropin (Gonal-f) • HMG = Menotropin (Menotropin)	bei der Frau regulieren die Gonadotropine die Reifung von Eizellen und den Eisprung, beim Mann die Spermienbildung **Nebenwirkungen:** ovariellen Hyperstimulationssyndrom, Gynäkomastie	Unfruchtbarkeit
Prolaktinhemmer	Bromocriptin (Pravidel)	verminderte Ausschüttung von Prolaktin	• Mastitis • Mastopathie • Abstillen
Antiinfektiva	• Bakterien: Antibiotika: Fluorchinolone (Levofloxacin) • Viren: Virostatika (Aciclovir) • Pilze: Antimykotika: Clotrimazol (KadeFungin)	siehe **Tab. 1.8**	• Zervizitis • Endometritis • Myometritis • Adnexitis • Mastitis • Herpes genitales • Soorkolpitis

Tab. 10.2 Wichtige Arzneimittel bei Erkrankungen der männlichen Geschlechtsorgane.

Medikamentengruppe	**Wirkstoff und (Handelsname)** - *Beispiele*	**Wirkung**	**Anwendung**
Antiandrogene	• Cyproteronacetat (Androcur) • Flutamid (Flumid) • Bicalutamid (Casodex)	blockieren den Androgenrezeptor, d. h. sie wirken antagonistisch und hemmen die Wirkung von Testosteron **Nebenwirkungen:** Hitzewallungen, Gynäkomastie, Libidoverlust, Impotenz	Prostatakarzinom
5-α-Reduktase-Hemmstoffe	• Finasterid (Proscar, Propecia) • Dutasterid (Avodart)	antiandrogene Wirkung **Nebenwirkungen:** Depressionen, Potenzstörungen, Gynäkomastie	• benigne Prostatahyperplasie • Haarausfall
α1-Rezeptorblocker	Tamsulosin (Alna)	Eine Blockade des α1-Rezeptors führt zu einer Entspannung der glatten Muskulatur im Bereich der Harnblase, der Harnröhre und der Prostata und erleichtert so das Wasserlassen. **Nebenwirkungen:** Hypotonie	benigne Prostatahyperplasie

► **Tab. 10.2** Fortsetzung.

Medikamentengruppe	**Wirkstoff und (Handelsname)** - *Beispiele*	**Wirkung**	**Anwendung**
PDE-5-Hemmer	• Sildenafil (Viagra) • Tadalafil (Cialis) • Vardenafil (Levitra)	es kommt zu einer Entspannung der glatten Muskulatur und einer Weitstellung der Blutgefäße im Penis mit der Folge einer Erektion **Nebenwirkungen:** Kopfschmerzen, Magenschmerzen, Sehstörungen	Erektionsstörungen
Antiinfektiva	• Bakterien: Antibiotika: Fluorchinolone (Ciprofloxacin) • Pilze: Antimykotika: Clitrimazol (Canesten) • Viren: Virustatika (Zovirax)	siehe **Tab. 1.8**	• Prostatitis • Epididymitis, Orchitis • Balanitis • Herpesviren

11 Haut

11.1 Anatomische und physiologische Grundlagen

Als das größte Organ bedeckt die Haut mit ca. 2 m^2 die äußere Oberfläche des Körpers. Sie bildet eine Schranke zwischen Umwelt und innerem Milieu.

Aufgaben

- Die Haut schützt den Körper vor von außen kommenden schädlichen Umwelteinflüssen (mechanische, physikalische Reize, Eindringen von Mikroorganismen).
- Sie dient der Wärmeregulation, indem sie Flüssigkeit in Form von Schweiß abgibt und durch die Verengung der Hautgefäße die Körpertemperatur konstant hält.
- Sie verhindert eine zu starke Austrocknung, lässt aber eine physiologische Wasserverdunstung zu.
- Als wichtiges Sinnesorgan stellt sie eine Verbindung zur Außenwelt her (Tast-, Temperatur-, Schmerzsinn).

11.1.1 Hautschichten

Die Haut besteht aus 3 Schichten (**Abb. 11.1**):

- Oberhaut (Epidermis)
- Lederhaut (Corium, Dermis)
- Unterhaut (Subkutis)

Oberhaut und Lederhaut werden zusammen auch als Kutis bezeichnet.

Oberhaut (Epidermis)

- Die Oberhaut ist die äußerste Schicht der Haut; sie ist zwischen 0,03 und 4 mm dick und besteht aus mehreren Schichten (von innen nach außen):
  - Basalzellschicht (Stratum basale)
  - Stachelzellschicht (Stratum spinosum)
  - Körnerschicht (Stratum granulosum)
  - Hornschicht (Stratum corneum)
- Eine besondere Schicht (Stratum lucidum) zwischen Körner- und Hornschicht findet sich nur an den Hand- und Fußsohlen.
- In den untersten Lagen der Epidermis (Stratum basale und Stratum spinosum) teilen sich die Zellen fortwährend, wobei die Tochterzellen zur Oberfläche wandern und dort verhornen (nennen sich Keratinozellen, produzieren den wasserabweisenden Wirkstoff Keratin); sie werden später in Form von Hornschuppen abgestoßen.

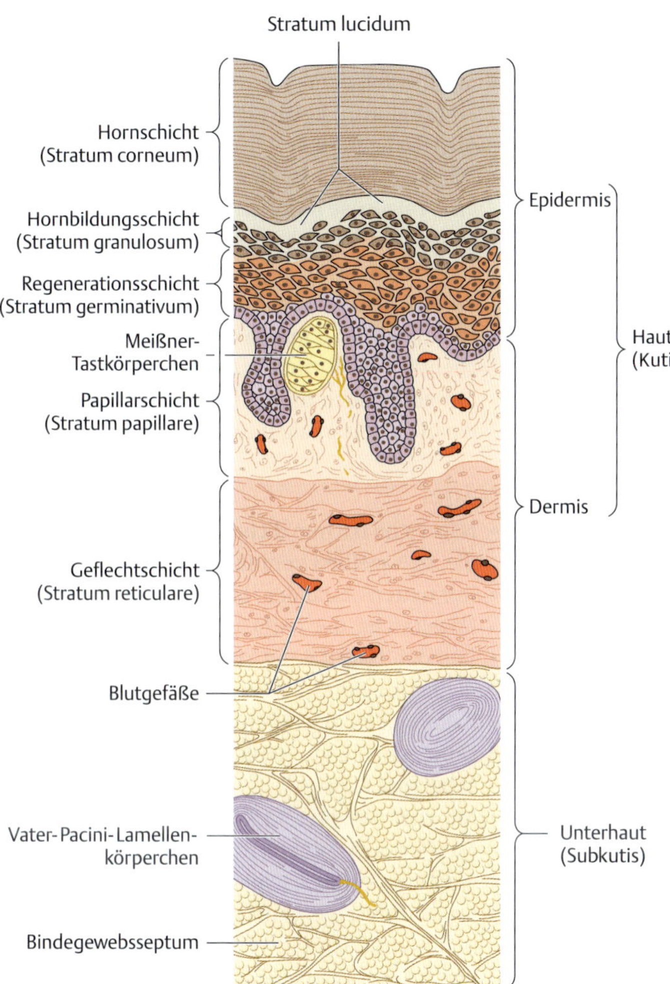

Abb. 11.1 Schnitt durch die menschliche Haut (Leistenhaut). Stratum germinativum = Stratum basale und Stratum spinosum (Abb. aus: Faller A, Schünke M. Der Körper des Menschen. Einführung in Bau und Funktion. 17. Aufl. Stuttgart, Thieme; 2017).

- Da die Oberhaut gefäßlos ist, erfolgt die Ernährung durch Diffusion über die Lederhaut.
- Innerhalb des Epithelverbandes kommen 3 weitere Zellarten vor:
  - Merkel-Zellen: Mechanorezeptoren, meist an den Fingerspitzen lokalisiert
  - Melanozyten: enthalten Pigmente, deren verstärkte Bildung durch Sonneneinstrahlung provoziert wird
  - Langerhans-Zellen: dienen als Zellen des Monozyten-Makrophagen-Systems der Abwehr

Lederhaut (Corium)

- Die Lederhaut ist zwischen 0,3 und 2,4 mm dick und besteht aus 2 Schichten (von innen nach außen):
  - innere netzförmige Schicht (Stratum reticulare)
  - Papillarschicht (Stratum papillae), die durch ihre zapfenförmigen Fortsätze fest mit der Oberhaut verzahnt ist
- Sie besteht hauptsächlich aus Bindegewebszellen und Bindegewebsfasern.
- Sie enthält Nerven, Druckrezeptoren (Meißner-Tastkörperchen) und Gefäße.

- In ihr sind die Hautanhangsgebilde Nägel, Haare und Talgdrüsen eingebettet.
- Sie verleiht der Haut Reißfestigkeit und gleichzeitig die Möglichkeit zur Dehnung.
- Die Elastizität ist in der Jugend am größten und nimmt im Alter zunehmend ab, sodass Falten und Furchen auftreten.

Unterhaut (Subkutis)

- Die Unterhaut besteht aus lockerem Bindegewebe und Fettgewebe, welches der Wärmeisolierung und Polsterung dient.
- Sie stellt eine Verbindung zur oberflächlichen Körperfaszie her und ermöglicht eine Verschieblichkeit der Haut.
- In ihr liegen Nerven, Gefäße, Schweißdrüsen und die unteren Abschnitte der Haarbälge.
- Außerdem sind Druckrezeptoren (Vater-Pacini-Körperchen) eingelagert, die der Wahrnehmung von Vibrationen dienen.

11.1.2 Hautanhangsgebilde

Hautdrüsen

Schweißdrüsen

- Schweißdrüsen finden sich vermehrt im Bereich der Stirn, Handinnenflächen und Fußsohlen.
- Ihr saures Sekret bildet einen Säureschutzmantel auf der Hautoberfläche und hemmt dadurch das Bakterienwachstum.

Duftdrüsen

- Die Duftdrüsen liegen v. a. in behaarten Bereichen: Achselhöhle, Kopf- und Schambehaarung.
- Sie produzieren ein alkalisches fetthaltiges Sekret und werden durch Sexualhormone stimuliert.

Talgdrüsen

- Talgdrüsen finden sich meist nur im Bereich der behaarten Haut (Haarbalgdrüsen); sie münden in den Haarbalg.
- Der Hauttalg überzieht die Haut und Haare mit einer schützenden Fettschicht, macht die Haut geschmeidig und trägt zum Glanz der Haare bei.

Haare

- Haare sind zugfeste, biegsame dicke Hornfäden.
- Sie dienen dem Wärmeschutz und der Tastempfindung und vergrößern die Verdunstungsoberfläche für den Schweiß.
- Das Haar steckt in einer Wurzelscheide, in die eine Talgdrüse mündet.
- Unterhalb der Talgdrüse entspringt der Haarmuskel (M. arrector pili), der aufwärts zur Epidermis zieht; er stellt die Haare auf (sympathische Reaktion), indem er die Epidermis grübchenförmig einzieht (Gänsehaut); außerdem fördert er auch die Entleerung der Talgdrüsen, die in den Haarbalg münden.

Nägel

- Nägel sind 0,5 mm dicke, gewölbte Hornplatten, die im Nagelbett verankert sind.
- Der hintere Rand der Nagelplatte steckt in einer Nageltasche, der seitliche in dem Nagelfalz.
- Vor der Nageltasche schimmert das nagelbildende Gewebe als weißliches Feld (Lunula) halbmondförmig durch den Nagel.
- Durchscheinende Kapillaren geben dem Nagel seine rosa Farbe.
- Mit den darunter liegenden Knochen sind die Nägel durch senkrecht verlaufende Bindegewebsbündel unverschieblich verbunden.
- Sie schützen die Endglieder der Finger und Zehen und bilden ein Widerlager für den Druck, der auf den Tastballen ausgeübt wird (wichtige Hilfseinrichtung für das Tastgefühl).

11.2 Effloreszenzen der Haut

> **Definition**
> Effloreszenzen (Hautblüten) sind mit freiem Auge sichtbare Hautveränderungen; man unterscheidet je nach Entstehungsart Primäreffloreszenzen und Sekundäreffloreszenzen.

Primäreffloreszenzen. Primäreffloreszenzen sind Hauterscheinungen, die unmittelbar durch eine Krankheit hervorgerufen werden.

- Makula: Fleck
- Papula: Knötchen
- Tuber: oberflächlicher Knoten ab Walnussgröße
- Nodus: tieferer Knoten ab Erbsengröße
- Urtika: Quaddel
- Vesikula: Bläschen
- Bulla: Blase
- Cystis: Zyste
- Pustula: Eiterbläschen

Sekundäreffloreszenzen. Sekundäreffloreszenzen entwickeln sich aus Primäreffloreszenzen.

- Squama: Schuppe
- Crusta: Kruste
- Erosio: oberflächlicher Epidermisverlust
- Rhagade: Schrunde
- Fissura: Fissur
- Excoriatio: Abschürfung
- Ulkus: Geschwür
- Cicatrix: Narbe
- Atrophia: Hautschwund

In **Tab. 11.1** sind die wichtigsten Hautveränderungen aufgeführt.

Tab. 11.1 Definitionen wichtiger Hautveränderungen.

Hautveränderung	Beschreibung
Abszess	Eiteransammlung in einer nicht vorgebildeten Höhle
Dermatitis	akut auftretende Entzündung der Haut infolge anderer Hauterkrankungen oder Noxen
Ekzem	flächenhafte entzündliche Hautveränderung mit Juckreiz
Empyem	Eiteransammlung in einer vorgebildeten Höhle
Enanthem	entzündliche Veränderungen im Schleimhautbereich
Erythem	entzündliche flächenhafte Rötung
Exanthem	entzündliche Hautveränderung, die im zeitlichen Verlauf mehrere Effloreszenzen zeigen kann
Fistel	röhrenförmige Verbindung zwischen Hohlorganen untereinander oder der Körperoberfläche
Furunkel	akute eitrige Entzündung von Haarfollikeln
Karbunkel	Mehrere zusammenfließende Furunkel bilden ein Karbunkel.
Naevus	angeborenes oder später auftretendes Muttermal mit scharfer Begrenzung (Hautfehlbildung)
Phlegmone	eitrige Entzündung des Zellgewebes, die sich flächenhaft entlang von Faszien, Sehnen und Muskulatur ausbreitet
Warzen	durch Papillomaviren hervorgerufene infektiöse, gutartige Neubildungen der Haut
Zyste	eine abgekapselte, mit Flüssigkeit gefüllte Geschwulst

11.3 Erkrankungen mit erblicher Disposition

11.3.1 Psoriasis vulgaris (Schuppenflechte)

Definition
Diese in Schüben verlaufende Hauterkrankung ist durch eine vermehrte Hautabschuppung gekennzeichnet.

Ursachen
- unbekannt
- genetische Disposition und multifaktorielle Auslösung:
  - physikalische, chemische und entzündliche Reize
  - endogene Noxen (Medikamente, Stress, Schwangerschaft, Infektionen)

Pathomechanismus. Es liegt eine überstürzte Epidermisbildung durch eine anormale Wucherung der Stachelzellschicht vor (5-fach erhöhte Mitoserate); Folge ist eine vermehrte Hautschuppung mit Erythembildung.

Symptome. Die Symptome beginnen meist im 2. Lebensjahrzehnt oder nach dem 50. Lj.
- Prädilektionsstellen sind die Streckseiten der Extremitäten (v. a. Ellenbogen, Knie), Kreuzbeingegend und die Kopfhaut.
- Das Erythem ist gekennzeichnet durch rundlich gerötete, scharf abgegrenzte erhabene Herde mit silber-weiß glänzenden Schuppen (von verschiedener Größe und Gestalt).
- im akuten Schub: Juckreiz
- Werden die Schuppen abgekratzt, erscheinen kleinste punktförmige Einblutungen (Auspitz-, Tautropfenphänomen).
- Die Schuppen fallen in kleinen Plättchen ab (wie Abschabungen von einer Kerze → Kerzenfleckphänomen).
- Die Schuppen lassen sich wie Wachs kneten (Wachsphänomen).

Herbst und Winter bringen oft eine Verschlechterung der Psoriasis.

Sonderformen
- Befall der Nägel:
  - Tüpfelnägel (stecknadelkopfgroße napfförmige Einziehungen)
  - Verdünnung der Nagelplatte mit Bildung von Längsrillen
  - psoriatische Ölflecke, mit rötlich-braunen Verfärbungen unter dem Nagel, die zur Ablösung des Nagels vom Nagelbett führen können
- Psoriasis arthropathica:
  - Psoriasis mit polyarthritischen Gelenkbeschwerden

Therapie
- Meidung von äußeren Reizen
- Behandlung mit Salizylsäure (Entfernung der Schuppen), Teerpräparaten, Steroiden u. a.
- UV-Fototherapie (PUVA-Therapie: 8-Methoxypsoralen/UV-A-Licht)
- Klimatherapie

11.3.2 Neurodermitis (endogenes Ekzem, atopische Dermatitis)

Definition
Diese chronische oder chronisch-rezidivierende Hautentzündung ist meist mit der Disposition zu allergischen Erkrankungen gekoppelt.

Ursachen
- unbekannt
- evtl. genetische Disposition
- evtl. Störungen des Immunsystems
- evtl. steigende Umweltbelastung
- evtl. psychosomatisch

Symptome
- Die Neurodermitis beginnt meist im Kindesalter von 3–4 Monaten mit Milchschorf an Kopfhaut und Wangen.

- immer häufiger auch Beginn im Erwachsenenalter (ab dem 2. Lj. entspricht das klinische Bild dem beim Erwachsenen)
- Prädilektionsstellen: im Kindesalter zunächst die Streckseiten, dann die Beugeseiten der Extremitäten (Kniekehlen und Ellenbogeninnenseiten), Gesicht, Hals, Nacken, Schulter, Brust, Gesäß
- im akuten Schub Bläschenbildung mit nässenden Hauterscheinungen
- danach Austrocknung der Haut mit Schuppenbildung
- starker Juckreiz (Leitsymptom), die Nägel sind durch ständiges Kratzen abgenutzt und glänzend, die Augenbrauen abgerieben
- glanzlose und trockene Haut (Unterfunktion der Talg- und Schweißdrüsen)
- auslösbarer weißer Dermografismus (nach Bestreichen der Haut z. B. mit einem Stift, kommt es zu einem Abblassen des mechanisch gereizten Hautareals)
- Im Herbst und Winter kommt es häufig zur Verschlechterung der Symptome.

Mit zunehmendem Alter (meist um das 30. Lj.) verschwinden die Symptome oft vollkommen.

Komplikationen

- bakterielle oder virale Sekundärinfektion

Therapie

- Vermeidung von auslösenden Faktoren (z. B. die Benutzung von geeigneten Waschlotionen, Rückfettung der Haut mit Salben, keine ausgedehnten Bäder etc.)
- lokale Gabe von Kortisonsalben, Antihistaminika
- Hydrotherapie (Öl- oder Teerbäder)
- Klimatherapie (Gebirgs- oder Meerklima)
- Diät (bei bestimmter Nahrungsmittelüberempfindlichkeit)
- Psychotherapie

11.4 Allergische Erkrankungen

11.4.1 Kontaktekzem

Definition

Das Kontaktekzem ist eine exogen ausgelöste Hautschädigung.

Ursachen

- toxisches Kontaktekzem (wiederholter Kontakt mit hautirritierenden Stoffen):
  - Säuren und Basen
  - Mineralöle
  - Lösungsmittel
  - oxidierende und reduzierende Substanzen
  - UV-Überdosierung
- subtoxisches Kontaktekzem (Abnutzungsdermatose):
  - Dieses Kontaktekzem wird durch eine Austrocknung der Haut durch v. a. Wasser begünstigt, betroffen sind Friseure, Bäcker, Hausfrauen, Pflegepersonal.
- aerogenes Kontaktekzem:
  - Allergenpotente Stäube, Dämpfe, Gase bewirken eine Reaktion auf luftexponierten Hautarealen (z. B. Gesicht, Hände, Dekolleté).
- allergisches Kontaktekzem (Allergie Typ IV); erworbene Überempfindlichkeit gegen ein bestimmtes Allergen (S. 78), z. B.:
  - Nickel, z. B. Schmuck, Hosenknopf
  - Gummistoffe, z. B. Gummihandschuhe
  - Pflanzen
  - Medikamente

Symptome

- Nach einer Sensibilisierung entwickelt sich nach einem Zweitkontakt zunächst ein hellrotes Erythem an den Kontaktstellen
- Das Erythem entwickelt sich zu Bläschen (juckend und nässend), welche verkrusten und abschuppen.
- Die so vorgeschädigte Haut neigt zu Sekundärinfektionen durch Bakterien, Pilzen oder Viren.

Therapie

- Das auslösende Allergen kann mithilfe eines Epikutantests ermittelt werden (verschiedene Allergene werden auf die Haut gebracht; nach 48 bzw. 72 h reagiert die Haut mit Blasenbildung).
- auslösendes Allergen meiden

11.4.2 Urtikaria (Nesselsucht)

> **Definition**
> Eine Quaddeleruption tritt auf infolge einer Intoleranzreaktion vom Allergie-Typ-I, häufig in Kombination mit einem Quincke-Ödem.

Pathomechanismus. Histamin bewirkt eine Permeabilitätssteigerung der Kapillare mit daraus resultierendem perivaskulärem Ödem im Corium; die Quaddeln können wenige Millimeter bis handflächengroß sein.

Ursachen

- Allergie Typ I (S. 77)

Typische Allergene

- Nahrungsmittel, z. B. Milch, Fisch, Nüsse, Gewürze
- Staub, Pollen, Tierhaare
- Medikamente (z. B. Penicillin)
- Bienengift, Wespenstich
- mikrobielle Antigene

Symptome

- Quaddelbildung mit sehr starkem Juckreiz
- extrakutane Manifestation
- Zungenschwellung
- Glottisödem
- Asthmaanfälle
- gastrointestinale Beschwerden
- Fieber

Komplikationen

- anaphylaktischer Schock
- Erstickungsgefahr durch Glottisödem

Therapie

- Meidung auslösender Allergene
- Antihistaminika
- systemische Glukokortikoide
- evtl. Intubation, Tracheotomie

11.4.3 Quincke-Ödem (Angioödem)

> **Definition**
> Hierbei handelt es sich um eine allergische Sofortreaktion vom Allergie-Typ-I mit ausgeprägten subkutanen Schwellungen v. a. in Gebieten mit lockerem Bindegewebe.

Ursachen

- s. „Urtikaria" (S. 370)

Symptome

- schmerzhafte ödematöse Hautschwellung (sehr ausgeprägt), die hauptsächlich im Gesicht, an den Lippen und an den Augenlidern lokalisiert ist (evtl. auch Genitalbereich)
- Spannungsgefühl
- kein Juckreiz
- Rückbildung erfolgt innerhalb von einigen Tagen.

Komplikationen

- Glottisödem

Therapie

- bei Glottisödem: evtl. Intubation, Tracheotomie
- s. „Urtikaria" (S. 370)

11.4.4 Erythema nodosum (Knotenrose)

Definition
Hierbei handelt es sich um eine akut entzündliche Hauterkrankung der Subkutis.

Ursachen. Es tritt eine allergische Reaktion der Haut auf, evtl. Immunkomplexvaskulitis vom Typ IV (S. 78), die im Zusammenhang mit folgenden Erkrankungen beobachtet wird:
- Infektionskrankheiten, z. B. Streptokokkeninfektionen, Yersiniosen, Tuberkulose, Lymphogranuloma venerum, Ornithose
- Sarkoidose
- Medikamente
- Morbus Crohn, Colitis ulcerosa
- rheumatisches Fieber

Symptome
- subkutane, unscharf begrenzte erbs- bis walnussgroße Knötchen, die sich vorzugsweise symmetrisch an den Unterschenkelstreckseiten befinden; evtl. auch am Knie- und Fußgelenk, selten an Unterarmen und Gesäß
- sehr druckschmerzhaft, von blau-roter Farbe und teigiger Konsistenz
- häufig Fieber und Gelenkschmerzen
- BSG ↑

Rückbildung in 3–6 Wochen

Therapie
- Behandlung der Grunderkrankung
- feuchte Wickel, Bettruhe
- heparinhaltige Salben
- Salizylate, lokal Glukokortikoide

11.5 Erregerbedingte Hauterkrankungen

11.5.1 Herpes-simplex-Infektion

Definition
Diese Viruserkrankung äußert sich durch lokalisierte Bläscheneruptionen an Haut- und Schleimhäuten.

Erreger
- Herpes-simplex-I-Virus (meist oraler Stamm)
- Herpes-simplex-II-Virus (meist genitaler Stamm)

Übertragungsweg
- Schmier- und Tröpfcheninfektion aus Herpesläsionen, wird meist im frühen Kleinkindalter übertragen

Inkubationszeit
- 2–7 Tage

Pathomechanismus. Nachdem das Virus in den Organismus eingebracht wurde, persistiert es in sensiblen Ganglien; im Falle eine Abwehrschwäche gelangt es entlang der Axone in die Haut zurück.

Auslösende Faktoren eines Herpesrezidivs
- Sonnenbestrahlung (UV-Licht)
- Stress
- Abwehrschwäche
- Fieber
- Menstruation

Symptome
- bei Kleinkindern (meist bei Erstinfektion): Aphthenbildung im Mund und Rachen (Stomatitis aphthosa, Mundfäule)
- schmerzhafte gruppierte Bläschen auf gerötetem Grund
- Der Bläscheninhalt ist zuerst klar, dann trübe; öffnet sich das Bläschen, bildet sich eine Kruste.
- Juckreiz und Spannungsgefühl

Lokalisationen
- meist Lippen (Herpes labialis)
- Vulva, Penis (Herpes genitalis)
- Gesicht (v. a. Naseneingang, Wangen, Ohrläppchen, Augenlider)
- kann sich an jeder anderen Körperstelle manifestieren

Komplikationen
- Fieber mit Lymphknotenschwellungen
- Infektion des Auges: Keratoconjunctivitis herpetica
- bei Immungeschwächten: schwere Herpeserkrankung mit septischem Verlauf und Befall der inneren Organe
- Herpesenzephalitis
- Bei vorgeschädigter Haut entwickeln sich große Blasen, einhergehend mit hohem Fieber und Kopfschmerzen.

Spezieller Lernhinweis
Erfolgt eine Übertragung des Herpesvirus auf ein Neugeborenes, ist der Krankheitsverlauf häufig tödlich; die Infektion erfolgt meist durch die im Genitalbereich infizierte Mutter oder durch medizinisches Pflegepersonal.

Therapie
- lokale Behandlung mit Virostatikum (z. B. Zovirax), entzündungshemmende Mundspülungen
- bei schweren Fällen; kortisonhaltige Salben, Virostatikum-Infusionsbehandlung
- Aciclovir, Zinksulfat

11.5.2 Impetigo contagiosa

- s. Impetigo contagiosa (**Tab. 6.1**)

11.5.3 Erysipel

- s. Erysipel (**Tab. 6.1**)

11.5.4 Verruca vulgaris (Stachelwarzen)

Definition
Hierbei handelt es sich um erbsgroße, halbkugelige harte Knötchen mit rauer Oberfläche.

Erreger
- Papillomavirus

Inkubationszeit
- 6 Wochen bis 20 Monate

Lokalisationen
- v. a. an den Händen vorkommend
- an den Fußsohlen als Dorn- oder Mosaikwarzen (Verrucae plantares)
- auf zarter Haut (Gesicht, Hals): fadenförmig (Verrucae filiformes)

Symptome. Insbesondere bei Kindern und Jugendlichen vorkommend; vorgeschädigte Haut fördert die Infektion
- harte Knötchen, meist an den Streckseiten der Hände
- erst stecknadelkopf-, dann erbsgroß
- anfangs hautfarben mit grau-gelber Oberfläche, später evtl. schwärzlich verfärbt (durch Schmutzeinlagerung)

Therapie
- Salizylsäurepflaster
- Abtragung mit scharfem Löffel
- Elektrokoagulation
- Kryotherapie (lokale Kälteerzeugung durch Eis)
- Laserchirurgie

11.5.5 Condylomata acuminata (Feig- oder Feuchtwarzen)

Definition
Diese benigne Veränderung des Epithelgewebes ist fast ausschließlich im genitoanalen Bereich lokalisiert.

Erreger
- Papillomavirus (Typ 6, 11, 40, 42, 43, 44)

Übertragung
- Geschlechtsverkehr (Hautschäden fördern die Infektion)

Inkubationszeit
- 4 Wochen bis Monate

Symptome
- Aus stecknadelkopfgroßen Knötchen entstehen blumenkohl- und hahnenkammartige, papilläre Wucherungen.

Therapie
- lokale Anwendung von Podophyllotoxin und Ätzmitteln
- Elektrokoagulation
- CO_2-Laser
- Kürettage
- Partnerbehandlung

11.5.6 Candidosis (Soormykosen)

Definition
Die Candidosis ist eine meist bei Immungeschwächten systemisch auftretende Erkrankung der Haut- und Schleimhäute.

Erreger
- meist Candida albicans (80 %)

Ursachen/begünstigende Faktoren
- Immunschwäche durch:
  - Antibiotikabehandlung
  - Diabetes mellitus
  - Zytostatika- und Kortikoidbehandlung
  - AIDS
- Schwangerschaft, Einnahme der Pille
- lokale Hautschädigung, z. B. bei Windeldermatitis

Symptome
- weißliche und wegwischbare Beläge an den Schleimhäuten (weiße Stippchen)
- Pusteln mit entzündlich gerötetem Hof (entwickeln sich erst zu Erosionen, dann zu weißlichen Krusten) auf der Haut
- bei Befall der Speiseröhre: Schluckbeschwerden
- bei stark Abwehrgeschwächten: Candidasepsis mit Befall der inneren Organe

Therapie
- Behandlung der Grunderkrankung
- Antimykotika
- Unterstützung des Immunsystems

11.5.7 Tinea (Dermatophytose)

Definition
Hierbei handelt es sich um eine Pilzerkrankung, wobei vorrangig Haare, Nägel und die Haut betroffen sind.

Ursache
- Dermatophyten kommen im Erdboden und auf Lebewesen vor; sie werden von Mensch zu Mensch oder von Tier zu Mensch übertragen

Symptome
- Hautrötungen, bei einer bestimmten Art von Dermatophyten bilden sich konzentrische Ringe mit einem rötlich entzündlichen Saum und im Zentrum bereits abgeheilte und gesunde Haut

- stark juckend oder vermehrte Schuppen- und Bläschenbildung
- bei Tinea pedum (Fußpilz): trockene, rissige Haut ohne Entzündungszeichen mit vermehrter Hornhautbildung

Therapie

- Antimykotika

11.6 Kollagenosen

Kollagenosen sind chronisch-entzündliche Systemerkrankungen, die sich in generalisierter Form vorzugsweise am Bindegewebe, aber auch an der quer gestreiften Muskulatur und an den Gefäßen abspielen.

Ursachen

- Unbekannte Auslöser bewirken eine pathologische Aktivierung des Immunsystems mit Bildung verschiedener Antikörper, die sich gegen körpereigene Strukturen richten. Genetische Dispositionen scheinen bei allen Kollagenosen eine Rolle zu spielen. Frauen sind häufiger betroffen.

11.6.1 Systemischer Lupus erythematodes

Definition

Hierbei handelt es sich um eine schubartig verlaufende chronische Systemerkrankung von Haut und gefäßführendem Bindegewebe zahlreicher Organe mit Vaskulitis/Perivaskulitis der kleinen Arterien und Arteriolen; häufig sind jüngere Frauen betroffen.

Ursachen

- unbekannt
- evtl. genetische Disposition

Pathomechanismus. Vom Körper werden antinukleäre Autoantikörper und Immunkomplexe gebildet, die sich gegen körpereigenes Bindegewebe richten und eine entzündliche Reaktion auslösen (u. a. auch eine Entzündung der Gefäße: Vaskulitis).

Symptome.

Allgemeinbeschwerden (95 %)

- Fieber
- Schwäche
- Gewichtsverlust
- selten: Lymphadenopathie

Muskel- und Gelenkbeschwerden

- Polyarthritis (ohne Erosion, evtl. aber mit Subluxationen/Fehlstellungen)
- Myositis

Hauterscheinungen

- Schmetterlingserythem auf Wangen und Nasenrücken mit Aussparung der Nasolabilafalten
- leuchtend rote Papeln mit Schuppenbildung und follikulärer Hyperkeratose (diskoider Lupus)
- Erosionen und Ulzerationen an der Mundschleimhaut
- Kopfhautbefall mit vernarbender Alopezie
- Hautvaskulitits
- Fotosensitivität (Auftreten von Hauterscheinungen nach Lichteinwirkung: Lichtempfindlichkeit)

Organmanifestation

- kardiopulmonale Veränderungen:
  - Pleuritis
  - Perikarditis
  - Koronaritis
  - vorzeitig Arteriosklerose
- Nierenveränderungen:
  - nephrotisches Syndrom
  - rasch progrediente Glomerulonephritis
  - chronische Niereninsuffizienz
- neurologische Veränderungen:
  - Vigilanzdefizite, Depressionen
  - Status epilepticus, Apoplex etc.

Therapie
- stadiengerechte interdisziplinäre Therapie
- Kortikoide
- Stammzelltransplantation

11.6.2 Systemische Sklerodermie (progressive systemische Sklerose)

Definition
Dies ist eine chronisch verlaufende Systemerkrankung des Bindegewebes mit Kollagenanhäufung und Fibrose von Haut und inneren Organen; oft vergesellschaftet mit einer Angiopathie mit der Folge von Organinfarkten.

Ursachen
- unbekannt

Pathomechanismus. Die Zellen des Bindegewebes produzieren im Übermaß kollagene Fasern, die sich in Haut, Subkutangewebe und inneren Organen ablagern (Schrumpfung der Haut, „eigene Haut wird zu eng").

Symptome
- Hautveränderungen:
  - zu Beginn teigige Anschwellung der Hände und Finger
  - Hyperpigmentierung
  - Raynaud-Syndrom (Weißwerden der Finger durch Vasospasmus; typische Trikolore: erst Blässe, dann Zyanose, dann reaktive Rötung)
  - wachsartig harte Haut (Panzerhaut)
  - gespannte dünne Finger (Madonnenfinger), später Nekrosen der Fingerspitzen (Rattenbissnekrosen)
  - Das Gesicht verliert jegliche Form der Mimik (Madonnengesicht).
  - Mikrostomie (Verkleinerung des Mundes)
  - Nase, Lippen und Mund werden schmal (Vogelgesicht)
  - radiäre Faltenbildung um den Mund (Tabaksbeutelmund)
  - glatte Zungenoberfläche mit verkürztem Zungenbändchen
  - Sklerotisierung des Kehlkopfes führt zu einer raueren, tieferen Stimme.
- Arthralgien/Arthritis, Myalgien
- Organmanifestation; Sklerotisierung der inneren Organe mit Befall von:
  - Ösophagus (Ösophaguswandstarre)
  - Niere (Nierensklerose)
  - Dünndarm (Malabsorptionssyndrom)
  - Lunge (Lungenfibrose)
  - Herz (Myokardfibrose, Perikarditis)

Therapie
- therapeutisch nur wenig beeinflussbar
- physikalische Maßnahmen: Krankengymnastik, Massage
- medikamentöse Maßnahmen: Antiphlogistika, Immunsuppressiva

11.6.3 Polymyositis und Dermatomyositis

Definition
Die Polymyositis ist eine entzündliche Systemerkrankung der Skelettmuskulatur.
Bei der Dermatomyositis handelt es sich um eine Polymyositis mit Hautbeteiligung.

Ursachen
- unbekannt

Symptome
- Myositis der proximalen Extremitätenmuskeln mit Muskelschwäche im Schulter-/Beckengürtel und muskelkaterartigen Myalgien
- Schwierigkeiten beim Aufstehen und Heben der Arme über die Horizontale
- evtl. Fieber
- Hautveränderungen bei Dermatomyositis:
  - lividrote, ödematöse Erytheme des Gesichts, besonders periorbital
  - weinerlicher Gesichtsausdruck (Lilakrankheit)

  - weißliche bis blassrosa Papeln der Fingerstreckseiten
  - druckschmerzhafte Nagelfalzhyperkeratosen
  - Erytheme und Rhagaden der Handflächen und Fingerkuppen („Mechanikerhände“)
- Beteiligung der inneren Organe:
  - Ösophagus: Dysphagie
  - Herz: interstitielle Myokarditis
  - Lunge: Alvolitis, Fibrose

Therapie
- Steroide
- Immunsuppressiva
- evtl. Hochdosis-Chemotherapie mit Stammzelltransplantation

11.6.4 Sjögren-Syndrom

> **Definition**
> Hierbei handelt es sich um eine chronische Entzündung von Tränen- und Speicheldrüsen, auch evtl. anderer exokriner Drüsen (zählt zur Gruppe der Kollagenosen).

Ursachen
- primäre Form: unbekannt
- sekundäre Form: „Sicca-Syndrom“ bei rheumatoider Arthritis, anderen Kollagenosen, Hepatitis B, C

Symptome
- Leitsymptome: Sicca-Syndrom:
  - trockenes Auge (Xerophthalmie), Keratoconjunctivitis sicca
  - trockener Mund (Xerostomie)
- weitere Symptome:
  - Heiserkeit, Husten, chronische Bronchitis
  - Arthritis
  - sekundäre Vaskulitis: Polyneuropathie, Myositis und/oder Purpura

Komplikationen
- Beteiligung der inneren Organe
- malignes Lymphom
- Hornhautulzerationen

Therapie
- Behandlung der Grunderkrankung bei der sekundären Form
- symptomatisch

11.6.5 Sharp-Syndrom (gemischte Kollagenkrankheit)

> **Definition**
> Mischkollagenosen zeigen eine Symptomatik verschiedener Kollagenosen (Überlappungssyndrom); Manifestationsort ist das Bindegewebe und das Gefäßsystem.

Ursachen
- unbekannt

Symptome. Schleichender Beginn
- typisches Frühzeichen: Raynaud-Symptomatik
- Das Vollbild zeigt eine Mischung von chronischer Polyarthritis, systemischem Lupus erythematodes, Sklerodermie und Polymyositis.

Diagnose
- ANA (antinukleäre Antikörper)

Therapie
- s. „systemischer Lupus erythematodes“ (S. 375)
- Immunsuppression

11.7 Tumoren der Haut

11.7.1 Basaliom (Basalzellkarzinom)

Definition

Das Basiliom ist ein aus embryonalen Keimanlagen der Epidermis hervorgehender semimaligner Tumor, der selten metastasiert, jedoch destruierend und invasiv in andere Organe wachsen kann; häufigster Hauttumor, betrifft meist das höhere Lebensalter.

Ursachen

- unbekannt

Prädisponierende Faktoren

- genetische Disposition (Menschen mit hellem Haut-, Haar- und Augentyp sind häufiger betroffen)
- UV-Bestrahlung
- krebserregende Stoffe

Symptome

- meist an lichtexponierten Stellen lokalisiert:
  - Gesicht (meist oberhalb des Mundes)
  - Handrücken
  - auch auf vorgeschädigter Haut
- zunächst 1–3 mm große, hautfarbene Knötchen, meist multipel auftretend
- Monate bis Jahre später: durchscheinender, wachsgelber bis grau-rötlicher Tumor mit teleangiektatischen Gefäßzeichnungen, von perlschnurartig aufgereihten Knötchen umgeben; evtl. mit zentraler Ulzeration
- weitere Formen:
  - oberflächliches Basaliom: erythematöse, mit Schüppchen bedeckte Oberfläche, von feinknotigem Saum begrenzt
  - pigmentiertes Basaliom: oberflächlich gelegen mit Hyperpigmentierung
- sklerosierend wachsendes Basaliom: narbenähnliche Herde mit kleinen Knoten im Randbereich

Komplikationen

- destruierendes Wachstum (z. B. über die Gesichts- und Schädelknochen bis in das Gehirn)

Therapie

- chirurgische Entfernung
- Strahlentherapie, wenn eine vollständige Entfernung nicht möglich ist

11.7.2 Spinaliom (Plattenepithelkarzinom)

Definition

Dies ist ein aus der Epidermis hervorgehender Tumor mit destruierendem Wachstum und Metastasierung auf dem Lymph- und Blutweg (Erkrankungsgipfel zwischen dem 70. und 80. Lj., 2–5 × mehr Männer)

Ursachen

- unbekannt

Prädisponierende Faktoren

- genetische Disposition (Menschen mit hellem Haut-, Haar- und Augentyp sind häufiger betroffen)
- Sonnenexposition (UV-Bestrahlung)
- krebserregende Stoffe
- veränderte oder vorgeschädigte Haut (Narben, Lupus erythematodes, Ekzem etc.)

Symptome. Bevorzugte Lokalisation auf sonnenexponierter Haut: Gesicht, Ohrhelix, Unterlippe, Schläfe, am Handrücken, auf veränderter Haut, im Bereich der Schleimhäute (Zungenrand, Zungenspitze, Lippen, Genitalbereich)

- zunächst fest und breit aufsitzende hautfarbene bis gelbbräunliche Hyperkeratose
- später Entzündungsreaktion mit schnell wachsendem, nicht schmerzhaftem Tumor, der evtl. geschwürig zerfällt
- frühe lymphogene Metastasierung

Komplikationen

- destruierendes Wachstum
- Metastasen

Therapie

- chirurgische Entfernung
- Strahlentherapie bei schwer operablen Patienten
- Chemotherapie bei inoperablem Spinaliom und Metastasen

11.7.3 Malignes Melanom

> **Definition**
> Dieser aus den Melanozyten hervorgehende, äußerst bösartige Tumor mit frühzeitiger Metastasierung in Organsysteme tritt in den letzten Jahren häufiger auf (7–8 Erkrankungen pro 100 000 Einwohner).

Ursachen

- unbekannt

Prädisponierende Faktoren

- genetische Disposition (Menschen mit hellem Haut-, Haar- und Augentyp sind häufiger betroffen)
- Sonnenexposition (UV-Bestrahlung)
- vorbestehende Leberflecken (Naevuszellnaevi)

Lokalisation. In erster Linie die Haut; auch Schleimhaut, Auge, ZNS, innere Organe und Anus.

Klassifizierung. Es lassen sich 5 verschiedene Melanomtypen unterscheiden:

Noduläres malignes Melanom

- sehr bösartig
- wächst von Anfang an in die Tiefe
- metastasiert frühzeitig lymphogen und hämatogen
- schwer abzugrenzen von anderen Hauterscheinungen
- bevorzugtes Alter: 30.–60. Lj.

Superfiziell spreitendes Melanom („superficial spreading melanoma“)

- häufigster Typ
- im Frühstadium gute Prognose
- späte Metastasierung
- Wachstum zunächst in die Breite
- häufige Lokalisation: am Rücken und an den Oberschenkeln
- bevorzugtes Alter: 40.–60. Lj.

Lentigo-maligna-Melanom

- entwickelt sich aus einer Lentigo maligna (Krebsvorstufe)
- geht u. U. erst nach Jahrzehnten in die maligne Form über
- häufig an sonnenexponierten Stellen (Gesicht, Hals, Hände, Arme)
- bevorzugtes Alter: ab dem 60. Lj.

Akro-lentiginöses Melanom

- Lokalisation: Finger, Handinnenflächen und Fußsohlen oder Schleimhäute (Mund-, Genital-, Anal- oder Konjunktivalschleimhaut)
- mittelschnelles Wachstum
- tritt häufiger bei dunkelhäutigen und orientalischen Völkern auf und wird oft verkannt

Amelanotisches malignes Melanom

- malignes Melanom mit fehlendem Melaninpigment
- schwer diagnostizierbar

Kriterien der Früherkennung.

Objektive Symptome

- schnelle Größenzunahme
- Veränderung der Oberfläche (höckrig, unscharfe Begrenzung)
- Farbveränderungen (Zunahme der Pigmentierung, blau-schwarze Verfärbung)
- rötlicher entzündlicher Hof um einen Naevus
- Blutungsneigung
- Ulzeration
- Bildung von Satellitenknötchen
- Anschwellung der zugehörigen Lymphknoten

Symptome

- Schmerzen
- Juckreiz
- „Gefühl eines Arbeitens in der Geschwulst“

Komplikationen

- Metastasierung, bevorzugt in Lymphknoten, Lunge, Leber, Herz, Gehirn und Knochen

Therapie

- vollständige chirurgische Entfernung
- Chemotherapie bei Metastasierung
- Immuntherapie bei Metastasierung

Prognose

- 5-Jahres-Überlebensrate bei hämatogenen und lymphogenen Fernmetastasen 0 %

11.7.4 Hämangiom

> **Definition**
> Es handelt sich um einen embryonalen Tumor von Blutgefäßen.

Ursachen

- unbekannt
- angeboren, 75 % der Hämangiome sind bereits bei der Geburt vorhanden
- später erworben: seniles Hämangiom

Symptome

- auf der Haut sichtbare rote, erhabende Gefäßanomalie

Therapie

- Abwarten, da spontane Rückbildungsrate
- Chirurgische Exzision
- Laserablation
- Kryotherapie
- Medikamente (Cortison, Interferon-alpha, Propranolol)

11.8 Weitere Hauterkrankungen

11.8.1 Vitiligo (Weißfleckenkrankheit, Leucopathia acquisita)

> **Definition**
> Hier liegt eine Hypo- bis Depigmentierung der Haut vor.

Ursachen

- unbekannt
- evtl. Autoantikörper
- evtl. genetisch bedingt

Pathomechanismus. Autoaggressive Antikörper richten sich gegen die Melanozyten und zerstören diese.

Symptome

- häufigste Lokalisationen: Anogenitalbereich, Hände, Gesicht, Kopfhaut
- langsam größer werdende weiße Hautareale
- häufig symmetrisch auftretend
- Entfärbung der Haare (wenn behaarte Bereiche betroffen sind)

Therapie

- lokale Glukokortikoide
- PUVA-Therapie
- kosmetische Abdeckung

Prognose

- häufig Spontanremission

11.8.2 Dekubitus (Druckgeschwür)

Definition
Infolge längerer Druckbelastung kommt es zu einer lokalen Schädigung der Haut und des darunterliegenden Gewebes.

Ursachen. Die Belastung lässt sich bewerten nach der Formel Druck x Zeit, z. B.
- Bettlägerigkeit
- Querschnittslähmung

Pathomechanismus. Aufgrund der längeren Druckbelastung werden Kapillare minder durchblutet, so das eine Unterversorgung der Zellen die Folge ist. Das Gewebe nekrotisiert, auch die Nervenzellen erleiden eine irreversible Schädigung.

Symptome
- Grad 1: nicht wegdrückbare Hautrötung bei intakter Haut; Ödembildung, Verhärtung und lokale Überwärmung
- Grad 2: Teilverlust der Haut, Schäden bis zum Korium. Sieht aus wie eine Blase oder Hautabschürfung oder ein flaches Geschwür
- Grad 3: Verlust aller Hauschichten einschließlich Schädigung oder Nekrose des subkutanen Gewebes: tiefes, offenes Geschwür
- Grad 4: Weitere Schichten sind zerstört: Muskeln, Knochen, Sehnen, Gelenkkapsel

Prophylaxe
- Freilagerung oder Abpolsterung von Prädilektionsstellen
- Ausstreichen von Falten in Kleidung oder Unterlagen
- Vermeidung zu enger Kleidung
- Hautpflege
- frühzeitige Mobilisation
- angepasste Ernährung

11.8.3 Seborrhoische Dermatitis

Definition
Ein Hautausschlag, der besonders auf der Kopfhaut und im Gesicht auftritt und meist mit Schuppungen verbunden ist.

Ursachen
- unbekannt
- wahrscheinlich aufgrund einer erhöhten Talgproduktion und somit zu einer verstärkten Besiedelung von Malassezia-Hefen

Symptome
- Hautausschlag, häufig mit gelblichen Schuppen auf der behaarten Kopfhaut, die Haut um die Nase, das Kinn, die Augenbrauen, Augenlider, um die Ohren herum; selten sind das Brustbein und der Rücken betroffen
- Starker Juckreiz (kann auch völlig fehlen)

Komplikationen
- Durch das Kratzen können sich die Hautstellen zusätzlich entzünden und bluten

Therapie
- Tägliches Auftragen von einer Lösung aus Apfelessig und Wasser (Verhältnis 1 : 1) verschiebt den pH-Wert auf der Haut ins Saure; dadurch veschwinden die Symptome nach ca. 4 Wochen
- Cortikoide und andere Medikamente

11.9 Pharmaka: Haut

Tab. 11.2 Wichtige Arzneimittel bei Erkrankungen der Haut.

Medikamentengruppe	**Wirkstoff (Handelsname)** - *Beispiele*	**Wirkung**	**Anwendung**
Harnstoff (Urea)	Harnstoff (Eucerin, Allergica Lipolotio)	verbessert die Fähigkeit der Haut Feuchtigkeit aufzunehmen; dadurch wird die Hornschicht aufgeweicht, d. h. Harnstoff wirkt keratolytisch; auch juckreizlindernd	• Ekzeme • Nagelpilz • Psoriasis • Warzen
Salicylsäure	Salicysäure (Aknefug, Actikerall)	wirkt entzündungshemmend und bakterienabtötend, auch keratolytisch	• Psoriasis • seborrhoisches Ekzem • Warzen • Akne
Polidocanol	Polidocanol (Optiderm)	wirkt schmerzlindernd und juckreizstillend	• Ekzem • allergische Reaktion
Antihistaminika	H1-Antihistaminika der 1. Generation = Clemastin (Tavegil) H1-Antihistaminika der 2. Generation = Cetirizin (Zyrtec)	Histaminrezeptoren werden blockiert, so dass Histamin seine entzündungsfördernde Wirkung nicht entfalten kann	allergische Reaktionen
Vitamin-D-Analog	Calcipotriol (Psorcutan)	Analog von Cholcalciferol; Calcipotriol wirkt entzündungshemmend; es hemmt die Vermehrung der Keratozyten; es macht die Haut sensibler für UV-Strahlen, so dass eine Phototherapie besser wirken kann	Psoriasis
Benzoylperoxid	Benzoylperoxid (Aknefug, Benzaken)	wirkt entzündungshemmend und antibakteriell; senkt eine übermäßige Talgproduktion, reduziert Komedonen und wirkt keratolytisch	Akne
Azelainsäure	Azelainsäure (Skinoren)	wirkt antibakteriell, entzündungshemmend; hat einen positiven Einfluss auf den Verhornungsprozess der Haut; reduziert Komedonen	• Akne • Rosazea
Isotretinoin	Isotretinoin (Aknenoermin, Isoderm)	reduziert die Größe der Talgdrüsen, hat einen positiven Einfluss auf den Verhornungsprozess der Haut und die Funktion des Immunsystems	• starke Akne • Psoriasis • schwerere Verlaufsform der Rosazea

▶ **Tab. 11.2** Fortsetzung.

Medikamentengruppe	**Wirkstoff (Handelsname)** - *Beispiele*	**Wirkung**	**Anwendung**
Antiinfektiva	• lokale Antiseptika: Chlorhexidin (Bepanthen), Octenidin (Octenisept) • Antibiotika: Penicilline (Oxacillin) • Virustatika (Aciclorvir z. B. Zovirax) • Antimykotika: Clotrimazol (Canesten) • Antiparasitär: Permethrin (Infectopedicul, Infectoscab), Crotamiton (Eurax) • Benzoylbenzoat (Antiscabiosum	siehe **Tab. 1.8**	• Akne • Rosazea • Follikulitis • Herpes simplex • Herpes Zoster • Candida • Skabies • Läuse
Glukokorticoide	• Hydrocortisonacetat (Ebenol) • Prednisolon (Linola H) • Dexamethason	siehe **Tab. 2.7**	• blasenbildende Autoimmunerkrankungen • Neurodermitis • Psoriasis • Arzneimmitelexanthem • Urtikaria

12 Lymphatisches System

12.1 Anatomische und physiologische Grundlagen

Das lymphatische System bildet neben dem Blutkreislauf (S.52) ein eigenes Transportsystem, ist aber im Gegensatz dazu kein Kreislaufsystem. Es besteht aus folgenden Anteilen:
Primäre Organe:
- Knochenmark
- Thymus

Sekundäre Organe:
- Lymphgefäße
- Lymphknoten
- Milz
- lymphatischer Rachenring mit Rachen-, Zungen- und Gaumenmandeln
- lymphatisches Gewebe des Darms (Peyer-Plaques, Appendix)

Aufgabe
- Immunabwehr (aufgrund reicher Lymphozytenbesiedelung)
- Transport von Nahrungsfetten aus dem Darm
- Drainage von Flüssigkeit aus dem Interstitium ins venöse System

12.1.1 Lymphgefäße

- Diese beginnen blind als kleinste Kapillare im Interstitium.
- Wie feine Äste eines Baumes münden sie in größere Lymphgefäße.
- Die großen Lymphgefäße sind von innen nach außen wie folgt aufgebaut:
  - Intima (mit Klappen)
  - Media
  - Adventitia
- Der Lymphflüssigkeitstransport erfolgt durch die
  - geringe rhythmische Kontraktion der Media,
  - durch Kontraktion der Skelettmuskulatur (Flüssigkeitsstrom kann durch Muskelarbeit enorm gesteigert werden),
  - durch Klappen, die einen Rückstrom von Lymphflüssigkeit verhindern.
- Die großen Lymphbahnen der Beine münden in die Cisterna chyli und laufen als Ductus thoracicus (Milchbrustgang) in das hintere Mediastinum.
- Hier erfolgt der Zufluss der Lymphgefäße des linken Arms und der linken Kopfhälfte; weiter mündet der Ductus thoracicus in den linken Venenwinkel.
- Die Lymphe der rechten oberen Körperseite mündet als Ductus lymphaticus dexter in den rechten Venenwinkel.

12.1.2 Lymphflüssigkeit

- Die Lymphflüssigkeit besteht aus einer Gewebeflüssigkeit, die sich durch Austritt von Blutplasma aus den Blutkapillaren gebildet hat.
- Sie stellt sich als eine hellgelbe Flüssigkeit dar und entspricht in ihrer Zusammensetzung dem Blutplasma, allerdings mit weniger Eiweißanteil.
- Die fettreiche trüben Lymphe aus dem Gastrointestinaltrakt bezeichnet man als Chylus (enthält einen hohen Anteil an Lipoproteinen, den sogenannten Chylomikronen).
- Pro Tag nehmen die blind endenden Lymphgefäße 2–3 l Lymphflüssigkeit auf.

12.1.3 Lymphknoten

- Lymphknoten sind in den Strombahnen der Lymphgefäße eingeschaltet.
- Sie sind linsen- bis bohnengroß, von bindegewebiger Kapsel umgeben.
- Sie filtern die Lymphflüssigkeit (Retikulumzellen phagozytieren Zelltrümmer, Mikroorganismen u. a.).
- Sie beinhalten Retikulumzellen (Zellen des Monozyten-Makrophagen-Systems) und Lymphozyten, die sich dort vermehren.
- Aus der Kapsel ziehen bindegewebige Stränge in das Innere des Lymphknotens und unterteilen ihn in mehrere Lappen.

12.1.4 Milz

- Die Milz liegt intraperitoneal im linken Oberbauch und wiegt ca. 200 g.
- Sie ist von einer Kapsel umgeben, von der aus Bälkchen ins Innere ziehen.
- Neben diesem Bälkchenwerk unterscheidet man eine rote und eine weiße Pulpa.

Weiße Pulpa

- Die weiße Pulpa besteht aus lymphatischem Gewebe, welches um Arterien herum angeordnet ist.
- Hier vermehren sich die aktiven B-Lymphozyten, und es wird festgelegt, ob sie sich zu antikörperproduzierenden Plasmazellen oder zu Gedächtniszellen entwickeln.

Rote Pulpa

- Die rote Pulpa besteht aus Kapillaren (Milzsinusoiden) an deren Wänden Makrophagen angelagert sind. Es handelt sich um eine Zone verminderter Nähr- und O_2-Versorgung für die Zellen des Blutes.
- Diese müssen sich erheblich verformen, um durch die Endothelzelllücken der Milzsinus durchzutreten. Alten oder geschädigten Erythrozyten und Thrombozyten gelingt dies nicht; sie werden im Maschenwerk durch Makrophagen abgebaut.

Aufgabe

- Infektabwehr (Lymphozyten vermehren sich, Speicherung von Monozyten)
- Abbau überalterter Erythrozyten und Thrombozyten
- Abbau von kleinen Thromben
- Eisenspeicher
- Blutspeicher
- Vor der Geburt ist die Milz an der Hämatopoese beteiligt.

12.1.5 Thymus

- Der Thymus ist ein 2-lappiges Organ und liegt im vorderen Mediastinum zwischen Perikard und Sternum.
- Sie ist im Kindesalter voll ausgeprägt und verfettet im Erwachsenenalter (es bleiben jedoch narbige Thymusreste zurück).
- Im Thymus findet die Prägung der T-Lymphozyten statt.

12.1.6 Waldeyer-Rachenring

- Es handelt sich hier um eine Ansammlung von lymphatischem Gewebe im Rachenbereich, schützt den Eingang des Verdauungs- und Atmungssystems und besteht aus:
  - 2 Gaumenmandeln (Tonsillae palatinae): liegen zwischen dem hinteren und vorderen Gaumenbogen
  - 1 Rachenmandel (Tonsilla pharyngea): befindet sich im Rachendach des Nasenrachens
  - 1 Zungenmandel (Tonsilla lingualis): liegt am Zungengrund, in Form einer Ansammlung von Lymphfollikeln
  - lymphatischen Seitensträngen, die beidseits der hinteren Rachenwand entlangziehen

12.2 Erkrankungen des lymphatischen Systems

12.2.1 Lymphödem

Definition
Hierbei handelt es sich um die Schwellung einer Körperregion infolge einer Behinderung des Lymphabflusses.

Ursachen
- primär:
  - angeborene Fehlanlage
- sekundär:
  - Abflusshindernis, z. B. durch Tumoren
  - maligne Lymphknotenerkrankungen (z. B. Morbus Hodgkin)
  - Lymphangitis
  - postoperativ (häufig nach Mastektomie infolge Mammakarzinom)
  - nach Trauma

Symptome. Sie manifestieren sich häufig im Bereich der Extremitäten:
- schmerzlose regionale Schwellung (nur z. T. eindrückbar), anfangs weich und teigig, später verhärtet
- Spannungs- und Schweregefühl
- Spätsymptome: schmutzig-bräunliche Verfärbung der Haut mit Abschuppungen

Therapie
- Behandlung der Grunderkrankung
- manuelle Lymphdrainage
- Kompressionsverbände
- Hochlagerung der betroffenen Extremität
- Entwässerung

12.2.2 Lymphangitis

Definition
Unter der Lyphangitis versteht man eine Entzündung der Lymphbahnen.

Ursachen
- Hautläsionen oder ein Infektionsherd begünstigen das Eindringen von Mikroorganismen.

Symptome
- Entzündete Lymphbahn ist als roter Streifen sichtbar und druckempfindlich (umgangssprachlich „Blutvergiftung").
- Schwellung der regionalen Lymphknoten
- subfebriles oder evtl. septisches Fieber

Komplikationen
- Sepsis

Therapie
- Antibiotika
- evtl. Operation
- Ruhigstellung

12.2.3 Akute Tonsillitis

Definition
Hier liegt eine akute Entzündung der Gaumenmandeln vor.

Ursachen
- meist β-hämolysierende Streptokokken Gruppe A
- Viren
- Staphylokokken, Pneumokokken u. a.

Symptome
- Beginn akut mit hohem Fieber (40 °C) und Schüttelfrost
- schlechter Allgemeinzustand
- starke Halsschmerzen
- Dysphagie
- kloßige Sprache
- Schwellung der regionalen Lymphknoten
- Die Tonsillen sind gerötet und geschwollen, im Falle einer bakteriellen Infektion sind Eiteransammlungen (weiße Stippchen) sichtbar.

Komplikationen
- Sinusitis
- Otitis media
- Abszess
- Sepsis

Therapie
- Bettruhe
- Antibiotika
- lokale Analgetika
- Desinfizienzien
- feuchte Halswickel

12.2.4 Splenomegalie

Definition
Hierbei handelt es sich um eine Schwellung der Milz.

Ursachen
- mechanisch bedingt:
  - portale Hypertension (Leberzirrhose)
  - Stauungsmilz (Herzinsuffizienz)
- bei Erkrankungen des Blut- und Lymphsystems:
  - Leukämie
  - Morbus Hodgkin
  - hämolytische Anämien
  - Polyzythämie
- Erkrankungen des Leber-Galle-Systems:
  - akute Hepatitis
  - Cholangitis
- bei akuten Infektionskrankheiten:
  - Typhus abdominalis
  - Paratyphus
  - Mononukleose
  - Brucellose
  - Echinokokkuszysten
  - bakterielle Endokarditis
- bei Speicherkrankheiten:
  - Hämochromatose
  - Wilson-Krankheit
- bei rheumatischen Krankheiten:
  - Lupus erythematodes
  - Reiter-Krankheit

Symptome
- Symptome der Grunderkrankung
- evtl. Druckgefühl im linken Oberbauch
- palpabler Milztumor

Therapie
- Behandlung der Grunderkrankung

12.2.5 Milzruptur

Definition

Es kommt zum Zerreißen der Milz, meist infolge eines stumpfen Bauchtraumas.

Formen

- einzeitige Milzruptur: gleichzeitige Verletzung von Milzkapsel und Milzparenchym mit sofortiger Blutung in die Bauchhöhle
- zweizeitige Milzruptur: initial Parenchymverletzung, Stunden bis Wochen später Kapselriss mit Blutungen in die Bauchhöhle

Symptome

- evtl. Druckschmerzen im linken Oberbauch oder Flankenschmerz links
- Schocksymptomatik (bei zweizeitiger Milzruptur erst nach Kapselriss)

Therapie

- Volumensubstitution
- Operation, evtl. Splenektomie

13 Nervensystem

13.1 Anatomische und physiologische Grundlagen

Die Gesamtheit des Nervengewebes wird als Nervensystem bezeichnet; es setzt sich aus vielen Milliarden Nervenzellen zusammen. Dazu zählt das Gehirn (**Abb. 13.1**), das Rückenmark und die Spinalnerven, die miteinander in Verbindung stehen. Zusammen mit dem Hormonsystem (S. 153) ist das Nervensystem für die Regulation fast aller Körperaktivitäten verantwortlich und ist die übergeordnete Zentrale aller Lebensvorgänge.

Aufgaben des Nervensystems

- Das Nervensystem nimmt Informationen aus der Umwelt auf und gibt Informationen an die Umwelt ab.
- Es ist an der Koordination der Körperfunktionen beteiligt.
- Es ist das Organ des Denkens und Bewusstseins und
- Ort der Psyche.
- Zusammen mit dem Hormonsystem passt es die Leistungen der Organsysteme den Umweltbedingungen an.

13.1.1 Zelltypen

Das Nervengewebe besteht aus 2 unterschiedlichen Zelltypen: Die Nervenzellen und die Gliazellen. Beide Zelltypen arbeiten zusammen und ermöglichen die Aufgaben des Nervensystems.

Nervenzellen (Neuronen)

- Die Nervenzelle besitzt eine Zellmembran, die elektrische Signale erzeugen und mithilfe von Botenstoffen und Rezeptoren Signale empfangen kann.
- Sie besteht aus einem Zellkörper mit Zellkern.
- Die Ausläufer des Zellkörpers bezeichnet man als Dendrite und Axone.
  - Dendrite empfangen Reize aus benachbarten Zellen.
  - Axone leiten den Reiz weiter.
- Nervenzellen können sich nach Abschluss der Wachstumsphase nicht mehr teilen.

Neuroglia (Gliazellen)

Gliazellen umhüllen die Axone der Nervenzellen. Unter dem Oberbegriff „Gliazellen“ werden je nach Lokalisation verschiedene Zelltypen unterschieden:

- Im peripheren Nervensystem nennt man sie Schwann-Zellen (marklos); sind sie markhaltig, nennt man sie Myelinscheiden, die durch Ranvier-Schnürringe immer wieder unterbrochen

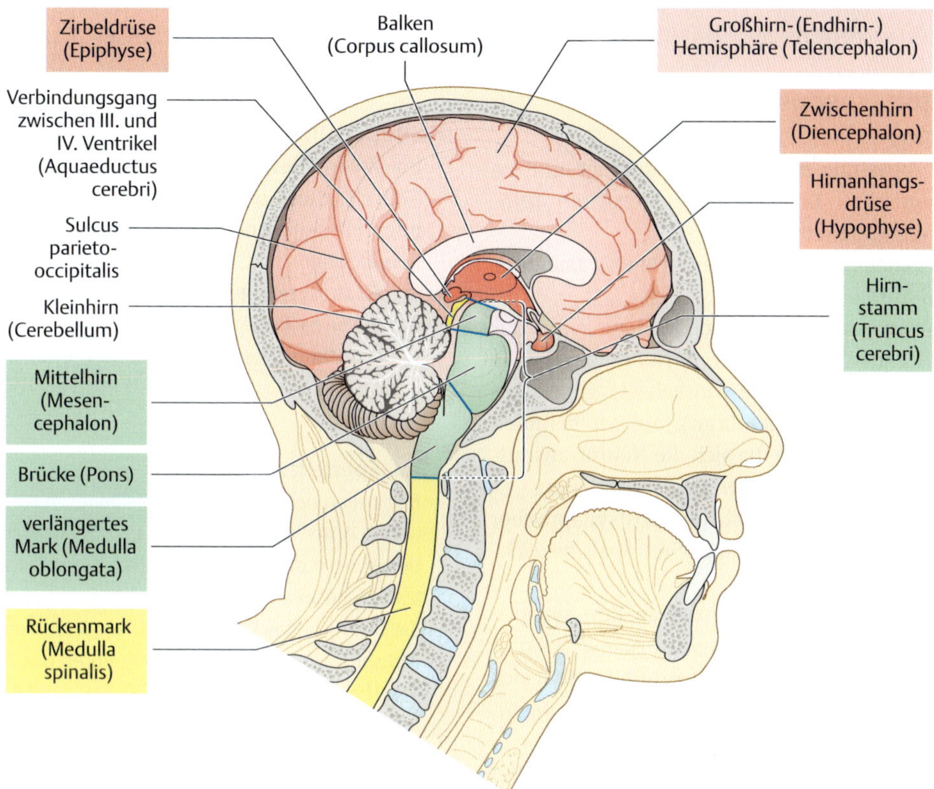

Abb. 13.1 Gliederung des Gehirns. Mittelschnitt durch den Kopf eines erwachsenen Mannes, Ansicht von medial auf die linke Hälfte. Mittelhirn, Brücke und verlängertes Mark bilden den Hirnstamm (Abb. aus: Faller A, Schünke M. Der Körper des Menschen. Einführung in Bau und Funktion. 17. Aufl. Stuttgart, Thieme; 2017).

sind; auf diese Weise wird die saltatorische Reizweiterleitung ermöglicht.

- Im ZNS werden sie als Astrozyten (bilden die Blut-Hirn-Schranke) bezeichnet; die myelinisierten Anteile heißen Oligodendrozyten.
- Gliazellen sind nicht erregbar, sie können sich im Gegensatz zu den Nervenzellen teilen.
- Für ihre Ernährung ist Vitamin B_{12} nötig.
- Sie dienen den Nervenzellen als Isolierschicht.
- Sie besitzen eine Stütz- und Ernährungsfunktion.
- Sie nehmen eine immunologische Schutzfunktion der Neuronen ein.

Spezieller Lernhinweis

Myelin erscheint makroskopisch weiß; die Bereiche des ZNS, in denen markhaltige Nervenfasern verlaufen, werden als „weiße Substanz“ bezeichnet. Viele beieinander liegende Nervenzellkörper mit ihren Dendriten nennt man „graue Substanz“.

Reizweiterleitung

Nervenzellen besitzen eine Länge von wenigen Millimetern bis zu einem Meter. Die Reizleitung erfolgt entweder

- von Nervenzelle zu Nervenzelle,
- von Nervenzelle zur Muskelfaser oder
- von Nervenzelle zur Drüse.

Die Reizweiterleitung erfolgt auf chemischem und elektrischem Wege.

Synapse (chemische Reizweiterleitung)

- Das Axonende ist vielfältig verzweigt und zu synaptischen Endknöpfen aufgetrieben (präsynaptische Membran).
- Die Endknöpfe enthalten Neurotransmitter (z. B. Azetylcholin).
- Den synaptischen Endknöpfen liegt entweder ein Dendrit einer anderen Nervenzelle, eine Drüsenzelle oder eine Muskelzelle gegenüber (postsynaptische Membran); auf ihr befinden sich Rezeptoren, an die sich die Neurotransmitter binden und somit den Reiz weiterleiten.
- Der Raum zwischen prä- und postsynaptischer Membran wird als synaptischer Spalt bezeichnet.
- Kommt ein Aktionspotenzial an den synaptischen Endknöpfen an, so wird Azetylcholin in den synaptischen Spalt entleert und bindet sich an die Rezeptoren der postsynaptischen Membran = chemische Reizweiterleitung.
- Um eine Dauererregung zu vermeiden, spaltet Cholinesterase (wird in der Leber gebildet) den Neurotransmitter Azetylcholin in Cholin und Azetationen, welches nach erfolgter Reizweiterleitung wieder in die synaptischen Endknöpfe aufgenommen wird.

> **Spezieller Lernhinweis**
> Eine Hyperkalzämie vermindert die Freisetzung von Neurotransmittern, eine Hypokalzämie erhöht die Freisetzung von Neurotransmittern!

Aktionspotenzial (elektrische Reizweiterleitung)

- Ein Aktionspotenzial ist eine vorübergehende Änderung des Membranpotenzials (= die elektrische Spannung gegen einen beliebigen Punkt außerhalb der Zellmembran) einer erregbaren Zelle. Dieser nach dem „Alles-oder-nichts“-Gesetz ablaufende Vorgang, geht mit einem vorübergehenden Austausch von Na^+-Ionen und K^+-Ionen einher. Während das Aktionspotenzial dem „Ein“ entspricht, steht diesem das Ruhepotenzial gegenüber, welches als „Aus“-Zustand der Zelle zu bezeichnen ist.

Ruhepotenzial

- Im Zellinneren herrscht eine Spannung von –70 mV; diese wird durch K^+-Ionen und einen höheren Anteil negativ geladener Eiweißanionen erzeugt.
- Im Zelläußeren herrscht eine positive Ladung durch einen hohen Anteil Na^+-Ionen und niedrigeren Anteil negativ geladener Chloridionen (Cl^-).

> **Spezieller Lernhinweis**
> Alle Zellen besitzen in ihrem Zellinneren einen hohen Anteil an K^+-Ionen; im Extrazellularraum dominieren die Na^+-Ionen. Durch diese Konzentrationsunterschiede entstehen Diffusionskräfte, die während des Ruhepotenzials jedoch nicht wirksam werden können, da die Poren der Zellmembran in diesem Zustand für Na^+- und K^+-Ionen nicht bzw. nur wenig durchlässig sind.

Depolarisation

- Die Nervenzelle erzeugt oder leitet eine Erregung weiter, indem das negative Ruhemembranpotenzial abnimmt (Depolarisation) und somit die Auslösung eines Aktionspotenzials angestrebt wird.
- Wird ein bestimmter Schwellenwert überschritten, werden die Poren der Zellmembran für Na^+-Ionen durchlässig, sodass diese entlang eines Konzentrationsgefälles in die Zelle einströmen – im Zellinneren herrscht nun eine Spannung von + 30 mV (Na^+- und K^+-Ionen überwiegen den Anteil der negativ geladenen Teilchen im Zellinneren).
- Im Zelläußeren herrscht eine negative Spannung (weniger Na^+- und ein höherer Anteil negativ geladener Cl^--Ionen).
- Nach 1 ms schließen sich die Poren für Na^+-Ionen, gleichzeitig öffnen sich die Poren für K^+-Ionen: Es strömt (entlang des Konzentrationsgefälles) in den Extrazellularraum und repolarisiert die Zellmembran wieder zum Ruhe-

potenzial (es findet sogar eine Hyperpolarisation statt: –80 mV innerhalb der Zelle).
- Die Membrankanäle schließen sich nun sowohl für Na^+- und K^+-Ionen, die Natrium-Kalium-Pumpe schaufelt unter Energieeinsatz alle Ionenanteile wieder in ihren ursprünglichen Zustand (Ruhepotenzial) zurück.

13.1.2 Funktionelle Einteilung des Nervensystems

Somatisches Nervensystem (willkürliches Nervensystem)

- Das somatische Nervensystem ist vom Willen beeinflussbar (= willkürlich).
- Es besteht aus 2 Anteilen:
  - motorischer Anteil (steuert Muskeltätigkeit): efferente (vom ZNS wegführende) motorische Nervenzellen
  - sensibler Anteil (Aufnahme von Reizen aus der Umwelt): afferente (zum ZNS hinführende) sensible Nervenzellen

Vegetatives Nervensystem (unwillkürliches Nervensystem)

- Das vegetative Nervensystem ist vom Willen nicht beeinflussbar (= unwillkürlich).
- Es besteht aus 2 antagonistischen Anteilen: Parasympathikus und Sympathikus.
- Parasympathikus und Sympathikus kontrollieren die Funktion der inneren Organe, dienen der Anpassung an innere und äußere Reize.

13.1.3 Anatomische Einteilung

Man unterscheidet das ZNS (Gehirn und Rückenmark) vom peripheren Nervensystem (Spinalnerven und die Hirnnerven).

Merke
Sowohl das ZNS als auch das periphere Nervensystem besitzen somatische und vegetative Anteile!

ZNS

Gehirn (Encephalon)

- Die Unterfläche des Gehirns ruht auf der Schädelbasis, die konvexe Fläche liegt dem Schädel an.
- Es wiegt 1,5 kg und setzt sich zusammen aus Großhirn (Zerebrum), Zwischenhirn (Diencephalon), Hirnstamm (Truncus cerebri), Kleinhirn (Zerebellum).

Großhirn

- Das Großhirn unterteilt sich in 2 symmetrische Hemisphären, sie sind durch den „Balken“ verbunden, die konvexe Fläche wird durch die Fissura longitudinalis getrennt.
- Auf der Oberfläche der Hemisphären befinden sich Hirnwindungen (Gyri) und Furchen (Sulci), die der Oberflächenvergrößerung dienen.
- 3 weitere Fissuren teilen jede Hemisphäre in 4 Teile:
  - Scheitellappen
  - Stirnlappen
  - Schläfenlappen
  - Hinterhauptslappen
- Es ist das höchste Integrationszentrum des ZNS, der Sitz des Bewusstseins und der Persönlichkeit:
  - Handlung
  - Wille
  - Intelligenz
  - Kreativität
  - Gedächtnis etc.
- Es koordiniert motorische und sensible Bewegungsabläufe.

Großhirnrinde (graue Substanz)

- 70 % aller Neurone des Gehirns bilden die Großhirnrinde.
- Die Neurone werden in Felder unterteilt, denen eine spezifische Aufgabe zufällt (Sehen, Hören, Sprachverständnis etc.).
- Als wichtigste Rindenfelder sollten folgende bekannt sein:
  - primäres motorisches Rindenfeld (Gyrus praecentralis): enthält Pyramidenzellen, von denen Pyramidenbahnen über die Medulla oblongata zu den Vorderhornzellen des Rückenmarks oder zu den motorischen Kernen der Hirnnerven ziehen; sie dienen der will-

kürlichen Innervation der Skelettmuskulatur und steuern bewusste Bewegungen
  - primäres sensibles Rindenfeld (Gyrus postcentralis): afferente Nervenbahnen leiten Informationen über den Thalamus an dieses Feld weiter; es dient der Wahrnehmung von Empfindungen
  - Assoziationsgebiete: die Informationen aus den einzelnen Rindenfeldern werden miteinander verknüpft; so werden komplexe Handlungsabläufe ermöglicht (z. B. das Entwerfen von Handlungsmustern, logisches Denken)

Spezieller Lernhinweis
Ein Großteil der Pyramidenbahnen kreuzen zur Gegenseite, d. h., dass die Pyramidenbahnen der rechten Hemisphäre innerhalb der Medulla oblongata zur linken Körperhälfte ziehen und über die linken motorischen Vorderhörner das Rückenmark verlassen. Die meisten Pyramidenzellen der rechten Hemisphäre sind also für die Motorik der linken Körperhälfte zuständig und umgekehrt!

Weiße Substanz. Die weiße Substanz befindet sich unterhalb der grauen Substanz und besteht aus myelinisierten Axonen, die von den Nervenzellkörpern wegziehen.

Extrapyramidales System

- Innerhalb der weißen Substanz befinden sich graue Kernansammlungen (Basal- oder Stammganglien), die zum extrapyramidalen System zählen.
- Dazu zählen als höchste Koordinationszentren der Streifenkörper und der Mandelkern; untergeordnete Kerngebiete befinden sich außerdem im Zwischenhirn und im Hirnstamm.
- Es dient den unwillkürlichen Muskelbewegungen, greift auch kontrollierend in willkürliche Bewegungen ein.
- Es übernimmt die Haltefunktion der Muskulatur, steuert den Muskeltonus.
- Es dient der Harmonisierung von Bewegungen.
- Es ermöglicht automatische Bewegungsabläufe (z. B. Händemitbewegung beim Gehen).
- Es ist für Ausdrucksbewegungen und Mimik zuständig.

Zwischenhirn. Das Zwischenhirn besteht aus Thalamus, Hypothalamus, Hypophyse.

Thalamus

- Der Thalamus ist die zentrale Schaltstelle aller sensiblen Empfindungen.
- Er filtert die Informationen, d. h., nicht jeder Reiz wird an das sensible Rindenfeld weitergeleitet, um eine Reizüberflutung zu verhindern.
- Er wird auch „Tor zum Bewusstsein“ genannt.

Hypothalamus

- Der Hypothalamus ist die übergeordnete Zentrale des vegetativen Nervensystems und stellt das zentrale Bindeglied zwischen Hormon- und Nervensystem dar.
- Er ist für die Aufrechterhaltung der Körpertemperatur zuständig.
- Er beinhaltet das Durst-, Hunger- und Sättigungszentrum.
- Er reguliert den Wärmehaushalt, Wasserhaushalt und den Kreislauf.
- Er ist die zentrale Messstelle für die Hormonkonzentration im Blut.
- Er bildet Hormone (S. 156): ADH, Oxytocin, Releasing- und Inhibiting-Hormone.

Hypophyse. Die Hypophyse wird in 2 Lappen unterteilt:

- Hypophysenhinterlappen (speichert Oxytocin und ADH)
- Hypophysenvorderlappen, produziert glandotrope und effektorische Hormone (S. 157).

Hirnstamm. Der Hirnstamm besteht aus dem Mittelhirn (Mesencephalon), der Brücke (Pons) und dem verlängerten Mark (Medulla oblongata).

Mittelhirn (Mesencephalon)

- Das Mittelhirn besteht aus weißer Substanz und Kernansammlungen des extrapyramidalen Systems (Substantia nigra, Nucleus ruber).
- Es enthält das akustische und optische Reflexzentrum sowie Kerne einiger Hirnnerven.

Brücke (Pons)

- Die Brücke besteht aus Leitungsbahnen, die von einzelnen Hirnabschnitten Richtung Rückenmark ziehen und umgekehrt.
- Sie beinhaltet die Ursprungsgebiete mehrerer Hirnnerven.

Verlängertes Mark (Medulla oblongata)

- Die Medulla oblongata bildet das Verbindungsstück zum Rückenmark.
- Dort kreuzen sich die Pyramidenbahnen.
- Es beinhaltet das Kontrollzentrum für Atmungs-, Herz- und Kreislauffunktion sowie Reflexzentren fürs Schlucken, Niesen, Husten und Brechen.
- Zwischen der weißen Substanz sind Kerngebiete einiger Hirnnerven lokalisiert.

Kleinhirn (Zerebellum)

- Das Kleinhirn liegt in der hinteren Schädelgrube unterhalb des Hinterhauptlappens des Großhirns.
- Es besteht aus 2 Hemisphären, deren äußere Oberfläche von Nervenzellkörpern (graue Substanz, Kleinhirnrinde) gebildet wird; zur Oberflächenvergrößerung sind feine Gyri und Sulci sichtbar.
- Unterhalb der grauen Substanz befindet sich weiße Substanz (auf- und absteigende myelinisierte Axone, s. o.).
- Das Kleinhirn reguliert (zusammen mit Fasern des extrapyramidalen Systems) die Grundspannung der Muskulatur und stimmt Bewegungen aufeinander ab.
- Es steuert die Körperpositionen zur Aufrechterhaltung des Gleichgewichtes.
- Es reguliert die Feineinstellung der Zielmotorik.

Rückenmark (Medulla spinalis)

- Das Rückenmark liegt im Wirbelsäulenkanal, ist 40–45 cm lang, reicht vom Hinterhauptsloch bis zum 1.–2. Lendenwirbel.
- Es bildet die Verbindung zwischen Gehirn und Spinalnerven.
- Es leitet Impulse vom Gehirn zur Peripherie und umgekehrt.
- Es besteht aus äußerer weißer Substanz und innerer grauer Substanz.

Äußere weiße Substanz. Die äußere weiße Substanz besteht aus afferenten und efferenten Leitungsbahnen (markhaltige Nervenfasern).

Innere graue Substanz

- Die innere graue Substanz ist schmetterlingsförmig. Man unterteilt Vorder-, Seiten- und Hinterhörner, die jeweils an den symmetrischen Hälften lokalisiert sind. In der Mitte befindet sich der Zentralkanal, der mit Liquor gefüllt ist (ist jedoch meist verödet).
- Die graue Substanz besteht aus Nervenzellkörpern mit der Aufgabe einer Schalt- und einer Reflexfunktion.

Aufgaben des Rückenmarks

Schaltfunktion

- Alle motorischen Bahnen (Pyramidenbahnen, extrapyramidale Bahnen) verlaufen vom Gehirn über die weiße Substanz des Rückenmarks zum Vorderhorn (werden auch als 1. motorisches Neuron bezeichnet).
- Im Vorderhorn werden diese Bahnen auf ein 2. motorisches Neuron umgeschaltet, sodass die Information über einen Spinalnerv das Rückenmark verlassen kann.
- Alle sensiblen Bahnen münden aus der Peripherie in das Hinterhorn.
- Dort werden sie auf ein 2. Neuron umgeschaltet und über die weiße Substanz des Rückenmarks zum Gehirn geleitet.
- Die Seitenhörner enthalten motorische Nervenzellen des vegetativen Nervensystems.

Reflexfunktion. Reflexe sind vom Willen unabhängige Reaktionen auf afferente Reize; es findet keine Weiterleitung an das Gehirn statt, sodass das Rückenmark die niedrigste Stufe der Koordinationszentren darstellt. Lebensnotwendige motorische Reaktionen (z. B. beim Fallen die Hände aufstützen) werden ermöglicht.

Grundlage der Reflexauslösung ist der Reflexbogen: Ein Rezeptor nimmt einen Reiz auf und leitet ihn über sensible Bahnen in das Hinterhorn des Rückenmarks zu einem Reflexzentrum; dort wird auf eine motorische Bahn umgeschaltet, die über das Vorderhorn austritt und in der Peripherie eine Reaktion (z. B. Muskelkontraktion) auslöst. Man unterscheidet:

Eigenreflexe

- Die Reizaufnahme und -antwort erfolgen am selben Muskel.
- Sie sind monosynaptisch, nicht ermüdbar und können immer wieder ausgelöst werden.
- Im Rahmen einer neurologischen Untersuchung werden folgende Reflexe seitenvergleichend überprüft:
  - Bizepssehnenreflex (betroffene Nervenbahnen: C 5, C 6 und Nervus musculocutaneus)
  - Trizepssehnenreflex (betroffene Nervenbahnen: C 7, C 8 und Nervus radialis)
  - Radiusperiostreflex (betroffene Nervenbahnen: C 5, C 6 und Nervus Radialis)
  - Patellarsehnenreflex (betroffene Nervenbahnen: L 2, L 3, L 4 und Nervus femoralis)
  - Achillessehnenreflex etc. (betroffene Nervenbahnen: S 1, S 2 und Nervus tibialis)

Durchführung (Beispiel Patellarsehnenreflex)

- Ein gezielter Schlag mit einem Reflexhammer auf die Sehne des M. quadrizeps femoris unterhalb der Kniescheibe führt zu einer plötzlichen Streckung des vorher gebeugten Beines.

Fremdreflexe

- Der Reizort liegt an einem anderen Ort als das ausführende Organ (der Reizort ist meistens die Haut, ausführende Organe sind meist benachbarte Muskelgruppen).
- Sie sind polysynaptisch, ermüdbar und können nicht immer wieder ausgelöst werden.
- Im Rahmen einer neurologischen Untersuchung können folgende Reflexe seitenvergleichend überprüft werden:
  - Kornealreflex
  - Bauchhautreflex
  - Analreflex
  - Pupillenreflex
  - Würgereflex etc.

Durchführung (Beispiel Bauchhautreflex)

- Die Bauchhaut wird mit einer Nadel durch radiäre Striche von außen zum Bauchnabel hin gereizt. Folge ist eine Kontraktion mehrerer Muskeln.

Pathologische Reflexe

- Sie sind Fremdreflexe, die normalerweise nicht auslösbar sind.
- Wichtigster pathologischer Reflex ist der Babinski-Reflex (Pyramidenbahnzeichen). Er ist bei Babys und Kleinkindern physiologisch (da die Pyramidenbahnen noch nicht ausreichend entwickelt sind), bei gesunden Erwachsenen ist er nicht auslösbar, wenn doch, dann ist dies ein Hinweis auf eine Schädigung der Pyramidenbahnen.

Durchführung (Beispiel Babinski-Reflex)

- Beim Bestreichen des äußeren Fußsohlenrandes von der Ferse zu den Zehen kommt es zu einer Dorsalextension der Großzehe und einer Plantarflexion und Spreizung der 2.–5. Zehe.

13.1.4 Peripheres Nervensystem

Zum peripheren Nervensystem zählen die Spinalnerven und die 12 paarigen Hirnnerven.

Spinalnerven

- Je 31 Spinalnerven entspringen dem Rückenmark rechts und links in regelmäßigen Abständen.
- Ein Spinalnerv enthält motorische, sensible und vegetative Anteile.
- Sie verlassen den Wirbelkanal der Wirbelsäule seitlich durch die Zwischenwirbellöcher.
- Sie unterteilen das Rückenmark in 31 Rückenmarksegmente:
  - 8 Halssegmente (C 1–C 8)
  - 12 Brustsegmente (Th 1–Th 12)
  - 5 Lendensegmente (L 1–L 5)
  - 5 Kreuzbeinsegmente (S 1–S 5)
  - 1–3 Steißbeinsegmente
- Lenden-, Kreuz- und Steißbeinnerven bilden den Pferdeschweif (Cauda equina).

12 paarige Hirnnerven

- Alle Nervenfaserbündel, die oberhalb des Rückenmarks das ZNS durch kleine Öffnungen im Schädel verlassen, werden als Hirnnerven bezeichnet.
- Sie werden nach der Reihenfolge ihres Austritts mit römischen Ziffern benannt (I–XII).
- Sie versorgen das Kopf-/Halsgebiet und den Großteil der inneren Organe und verbinden die Sinnesorgane mit dem Gehirn.

I. Hirnnerv (N. olfactorius, Riechnerv)

- übermittelt Geruchsempfindungen vom Riechepithel der Nasenschleimhaut über den Riechkolben (Bulbus olfactorius) zum Riechhirn

II. Hirnnerv (N. opticus, Sehnerv)

- beginnt in der Netzhaut des Auges, kreuzt teilweise in der Sehnervenkreuzung (Chiasma opticum) und wird unter Umschaltung zur Sehrinde geleitet

III. Hirnnerv (N. oculomotoris, Augenmuskelnerv)

- versorgt 4 der 6 motorischen Augenmuskeln, steuert die Verengung der Pupillen über seine parasympathischen Anteile

IV. Hirnnerv (N. trochlearis, Augenrollnerv)

- versorgt motorisch den oberen schrägen Augenmuskel

V. Hirnnerv (N. trigeminus, Drillingsnerv)

- teilt sich in 3 Äste:
    1. Ast (N. ophthalmicus, Augenhöhlennerv): innerviert die Hornhaut, die Augenhöhle und die Stirn (sensibel)
    2. Ast (N. maxillaris, Oberkiefernerv): innerviert die Gesichtshaut, Schleimhäute der Nase, Oberlippe und Zähne des Oberkiefers (sensibel)
    3. Ast (N. mandibularis, Unterkiefernerv): gemischter Nerv: innerviert Unterkiefer, Unterlippe, Zahnfleisch, Zähne (sensibel), innerviert Kau- und Mundbodenmuskeln (motorisch)

VI. Hirnnerv (N. abducens, abziehender Nerv)

- versorgt motorisch den seitlichen geraden Augenmuskel

VII. Hirnnerv (N. facialis, Gesichtsnerv)

- innerviert motorisch die mimische Muskulatur des Gesichts, parasympathisch die Tränendrüsen, die Unterkiefer- und Unterzungendrüse und sensibel die Geschmacksempfindungen von den vorderen ⅔ der Zunge

VIII. Hirnnerv (N. statoacusticus oder vestibulocochlearis, Gleichgewichts- und Hörnerv)

- leitet sensorisch die Erregungen aus dem Gleichgewichtsorgan und dem Hörorgan im Innenohr zum Thalamus und weiter zur Großhirnrinde

IX. Hirnnerv (N. glossopharyngeus, Zungenschlund- und Geschmacksnerv)

- Parasympathische Fasern ziehen zur Ohrspeicheldrüse, motorische Fasern versorgen die Rachenmuskulatur und sensible Fasern die Schleimhaut im Rachen.

X. Hirnnerv (N. vagus, Eingeweidenerv, herumschweifender Nerv)

- Hauptnerv des Parasympathikus (zieht zu den Kreislauf-, Atmungs- und Verdauungsorganen), versorgt motorisch und sensibel den Kehlkopfbereich (N. recurrens)

XI. Hirnnerv (N. accessorius, Halsnerv, zusätzlicher Nerv)

- innerviert motorisch den M. sternocleidomastoideus, M. trapezius

XII. Hirnnerv (N. hypoglossus, Zungennerv)

- versorgt motorisch die Zungenmuskulatur

13.1.5 Hirnhäute (Meningen)

Gehirn und Rückenmark werden von 3 Häuten umgeben (von außen nach innen):

- Dura mater
- Arachnoidea
- Pia mater

Dura mater (harte Hirnhaut)

- Die Dura mater liegt unterhalb der Schädelkalotte.
- Sie besteht aus 2 Blättern, die an fast allen Stellen miteinander verwachsen sind.
- Die Areale, an denen die Durablätter voneinander getrennt sind, bilden starrwandige Kanäle (Sinus), die das venöse Blut aus dem Schädelraum und aus den Brückenvenen (verbinden den Arachnoidalraum mit den Sinus) auffangen; der Liquorabfluss erfolgt ebenfalls (über die Arachnoidalzotten) in die Sinus.

Arachnoidea (Spinnengewebshaut)

- Die Arachnoidea ist fast gefäßlos und liegt der Dura innen an; dazwischen ist ein schmaler Spaltraum lokalisiert (Subduralraum).
- Sowohl die Brückenvenen als auch knopfförmige Wucherungen der Arachnoidea stülpen sich über den Subduralraum in die Sinus aus.
- Sie ist mit der darunter liegenden Pia mater durch bindegewebige Stränge verbunden.

Pia mater (weiche Hirnhaut)

- Die Pia mater enthält zahlreiche Blutgefäße, bedeckt die Oberfläche des Gehirns und folgt allen Vertiefungen.
- Sie bildet zusammen mit einer sehr dünnen Schicht gliöser Hirnsubstanz die Adergeflechte (Plexus choroidei), die den Liquor herstellen.
- Zwischen Pia und Arachnoidea befindet sich der mit Liquor gefüllte Subarachnoidalraum, dem die Hirnarterien des Circulus arteriosus Willisii und die Brückenvenen zwischengelagert sind.

Spezieller Lernhinweis

Die wichtigsten Gefäße über/unter den Meningen:

- zwischen Schädelknochen und Dura: A. meningea media (Ast der A. carotis externa)
- zwischen Dura und Arachnoidea: Subduralraum mit den Brückenvenen (liegen im Subarachnoidalraum, ziehen über den Subduralraum in die Sinus)
- zwischen Arachnoidea und Pia: Subarachnoidalraum; hier verlaufen die arteriellen Gefäße des Circulus arteriosus Willisii und die Brückenvenen; der Raum ist mit Liquor gefüllt

13.1.6 Blutversorgung des Gehirns

Arterielles Gefäßsystem

- Ausgehend von den Aa. subclaviae ziehen die Aa. vertebrales durch die Querfortsatzlöcher der Halswirbel über das Foramen magnum ins Schädelinnere.
- Die beiden Aa. vertebrales vereinigen sich zur A. basilaris.
- Von dieser zweigen die Aa. cerebri posterior dexter und sinister ab; diese versorgen das hintere Hirngebiet.
- Weitere zuführende Gefäße sind die inneren Kopfschlagadern (A. carotis interna dexter und sinister): Von dieser gehen rechts und links die A. cerebri anterior und A. cerebri media ab, welche die vorderen und mittleren Hirngebiete versorgen.
- Dieses Arteriensystem schließt sich um die Hypophyse herum zu einem Kreis zusammen (Circulus arteriosus Willisii).

Aufgabe. Neben der Versorgung der Nervenzellen kann durch die kreisförmige Anordnung der Arterien bei einer Unterbrechung der Blutzufuhr der Untergang von Hirngewebe verhindert werden.

Venöses Gefäßsystem

- Der venöse Abfluss erfolgt über venöse Blutleiter (Sinus) sowie über oberflächliche oder tiefe Hirnvenen.
- Die Weiterleitung erfolgt nun in die rechte und linke große innere Drosselvene (V. jugularis interna dexter und sinister), diese mündet in die V. cava superior.

Aufgabe

- Über die Sinus wird das sauerstoffarme Blut dem rechten Herzen zugeführt.

13.1.7 Hirn- und Rückenmarkflüssigkeit (Liquor cerebrospinalis)

Liquorräume

- Als äußeren Liquorraum bezeichnet man den Subarachnoidalraum, der das Gehirn und das Rückenmark umschließt.

- Zu den inneren Liquorräumen zählen die 4 Ventrikel und der Zentralkanal im Rückenmark.
- Man unterscheidet 2 Seitenventrikel, über die der Liquor durch eine Öffnung in den unpaaren 3. Ventrikel gelangt; dieser steht mit dem 4. Ventrikel in Verbindung; im Dach des 4. Ventrikels befinden sich weitere Öffnungen, die den Abfluss in den äußeren Liquorraum ermöglichen.
- Gebildet wird der Liquor vom Plexus choroidei (Adergeflecht); dies geschieht durch Filtrations- und Sekretionsvorgänge aus Blutplasma.
- Der Abfluss erfolgt über die Arachnoidalzotten in das venöse System der Sinus.
- Pro Stunde werden ca. 30 ml Liquor gebildet, zwischen Produktion und Abfluss besteht ein Gleichgewicht.

Liquor

- Liquor ist eine klare, farblose Flüssigkeit (insgesamt ca. 150 ml).
- Hauptbestandteile sind Wasser, Ionen, wenig Eiweiß, Glukose, Harnstoff und Leukozyten.

Aufgaben

- Liquor dient als mechanischer Schutz des ZNS (wirkt wie ein Wasserkissen).
- Er besitzt eine Funktion beim Stoffaustausch zwischen Blut und Nervengewebe, indem er Nährstoffe aus dem Blut ins Nervengewebe abgibt und gleichzeitig Stoffwechselendprodukte aus dem Nervengewebe abtransportiert.
- Er fungiert als Wärmeschutz.

13.1.8 Blut-Liquor-Schranke

- Um das Gehirn vor schädlichen Stoffen aus dem Blut zu schützen, können nur bestimmte Stoffe über die Blut-Liquor-Schranke ins Nervengewebe gelangen.
- Gebildet wird sie von speziellen Gliazellen (Astrozyten), die sich an die Blutkapillaren des ZNS anlagern und dadurch den Stoffaustausch beeinflussen.

13.2 Vegetatives Nervensystem

- Die Antagonisten Sympathikus und Parasympathikus kontrollieren die inneren Organe und halten somit das innere Körpermilieu aufrecht.
- Diese unwillkürlich ablaufenden Vorgänge ermöglichen eine optimale Anpassung an die jeweiligen Bedürfnisse des Körpers.

13.2.1 Zentrale Anteile des vegetativen Nervensystems

- Die übergeordnete Zentrale ist der Hypothalamus.
- Die Medulla oblongata reguliert Herz-, Kreislauf- und Gefäßfunktion.

13.2.2 Peripherer Sympathikus

- Die Ursprungskerne des peripheren Sympathikus liegen zwischen dem 8. Hals- und 2.–3. Lendensegment in den Seitenhörnern des Rückenmarks.
- Von dort aus ziehen die Nervenfasern zu den Grenzstrangganglien (Grenzstrangganglien sind perlschnurartige Verbindungen und nur wenige Zentimeter von den Wirbelkörpern entfernt).
- In diesen werden die Nervenfasern umgeschaltet, entweder direkt im Ganglion oder in Nervengeflechten im Bauchraum (z. B. Plexus solaris).
- Unter einer Umschaltung versteht man, dass sich die Nervenbahn, nachdem sie ein Ganglion erreicht hat, über eine Synapse in eine andere Nervenbahn fortsetzt.
- Auf diesem Wege gelangen die Nervenbahnen zum Erfolgsorgan.

13.2.3 Peripherer Parasympathikus

- Die Ursprungskerne des peripheren Parasympathikus liegen in Kerngebieten des Hirnstamms und in den Seitenhörnern des Sakralmarks.
- Mit Ausnahme des N. vagus (X. Hirnnerv) und der Nerven im Becken ziehen die parasympathischen Nervenfasern zusammen mit Hirn- und Rückenmarksnerven zu weiter entfernt liegenden Ganglien, die innerhalb des Erfolgsorgans oder in seiner unmittelbaren Nähe liegen.

Spezieller Lernhinweis
Der Sympathikus dominiert bei Anspannungs-, Stress- oder Kampfsituationen (äußerliche Reize). Der Parasympathikus reagiert hauptsächlich auf innerliche Reize, z. B. Verdauung, Ausscheidung, Entspannung (**Tab. 13.1**).

13.3 Zentrale Erkrankungen

13.3.1 Parkinson-Syndrom (Schüttellähmung)

Definition
Diese Erkrankung des extrapyramidalen Systems infolge einer degenerativen Veränderung der Substantia nigra (Dopaminmangel) ist die häufigste neurologische Erkrankung des höheren Lebensalters.

Pathomechanismus. Die Substanzia nigra produziert physiologisch Dopamin. Es stimuliert die Basalganglien (extrapyramidale Kerne) für Ihre Tätigkeit; Der Mangel des Botenstoffs Dopamin führt letztlich zu einer Verminderung der aktivierenden Wirkung der Basalganglien auf die Großhirnrinde. So wirkt Dopamin stimulierend

1. auf das extrapyramidale System
2. das vegetative Nervensystem
3. auf die Psyche, aber auch auf emotionale und geistige Reaktionen

Tab. 13.1 Wirkungsweise von Sympathikus und Parasympathikus im Vergleich.

Organsystem	Sympathikus	Parasympathikus
Herz	• Beschleunigung der Herzfrequenz • Zunahme der Kontraktionskraft • schnellere Erregungsleitung	• Verlangsamung der Herzfrequenz, Abnahme der Kontraktionskraft, langsamere Erregungsleitung
Bronchien	Erweiterung	Verengung
Blutgefäße	• verminderte Durchblutung von Haut und Verdauungsorganen • vermehrte Durchblutung von Herz, Lunge und Muskulatur	• verstärkte Durchblutung von Haut und Verdauungsorganen • verminderte Durchblutung von Herz, Lunge und Muskulatur
Magen-Darm-Trakt	Hemmung der Peristaltik	Anregung der Peristaltik
Harnblase	Harnverhaltung	Harnentleerung
Pupillen	Erweiterung	Verengung
Schweißdrüsen	wenig klebriger Schweiß (Angstschweiß)	dünner Schweiß
Uterus	Kontraktion	Dilatation

Das **extrapyramidale System** dient der Feinmotorik, das pyramidale System der groberen Motorik. Beide Systeme arbeiten zusammen. Speziell das extrapyramidale System sorgt für die Harmonie der Bewegungen und Korrektur der Körperhaltung durch Beeinflussung des Muskeltonus. Es steht für unwillkürliche Motorik, auch für die erlernte Motorik, z. B. das Mitbewegen der Arme beim Laufen. Die extrapyramidalen Bahnen steuern die unwillkürliche Muskelbewegung, den Muskeltonus, nehmen Einfluss auf die Willkürbewegung, sind für harmonische Bewegungsabläufe zuständig und beeinflussen die Ausdrucksbewegung und die Mimik. Diese nicht mehr möglichen Bewegungsabläufe ziehen die (nicht obligate) Trias Akinese, Rigor und Tremor nach sich.

Ursachen.

Primäres Parkinson-Syndrom (Morbus Parkinson)

- unbekannt
- Männer sind häufiger betroffen; meist Beginn zwischen dem 40. und 60. Lj.
- evtl. genetisch bedingt im Zusammenhang mit Umweltfaktoren

Sekundäres Parkinson-Syndrom

- postenzephalitischer Parkinsonismus
- vaskuläre Schäden (z. B. Hirninfarkt)
- Medikamente: Psychopharmaka, Neuroleptika, Antiemetika, Kalziumantagonisten
- traumatische Schäden (Boxerenzephalopathie)
- toxisch bedingt: Mangan, Kohlenmonoxid, Methylalkohol, Kobalt

Symptome

- Tremor (Zittern):
  - Ruhetremor, der bei willkürlichen Bewegungen abnimmt
  - mit typischem „Geldzähl-“ oder „Pillendrehphänomen“
- Rigor (Steifheit, Starre):
  - Erhöhung des Muskeltonus, sowohl im Agonisten als auch im Antagonisten („Zahnradphänomen“)
  - unwillkürliche Fallneigung, kleinschrittiger, schlurfender Gang mit fehlender physiologischer Mitbewegung der Arme, gebückte Haltung
- Hypokinese (Mangel an Willkür- und Reaktivbewegungen) bis Akinese (Bewegungsstarre):
  - seltener Lidschlag
  - leise monotone Sprache
  - kleiner werdende Schrift (Mikrografie)
  - verminderte Mimik (Maskengesicht)
- vegetative Veränderungen:
  - Salbengesicht
  - erhöhter Speichelfluss, Schluckstörungen
  - Obstipation
  - Hitzewallungen
  - orthostatische Hypotonie
- psychische Veränderungen:
  - Depressionen, Stimmungslabilität, Melancholie, Demenz
  - psychisches Kopfkissen: Patienten liegen bewegungslos auf dem Rücken, der Kopf ist aufgrund der Tonuserhöhung von der Unterlage abgehoben

Komplikationen

- Parkinson-Krise mit hohem Fieber, Schweißausbrüchen, Kreislaufversagen, Demenz

Therapie. Trotz Therapiemaßnahmen progredienter Verlauf

- L-Dopa (eine Vorstufe von Dopamin, kann die Blut-Liquor-Schranke passieren), evtl. in Kombination mit Decarboxylasehemmern
- bei starkem Ruhetremor: Anticholinergika
- Krankengymnastik
- psychosoziale Betreuung

13.3.2 Epilepsie

Definition

Hierbei treten anfallsweise Funktionsstörungen des Gehirns infolge exzessiver Entladung von Neuronen auf; ca. 5 % aller Menschen erleiden in ihrem Leben einen epileptischen Anfall.

Ursachen.

Primäre Epilepsie

- unbekannt

Sekundäre Epilepsie

- frühkindliche Hirnschäden (prä-, peri- und postnatal)
- intrakranielle raumfordernde Prozesse (Tumoren, Hämatom, Ödeme etc.)
- Hirntrauma
- lokale/diffuse Hirngefäßerkrankungen
- metabolische Störungen, z. B. Hypoglykämie, Urämie
- Vergiftungen (Alkohol, Blei, Medikamente)
- Meningoenzephalitiden

Pathomechanismus. Eine Gruppe „epileptischer" Neuronen bildet einen Fokus (Schrittmacher); erfasst die Erregung auch die übrigen Hirnanteile, so ist ein generalisierter Anfall die Folge (klassischer „Grand-mal-Anfall"). Es können aber auch nur einzelne Hirnareale betroffen sein, die mit entsprechenden neurologischen Ausfallserscheinungen einhergehen.

Auslösende Faktoren

- Schlafentzug
- Alkoholabusus
- Medikamente
- fieberhafte Infekte
- psychogene Faktoren (z. B. rhythmischer Lärm, Flackerlicht)

Grand-mal-Anfall (generalisierter tonisch-klonischer Anfall)

Symptome

Prodromalstadium (Stunden bis Tage dem Anfall vorausgehend)

- Reizbarkeit, Schwäche, Unruhe
- Verstimmung, Unwohlsein
- Kopfdruck, Kopfschmerzen

Aurastadium

- sensorische Sensationen (nur für den Patienten wahrnehmbar): z. B. Lichtscheine und Blitze sehen, geschmackliche Wahrnehmungen, Gerüche

Tonische Phase (30–40 s)

- Initialschrei
- Hinstürzen mit Bewusstlosigkeit
- Strecktonus von Armen und Beinen
- apnoebedingte Zyanose
- lichtstarre, weite Pupillen
- Zungenbiss
- Opisthotonus (selten)

Klonische Phase (ca. 2 min)

- rhythmisches Zucken von Armen und Beinen
- Schaumbildung vor dem Mund (evtl. blutig durch Zungenbiss)

Allgemeine Muskelerschlaffung (ca. 1 min)

- tiefes Koma (S. 517)
- lichtstarre, weite Pupillen
- Korneal- und Muskeleigenreflexe fehlen
- Babinski-Zeichen positiv
- selten Urin- und/oder Stuhlabgang

Terminalschlaf (mehrere Stunden)

- tiefe Atmung
- Blässe

Nach langsamen Erwachen

- Benommenheit
- Kopfschmerzen
- Muskelkater
- Für den gesamten Anfall besteht eine Erinnerungslücke.

Komplikationen

- psychische Veränderungen
- bleibende hirnorganische Schäden
- Status epilepticus: länger andauernder Anfall oder eine Wiederholung von Anfällen, bei denen > 20 min keine Unterbrechung der Symptomatik eintritt

Therapie

> **Cave**
> Notfall! Maßnahmen zur Grundversorgung, s. Epilepsie (**Tab. 20.18**).

- im Anfall alles aus dem Weg räumen, weiche Unterlage unter den Kopf
- medikamentös: Glukose, Valium (Diazepam)
- Antiepileptika oft lebenslang (60–70 % der Patienten erlangen auf diese Weise Anfallsfreiheit)
- auslösende Faktoren meiden
- Einhaltung eines möglichst gleichmäßigen Lebensstils
- evtl. chirurgische Behandlung

Petit-mal-Epilepsie

> **Definition**
> Hierbei handelt es sich um flüchtige Anfälle von Bewusstseinseintrübung; Häufigkeitsgipfel: 4.–14. Lj. und 14.–18. Lj.

Blitz-Nick-Salaam (BNS-Krämpfe, West-Syndrom)

- im Säuglingsalter (meist im 2.–8. Lebensmonat) auftretende, abrupte, blitzartige Zuckungen mit raschen Bewegungen des Rumpfes nach vorn und Überkreuzen der Arme nach Art eines orientalischen Grußes

Absence-Petit-mal

- im Schulalter auftretende 5–10 s dauernde Bewusstseinsunterbrechung mit motorischen oder vegetativen Begleiterscheinungen (z. B. Rückwärtsbewegung des Kopfes, Gegenstände aus der Hand fallen lassen); keine Erinnerung des Anfalls

13.3.3 Tumoren des ZNS

> **Definition**
> Dies sind intrakranielle, raumfordernde Neubildungen von Hirngewebe.

Ursachen

Primäre Tumoren

- unbekannt, ausgehend von:
  - Nervenzellen (Neurinom)
  - Gliazellen (Gliom)
  - Hirnhäuten (Meningeom)
  - weiteren Strukturen des ZNS

Sekundäre Tumoren

- Metastasen anderer Primärtumoren (z. B. Bronchien, Magen, Darm, Brust, Prostata, Niere)
- penetrieren ausgehend vom knöchernen Schädel oder knöchernen Wirbelkanal ins ZNS

Symptome

abhängig von Lokalisation und Größe

- anfangs meist Kopfschmerzen
- Ausfall von Funktionen betroffener Hirngebiete: motorische Ausfälle (Paralysen), sensible und sensorische Ausfälle (Störungen der Hautempfindung, Gesichtsfeldausfälle, Hörstörungen usw.)
- epileptische Anfälle
- Symptome der Hirndrucksteigerung (S. 410)

Therapie

- Operation
- Bestrahlung, Chemotherapie
- symptomatisch
- palliativ

Meningeom

Definition
Maligne Entartung menigealer Zellen, meist die der Arachnoidea.

Ursachen
- unbekannt, etwas 15 % aller Hirntumore sind Meningeome; meist erkranken Frauen, gehäuft im Alter zwischen dem 40. – 60. Lebensjahr; jüngere Patienten neigen zu höheren malignen Meningeomen.

Symptome
- zeigen sich anfangs durch das umgebende Ödem, wobei die Symptomatik von der Lokalisation des Tumors abhängig ist
- häufige Erstsymptome: Visusminderung, Gesichtsfeldausfälle, Kopfschmerzen, epileptische Anfälle, Gangunsicherheit
- befinden sich die Meningiome im Spinalraum: Schmerzen im entsprechenden Dermatom, Sensibilitätsstörungen, Wurzelparesen; Spinalkanalstenose mit Myelopathie

Therapie
- operative Entfernung
- Strahlentherapie

13.3.4 Multiple Sklerose (MS, Encephalomyelitis disseminata)

Definition
Hierbei handelt es sich um eine primär chronisch-entzündliche Erkrankung des ZNS durch Entmarkungsherde in der weißen Substanz mit der Folge von Glianarben (Sklerose); zu 60 % sind Frauen betroffen, Beginn meist zwischen dem 20. und 40. Lj.

Ursachen
- unklar
- evtl. genetisch bedingt
- evtl. Umwelteinflüsse
- evtl. Autoimmunerkrankung gegen Markscheidenantigene
- evtl. Slow-Virus-Infektion (häufig lässt sich ein erhöhter Masernantikörpertiter nachweisen)

Verlaufsformen
- in Schüben mit Remissionen und freien Intervallen
- chronisch-progredienter Verlauf ohne Remissionen
- selten schneller Verlauf, der rasch zum Tode führt

Symptome.

Prodromalstadium
- depressive Verstimmungen
- Kopfschmerzen
- Missempfindungen am Körper
- Euphorie, Verminderung des Verantwortlichkeitsbewusstseins
- Ermüdbarkeit
- Schwäche in einer oder mehreren Extremitäten
- Kribbeln und Taubheitsgefühle in den Extremitäten

Symptome der Augenschädigung (oft Erstmanifestation)
- Entzündung des N. opticus, meist einseitig mit Sehstörungen, Visusabfall mit anschließender Optikusatrophie
- Nystagmus
- Doppeltsehen (z. B. Abduzensparese)

Symptome der Hirnstamm- und Kleinhirnschädigung
- beidseitige Trigeminusneuralgie
- Ertaubung
- Schwindelattacken
- Ataxie (Störung der Koordination von Bewegungsabläufen) v. a. des Ganges
- Intentionstremor
- skandierende Sprache (Dysarthrie)

Symptome der Pyramidenbahnschädigung

- spastische Parese (v. a. der Beine)
- Eigenreflexe gesteigert
- Fremdreflexe erniedrigt bis erloschen
- Babinski-Reflex positiv

Vegetative Symptome

- Miktionsstörungen
- Inkontinenz
- Obstipation

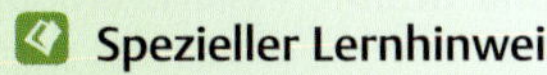

Spezieller Lernhinweis

Charcot-Trias: Nystagmus, skandierende Sprache, Intentionstremor.

Komplikationen

- Pneumonie
- Dekubitus
- Thrombose
- rezidivierende Harnwegsinfekte bis Niereninsuffizienz

Therapie. Keine klare Therapie

- Kortikoide bei akutem Schub
- evtl. immunsupprimierende Arzneimittel
- symptomatisch:
  - Krankengymnastik
  - antispastische Medikamente
  - Logopädie
  - Selbsthilfegruppen

Prognose

- Die mittlere Krankheitsdauer beträgt mehr als 25 Jahre, 20 Jahre nach Diagnosestellung leben noch 80 % der Erkrankten.

13.3.5 Alzheimer-Krankheit (Demenz vom Alzheimer-Typ)

Definition

Darunter versteht man eine progrediente degenerative Hirnatrophie, insbesondere der Hirnrinde; tritt meist zwischen dem 50. und 60. Lj. bevorzugt bei Frauen auf.

Ursachen

- unklar
- diskutiert werden genetische und metabolische Störungen
- toxische Ursachen (Aluminiumintoxikation)

Symptome.

Frühsymptome

- Kopfschmerzen, Schwindel
- Gedächtnisstörungen (v. a. des Kurzzeitgedächtnisses)

Hauptsymptome

- zunehmende Gedächtnis- und Konzentrationsstörungen
- emotionale Störungen (Depressionen)
- nestelnde Unruhe
- Orientierungsstörungen
- Dysphasie (Wortverstümmelungen, Sprachstörungen)
- Dyspraxie (Störungen von Einzelbewegungen)
- Wahnvorstellungen, Reizbarkeit
- Halluzinationen, Depressionen

Zu Beginn der Erkrankung sind sich die Patienten noch über ihre Gedächtnisdefizite bewusst, später keine Krankheitseinsicht, totaler Persönlichkeitsverlust; im Finalstadium: schwere Demenz.

Therapie. Keine kausale Therapie möglich

- Angestrebt werden allgemeine Therapiemaßnahmen (z. B. ausgewogene Ernährung, Bewegungstherapie und psychosoziale Maßnahmen).
- medikamentös (Cholinesterasehemmer)

Spezieller Lernhinweis

Neben der Demenz vom Typ Alzheimer, welche am häufigsten auftritt, werden weitere Formen unterschieden:

- vaskuläre Demenz
- Lewy-Körperchen-Demenz
- frontotemporale Demenz
- Demenz infolge Creutzfeldt-Jakob-Krankheit
- Korsakow-Syndrom, verursacht durch Alkoholmissbrauch
- Demenz im Zusammenhang mit der Parkinsonkrankheit

13.3.6 Chorea Huntington („Veitstanz")

Definition

Es handelt sich um eine Erkrankung des Corpus Striatums, die typischerweise durch unwillkürliche, unkoordinierte Bewegungen bei gleichzeitig schlaffem Muskeltonus gekennzeichnet ist.

Ursache

- autosomal-dominant vererbt

Pathomechanismus. Das Corpus Striatum ist eine wichtige Schaltstelle im extrapyramidalen System und zählt zu den Basalganglien. Die Hauptaufgabe des Striatums liegt in der Hemmung von Bewegungsabläufen. Eine Degeneration führt zu Bewegungsstörungen wie Hyperkinesen bei der Chorea Huntington.

Symptome. Stellen sich über 10–20 Jahre fortschreitend ein:

- Plötzlich eintretende unwillkürliche Hyperkinesen der distalen Extremitätenabschnitte (z. B. Klavierspielbewegungen der Finger) und des Gesichtes (z. B. Grimassieren, Zunge rausstrecken)
- Unwillkürliche Kontraktionen der Muskulatur im Schlundbereich: Dysphagie, Sprachstörungen
- Hyperkinesen breiten sich auf weitere Muskelgruppen aus
- Im späteren Stadium dominieren Dystonien in Verbindung mit einer gestörten Feinmotorik; der Patient erscheint verkrampft und zurückgezogen
- Die Psyche ist mitbetroffen: affektive Störungen (Manie, Depressionen), Demenz, Patienten wirken teilnahmslos und desinteressiert, erhöhte Suizidneigung

Prognose

- Der Krankheitsverlauf ist konstant, nach 15 Jahren leben noch ⅓ der Patienten
- Häufigste Todesursachen: Aspirationspneumonie, Ateminsuffizienz

Therapie

- keine kausale Therapie bekannt
- Krankengymnastik
- Logopädie
- Medikamente
- Psychotherapie

13.4 Entzündliche Erkrankungen

13.4.1 Meningitis

- Siehe Infektionskrankheiten des Nervensystems (**Tab. 6.13**)

13.4.2 Enzephalitis

- Siehe Infektionskrankheiten des Nervensystems (**Tab. 6.13**)

13.5 Erkrankungen einzelner peripherer Nerven

13.5.1 Trigeminusneuralgie

Definition
Hierbei kommt es zu anfallsartig auftretenden, meist einseitig lokalisierten Schmerzen im Versorgungsgebiet des Trigeminus.

Ursachen
- idiopathisch, meist nach dem 50. Lj. bei Frauen auftretend, oft sind der N. maxillaris oder N. mandibularis betroffen
- im Zusammenhang mit folgenden Erkrankungen:
  - Glaukom
  - Sinusitis
  - Kollagenosen
  - Stoffwechselkrankheiten
  - Intoxikationen
  - MS
- mechanische Schädigungen des Nervs

Symptome
- sekundenlange Schmerzattacken, werden durch verschiedene Reize ausgelöst: z. B. Sprechen, Niesen, Kälte; Berührung bestimmter Hautzonen (Triggerpunkte); zwischen den Anfällen schmerzfreie Intervalle
- Zahnschmerzen
- evtl. Rötung des Gesichts
- evtl. Tränen und Schweißsekretion
- Hyperästhesie
- Druckschmerzhaftigkeit der Nervenaustrittspunkte
- Symptome nicht idiopathischer Ursachen:
  - evtl. beidseitige Schmerzattacken
  - evtl. Sensibilitätsstörungen
  - evtl. neurologische Ausfälle

Therapie
- Medikamente (Carbamazepin, Analgetika, Psychopharmaka)
- evtl. Operation

13.5.2 Fazialisparese

Definition
Hierbei handelt es sich um eine periphere oder zentrale Störung des N. facialis.

Periphere Fazialislähmung

Ursachen
- meist idiopathische Mikrozirkulationsstörungen
- akute oder chronische Otitis
- evtl. Viren, Bakterien (z. B. Zoster oticus, Lyme-Borreliose)
- raumfordernde Prozesse im Bereich des Felsenbeins

Pathomechanismus. Es kommt zu einseitigen schlaffen Lähmungen aller vom N. facialis innervierten Muskeln.

Symptome
- einseitiger, unvollständiger Lidschluss (Bell-Phänomen)
- Stirn kann nicht gerunzelt werden.
- Mundwinkel und Unterlid hängen herab.
- gestörte Geschmacksempfindungen im Bereich der vorderen ⅔ der Zunge
- verstrichene Nasolabialfalte
- Hyperakusis (gesteigertes Hörempfinden)

Komplikationen
- nach Defektheilung evtl. Mitinnervation anderer Gesichtsmuskeln
- Krokodilstränenphänomen: durch Einwachsen regenerierter Nervenfasern in die Tränendrüse (statt in die Ohrspeicheldrüse) entsteht ein paroxysmaler Tränenfluss beim Essen

Therapie
- Glukokortikoide
- bei Mikrozirkulationsstörungen: Hämodilution
- Schutz des betroffenen Auges durch Augenklappe
- Augensalbe (Bepanthen)

Zentrale Fazialislähmung

Ursachen

- vaskuläre Prozesse, z. B. Schlaganfall
- Hirntumoren

Pathomechanismus. Der N. facialis besteht aus 2 Kernen, wobei der obere Anteil für die Innervation der oberen Gesichtshälfte (Stirn) und der untere Anteil für die untere Gesichtshälfte zuständig ist. Die Fasern des oberen Kerns versorgen allerdings die gesamte Stirn. Im Falle einer zentralen Lähmung sind beide Kernanteile entweder der rechten oder der linken Hemisphäre ausgefallen. Das Stirnrunzeln ist deshalb möglich, weil der obere Kern des noch intakten N. facialis die Innervation der gesamten Stirn übernimmt.

Symptome

- Störung der mimischen Muskulatur unterhalb des Augenlids
- Lidschluss vorhanden
- Stirnrunzeln meist möglich

Therapie

- Krankengymnastik

13.5.3 Lähmung des N. radialis

(Speichennerv, entspringt zwischen C 5 und Th 19)

Ursachen

- Druckschäden:
  - in der Axilla (z. B. Krückenlähmung)
  - im Bereich des Oberarms (z. B. Parkbanklähmung)
- Kompression im Bereich des proximalen Unterarms (Radialiskompressionssyndrom):
  - chronische Überbelastung
  - entzündliche oder tumoröse Prozesse
  - Frakturheilung
- Humerusschaftfraktur:
  - offene Schuss- und Stichverletzungen

Symptome

- Hand kann nicht mehr handrückenwärts bewegt werden (Fallhand), durch Aufhebung der Supinatoren und Ausfall der Strecker von Hand- und Fingergelenken.

Therapie

- Nervennaht
- Nerventransplantation
- operative Dekompression

13.5.4 Lähmung des N. ulnaris

(Ellennerv, entspringt zwischen C 8 und Th 1)

Dies ist die häufigste Parese eines peripheren Nervs.

Ursachen

- geschlossene Verletzung durch Humerus- oder Ellenbogenfraktur
- offene Verletzung am Handgelenk oder distalen Unterarm
- posttraumatischer Prozess oder Arthrose des Ellenbogengelenks

Symptome

- Krallenhand durch Lähmung und Atrophie von Kleinfingerballenmuskeln u. a.
- Sensibilitätsstörungen
- An- und Abspreizen der Finger, Streckung im Mittel- und Endgelenk, Daumenadduktion nicht möglich

Therapie

- Nervennaht
- Nerventransplantation
- operative Dekompression

13.5.5 Lähmung des N. medianus

(Mittelnerv, entspringt zwischen C 5 und Th 1)

Ursachen

- Druckschädigung am Oberarm
- Humerusfraktur
- Punktion in der Ellenbeuge
- Kompression oder offene Verletzung am Unterarm oder Handgelenk (z. B. chronische Kompression des N. medianus im Karpaltunnel = Karpaltunnelsyndrom)

Symptome

- Schwurhand, durch Lähmung der Unterarmpronatoren, des radialen Handgelenks und langen Daumenbeugers sowie der Fingerbeuger

Therapie

- Nervennaht
- Nerventransplantation
- operative Dekompression

Merke
Ich schwöre, beim heiligen Medianus (Schwurhand), dass ich der Ulnar die Augen auskralle (Krallhand), wenn ich vom Rad falle (Fallhand).

13.5.6 Lähmung des N. peroneus

Der N. peroneus geht im Bereich des Oberschenkels aus dem N. ischiadicus hervor.

Ursachen

- Kompressionen (z. B. iatrogen durch Gipsverband)
- Trauma

Symptome

- Aktive Fuß- und Zehenhebung nicht möglich

Therapie

- Behandlung der Grunderkrankung

13.5.7 Polyneuropathien

Definition
Polyneuropathien sind Affektionen mehrerer peripherer Nerven (sensibel, motorisch, autonom) infolge nicht traumatischer Ursachen.

Ursachen

- am häufigsten: Diabetes mellitus und Alkoholabusus
- genetisch bedingt
- idiopathisch
- infolge Ischämie (z. B. arterielle Verschlusskrankheit, Kollagenosen mit Vaskulitis)
- Stoffwechselerkrankungen: Diabetes mellitus, Urämie, Lebererkrankungen
- Mangelernährung/Malabsorption: Vitamin B_{12}, Beriberi, Zöliakie
- endokrinologische Ursachen: Hypothyreose, Akromegalie
- post- und parainfektiöse Polyneuritis (Borreliose, Diphtherie, Lepra)
- medikamentös-toxisch: Chemotherapeutika, Tuberkulostatika, Antiepileptika, Antirheumatika

Symptome

a) **motorisch**
   - Gangataxien
   - Reflexe fehlend
   - schlaffe Lähmunge

b) **sensibel**
   - symmetrische, strumpfförmige Parästhesien und Sensibilitätsstörungen mit Juckreiz
   - Verlust des Vibrationssinns
   - Verlust des Schmerzsinns

c) **vegetativ**
   - Hautulcera
   - Blasenentleerungsstörungen
   - Störungen der Pupillenmotorik
   - Rhythmusstörungen

Therapie

- Behandlung der Grunderkrankung
- Noxen ausschalten (Alkoholkarenz, Behandlung von Diabetes mellitus)
- Medikamente
- Physiotherapie

13.6 Zerebrale Durchblutungsstörungen

13.6.1 Hirnvenenthrombose (Sinusthrombose)

Definition
Hier liegt ein thrombotischer Verschluss eines venösen Hirnsinus vor.

Ursachen. Bei Hyperkoagulabilität des Blutes:
- Pille/Hormontherapie, v. a. in Verbindung mit Rauchen
- Schwangerschaft
- Polyzythämie

Pathomechanismus. Durch die Blutabflussstörung aus dem Gehirn entwickelt sich ein beständig zunehmender Druck.

Symptome
- s. Symptome der Hirndrucksteigerung (S. 410)
- Ödem der Nasolabialfalte oder der Lider
- epileptische Anfälle
- Psychotische Symptome und Wesensveränderungen
- im Falle einer bakteriellen Ursache: hohes Fieber

Komplikationen
- Hirndruck
- Tod

Merke
Eine besonders gefährliche Form ist die septische Sinus-cavernosus-Thrombose, welche z. B. als Komplikation einer bakteriellen Nasennebenhöhlenentzündung auftreten kann.

Therapie
- high-dose Heparinisierung (hochdosierte Heparingabe)
- Marcumar als Prophylaxe
- bei septischer Thrombose: Antibiotika
- Suche nach Eiterherd
- chirurgische Herdsanierung

13.6.2 Arterielle Verschlusskrankheit der Hirnarterien und Schlaganfall

Definition
Bei dieser Durchblutungsstörung des Gehirns kommt es meist zu apoplektisch (schlagartig) auftretenden zentralen neurologischen Ausfällen (**Tab. 13.2**).

Ursachen
- ischämischer Hirninfarkt (80 % = Enzephalomalazie):
  - Hauptursache: Arteriosklerose und arterielle Thrombose
  - Risikofaktoren: Hypertonie(!), familiäre Insultanamnese, höheres Lebensalter, KHK und deren Risikofaktoren, Pille, starker Alkoholkonsum
- arterielle Embolie: Emboliequelle ist das linke Herz (z. B. Vorhofflimmern) oder ein Abriss von ulzerierenden Plaques innerhalb der A. carotis
- andere Ursachen: angeborene Herzfehler, Vaskulitiden etc.
- hämorrhagischer Hirninfarkt (20 % aufgrund spontaner intrazerebraler Blutungen, meist bei Hypertonie, Subarachnoidalblutung)
- intrazerebrale Blutungen, Subarachnoidalblutungen

Merke
Das Ausmaß neurologischer Störungen hängt davon ab, wo der Verschluss lokalisiert ist, ob kompensierende Anastomosen vorhanden sind, wie sich die Blutviskosität und der Blutdruck verhält und von welchem Ausmaß das ischämische Hirnareal ist (**Tab. 13.3**).

Tab. 13.2 Stadien der Verschlusskrankheit der extrakraniellen Hirnarterien.

Stadien	Verlaufsform	Typische Symptome
Stadium I	asymptomatische Stenose	keine neurologischen Ausfälle
Stadium II	TIA (transitorisch ischämische Attacke)	reversible kurzzeitige neurologische Ausfälle von wenigen Minuten bis 24 h: • flüchtige einseitige Lähmungen • Arm- oder Beinschwäche • Sprachstörungen • Sehstörungen • Gangunsicherheit • Synkopen • Hörverminderung • Schwindel
Stadium III	Hirninfarkt	partielle oder fehlende Rückbildung neurologischer Ausfälle abhängig von der Lokalisation des Gefäßverschlusses: • Leitsymptome: Bewusstseinsstörungen, (hemi-)sensorische Störungen • vegetative Störungen • Kreislauf- und Atemstörungen

Tab. 13.3 Differenzialdiagnose hämorrhagischer und ischämischer Hirninfarkt.

	Hämorrhagischer Hirninfarkt	Ischämischer Hirninfarkt
Ursache	Arterienruptur	Arteriosklerose
Kopfschmerzen	stark	kaum
hochgradige Bewusstseinsstörung	häufig	selten
Hirndruckzeichen	ja	nein
Lähmungserscheinungen	ja	ja
neurologische Ausfälle	ja	ja

Eine exakte Differenzierung von hämorrhagischem und ischämischem Infarkt ist präklinisch nicht möglich!

Leitsymptome

- Bewusstseinsstörungen
- (Hemi)Paresen
- Sprach- und sensorische Störungen
- begleitend: vegetative Störungen, Kreislauf- und Atemstörungen

Die Verschlusslokalisation bestimmt die Symptomatik:

Verschluss intrakranieller Hirnarterien (meist A. cerebri media)

- brachiofazialbetonte Hemiparesen: Bein wird kreisförmig doziert, Arm ist angewinkelt, Hand hängt runter, Fazialisparese, Aphasie und verwaschene Sprache, wenn die dominante Hirnhälfte betroffen ist
- erst schlaffe, dann spastische Lähmungen
- positives Pyramidenbahnzeichen

- Sprach- und Bewusstseinsstörungen (bei großen Infarkten)
- evtl. Kopf-Blick-Wendung zur Seite des Infarktes

Verschluss extrakranieller Hirngefäße

- meist A. carotis interna:
  - bei guter Kollateralisierung evtl. symptomlos
  - typisch: einseitige Amaurosis fugax
- ansonsten ähnliche Symptomatik wie beim Verschluss der A. cerebri media (s. o.)

Verschluss vom Vertebralis-basilaris-Typ

- Drehschwindel
- Sturzattacke
- Nystagmus
- Erbrechen
- Sehstörungen
- Paresen

Therapie

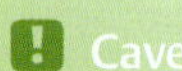

Notfall! Maßnahmen zur Grundversorgung **Tab. 20.18**. Kein Zeitverlust – Zeitfenster für i. v.-Lyse nur 3 h!

- i. v. Lysetherapie
- Allgemeinmaßnahmen
- Revaskularisierungstherapie
- langzeit Antikoagulationstherapie (es besteht lebenslang ein erhöhtes Risiko einen weiteren Apoplex zu erleiden)
- Rehabilitationsmaßnahmen

13.7 Hirnblutungen

Hirnblutungen und alle intrakraniellen Prozesse, die Raum einnehmen, haben folgende Symptome gemeinsam:

Symptome der Hirndrucksteigerung

- Mydriasis (auf der Seite des Prozesses)
- (halbseitige) neurologische Ausfälle
- Nüchternerbrechen
- Kopfschmerzen
- Schwindel
- Bradykardie (Druckpuls), evtl. Hypertonie
- psychische Veränderungen
- Somnolenz
- evtl. Stauungspapille

Spezieller Lernhinweis

Differenzialdiagnose Hirndrucksteigerung:

- Enzephalitiden
- Meningitiden
- Hirntumor
- Schädel-Hirn-Traumata
- Hirnvenenthrombose
- Hydrozephalus
- Subarachnoidalblutung
- epidurales Hämatom
- subdurales Hämatom

Therapie

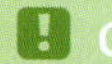

Notfall! Maßnahmen zur Grundversorgung, s. intrakranielle Blutungen **Tab. 20.18**.

13.7.1 Epidurales Hämatom

Definition

Es kommt zur arteriellen Blutung über der Dura mater.

Ursachen

- Ruptur meist der A. meningea media nach Trauma (oft Schläfenbeinfraktur)

Pathomechanismus. Die Blutung löst die Dura in Abhängigkeit des Traumaausmaßes relativ langsam vom Knochen ab, sodass ein symptomfreies Intervall die Folge sein kann. Hat sich jedoch eine genügend große Menge Blut angesammelt, wird das weiche Hirn zusammengepresst, sodass sich die Symptome der Hirndrucksteigerung einstellen (s. o.).

Symptome

- kurzes symptomfreies Intervall (Dauer: Minuten bis Stunden): liegt zwischen anfänglichem Bewusstseinsverlust und einer erneuten Bewusstseinseintrübung
- anhaltende Bewusstlosigkeit bei schweren Traumen (kein freies Intervall)
- Symptome der Hirndrucksteigerung (s. o.)

Therapie

- Trepanation (chirurgischer Eingriff) zur Entlastung und Ausräumung des Hämatoms
- Blutstillung
- evtl. Drainage

13.7.2 Subdurales Hämatom

Definition

Darunter versteht man eine Sickerblutung aus Brückenvenen zwischen Dura mater und Arachnoidea; Risikogruppen: Säuglinge, Kleinkinder, alte Menschen, Alkoholiker, Epileptiker.

Ursachen

- oft nur geringes Trauma (z. B. beim Aussteigen aus dem Auto mit dem Kopf an der Tür gestoßen), an das man sich aufgrund des wenig starken Ausmaßes nicht mehr erinnern kann

Pathomechanismus. Das Blut sickert infolge des niedrigen venösen Drucks nur langsam in den Subduralraum. Bei älteren Menschen reißen die Brückenvenen eher, da es zu einer physiologischen Atrophie des Gehirns kommt, die Venen in die Länge gezogen werden und durch leichte Bagatelltraumen beschädigt werden können.

Symptome.

Akutes subdurales Hämatom

- meist kein freies Intervall
- Bewusstseinsverlust
- Symptome der Hirndrucksteigerung (s. o.)

Chronisch-subdurales Hämatom

- langes freies Intervall, über Tage bis mehrere Wochen
- langsame Bewusstseinstrübung
- Symptome der Hirndrucksteigerung (s. o.)

Spezieller Lernhinweis

Bei älteren Menschen mit Mydriasis und Desorientiertheit sollte immer ein subdurales Hämatom ausgeschlossen werden!

Therapie

- Trepanation (chirurgischer Eingriff) zur Entlastung und Ausräumung des Hämatoms
- Blutstillung
- evtl. Drainage

13.7.3 Subarachnoidalblutung

Definition

Hierbei handelt es sich um eine arterielle Blutung zwischen Arachnoidea und Pia mater in den Subarachnoidalraum.

Ursachen

- meist Ruptur eines angeborenen Aneurysmas (80 %)
- erworbenes Aneurysma durch Arteriosklerose

Pathomechanismus. Die Symptomatik stellt sich blitzartig ein, da die massive Blutung in den Liquorraum eine akute Komprimierung des Gehirns verursacht.

Symptome. Symptome entstehen meist akut bei völliger Gesundheit, ⅔ treten bei körperlicher Ruhe auf.

- plötzlicher stärkster Kopfschmerz („... den ich je hatte", Vernichtungskopfschmerz), in den Nacken ausstrahlend
- Schweißausbrüche
- Nackensteife mit meningealer Reizung
- Bewusstseinsstörungen
- Symptome der Hirndrucksteigerung (s. o.)

Therapie

- Trepanation (chirurgischer Eingriff) zur Entlastung und Ausräumung des Hämatoms
- Blutstillung
- evtl. Drainage

Prognose

- Innerhalb der ersten 4 Wochen versterben 50 % der Patienten.

13.8 Traumata

13.8.1 Commotio cerebri (Hirnerschütterung)

Definition

Hierbei handelt es sich um eine traumatisch bedingte reversible Störung des Gehirns ohne Gewebeschädigungen.

Ursachen

- direktes oder indirektes Trauma (Sturz aus größerer Höhe, Schlag auf den Unterkiefer bei Boxern)

Symptome

- Sekunden bis Minuten, max. 1 h andauernde Bewusstlosigkeit
- Kopfschmerzen, Schwindel
- Übelkeit und Erbrechen
- retrograde Amnesie (Gedächtnislücken vor dem Unfallereignis), evtl. anterograde Amnesie
- vorübergehende posttraumatische Hirnleistungsschwäche
- Durchgangssyndrom (Denk-, Gedächtnisstörungen, Delir, Halluzinationen, Verwirrung)

Therapie

- strenge Bettruhe, nach 2–3 Tagen Bewegung bzw. Krankengymnastik
- Kreislauftraining
- je nach Schweregrad stationäre Beobachtung
- Analgetika
- Antiemetika

13.8.2 Contusio cerebri (Hirnprellung)

Definition

Diese gedeckte oder offene Hirnverletzung geht einher mit einer beschädigten Hirnsubstanz.

Ursachen

- erheblicher Schlag oder Stoß auf den Kopf

Spezieller Lernhinweis

Dies muss nicht immer zu einer Verletzung am Ort der Gewalteinwirkung (Stoßherd, „coup“) führen; nicht selten kommt es zu einem Trauma an der gegenüberliegenden Stelle, weil das Gehirn durch den Stoß gegen andere Teile der Schädelkalotte geschleudert wird (Gegenstoßherd oder Contre-coup-Erscheinung).

Pathomechanismus. Infolge des erheblichen Schlages entstehen multiple Gewebeschäden und Petechien; auch Gewebeläsionen und das Zerreißen intrazerebraler Gefäße mit Einblutungen in den Hirnstamm (sog. Hirnstammkontusionen) können vorkommen.

Symptome

- Bewusstlosigkeit, evtl. über Wochen andauernd
- Übelkeit und Erbrechen
- retrograde Amnesie
- anterograde Amnesie
- neurologische Ausfälle in Abhängigkeit der Läsion
- psychische Störungen, Kontusionspsychose
- Symptome der Hirndrucksteigerung (S. 410)

Komplikationen

- Hirnblutungen
- Hydrozephalus

- Epilepsie
- bleibende psychische oder neurologische Defekte

Therapie
- intensivmedizinische Überwachung
- Rehabilitationsmaßnahmen

13.8.3 Compressio cerebri (Hirnquetschung)

Definition
Diese offene Hirnverletzung mit intrakraniellem Druckanstieg tritt häufig infolge eines starken Traumas auf.

Ursachen
- massive Traumen (z. B. Motorradunfall)

Symptome
- Bewusstseinseintrübung, Kopfschmerzen und Erbrechen
- evtl. freies Intervall
- Symptome der Hirndrucksteigerung (S. 410)
- zunehmend neurologische Ausfälle
- evtl. Mittelhirneinklemmung im Foramen magnum
- Schweißausbrüche
- rotes Gesicht
- hoher Blutdruck, hoher Puls

Therapie
- intensivmedizinische Überwachung
- Druckentlastung

13.9 Lähmungen

Definition
Dies ist der Oberbegriff für die Minderung (Parese) bzw. den Ausfall (Paralyse) der Funktion eines Körperteils oder Organsystems; hinsichtlich der Lokalisation der Schädigung unterscheidet man periphere und zentrale Lähmungen

13.9.1 Zentrale Lähmung (spastische Lähmung)

Definition
Hier liegt ein Ausfall des 1. motorischen Neurons vor.

Ursachen
- Schlaganfall
- entzündliche Prozesse
- MS
- Traumen

Symptome
- erhöhter Muskeltonus
- Verminderung der groben Kraft
- Störung der Feinmotorik
- Eigenreflexe sind erhalten bis erhöht.
- Fremdreflexe sind abgeschwächt bis fehlend.
- Muskeln atrophieren spät
- Babinski-Zeichen positiv

Therapie
- Physiotherapie

13.9.2 Periphere Lähmung (schlaffe Lähmung)

Definition
Hierbei handelt es sich um eine Schädigung des 2. motorischen Neurons.

Ursachen
- Poliomyelitis
- Alkohol
- Diabetes mellitus
- Traumen

Symptome
- verminderter Muskeltonus
- Verminderung der groben Kraft
- Reflexe fehlend (Eigen- und Fremdreflexe)
- schnelle Muskelatrophie

Therapie
- Physiotherapie

13.10 Weitere Erkrankungen des Nervensystems

13.10.1 Amyotrophe Lateralsklerose

Definition
Es handelt sich um eine nicht heilbare degenerative Erkrankung des motorischen Nervensystems (zentral und peripher).

Ursachen
- unbekannt

Pathomechanismus. Es kommt zu einer Degeneration des 1. und 2. motorischen Neurons. Somit sind Ausfallerscheinungen der Muskulatur die Folge, die durch eine Kombination von spastischen und schlaffen Lähmungen gekennzeichnet sind. Diese zeigen sich je nach Lokalisation der Degeneration. Auch die motorischen Anteile der Hirnnerven können betroffen sein (bulbäre Muskulatur). Diese wird zum Kauen, Schlucken und Sprechen benötigt. Zu den die bulbäre Muskulatur versorgenden Hirnnerven gehören der N. glossopharyngeus (IX), N. vagus (X), N. accessorius (XI), N. hypoglossus (XII).

Symptome. Im Anfangsstadium sehr variable Symptome, je nach Lokalistation der Schäden, z. B.
- Gangstörungen
- Muskelschwund
- Eingeschränkte Geschicklichkeit der Hände
- Schluck- und Sprechstörungen
- Kieferklemme
- Unkontrolliere Zuckungen der Zunge
- Depressionen, Schlafstörungen, Angstzustände

Komplikation
- Schwäche der Atemmuskulatur mit respiratorischer Insuffizienz

Therapie
- Physiotherapie
- Heimbeatmung

13.11 Pharmaka: Nervensystem

Tab. 13.4 Wichtige Arzneimittel bei Erkrankungen des Nervensystems.

Medikamentengruppe	Wirkstoff (Handelsname) - *Beispiele*	Wirkung	Anwendung
Triptane	• Sumatriptan (Imigran) • Zolmitriptan (Ascotop) • Almotriptan (Almogran)	bewirken eine Gefäßverengung innerhalb der Dura mater; außerdem wirken sie entzündungshemmend **Nebenwirkungen:** Hypertonie, Durchblutungsstörungen der Koronar- und Nierengefäße	• Migräneanfall • Cluster-Kopfschmerz
Cholinesterasehemmer	• Donepezil (Aricept) • Rivastigmin (Exelon) • Galantamin (Reminyl)	verzögern den Abbau von Acetylcholin, so dass dieses länger zur Verfügung steht. **Nebenwirkungen:** gastrointestinale Beschwerden	leichte bis mittelschwere Alzheimer-Erkrankung
L-Dopa	• L-Dopa + Benserazid (Madopar) • L-Dopa + Carbidopa (Nacom, Isicom)	L-Dopa kann als Vorstufe von Dopamin die Blut-Hirn-Schranke überwinden und im Gehirn zu Dopamin umgebaut werden. **Nebenwirkungen:** gastrointestinale Beschwerden, Hypotonie	Parkinson-Syndrom
Memantin	Memantin (Axura, Ebixa)	verbessert die durch Glutamat vermittelte Reizweiterleitung **Nebenwirkungen:** Halluzinationen, Müdigkeit, Verwirrtheit	mittelschwere bis schwere Alzheimer-Erkrankung
Dopaminagonisten	• Bromocriptin (Kirim) • Lisurid (Dopergin)	Ein Dopaminagonist ist ein Wirkstoff, der wie Dopamin wirkt und Dopamin-Rezeptoren stimuliert. Die entsprechenden Substanzen wirken emetisch, psychotrop und sind darüber hinaus Hemmstoffe des Prolaktin. **Nebenwirkungen:** Übelkeit, Schwindel, Hypotonie	Parkinson-Syndrom
Antikonvulsiva (Antepileptika)	• Ethosuximid (Petnidan) • Gabapentin (Neurontin) • Phenobarbital (Luminal) • Valproat (Convulex) • Carbamazepin (Tegretal)	Da Erregungen im Zentralnervensystem als Ursache von Konvulsionen angesehen werden, greifen Antikonvulsiva über eine Hemmung der Erregungsweiterleitung im Zentralnervensystem ein. **Nebenwirkungen:** Übelkeit, Schwindel, Müdigkeit	• Absencen, partielle Anfälle • Grand-Mal-Anfälle
Immunsuppressiva	siehe **Tab. 2.7**		

14 Psychiatrie

14.1 Grundlagen

Psychiatrie (sog. Seelenheilkunde) ist die Lehre der seelischen Krankheiten.

Die mannigfaltigen Erscheinungsweisen der psychiatrischen Erkrankungen bieten Anlass für vielfältige Erklärungsmodelle, Definitionen und therapeutische Ansätze, zumal auch diese wiederum einem ständigen Wandel unterliegen.

Eine in der Schulmedizin allgemein übliche Einteilung hinsichtlich Ätiologie, Pathophysiologie und psychopathologischer Symptomatik ist nicht immer möglich, da psychische Störungen nicht auf eine Ursache zurückzuführen sind, sondern komplexe Zusammenhänge infolge verschiedener Entstehungsbedingungen zur Auslösung der Störungen beitragen. Außerdem zeigen die Patienten individuelle Symptomenbilder, die wiederum entsprechend individuell therapiert werden können.

Um Diagnosen zu systematisieren und um medizinische Erkrankungen zu klassifizieren, besitzt heute die ICD 10 weltweite Allgemeingültigkeit. Psychische Erkrankungen werden hierbei hinsichtlich ihrer Symptomatik und rein phänomenologisch nach F00 - F99 unterteilt. Man geht bei allen psychischen Störungsbildern von einer multifaktoriellen Genese (Entstehung, bei der viele Faktoren zusammenwirken) aus.

14.2 Psychopathologischer Befund und Elementarfunktionen

Bei der Erstanamnese werden psychische Auffälligkeiten und Symptome ermittelt, die als Krankheitszeichen hinweisend für die verschiedenen psychischen Störungsbilder sind und somit die Grundlage für Diagnostik und Therapie darstellen. Diese Symptomsammlung entspricht dem psychopathologischen Befund als Ergebnis der Interaktion von Therapeut und Patient durch die mündliche Befragung, Beobachtung (des Verhaltens und der Sprache) und psychologischer Tests.

Die typische Vergesellschaftung von Einzelsymptomen wird als Syndrom bezeichnet und tritt im Rahmen bestimmter Erkrankungen auf, ist also streng richtungsweisend für die Diagnose und das weitere Vorgehen (z. B. delirantes Syndrom, demenzielles Syndrom, Korsakow-Syndrom, Abhängigkeitssyndrom).

Im psychopathologischen Befund werden alle Abweichungen der sogenannten Elementarfunktionen sowie weitere Faktoren aufgeführt, die nachfolgend näher beschrieben werden:

- Bewusstseinsstörungen (quantitativ und qualitativ)
- Orientierungsstörungen
- Auffassungs-, Aufmerksamkeits- und Konzentrationsstörungen
- Gedächtnisstörungen

- Denkstörungen (formal und inhaltlich)
- Intelligenzstörungen, kognitive Störungen
- Wahrnehmungsstörungen
- Ich-Störungen
- Störungen der Affektivität
- Antriebsstörungen, psychomotorische Störungen

Weitere Faktoren und Auffälligkeiten wie Suizidalität und Fremdgefährdung; Konsum und Umgang mit Alkohol, Drogen, Medikamenten; Appetenz (Ess- und Sexualverhalten); Schlafverhalten; zirkadiane Besonderheiten; äußeres Erscheinungsbild; Sprache, Mimik, u. a.

14.2.1 Bewusstseinsstörungen

Bewusstsein beschreibt die Wachheit (Vigilanz) und die Bewusstseinsklarheit (Luzidität) bezogen auf das aktuelle Erleben in Orientierung, Sinnesfunktionen, Wahrnehmung, Aufmerksamkeit und Auffassung.

Es können folgende Bewusstseinsstörungen vorliegen:

Quantitative Bewusstseinsstörungen (Vigilanzstörungen)

Diese Veränderungen beziehen sich auf das tatsächliche Wachsein:

- Benommenheit: Klarheit des Bewusstseins ist erhalten, verzögerte Reaktionen und Denken auf die Umwelt
- Somnolenz: schläfrig, aber leicht erweckbar
- Sopor: tiefer Schlaf, nur durch starke Reize, z. B. Schmerz erweckbar
- Koma: bewusstlos, nicht erweckbar
- Hypervigilanz: gesteigerte Wachsamkeit

Qualitative Bewusstseinsstörungen (Störungen der Luzidität)

Diese Störungen betreffen die Bewusstseinsklarheit; damit sind Abweichungen von normalen Bewusstseinsinhalten gemeint, die sich nicht auf die Wachheit beziehen.

- Bewusstseinstrübung: es handelt sich um eine gestörte Fähigkeit, verschiedene Aspekte der eigenen Person und der Umwelt zu verstehen und im Zusammenhang mit einander zu verbinden
- Bewusstseinseinengung: darunter versteht man eine gedankliche oder emotionale Fixierung auf einen Erlebensaspekt mit der Folge verminderter Ansprechbarkeit
- Bewusstseinsverschiebung oder -erweiterung: darunter versteht man eine ungewöhnliche Veränderung der Bewusstseinslage gegenüber des üblichen oder normalen Aktualitätsbewusstseins; zum Beispiel erweitertes Erleben nach Drogenabusus

14.2.2 Orientierungsstörungen (Desorientierung)

Die momentane Lebens- und Ereignissituation wird vorübergehend oder dauerhaft nicht erkannt oder verstanden. Orientierungsstörungen können in folgenden Bereichen auftreten:

- **Z** eitlich
- **Ö** rtlich
- **S** ituativ
- **P** zur Person

Spezieller Lernhinweis

Eine Ursache für Orientierungsstörungen kann ungewöhnlich hoher, langanhaltender Stress sein. Aber auch Schlaf- und Flüssigkeitsmangel, vor allem aber tiefgreifende Störungen des ZNS wie Demenz oder Delir (z. B. bei Drogenrausch oder bei Sauerstoff- oder Glucoseunterversorgung) werden dafür verantwortlich gemacht.

14.2.3 Aufmerksamkeits-, Auffassungs-, Konzentrationsstörungen

Es handelt sich um das Unvermögen, das Bewusstsein auf situativ relevante Bewusstseinsinhalte zu lenken, dort zu halten und das Erfasste zu verarbeiten.

14.2.4 Gedächtnisstörungen

Gedächtnisstörungen sind Beeinträchtigungen der Merk- und Erinnerungsfähigkeit. Unter Gedächtnis versteht man die Fähigkeit des Nervensystems, aufgenommene Informationen zu behalten, zu ordnen und wieder abzurufen. Die gespeicherten Informationen sind das Ergebnis von bewussten oder unbewussten Lernprozessen und Erlebensinhalten, die Fähigkeit zur Gedächtnisbildung ist Ausdruck der Plastizität von neuronalen Systemen. Gedächtnis und Erinnerung werden auch als mnestische (= das Gedächtnis betreffende) Funktionen betrachtet.

Man unterscheidet:

- Ultrakurzzeitgedächtnis: 10–30 s (früher: Immediatgedächtnis; heute: sensorisches Gedächtnis)
- Kurzzeitgedächtnis: 20 min (Arbeitsgedächtnis)
- Langzeitgedächtnis: permanente Erinnerung

Zu den Gedächtnisstörungen gehören neben dem vorübergehenden oder dauerhaften Verlust von Kurz- oder Langzeitgedächtnis:

Amnesien (Erinnerungslücken)

Amnesien sind Erinnerungsbeeinträchtigungen, die zeitlich und/oder inhaltlich, total oder nur teilweise auftreten können. Man unterscheidet:

- kongrade Amnesie: der Zeitraum des Geschehens selbst wird nicht erinnert (z. B. Autounfall)
- anterograde Amnesie: der Zeitraum nach dem Geschehen wird nicht erinnert (z. B. Krankenhauseinlieferung)
- retrograde Amnesie: der Zeitraum vor dem Ereignis wird nicht erinnert (z. B. Fußballspiel)
- transitorische globale Amnesie: eine akut einsetzende Amnesie mit gleichzeitig bestehender anterograder und retrograder Amnesie (meist reversibel)

Paramnesien

Gedächtnisstörungen mit Erinnerungsverfälschung:

- Déjà vu („bereits gesehen")
- Déjà vecu („bereits erlebt")
- Hypermnesie (übersteigerte Erinnerungsfähigkeit)

14.2.5 Denkstörungen

Denkstörungen im psychopathologischen Sinne beziehen sich auf den Denkprozess und die Denkinhalte und werden nachfolgenden Kriterien unterteilt:

Formale Denkstörungen – „wie" wird gedacht

Es handelt sich um Störungen des Denkens in Bezug auf Geschwindigkeit, Ablauf, Logik und Zusammenhang

- verlangsamtes Denken: das Denken ist mühsam und zäh (z. B. bei Depressionen)
- zerfahrenes Denken: zerrissene Äußerungen, Wörter/Sätze scheinen unwillkürlich zusammengesetzt, kein logischer Zusammenhang erkennbar (z. B. bei Schizophrenie)
- Gedankenabreißen: plötzlicher Abbruch des vorher fließenden Satzes, neues Thema wird aufgenommen (z. B. bei Schizophrenie)
- eingeengtes Denken: Denkvorgang ist nur auf ein Thema bzw. wenige Themen beschränkt, verringerter Wortschatz (z. B. bei Schizophrenie, Depressionen)
- gehemmtes Denken: innerer Widerstand gegen das Denken; es fällt schwer, einen Gedanken zu Ende zu denken (z. B. bei Schizophrenie, Depressionen)
- umständliches Denken: Schwierigkeit wichtige Dinge von Unwichtigen zu trennen, ausufernde Ausdrucksweisen (z. B. Zwangsstörungen, hebephrene Schizophrenie, Demenz
- Gedankendrängen: multiple sinnhafte oder sinnlose Gedanken drängen auf die betroffene Person ein (z. B. Manie, Schizophrenie)
- Vorbeireden: obwohl die Frage richtig verstanden wurde, wird sie mit anderen Inhalten beantwortet
- Ideenflucht: beschleunigtes Denken mit ständigem Wechsel des Denkziels (z. B. bei Manie)
- Perseveration: Haftenbleiben an Vorstellungen bzw. beharrliches Wiederholen von Bewegungen oder Wörtern im unpassenden Zusammenhang (z. B. Zwangsstörungen, Demenz, wahrhafte Störungen)
- Grübeln: nicht zielführende, andauernde kreisende gedankliche Beschäftigung mit Themen (z. B. bei Zwangsstörungen, Depressionen)

- Neologismen: Wortneuschöpfungen, die die Umwelt nicht versteht (z. B. Schizophrenie)

Inhaltliche Denkstörungen – „was" wird gedacht

Wahn

Es handelt sich um eine inhaltlich falsche, die Lebensführung behindernde Überzeugung, an der der Patient trotz der Unvereinbarkeit mit der objektiv nachprüfbaren Realität unbeirrt festhält (ich-syntones Erleben).

Wahnformen

- Wahnstimmung: meist negative, bedrohliche Stimmung oder Vorahnung, z. B. „etwas Unheilvolles liegt in der Luft", oft als Vorbote einer akuten Psychose
- Wahnwahrnehmung: eine reale Sinneswahrnehmung wird mit einer unrealen Bedeutung verknüpft und als Zeichen gesehen, z. B. „die Katze miaut; sie will mich davor warnen, aus dem Haus zu gehen"
- Wahnidee, Wahneinfall: plötzlich auftretende Überzeugung ohne logischen Sinnzusammenhang (z. B. „beim Einschlafen wurde mir auf einmal klar: die Lebensmittel des Supermarktes sind alle vergiftet")
- Wahnsystem, systemischer Wahn: ein in sich geschlossenes, „logisch" ausgebautes und stimmiges Wahngebäude
- Wahndynamik: das Wahnerleben wirkt sich auf Affektivität und Antrieb aus

Wahninhalte

- Beeinträchtigungswahn: derjenige fühlt sich von seiner Umwelt beeinträchtigt, obwohl es dafür keine Anhaltspunkte gibt: seine Mitmenschen erniedrigen und beleidigen ihn (z. B. bei schizoaffektiven Störungen)
- Verfolgungswahn: der Betroffene fühlt sich beobachtet oder verfolgt, z. B. von Außerirdischen (z. B. bei Schizophrenie, wahnhafte Störungen, schizoaffektive Störungen)
- Beziehungswahn: Dinge oder Ereignisse werden auf sich bezogen, die nach rationaler Betrachtung gar nichts mit der Person zu tun haben (z. B. bei schizoaffektiven Störungen)
- Verarmungswahn: obwohl die finanzielle Situation der betroffenen Person unverändert ist und es auch keine Gesichtspunkte für eine mögliche Veränderung gibt, besteht die Befürchtung zu verarmen (z. B. bei Depressionen)
- Größenwahn: die betroffene Person hält sich für eine spektakuläre Persönlichkeit, z. B. Superman oder Jesus (z. B. bei Manie)
- Dermatozoenwahn: der betroffene Patient glaubt, dass sich kleinste Parasiten/Lebewesen in seine Haut eingenistet haben (z. B. bei Schizophrenie, schizoaffektiven Störungen)
- Krankheitswahn, hypochondrischer Wahn: der Betroffene glaubt, unheilbar krank zu sein
- Eifersuchtswahn: der Betroffene ist in einem extremen pathologischen Maße überzeugt, dass der Lebenspartner ihn betrügt (z. B. bei Alkoholismus)
- Liebeswahn: grundlose Überzeugung, von einer anderen, meist unerreichbaren Person, geliebt zu werden (z. B. Popstar), was oft zum Stalking führt
- Schuldwahn: der Betroffene ist grundlos überzeugt, für ein Unglück (z. B. Tod eines Angehörigen) verantwortlich zu sein oder gegen Moral und Anstand verstoßen zu haben (z. B. bei Depression)

Zwang

Als Zwang bezeichnet man Impulse, die sich als Gedanken, Vorstellungen oder Handlungsabläufe immer wieder aufdrängen, ohne eliminiert werden zu können, wobei der Betroffene sich der Sinnlosigkeit dieser Denkinhalte bewusst ist (ich-dystones Erleben).

Pathologisch wird die Zwangssymptomatik, wenn der Patient sich nicht von seinem Muster befreien kann und bei seiner Unterlassung eine unerträgliche Angst verspürt.

Es gibt folgende Formen:

- Zwangsdenken: z. B. „Herd ausgeschaltet? Türen und Fenster zu? Kaffeemaschine aus?"
- Zwangshandlungen: nach bestimmten Regeln ablaufende, sinnlos ritualisierte Handlungsprozesse: z. B. „sich bis zu 30-mal am Tag die Hände waschen", „5-mal um das Auto gehen, dann erst einsteigen, dann 3-mal den Sitz vor- und zurückschieben, dann erst starten…"

- Zwangsimpulse: immer wiederkehrende Impulse, die typischerweise nicht ausgeführt werden: z. B. „vom Balkon springen zu müssen“

Angst

Hierbei handelt es sich um ein normales und lebensnotwendiges Grundgefühl, welches sich in bedrohlichen Situationen äußert. Zeigt sich Angst als unbegründet und übertrieben, nicht adäquat zur Situation, dann gilt sie als pathologisch und wird als Angststörung bezeichnet.

Man unterscheidet:

- **frei flottierende (= generalisierte) Angst**: Gefühlszustand von (möglicherweise unbegründeter) unspezifischer Bedrohung und Gefahr mit vegetativer Symptomatik (Zittern, Herzklopfen, Schwitzen)
- **Phobie**: starkes Angstgefühl, welches durch Objekte oder Situationen ausgelöst wird; der betroffene Patient wird dadurch in seinem Leben immer mehr einschränkt (Phobien gegen Autobahn fahren, Spinnen, Schlangen, Menschenansammlungen)
- **Panik**: starke Stressreaktion/intensive (Todes-) Angst des Körpers auf eine tatsächliche (oder angenommene) Bedrohung mit ausgeprägter vegetativer Begleitsymptomatik (DD: Herzinfarkt!). Biologisch gesehen geht es jetzt nur noch um das „nackte Überleben“: der eigene Selbsterhalt steht im Vordergrund, höhere menschlichen Fähigkeiten treten in den Hintergrund (kein rationales Handeln und Denken ist mehr möglich, Kontrollverlust)

14.2.6 Kognitive Störungen, Intelligenzstörungen

Unter Intelligenz versteht man die Fähigkeit, durch abstraktes logisches Denken Probleme zu lösen und zweckmäßig zu handeln. Es ist ein Sammelbegriff für die kognitive Leistungsfähigkeit des Menschen und umfasst alle Vorgänge, die aus einer inneren Beschäftigung mit Vorstellungen, Erinnerungen und Begriffen eine Erkenntnis oder Problemlösung zu formen versuchen.

Intelligenzquotient (IQ). Die intellektuelle Leistungsfähigkeit, wie intelligent ein Mensch ist, wird nach einer Maßzahl eingeschätzt (**Tab. 14.1**).

Kognitive Fähigkeiten zeigen sich unter anderem durch die Herangehensweise und den Umgang mit gestellten Aufgaben und Herausforderungen und können bei verschiedenen psychischen Störungen vorübergehend oder dauerhaft beeinträchtigt sein.

Man unterscheidet:

- angeborene Intelligenzminderungen (Oligophrenie) – siehe Kapitel 14.2.10
- erworbene Intelligenzminderungen (Demenz) – siehe unter F0 (Kapitel 14.3.1)

14.2.7 Wahrnehmungsstörungen

Wahrnehmung ist das unbewusste und/oder bewusste Filtrieren und Zusammenführen von Teilinformationen zu subjektiv sinnvollen Gesamt-

Tab. 14.1 Intelligenzquotienten.

IQ	Prozentsatz der Bevölkerung mit diesem IQ	Bewertung
> 130	2,1 %	hochbegabt
121–130	6,4 %	begabt
111–120	15,7 %	überdurchschnittlich intelligent
90–110	51,6 %	durchschnittlich intelligent
80–89	15,7 %	unterdurchschnittlich intelligent
70–79	6,4 %	geistig zurückgeblieben

eindrücken. Durch eine Fehlinterpretation oder einen Ausfall der Sinnesorgane kommt es zu Wahrnehmungsstörungen bzw. Sinnestäuschungen.

Halluzinationen

Ohne die Auslösung eines entsprechenden Sinnesreizes von außen werden Reize wahrgenommen, die alle Sinnesbereiche betreffen können.

Es gibt folgende Formen:

- akustische Störungen, z. B. das Hören von Geräuschen/Stimmen
- olfaktorische Störungen, z. B. das Riechen von Gerüchen
- optische Störungen, z. B. Sehen von Blitzen, Farben, Gestalten oder Szenen
- taktile Störungen, z. B. das Wahrnehmen von Empfindungen auf der Haut
- gustatorische Störungen, z. B. das Schmecken von Nahrung/Stoffen o. a.
- Zoenästhesien (Leibhalluzinationen) als bizarre Störungen des Körperempfindens, z. B. das Gefühl wie versteinert zu sein, innen hohl, geschrumpft etc.

Pseudohalluzinationen

Dies ist eine Trugwahrnehmung, als mögliche Folge von z. B. Drogenkonsum, die im Gegensatz zu einer Halluzination von der betroffenen Person als unwirklich erkannt wird.

Pareidolien

Hierunter versteht man die Tendenz des Gehirns, bei seiner stetigen Suche nach Mustern und Bildern in der Wahrnehmung, diese auch selbst in zufälligen Strukturen oder in Sinneseindrücken geringen Informationsgehalts zu finden. Etwas Realem wird etwas Nichtreales hinzugefügt.

Illusionen

Illusionen sind eine durch den Affekt verfälschte wirkliche Wahrnehmung. Wirklich Vorhandenes wird als etwas anderes erlebt oder für etwas anderes gehalten, als es tatsächlich ist (illusionäre Verkennung).

14.2.8 Ich-Störungen

Der Begriff **„Ich“** beschreibt das Selbstbewusstsein und das Gefühl „ich bin ich selbst“ und stellt eine Grenze zur Umwelt dar. Bei einer Störung kann der Patient nicht zwischen „Ich“ und Umwelt unterscheiden.

Es gibt folgende Formen:

- Depersonalisation:
  die persönliche Identität kommt sich verändert, fremd oder wie eine andere Person vor („nicht mein Körper“)
- Derealisation:
  die Umwelt wird als fremdartig und unwirklich erlebt („wie im Film“)
- Gedankenausbreitung:
  andere Menschen haben Anteil an meinen Gedanken und kennen diese
- Gedankenentzug:
  jemand stiehlt meine Gedanken
- Gedankeneingebung:
  meine Gedanken kommen von anderen
- Fremdbeeinflussungserleben

14.2.9 Affektivitätsstörungen

Ein Affekt ist eine kurzzeitige Gefühlswallung/Gemütserregung, welche durch äußere Anlässe oder psychische Vorgänge ausgelöst wird. Typische Affekte sind z. B. ein Lächeln als Ausdruck für Sympathie, Erröten im Gesicht als Ausdruck für Scham, mit dem Fuß gegen den Schrank treten als Ausdruck für Zorn.

Mit Affektivität wird die länger andauernde Gemüts- oder Stimmungslage bezeichnet.

Bei Störungen des Affekts äußern sich die Gemütsausdrücke in nicht adäquater Form, bei affektiven Störungen ist die Gemütslage des Betroffenen unangemessen beeinträchtigt:

- inadäquater Affekt, z. B. jemand lacht auf einer Beerdigung (z. B. Schizophrenie)
- Affektinkontinenz, z. B. fehlende Beherrschung von Affekten (z. B. Morbus Pick-Demenz, emotional instabile PS)

- Affektlabilität, z. B. schnell wechselnde Stimmungen (z. B. bipolare Störung, histrionische PS)
- Ambivalenz, z. B. widersprechende Gefühle („gleichzeitige Liebe und Hass“, z. B. Schizophrenie, Borderline PS)
- Affektverflachung oder -armut, z. B. Gefühllosigkeit („alles egal“, z. B. affektive Störungen, depressive Störungen, Schizophrenie)
- Läppischer Affekt (z. B. bei hebephrener Schizophrenie, Cannabis-Abusus)
- Anhedonie: Freudlosigkeit, Unfähigkeit zum positiven Erleben (z. B. bei Depression)
- Dysphorie: gereizte, mürrische Stimmung
- Euphorie: gesteigerter Affekt (z. B. bei Manie, Konsum von Kokain und Amphetaminen)
- Depressive Stimmung: niedergedrückt, traurig, freudlos
- Manie: übersteigerte, gehobene Stimmungslage, freudig-erregt bis gereizt

Die Stimmungslagen können Symptome verschiedenster Störungsbilder sein. Treten affektive Störungen wie Depression oder Manie vordergründig auf, ohne dass eine andere Erkrankung nachgewiesen werden kann, sind sie unter F3 „Affektive Störungen“ klassifiziert.

14.2.10 Antriebsstörungen, Psychomotorische Störungen

Unter **Antrieb** versteht man die zielgerichtete Aktivität; er ist die jedem Verhalten zugrunde liegende Kraft, welche die allgemeine Voraussetzung für Denken, Fühlen und Handeln darstellt.

Man unterscheidet

- Antriebsverminderung bis -verlust:
  Verlust von Tatendrang bis hin zu fehlender Alltagsbewältigung (z. B. bei Depression)
- Antriebsteigerung:
  Betriebsamkeit bis Erregungszustand (z. B. agitierte Depression, Manie, Schizophrenie und Amphetamin-Abusus)

Als **Psychomotorik** versteht man die sichtbare körperliche Reaktion auf das Antriebsverhalten, erkennbar z. B. am Gang, Haltung, Stimme, Gestik, Mimik.

Als katatone Symptome bezeichnet man die Psychomotorik in Form von nachfolgenden unnatürlich stark verkrampften Haltungen des ganzen Körpers, wobei folgende Begriffe verwendet werden:

- Motorische Unruhe: Unfähigkeit still zu sitzen, dauerndes Hände reiben, Umherlaufen (z. B. im Delir)
- Stupor: starre des ganzen Körpers, motorische Bewegungslosigkeit (z. B. bei Depression)
- Katalepsie: eigenartige Körperhaltungen werden übermäßig lange beibehalten (z. B. bei Schizophrenie)
- Flexibilitas cerea: wächserne Biegsamkeit (z. B. bei Schizophrenie)
- Echopraxie-/lalie: Patient macht/redet alles nach (z. B. bei Schizophrenie)
- Negativismus: der Patient verweigert Aufforderungen oder handelt gegensätzlich zur Aufforderung (z. B. bei Schizophrenie)
- Mutismus: Schweigen bei vorhandenem Sprachvermögen (z. B. bei Schizophrenie, Depression)
- Stereotypien: wiederholte und/oder zwanghafte Handlungen, z. B. kontinuierliches Schnüffeln, wiederholen der immer gleichen Bewegung wie Wippen oder Schaukeln
- Manieriertheit: gekünsteltes bizarres Verhalten

14.2.11 Weitere Faktoren und Auffälligkeiten

Suizidalität

Es handelt sich um einen psychischen Zustand, in dem Gedanken, Phantasien, Impulse und Handlungen anhaltend, wiederholt oder in bestimmten krisenhaften Zuspitzungen darauf ausgerichtet sind, gezielt den eigenen Tod selbst zu verursachen.

Suizidalität gilt nicht als Krankheit, sondern als Syndrom eines zugrundeliegenden Problems. Innerhalb der seelischen Entwicklung haben Hoffnungslosigkeit und Verzweiflung so stark überhandgenommen, welche suizidale Menschen als unerträglich leidvoll empfinden.

Man unterscheidet eine akute Suizidalität von einer subakuten oder latenten. Bei einer akuten Suizidalität sieht der betroffene Mensch keine Möglichkeit, sein derzeitiges Leben zu ändern bzw. neu zu beginnen. Kein Bestandteil seines Lebens scheint mehr lebenswert; auch in soziale Beziehungen sieht der Betroffene keine Perspektive mehr, für die es sich zu leben lohnt.

Folgende Risikofaktoren müssen beachtet werden und verstärken die Gefahr, dass aus einem Todeswunsch suizidale Handlungen folgen:

- psychische Grunderkrankungen: 90 % der Suizide liegen psychische Erkrankungen zugrunde, diese sind vor allem:
  - Depressive Episoden (40–60 %)
  - Suchterkrankungen (Alkoholismus 20 %)
  - Schizophrene Psychosen (10 %)
  - Persönlichkeitsstörungen (5 %)
- körperliche Grunderkrankungen: z. B. chronische sehr schmerzhafte, nicht linderbare Erkrankungen, Lähmungen
- Vereinsamte und alleinstehende Menschen
- höheres Lebensalter
- vorangegangene Suizidversuche
- Suizide in der Familie oder im Umfeld des Patienten
- Lebenskrisen wie z. B. gescheiterte Beziehung, Tod eines Angehörigen, Job- oder finanzieller Verlust
- aktuelle Antriebs- und Stimmungslage (Angst, Hoffnungslosigkeit, Verzweiflung, Freudlosigkeit, unerträgliche Erinnerungen, Resignation, Suizidfantasien, imperative Stimmen, die zum Suizid aufrufen, autoaggressive Tendenzen mit Wunsch nach Ruhe oder Zuwendung)
- aktuelle Handlungen (Lieblingsdinge werden verschenkt, Testament wird erfasst, sozialer Rückzug, plötzlich ruhiges und entspanntes Verhalten)

Spezieller Lernhinweis

Jede Androhung eines Suizids und jede suizidale Handlung müssen als Alarmzeichen gewertet und ernst genommen werden. Um die Suizidgefährdung eines Menschen zu erkennen, muss das Thema Suizid aktiv angesprochen werden. Nur so fühlt sich der Patient in seinem Leid ernst genommen und entlastet. Hier liegt nach PsychKG eine Indikation zu einer Zwangseinweisung in eine psychiatrische Klinik vor, sofern der Betroffene nicht von sich aus bereit ist, sich sofort in stationäre psychiatrische Behandlung zu begeben.

Die Einschätzung, ob es sich um eine akute Suizidalität mit umgehenden Handlungsbedarf (Notfall - sofortige Unterbringung erforderlich!) oder um eine subakute bis latente Suizidalität (der Betroffene kann glaubhaft versichern, dass er noch Lebensperspektiven hat und Lebenswillen zeigt – eine ambulante Krisenintervention kann ihn stabilisieren) handelt, erfolgt nach den Kriterien von Ringel und Pöldinger:

Präsuizidales Syndrom (nach Erwin Ringel)

- Einengung (Gedankeneinengung): der Suizid besteht als letzte Möglichkeit, da die Wahlmöglichkeit im Leben immer mehr eingeschränkt werden (einziger Ausweg)
- Aggressionsumkehr: eine gleichzeitig gehemmte und umgekehrte Aggression, die sich im Laufe der Zeit gegen den Betroffenen selber richtet
- Suizidphantasien: der betroffene Patient flieht in eine Irrealität, da er das Gefühl hat der Realität nicht gewachsen zu sein. Er baut sich eine Scheinwelt auf in der die Gedanken an das Herbeiführen des Todes überhandnehmen.

Entwicklung der suizidalen Krise verläuft in 3 Phasen (nach Pöldinger):

- Erwägungsphase: gedankliches Spiel mit dem Suizid als Problemlösung; indirekte,
- vorsichtige und versteckte Appelle weisen auf möglichen Suizid hin

- Ambivalenzstadium: ein innerer Kampf für oder gegen einen Suizid wird ausgetragen mit Hilferufen, Andeutungen, Drohungen, bewusste Kontaktaufnahme mit einer Person des Vertrauens (80 % aller Suizide kündigen sich auf diese Weise an)
- Entschlussstadium: der Entschluss ist gefasst und die Durchführung konkret geplant; der Patient scheint gelöst und entspannt, er macht einen innerlich ruhigen Eindruck; Äußerungen wie „Jetzt wird alles wieder gut" oder „Alles hat sich geregelt" können auf den unmittelbar bevorstehenden Suizid hindeuten! („Ruhe vor dem Sturm"!)

Spezieller Lernhinweis

- Bei Männern liegt die Suizidrate 4-mal höher als bei Frauen.
- Suizidversuche sind bei Frauen 3-mal so häufig als bei Männern.
- Die höchste Suizidrate liegt bei älteren Menschen über 60 Jahre.
- In den ersten 12 Monaten nach einem Suizidversuch wird von den Betroffenen zu 50 % ein weiterer Suizidversuch unternommen.
- Suizidversuche sind häufiger als Suizide (ca. 15:1).
- Frauen bevorzugen „weiche Methoden" (Tabletten, Gas, Ertrinken), welche oft im Suizidversuch enden.
- Männer bevorzugen „harte Methoden" (Erschießen, Erhängen, Stürze aus großer Höhe oder vor Zug), welche häufig im Suizid enden.
- In Deutschland sterben mehr Menschen an Suizid als im Straßenverkehr.

Bei allen psychischen Störungen muss mit Suizidalität gerechnet werden! Als besonders gefährdet gelten Menschen, die an folgenden Erkrankungen leiden:

- Demenz (v. a. im Anfangsstadium)
- Delir (v. a. im Alkohol- oder Drogenrausch)
- Abhängigkeitserkrankung
- Schizophrenie
- Depression
- Anpassungs- und Belastungsstörung
- Angststörung
- Essstörung
- Persönlichkeitsstörung (v. a. Borderline)

14.3 Störungsbilder

In der ICD10 werden die Störungen zu Gruppen mit gemeinsamer Symptomatik oder ähnlicher Charakteristik zusammengefasst.

Es gilt zu verstehen, worin die Gemeinsamkeiten der verschiedenen Störungen innerhalb einer Gruppe bestehen, obwohl sie sich gleichzeitig durch einzelne Symptome unterscheiden. Und andersherum, wodurch sich die Gruppen F0 bis F9 unterscheiden, obwohl einzelne Symptome ähnlich sind.

Die Beherrschung sämtlicher Symptome (Elementarfunktionen) ist dabei wichtig.

Die niedrigere Zahl F0 hat gegenüber der höheren Zahl F1 diagnostische Priorität.

Während Erkrankungen aus F0-F2 vorwiegend ärztlich und medikamentös behandelt werden müssen, können bei F3 in leichten Verlaufsformen und von F4-F9 je nach vorherrschender Symptomatik und Alltagsfähigkeit des Betroffenen der Heilpraktiker auch alleinig tätig werden.

Gliederung

- F0: Organische, einschließlich symptomatischer psychischer Störungen
- F1: Psychische Verhaltensstörungen durch psychotrope Substanzen
- F2: Schizophrenie, schizotype und wahnhafte Störungen
- F3: Affektive Störungen
- F4: Neurotische, Belastungs- und somatoforme Störungen
- F5: Verhaltensauffälligkeiten mit körperlichen Störungen und Faktoren
- F6: Persönlichkeits- und Verhaltensstörungen
- F7: Intelligenzminderung
- F8: Entwicklungsstörungen
- F9: Verhaltens- und emotionale Störungen mit Beginn in der Kindheit und Jugend

14.3.1 Organisch bedingte psychische Störungen (F0)

F0 umfasst psychische Krankheiten, bei denen ein nachweisbarer Befund für eine Verletzung des Gehirns oder des zentralen Nervensystems vorliegt, die zu einer Hirnfunktionsstörung führen. Unterschieden werden akute Störungen mit einer Dauer bis zu 6 Monaten (z. B. Delir) und chronische Störungen länger als 6 Monaten (z. B. Demenz). Weiterhin unterscheidet man eine primäre Schädigung des Gehirns (die Ursache ist das Gehirn selber) von einer sekundären Schädigung des Gehirns, wobei hier die Ursache im Körper liegt, sich aber auf die Funktion des Gehirns auswirkt.

Akute organisch bedingte psychische Störungen

Delir (Verwirrtheitssyndrom)

Definition

Unter einem **Delir** versteht man eine akute psychische Störung als Folge einer körperlich begründbaren Schädigung des Gehirns, die in der Regel mit rasch einsetzender, heftiger, aber reversibler Symptomatik verläuft.

Ursachen

- sekundär das Gehirn betreffend:
  - Intoxikationen und Entzug (Alkohol, Medikamente, Drogen)
  - Stoffwechselerkrankungen (Urämie, Coma hepaticum, Hypoglykämie, Elektrolytentgleisungen, Exsikkose),
  - septisches Fieber
- primär das Gehirn betreffend:
  - raumfordernde Prozesse (Tumor)
  - Epilepsie
  - Schädel-Hirn-Traumata (Commotio oder Contusio cerebri, Schädelbasisfraktur)
  - vaskuläre Schäden (akuter Apoplex, TIA)
  - Meningitis/Enzephalitis

Symptome

- Bewusstseinsstörungen (Leitsymptom!)
- Orientierungsstörung (in allen Qualitäten möglich, meist zeitlich oder örtlich, evtl. situativ)
- vegetative Störungen (Tachykardie, Zittern, Schwitzen, Übelkeit, Hypertonie)
- Schlaf-Wach-Umkehr
- Wahrnehmungsstörungen (illusionäre Verkennung, Halluzinationen)
- Antrieb- und Psychomotorik gestört (z. B. Hypo- oder Hyperaktivität, motorische Unruhe, Nesteln)
- affektive Störungen (z. B. Depressionen, Angst, Reizbarkeit, Euphorie, Apathie)
- kognitive Ausfälle
- Merkfähigkeitsstörungen, Aufmerksamkeitsstörungen,
- formale Denkstörungen (Verlangsamung, Inkohärenz)
- inhaltliche Denkstörungen (Wahn, Zwangssymptome)
- Ich-Störungen (Depersonalisation, Derealisation)

Sonderform: Durchgangssyndrom (z. B. nach OP oder bei älteren Patienten nach Ortswechsel), das meist ohne Bewusstseinsstörungen einhergeht.

Spezieller Lernhinweis

Akute organisch bedingte Störungen stellen auf Grund von Bewusstseinsstörungen und der Gefahr von vegetativer Entgleisung immer einen Notfall dar!

Therapie

- in Abhängigkeit der Grunderkrankung
- intensivmedizinisch und medikamentös

Chronische organisch bedingte psychische Störungen

Demenz

> **Definition**
> Demenz ist eine psychische Störung als Folge einer chronischen Schädigung des Gehirns, deren Symptome in der Regel irreversibel und progredient verlaufen.

Ursachen Meist primäre Hirnerkrankungen mit Untergang von Nervenzellen im Gehirn, deren Folge das demenzielle Syndrom ist:

- Morbus Alzheimer (Demenz vom Alzheimer-Typ, mit 65 % die häufigste Ursache)
- vaskuläre Demenzerkrankungen (z. B. Morbus Binswanger: Multiinfarkte des Gehirns, Folgen von Apoplex, mit 15 % die zweithäufigste Ursache)
- Morbus Pick
- Hirntumor
- Lewy-Körperchen-Demenz
- Huntington-Chorea major
- Chronischer Alkoholismus oder Drogenkonsum (Opiate, Crystal Meth)
- Multiple Sklerose
- Morbus Parkinson
- Creutzfeldt-Jakob-Disease
- AIDS
- Neurolues
- schwere Enzephalitis
- Schädel-Hirn-Traumata
- Altersdemenz (mit nicht so ausgeprägter Symptomatik)

Symptome

- Merk- und Gedächtnisstörungen (erst das Kurz-, dann das Langzeitgedächtnis)
- Desorientiertheit (zeitlich, örtlich, situativ und zur Person)
- Verlust kognitiver Fähigkeiten, Intelligenzminderung: Verlust von Denk- und Urteilsfähigkeit, Werkzeugstörungen, Aphasie (Verlust des Sprachverständnisses), Apraxie (Verlust der Handlungsfähigkeit), Agnosie (Nicht-Mehr-Erkennen von vorher Bekanntem)
- Auffassungs- und Konzentrationsstörungen
- Störungen der emotionalen Kontrolle und Affektstörungen (Affektinkontinenz, depressive Verstimmtheit, Dysphorie)
- Antriebs- und psychomotorische Störungen
- Verlust von persönlichen Interessen
- Formale Denkstörungen
- seltener inhaltliche Denkstörungen in Form von Wahnentwicklung
- Schlaf-Wach-Umkehr
- Störungen des Sozialverhaltens
- Annahme persönlichkeitsfremder Züge
- Wahrnehmungsstörungen
- Das Bewusstsein bleibt üblicherweise erhalten!

> **Spezieller Lernhinweis**
> Bei Verdacht auf Demenz sollte der Patient an den Neurologen weitergeleitet werden. Eine Testmöglichkeit ist der TemTec (oder MMST), der auch von Laien durchgeführt werden kann: man stellt dem Patienten 5 Aufgaben:
>
> 1. man liest Nomen von, wie z. B. „Stuhl" oder „Haus". Der Patient soll sich an möglichst vielen Begriffe erinnern.
> 2. Zahlen sollen in Wörter umgeschrieben werden und umgekehrt („7" als „sieben")
> 3. der Patient soll möglichst viele Dinge aufzählen, die in einem Supermarkt erhältlich sind
> 4. verschiedene Zahlenfolgen sind in umgekehrter Reihenfolge wiederzugeben
> 5. der Patient sollte möglichst viele der anfangs vorgelesenen Begriffe erneut hersagen
>
> Danach errechnet man die gesammelten Punkte gemäß der Anweisung einer Tabelle um.

Therapie Unterstützend, um den Verlauf der Erkrankung zu verlangsamen und die Lebensqualität des Betroffenen zu verbessern:

- Medikamente (Nootropika = Antidementiva)
- unterstützend: Psycho- (Familientherapie), Ergo-, Physiotherapie

Organisch amnestisches Syndrom (Korsakow-Syndrom)

Organisches Psychosyndrom mit der Symptomentrias:

- Konfabulationen: darunter versteht man die Produktion von objektiv falschen Aussagen oder „Geschichten"; oft werden auf diese Weise Erinnerungslücken gefüllt
- ausgeprägte Merkschwäche: Störung des Kurzzeitgedächtnisses, Amnesien
- Desorientierung (meist zeitlich)

Die Ursachen liegen wie bei einem ausgeprägten demenziellen Syndrom in einer Schädigung von Hirngewebe (z. B. durch Schädel-Hirn-Trauma). Häufig tritt das Korsakow-Syndrom jedoch im Rahmen einer chronischen Alkoholkrankheit auf, bei der es durch Vitamin B1-Mangel (Thiaminmangel) zur Wernicke-Enzephalopathie kommt mit der Folge irreversibler Schädigungen von Nervenzellen und oben beschriebener Symptomatik.

14.3.2 Psychische Verhaltensstörungen durch psychotrope Substanzen (F 1)

Unter psychotropen Substanzen sind chemische Substanzen (Alkohol, Drogen und Medikamente) zu verstehen, die das zentrale Nervensystem beeinflussen und psychische Funktionen verändern.

Spezieller Lernhinweis

Definitionen

- **schädlicher Gebrauch (Abusus/Missbrauch) nach ICD-10**: Missbrauch von Genussmitteln, Medikamenten oder Drogen. Es kommt zu körperlichen oder psychischen Schäden und zu Problemen bei zwischenmenschlichen Beziehungen. Eine psychische oder körperliche Abhängigkeit besteht noch nicht.
- **Abhängigkeitssyndrom ICD-10**: Aufgrund einer wiederholten Einnahme psychotroper Substanzen kommt es zu einer Störung der Psyche und des Verhaltens. Dies äußert sich durch ein starkes Substanzverlangen, Vernachlässigung von Verpflichtungen oder Aktivitäten, sowie teilweise Kontrollverlust und zwanghafter Substanzkonsum. Die Diagnose Abhängigkeitssyndrom sollte nur gestellt werden, wenn während des vergangenen Jahres drei oder mehr der folgenden Kriterien zutrafen:
  - starker Wunsch, Gier oder „Zwang" die psychotrope Substanz zu konsumieren („Craving")
  - Verminderung/Verlust der Kontrolle über den Substanzmittelgebrauch
  - Auftreten eines Entzugssyndroms, wenn die Substanz in reduzierter Menge eingenommen oder ganz abgesetzt wird
  - Toleranzentwicklung gegenüber den Wirkungen der Substanz (Dosissteigerung)
  - Einengung des Denkens auf den Substanzgebrauch sowie Vernachlässigung von Pflichten und Interessensbereichen. Viel Zeit wird dafür verwendet, die Substanz zu beschaffen oder zu konsumieren
  - obwohl es zu eindeutig schädlichen Folgen kommt, wird der Substanzgebrauch nicht aufgegeben
- **Entzugssyndrom ICD-10**: Darunter versteht man alle körperlichen und psychischen Erscheinungen, die bei Entzug von psychotropen Substanzen auftreten; verringerter oder beendeter Konsum einer psychotropen Substanz, die meist lange oder in hohen Mengen zu sich geführt wurde. Die wichtigsten Substanzen, bei deren Absetzen Entzugserscheinungen auftreten sind Alkohol, Benzdiazepine, Cannbinoide, GHB und GBL, Nikotin, Opioide und Steroide.

Alkoholkrankheit

Definition
Hierunter versteht man die Abhängigkeit von der psychotropen Substanz Ethanol.

Ursachen
- evtl. genetische Faktoren
- psychogen (psychosoziale Faktoren, akute Krisen oder Konflikte)
- andere psychische Störungen (häufige Komorbidität mit z. B. Angststörung, PTBS, Borderline-PS, Depression)

Stadien nach Jellinek
- Präalkoholismus: gelegentliches, häufiges Trinken, Toleranzentwicklung
- Prodromalphase: heimliches Trinken, Alkohol wird Lebensinhalt, weiterhin Toleranzsteigerung
- kritische Phase: körperliche Abhängigkeit mit Entzugserscheinungen, kurze Abstinenzphasen, Wesensveränderungen mit Verlust von Interessen und sozialer Rückzug
- chronische Phase: regelmäßiges bereits morgendliches Trinken, sonst Entzugserscheinungen, Kontrollverlust mit tagelangen Räuschen; physischer und psychischer Abbau, Verwahrlosung; Verlust von Arbeitsplatz und sozialen Beziehungen

Typologisierung nach Jellinek
- Alphatrinker (Problem- und Konflikttrinker): trinkt phasenweise, es besteht kein Kontrollverlust, die Abstinenzfähigkeit ist erhalten
- Betatrinker (Gelegenheits- und Gesellschaftstrinker): keine psychische Abhängigkeit, die Abstinenzfähigkeit ist erhalten, Kontrollverlust
- Gammatrinker (süchtiger Trinker): psychische und physische Abhängigkeit, Kontrollverlust, Toleranzentwicklung, trinkt sich regelmäßig in den Rausch
- Deltatrinker (Gewohnheitstrinker, Spiegeltrinker): „rauschlose Alkoholdauerimprägnierung“, physische Abhängigkeit mit Entzugserscheinungen, Unfähigkeit zur Abstinenz, kein Kontrollverlust
- Epsilontrinker (Quartalstrinker mit exzessivem Alkoholkonsum): psychische Abhängigkeit, Kontrollverlust während der Trinkexzesse, Fähigkeit zur Abstinenz

Symptome (reversibel):

Einfacher Rauschzustand:
Körperlich:
- Ataxie, Schwindel
- Sehstörungen
- Intentionstremor
- Übelkeit, Erbrechen

Psychisch:
- Bewusstseinseintrübung, Benommenheit, Somnolenz
- Konzentrations- und Auffassungsstörungen
- Verhaltensauffälligkeiten: Enthemmung, Streitbarkeit, Aggressivität
- Affektlabilität
- Formale Denkstörungen
- Psychomotorische Störungen
- Sprachstörungen, verwaschene Sprache
- Erinnerungslücken („Black out“)

Komplizierter Rausch: Die Symptome eines einfachen Rauschzustandes sind intensiver ausgeprägt. Durch verstärkt auftretende Bewusstseinsstörungen (Sopor bis Koma) und den erhöhten Erregungszustand ist die Gefahr der vegetativen Entgleisung, Suizidalität und Fremdgefährdung erhöht.

Pathologischer Rausch: Bereits kleine Mengen Alkohol verursachen eine ausgeprägte Rauschsymptomatik. Diese geringe Alkoholtoleranz basiert auf einer Vorerkrankung (z. B. chronischer Alkoholismus, Hirntumor, Lebererkrankung) oder der Wechselwirkung mit anderen Substanzen (z. B. Medikamente).

Symptome bei Dauertrinkern (teilweise irreversibel)
- Alkoholhalluzinose (akustische Halluzinationen in Form von Akoasmen, chorartigen, zischelnden, beschimpfenden Stimmen)
- Erregungs- und Dämmerzustände mit Terminalschlaf

- Amnesien
- Persönlichkeitsveränderungen
- formale Denkstörungen (Denkverlangsamung, Gedankenabreißen, Grübelneigung, Gedankeneinengung)
- inhaltliche Denkstörung (Eifersuchtswahn)
- hohe Suizidgefahr (10 % aller Alkoholabhängigen begehen Suizid)
- Korsakow-Syndrom (Zeitliche Orientierungsstörung, Konfabulation, Merkfähigkeitsstörung, Störung des Kurzzeitgedächtnisses)
- **Delirium tremens** (Alkoholentzugsdelir: es kann nach 2–4 Tagen Alkoholabstinenz auftreten; Prodromi sind vegetative Übererregtheit mit Zittern, Nesteln, Unruhe, Schwitzen, Tachykardie; dann kommt es zu Bewusstseinsstörungen, Krampfanfällen, Störungen der Wahrnehmung (optische Halluzinationen), des Gedächtnisses, der Affekte und des Schlaf-Wach-Rhythmusses; unbehandelt liegt die Letalität bei 25 %!)

Körperliche Folgen

- Polyneuropathien
- Entmarkungsherde im ZNS
- Epilepsie
- Subduralblutungen
- Ophthalmoplegien
- Miosis
- Nystagmus
- zerebelläre Ataxie
- Pankreatitis
- Gastritis
- Fettleber, Hepatitis, Leberzirrhose
- Kardiomyopathien
- Wernicke-Enzephalopathie (Mangel an Thiamin)
- Korsakow-Syndrom
- Demenz

Soziale Folgen

- Verwahrlosung
- Invalidität
- Verlust des Berufes, Zerstörung des Familienlebens
- Deliktneigung

Therapie

- Entgiftung ca. 10 Tage (stationär)
- Entzug ca. 3–6 Monate (stationär/teilstationär, im weiteren Verlauf ambulant)
- Rehabilitation/Nachsorge über Jahre (ambulant)
- Medikamente zur Erleichterung der Entzugssymptomatik und Anticraving (Aversionstherapie)

Opiat-/Heroinabhängigkeit

Definition

Es handelt sich um einen anhaltenden Konsum von Opiaten; dabei werden negative gesundheitliche und soziale Folgen ignoriert; nach Beendigung des Konsums treten körperliche Entzugserscheinungen auf.

Symptome

im Rauschzustand (parasympathikogen):

- Miosis (stecknadelkopfgroße Pupillen)
- Rötung des Gesichts („Flush“)
- Obstipation
- Miktionsstörungen (Störungen der Harnblasenentleerung)
- Bradykardie, Hypotonie
- Bewusstseinsstörung (bis zum Koma)
- verlangsamte Atmung (Atemdepression, Gefahr des Atemstillstandes)

Entzugssymptome (sympathikogen)

Opiate (vor allem Heroin) haben ein sehr hohes Suchtpotenzial, das heißt, sie machen sehr schnell körperlich abhängig!

Körperliche Symptome

- Mydriasis (Pupillenerweiterung)
- Übelkeit, Erbrechen, Durchfall, Bauchkrämpfe
- ständiger Harndrang oder Stuhldrang
- Niesen, Schwitzen, zwanghaftes Gähnen
- Tränen- und Nasenfluss
- Muskelschmerzen und Muskelkrämpfe
- Tachykardie, Hypertonie, Hyperthermie
- Störung der Libido

- Gewichtsverlust, Ernährungsmangel, fahle, trockene Haut

Psychische Symptome
- starkes Craving (unwiderstehliches Verlangen, „Suchtdruck")
- Schlaflosigkeit
- psychomotorische Unruhe
- ängstlich-depressive Gestimmtheit

Folgen
- Beschaffungskriminalität
- Verwahrlosung
- drogeninduzierte Psychosen

Um die körperlichen Entzugserscheinungen zu reduzieren, kann Methadon als Substitutionstherapie eingesetzt werden (unterliegt dem Betäubungsmittelgesetz)

Cannabisabhängigkeit

> **Definition**
> Abhängigkeit von der psychotropen Substanz Cannabis; häufigste illegale Droge in Deutschland: „Einstiegsdroge"

Symptome
- euphorische Gefühle, bei gleichzeitiger Gelassenheit
- neuartige Ideen und Einsichten entstehen, übliche Denkmuster treten in den Hintergrund
- gestörtes Kurzzeitgedächtnis
- intensiveres Wahrnehmen auch von Nebensächlichem
- intensiveres Gemeinschaftserleben
- Tachykardie und gleichzeitiges wohliges Entspannen

Entzugssymptome

Psychisch
- Rückzugstendenzen
- Vernachlässigung von Körperhygiene
- Amotivationales Syndrom (gleichgültiges Gegenüberstehen von täglichen Aufgaben)
- Psychosen können ausgelöst werden

Körperlich zeigen sich keine Symptome der Abhängigkeit

weitere Abhängigkeitserkrankungen nach ICD-10

- **Sedativa und Hypnotika** (z. B. Benzodiazepine): Es besteht eine Abhängigkeit von einzelnen oder verschiedenen legalen psychotropen Substanzen, die in der Regel durch ärztliches Rezept verordnet werden, aber auch auf dem „Schwarzmarkt" illegal gehandelt werden. Benzodiazepine haben ein hohes Suchtpotenzial und können im Entzug zur vegetativen Entgleisung führen. Im Rauschzustand ist (wie bei Opiaten) die Gefahr des Atemstillstandes gegeben.
- **Kokain** (auch Crack): Wirkung: euphorisierend, Antriebs- und Libidosteigerung, vermeintliche Leistungssteigerung, Abbau von Hemmungen (Aggressionen, Sexualität), reduziertes Hunger-, Durst- und Schlafbedürfnis, Halluzinationen (taktil, optische, akustische), Rededrang; anschließend depressive Phase, weshalb die Gesamtsymptomatik ähnlich der der bipolaren Störung ist (Wechsel von Manie und Depression); keine körperliche, aber hohe psychische Abhängigkeit
- Andere **Psychostimulanzien** (Amphetamine wie Speed, Ecstasy, MDMA, Crystal Meth): Symptome ähnlich Kokain: Mydriasis, Unruhe, Enthemmung, Aggressivität, optische und akustische Sinnestäuschungen, paranoide Symptome, Steigerung von Puls, Blutdruck und Körpertemperatur, Gefahr des Herz-Kreislaufversagens, zerebrale Krampfanfälle, anschl. Panikstörung, Depressivität
- **Halluzinogene** (z. B. LSD, Magic Mushrooms): Intensive Wahrnehmungsveränderungen, Veränderung des Denkens, des Ich-Bewusstseins und der Stimmungslage; Desorientiertheit, Schwindel, Schwitzen, Zittern, Puls-Anstieg und Blutdruck, Horrortrip (Depersonalisation, intensive Angst, paranoide Ideen, Wahrnehmungsstörungen können zu suizidalen oder fremdaggressiven Handlungen führen!)
- **Tabak**
- **Flüchtige Lösungsmittel** („Schnüffeln")
- Multipler Substanzgebrauch (= **Polytoxikomanie**)

14.3.3 Schizophrenie (F2)

Definition
Hierbei handelt es sich um eine der schwerwiegendsten psychischen Erkrankungen, welche die gesamte Persönlichkeit und somit fast alle Bereiche der Psyche beeinflusst: das Denken, den Willen, die Wahrnehmung, das Gefühls- und Gemütsleben, den Antrieb und die Psychomotorik. Das Erleben des Betroffenen weicht von der objektiven Realität ab, wobei jedoch kognitive Funktionen (Intelligenz) und das Bewusstsein in der Regel erhalten bleiben.

Verlaufsformen

- Beginn kann akut oder schleichend sein
- wellenförmiger Verlauf mit symptomfreien Intervallen
- chronischer Verlauf möglich

Ursachen

- unbekannt bzw. multifaktoriell
- evtl. genetisch
- evtl. zerebrale Schäden
- evtl. drogeninduziert
- psychosoziale Faktoren

Nach dem Vulnerabilitäts-Stress-Modell (auch Diathese-Stress-Modell) bestimmt die Summe der inneren (genetischen) und äußeren (psychogenen und psychosozialen) Faktoren das Auftreten der Erkrankung.

Die Einteilung nach Kurt Schneider in Erst- und Zweitrangssymptome entspricht heute in etwa (mit anderen, präziseren Bezeichnungen) der Einteilung nach ICD-10 in Symptomengruppen eins und zwei (**Tab. 14.2**).

Symptome

- Inhaltliche Denkstörungen (Wahn)
- Formale Denkstörungen (Neologismen, Inkohärenz, Zerfahrenheit)
- Halluzinationen (v. a. akustisch in Form von imperativen, dialogisierenden, kommentierenden Stimmen)
- Ich-Störungen (Fremdbeeinflussungserleben, Gedankeneingebung, -ausbreitung, -entzug)
- Affektstörungen (Affektverflachung, -verarmung, inadäquater Affekt)
- Antriebsstörungen
- Störungen der Psychosomatik (katatone Symptome wie Katalepsie, Stupor, Flexibilitas cerea, Negativismus)
- Störungen des Sozialverhaltens (Rückzug, Autismus)
- Das kombinierte Auftreten einzelner Symptome ermöglicht die Zuordnung zu einem
- speziellen Krankheitstyp der Schizophrenie.

Tab. 14.2 Einteilung der Schizophreniesymptome (nach Schneider).

Symptome	1. Ranges	2. Ranges
Wahn	Wahnwahrnehmung, -system	Wahneinfall
akustische Halluzinationen	Stimmen hören, Gedanken-laut-Werden	andere akustische Halluzinationen
Leibhalluzinationen	leibliche Beeinflussungserlebnisse, von außen gemacht	Zoenästhesien
Halluzinationen auf anderen Sinnesgebieten	–	olfaktorische, gustatorische, taktile Halluzinationen
Affekt	–	ratlos, desorientiert, verstimmt, gefühlsverarmt, inadäquat
Ich-Störungen	Gedankeneingebung, Gedankenentzug, Gedankenausbreitung, Gedankenbeeinflussung, Willensbeeinflussung	–

- Eine sehr gebräuchliche Zusatzeinteilung ist die Unterscheidung nach Plus- und
- Minussymptomen, wobei die Plussymptomatik eine günstigere Prognose aufweist.

Spezieller Lernhinweis

Unterformen schizophrener Störungen

- **Paranoid-halluzinatorische Schizophrenie**: häufigste Schizophrenieform mit inhaltlichen Denkstörungen (Wahn), Ich-Störungen (Fremdbeeinflussungserleben), Halluzinationen (Stimmenhören)
- **katatone Schizophrenie**: psychomotorische Störungen mit Stupor, Haltungs- und Bewegungsstereotypien, Katalepsie, Negativismus, Echolalie (Nachsprechen) und Echopraxie (Nachmachen von Bewegungen)
- **hebephrene Schizophrenie**: beginnt im jugendlichen Alter mit läppischer Gestimmtheit, Enthemmung mit albernem und ungeniertem Benehmen, Erregungs- und Unruhezuständen; sozialer Rückzug
- **Schizophrenia simplex**: „blande Psychose“ mit vorherrschender Minussymptomatik
- schizophrenes Residuum: negative Restsymptomatik (Minussymptomatik) bei vorangegangener diagnostizierter Schizophrenie
- **schizoaffektive Psychose**: eine Mischung aus beiden Krankheitsbildern: zeigt sowohl schizophrene als auch affektive Symptome in einer Krankheitsepisode

Prognose (Drittelregel)

- in ca. ⅓ der Fälle: einmaliges Auftreten einer akuten Psychose (Plussymptomatik), folgenloses abheilen
- in ⅓ der Fälle Verlauf in Phasen mit leichten Beeinträchtigungen
- in ⅓ der Fälle chronisch-progredienter Verlauf mit schweren Residualzuständen

Komplikation. Suizidalität in 10–15 % aller Fälle, v. a. zu Beginn der Erkrankung (erster psychotischer Schub)

Therapie

- medikamentös: Neuroleptika (Antipsychotika), dopaminhemmend und beruhigend
- integrative Psychotherapie: institutionsübergreifend mit mehreren Therapieansätzen

14.3.4 Affektive Störungen (manisch-depressive Erkrankungen - F3)

Definition

Hierbei handelt es sich um eine Gruppe psychischer Störungen, bei denen die Gemütsbewegungen (Affekte) in Richtung Depression gedrückt oder in Richtung Manie gesteigert sein können.

Ursachen

- Genetische Prädisposition
- Psychogen (Lebenskrisen, psychosoziale Faktoren)
- Stoffwechselstörung im Gehirn (Serotonin, Noradrenalin, Dopamin)

Auch hier wird, besonders bei den schweren Verlaufsformen (früher: endogene affektive Störung), die Entstehung nach dem Diathese-Stress-Modell diskutiert.

Verlaufsformen. Einmalig, wiederkehrend oder chronisch verlaufend:

- unipolar: das Auftreten nur depressiver oder nur manischer Phasen
- bipolarer: depressive und manische Phasen wechseln ab

Depression

Definition

Es handelt sich um eine psychische Störung, für die eine gedrückte Stimmung, negative Gedankenschleifen, Interessenverlust und ein gehemmter Antrieb charakteristisch ist.

Ursachen

- genetisch bedingt (häufig positive Familienanamnese)

- Stoffwechselstörung des Gehirns (reversibel und medikamentös behandelbar)
- Psychogen

Symptome

Hauptsymptome

- Gedrückte, depressive Stimmung; Stimmungseinengung
- Freudlosigkeit und Interessenverlust (Anhedonie)
- erhöhte Ermüdbarkeit und Antriebsmangel; auch Antriebshemmung: die einfachsten Tätigkeiten (einkaufen, waschen, Körperpflege) werden zur Anstrengung oder können schlimmstenfalls nicht mehr verrichtet werden

Nebensymptome

- vermindertes Selbstwertgefühl
- verminderte Konzentration und Aufmerksamkeit
- Schuldgefühle, Selbstvorwürfe
- pessimistische und negative Zukunftsperspektiven
- Gefühl der Hoffnungslosigkeit, der Hilflosigkeit
- Suizidgedanken und –handlungen aufgrund des Gefühls völliger Sinnlosigkeit des Lebens
- Appetitveränderungen
- psychomotorische Veränderungen (vermindert-gehemmt oder unruhig-agitiert)

Somatische Symptome

- Interessenverlust, Verlust der Freude
- mangelnde Fähigkeit, auf Ereignisse im Umfeld angemessen emotional zu reagieren; den eigenen Affekten kann kein kongruenter Ausdruck verliehen werden
- frühmorgendliches Erwachen
- „Morgentief", vormittags geht es schlechter
- deutlich beobachtbare psychomotorische Hemmung oder Agitiertheit
- deutlicher Libidoverlust
- deutlicher Appetit- und Gewichtsverlust

Psychotische Symptome können bei schweren Depressionen auftreten:

- akustischen Halluzinationen in Form von anklagenden Stimmen: „Du bist nichts wert", „Du hast schwer gesündigt"
- Versündigungswahn, Verarmungswahn, Schuldwahn, nihilistischer Wahn (Wahn ist stimmungskongruent, nicht bizarr)
- depressiver Stupor

Spezieller Lernhinweis

Unterformen der Depression

- **larvierte Depression**: Depression ist „getarnt" durch körperliche Symptome, z. B. Kopfschmerzen, Rückenschmerzen etc. (immer Ausschlussdiagnose einer organischen Ursache!)
- Involutionsdepression (Altersdepression)
- postpartale Depression (Wochenbettdepression): tritt in den ersten 8 Wochen nach der Entbindung oder während des Stillens auf; die Mutter kann ggf. ihr Kind nicht mehr versorgen
- organische und durch Pharmaka induzierte Depressionen
- agitierte Depression: innere Unruhe, rastloser Bewegungsdrang, der ins Leere läuft; zielgerichtete Tätigkeiten sind nicht mehr möglich, das Mitteilungsbedürfnis ist gesteigert und führt zu ständigem, einförmigem Jammern und Klagen
- reaktive Depression: psychogen bedingte Depression nach z. B. Life Event, Psychotrauma (siehe Anpassungsstörung mit depressiver Episode, PTBS – F4)
- Depression mit Wahnentwicklung (schwere depressive Episode mit psychotischem Erleben)
- Dysthymie (früher: neurotische Depression): chronische Form einer depressiven Verstimmung, die nicht alle diagnostischen Kriterien für das Vollbild der Depression erfüllt; die Symptome müssen mindestens 2 Jahre anhalten
- saisonale Depression (Herbst- und Winterdepression aufgrund von Lichtmangel)

Therapie
- je nach Schweregrad der Symptomatik vorrangig
- medikamentös (Antidepressiva)
- Psychotherapie (kognitive Verhaltenstherapie, tiefenpsychologisch fundierte Verfahren)

Spezieller Lernhinweis
15 % der Patienten mit rezidivierenden depressiven Störungen begehen Suizid. 2–60 % aller Erkrankten versuchen einen Suizid durchzuführen.

Manie

Definition
Eine meist in Episoden verlaufende psychische Störung: Antrieb, Stimmung und Aktivität sind stark gesteigert und befinden sich weit über dem Normalniveau (in vielerlei Hinsicht kann man eine Manie als das „Gegenteil einer Depression" bezeichnen).

Ursachen
- genetisch bedingt
- Störungen der Neurotransmitter im Gehirn

Symptome
- Antriebssteigerung:
  - Beschäftigungsdrang
  - vermindertes Schlafbedürfnis
  - psychomotorische Erregung
- Stimmungshöhenflüge: der Situation nicht entsprechende mitreißende Heiterkeit bis aggressive Streitsucht (Fremdgefährdung!)
- formale Denkstörungen:
  - Ideenflucht: ständig wechselnde Assoziationen bei fehlender Konzentration auf einen Gegenstand oder ein Ziel
  - Logorrhoe (gesteigerter Redefluss)
- gesteigertes Vitalgefühl, Angstfreiheit
  - fehlende Krankheitseinsicht
  - riskantes Verhalten (Eigengefährdung)
- inhaltliche Denkstörungen
  - Selbstüberschätzung
  - Größenwahn, Liebeswahn
- Sexualität:
  - gesteigerte Libido
  - Kontrollverlust
  - häufige und wahllose sexuelle Kontakte mit fremden Personen (Promiskuität)

Therapie
- Medikamentös: Phasenprophylaktika, Mood Stabilizer, z. B. Lithium

Bipolare affektive Störung (Manisch-Depressive Störung)

Definition
Es handelt sich um zweipolige, entgegengesetzte Extremschwankungen der Stimmung, des Antriebs und der Aktivität; ein Pendeln zwischen Depression und Manie, welches willentlich nicht kontrollierbar ist

Ursachen
- genetische Prädisposition
- Stoffwechselstörung im Gehirn

Symptome
- siehe Manie und Depression (14.3.4)

In der Regel dauern die depressiven Episoden (Wochen bis Monate) länger als die manischen Phasen (Tage bis maximal wenige Wochen). Ein sehr rasches Wechseln der Stimmungslagen wird als rapid cycling bezeichnet, innerhalb von Stunden als ultra rapid cycling.

14.3.5 Neurotische, Belastungs- und somatoforme Störungen (F4)

Neurotische Störungen

> **Definition**
> Hierbei handelt es sich um eine länger dauernde psychische oder psychosoziale Verhaltensstörung ohne organische Ursache, die den Betroffenen oft stark belastet (dystones Erleben). Die Ursache für neurotische Störungen liegt in einem ungelösten Konflikt, meist in der Kindheit, begründet und führt zu einem nicht altersentsprechenden, nicht zielführenden Abwehrverhalten.

Angststörung (Angstneurose)

> **Definition**
> Angststörungen sind psychische Störungen, welche sich, bei Fehlen einer wirklichen Bedrohung, als exzessiv übertriebene Angstreaktionen darstellen. Angst findet sich als Symptom bei einer Vielzahl von psychischen Störungen (z. B. Depression) und wird nur als Angststörung diagnostiziert, wenn keine Einordnung in einem anderen Erkrankungsbild möglich ist.

Formen

Angsterleben ohne auslösendes Objekt oder Situation

- **Panikstörungen**: wiederholte, nicht vorhersehbare Panikattacken, die sich nicht auf eine spezifische Situation oder Objekt beziehen. Sie beginnen abrupt, erreichen innerhalb einiger Minuten ihren Höhepunkt und dauern noch einige Minuten, max. 20 Minuten, an. Dabei kommt es zu einer stark ausgeprägten vegetativen Begleitsymptomatik, was beim Betroffenen zur Angst vor der Angst (Phobophobie) führt.
- **generalisierte Angststörung** (frei flottierende Angst): durchgehende ängstliche Erwartungshaltung, konkrete und nicht konkrete Angst mit Anspannung, Besorgnis und Befürchtungen über alltägliche Ereignisse; im Vordergrund stehen psychische Symptome; die vegetativen Symptome treten in abgeschwächter Form auf.

Objekt- oder situationsbezogene Angst

- **Phobien**: stark übertriebene Angst vor bestimmten Situationen und Objekten
- Unterformen:
  - Agoraphobie („Platzangst"): Furcht oder Vermeidung von Menschenmengen, öffentlichen Plätzen und Unternehmungen, bei denen keine schnelle Hilfe möglich scheint; der Betroffene zeigt ein ausgeprägtes Vermeidungsverhalten bis hin zum sozialen Rückzug (er verlässt das Haus nicht mehr). Das Angsterleben kann sich bis zur Panik steigern.
  - soziale Phobie: Furcht davor, im Zentrum der Aufmerksamkeit zu stehen (z. B. Prüfungssituationen) und sich peinlich oder beschämend zu verhalten (Erröten, Zittern, Angst vor Erbrechen, Angst vor Harn- und Stuhldrang). Auf Grund des Vermeidungsverhaltens kann es zum sozialen Rückzug kommen.
  - Weitere spezifische Phobien (können nach bestimmten Objekten oder Situationen unterschiedlich sein), z. B. Tierphobien (Angst vor Spinnen, Schlangen oder Hunden), situative Phobien (Flugangst, Höhenangst, Tunnel), Klaustrophobie (enge, geschlossene Räume)

Körperliche Symptome

- Zittern, Schwitzen
- Tachykardie
- Engegefühl und Brennen in der Brust
- Dyspnoe
- Schwindel

Psychische Symptome

- Derealisation, Depersonalisation
- Angst vor Kontrollverlust oder verrückt zu werden, Angst zu sterben
- Unsicherheit, Schwäche, Schwindel

Therapie

- Verhaltenstherapie (Expositionstherapie, systematische Desensibilisierung)
- ggf. Antidepressiva, Anxiolytika (bei Panikstörung auch kurzfristig Tranquilizer vom Benzodiazepintyp, um Patienten psychotherapiefähig zu machen)

Zwangsstörung (Zwangsneurosen)

Definition
Darunter versteht man das Aufdrängen eines Zwangsgedankens-, -impulses oder einer Zwangshandlung, welches als übertrieben und sinnlos empfunden wird, jedoch nicht abgeschaltet werden kann.

Symptome

- Zwangsgedanken: inhaltliche Denkstörungen, die sich immer wieder zwanghaft aufdrängen, z. B. „jeder Mensch, der mir die Hand schüttelt, verunreinigt mich"; Diese ich-dystonen Vorstellungen und Gedanken drängen sich umso mehr auf, wenn versucht wird, dagegen anzukämpfen
- Zwangsimpulse: der Betroffene verspürt einen zwanghaft aufdrängenden, unwillkürlichen Antrieb zu einer bestimmten Handlung, z. B. „beim Sehen einer Treppe hinunterstürzen zu wollen"
- Zwangshandlungen: zwanghaft gegen oder ohne den Willen ausgeführte Handlungen, z. B. „ständig alle Schalter kontrollieren" oder „sich andauernd die Hände zu waschen – bis zu 100x am Tag". Beim Versuch, Zwangshandlungen zu unterlassen, entstehen unerträgliche Ängste

Therapie

- wie bei der Angsttherapie:
  - Verhaltenstherapie (Expositionstherapie, systematische Desensibilisierung)
  - ggf. Antidepressiva, Anxiolytika

Belastungs- und Anpassungsstörungen

Definition
Es handelt sich um psychische Auffälligkeiten, die nach einem einmalig aufgetretenen, schwerwiegenden Ereignis (z. B. Vergewaltigung, Unfall, Naturkatastrophe, Tod eines Kindes) oder einer fortgesetzten Belastung (Mobbing, Trennungssituation, chronische Erkrankung) auftreten und zu einem Leidensdruck beim Betroffenen führen.

Ursachen

- psychotraumatisches Erlebnis (z. B. Unfall, gewaltsamer Tod eines geliebten Menschen, etc.)
- anhaltende Belastungen (z. B. Mobbing, Krieg)

Man unterscheidet:

Akute Belastungsreaktion

- Die **Symptome** treten unmittelbar nach dem Ereignis auf und klingen nach 48–72 Stunden wieder ab. Im Vordergrund stehen affektive und psychomotorische Störungen in Form von Angst, Verzweiflung, Hoffnungslosigkeit, sinnlose Überaktivität oder Lähmungsgefühl; auch Desorientierung, Stupor und Aggression sowie Derealisationserleben sind möglich; letztlich können alle Elementarfunktionen beeinträchtigt sein.
- **Therapie**: Krisenintervention, evtl. kurzfristig medikamentös (Sedativa)

Posttraumatische Belastungsstörung (PTBS). Nach einer Latenzzeit ohne Symptome entwickelt sich innerhalb von 6 Monaten nach einem Ereignis oder Belastungsperiode von katastrophalem Ausmaß eine protrahierte (verzögerte) Reaktion mit folgenden **Symptomen**:

- das Trauma wird immer wieder erlebt, auch lange nach dem Ereignis (Flashbacks, Nachhallerinnerungen)
- evtl. Amnesien bezogen auf das Ereignis
- Betäubungsgefühl oder Erregungszustand (können sich abwechseln)

- Affektive Störungen, v. a. Depression, Reizbarkeit, Angst, Verzweiflung, Isolationsgefühl, Hoffnungslosigkeit
- meiden von Umständen, die mit dem traumatischen Ereignis in Zusammenhang gebracht werden (z. B. Meiden von öffentlichen Verkehrsmitteln, wenn hier eine Vergewaltigung stattfand)
- sozialer Rückzug
- Schlafstörungen
- evtl. somatische Störungen (Schmerzen, Übelkeit, Schwindel, Muskelverspannungen)
- **Therapie**:
  - Traumatherapie (z. B. EMDR)
  - evtl. symptomatisch Antidepressiva oder Anxiolytika (angstlösende Medikamente, Tranquilizer)

Unbehandelt kann die Symptomatik chronifizieren und in eine andauernde Persönlichkeitsstörung nach Extrembelastung übergehen.

Anpassungsstörung

Das Ereignis oder die Belastung ist nicht so schwerwiegend wie bei einer PTBS, auch treten die Symptome in der Regel nicht verzögert auf und können bezüglich Intensität und Qualität stark variieren (z. B. depressive Episode, Angst- oder Zwangsstörung)

Somatoforme Störungen

> **Definition**
> Es handelt sich um körperliche Beschwerden, bei der sich jedoch keine organische Ursache finden lässt (Ausschlussdiagnose!). Die Betroffenen weigern sich in der Regel zu akzeptieren, dass keine körperlich begründbare Erkrankung vorliegt und suchen daher immer wieder die unterschiedlichsten Fachärzte auf („Arzthopping") und verlangen aufwändige Untersuchungen. Häufig verstärken sich die Beschwerden in Verbindung mit emotionalen Belastungssituationen und es wird Selbstmedikation betrieben.

Ursache. Ungelöste seelische Konflikte oder Belastungen werden auf die körperliche Ebene übertragen.

Man unterscheidet

- **Somatisierungsstörung**: Die Symptome treten in unterschiedlichen Körper- und Organregionen auf und wechseln sich ab. Betroffen sind Schmerzen oder Störungen im Verdauungstrakt (Übelkeit, Erbrechen, Bauchschmerzen, Durchfall), Urogenitalbereich (Miktionsstörungen, Ausfluss), Bewegungsapparat (Parästhesien, Schmerzen), Haut (Erytheme, Jucken) oder Atmung (Brustenge mit Kurzatmigkeit). Die Beschwerden müssen seit mindestens zwei Jahren bestehen, bevor diese Diagnose gestellt werden kann.
- Somatoforme autonome Funktionsstörung: Die Beschwerden basieren in der Regel auf einer vegetativen Übererregbarkeit und konzentrieren sich meistens auf ein Organsystem oder Körperfunktion.
- Anhaltende somatoforme Schmerzstörung: starke Schmerzen einem Körperteil, die seit mindestens 6 Monaten andauern.
- Hypochondrische Störung: seit mindestens sechs Monaten anhaltende Überzeugung, an einer schweren körperlichen Krankheit zu leiden.

Therapie

- vorrangig Psychotherapie
- evtl. medikamentös (Antidepressiva)

14.3.6 Verhaltensauffälligkeiten mit körperlichen Störungen und Faktoren (F5)

Anorexia nervosa (Magersucht)

Definition
Hierbei handelt es sich um eine Essstörung mit beabsichtigtem, selbst herbeigeführtem Gewichtsverlust. In 95 % der Fälle sind junge Frauen (Altersgipfel: 10–25 Jahre) betroffen, v. a. in westlichen Industrieländern.

Ursachen Folgende psychogenen Faktoren werden diskutiert:
- hoher Leistungsdruck durch das soziale Umfeld (leistungsorientierte Familienstruktur, rigide Erziehung)
- Kontaktstörung in der Familie (zu viel, zu wenig, „so tun als ob")
- Verweigerung der (weiblichen) Rollenübernahme, mangelnde Ausbildung der Persönlichkeitsstruktur
- Schönheitsideal der Gesellschaft
- evtl. zurückliegender sexueller Missbrauch

Psychische Symptome
- Körperschemastörung: trotz Untergewicht wird der Körper als zu dick wahrgenommen;
- Vermeidung hochkalorischer Speisen
- Missbrauch von Appetitzüglern, Diuretika, Laxanzien, Schilddrüsenhormonen
- evtl. selbst induziertes Erbrechen
- exzessiver Sport
- hoher Ehrgeiz, leistungsorientiert
- zwanghaftes Verhalten (Kontrollzwang)
- mangelndes Selbstwertgefühl (hängt stark von der Fähigkeit ab, das Körpergewicht zu kontrollieren)
- depressive Symptome
- Suizidalität

Körperliche Symptome
- Kachexie, Untergewicht (BMI < 17 bzw. 15 % unter Normalgewicht)
- Der gesamte Stoffwechsel ist heruntergefahren; der Organismus versucht, „mit so wenig wie möglich auszukommen" und die lebenswichtigen Organe und Körperfunktionen aufrecht zu halten.
- Herz/Gefäße:
  - Schwindel, Ohnmachtsneigung
  - Bradykardie
  - Hypotonie
  - Herzrhythmusstörungen
- Blut:
  - Elektrolytstörungen
  - Anämie
  - Gerinnungsstörungen
  - Immunschwäche
- Hormonsystem
  - Hypothyreose
  - Störung der Hypothalamus-Hypophysen-Gonaden-Achse:
    - Amenorrhoe (Ausbleiben der Monatsblutung)
    - Pubertas tarda (verzögertes oder kein Eintreten der Geschlechtsreife): Mädchen: keine Entwicklung der weiblichen Brust; Jungen: keine Entwicklung von Hoden und Penis
  - Sterilität, Libido- und Potenzverlust
  - trockene Haut, Haarausfall
  - Lanugohaare an Rücken, Armen und Gesicht
- Haut:
  - Trockene, fahle Haut
  - Haarausfall
  - Hypothermie
- Knochen:
  - Osteoporose
- Verdauungssystem:
  - chronische Obstipation
  - Magenkrämpfe
  - Übelkeit
- Harnsystem:
  - Inkontinenz

Komplikationen
- Elektrolytentgleisung
- Hypoglykämie
- plötzlicher Herztod
- Nierenversagen
- Knochenfrakturen, Zahnverlust
- Psyche: Suizid

Prognose

- je länger die Störung andauert, desto schlechter die Prognose
- Letalität 20 % (durch Suizid oder die körperlichen Folgen)
- Die o. g. Symptome können zum Teil irreversibel sein (z. B. Niereninsuffizienz, Knochenabbau, Sterilität), auch wenn die Störung (psychisch) überwunden ist. Häufig geht die Anorexie anschließend in eine Bulimie oder depressive Störung über.

Therapie

- hochkalorische Nahrungszufuhr (stationär) und Behandlung der körperlichen Folgen
- Psychotherapie (kognitive Verhaltenstherapie, tiefenpsychologisch fundierte Verfahren, Familientherapie)

Bulimia nervosa (Ess-Brech-Sucht)

> **Definition**
> Darunter versteht man die Aufnahme großer Mengen kalorienreicher Speisen innerhalb kürzester Zeit mit nachfolgendem selbstinduzierten Erbrechen. Im Rahmen der Essanfälle besteht eine unwiderstehliche Gier nach hochkalorischen Nahrungsmitteln. Die Episoden der „Fressattacken" können zeitweilig von Hungerperioden unterbrochen werden.

Ursachen

- oft in Komorbidität zur Depression
- mangelndes Selbstwertgefühl
- siehe auch unter Anorexia nervosa (S. 438)

Psychische Symptome

- meist normalgewichtig, aber auch Unter- oder Übergewicht möglich
- Heißhungerattacken mit danach selbstinduziertem Erbrechen, Hungern, extreme Diäten, exzessiver Sport, Missbrauch von Abführmitteln
- Fehlende Impulskontrolle
- Schamgefühl, besonders nach den Essattacken
- Sozialer Rückzug
- Depression
- Angstgefühle

Körperliche Symptome

- Karies (v. a. im Unterkiefer)
- Schwellung der Parotiden
- Ösophagitis, Gastritis, Pankreatitis
- Gefahr der Ösophagusruptur
- Elektrolytschwankungen (Gefahr der Entgleisung mit plötzlichem Herztod!)
- Schwielen an der Fingerrückseite (durch „Finger in den Hals stecken")

Therapie

- medizinische Behandlung körperlicher Symptome und Folgen
- Psychotherapie (kognitive VT, tiefenpsych. orientierte Verfahren, Gesprächstherapie)
- nicht selten kommt es zu einem Übergang von der Anorexia nervosa zur Bulimie
- häufig sind Mischformen

14.3.7 Persönlichkeits- und Verhaltensstörungen (F6)

> **Definition**
> Hierbei handelt es sich um von der kulturell-gesellschaftlichen Norm abweichende, stark ausgeprägte und dauerhafte Charaktereigenschaften, die sich in unflexiblem und unangepasstem Verhalten in allen Lebensbereichen zeigen. Sie werden als Störungen zwischenmenschlicher Interaktion angesehen.

Ursachen

- genetische Disposition
- psychosoziale Entwicklung
- evtl. Hirnstörungen

Formen. Die verschiedenen Formen von Persönlichkeitsstörungen sind in **Tab. 14.3** aufgeführt.

Tab. 14.3 Persönlichkeitsstörungen und ihre wesentlichen Charakteristika.

Persönlichkeitsstörung	Charakteristika
anankastisch	zwanghaft, perfektionistisch, pedantisch, rigide
schizoid	abgeflachte Affekte mit Gleichgültigkeit und emotionaler Kühle, „Einzelgänger“
paranoid	misstrauisch, nachtragend, streitsüchtig, reagieren übermäßig empfindlich auf Kritik, überheblich
dissozial	Missachtung der gesellschaftlichen Normen, Rücksichtslosigkeit, Fehlen von Empathie und Schuldbewusstsein, häufig kriminell
histrionisch	will immer im Mittelpunkt stehen, dramatische Selbstdarstellung, übermäßige Beschäftigung mit der äußeren Erscheinung
ängstlich-vermeidend	übertriebene Sorge, Minderwertigkeitsgefühle
abhängig	hilflos, mutlos, entscheidungsunfähig, Angst vor dem Alleinsein
Borderline-Störung („borderline“ = grenzwertig; Charakter- oder Kernneurose; emotional instabile Persönlichkeitsstörung)	Hierbei handelt es sich um eine Störung, die durch Impulsivität und Instabilität in zwischenmenschlichen Beziehungen, Stimmungen und dem Selbstbild gekennzeichnet ist: sozial instabil, depressiv, chronische diffuse Ängste, Selbstverletzung, Suchtverhalten, Suizidalität

Borderline-Persönlichkeitsstörung

Definition

Es handelt sich um eine tiefgreifende Persönlichkeitsstörung, die vom Krankheitswert zwischen Neurose und Psychose („Borderline“) einzuordnen ist und als Unterform der emotional instabilen PS in der ICD10 aufgeführt wird.

Ursache

- siehe unter Persönlichkeitsstörungen (14.3.7)

Symptome

- anhaltendes Gefühl der inneren Leere
- Impulsive Reaktionen, fehlende Impulskontrolle
- Suizidalität und parasuizidales Verhalten (Selbstverletzung)
- Bedrohliche Wahrnehmung von Gefühlen
- eher Auto- denn Fremdaggression
- Identitätsunsicherheit, fehlende Richtung und Ziele im Lernen
- Mit Kritik kann nicht umgegangen werden
- Angst, verlassen zu werden
- Gestörtes soziales Verhalten:
  - fehlende Fähigkeit, stabile Beziehungen einzugehen
  - kurze, intensive Beziehungen, die beim ersten Konflikt wieder abgebrochen werden
  - Promiskuität
  - Menschen in der näheren Umgebung werden entweder als absolut gut oder böse eingestuft („schwarz-weiß-Denken“)

Therapie

- dialektisch-behaviorale Verhaltenstherapie nach Linehan
- ggf. Psychopharmaka

14.3.8 Intelligenzminderung (F7)

Siehe 14.2.10

14.3.9 Entwicklungsstörungen (F8)

Angeborene Entwicklungsstörungen: siehe 22

14.3.10 Verhaltens- und emotionale Störungen mit Beginn in der Kindheit und Jugend (F 9)

AD(H)S – Aufmerksamkeits-Defizit-(Hyperaktivitäts-)Syndrom

Definition

Hierbei handelt es sich um eine bereits im Kindesalter beginnende psychische Störung, die sich durch Probleme mit der Aufmerksamkeit sowie Impulsivität und häufig auch Hyperaktivität auszeichnet. Fehlt die Bewegungsunruhe, so spricht man von ADS. Jungen sind deutlich häufiger betroffen als Mädchen.

Ursachen

- erbliche Disposition in Zusammenhang mit psychosozialen Faktoren und Umweltbedingungen
- Störungen im Hirnstoffwechsel

Symptome können bis in das Erwachsenenalter hinein fortbestehen:

- große Bewegungsunruhe (bei ADHS)
- hohe Ablenkbarkeit
- Konzentrationsschwäche
- Affektstörungen
- vermehrte Reizbarkeit
- Impulsivität
- verminderte Frustrationstoleranz
- Selbstwertstörungen
- Kontaktschwäche
- Unvermögen, das Wesentliche vom Unwesentlichen zu unterscheiden
- Entwicklungsstörungen (Sprachbildung und -wahrnehmung)

Therapie

- Methylphenidat (z. B. Ritalin)
- Psychotherapie

14.4 Pharmaka: Psychiatrie

Tab. 14.4 Wichtige Arzneimittel bei Erkrankungen der Psyche.

Medikamentengruppe	Wirkstoff und (Handelsname) - *Beispiele*	Wirkung	Anwendung
Benzodiazepine	• Oxazepam (Adumbran, Anxiolit) • Bromazepam (Lexotanil, Gityl, Bromazanil) • Diazepam (Valium, Stesolid)	verstärken die Wirkung von GABA (wichtigster inhibitorischer Neurotransmitter im ZNS; er blockiert die Weitergabe bestimmter Nervenreize); deshalb wirken sie angstlösend, beruhigend, krampflösend und schlaffördernd **Nebenwirkungen:** Müdigkeit, vermindertes Reaktionsvermögen, Schwindel	• Angstzustände • Schlafstörungen • Depressionen • Delir
Antipsychotika (Neuroleptika)	• Haloperidol (Haldol) • Levomepromazin (Neurocil) • Clozapin (Leponex) • Risperidon (Risperdal)	antipsychotische Wirkung, vermindern Halluzinationen, Wahnvorstellungen, Angstzustände **Nebenwirkungen:** Bewegungsstörungen, Müdigkeit	• Schizophrenie • manische Störungen • Alkoholdelir • Angstzustände • Halluzinationen

► **Tab. 14.4** Fortsetzung.

Medikamenten-gruppe	Wirkstoff und (Handelsname) - *Beispiele*	Wirkung	Anwendung
Antidepressiva	• Citalopram (Cipramil) • Sertralin (Zoloft)	erhöhen die Konzentration von Serotonin und Noradrenalin im synaptischen Spalt mit dem Ziel der Stimmungsverbesserung und Antriebssteigerung **Nebenwirkungen:** Kopfschmerzen, Schlafstörungen, sexuelle Funktionsstörung, bei Antriebssteigerung ggf. Suizidgefahr	• Depressionen • bipolare Störungen • Angststörungen • Zwangsstörungen
Stimmungs-stabilisierer	• Lithium (Quilonum, Lithium-Aspartat) • Antiepileptika: Carbamazepin (Tegretal)	Antiepileptika hemmen die Erregbarkeit von Neuronen bzw. die Erregungsweiterleitung **Nebenwirkungen:** Tremor, Diabetes insipidus, Übelkeit, Erbrechen	• Vorbeugung von bipolaren Störungen • akute Manie
Psychostimulanzien	Methylphenidat (Ritalin)	Methylphenidat gehört in die Gruppe der Amphetamine. Sie sorgen dafür, dass Noradrenalin, Dopamin und Serotonin länger im synaptischen Spalt verbleiben. Dadurch entsteht ein euphorisches Gefühl; die geistige Leistungsfähigkeit wird gesteigert **Nebenwirkungen:** Schlafstörungen, verminderter Appetit	ADHS

Teil 3
Spezielles Prüfungswissen

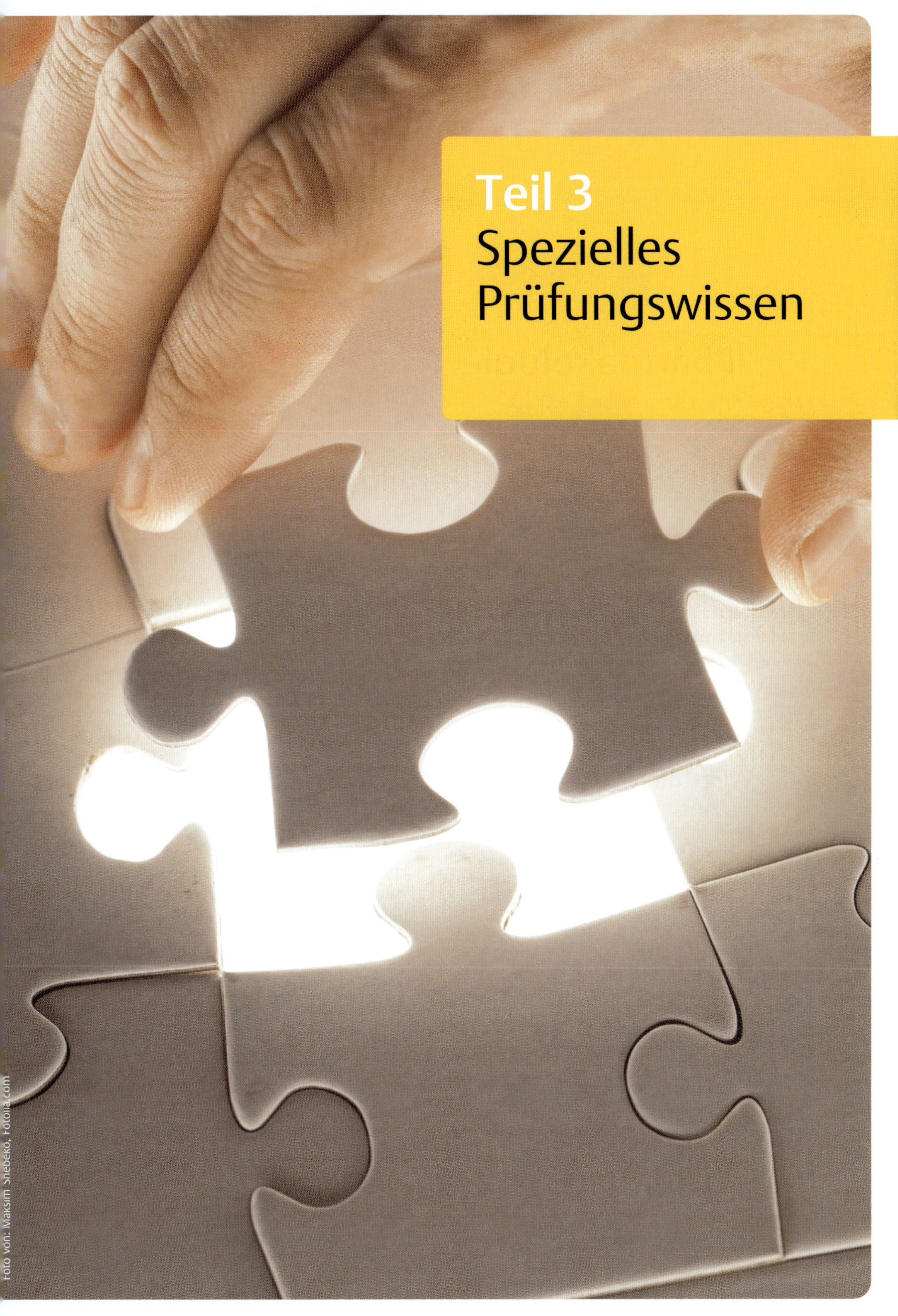

Foto von: Maksim Shebeko, Fotolia.com

15 Pharmakologie

15.1 Begriffsdefinitionen

15.1.1 Arzneimittel

Arzneimittel (syn. Medikament) sind Stoffe oder Zubereitungen aus Stoffen, die zur Anwendung im oder am menschlichen oder tierischen Körper kommen. Sie müssen dabei Eigenschaften vorweisen, die zur Heilung, Linderung oder Prävention von Krankheiten führen.

15.1.2 Wirkstoff

Der Wirkstoff eines Arzneimittels ist die Substanz in einem Medikament, die die eigentliche gewünschte Wirkung zur Linderung oder Heilung im Körper erzielt.

15.1.3 Handelsname

Eine Firma vertreibt ein Arzneimittel mit einem oder mehreren Wirkstoffen unter ihrem Namen. Unterschiedliche Präparate mit verschiedenen Handelsnamen können denselben Wirkstoff enthalten.

15.1.4 Präparat

„Präparat" kommt von lateinisch „praeparatum = das Zubereitete". In einem Arzneimittelpräparat ist der Wirkstoff für die Verabreichung (Applikation) zubereitet, d. h. er ist mit unterschiedlichen Substanzen, sog. Hilfsstoffen, versehen, die dem Wirkstoff als Träger dienen bzw. Faktoren wie Bekömmlichkeit und Freisetzung des Wirkstoffs beeinflussen.

15.1.5 Generikum

Ein Generikum ist die Kopie eines bereits als Präparat auf dem Markt befindlichen Medikaments. Sie sind in der Regel billiger als die Markenpräparate, da die Generikahersteller keine Entwicklungskosten finanzieren müssen.

15.1.6 Medikamentengruppen

Verschiedene Präparate erhalten den gleichen Wirkstoff. In der roten Liste sind ca. 7 000 Wirkstoffe aufgeführt, die sich auf ca. 2000 Präparate verteilen. Diese werden nach den Kriterien Indikation bzw. Wirkung oder Zielorgan(-system) gruppiert. Untergruppen werden oft anhand ihrer chemischen Struktur oder ihres Wirkmechanismus voneinander abgegrenzt.

15.1.7 Darreichungsform und Applikation

Einige Wirkstoffe können dem Körper in unterschiedlicher Darreichungsform zugeführt werden (**Tab. 15.1** und **Tab. 15.2**). Das Präparat ist entweder flüssig und wird als Saft, Lösung, Injektions- oder Infusionslösung verabreicht oder fest und kann in Form einer Tablette, Kapsel, Dragee, Granulat oder Brausetablette eingenommen werden. Eine halbfeste Darreichungsform ist z. B. eine Creme, Paste, Emulsion, Suspension, Gel oder Zäpfchen. Möglich ist auch das Einbringen eines Wirkstoffes in den Körper über ein Pflaster.

15.1.8 Unerwünschte Wirkungen und Nebenwirkungen

Fast jeder Wirkstoff zeigt unerwünschte Nebenwirkungen. Viele Nebenwirkungen lassen sich aus dem Wirkmechanismus ableiten, andere sind aber nur schwer erklärlich und beruhen auf den Erfahrungsberichten von Patienten. V. a. Wirkstoffe, die an mehreren Prozessen im Körper wirken zeigen viele Nebenwirkungen. Alle in Deutschland zugelassenen Arzneimittel sind mit einem Beipackzettel versehen, auf dem mögliche unerwünschte Begleiterscheinungen aufgeführt werden müssen.

15.1.9 Wechselwirkungen

Unter Wechselwirkungen (Interaktionen) versteht man die wechselseitige Beeinflussung von Medikamenten, die gleichzeitig eingenommen werden. Medikamente können sich wechselseitig beeinflussen, indem z. B. das eine Medikament den Abbauprozess des anderen hemmt und so ein Wirkstoff länger im Körper bleibt als erwünscht. Sie könnte aber auch sein, dass sich ihre Wirkungen addieren, potenzieren oder gegenseitig aufheben. Wechselwirkungen sind umso häufiger, je mehr Präparate eingenommen werden (**Tab. 15.3**).

Tab. 15.1 Enterale Applikation.

Applikationsform	Medikamentenform	Ort der Medikamentenaufnahme (Resorption)	Vor- und Nachteile
(per)oral (schlucken)	Tablette	Verdauungstrakt	V: nicht invasiv N: einige Medikamente werden im Magen-Darm-Trakt zerstört; Medikamente durchlaufen den First-Pass-Effekt
sublingual (unter der Zunge)	Tablette (z. B. Zerbeißkapsel Adalat bei akutem Bluthochdruck), Spray (z. B. Nitrospray bei KHK)	Mundschleimhaut unter der Zunge	V: nicht invasiv, relativ schneller Wirkungseintritt N: schlecht dosier- und steuerbar
bukkal (in der Backentasche)		Mundschleimhaut der Backentasche	V: nicht invasiv N: schlecht dosier- und steuerbar
rektal (Einführen in den Anus)	Zäpfchen	rektale Schleimhaut	V: nicht invasiv, geringer First-Pass-Effekt N: schlecht dosier- und steuerbar

Tab. 15.2 Parenterale Applikation.

Applikationsform	Medikamentenform	Ort der Medikamentenaufnahme (Resorption)	Vor-/Nachteile
Injektion (intraarteriell, intravenös, intramuskulär, subkutan, intrakutan)	Lösung	direktes Einbringen der Wirkstoffe in Arterie oder Vene, Muskel, Unterhautfettgewebe oder Haut	V: schnellerer Wirkeintritt v. a. intravenös und intraarteriell; im Darmtrakt nicht resorbierbare Medikamente können dennoch verabreicht werden N: invasiv
nasal	Lösung; v. a. bestimmte Peptidhormone wie ADH (= antidiuretisches Hormon) und Insulin	Nasenschleimhaut	V: Peptide können verabreicht werden, nicht invasiv N: schlecht steuerbar
inhalativ (Einatmen)	Gas, Spray	Atemwege	V: gut steuerbar bei Narkosen N: schlecht steuerbar bei Sprays
transdermal (über die Haut)	Gel/Salbe/Öl/Pflaster	Hautoberfläche	V: nicht invasiv, einfache Applikation, Depoteffekte möglich N: allergische Hautreaktionen; hohe Dosis, da schlechte Resorption; Gefahr der Beschädigung des Pflasters und damit unkontrollierter Wirkstoffaustritt

Tab. 15.3 Beispiele für Medikamentengruppen mit typischen, häufigen und/oder gefährlichen Nebenwirkungen.

Medikamentengruppen bzw. Wirkstoffe	erwünschte Wirkung	typische, häufige oder gefährliche Nebenwirkungen
ACE-Hemmer	Blutdrucksenkung, Förderung der Herzleistung	Blutdruckabfall; Gefahr des besonders starken Abfalls bei Ersttherapie, **trockener Reizhusten**; angioneurotisches Syndrom (selten, aber gefährlich)
Antazida	Säurebindung im Magen	Obstipation
Antibiotika	Bekämpfung einer bakteriellen Infektion	**Allergien**; Diarrhoe; Besiedelung des Darms mit Clostridien
Antidepressiva	Stimmungsaufhellung, Antriebssteigerung oder Antriebshemmung (je nach Substanz), Schmerzbekämpfung	Müdigkeit, Verwirrtheit, Übelkeit, Erbrechen, Antriebssteigerung kann Suizidgefahr erhöhen
Antidiabetika	Normalisierung des Blutzuckerspiegels	Hypoglykämie
Antihistaminika	Abschwächen einer allergischen Reaktion	Müdigkeit
Antihypertonika	Blutdrucksenkung	zu starker Blutdruckabfall
Benzodiazepine	Beruhigung, Schlafförderung	erhöhte **Schläfrigkeit**, Sturzgefahr, Schwindel; Atemdepression; paradoxe Reaktion, d. h. Erregung möglich

▶ **Tab. 15.3** Fortsetzung.

Medikamentengruppen bzw. Wirkstoffe	erwünschte Wirkung	typische, häufige oder gefährliche Nebenwirkungen
Betablocker	Blutdrucksenkung, Beheben von Herzrhythmusstörungen	**Bradykardie**, zu starker Blutdruckabfall; Asthmaanfälle; Hyperglykämie bei Diabetikern
Blutgerinnungshemmer (Fibrinolytika, Antikoagulanzien inkl. ASS, Vitamin-K-Antagonisten)	Vermeiden einer Thromboembolie (Herzinfarkt, Schlaganfall, peripherer Gefäßverschluss u. a.)	**Blutungsneigung** und erhöhte Blutungsgefahr
Digitalispräparate	Förderung der Herzleistung, Frequenzstabilisierung bei Vorhofflimmern	Übelkeit, Erbrechen, Durchfall, zentralnervöse und visuelle Störungen: Farbensehen (meist gelb, rot, grün, Wolkensehen), Verwirrtheit bis zur Psychose, Herzrhythmusstörungen (z. B. Tachykardie/Bradykardie, Extrasystolen, AV-Block); Merke! Die Gabe von Kalzium verstärkt die Wirkung von Digitalis und kann eine schwere Bradykardie auslösen.
Diuretika	Ausscheiden von Flüssigkeit, Ausschwemmen von Ödemen, Blutdrucksenkung	**Blutdrucksenkung**, **Exsikkose**, Elektrolytstörungen, Verschlechterung der Nierenfunktion
Gestagene	Schwangerschaftsverhütung	erhöhtes Risiko thromboembolischer Ereignisse
Glukokortikoide	siehe **Tab. 5.1**	
Immunsuppressiva	Abschwächen einer übermäßigen Reaktion des Immunsystems, z. B. bei Autoimmunerkrankungen oder Abstoßungsreaktionen nach Transplantation	Infektanfälligkeit
Kalziumkanalblocker	Blutdrucksenkung	**Schwindel und Kopfschmerzen**, Flush (Hautrötung); Knöchelödeme
Laxanzien	Abführen von Stuhl	Flüssigkeits- und Kaliumverlust, Exsikkose
nicht steroidale Antirheumatika	Schmerzbekämpfung, Entzündungshemmung	Magenbeschwerden; Nierenversagen
Nitroverbindungen	Senkung der Vorlast für das Herz	**Kopfschmerzen**, Blutdruckabfall, Schwindel, Übelkeit, Flush (Hautrötung)
Opioide	Bekämpfung starker Schmerzen	u. a. schwere Obstipation, Übelkeit
Statine	Senkung der Cholesterinwerte	**Muskelschmerzen** als Zeichen einer sehr gefährlichen Auflösung der Muskulatur (Rhabdomyolyse)
Thyreostatika	Hemmung der Schilddrüsenfunktion	Veränderungen im Blutbild, Leukopenie und **Agranulozytose**
Zytostatika	Bekämpfung bösartiger Tumoren	Übelkeit, Erbrechen, Mundschleimhautentzündungen, Durchfall, Infektanfälligkeit, Haarausfall

Spezieller Lernhinweis

Als Folge einer Unverträglichkeit auf bestimmte Medikamente (z. B. Analgetika, Antipyretika, Neuroleptika, Thyreostatika, Sulfonamide, Zytostatika) kann eine **Agranulozytose** entstehen. Hierbei handelt es sich um eine starke Verminderung bzw. um einen nahezu vollständigen Mangel an Granulozyten im Blut. Die Folge ist ein supprimiertes Immunsystem mit den typischen Trias Fieber, Angina tonsillaris, Stomatitis aphtosa. Alle potentiell auslösenden Medikamente müssen sofort abgesetzt werden, die Patienten isoliert und vor Infektionen geschützt werden.

16 Leitsymptome der Erkrankungen

Nachfolgend werden allen Erkrankungen, die unter den Kapiteln Haupt- und Nebenfächer aufgeführt sind, die Leitsymptome zugeordnet:

- Atemsystem (**Tab. 16.1**)
- Blut und Abwehr (**Tab. 16.2**)
- Harnsystem (**Tab. 16.3**)
- Herz-Kreislauf-System (**Tab. 16.4**)
- Hormonsystem (**Tab. 16.5**)
- Infektionskrankheiten (**Tab. 16.6**)
- Verdauungssystem (**Tab. 16.7**)
- Auge und Ohr (**Tab. 16.8**)
- Bewegungsapparat (**Tab. 16.9**)
- Fortpflanzungsorgane (**Tab. 16.10**)
- Haut (**Tab. 16.11**)
- Lymphsystem (**Tab. 16.12**)
- Nervensystem (**Tab. 16.13**)

Unter Leitsymptomen versteht man meist eine Trias an Symptomen, welche typischerweise nur für eine einzige Krankheit sprechen.

Beispielsweise berichtet ein Patient wie folgt: Seit gestern Abend bestehen brennende Schmerzen hinter dem Brustbein, ebenfalls auch Übelkeit und Erbrechen sowie Sodbrennen – mit hoher Wahrscheinlichkeit handelt es sich um eine akute Ösophagitis. Ein Ösophaguskarzinom wäre hingegen aufgrund folgender Symptomatik verdächtig: seit längerer Zeit Dysphagie, retrosternale Schmerzen und Hämatemesis.

Das Verständnis der Leitsymptome soll helfen, die Erkrankungen nochmal besser zu verinnerlichen und treffsicherer eine Diagnose zu stellen. Auf diese Weise werden die Erkrankungen ebenfalls differenzialdiagnostisch gegenübergestellt. Selbstverständlich gibt es auch Krankheiten, denen keine typische Symptomatik zugeordnet werden kann.

Tab. 16.1 Atemsystem.

Erkrankung	Leitsymptome
Asbestose	• keine typischen Leitsymptome
Asthma bronchiale	• anfallsartig auftretende Dyspnoe mit erschwerter Ausatmung • Orthopnoe • Zyanose
Atelektasen	• keine typischen Leitsymptome
Bronchitis, akute	• erst unproduktiver, dann produktiver Husten • Schmerzen beim Husten • allgemeines Krankheitsgefühl
Bronchitis, chronische	bereits über Jahre bestehend: • Husten und v. a. morgendlicher Auswurf • Belastungsdyspnoe • Infektanfälligkeit
Bronchialkarzinom	• therapieresistenter Reizhusten, rezidivierende Infekte • Schmerzen in der Brust oder im Rücken • rötliches Sputum
Bronchiektasen	• besonders morgens maulvolle Expektoration • 3-schichtiges Sputum • alle Zeichen des O_2-Mangels
Bronchopneumonie	• keine klassischen Leitsymptome vorhanden
Cor pulmonale, chronisches	• keine typischen Leitsymptome
Epiglottitis	• oft bei 2–5-Jährigen auftretendes akut hohes Fieber • Dysphagie und Hypersalivation • starke Dyspnoe
Lobärpneumonie	• akut hohes Fieber • pflaumenmusartiges Sputum • Tachypnoe mit Nasenflügelatmung
Lungenemphysem	• Fassthorax • Husten und Auswurf • Presslippenatmung
Lungenödem, alveoläres	• akut starke Dyspnoe • „Rasseln und Kochen“ über der Brust, auch ohne Stethoskop hörbar • schaumig-rötliches Sputum
Pharyngitis/Laryngitis, akute	• Halsschmerzen • Dysphagie • evtl. Heiserkeit
Pleuritis	• erst stechende atemabhängige Schmerzen, werden von einem Beklemmungsgefühl abgelöst • Dyspnoe • evtl. Vorwölbung der ICR und Fieber
Pneumonie, atypische	• keine typischen Leitsymptome
Pneumothorax	• akut auftretende Dyspnoe • ziehende, stechende Schmerzen • nachschleppende Thoraxhälfte

Tab. 16.1 Fortsetzung.

Erkrankung	Leitsymptome
Pseudokrupp	• oft bei 6 Monate bis 6 Jahre alten Kindern i. d. R. nachts auftretender bellender Husten • mäßiges Fieber • heisere Stimme bis Aphonie
Rhinitis, akute	• Sekretabsonderung aus der Nase • allgemeines Krankheitsgefühl
Sarkoidose	• keine typischen Leitsymptome
Schlafapnoe-Syndrom	• ausgeprägte Müdigkeit am Tag • morgendliche Kopfschmerzen • starkes Schnarchen, nächtliche Atemstillstände
Silikose	• keine typischen Leitsymptome
Sinusitis, akute	• Klopf- und Druckschmerz über den Nasennebenhöhlen • Gesichts- und Kopfschmerzen • behinderte Nasenatmung
Spannungs-pneumothorax	• immer stärker werdende schwere Dyspnoe • Einflussstauungen • Schocksymptomatik • nachschleppende Thoraxhälfte

Tab. 16.2 Blut und Abwehr.

Erkrankung	Leitsymptome
Allergien	• keine typischen Leitsymptome
Eisenmangelanämie	• allgemeine Anämiesymptome • Mundwinkelrhagaden • trockene Haut, struppige Haare, brüchige Nägel • Labor: MCH und MCV erniedrigt
Favismus	• keine typischen Leitsymptome
Folsäuremangelanämie	• keine neurologische Symptomatik • allgemeine Anämiesymptome • Café-au-lait-Hautkolorit • Labor: MCH und MCV erhöht
Hämophilie A und B	• Hämatome • Gelenkeinblutungen mit Entwicklung einer Arthropathie • großflächige Blutungen, Blut im Urin, Stuhl etc.
Kugelzellanämie	• keine typischen Leitsymptome
Leukämien	• Infektanfälligkeit • Blutungsneigung • Anämiesymptome • Tumorzeichen
Morbus Hodgkin	• Lymphknotenschwellungen, meist im Kopf-Hals-Gebiet, schmerzlos zu Paketen verbacken, „kartoffelsackartig“ • Tumorzeichen

▸ **Tab. 16.2** Fortsetzung.

Erkrankung	Leitsymptome
Plasmozytom	• keine typischen Leitsymptome
Polycythaemia rubra vera	• keine typischen Leitsymptome
Sichelzellanämie	• keine typischen Leitsymptome
Thalassämie	• keine typischen Leitsymptome
Vitamin-B_{12}-Mangelanämie	• allgemeine Anämiesymptome • Café-au-lait-Hautkolorit • Parästhesien, neurologische Symptomatik • Labor: MCH und MCV erhöht

Tab. 16.3 Harnsystem.

Erkrankung	Leitsymptome
Analgetikanephropathie	• keine typischen Leitsymptome
Glomerulonephritis, akute postinfektiöse	• Hypertonie (Diastole > 100 mmHg) • Ödeme (v. a. Lidödeme) • Hämaturie, Proteinurie, Eythrozytenzylinder
Glomerulonephritissyndrom, chronisch-progredientes	• keine typischen Leitsymptome
Grawitz-Tumor	• meist im Erwachsenenalter auftretende Flankenschmerzen • Hämaturie • Tumorzeichen
nephrotisches Syndrom	• Hyperproteinurie (3–3,5 g Eiweiß/Tag) • Hypoproteinämie und Ödeme • Hyperlipoproteinämie
Niereninsuffizienz, chronische	• Café-au-lait-Hautkolorit • urämischer Foetor • Schwäche, Leistungsminderung
Nierenversagen, akutes	• keine typischen Leitsymptome
Nierenzyste	• keine typischen Leitsymptome
Pyelonephritis, akute	• Flankenschmerzen • akut Fieber • im Urin: Nitrit, Leukozyten, Protein, Leukozytenzylinder
Pyelonephritis, chronische	• keine typischen Leitsymptome
Urolithiasis	• kolikartige stärkste Schmerzen, ausstrahlend in Leiste, Genitalbereich, Ober- schenkelinnenseite • Hämaturie
Wilms-Tumor	• meist im Kleinkindalter auftretender tast- und sichtbarer Abdominaltumor • Hämaturie • Bauchschmerzen

▸ **Tab. 16.3** Fortsetzung.

Erkrankung	Leitsymptome
Zystenniere	• keine typischen Leitsymptome
Zystitis	• Brennen beim Wasserlassen • Pollakisurie • Druckschmerz in der Blasengegend

Tab. 16.4 Herz-Kreislauf-System.

Erkrankung	Leitsymptome
Aneurysma	• keine typischen Leitsymptome
Angina pectoris	• akute Sekunden bis Minuten dauernde Schmerzen im Thorax, evtl. folgende Schmerzausstrahlung: linke und rechte Schulter, linker Arm bis linke Kleinfingerseite, rechter Arm, Oberbauch, rechter und linker Kieferwinkel • Nitroglycerin bessert die Beschwerden innerhalb von 1–2 min.
Arteriitis temporalis	• halbseitige Kopfschmerzen • einseitiger Gesichtsfeldausfall • geschwollene Temporalarterie mit abgeschwächtem bis fehlendem Puls
Arteriosklerose	• keine typischen Leitsymptome
Endokarditis, bakterielle	• hohes Fieber • Herzgeräusche • Osler-Knötchen
Herzfehler	• keine typischen Leitsymptome
Herzinfarkt	• akut einsetzender Vernichtungsschmerz, evtl. folgende Schmerzausstrahlung: linke und rechte Schulter, linker Arm bis linke Kleinfingerseite, rechter Arm, Oberbauch, rechter und linker Kieferwinkel • Todesangst • Symptome der Herzinsuffizienz • kardiogener Schock
Herzrhythmusstörungen	• keine klassischen Leitsymptome
Linksherzinsuffizienz	• Lungenödem • Asthma cardiale • Nykturie • O_2-Mangelsymptomatik
Migräne	• anfallsartig rezidivierende halbseitige pulsierende Kopfschmerzen • Sehstörungen • starke Reizempfindlichkeit
Myokarditis	• keine typischen Leitsymptome
pAVK, akute	• akut, peitschenhiebartige Schmerzen in der betroffenen Extremität • Blässe, Zyanose
pAVK, chronische	• Claudicatio intermittens • blasse, dünnere Extremität • abgeschwächte bis fehlende Pulse distal des Verschlusses • Ratschow-Lagerungsprobe positiv

▶ **Tab. 16.4** Fortsetzung.

Erkrankung	Leitsymptome
Perikarditis, akute	• retrosternale, atemunabhängige stechende Schmerzen, werden von Druck- und Engegefühl abgelöst • Dyspnoe • evtl. Symptome der Herzinsuffizienz
Perikarditis, chronisch konstriktive	• keine typischen Leitsymptome
Phlebothrombose	• Überwärmung, Schwellung, Rötung • Glanzhaut • Homans-, Payr-, Meyer-Zeichen positiv
Rechtsherzinsuffizienz	• Beinödeme • gestaute Hals- und Zungengrundvenen • Nykturie • O_2-Mangelsymptomatik
rheumatisches Fieber	• keine typischen Leitsymptome
Thrombophlebitis, oberflächliche	• alle Entzündungszeichen an der betroffenen Vene • schmerzhaft tastbarer, bläulich verfärbter Venenstrang
Varizen	• unregelmäßig erweiterte oberflächlich liegende Venen • Müdigkeits-, Schwere- und Spannungsgefühl • abendliche Knöchelödeme

Tab. 16.5 Hormonsystem.

Erkrankung	Leitsymptome
adrenogenitales Syndrom	• keine typischen Leitsymptome
Akromegalie	• Schuhe, Handschuhe und Hut passen nicht mehr • Veränderung der Physiognomie • Vergrößerung der Zunge und Auseinanderweichen der Zähne
Conn-Syndrom	• keine typischen Leitsymptome
Cushing-Syndrom	• Vollmondgesicht, Stammfettsucht, Stiernacken • dünne Extremitäten • Striae rubrae • Pergamenthaut
Diabetes insipidus	• Polyurie • Polydipsie • Asthenurie
Diabetes mellitus	• Polyurie, Polydipsie • Müdigkeit, Leistungsminderung • plötzlich Gewichtsverlust (Typ 1) • trockene Haut, Juckreiz
Gigantismus	• im Jugendalter Körpergröße > 2 m • diabetogene Stoffwechsellage
Hyperparathyreoidismus	• keine typischen Leitsymptome

▶ **Tab. 16.5** Fortsetzung.

Erkrankung	Leitsymptome
Hyperthyreose	• Nervosität, feinschlägiger Tremor • Gewichtsverlust trotz Heißhunger • Struma • Hypertonie, Tachykardie
Hypoparathyreoidismus	• keine typischen Leitsymptome
Hypophysenvorder-lappeninsuffizienz	• plötzlicher Verlust von Achsel- und Augenbrauenbehaarung • Apathie und Adynamie • alabasterfarbene Blässe
Hypothyreose	• Apathie, Verlangsamung • Gewichtszunahme • Kälteintoleranz • Hypotonie, Bradykardie
Kretinismus	beim Baby: • Ikterus • Trinkfaulheit • Bewegungsarmut
Morbus Addison	• Überpigmentierung der Haut und Schleimhäute, Handinnenflächen und Fußsohlen • Muskelschwäche, Gewichtsverlust • Hypotonie
Morbus Basedow	• Struma • Exophthalmus • Tachykardie
Phäochromozytom	• keine klassischen Leitsymptome
Prolaktinom	ohne das Bestehen einer Schwangerschaft: • Brustdrüsenwachstum • Milchfluss • Amenorrhöe
Schilddrüsenkarzinom	• knotige Schilddrüsenvergrößerung, nicht schluckverschieblich, fixierte Haut • Schluckbeschwerden, Heiserkeit
Struma, euthyreotes	• keine Leitsymptome
Thyreoiditis	• akut auftretende Rötung, Schwellung und Schmerzen über der Schilddrüse • Schwellung der regionalen Lymphknoten • Schluckbeschwerden, Heiserkeit
Thyreoiditis de Quervain, subakute	• keine typischen Leitsymptome
Thyreoiditis Hashimoto	• keine typischen Leitsymptome

Tab. 16.6 Infektionskrankheiten.

Erkrankung	Leitsymptome
Botulismus	• erst Diarrhöe, dann Obstipation • Sehstörungen (Doppeltsehen, Mydriasis) • Bradypnoe • kein Fieber
Brucellose	Betroffen sind Menschen, die mit Tieren in Kontakt stehen (Metzger, Tierärzte, Landwirte). • an der Eintrittspforte Lymphknotenschwellung (Bang-Granulome) • undulierendes Fieber über Monate, evtl. Jahre • relative Bradykardie
Cholera	• z. B. nach Asienaufenthalten auftretende zahlreiche reiswasserartige Durchfälle • Exsikkosezeichen: tief liegende Augen, stehende Hautfalten, Waschfrauenhände, hypovolämischer Schock • Untertemperatur
Diphtherie	• meist im Rachen lokalisierte konfluierende grau-weißliche Pseudomembranen, bluten beim Versuch des Abkratzens • süßlicher Mundgeruch • grippale Symptome
Echinokokkose	• keine typischen Leitsymptome
Enteritis infectiosa	• akut Fieber, Übelkeit und Erbrechen • zahlreiche Durchfälle, blutig-wässrig • Bauchkrämpfe
enteropathisches hämolytisches Syndrom	• meist bei 0–3-Jährigen auftretende blutige Dickdarmdurchfälle • hämolytische Anämie (Ikterus) • Thrombopenie (Petechien, Blut im Stuhl, Urin, Sputum etc.) • Nephropathie (Oligurie, Anurie)
Enzephalopathie, humane spongioforme	• keine typischen Leitsymptome
Erysipel	• akut hohes Fieber • an der Eintrittsstelle schmerzhafte Schwellung und Rötung • Das Exanthem ist scharf begrenzt, ödematös matt glänzend gerötet und zeigt flammenförmige oder zackige Ausläufer.
Fleckfieber	Betroffen sind Menschen in Kriegs- oder Katastrophengebieten. • akut sehr hohes Fieber, hält 2 Wochen an • Konjunktivitis • Exanthem an den seitlichen Thoraxpartien • Apathie, Delirium
Frühsommer-Meningoenzephalitis (FSME)	• erst grippale und gastrointestinale Symptome, dann Latenzperiode von ca. 1 Woche • Fieberanstieg, starke Kopfschmerzen und Meningismuszeichen • neurologische Störungen (psychische Veränderungen, Nystagmus, Somnolenz, Lähmungen) • Exanthem
Gelbfieber	• beginnt akut mit hohem Fieber, schlechtem Allgemeinzustand und Nasenbluten • fieberfreies Intervall von 1–2 Tagen • erneuter Fieberanstieg mit schweren Blutungen (Petechien, Blut im Urin, Stuhl, Sputum etc.) • Hepatitis, Nephritis

▶ **Tab. 16.6** Fortsetzung.

Erkrankung	Leitsymptome
Gonorrhöe	• beim Mann: „Bonjour-Tropfen“, Epididymitis • bei der Frau keine typischen Leitsymptome
Herpes zoster	• meist bei Immungeschwächten auftretender, einseitig lokalisierter Bläschenausschlag, gürtelförmig • starke Schmerzen
HIV-Erkrankung	im zeitlichen Verlauf: • generalisierte Lymphknotenschwellung länger als 2 Monate an mindestens 2 extrainguinalen Körperabschnitten • Nachtschweiß, Gewichtsverlust, subfebrile Temperatur, Durchfall • opportunistische Infektionen • Kaposi-Sarkom
Haemophilus-influenzae-Infektion	• keine typischen Leitsymptome
Impetigo contagiosa	• honiggelbe Krusten, v. a. im Gesicht, am Kopf und an den Extremitäten
Influenza	• akut hohes Fieber, starkes Krankheitsgefühl • grippale Symptome, trockener Husten • Kopf-, Glieder- und Muskelschmerzen
Keuchhusten	• v. a. nachts stakkatoartiger Husten • inspiratorischer Stridor • Zyanose • am Ende des Hustenanfalls Auswurf von zähem glasigem Schleim, Erbrechen
Konjunktivitis, virale (Conjunctivitis epidemica)	• meist nach Augenarztbesuch einseitig auftretender Tränenfluss und Rötung • Lymphknotenschwellung präaurikulär • Hornhauttrübung • herabgesetzte Sehleistung
Krätze	• meist in den Fingerzwischenräumen, im Genitalbereich oder an der Beugeseite der Handgelenke winklig geknickte Linien sichtbar • v. a. nachts starker Juckreiz
Legionellose	• keine typischen Leitsymptome
Lepra	tuberkuloide Lepra: • lokale, asymmetrisch und scharf begrenzte Hautläsionen • schwere Verstümmelungen an Händen und Füßen
	lepromatöse Lepra: • multiple Hautläsionen, die zu Lepraknoten auswachsen (im Gesicht: „Löwengesicht“) • schwere Verstümmelungen an Händen und Füßen • Schleimhäute, Augen, Kehlkopf, Nasenseptum und innere Organe können mitbetroffen sein.
Listeriose	• keine typischen Leitsymptome
Lues	• An der Eintrittsstelle bildet sich ein Knötchen mit derbem Rand und hartem Grund (harter Schanker), schmerzlos. • regionale Lymphknotenschwellung • Nach 10 Wochen verschwinden die Symptome, dann generalisierte Lymphknotenschwellung, Alopecia areata, Angina syphilitica, Hepatitis, Plaques muqueuses, Condolymata lata.

▶ **Tab. 16.6** Fortsetzung.

Erkrankung	**Leitsymptome**
Lyme-Borreliose	• Um die Eintrittsstelle bildet sich ein erst scheibenförmiges, später ringförmiges Erythem (Erythema chronicum migrans). • Arthritis, Myalgien • Fieber
Lymphogranuloma inguinale	• an der Eintrittsstelle schmerzlose knotenförmige Primärläsion • einige Wochen später meist einseitige Schwellung der regionalen Lymphknoten: erbs- bis walnussgroß, derb und wenig druckschmerzhaft • Elephantiasis im Genital- und Analbereich • Gelenk- und Muskelschmerzen
Läuse	• An den Haare kleben weißliche Nester (Nissen). • starker Juckreiz
Malaria	nach Aufenthalt in den Tropen bzw. Subtropen • in regelmäßigen Abständen Fieberanfälle • Ikterus • Hepatosplenomegalie
Masern	• Koplik-Flecken • Masern-Gesicht (verheult, verrotzt, verschwollen) • mittelfleckiges Exanthem, beginnt hinter den Ohren und breitet sich über Gesicht, Rumpf und Extremitäten aus
Meningokokken-Meningitis	• akut hohes Fieber • Opisthotonus • starke Kopfschmerzen • Kernig-, Lasègue-, Brudzinski-Zeichen positiv • Petechien
Milzbrand	betrifft Menschen, die in engem Kontakt mit Tieren oder deren Produkten stehen • An der Eintrittsstelle (verletzte Haut) bildet sich erst ein blau-schwarzes Knötchen, dann ein Bläschen, dann eine blau-schwarze Schorfschicht mit Umgebungsödem (schmerzlos).
Mononukleose	• Angina tonsillaris • generalisierte Lymphknotenschwellung • Hepatosplenomegalie • Exanthem
Morbus Weil	• akut hohes Fieber mit Schüttelfrost • Konjunktivitis, Gelenkschmerzen • fieberfreies Intervall von 1–3 Tagen • erneuter Fieberanstieg mit Hepatitis, Nephritis, Meningitis, Myokarditis
Mumps	• schmerzhafte Schwellung der Parotis • abstehendes Ohrläppchen • regionale Lymphknotenschwellung
Ornithose	Betroffen sind Menschen, die mit Vögeln in Kontakt stehen. • keine typischen Leitsymptome
Paratyphus	nach Aufenthalt in Ländern mit niedrigem Hygienestandard • zahlreiche Durchfälle • rascher Fieberanstieg mit Schüttelfrost • relative Bradykardie • Roseolen am ganzen Körper

▶ **Tab. 16.6** Fortsetzung.

Erkrankung	Leitsymptome
Pest	Eintrittspforte ist meist die Haut. • akut hohes Fieber mit schwerem Krankheitsgefühl und Benommenheit • Lymphknoten schwellen beulenartig an und verfärben sich blau-rot, starke Druckschmerzhaftigkeit
Poliomyelitis	• erst grippale und evtl. gastrointestinale Symptome, dann Latenzperiode • danach hohes Fieber, starke Kopfschmerzen • Kernig-, Lasègue-, Brudzinski-Zeichen positiv • „Morgenlähmungen“
Q-Fieber	Betroffen sind Menschen, die mit Haus- und Nutztieren in Kontakt stehen. • keine typischen Leitsymptome
Röteln	• leichte grippale Symptome • nuchale Lymphknotenschwellung • mittelfleckiges, nicht konfluierendes Exanthem
Ringelröteln	• oft keine Symptome, max. die des grippalen Infektes • girlandenförmiges Muster auf der Haut • Schmerzen, meist an kleinen Gelenken
Rückfallfieber	• meist in Kriegs- und Katastrophenzeiten auftretendes akut hohes Fieber mit Schüttelfrost, dann rezidivierende Fieberschübe mit fieberfreien Intervallen • Ikterus, Hepatomegalie • Petechien • schwer gestörtes Allgemeinbefinden
Scharlach	• akut hohes Fieber • Angina tonsillaris mit feuerrotem Rachen • feinfleckiges Exanthem, drückt man mit einem Glasspartel darauf, wird es darunter gelb • periorale Blässe • Himbeerzunge
Shigellenruhr	• akut Fieber, Übelkeit und Erbrechen • kolikartige Dickdarmdurchfälle, ständig „ein Löffel Blut, ein Löffel Schleim“
Tetanus	• Opisthotonus • Rigor • Trismus • Risus sardonicus • kein Fieber
Tollwut	• nach einer Bissverletzung • hohes Fieber (42 °C) • „wilde Wut“ • tonisch-klonische Krämpfe • Schlingmuskelkrämpfe beim Anblick von Flüssigkeit (Hydrophobie), Hypersalivation
Toxoplasmose	• keine typischen Leitsymptome
Trichinose	• erst Bauchschmerzen, Durchfall, Übelkeit • dann Lid- und Gesichtsödem • hohes Fieber • starke Muskelschmerzen und -verhärtungen
Tuberkulose	• Abhusten eines grau-bröckligen blutig tingierten Sputums • Nachtschweiß, Gewichtsverlust, subfebrile Temperatur, Abgeschlagenheit • Erythema nodosum

► **Tab. 16.6** Fortsetzung.

Erkrankung	Leitsymptome
Tularämie	Betroffen sind Menschen, die mit Nagetieren, Vögeln oder Kaltblütern in Kontakt stehen. • beginnt akut mit hohem Fieber, später undulierendes Fieber • An der Eintrittspforte bilden sich Geschwüre oder Beläge. • Regionale Lymphknoten schwellen hühnereigroß an.
Typhus abdominalis	• nach Aufenthalt in Ländern mit niedrigem Hygienestandard • erst Obstipation, dann erbsbreiartige Durchfälle • treppenförmiger Fieberanstieg • relative Bradykardie • Roseolen auf der Bauchdecke
Ulcus molle	• An der Eintrittsstelle bilden sich Geschwüre von münzstückgroßer ovaler Form; diese sind schmierig-eitrig, die Ränder sind weich und druckschmerzhaft (weicher Schanker). • einseitige Lymphknotenschwellung in der Leiste, können nach außen aufbrechen
virusbedingtes hämorrhagisches Fieber	• akut immer höher steigendes Fieber • schweres Krankheitsgefühl • Apathie • schwerste Blutungen (Petechien, Blut im Stuhl, Urin, Sputum etc.) mit Schock
Virushepatitis, akute	• grippale Symptome (Fieber, Husten etc.) • arthritische Symptome (Gelenkschmerzen) • gastrointestinale Symptome (Obstipation, Diarrhöe, Bauchschmerzen etc.) • evtl. Ikterus • Hepatomegalie
Virusmeningoenzephalitis	• s. Frühsommer-Meningoenzephalitis (FSME, **Tab. 16.6**)
Windpocken	• leichtes Fieber • „Sternenhimmel“: alle Exanthemstufen (Flecken, Papeln, Knötchen, Bläschen, Pusteln) sind gleichzeitig vorhanden • Exanthem befindet sich an Kopf (auch Kopfhaut), Rumpf, Extremitäten, evtl. Schleimhäuten.
Zytomegalie	• keine typischen Leitsymptome

Tab. 16.7 Verdauungssystem.

Erkrankung	Leitsymptome
Achalasie	• retrosternales Druckgefühl, Herzbeschwerden • Dysphagie • Gewichtsverlust/Mangelerscheinungen
Analfissur	• keine typischen Leitsymptome
Appendizitis	• akut Schmerzen periumbilikal, verlagern sich in den rechten Unterbauch • Übelkeit, Erbrechen • positive Untersuchungszeichen (Blumberg-, Lanz-, McBurney-Zeichen etc.)
Cholangitis, akute	• keine typischen Leitsymptome

▶ **Tab. 16.7** Fortsetzung.

Erkrankung	Leitsymptome
Cholelithiasis	• kolikartige Schmerzen im rechten Oberbauch, ausstrahlend in die rechte Schulter • Übelkeit, Erbrechen • Ikterus • positives Murphy-Zeichen
Colitis ulcerosa	• schubartiger Verlauf mit chronisch-rezidivierenden meist blutigen Durchfällen • kolikartige Schmerzen im linken Unterbauch • Gewichtsverlust/Mangelerscheinungen
Divertikulitis	• akut Schmerzen im linken Unterbauch • Fieber • Blutbeimischung im Stuhl
Divertikulose	• keine typischen Leitsymptome
einheimische Sprue/ Zöliakie	• chronische großvolumige Fettstühle • Gewichtsverlust/Mangelerscheinungen • aufgeblähter Bauch
Enzephalopathie, hepatische	• Flapping-Tremor • Foetor hepaticus • Somnolenz/Koma
Fettleber	• keine typischen Leitsymptome
Gastritis, akute	• akut auftretende Magenschmerzen, Magenbrennen • Sodbrennen • Übelkeit, Erbrechen, Appetitlosigkeit
Gastritis, chronische	• keine typischen Leitsymptome
Hiatushernien	• keine typischen Leitsymptome
Hämorrhoiden	• Blut auf dem Stuhl • Schmerzen während Defäkation • Juckreiz
Ileus, mechanischer	• Stuhl- und Windverhalt • starke, kolikartige Schmerzen • Auskultation: spritzende, metallisch klingende Darmgeräusche
Ileus, paralytischer	• Stuhl- und Windverhalt • geringe bis fehlende Schmerzen • Auskultation: Totenstille über dem Abdomen
Kolonpolypen	• keine typischen Leitsymptome
Leberzirrhose	• Leberhautzeichen • Caput medusae • Ikterus
Magenkarzinom	• Widerwille gegen Fleisch und Wurst • Hämatemesis/Teerstuhl • Schwellung der Virchow-Drüse • Schmerzen im Epigastrium

► **Tab. 16.7** Fortsetzung.

Erkrankung	Leitsymptome
Morbus Crohn	• schubartiger Verlauf mit chronisch-rezidivierenden, i. d. R. nicht blutigen Durchfällen • kolikartige Schmerzen im rechten Unterbauch • Gewichtsverlust/Mangelerscheinungen
Mukoviszidose	• Mekoniumileus • Malresorptionserscheinungen • chronischer Husten, Pneumonieneigung • Bronchiektasen
Ösophagusdivertikel	• Regurgitation (beim Liegen Rückfluss der Speise in den Mund) • Dysphagie • starker Mundgeruch
Ösophaguskarzinom	• Dysphagie • retrosternale und in den Rücken ausstrahlende Schmerzen • Hämatemesis/Teerstuhl
Pankreaskarzinom	• oft erstes Symptom: Ikterus • chronisch-rezidivierende gürtelförmige Schmerzen • Malassimilationssyndrom: massive übel riechende Fettstühle, Gewichtsverlust • positives Courvoisier-Zeichen • Differenzialdiagnose: chronische Pankreatitis
Pankreatitis, akute	• akut heftige gürtelförmige Oberbauchschmerzen • hypovolämischer Schock • Darmparesen • Ikterus
Pankreatitis, chronische	• chronisch-rezidivierende gürtelförmige Schmerzen • Malassimilationssyndrom: massive übel riechende Fettstühle, Gewichtsverlust • rezidivierender Ikterus
Peritonitis, generalisierte	• hohes Fieber • bretthartе Bauchdecke • hypovolämischer Schock
Refluxösophagitis, akute	• akut einsetzende brennende retrosternale Schmerzen • Dysphagie • Sodbrennen
Reizdarm	• keine typischen Leitsymptome
Reizmagen	• keine typischen Leitsymptome
Rektumkarzinom	• Blut auf dem Stuhl • bleistiftdünner Stuhl • Wechsel von Diarrhöe und Obstipation
Ulcus duodeni	• Nacht- und Nüchternschmerz • Übelkeit, Erbrechen, Appetitlosigkeit • Hämatemesis/Teerstuhl
Ulcus ventriculi	• Früh- oder Sofortschmerz nach Nahrungsaufnahme im Epigastrium, Schmerzen auch nahrungsunabhängig • Übelkeit, Erbrechen, Appetitlosigkeit • Hämatemesis/Teerstuhl

Tab. 16.8 Auge und Ohr.

Erkrankung	Leitsymptome
Ablatio retinae	• Lichtblitze sehen • Flusen sehen, „Schwarm schwarzer Mücken“ • Es erscheint eine „Mauer“.
Astigmatismus	• Ein Punkt wird als Linie gesehen.
Arcus senilis	• grau-weißer Ring am Hornhautrand
Gerstenkorn	• am Augenlid lokalisierter Abszess mit allen Entzündungszeichen
Glaukom, akutes	• akut einsetzender halbseitiger Kopfschmerz • steinharter Augenbulbus • Mydriasis, entrundete Pupille
Glaukom, chronisches	• keine typischen Leitsymptome
grauer Star	• Die Pupille sieht grau aus. • eingeschränkte Sehkraft bis Erblindung
Hagelkorn	• am Augenlid lokalisierte schmerzlose erbsgroße Zyste
Hyperopie	• Nahe gelegene Objekte werden nicht scharf gesehen.
Hyposphaga	• akut rotes Auge (harmlose Einblutung)
Kaiser-Fleischer-Kornealring	• grünlich-brauner Ring am Rand der Hornhaut, • evtl. Hämochromatose
Konjunktivitis	• gerötetes Auge mit vermehrter Gefäßzeichnung • Tränenfluss und Lidödem • Brennen und Jucken
Konjunktivitis, virale	• s. Infektionskrankheiten: virale Konjunktivitis (**Tab. 16.6**)
Myopie	• Weiter weg gelegene Objekte werden nicht scharf gesehen.
Sicca-Syndrom	• Brennen, Rötung, Jucken im Auge • Sehschwäche
Strabismus	• ein- oder beidseitiges Abweichen der Augen von der Sollrichtung
Akustikusneurinom	• keine typischen Symptome
akustisches Trauma	• keine typischen Symptome
Hörsturz	• akut auftretende einseitige Hörminderung bis Hörverlust • Schwindel • Druckgefühl im Ohr
Mastoiditis	• meist besteht im Vorfeld eine Otitis media • retroaurikuläre Rötung • Schwellung und Druckschmerz des Mastoids • abstehende Ohrmuschel
Morbus Menière	• Minuten bis Stunden andauernder Drehschwindel • einseitiger Tinnitus und Schwerhörigkeit • Nystagmus
Ohrenschmalzpfropf	• Schwerhörigkeit • Der Gehörgang ist mit einer gelb-braunen Masse verlegt.

► **Tab. 16.8** Fortsetzung.

Erkrankung	Leitsymptome
Otitis externa	• alle Entzündungszeichen am äußeren Gehörgang • eingeschränktes Hörvermögen • Tragusdruckschmerzen und Zugschmerzhaftigkeit der Ohrmuschel
Otitis media, akute	• akut auftretende Ohrenschmerzen und Fieber • Hörstörungen • Eiterfluss aus dem Ohr
Otosklerose	• keine typischen Symptome
Tubenkatarrh	• Druckgefühl im Ohr • Schwerhörigkeit • eingezogenes Trommelfell

Tab. 16.9 Bewegungsapparat.

Erkrankung	Leitsymptome
Arthritis, metabolische	• heftige Schmerzen, beginnen meist nachts oder früh morgens, meist im Großzehengrundgelenk • alle Entzündungszeichen über dem Gelenk • leichtes Fieber
Arthritis, reaktive	• Urethritis • Konjunktivitis • Arthritis
Arthrose	• Gelenkversteifung und knöcherne Verdichtung des Gelenks mit arthritischen Schüben • Schmerzen und Reiben im Gelenk • Schlottergelenk
Bandscheibenvorfall	• keine typischen Leitsymptome
Cauda-equina-Syndrom	• akut auftretende Rückenschmerzen • Harn- und Stuhlverhalt • Reithosenanästhesie
Chondrosarkom	• keine typischen Leitsymptome
Dermatomyositis	• an Prädilektionsstellen weinrote bzw. lilafarbene ödematöse Erytheme mit Hautatrophie • Hyper- oder Depigmentierung • Muskelschmerzen und Muskelschwäche
Distorsion	• keine typischen Leitsymptome
Dupuytrensche Kontraktur	• strangförmige Verhärtungen in der Handinnenfläche im Bereich des 4ten und 5ten Fingerstrahls • Kontraktur der Finger in Beugestellung
Ewing-Sarkom	• meist im Kindes- und Jugendalter auftretende starke Knochenschmerzen • alle Entzündungszeichen meist in der Diaphyse von Femur und Tibia
Fraktur	• sichtbare Knochenfragmente • Reibegeräusch bei Bewegung • Fehlstellung

▶ **Tab. 16.9** Fortsetzung.

Erkrankung	Leitsymptome
Frozen Shoulder	• zuerst starke Schmerzen in der Schulter • dann Bewegungseinschränkung, Steifigkeit • Schulter taut auf: Schmerz und Steifigkeit verschwinden
Ganglion	• lok. Schmerzen an den Streck- und Beugeseiten • Einschränkung der Beweglichkeit • Parästhesien, Minderversorgung von Gewebe
Heberden-Arthrose	• anfangs: Belastungsschmerz • später: Dauerschmerz und Bewegungseinschränkung • Heberden-Knoten, häufig an Zeigefingern und kleinen Fingern
Hüftgelenkdysplasie	• Verschleiß mit Beinverkürzung • Gelenkeinsteifung • Luxation
Impingement-Syndrom	• Schmerzen und Bewegungseinschränkung innerhalb eines Gelenkes
Ischiassyndrom	• akut auftretende Schmerzen in der Lendengegend, strahlen über das Knie hinaus bis zum Fußaußenrand aus • Lasègue- und Schober-Zeichen positiv • Zehen- und Fersenstand nicht möglich
Karpaltunnelsyndrom	• Schmerzen, einstrahlend von der Hand, in Daumen, Zeige- und Mittelfinger • Muskelschwund, v. a. im Bereich des Daumenballens • Muskelschwäche, sensible und vegetative Störungen
Lumbalgie	• keine typischen Leitsymptome
Luxation	• keine typischen Leitsymptome
Morbus Bechterew	• im Tagesverlauf Fersen- und Gesäßschmerzen • Versteifung der Wirbelsäule mit hochgradiger Bewegungseinschränkung und thorakolumbaler Hyperkyphose • eingeschränkte Atembreite
Morbus Paget	• Wachstum der Schädelkalotte (Hut passt nicht mehr) • Säbelscheidentibia • Verdickung und Verbiegung der langen Röhrenknochen
Morbus Scheuermann	• fixierte Brustkyphose und Rundrücken • kompensatorische Hyperlordose der HWS und LWS • Muskelverspannungen
Morbus Sudeck	• an der Verletzungsstelle sensorische und motorische Störung • autonome Störungen (z. B. Ödembildung, Hyperhidrose) • trophische Störungen
Muskelfaserriss	• keine typischen Leitsymptome
Myogelose	• wulst- oder knotenförmige Muskelverhärtung • Palpationsschmerz
Myositis	• keine typischen Leitsymptome
Osteogenesis imperfecta (Typ I)	• blaue Skleren, bläuliche Zahnsäume • multiple Frakturen bereits im Kindesalter • Schwerhörigkeit

► **Tab. 16.9** Fortsetzung.

Erkrankung	Leitsymptome
Osteomyelitis	• hohes Fieber mit Schüttelfrost • alle Entzündungszeichen über dem betroffenen Gelenkabschnitt (meist Epiphysennähe der Röhrenknochen)
Osteoporose	• v. a. im Rücken Knochenschmerzen • signifikante Abnahme der Körpergröße innerhalb von Monaten bzw. Jahren • Frakturneigung (Wirbelkörper, Oberschenkelhalsbruch)
Osteosarkom	• meist im Kindes- und Jugendalter auftretende starke Knochenschmerzen • alle Entzündungszeichen meist in der Metaphyse der langen Röhrenknochen
Polyarthritis, chronische	• symmetrische Schmerzen an den Fingergrund- und Mittelgelenken, Morgensteifigkeit • Gelenkdeformationen (z. B. ulnare Deviation der Finger) • Die Haut über den betroffenen Gelenken ist dünn und glatt, häufig bräunlich pigmentiert. • Tumorzeichen
Rachitis	• Craniotabes bzw. Caput quadratum • rachitischer Rosenkranz • ausgeprägte Knochenverbiegungen (X- oder O-Beine, Hühnerbrust, Wirbelsäulendeformitäten)
Schädelbasisfraktur (frontale Gewalteinwirkung)	• Liquor- und Blutfluss aus der Nase • Brillen- bzw. Monokelhämatom • meist Augenmuskellähmungen
Zervikalsyndrom	• Nackenschmerzen • Bewegungseinschränkung des Kopfes • Kopfschmerzen, Schwindel

Tab. 16.10 Fortpflanzungsorgane.

Erkrankung	Leitsymptome
Hodenkarzinom, malignes	• schmerzlose Hodenvergrößerung, oft nur dumpfe, ziehende Schmerzen • evtl. Pubertas praecox
Hodentorsion	• akut auftretende Hodenschmerzen bis in den Unterbauch ausstrahlend • Rötung und Schwellung des Skrotums • Schmerzverstärkung beim Anheben des Hodens
Hydrozele	• ein- oder beidseitige Hodenschwellung
Maldescensus testis	• ein bzw. beide Hoden befinden sich nicht im Skrotum
Orchitis	• gerötete Skrotalhaut • akute Hodenschmerzen, ausstrahlend in die Leiste • alle Entzündungszeichen sichtbar • Fieber
Phimose	• Vorhaut lässt sich nur schwer zurückziehen.
Prostatahyperplasie	• Dysurie • Nykturie • abgeschwächter Harnstrahl • Differenzialdiagnose: Prostatakarzinom

Tab. 16.10 Fortsetzung.

Erkrankung	Leitsymptome
Prostatakarzinom	• Dysurie • Nykturie • abgeschwächter Harnstrahl • evtl. Hämaturie, Kreuz- und Rückenschmerzen
Prostatitis	• Dysurie, Pollakisurie • Schmerzen bei der Defäkation • retrosymphysäre und sakrale Schmerzen
Varikozele	• keine typischen Leitsymptome
Adnexitis	• keine typischen Leitsymptome
Endometriose	• mit dem Menstruationszyklus assoziierte Schmerzen von zunehmender Intensität • Kreuz- und Kohabitationsschmerzen
Epididymitis	• starke, in die Leiste und in den Unterbauch ausstrahlende Schmerzen des Nebenhodens • Rötung und Schwellung der dorsalen Skrotalhälfte • Fieber
Extrauterinschwanger-schaft	• nach festgestellter Schwangerschaft einseitige wehenartige Schmerzen im rechten oder linken Unterbauch • Blutungen
Gebärmuttervorfall	• Der Uterus liegt ganz oder teilweise außerhalb der Vulva.
Klimakterium	• zwischen dem 45. und 50. Lj. auftretende unregelmäßige, immer schwächer werdende Blutungen • Hitzewallungen, Schwindel • psychonervöse Störungen
Mammakarzinom	• eingezogene Brustwarze • sezernierende Mamille • Orangenschalenhaut
Mastitis	• meist während der Stillperiode Fieber und Schüttelfrost • alle Entzündungszeichen der Brust
Mastopathie	• prämenstruell verstärkt • Schmerzen in der Brust • tastbare knotige Verhärtungen
Myom	• keine typischen Leitsymptome
Ovarialkarzinom	• keine typischen Leitsymptome
PMS	• vor der Periode psychische Veränderungen • schmerzhafte Schwellung und Spannung der Brüste • Gewichtszunahme durch Flüssigkeitseinlagerung
Präeklampsie	• meist im letzten Schwangerschaftsdrittel auftretend • Ödeme • Hypertonie • Proteinurie
Uteruskarzinom	• keine typischen Leitsymptome
Vaginitis	• diffuse Rötung, Schwellung und Schmerzen der Scheidenwand • Juckreiz • Ausfluss

Tab. 16.11 Haut.

Erkrankung	Leitsymptome
Basaliom	• meist an lichtexponierten Stellen (Gesicht, Handrücken) positionierter durchscheinender wachsgelber bis grau-rötlicher Tumor mit teleangiektatischen Gefäßzeichnungen, umgeben von perlschnurartig aufgereihten Knötchen
Candidosis	• an Schleimhäuten: weißliche wegwischbare Beläge • an der Haut: erst Pusteln auf gerötetem Grund, dann Erosionen, dann weißliche Krusten
Condylomata acuminata	• im genitoanalen Bereich lokalisierte erst stecknadelkopfgroße, dann blumenkohl- und hahnenkammartige Wucherungen
Dekubitus	• erst Rötung, Ödem, Verhärtung der Haut dann zunehmend Gewebeverlust bis zum Knochen
Erythema nodosum	• meist symmetrisch an den Unterschenkelstreckseiten lokalisierte erbs- bis walnussgroße druckschmerzhafte Knötchen von blau-roter Farbe und teigiger Konsistenz • oft Fieber und Gelenkschmerzen
Hämangiom	• auf der Haut sichbare rote, erhabene Gefäßanomalie
Herpes-simplex-Infektion	• meist an Lippen, Naseneingang oder Genitalien lokalisierte schmerzhafte gruppierte Bläschen auf gerötetem Grund; öffnet sich das Bläschen, bildet sich eine Kruste • Juckreiz • Spannungsgefühl
Kontaktekzem	• An der Kontaktstelle mit dem Allergen entwickelt sich ein Bläschen, welches verkrustet und abschuppt.
Lupus erythematodes, systemischer	• schmetterlingsförmiges Erythem über Nase und Wangen • schubartiges Fieber • neurologische Störungen
Melanom, malignes	• schnelle Größenzunahme • Veränderung der Oberfläche, Ulzerationen • Farbveränderungen
Neurodermitis	• v. a. an den Beugeseiten der Extremitäten (Kniekehle, Ellenbogeninnenseite) auftretende, nässende Hauterscheinungen (erst Bläschenbildung, dann Schuppen) • starker Juckreiz • weißer Dermografismus
Psoriasis vulgaris	• v. a. an den Streckseiten der Extremitäten (Knie und Ellenbogen) auftretende Erythembildung (rundlich gerötete erhabene Herde mit silber-weiß glänzenden Schuppen) • Tautropfenphänomen • Kerzenfleck- und Wachsphänomen
Quincke-Ödem	• meist im Gesicht lokalisierte schmerzhafte ödematöse Hautschwellung • Spannungsgefühl
Seborrhoische Dermatitis	• Hautausschlag mit gelblichen Schuppen auf der Haut, v. a. am Kopf und Gesicht • starker Juckreiz
Sklerodermie	• gespannte dünne Finger (Madonnenfinger) • Gesicht zeigt keine Mimik (Madonnengesicht) • radiäre Faltenbildung um den Mund (Tabaksbeutelmund)

▶ **Tab. 16.11** Fortsetzung.

Erkrankung	Leitsymptome
Tinea	• Hauterscheinungen: konzentrische Ringe mit einem rötlich entzündlichen Saum • stark juckend • vermehrte Schuppen- und Bläschenbildung
Urtikaria	• nach Allergenzufuhr akut auftretende Quaddelbildung • starker Juckreiz • evtl. Dyspnoe
Verruca vulgaris	• meist an den Händen lokalisierte erst stecknadelkopf-, dann erbsgroße harte Knötchen mit rauer Oberfläche • Knötchen sind erst hautfarben, werden durch Schmutzeinlagerung schwärzlich.
Vitiligo	• v. a. an Gesicht, Händen, Kopfhaut und im Anogenitalbereich lokalisierte, meist symmetrisch auftretende weiße Hautareale • entfärbte Haare

Tab. 16.12 Lymphsystem.

Erkrankung	Leitsymptome
Lymphangitis	• sichtbarer roter Steifen auf der Haut • Fieber • Schwellung der regionalen Lymphknoten
Lymphödem	• meist im Bereich der Extremitäten lokalisierte schmerzlose Schwellungen • Spannungs- und Schweregefühl
Tonsillitis, akute	• akut hohe Fieber • starke Halsschmerzen und Dysphagie • gerötete, geschwollene Tonsillen mit sichtbaren Eiteransammlungen

Tab. 16.13 Nervensystem.

Erkrankung	Leitsymptome
Alzheimer-Krankheit	• Gedächtnis- und Konzentrationsstörungen • Orientierungsstörungen • Wahnvorstellungen, Reizbarkeit
Amyotrophe Lateralsklerose	• Gangstörungen, Muskelschwund • Depressionen, Angstzustände • Schluck- und Sprechstörungen, Kieferklemme
Chorea Huntington	• plötzlich einsetzende Hyperkinesen in mehreren Muskelgruppen • Dystonien in Verbindung mit einer gestörten Feinmotorik • affektive Störungen, Demenz, erhöhte Suizidneigung
Commotio cerebri	• keine typischen Leitsymptome
Compressio cerebri	• keine typischen Leitsymptome • Symptome der Hirndrucksteigerung (S. 410)
Contusio cerebri	• keine typischen Leitsymptome • Symptome der Hirndrucksteigerung (S. 410)

Tab. 16.13 Fortsetzung.

Erkrankung	Leitsymptome
Enzephalomalazie, Verschluss der A. cerebri media	• Bein wird kreisförmig doziert. • Arm ist angewinkelt, Hand hängt herunter. • Fazialisparese
Epilepsie	• Initialschrei, dann plötzliches Hinstürzen • tonische Phase mit Zungenbiss und Apnoe • klonische Phase: rhythmisches Zucken von Armen und Beinen
Fazialisparese	• An einer Gesichtshälfte lokalisierte Lähmungen mit verstrichener Nasolabialfalte. • Mundwinkel und Unterlid hängen herab. • Bei peripheren Lähmungen kann die Stirn nicht gerunzelt werden, bei zentralen Lähmungen hingegen schon.
Hämatom, epidurales	• keine typischen Leitsymptome • Symptome der Hirndrucksteigerung (S. 410)
Hirnvenenthrombose	• Bewusstseinsstörungen • Anschwellen beider Augenlider • Hervortreten der Augäpfel
multiple Sklerose (MS)	• Nystagmus, Sehstörungen bis Erblindung • Intentionstremor • skandierende Sprache • spastische Lähmungen
N.-medianus-Lähmung	• Schwurhand
N.-radialis-Lähmung	• Fallhand
N.-ulnaris-Lähmung	• Krallenhand
Parkinson-Syndrom	• Ruhetremor, der bei willkürlichen Bewegungen abnimmt, „Pillendreherphänomen“ • Rigor, „Zahnradphänomen“ • Hypo- bis Akinese • Masken- und Salbengesicht
Peroneus-Lähmung	• aktive Fuß- und Zehenhebung nicht möglich
Subarachnoidalblutung	• keine typischen Leitsymptome • Symptome der Hirndrucksteigerung (S. 410) • meist akut einsetzende Symptomatik mit Vernichtungskopfschmerz
subdurales Hämatom	• keine typischen Leitsymptome • Symptome der Hirndrucksteigerung (S. 410) • oft freies Intervall
Trigeminusneuralgie	• anfallsartig, meist einseitig lokalisierte Schmerzattacken, Zahnschmerzen • Gesichtsrötung • Hyperästhesie
ZNS-Tumoren	• keine typischen Leitsymptome

17 Gesetzeskunde

17.1 Originalgesetzestext und Interpretation

Mit der Ausübung seines Berufes hat der Heilpraktiker sich entsprechend der gesetzlichen Bestimmungen zu verhalten. Wie auch bei jedem anderen Berufsstand sollten genaue Kenntnisse über Verhaltensweisen und Verbote erlangt werden.

Hinweis
Paragrafen, die das Berufsbild des Heilpraktikers nicht berühren, sind nicht aufgeführt; nur die für ihn relevanten Gesetze und Paragrafen sind im Originaltext mit Erläuterungen aufgezeigt.

17.1.1 Gesetz über die berufsmäßige Heilkunde ohne Bestallung (Heilpraktikergesetz)

vom 17.02.1939; zuletzt geändert durch Art. 17e G v. 23.12.2016

§ 1

(1) Wer die Heilkunde, ohne als Arzt bestallt zu sein, ausüben will, bedarf dazu der Erlaubnis.

Erläuterungen
Die Erlaubnis wird nach einer Überprüfung durch das Gesundheitsamt erteilt.

(2) Ausübung der Heilkunde im Sinne dieses Gesetzes ist jede berufs- oder gewerbsmäßig vorgenommene Tätigkeit zur Feststellung, Heilung oder Linderung von Krankheiten, Leiden oder Körperschäden bei Menschen, auch wenn sie im Dienste von anderen ausgeübt wird.

Erläuterungen

- Man spricht von einer berufsmäßigen Tätigkeit, wenn die Heilkunde regelmäßig (z. B. unentgeltlich im Freundeskreis) betrieben wird; damit ist auch eine einmalige Ausübung mit Wiederholungsabsicht gemeint.
- Gewerbsmäßig wird die Heilkunde dann, wenn sie gegen Bezahlung ausgeübt wird.
- Dieser Paragraf verbietet auch Praktikantentätigkeiten, sofern man noch keine Erlaubnis zur Ausübung der Heilkunde erworben hat („... auch wenn sie im Dienste von anderen ausgeübt wird").

(3) Wer die Heilkunde bisher berufsmäßig ausgeübt hat und weiterhin ausüben will, erhält die Erlaubnis nach Maßgabe der Durchführungsbestimmungen, er führt die Berufsbezeichnung „Heilpraktiker".

Erläuterungen

Neben der Berufsbezeichnung dürfen noch 3 Zusatzbezeichnungen genannt werden, die jedoch keinen irreführenden arztähnlichen Klangcharakter haben dürfen (z. B. nicht Homöopath; stattdessen: Homöopathie).

§ 2

(1) Wer die Heilkunde, ohne als Arzt bestallt zu sein, bisher berufsmäßig nicht ausgeübt hat, kann eine Erlaubnis nach § 1 in Zukunft nach Maßgabe der gemäß § 7 erlassenen Rechts- und Verwaltungsvorschriften erhalten, die insbesondere Vorgaben hinsichtlich Kenntnissen und Fähigkeiten als Bestandteil der Entscheidung über die Erteilung der Erlaubnis enthalten sollen.

(2) ...

§ 3

Die Erlaubnis nach § 1 berechtigt nicht zur Ausübung der Heilkunde im Umherziehen.

Erläuterungen

- Der Heilpraktiker muss über eine angemeldete Praxis verfügen, über die er mit Patienten Termine vereinbart; es ist auch möglich eine reine Bestellpraxis zu betreiben, d. h., der Heilpraktiker vereinbart über seine Adresse Termine, führt die Behandlung aber in Form von Hausbesuchen durch.
- Jede heilkundliche Tätigkeit, die er außerhalb seiner Praxisräume durchführt, fällt unter das Gesetz „Heilkunde im Umherziehen"; ausgenommen sind selbstverständlich Hausbesuche.
- Erkrankt z. B. ein Gast, der sich im selben Hotel aufhält wie der Heilpraktiker, so darf er ihn nicht behandeln.

§ 5

Wer, ohne zur Ausübung des ärztlichen Berufs berechtigt zu sein und ohne eine Erlaubnis nach § 1 zu besitzen, die Heilkunde ausübt, wird mit Freiheitsstrafe bis zu einem Jahr oder mit Geldstrafe bestraft.

§ 5a

(1) Ordnungswidrig handelt, wer als Inhaber einer Erlaubnis nach § 1 die Heilkunde im Umherziehen ausübt.

(2) Die Ordnungswidrigkeit kann mit einer Geldbuße bis zu zweitausendfünfhundert Euro geahndet werden.

§ 6

Die Ausübung der Zahnheilkunde fällt nicht unter die Bestimmungen dieses Gesetzes.

§ 7

Der Reichsminister des Inneren erlässt ... die zur Durchführung ... dieses Gesetzes erforderlichen Rechts- und Verwaltungsvorschriften.

17.1.2 Erste Durchführungsverordnung (DVO) zum Gesetz über die berufsmäßige Ausübung der Heilkunde ohne Bestallung

Zuletzt geändert durch Art. 17f iVm Art. 18 Abs. 4 G v. 23.12.2016, I 3 191

§ 2

(1) Die Erlaubnis wird nicht erteilt,

a) wenn der Antragsteller das 25. Lebensjahr noch nicht vollendet hat,
b) gestrichen
c) gestrichen
d) wenn er nicht mindestens abgeschlossene Volksschulbildung nachweisen kann,
e) gestrichen
f) wenn sich aus Tatsachen ergibt, daß ihm die (...) sittliche Zuverlässigkeit fehlt, insbesondere, wenn schwere strafrechtliche oder sittliche Verfehlungen vorliegen,
g) wenn ihm infolge eines körperlichen Leidens oder wegen Schwäche seiner geistigen oder körperlichen Kräfte oder wegen einer Sucht die für die Berufsausübung erforderliche Eignung fehlt,

h) wenn mit Sicherheit anzunehmen ist, daß er die Heilkunde neben einem anderen Beruf ausüben wird, (nur in besonders begründeten Fällen - ansonsten ist ein Mehrfachbeschäftigungsverbot mit Art. 12 GG unvereinbar - BverwG vom 2.3.1967)
i) wenn sich aus einer Überprüfung der Kenntnisse und Fähigkeiten des Antragstellers durch das Gesundheitsamt, die auf der Grundlage von Leitlinien zur Überprüfung von Heilpraktikeranwärtern durchgeführt wurde, ergibt, dass die Ausübung der Heilkunde durch den Betreffenden eine Gefahr für die Gesundheit der Bevölkerung oder für die ihn aufsuchenden Patientinnen und Patienten bedeuten würde.

(2) Das Bundesministerium für Gesundheit hat die Leitlinien zur Überprüfung für Heilpraktikeranwärter im Bundesanzeiger bekannt gemacht. Sie sind am 22.03.2018 in Kraft getreten. Bei der Erarbeitung der Leitlinien sind die Länder zu beteiligen.

Erläuterungen

Um zur Überprüfung zugelassen zu werden, muss man folgende Nachweise erbringen:

- polizeiliches Führungszeugnis (nicht älter als 3 Monate)
- tabellarischer Lebenslauf mit Lichtbild
- ärztliches Attest
- beglaubigte Kopie des letzten Schulzeugnisses
- evtl. Meldebescheinigung

§ 3

(1) Über den Antrag entscheidet die untere Verwaltungsbehörde im Benehmen mit dem Gesundheitsamt.

(2) Der Bescheid ist dem Antragsteller, ... und der zuständigen Ärztekammer zuzustellen; das Gesundheitsamt erhält Abschrift des Bescheides. Der ablehnende Bescheid ist mit Gründen zu versehen.

(3) Gegen den Bescheid können der Antragsteller... Beschwerde einlegen. Über diesen entscheidet die höhere Verwaltungsbehörde nach Anhörung eines Gutachterausschusses (§ 4).

Erläuterungen

- Hat man die Prüfung bestanden, erhält man eine Urkunde.
- Ein ablehnender Bescheid ist mit Gründen zu versehen.
- Gegen den Bescheid kann Einspruch erhoben werden.

§ 4

(1) Der Gutachterausschuß besteht aus einem Vorsitzenden, der weder Arzt noch Heilpraktiker sein darf, aus zwei Ärzten sowie aus zwei Heilpraktikern. Die Mitglieder des Ausschusses werden vom Reichsminister des Innern ... für die Dauer von zwei Jahren berufen. Die Landesregierungen werden ermächtigt, durch Rechtsverordnungen die zuständige Behörde abweichend von Satz 2 zu bestimmen. Sie können diese Ermächtigung auf das Oberste Landesgericht übertragen.

(2) Für mehrere Bezirke höherer Verwaltungsbehörden kann ein gemeinsamer Gutachterausschuss gebildet werden.

§ 7

(1) Die Erlaubnis ist durch die höhere Verwaltungsbehörde zurückzunehmen, wenn nachträglich Tatsachen eintreten oder bekannt werden, die eine Versagung der Erlaubnis nach § 2 Abs. 1 rechtfertigen würden ...

(3) Vor Zurücknahme der Erlaubnis nach Absatz 1 ist der Gutachterausschuß (§ 4) zu hören.

(...)

§ 11

(1) Höhere Verwaltungsbehörde im Sinne dieser Verordnung ist der Regierungspräsident, in Berlin der Polizeipräsident und im übrigen die Oberste Landesbehörde.

(2) Untere Verwaltungsbehörde im Sinne dieser Verordnung ist in Gemeinden mit staatlicher Polizeiverwaltung die staatliche Polizeibehörde, im übrigen in Stadtkreisen der Oberbürgermeister, in Landkreisen der Landrat.

17.1.3 Infektionsschutzgesetz (IfSG) – Gesetz zur Verhütung und Bekämpfung von Infektionskrankheiten beim Menschen

Am 01.01.2001 in Kraft getreten, letzte Änderung am 25.07.2017

1. Abschnitt – Allgemeine Vorschriften

§ 1 Zweck des Gesetzes

(1) Zweck des Gesetzes ist es, übertragbaren Krankheiten beim Menschen vorzubeugen, Infektionen frühzeitig zu erkennen und ihre Weiterverbreitung zu verhindern. (...)

§ 2 Begriffsbestimmungen

Im Sinne dieses Gesetzes ist

1. Krankheitserreger ein vermehrungsfähiges Agens (Virus, Bakterium, Pilz, Parasit) oder ein sonstiges biologisches transmissibles Agens, das bei Menschen eine Infektion oder übertragbare Krankheit verursachen kann,
2. Infektion die Aufnahme eines Krankheitserregers und seine nachfolgende Entwicklung oder Vermehrung im menschlichen Organismus,
3. übertragbare Krankheit eine durch Krankheitserreger oder deren toxische Produkte, die unmittelbar oder mittelbar auf den Menschen übertragen werden, verursachte Krankheit,
    3. bedrohliche übertragbare Krankheit eine übertragbare Krankheit, die auf Grund klinisch schwerer Verlaufsformen oder ihrer Ausbreitungsweise eine schwerwiegende Gefahr für die Allgemeinheit verursachen kann,
4. Kranker eine Person, die an einer übertragbaren Krankheit erkrankt ist,
5. Krankheitsverdächtiger eine Person, bei der Symptome bestehen, welche das Vorliegen einer bestimmten übertragbaren Krankheit vermuten lassen,
6. Ausscheider eine Person, die Krankheitserreger ausscheidet und dadurch eine Ansteckungsquelle für die Allgemeinheit sein kann, ohne krank oder krankheitsverdächtig zu sein,
7. Ansteckungsverdächtiger eine Person, von der anzunehmen ist, dass sie Krankheitserreger aufgenommen hat, ohne krank, krankheitsverdächtig oder Ausscheider zu sein,
8. nosokomiale Infektion eine Infektion mit lokalen oder systemischen Infektionszeichen als Reaktion auf das Vorhandensein von Erregern oder ihrer Toxine, die im zeitlichen Zusammenhang mit einer stationären oder einer ambulanten medizinischen Maßnahme steht, soweit die Infektion nicht bereits vorher bestand,
9. Schutzimpfung die Gabe eines Impfstoffes mit dem Ziel, vor einer übertragbaren Krankheit zu schützen,
10. andere Maßnahme der spezifischen Prophylaxe die Gabe von Antikörpern (passive Immunprophylaxe) oder die Gabe von Medikamenten (Chemoprophylaxe) zum Schutz vor Weiterverbreitung bestimmter übertragbarer Krankheiten,
11. Impfschaden die gesundheitliche und wirtschaftliche Folge einer über das übliche Ausmaß einer Impfreaktion hinausgehenden gesundheitlichen Schädigung durch die Schutzimpfung; ein Impfschaden liegt auch vor, wenn mit vermehrungsfähigen Erregern geimpft wurde und eine andere als die geimpfte Person geschädigt wurde,
12. Gesundheitsschädling ein Tier, durch das Krankheitserreger auf Menschen übertragen werden können,
13. Sentinel-Erhebung eine epidemiologische Methode zur stichprobenartigen Erfassung der Verbreitung bestimmter übertragbarer Krankheiten und der Immunität gegen bestimmte übertragbare Krankheiten in ausgewählten Bevölkerungsgruppen,
14. Gesundheitsamt die nach Landesrecht für die Durchführung dieses Gesetzes bestimmte und mit einem Amtsarzt besetzte Behörde.

Erläuterungen

§ 2 Punkt 3
Von einer unmittelbaren Übertragung spricht man, wenn der Erreger von Mensch zu Mensch weitergegeben wird. Bei einer mittelbaren Übertragung handelt es sich z. B. um eine Zoonose (die Übertragung erfolgt über einen Zwischenträger).

§ 2 Punkt 4
Damit ist eine Person gemeint, die spezifische Symptome einer Krankheit aufzeigt und deren Erreger nachgewiesen wurden (z. B. Diphtheriebeläge auf den Tonsillen; ob es sich tatsächlich um Diphtherie handelt, belegt der Erregernachweis).

§ 2 Punkt 5
Damit ist eine Person gemeint, die spezifische Symptome einer Krankheit aufweist, der Erreger aber noch nicht nachgewiesen wurde.

§ 2 Punkt 6
Damit ist eine Person gemeint, die keine Krankheitssymptome aufweist, jedoch erwiesenermaßen Erreger mit dem Stuhl ausscheidet.

§ 2 Punkt 7
Damit ist eine Person gemeint, die sich möglicherweise gerade in der Inkubationszeit befindet, bei der sich jedoch weder Symptome noch Erreger manifestiert haben (z. B. weisen 9 von 10 Kindern im Kindergarten typische Anzeichen von Scharlach auf; das Kind, welches noch keine Symptome zeigt, befindet sich wahrscheinlich in der Inkubationszeit und ist somit ansteckungsverdächtig).

§ 2 Punkt 8
Nosokomialinfektionen sind in Krankenhäusern oder anderen medizinischen Einrichtungen erworbene Infektionen, die häufig durch banale Erreger ausgelöst werden. Die Ursachen sind Vernachlässigungen der klassischen Hygienevorschriften, mangelnde Qualifikation des Personals, unkritische Anwendung von Antibiotika etc.

§ 2 Punkt 11
Das Robert Koch-Institut (RKI) unterscheidet

- die unkomplizierte Impfreaktion (ca. 1:100 Fälle), deren typische Symptome innerhalb der ersten 72 h auftreten; hierbei handelt es sich um erhöhte Temperaturen oder Entzündungsreaktionen (Rötung, Schwellung, Schmerz) im Bereich des Injektionsortes; speziell bei der Masern-Mumps-Röteln-Impfung kann sich zwischen dem 7. und 12. Tag nach der Impfung eine abgeschwächte masernähnliche Symptomatik mit leicht erhöhten Temperaturen einstellen,
- die oft therapiebedürftige Impfkomplikation (ca. 1:1000 Fälle), bei der es in seltenen Fällen zu bleibenden Schäden kommen kann,
- den Impfschaden (ca. 1:1 Mio. Fälle), der sich durch bleibende Schäden auszeichnet; die Definition „Impfschaden" gilt auch, wenn eine andere als die geimpfte Person geschädigt wird.

2. Abschnitt – Koordinierung und Früherkennung

§ 4 Aufgaben des Robert Koch-Institutes

(1) Das Robert Koch-Institut hat im Rahmen dieses Gesetzes die Aufgabe, Konzeptionen zur Vorbeugung übertragbarer Krankheiten sowie zur frühzeitigen Erkennung und Verhinderung der Weiterverbreitung von Infektionen zu entwickeln. (...)

§ 5 Bund-Länder-Informationsverfahren

Die Bundesregierung erstellt durch allgemeine Verwaltungsvorschrift mit Zustimmung des Bundesrates einen Plan zur gegenseitigen Information von Bund und Ländern in epidemisch bedeutsamen Fällen (...)

3. Abschnitt – Meldewesen

§ 6 Meldepflichtige Krankheiten

(1) Namentlich ist zu melden:

1. der Krankheitsverdacht, die Erkrankung sowie der Tod in Bezug auf folgende Erkrankungen:
   a) Botulismus,
   b) Cholera,
   c) Diphtherie,
   d) humaner spongiformer Enzephalopathie, außer familiär-hereditärer Formen,
   e) akuter Virushepatitis,
   f) enteropathisches hämolytisch-urämisches Syndrom (HUS),
   g) virusbedingtes hämorrhagisches Fieber,
   h) Keuchhusten,
   i) Masern,
   j) Meningokokken-Meningitis oder -Sepsis,
   k) Milzbrand,
   l) Mumps,
   m) Pest,
   n) Poliomyelitis,
   o) Röteln einschließlich Rötelnembryopathie,
   p) Tollwut,
   q) Tyhpus abdominalis oder Paratyphus,
   r) Windpocken,
   sowie die Erkrankung und der Tod an einer behandlungsbedürftigen Tuberkulose, auch wenn ein bakteriologischer Nachweis nicht vorliegt,
2. der Verdacht auf und die Erkrankung an einer mikrobiell bedingten Lebensmittelvergiftung oder an einer akuten infektiösen Gastroenteritis, wenn
   a) eine Person betroffen ist, die eine Tätigkeit im Sinne des § 42 Abs. 1 ausübt,
   b) zwei oder mehr gleichartige Erkrankungen auftreten, bei denen ein epidemischer Zusammenhang wahrscheinlich ist oder vermutet wird,
3. der Verdacht einer über das übliche Ausmaß einer Impfreaktion hinausgehenden gesundheitlichen Schädigung,
4. die Verletzung eines Menschen durch ein tollwutkrankes, -verdächtiges oder -ansteckungsverdächtiges Tier sowie die Berührung eines solchen Tieres oder Tierkörpers,
5. das Auftreten einer bedrohlichen übertragbaren Krankheit, die nicht bereits nach den Nummern 1 bis 4 meldepflichtig ist.

Die Meldung nach Satz 1 hat gemäß § 8 Absatz 1 Nummer 1, 3 bis 8, § 9 Absatz 1, 2, 3 Satz 1 oder 3 zu erfolgen.

(2) Dem Gesundheitsamt ist über die Meldung nach Absatz 1 Nr. 1 hinaus mitzuteilen, wenn Personen, die an einer behandlungsbedürftigen Lungentuberkulose leiden, eine Behandlung verweigern oder abbrechen. Die Meldung nach Satz 1 hat gemäß § 8 Abs. 1 Nr. 1, § 9 Abs. 1 und 3 Satz 1 oder 3 zu erfolgen.

(3) Nichtnamentlich ist das Auftreten von zwei oder mehr nosokomialen Infektionen zu melden, bei denen ein epidemischer Zusammenhang wahrscheinlich ist oder vermutet wird. Die Meldung nach Satz 1 hat gemäß § 8 Absatz 1 Nummer 1, 3 oder 5, § 10 Absatz 1 zu erfolgen.

Erläuterungen

Bei den in § 6 Abs. 1 Satz 1 aufgeführten Erkrankungen handelt es sich in erster Linie um solche, deren Ausbreitung durch die schnelle Intervention des Gesundheitsamtes unterbunden werden sollen. Aus diesem Grunde sind Kenntnisse über die relativ charakteristische Symptomatik von äußerster Wichtigkeit. Für alle im § 6 Abs. 1 aufgeführten Erkrankungen besteht, außer bei Tuberkulose, bereits bei Verdacht eine namentliche Meldepflicht (s. § 8 Abs. 1 Punkt 8: „im Falle des § 6 Abs. 1 der Heilpraktiker“). Des Weiteren besteht für alle Erkrankungen des § 6 Abs. 1, Satz 1 Nr. 1, 2, 5 laut § 24 bereits bei Verdacht ein Behandlungsverbot für den Heilpraktiker.

Spezieller Lernhinweis

Ein zentrales Thema zum Verständnis des IfSG ist die Unterscheidung zwischen der Meldepflicht von Erkrankungen und dem Behandlungsverbot von Krankheiten. Nicht jede Krankheit, für die ein Behandlungsverbot besteht, ist auch immer meldepflichtig!

Erläuterungen

§ 6 Abs. 1 Punkt 1
Bei Verdacht, Erkrankung, Tod sind die von a–r genannten Erkrankungen durch den Heilpraktiker meldepflichtig.
Bei Erkrankung und Tod ist lediglich eine behandlungsbedürftige Tuberkulose meldepflichtig. Entscheidend ist ausdrücklich nicht erst der bakteriologische Nachweis, sondern die Feststellung der Behandlungsbedürftigkeit anhand der Symptomatik oder z. B. des röntgenologischen Befundes.

§ 6 Abs. 1 Punkt 2
Bei Verdacht und Erkrankung sind mikrobiell bedingte Lebensmittelvergiftungen oder die Erkrankung an einer akuten infektiösen Gastroenteritis nur meldepflichtig, sofern eine Person betroffen ist, die mit unverpackten Lebensmitteln in Berührung kommt (Tätigkeit im Sinne des § 42) oder 2 oder mehr gleichartige Erkrankungen auftreten, bei denen ein epidemischer Zusammenhang bestehen könnte. „Durchfall" als Leitsymptom der o. g. Erkrankungen ist somit nur meldepflichtig, wenn die genannten Umstände zutreffen. Ein Behandlungsverbot besteht jedoch auf jeden Fall (vgl. § 24!).

§ 6 Abs. 1 Punkt 3
Bereits bei Verdacht meldet der Heilpraktiker die Möglichkeit einer Schädigung, die über das normale Ausmaß einer Impfreaktion hinausgeht, also eine Impfkomplikation oder einen Impfschaden darstellt. Ein Behandlungsverbot besteht jedoch nicht (vgl. § 24).

§ 6 Abs. 1 Punkt 5
Bei Verdacht, in Unabhängigkeit des Erregers wird immer dann gemeldet, wenn es sich um eine bedrohliche Krankheit handelt, oder wenn bei gehäuften Infektionen (zwei oder mehr) ein epidemischer Zusammenhang vermutet werden kann. Mit dieser Regelung sollen evtl. unbekannte Erkrankungen frühzeitig erkannt und eingedämmt werden. Laut § 24 besteht Behandlungsverbot!

§ 6 Abs. 2
Meldepflichtig ist der Arzt bei Behandlungsabbruch oder -verweigerung einer behandlungsbedürftigen Tuberkulose.

§ 6 Abs. 3
Bei einem gehäuften Auftreten nosokomialer Infektionen erfolgt eine nicht namentliche Meldung als Ausbruch seitens des Arztes, Leitern von Einrichtungen der pathologisch-anatomischen Diagnostik und anderen Heil- und Pflegeberufen.

§ 7 Meldepflichtige Nachweise von Krankheitserregern

(1) Namentlich ist bei folgenden Krankheitserregern, soweit nicht anders bestimmt, der direkte oder indirekte Nachweis zu melden, soweit die Nachweise auf eine akute Infektion hinweisen:

1. Adenoviren; Meldepflicht nur für den direkten Nachweis im Konjunktivalabstrich
2. Bacillus anthracis
3. Bordetella pertussis, Bordetella parapertussis = Keuchhusten
4. Borrelia recurrentis = Rückfallfieber
5. Brucella sp. = Brucellose
6. Campylobacter sp., darmpathogen = *
7. Chlamydia psittaci = Ornithose
8. Clostridium botulinum oder Toxinnachweis = Botulismus
9. Corynebacterium spp., Toxin bildend = Diphtherie
10. Coxiella burnetii = Q-Fieber
11. humanpathogene Cryptosporidium sp. = *
12. Ebolavirus = virusbedingtes hämorrhagisches Fieber
13. a) Escherichia coli, enterohämorrhagische Stämme (EHEC)
    b) Escherichia coli, sonstige darmpathogene Stämme = *
14. Francisella tularensis = Tularämie
15. FSME-Virus = FSME
16. Gelbfiebervirus = Gelbfieber
17. Giardia lamblia = *
18. Haemophilus influenzae; Meldepflicht nur für den direkten Nachweis aus Liquor oder Blut = Infektion mit Haemophilus influenzae

19. Hantaviren = virusbedingtes hämorrhagisches Fieber
20. Hepatitis-A-Virus = Hepatitis A
21. Hepatitis-B-Virus; Meldepflicht für alle Nachweise = Hepatitis B
22. Hepatitis-C-Virus; Meldepflicht für alle Nachweise = Hepatitis C
23. Hepatitis-D-Virus; Meldepflicht für alle Nachweise = Hepatitis D
24. Hepatitis-E-Virus = Hepatitis E
25. Influenzaviren; Meldepflicht nur für den direkten Nachweis = Influenza
26. Lassavirus = virusbedingtes hämorrhagisches Fieber
27. Legionella sp. = Legionellose
28. 28.humanpathogene Leptospira sp. = Morbus Weil (Leptospirose)
29. Listeria monocytogenes; Meldepflicht nur für den direkten Nachweis aus Blut, Liquor oder anderen normalerweise sterilen Substraten sowie aus Abstrichen von Neugeborenen = Listeriose
30. Marburgvirus = virusbedingtes hämorrhagisches Fieber
31. Masernvirus = Masern
32. Mumpsvirus = Mumps
33. Mycobacterium leprae = Lepra
34. Mycobacterium tuberculosis/africanum, Mycobacterium bovis; Meldepflicht für den direkten Erregernachweis sowie nachfolgend für das Ergebnis der Resistenzbestimmung; vorab auch für den Nachweis säurefester Stäbchen im Sputum = Tuberkulose
35. Neisseria meningitidis; Meldepflicht nur für den direkten Nachweis aus Liquor, Blut, hämorrhagischen Hautinfiltraten oder anderen normalerweise sterilen Substraten = Meningokokken-Meningitis
36. Norovirus = *
37. Poliovirus = Poliomyelitis
38. Rabiesvirus = Tollwut
39. Rickettsia prowazekii = Fleckfieber
40. Rotavirus = *
41. Rubellavirus = Röteln
42. Salmonella Paratyphi; Meldepflicht für alle direkten Nachweise = Paratyphus
43. Salmonella Typhi; Meldepflicht für alle direkten Nachweise = Typhus
44. Salmonella, sonstige = Enteritis infectiosa
45. Shigella sp. = Shigellenruhr
46. Trichinella spiralis = Trichinose
47. Varizella-Zoster-Virus = Windpocken
48. Vibrio cholerae O 1 und O 139 = Cholera
49. Yersinia pestis = Pest
50. Yersinia spp., darmpathogen = *
51. andere Erreger hämorrhagischer Fieber.

Die Meldung nach Satz 1 hat gemäß § 8 Abs. 1 Nr. 2, 3, 4 und Abs. 4, § 9 Abs. 1, 2, 3 Satz 1 oder 3 zu erfolgen.

(2) Namentlich sind in Bezug auf Infektionen und Kolonisationen Nachweise von in dieser Vorschrift nicht genannten Krankheitserregern zu melden, wenn unter Berücksichtigung der Art der Krankheitserreger und der Häufigkeit ihres Nachweises Hinweise auf eine schwerwiegende Gefahr für die Allgemeinheit bestehen. Die Meldung nach Satz 1 hat gemäß § 8 Absatz 1 Nummer 2, 3 oder Absatz 4, § 9 Absatz 2, 3 Satz 1 oder 3 zu erfolgen.

(3) Nichtnamentlich ist bei folgenden Krankheitserregern der direkte oder indirekte Nachweis zu melden:

1. Treponema pallidum
2. HIV
3. Echinococcus sp.
4. Plasmodium sp.
5. Toxoplasma gondii; Meldepflicht nur bei konnatalen Infektionen.

Die Meldung nach Satz 1 hat gemäß § 8 Absatz 1 Nummer 2, 3 oder Absatz 4, § 10 Absatz 2 zu erfolgen.

Erläuterung

Grundsätzlich besteht bei allen Erkrankungen, die durch die im § 7 aufgeführten Erreger verursacht wurden, für den Heilpraktiker Behandlungsverbot laut § 24. Eine Meldepflicht besteht nur für die bereits im § 6 genannten Erkrankungen. Laut § 8 melden Leiter von Medizinaluntersuchungsämtern und sonstigen privaten oder öffentlichen Untersuchungsstellen einschließlich Krankenhauslaboratorien, Leitern von Einrichtungen der pathologisch-anatomischen Diag-

nostik und der Tierarzt. Trotzdem muss der Heilpraktiker die durch die Erreger verursachten Krankheiten kennen, um das im § 24 festgelegte Behandlungsverbot zu befolgen.
Im Übrigen versteht man unter einem direkten Nachweis eines Krankheitserregers den mikroskopischen, kulturellen, molekularbiologischen Nachweis des Krankheitserregers oder seiner Bestandteile. Der indirekte Nachweis eines Krankheitserregers beruht meist auf dem Nachweis spezifischer Antikörper.

§ 7 Abs. 1

Die meisten der genannten Erreger sind die Verursacher der in § 6 Abs. 1 genannten Erkrankungen. Darüber hinaus werden weitere Erreger aufgeführt, die die nachfolgend im Fettdruck dargestellten Erkrankungen verursachen und das Behandlungsverbot des Heilpraktikers über den § 6 hinaus erweitern. Die mit * gekennzeichneten Erreger sind für Krankheiten verantwortlich, die unter den Sammelbegriffen einer „infektiösen Gastroenteritis" bzw. „Lebensmittelvergiftung" einzuordnen sind.
Die aufgeführten Erreger verursachen folgende Krankheiten:

1. Infektion durch Adenoviren → **Conjunctivitis epidemica**
2. Bacillus anthracis → Milzbrand
3. Bordetella pertussis, Bordetella parapertussis → Keuchhusten
4. Borrelia recurrentis → Rückfallfieber
5. Brucella sp. → **Brucellose**
6. Campylobacter sp., darmpathogen → *
7. Chlamydia psittaci → **Ornithose**
8. Clostridium botulinum oder Toxinnachweis → Botulismus
9. Corynebacterium spp., Toxin bildend → Diphtherie
10. Coxiella burnetii → **Q-Fieber**
11. humanpathogene Cryptosporidium sp. → *
12. Ebolavirus → virusbedingtes hämorrhagisches Fieber
13. a) Escherichia coli, enterohämorrhagische Stämme (EHEC)
    b) Escherichia coli, sonstige darmpathogene Stämme → *
14. Francisella tularensis → **Tularämie**
15. FSME-Virus → FSME
16. Gelbfiebervirus → **Gelbfieber**
17. Giardia lamblia → *
18. Haemophilus influenzae; Meldepflicht nur für den direkten Nachweis aus Liquor oder Blut → **Infektion mit Haemophilus influenzae**
19. Hantaviren → virusbedingtes hämorrhagisches Fieber
20. Hepatitis-A-Virus → Hepatitis A
21. Hepatitis-B-Virus; Meldepflicht für alle Nachweise → Hepatitis B
22. Hepatitis-C-Virus; Meldepflicht für alle Nachweise → Hepatitis C
23. Hepatitis-D-Virus; Meldepflicht für alle Nachweise → Hepatitis D
24. Hepatitis-E-Virus → Hepatitis E
25. Influenzaviren; Meldepflicht nur für den direkten Nachweis → **Influenza**
26. Lassavirus → virusbedingtes hämorrhagisches Fieber
27. Legionella sp. → **Legionellose**
28. humanpathogene Leptospira sp. → **Morbus Weil** (Leptospirose)
29. Listeria monocytogenes; Meldepflicht nur für den direkten Nachweis aus Blut, Liquor oder anderen normalerweise sterilen Substraten sowie aus Abstrichen von Neugeborenen → **Listeriose**
30. Marburgvirus → virusbedingtes hämorrhagisches Fieber
31. Masernvirus → Masern
32. Mumpsvirus → Mumps
33. Mycobacterium leprae → **Lepra**
34. Mycobacterium tuberculosis/africanum, Mycobacterium bovis; Meldepflicht für den direkten Erregernachweis sowie nachfolgend für das Ergebnis der Resistenzbestimmung; vorab auch für den Nachweis säurefester Stäbchen im Sputum → Tuberkulose
35. Neisseria meningitidis; Meldepflicht nur für den direkten Nachweis aus Liquor, Blut, hämorrhagischen Hautinfiltraten oder anderen normalerweise sterilen Substraten → Meningokokken-Meningitis
36. Norovirus → *

37. Poliovirus → Poliomyelitis
38. Rabiesvirus → Tollwut
39. Rickettsia prowazekii → **Fleckfieber**
40. Rotavirus → *
41. Salmonella Paratyphi; Meldepflicht für alle direkten Nachweise → Paratyphus
42. Rubellavirus → Röteln
43. Salmonella Typhi; Meldepflicht für alle direkten Nachweise → Typhus
44. Salmonella, sonstige → **Enteritis infectiosa**
45. Shigella sp. → **Shigellenruhr**
46. Trichinella spiralis → **Trichinose**
47. Varizella-Zoster-Virus → Windpocken
48. Vibrio cholerae O 1 und O 139 → Cholera
49. Yersinia pestis → Pest
50. Yersinia spp., darmpathogen → *
51. andere Erreger hämorrhagischer Fieber

§ 7 Abs. 2

Um eine Gefahr für die Allgemeinheit auszuschließen, melden die Leiter von Untersuchungslaboren auch nicht mit aufgeführte Erreger, wenn ersichtlich wird, dass sie örtlich und zeitlich gehäuft nachgewiesen werden und auf eine schwerwiegende Erkrankung hindeuten. Mit dieser Vorschrift soll erreicht werden, dass v. a. neu auftretende Krankheitserreger so früh wie möglich erkannt werden, um schnell wirksame Abwehrmaßnahmen einzuleiten.

§ 7 Abs. 3

Nachfolgende Erreger verursachen folgende Erkrankungen:

1. Treponema pallidum → **Lues**
2. HIV → **AIDS**
3. Echinococcus spezies → **Echinokokkose**
4. Plasmodium spezies → **Malaria**
5. Toxoplasma gondii → **Toxoplasmose**

§ 8 Zur Meldung verpflichtete Personen

(1) Zur Meldung oder Mitteilung sind verpflichtet:

1. im Falle des § 6 der feststellende Arzt; in Krankenhäusern oder anderen Einrichtungen der stationären Pflege ist für die Einhaltung der Meldepflicht neben dem feststellenden Arzt auch der leitende Arzt, in Krankenhäusern mit mehreren selbstständigen Abteilungen der leitende Abteilungsarzt, in Einrichtungen ohne leitenden Arzt der behandelnde Arzt verantwortlich,
2. im Falle des § 7 die Leiter von Medizinaluntersuchungsämtern und sonstigen privaten oder öffentlichen Untersuchungsstellen einschließlich der Krankenhauslaboratorien,
3. im Falle der §§ 6 und 7 die Leiter von Einrichtungen der pathologisch-anatomischen Diagnostik, wenn ein Befund erhoben wird, der sicher oder mit hoher Wahrscheinlichkeit auf das Vorliegen einer meldepflichtigen Erkrankung oder Infektion durch einen meldepflichtigen Krankheitserreger schließen lässt,
4. im Falle des § 6 Abs. 1 Nr. 4 und im Falle des § 7 Abs. 1 Nr. 36 bei Tieren, mit denen Menschen Kontakt gehabt haben, auch der Tierarzt,
5. im Falle des § 6 Abs. 1 Nr. 1, 2 und 5 und Abs. 3 Angehörige eines anderen Heil- oder Pflegeberufs, der für die Berufsausübung oder die Führung der Berufsbezeichnung eine staatlich geregelte Ausbildung oder Anerkennung erfordert,
6. im Falle des § 6 Abs. 1 Nr. 1, 2 und 5 der verantwortliche Luftfahrzeugführer oder der Kapitän eines Seeschiffes,
7. im Falle des § 6 Abs. 1 Nr. 1, 2 und 5 die Leiter von Pflegeeinrichtungen, Justizvollzugsanstalten, Heimen, Lagern oder ähnlichen Einrichtungen,
8. im Falle des § 6 Abs. 1 der Heilpraktiker.

(2) Die Meldepflicht besteht nicht für Personen des Not- und Rettungsdienstes, wenn der Patient unverzüglich in eine ärztlich geleitete Einrichtung gebracht wurde. Die Meldepflicht besteht für die in Absatz 1 Nr. 5 bis 7 bezeichneten Personen nur, wenn ein Arzt nicht hinzugezogen wurde.

(3) Die Meldepflicht besteht nicht, wenn dem Meldepflichtigen ein Nachweis vorliegt, dass die Meldung bereits erfolgte und andere als die bereits gemeldeten Angaben nicht erhoben wurden. Satz 1 gilt auch für Erkrankungen, bei denen der Verdacht bereits gemeldet wurde.

(4) Absatz 1 Nr. 2 gilt entsprechend für Personen, die die Untersuchung zum Nachweis von Krankheitserregern außerhalb des Geltungsbereichs dieses Gesetzes durchführen lassen.

Erläuterung

Die Meldepflicht für den Heilpraktiker beschränkt sich ausschließlich auf die Krankheiten des § 6 Abs. 1!

§ 8 Abs. 2 und Abs. 3

Angehörige eines anderen Heil- und Pflegeberufes, Piloten und Kapitäne sowie Leiter von Pflegeeinrichtungen, Justizvollzugsanstalten, Heimen, Lagern oder ähnlichen Einrichtungen melden nur, wenn kein Arzt hinzugezogen wurde. Der Heilpraktiker hingegen ist auch dann nicht von seiner Meldepflicht befreit, wenn ein Arzt hinzugezogen wurde. Lediglich ein schriftlicher Nachweis, dass die Meldung mit den entsprechenden Angaben bereits erfolgte, entbindet ihn von seinen Pflichten.

§ 9 Namentliche Meldung

(1) Die namentliche Meldung durch eine der in § 8 Absatz 1 Nummer 1 und 4 bis 8 genannten Personen muss, soweit vorliegend, folgende Angaben enthalten:

1. zur betroffenen Person:
   a) Name und Vorname,
   b) Geschlecht,
   c) Geburtsdatum,
   d) Anschrift der Hauptwohnung oder des gewöhnlichen Aufenthaltsortes und, falls abweichend: Anschrift des derzeitigen Aufenthaltsortes,
   e) weitere Kontaktdaten,
   f) Tätigkeit in Einrichtungen und Unternehmen nach § 23 Absatz 5 oder nach § 36 Absatz 1 und 2 mit Namen, Anschrift und weiteren Kontaktdaten der Einrichtung oder des Unternehmens,
   g) Tätigkeit nach § 42 Absatz 1 bei akuter Gastroenteritis, bei akuter Virushepatitis, bei Typhus abdominalis oder Paratyphus und bei Cholera mit Namen, Anschrift und weiteren Kontaktdaten der Einrichtung oder des Unternehmens,
   h) Betreuung oder Unterbringung in Einrichtungen nach § 23 Absatz 5 Satz 1 oder § 36 Absatz 1 Nummer 1 bis 6 mit Namen, Anschrift und weiteren Kontaktdaten der Einrichtung,
   i) Diagnose oder Verdachtsdiagnose,
   j) Tag der Erkrankung, Tag der Diagnose, gegebenenfalls Tag des Todes und wahrscheinlicher Zeitpunkt oder Zeitraum der Infektion,
   k) wahrscheinliche Infektionsquelle, einschließlich der zugrunde liegenden Tatsachen,
   l) in Deutschland: Landkreis oder kreisfreie Stadt, in dem oder in der die Infektion wahrscheinlich erworben worden ist, ansonsten Staat, in dem die Infektion wahrscheinlich erworben worden ist,
   m) bei Tuberkulose, Hepatitis B und Hepatitis C: Geburtsstaat, Staatsangehörigkeit und gegebenenfalls Jahr der Einreise nach Deutschland,
   n) Überweisung, Aufnahme und Entlassung aus einer Einrichtung nach § 23 Absatz 5 Satz 1, gegebenenfalls intensivmedizinische Behandlung und deren Dauer,
   o) Spender für eine Blut-, Organ-, Gewebe- oder Zellspende in den letzten sechs Monaten
   p) bei impfpräventablen Krankheiten Angaben zum diesbezüglichen Impfstatus,
2. Name, Anschrift und weitere Kontaktdaten der Untersuchungsstelle, die mit der Erregerdiagnostik beauftragt ist,
3. Name, Anschrift und weitere Kontaktdaten des Meldenden und
4. bei einer Meldung nach § 6 Absatz 1 Satz 1 Nummer 3 die Angaben zur Schutzimpfung nach § 22 Absatz 2.

(3) Die namentliche Meldung muss unverzüglich erfolgen und dem zuständigen Gesundheitsamt nach Absatz 4 spätestens 24 Stunden, nachdem der Meldende Kenntnis erlangt hat, vorliegen. Eine Meldung darf wegen einzelner fehlender Angaben nicht verzögert werden. Die Nachmeldung oder Korrektur von Angaben hat unverzüglich nach deren Vorliegen an das Gesundheitsamt zu erfolgen, das die ursprüngliche Meldung erhalten

hat. Das Gesundheitsamt ist befugt, von dem Meldenden Auskunft über Angaben zu verlangen, die die Meldung zu enthalten hat. Der Meldende hat dem Gesundheitsamt unverzüglich anzugeben, wenn sich eine Verdachtsmeldung nicht bestätigt hat.

Erläuterung

Jede Meldung muss gewisse Fakten enthalten. Unabhängig davon, ob Informationen fehlen, muss die Meldefrist innerhalb von 24 h an das zuständige Gesundheitsamt des Ortes, an dem sich der Betroffene aufhält, eingehalten werden.

§ 15 Anpassung der Meldepflicht an die epidemische Lage

(1) Das Bundesministerium für Gesundheit wird ermächtigt, durch Rechtsverordnung mit Zustimmung des Bundesrates die Meldepflicht für die in § 6 aufgeführten Krankheiten oder die in § 7 aufgeführten Krankheitserreger aufzuheben, einzuschränken oder zu erweitern oder die Meldepflicht auf andere übertragbare Krankheiten oder Krankheitserreger auszudehnen, soweit die epidemische Lage dies zulässt oder erfordert.

(2) In dringenden Fällen kann zum Schutz der Bevölkerung die Rechtsverordnung ohne Zustimmung des Bundesrates erlassen werden. Eine auf der Grundlage des Satzes 1 erlassene Verordnung tritt ein Jahr nach ihrem Inkrafttreten außer Kraft; ihre Geltungsdauer kann mit Zustimmung des Bundesrates verlängert werden.

(3) Solange das Bundesministerium für Gesundheit von der Ermächtigung nach Absatz 1 keinen Gebrauch macht, sind die Landesregierungen zum Erlass einer Rechtsverordnung nach Absatz 1 ermächtigt, sofern die Meldepflicht nach diesem Gesetz hierdurch nicht eingeschränkt oder aufgehoben wird. Sie können die Ermächtigung durch Rechtsverordnung auf andere Stellen übertragen.

Spezieller Lernhinweis

Die Meldepflicht ist derzeit (Stand: Mai 2018) an die epidemische Lage wie folgt angepasst worden:

- § 6: zoonotische Influenza
- § 6: Erkrankung oder Tod einer Clostridium difficile Infektion mit klinisch schwerem Verlauf
- § 7: MRSA (methicillinresistenter Staphylococcus aureus)
- § 7: Enterobacteriaceae und Acinetobakter ssp. mit Carbapenem Nichtempfindlichkeit
- § 7: Chikungunya Virus, Dengue Virus, West-Nil Virus, Zika-Virus, sonstige Arboviren, soweit der Nachweis auf eine akute Infektion hinweist.

4. Abschnitt – Verhütung übertragbarer Krankheiten

§ 16 Allgemeine Maßnahmen der zuständigen Behörde

(1) Werden Tatsachen festgestellt, die zum Auftreten einer übertragbaren Krankheit führen können, oder ist anzunehmen, dass solche Tatsachen vorliegen, so trifft die zuständige Behörde die notwendigen Maßnahmen zur Abwendung der dem Einzelnen oder der Allgemeinheit hierdurch drohenden Gefahren. (...)

(2) In den Fällen des Absatzes 1 sind die Beauftragten der zuständigen Behörde und des Gesundheitsamtes zur Durchführung von Ermittlungen und zur Überwachung der angeordneten Maßnahmen berechtigt, Grundstücke, Räume, Anlagen und Einrichtungen sowie Verkehrsmittel aller Art zu betreten und Bücher oder sonstige Unterlagen einzusehen und hieraus Abschriften, Ablichtungen oder Auszüge anzufertigen sowie sonstige Gegenstände zu untersuchen oder Proben zur Untersuchung zu fordern oder zu entnehmen. (...)

(4) Das Grundrecht der Unverletzlichkeit der Wohnung (Artikel 13 Abs. 1 Grundgesetz) wird im Rahmen der Absätze 2 und 3 eingeschränkt.

(...)

§ 19 Aufgaben des Gesundheitsamtes in besonderen Fällen

(1) Das Gesundheitsamt bietet bezüglich sexuell übertragbarer Krankheiten und Tuberkulose Beratung und Untersuchung an oder stellt diese in Zusammenarbeit mit anderen medizinischen Einrichtungen sicher. (...)

§ 20 Schutzimpfungen und andere Maßnahmen der spezifischen Prophylaxe

(1) Die zuständige obere Bundesbehörde, die obersten Landesgesundheitsbehörden und die von ihnen beauftragten Stellen sowie die Gesundheitsämter informieren die Bevölkerung über die Bedeutung von Schutzimpfungen und anderen Maßnahmen der spezifischen Prophylaxe übertragbarer Krankheiten.

(4) Beim Robert Koch-Institut wird eine ständige Impfkommission eingerichtet (...).

(6) Das Bundesministerium für Gesundheit wird ermächtigt, durch Rechtsverordnung mit Zustimmung des Bundesrates anzuordnen, das bedrohte Teile der Bevölkerung an Schutzimpfungen oder anderen Maßnahmen der spezifischen Prophylaxe teilzunehmen haben, wenn eine übertragbare Krankheit mit klinisch schweren Verlaufsformen auftritt und mit ihrer epidemischen Verbreitung zu rechnen ist. Das Grundrecht der körperlichen Unversehrtheit (Artikel 2 Abs. 2 Satz 1 Grundgesetz) kann insoweit eingeschränkt sein.

§ 21 Impfstoffe

Bei einer auf Grund dieses Gesetzes angeordneten oder einer von der obersten Landesgesundheitsbehörde öffentlich empfohlenen Schutzimpfung oder einer Impfung nach § 17 Abs. 4 des Soldatengesetzes dürfen Impfstoffe verwendet werden, die Mikroorganismen enthalten, welche von den Geimpften ausgeschieden und von anderen Personen aufgenommen werden können. Das Grundrecht der körperlichen Unversehrtheit (Artikel 2 Abs. 2 Satz 1 Grundgesetz) wird insoweit eingeschränkt.

§ 22 Impfausweis

(1) Der impfende Arzt hat jede Schutzimpfung unverzüglich in einen Impfausweis nach Absatz 2 einzutragen oder, falls der Impfausweis nicht vorgelegt wird, eine Impfbescheinigung auszustellen. Der impfende Arzt hat den Inhalt der Impfbescheinigung auf Verlangen in den Impfausweis einzutragen. Im Falle seiner Verhinderung hat das Gesundheitsamt die Eintragung nach Satz 2 vorzunehmen.

(2) Der Impfausweis oder die Impfbescheinigung muss über jede Schutzimpfung enthalten:

- Datum der Schutzimpfung
- Bezeichnung und Chargen-Bezeichnung des Impfstoffes
- Name der Krankheit, gegen die geimpft wird
- Namen und Anschrift des impfenden Arztes sowie
- Unterschrift des impfenden Arztes oder Bestätigung der Eintragung des Gesundheitsamtes.

(...)

§ 23 Nosokomiale Infektionen, Resistenzen

(1) Beim Robert Koch-Institut wird eine Kommission für Krankenhaushygiene und Infektionsprävention eingerichtet. (...) Die Kommission erstellt Empfehlungen zur Prävention nosokomialer Infektionen sowie zu betrieblich-organisatorischen und baulich-funktionellen Maßnahmen der Hygiene in Krankenhäusern und anderen medizinischen Einrichtungen.

(3) Die Leiter folgender Einrichtungen haben sicherzustellen, dass die nach dem Stand der medizinischen Wissenschaft erforderlichen Maßnahmen getroffen werden, um nosokomiale Infektionen zu verhüten und die Weiterverbreitung von Krankheitserregern, insbesondere solcher mit Resistenzen, zu vermeiden:

1. Krankenhäuser,
2. Einrichtungen für ambulantes Operieren,
3. Vorsorge- oder Rehabilitationseinrichtungen, in denen eine den Krankenhäusern vergleichbare medizinische Versorgung erfolgt,
4. Dialyseeinrichtungen,
5. Tageskliniken,

6. Entbindungseinrichtungen,
7. Behandlungs- oder Versorgungseinrichtungen, die mit einer der in den Nummern 1 bis 6 genannten Einrichtungen vergleichbar sind,
8. Arztpraxen, Zahnarztpraxen und
9. Praxen sonstiger humanmedizinischer Heilberufe.

(5) (...) Die Landesregierungen können durch Rechtsverordnung vorsehen, dass Leiter von Zahnarztpraxen sowie Leiter von Arztpraxen und Praxen sonstiger humanmedizinischer Heilberufe, in denen invasive Eingriffe vorgenommen werden, sicherzustellen haben, dass innerbetriebliche Verfahrensweisen zur Infektionshygiene in Hygieneplänen festgelegt sind.

5. Abschnitt – Bekämpfung übertragbarer Krankheiten

§ 24 Behandlung übertragbarer Krankheiten

Die Behandlung von Personen, die an einer der in § 6 Abs. 1 Satz 1 Nr. 1, 2 und 5 oder § 34 Abs. 1 genannten übertragbaren Krankheiten erkrankt oder dessen verdächtig sind oder die mit einem Krankheitserreger nach § 7 infiziert sind, ist insoweit im Rahmen der berufsmäßigen Ausübung der Heilkunde nur Ärzten gestattet. Satz 1 gilt entsprechend bei sexuell übertragbaren Krankheiten und für Krankheiten oder Krankheitserreger, die durch eine Rechtsverordnung auf Grund des § 15 Abs. 1 in die Meldepflicht einbezogen sind. Als Behandlung im Sinne der Sätze 1 und 2 gilt auch der direkte und indirekte Nachweis eines Krankheitserregers für die Feststellung einer Infektion oder übertragbaren Krankheit; § 46 gilt entsprechend.

Erläuterung

§ 24 regelt das Behandlungsverbot für Heilpraktiker. Daher darf er folgende Krankheiten nicht behandeln:

- Behandlungsverbot bereits bei Verdacht der ebenfalls meldepflichtigen Erkrankungen, die in § 6 Abs. 1 Satz 1 Nr. 1, 2 und 5 aufgeführt sind.
- Behandlungsverbot bereits bei Verdacht auf das Vorliegen einer in § 34 Abs. 1 aufgeführten Erkrankung. Ein Großteil der aufgeführten Krankheiten ist bereits im § 6 aufgeführt.
- Behandlungsverbot bei Verdacht aller Erkrankungen, die durch die im § 7 aufgeführten Erreger verursacht werden (das Wort „infiziert“ bedeutet nicht, dass der Erreger nachgewiesen wurde).
- Behandlungsverbot bereits bei Verdacht für sexuell übertragbare Krankheiten. Darunter versteht das Bundesgesundheitsamt folgende Erkrankungen:
  - infektiöse Geschlechtskrankheiten: Gonorrhöe, Lues, Ulcus molle, Lymphogranuloma inguinale (syn.: Lymphogranuloma venereum, Nicolas-Durand-Favre-Krankheit)
  - Infektion durch: Chlamydia trachomatis (Serovare D–K) Herpes-simplex-Virus (v. a. Typ 2, Herpes genitalis), Trichomonas vaginalis, Candida albicans, Mycoplasma hominis/Ureaplasma urealyticum, CMV, Papillomavirus, Molluscum-contagiosum-Virus, HI-Virus, Scabies, Hepatitisviren
- Behandlungsverbot bereits bei Verdacht für die übertragbaren Krankheiten bzw. Krankheitserreger, die laut § 15 in Anpassung an die epidemische Lage hinzugefügt wurden.
- Es ist dem Heilpraktiker verboten, den direkten oder indirekten Nachweis eines Krankheitserregers zu erbringen (gilt als Behandlung).

§ 29 Beobachtung

(1) Kranke, Krankheitsverdächtige, Ansteckungsverdächtige und Ausscheider können einer Beobachtung unterworfen werden.

(2) Wer einer Beobachtung nach Absatz 1 unterworfen ist, hat die erforderlichen Untersuchungen durch die Beauftragten des Gesundheitsamtes zu dulden und den Anordnungen des Gesundheitsamtes Folge zu leisten. § 26 Abs. 2 gilt entsprechend. Eine Person nach Satz 1 ist ferner verpflichtet, den Beauftragten des Gesundheitsamtes zum Zwecke der Befragung oder der Untersuchung den Zutritt zu seiner Wohnung zu gestatten, auf Verlangen ihnen über alle seinen Gesundheitszustand betreffenden Umstände Auskunft zu geben und im Falle des Wechsels der Hauptwohnung oder des gewöhnlichen Aufenthaltes unverzüglich dem bisher zuständigen Gesundheitsamt Anzeige zu erstatten. Die Anzeigepflicht gilt auch bei Änderungen einer Tätigkeit im Lebensmittelbereich im Sinne von § 42 Abs. 1 Satz 1 oder in Einrichtungen im Sinne von § 36 Abs. 1 oder § 23 Abs. 5 sowie beim Wechsel einer Gemeinschaftseinrichtung im Sinne von § 33. § 16 Abs. 2 Satz 4 gilt entsprechend. Die Grundrechte der körperlichen Unversehrtheit (Artikel 2 Abs. 2 Satz 1 Grundgesetz), der Freiheit der Person (Artikel 2 Abs. 2 Satz 2 Grundgesetz) und der Unverletzlichkeit der Wohnung (Artikel 13 Abs. 1 Grundgesetz) werden insoweit eingeschränkt.

Erläuterung

Kranke, Krankheitsverdächtige und Ausscheider, die einer Beobachtung unterworfen sind, müssen sich an folgende Richtlinien halten:

- Anordnungen des Gesundheitsamtes müssen befolgt werden, Untersuchungen müssen zugelassen werden.
- Der Zutritt zur Wohnung muss erlaubt werden.
- Auskünfte über den Gesundheitszustand müssen gegeben werden.
- Jeder Wohnungswechsel ist dem Gesundheitsamt mitzuteilen.
- Jede Änderung bei einer Tätigkeit im Lebensmittelbereich muss mitgeteilt werden.
- Der Wechsel in eine Gemeinschaftseinrichtung ist zu melden.

Das Verhalten von Ausscheidern wird im § 34 Abs. 2 noch erweitert: Sie dürfen im Falle einer dort aufgeführten Erkrankung Gemeinschaftseinrichtungen nicht nutzen, bis nach ärztlichem Urteil die Erkrankung nicht mehr übertragbar ist.

§ 30 Quarantäne

(1) Die zuständige Behörde hat anzuordnen, dass Personen, die an Lungenpest oder an von Mensch zu Mensch übertragbarem hämorrhagischem Fieber erkrankt oder dessen verdächtig sind, unverzüglich in einem Krankenhaus oder einer für diese Krankheiten geeigneten Einrichtung abgesondert werden. Bei sonstigen Kranken sowie Krankheitsverdächtigen, Ansteckungsverdächtigen und Ausscheidern kann angeordnet werden, dass sie in einem geeigneten Krankenhaus oder in sonst geeigneter Weise abgesondert werden, bei Ausscheidern jedoch nur, wenn sie andere Schutzmaßnahmen nicht befolgen, befolgen können oder befolgen würden und dadurch ihre Umgebung gefährden.

(2) Kommt der Betroffene den seine Absonderung betreffenden Anordnungen nicht nach, (...) so ist er zwangsweise durch Unterbringung in einem abgeschlossenen Krankenhaus (...) abzusondern.

(...)

Erläuterung

Besteht bei einem Patienten auch nur der Verdacht, dass er an Lungenpest oder von Mensch zu Mensch übertragbarem virusbedingtem hämorrhagischem Fieber erkrankt ist, so ist er unverzüglich abzusondern.

§ 31 Berufliches Tätigkeitsverbot

Die zuständige Behörde kann Kranken, Krankheitsverdächtigen, Ansteckungsverdächtigen und Ausscheidern die Ausübung bestimmter beruflicher Tätigkeiten ganz oder teilweise untersagen. Satz 1 gilt auch für sonstige Personen, die Krankheitserreger so in oder an sich tragen, dass im Einzelfall die Gefahr einer Weiterverbreitung besteht.

6. Abschnitt – Zusätzliche Vorschriften für Schulen und sonstige Gemeinschaftseinrichtungen

§ 33 Gemeinschaftseinrichtungen

Gemeinschaftseinrichtungen im Sinne dieses Gesetzes sind Einrichtungen, in denen überwiegend Säuglinge, Kinder oder Jugendliche betreut werden, insbesondere Kinderkrippen, Kindergärten, Kindertagesstätten, Kinderhorte, Schulen oder sonstige Ausbildungseinrichtungen, Heime, Ferienlager und ähnliche Einrichtungen.

§ 34 Gesundheitliche Anforderungen, Mitwirkungspflichten, Aufgaben des Gesundheitsamtes

(1) Personen, die an

1. Cholera
2. Diphtherie
3. Enteritis durch enterohämorrhagische Escherichia coli (EHEC)
4. virusbedingtem hämorrhagischen Fieber
5. Haemophilus influenzae Typ b-Meningitis
6. Impetigo contagiosa (ansteckende Borkenflechte)
7. Keuchhusten
8. ansteckungsfähiger Lungentuberkulose
9. Masern
10. Meningokokken-Infektion
11. Mumps
12. Paratyphus
13. Pest
14. Poliomyelitis
    14 a) Röteln
15. Scharlach oder sonstigen Streptococcus pyogenes-Infektionen
16. Shigellose
17. Skabies (Krätze)
18. Typhus abdominalis
19. Virushepatitis A oder E
20. Windpocken

erkrankt oder dessen verdächtig oder die verlaust sind, dürfen in den in § 33 genannten Gemeinschaftseinrichtungen keine Lehr-, Erziehungs-, Pflege-, Aufsichts- oder sonstige Tätigkeiten ausüben, bei denen sie Kontakt zu den dort Betreuten haben, bis nach ärztlichem Urteil eine Weiterverbreitung der Krankheit oder der Verlausung durch sie nicht mehr zu befürchten ist. Satz 1 gilt entsprechend für die in der Gemeinschaftseinrichtung Betreuten mit der Maßgabe, dass sie die dem Betrieb der Gemeinschaftseinrichtung dienenden Räume nicht betreten, Einrichtungen der Gemeinschaftseinrichtung nicht benutzen und an Veranstaltungen der Gemeinschaftseinrichtung nicht teilnehmen dürfen. Satz 2 gilt auch für Kinder, die das 6. Lebensjahr noch nicht vollendet haben und an infektiöser Gastroenteritis erkrankt oder dessen verdächtig sind.

(2) Ausscheider von

1. Vibrio cholerae O 1 und O 139
2. Corynebacterium diphteriae, Toxin bildend
3. Salmonella typhi
4. Salmonella paratyphi
5. Shigella sp.
6. enterohämorrhagischen E. coli (EHEC)

dürfen nur mit Zustimmung des Gesundheitsamtes und unter Beachtung der gegenüber dem Ausscheider und der Gemeinschaftseinrichtung verfügten Schutzmaßnahmen die dem Betrieb der Gemeinschaftseinrichtung dienenden Räume betreten, Einrichtungen der Gemeinschaftseinrichtung benutzen und an Veranstaltungen der Gemeinschaftseinrichtung teilnehmen.

(3) Absatz 1 Satz 1 und 2 gilt entsprechend für Personen, in deren Wohngemeinschaft nach ärztlichem Urteil eine Erkrankung an oder ein Verdacht auf

1. Cholera
2. Diphtherie
3. Enteritis durch enterohämorrhagische Escherichia coli (EHEC)
4. virusbedingtem hämorrhagischem Fieber
5. Haemophilus influenzae Typ b-Meningitis
6. ansteckungsfähiger Lungentuberkulose
7. Masern
8. Meningokokken-Infektion
9. Mumps

10. Paratyphus
11. Pest
12. Poliomyelitis
13. Shigellose
14. Typhus abdominalis
15. Virushepatitis A oder E
16. Windpocken

aufgetreten ist.

(...)

Erläuterungen

Alle in einer nach § 33 definierten Gemeinschaftseinrichtung tätigen Menschen sowie die zu betreuenden Personen als auch Personen, die mit dem Erkrankten in einer Wohngemeinschaft leben, dürfen die Gemeinschaftseinrichtung nicht nutzen, bis das Verbot von einem Arzt aufgehoben wird.

§ 34 Abs. 1

Dieser Paragraf ist für den Heilpraktiker aus dem Grunde wichtig, da für alle im Abs. 1 aufgeführten Erkrankungen bereits bei Verdacht Behandlungsverbot besteht.

Cave

Streptococcus-pyogenes-Infektionen entsprechen einer Infektion durch β-hämolysierende Streptokokken der Gruppe A, d. h., der Heilpraktiker darf die durch diesen Erreger verursachten Erkrankungen nicht behandeln (z. B. Angina tonsillaris, Erysipel, Otitis media etc.).

§ 36 Infektionsschutz bei bestimmten Einrichtungen, Unternehmen und Personen; Verordnungsermächtigung

(1) Folgende Einrichtungen und Unternehmen müssen in Hygieneplänen innerbetriebliche Verfahrensweisen zur Infektionshygiene festlegen und unterliegen der infektionshygienischen Überwachung durch das Gesundheitsamt:

(...)

(2) Einrichtungen und Unternehmen, bei denen die Möglichkeit besteht, dass durch Tätigkeiten am Menschen durch Blut Krankheitserreger übertragen werden, können durch das Gesundheitsamt infektionshygienisch überwacht werden.

Erläuterungen

Auch die Praxis des Heilpraktikers kann infektionshygienisch überwacht werden. Um eine Übertragung von Krankheitserregern auszuschließen, sollte der Heilpraktiker die aktuellen Empfehlungen des Robert Koch-Institutes beachten und auch umsetzen (Hygieneplan). Jeder Therapeut ist dazu verpflichtet, alle nur möglichen Maßnahmen hinsichtlich des Infektionsschutzes zu veranlassen.

8. Abschnitt – Gesundheitliche Anforderungen an das Personal beim Umgang mit Lebensmitteln

§ 42 Tätigkeits- und Beschäftigungsverbote

(1) Personen, die

1. an Typhus abdominalis, Paratyphus, Cholera, Shigellenruhr, Salmonellose, einer anderen infektiösen Gastroenteritis oder Virushepatitis A oder E erkrankt oder dessen verdächtig sind,
2. an infizierten Wunden oder an Hautkrankheiten erkrankt sind, bei denen die Möglichkeit besteht, dass deren Krankheitserreger über Lebensmittel übertragen werden können,
3. die Krankheitserreger Shigellen, Salmonellen, enterohämorrhagische Escherichia coli oder Choleravibrionen ausscheiden, dürfen nicht tätig sein oder beschäftigt werden

- beim Herstellen, Behandeln oder Inverkehrbringen der in Absatz 2 genannten Lebensmittel, wenn sie dabei mit diesen in Berührung kommen, oder
- in Küchen von Gaststätten und sonstigen Einrichtungen mit oder zur Gemeinschaftsverpflegung. Satz 1 gilt entsprechend für Personen, die mit Bedarfsgegenständen, die für die dort genannten Tätigkeiten verwendet werden, so in Berührung kommen, dass eine Übertragung von Krankheitserregern auf die Lebensmittel im Sinne des Absatzes 2 zu befürchten ist. Die Sätze 1 und 2 gelten nicht für den privaten hauswirtschaftlichen Bereich.

(...)

(4) Das Gesundheitsamt kann Ausnahmen von den Verboten nach dieser Vorschrift zulassen, wenn Maßnahmen durchgeführt werden, mit denen eine Übertragung der aufgeführten Erkrankungen und Krankheitserreger verhütet werden kann.

(...)

§ 43 Belehrung, Bescheinigung des Gesundheitsamtes

(1) Personen dürfen gewerbsmäßig die in § 42 Abs. 1 bezeichneten Tätigkeiten erstmalig nur dann ausüben und mit diesen Tätigkeiten erstmalig nur dann beschäftigt werden, wenn durch eine nicht mehr als 3 Monate alte Bescheinigung des Gesundheitsamtes oder eines vom Gesundheitsamt beauftragten Arztes nachgewiesen ist, dass sie

1. über die in § 42 Abs. 1 genannten Tätigkeitsverbote und über die Verpflichtungen nach den Absätzen 2, 4 und 5 (...) belehrt wurden und
2. nach der Belehrung im Sinne der Nummer 1 schriftlich erklärt haben, dass ihnen keine Tatsachen für ein Tätigkeitsverbot bei ihnen bekannt sind.

(...)

Erläuterungen

Die frühere Regelung hinsichtlich einer vorgeschriebenen Untersuchung vor Aufnahme einer Tätigkeit im Lebensmittelbereich ist durch eine Belehrung und Aufklärung des Personals ersetzt worden.

9. Abschnitt – Tätigkeiten mit Krankheitserregern

§ 44 Erlaubnispflicht für Tätigkeiten mit Krankheitserregern

Wer Krankheitserreger in den Geltungsbereich dieses Gesetzes verbringen, sie ausführen, aufbewahren, abgeben oder mit ihnen arbeiten will, bedarf einer Erlaubnis der zuständigen Behörde.

§ 45 Ausnahmen

(1) Einer Erlaubnis nach § 44 bedürfen nicht Personen, die zur selbstständigen Ausübung des Berufs als Arzt, Zahnarzt oder Tierarzt berechtigt sind (...)

§ 46 Tätigkeit unter Aufsicht

Der Erlaubnis nach § 44 bedarf nicht, wer unter Aufsicht desjenigen, der eine Erlaubnis besitzt oder nach § 45 keiner Erlaubnis bedarf, tätig ist.

Erläuterungen

Der Heilpraktiker darf keine mikrobiologischen Untersuchungen durchführen, die mit einer Keimanzucht verbunden sind. Er darf jedoch solche Untersuchungen in Auftrag geben.

15. Abschnitt – Straf- und Bußgeldvorschriften

§ 73 Bußgeldvorschriften

(1) (...)

(1a) Ordnungswidrig handelt, wer vorsätzlich oder fahrlässig

1. entgegen § 6 oder § 7, jeweils auch in Verbindung mit einer Rechtsverordnung nach § 14 Absatz 8 Satz 1 Nummer 2, 4 bis 6 oder 7 oder § 15 Absatz 1 oder 3, eine Meldung nicht, nicht richtig, nicht vollständig, nicht in der vorgeschriebenen Weise oder nicht rechtzeitig macht.

(...)

(2) Die Ordnungswidrigkeit kann (...) mit einer Geldbuße bis zu zweitausendfünfhundert Euro (...) geahndet werden.

§ 74 Strafvorschriften

Wer vorsätzlich eine der in § 73 Abs. 1 Nr. 1 bis 7, 11 bis 20, 22, 23 oder 24 bezeichnete Handlung begeht und dadurch eine in § 6 Abs. 1 Nr. 1 genannte Krankheit oder einen in § 7 genannten Krankheitserreger verbreitet, wird mit Freiheitsstrafe bis zu fünf Jahren oder mit Geldstrafe bestraft.

17.1.4 Gesetz über den Verkehr mit Arzneimitteln (Arzneimittelgesetz)

vom 24.08.1976; zuletzt geändert durch Art. 10 G vom 18. Juli 2017

§ 1 Zweck des Gesetzes

Es ist der Zweck dieses Gesetzes, im Interesse einer ordnungsmäßigen Arzneimittelversorgung von Mensch und Tier für die Sicherheit im Verkehr mit Arzneimitteln, insbesondere für die Qualität, Wirksamkeit und Unbedenklichkeit der Arzneimittel nach Maßgabe der folgenden Vorschriften zu sorgen.

§ 13 Herstellungserlaubnis

(1) Wer

1. Arzneimittel im Sinne des § 2 Absatz 1 oder Absatz 2 Nummer 1,
2. Testsera oder Testantigene,
3. Wirkstoffe, die menschlicher, tierischer oder mikrobieller Herkunft sind oder die auf gentechnischem Wege hergestellt werden, oder
4. andere zur Arzneimittelherstellung bestimmte Stoffe menschlicher Herkunft

gewerbs- oder berufsmäßig herstellt, bedarf einer Erlaubnis der zuständigen Behörde. Das Gleiche gilt für juristische Personen, nicht rechtsfähige Vereine und Gesellschaften bürgerlichen Rechts, die Arzneimittel zum Zwecke der Abgabe an ihre Mitglieder herstellen. (...)

§ 43 Apothekenpflicht, Inverkehrbringen durch Tierärzte

(1) Arzneimittel im Sinne des § 2 Abs. 1 oder Abs. 2 Nr. 1, die nicht durch die Vorschriften des § 44 oder der nach § 45 Abs. 1 erlassenen Rechtsverordnung für den Verkehr außerhalb der Apotheken freigegeben sind, dürfen außer in den Fällen des § 47 berufs- oder gewerbsmäßig für den Endverbrauch nur in Apotheken und nicht im Wege des Versandes in den Verkehr gebracht werden; das Nähere regelt das Apothekengesetz. Außerhalb der Apotheken darf außer in den Fällen des Absatzes 4 und des § 47 Abs. 1 mit den nach Satz 1 den Apotheken vorbehaltenen Arzneimitteln kein Handel getrieben werden. (...)

§ 48 Verschreibungspflicht

(1) Arzneimittel, die

1. durch Rechtsverordnung nach Absatz 2, auch in Verbindung mit den Absätzen 4 und 5, bestimmte Stoffe, Zubereitungen aus Stoffen oder Gegenstände sind oder denen solche Stoffe oder Zubereitungen aus Stoffen zugesetzt sind,
2. nicht unter Nummer 1 fallen und zur Anwendung bei Tieren, die der Gewinnung von Lebensmitteln dienen, bestimmt sind oder
3. Arzneimittel im Sinne des § 2 Absatz 1 oder Absatz 2 Nummer 1 sind, die Stoffe mit in der medizinischen Wissenschaft nicht allgemein bekannten Wirkungen oder Zubereitungen solcher Stoffe enthalten,

dürfen nur bei Vorliegen einer ärztlichen, zahnärztlichen oder tierärztlichen Verschreibung an Verbraucher abgegeben werden. (...)

Erläuterungen

Das Arzneimittelgesetz besteht aus fast 100 Paragrafen und sorgt für die Sicherheit, Unbedenklichkeit, Qualität und Wirksamkeit von Arzneimitteln. Zusammenfassend sind für den Heilpraktiker folgende Informationen von Bedeutung:

- Laut § 13 darf der Heilpraktiker grundsätzlich keine Arzneimittel herstellen.
- Gemäß § 48 dürfen verschreibungspflichtige Medikamente nicht nach Vorlage eines von einem Heilpraktiker ausgestellten Rezeptes an den Verbraucher (Patienten) abgegeben werden. Strafbar machen würde sich in einem solchen Falle in erster Linie der Apotheker, der nur gegen Vorlage eines ärztlichen Rezeptes verschreibungspflichtige Medikamente abgeben darf.
- Der Heilpraktiker darf nur Arzneimittel verordnen, die entweder frei verkäuflich sind (z. B. Tees, Kamille) oder apothekenpflichtig sind (dürfen nur von Apotheken abgegeben werden); der sog. „Roten Liste" kann man entnehmen, welche Medikamente verschreibungspflichtig sind oder nicht.

- § 43 regelt, dass die der Apothekenpflicht unterliegenden Arzneimittel nur in Apotheken in den Verkehr gebracht werden dürfen; eine unentgeltliche Abgabe von apothekenpflichtigen Arzneimitteln ist, außer in Notfallsituationen, untersagt.

Alle der sich im Handel befindlichen Arzneimittel sind in folgender Literatur aufgeführt:

- „Rote Liste“ (Herausgeber: Bundesverband der Pharmazeutischen Industrie e. V., Frankfurt)
- Die Liste/Pharmaindex (Herausgeber: I.M.P., Neu-Isenburg)
- Scribas-Tabelle (Herausgeber: Deutscher Apotheker Verlag, Stuttgart)

Die Arzneimittel werden wie folgt gekennzeichnet:

- Ap = apothekenpflichtig
- Rp = rezeptpflichtig
- Ap/Rp = eingeschränkt rezeptpflichtig (Packungsgrößen z. T. rezeptpflichtig und z. T. apothekenpflichtig)
- Btm = Betäubungsmittel

17.1.5 Gesetz über den Verkehr mit Betäubungsmitteln Betäubungsmittelgesetz (BtMG)

vom 28.07.1981, zuletzt geändert durch Art. 1 VO vom 16. Juni 2017

§ 13 Verschreibung und Abgabe auf Verschreibung

(1) (...) Betäubungsmittel dürfen nur von Ärzten, Zahnärzten und Tierärzten und nur dann verschrieben oder im Rahmen einer ärztlichen, zahnärztlichen oder tierärztlichen Behandlung verabreicht oder einem anderen zum unmittelbaren Verbrauch überlassen werden, wenn ihre Anwendung am oder im menschlichen oder tierischen Körper begründet ist. Die Anwendung ist insbesondere dann nicht begründet, wenn der beabsichtigte Zweck auf andere Weise erreicht werden kann. (...)

§ 29 Straftaten

(1) Mit Freiheitsstrafen bis zu fünf Jahren oder mit Geldstrafe wird bestraft, wer (...) entgegen § 13 Abs. 1 Betäubungsmittel a) verschreibt, b) verabreicht oder zum unmittelbaren Gebrauch überlässt, (...)

Erläuterungen

- Alle im Betäubungsmittelgesetz aufgeführten Stoffe dürfen vom Heilpraktiker nicht verordnet werden.
- Im Gegensatz zu den rezeptpflichtigen Medikamenten macht der Heilpraktiker sich bereits strafbar, wenn er ein Rezept über ein Betäubungsmittel ausstellt (§ 29).
- Medikamente, die unter das Betäubungsmittelgesetz fallen sind in der „Roten Liste“ mit dem Zusatz „Btm“ gekennzeichnet.
- Es gibt jedoch 2 Ausnahmen, die der Heilpraktiker verordnen darf: Papava somniferum ab D 4 (Schlafmohn) und Opium ab D 6 (Mohnsaft).

17.1.6 Gesetz über die Ausübung der Zahnheilkunde

vom 16.04.1987, zuletzt geändert durch Art. 7 G vom 23. Dezember 2016

§ 1

(1) Wer im Geltungsbereich dieses Gesetzes die Zahnheilkunde dauernd ausüben will, bedarf einer Approbation als Zahnarzt nach Maßgabe dieses Gesetzes. Die Approbation berechtigt zur Führung der Bezeichnung als „Zahnarzt“ oder „Zahnärztin“. Die vorübergehende Ausübung der Zahnheilkunde bedarf einer jederzeit widerruflichen Erlaubnis.

(2) ...

(3) Ausübung der Zahnheilkunde ist die berufsmäßige auf zahnärztlich wissenschaftliche Erkenntnisse gegründete Feststellung und Behandlung von Zahn-, Mund- und Kieferkrankheiten. Als Krankheit ist jede von der Norm abweichende Erscheinung im Bereich der Zähne, des Mundes

und der Kiefer anzusehen, einschließlich der Anomalien der Zahnstellung und des Fehlens von Zähnen.

(...)

Erläuterungen

- Die Ausübung der Zahnheilkunde ist nur Zahnärzten gestattet.
- Dieses Gesetz bezieht sich nicht nur auf die Zahnbehandlung und -diagnostik, sondern auch auf Mund- und Kieferkrankheiten, demnach darf der Heilpraktiker z. B. weder Mundsoor noch Zahnfleischentzündungen behandeln und diagnostizieren.
- Die Inspektion der Mundhöhle ist nicht verboten, da sie als ein wichtiger Bestandteil von körperlichen Untersuchungen fungiert.
- Ab der Grenze zum weichen Gaumen und Zäpfchen darf der Heilpraktiker wieder behandeln, z. B. eine Spritze in die Mandeln setzen.

17.1.7 Hebammengesetz

vom 04.06.1985, zuletzt geändert durch Art. 17b G vom 23. Dezember 2016

§ 4

(1) Zur Leistung von Geburtshilfe sind, abgesehen von Notfällen, außer Ärztinnen und Ärzten nur Personen mit einer Erlaubnis zur Führung der Berufsbezeichnung „Hebamme" oder „Entbindungspfleger" sowie Dienstleistungserbringer im Sinne des § 1 Abs. 2 berechtigt. Die Ärztin und der Arzt sind verpflichtet, dafür Sorge zu tragen, daß bei einer Entbindung eine Hebamme oder ein Entbindungspfleger zugezogen wird.

(2) Geburtshilfe im Sinne des Absatzes 1 umfaßt Überwachung des Geburtsvorganges von Beginn der Wehen an, Hilfe bei der Geburt und Überwachung des Wochenbettverlaufs.

Erläuterungen

- Unter Geburtshilfe versteht man die Überwachung des Geburtsvorganges vom Einsetzen der Eröffnungsperiode bis zur Beendigung des Wochenbettes (Rückbildung der Schwangerschafts- und Geburtsveränderungen bei der Mutter; Dauer: 6–8 Wochen).
- Geburtshilfe dürfen nur Ärzte, Hebammen und Geburtshelfer leisten.
- In Ausnahmesituationen (Notfällen) darf und muss der Heilpraktiker bis zur Übernahme eines Arztes im Rahmen seiner Möglichkeiten Hilfe leisten.

17.1.8 Blutproben und körperliche Untersuchung bei strafbaren Handlungen (Strafprozessordnung)

vom 07.04.1987, zuletzt geändert durch Art. 1 G vom 27. August 2017

§ 81a

(1) Eine körperliche Untersuchung des Beschuldigten darf zur Feststellung von Tatsachen angeordnet werden, die für das Verfahren von Bedeutung sind. Zu diesem Zweck sind Entnahmen von Blutproben und andere körperliche Eingriffe, die von einem Arzt nach den Regeln der ärztlichen Kunst zu Untersuchungszwecken vorgenommen werden, ohne Einwilligung des Beschuldigten zulässig, wenn kein Nachteil für seine Gesundheit zu befürchten ist.

§ 81c

(2) Bei anderen Personen als Beschuldigte sind Untersuchungen zur Feststellung der Abstammung und die Entnahme von Blutproben ohne Einwilligung des zu Untersuchenden zulässig, wenn kein Nachteil für seine Gesundheit zu befürchten und die Maßnahme zur Erforschung der Wahrheit unerlässlich ist. Die Untersuchungen und die Entnahme von Blutproben dürfen stets nur von einem Arzt vorgenommen werden.

Erläuterungen
Nur Ärzte dürfen im Rahmen von strafbaren Handlungen Blutproben und körperliche Untersuchungen vornehmen.

17.1.9 Leichen- und Bestattungswesen

Die §§ 72 und 73, die Bestimmungen hinsichtlich der Leichenschau und der Leichenbeförderung beinhalten, wurden ausgesetzt. Grundsätzlich sollte für den Heilpraktiker klar sein, dass er nicht befugt ist, offiziell gültige Dokumente wie z. B. einen Totenschein auszustellen.

17.1.10 Gesetz über die Werbung auf dem Gebiete des Heilwesens (Heilmittelwerbegesetz)

vom 18.10.1978, zuletzt geändert durch Art. 12 G vom 20. Dezember 2016

§ 1

(1) Dieses Gesetz findet Anwendung auf die Werbung für

- Arzneimittel im Sinne des § 2 des Arzneimittelgesetzes

1a. Medizinprodukte im Sinne des § 3 des Medizinproduktegesetzes,

- andere Mittel, Verfahren, Behandlungen und Gegenstände, soweit sich die Werbeaussage auf die Erkennung, Beseitigung oder Linderung von Krankheiten, Leiden, Körperschäden oder krankhaften Beschwerden bei Mensch oder Tier bezieht, sowie operative plastisch-chirurgische Eingriffe, soweit sich die Werbeaussage auf die Veränderung des menschlichen Körpers ohne medizinische Notwendigkeit bezieht.

(...)

§ 2

Fachkreise im Sinne dieses Gesetzes sind Angehörige der Heilberufe oder des Heilgewerbes, Einrichtungen, die der Gesundheit von Mensch oder Tier dienen, oder sonstige Personen, soweit sie mit Arzneimitteln, Medizinprodukten, Verfahren, Behandlungen, Gegenständen oder anderen Mitteln erlaubterweise Handel treiben oder sie in Ausübung ihres Berufes anwenden.

Erläuterungen

- § 1 definiert den Bezug des Gesetzes.
- § 2 besagt, dass unter dieses Gesetz alle Angehörige der Heilberufe fallen.

Um der modernen Informationsgesellschaft Rechnung zu tragen, wurde das Werberecht weitgehend novelliert. Dies betrifft den § 27 der Berufsordnung für Ärzte (Erlaubte Information und berufswidrige Werbung) sowie den § 28 (Verzeichnisse).
Dennoch kann von „Werbung“ nur in sehr beschränktem Maß gesprochen werden, da trotz der Neuerungen nach wie vor nur sachbezogene und berufswürdige Informationen erlaubt sind. Wie bereits in der Vergangenheit bleibt den Ärzten jede anpreisende, irreführende und vergleichende Werbung verboten!
Ebenfalls dürfen Ärzte die berufswidrige Werbung durch Dritte nicht veranlassen oder dulden. Konstellationen, wie beispielsweise die Veröffentlichung von Listen in Magazinen „Die besten Ärzte Deutschlands“, sind nicht zulässig.
Die nachfolgend abgedruckten Neuregelungen basieren auf einer Vielzahl von Gerichtsurteilen der letzten Jahre. Zentrale Neuerungen bei der Werberegelung lauten wie folgt:

- Informationen über Tätigkeit und Qualifikation sind in größerem Umfang erlaubt.
- Auf dem Praxisschild dürfen Tätigkeitsschwerpunkte und Qualifikationen in erweiterter Form aufgeführt werden.
- Detaillierte Regelungen für Praxisschilder, organisatorische Hinweise, Briefköpfe, Rezeptvordrucke, Zeitungsanzeigen und Internetauftritte sind entfallen.

- Die Größe des Praxisschildes darf frei gewählt werden (früher nur auf ca. 35 × 50 cm).
- Man darf in regelmäßigen Abständen in Zeitungsanzeigen auf sich aufmerksam machen, ohne dabei auf besondere Anlässe, wie z. B. Praxisübernahme oder geänderte Sprechzeiten, festgelegt zu sein.
- Einträge mit ankündigungsfähigen Bezeichnungen in öffentliche Verzeichnisse sind erlaubt (sofern sie mit der zuständigen Ärztekammer abgestimmt wurden).
- Im Internet dürfen die angebotenen Leistungen in sachlicher Form aufgeführt werden.

Anmerkung

Oben aufgeführte Neuregelungen sind in der Musterberufsordnung niedergelegt worden. Zwar ist dieses Muster nicht bindend, jedoch übernehmen die Ärztekammern der Länder diese Vorgaben erfahrungsgemäß nahezu unverändert und setzen es in geltendes Berufsrecht um. Es ist davon auszugehen, dass dies auch mit den neuen Regelungen geschieht, wobei einige Landesärztekammern bereits die Anwendung der geänderten Musterberufsordnung beschlossen haben. Wegen möglicher Detailfragen empfiehlt sich jedoch eine Abstimmung mit der zuständigen Ärztekammer.

§ 3 (sinngemäß)

Zweck des Gesetzes ist es, den Patienten vor Täuschen und Irreführung zu schützen (siehe § 3 HWG). Arzneimittel, Verfahren oder Behandlungen sollen keiner Wirkung zugesprochen werden, die sie nicht haben. Die Wirkungen müssen wissenschaftlich belegt sein. Ebenso darf nicht der Eindruck erweckt werden, dass ein Erfolg mit Sicherheit zu erwarten ist.

§ 7 (sinngemäß)

Man darf keine kostenlosen Werbeabgaben tätigen (die tatsächliche Zugabe darf EUR 0,50 nicht überschreiten).

§ 9 (sinngemäß)

Verbot der Werbung für Fernbehandlungen.

§ 12 (sinngemäß)

Absolute Werbeverbote (!!!)

Außerhalb von Fachkreisen ist es absolut verboten für die Erkennung, Beseitigung oder Linderung folgender Krankheiten Werbung zu betreiben:

- Alle laut Infektionsschutzgesetz meldepflichtigen Krankheiten oder durch meldepflichtige Krankheitserreger verursachte Infektionen
- Maligne Neoplasien (Krebs)
- Suchtkrankheiten (ausgenommen Nikotinsucht)
- Krankhafte Komplikationen der Schwangerschaft, der Entbindung und des Wochenbettes

17.1.11 Behandlungs- und Hilfspflicht

§ 323c Strafgesetzbuch, unterlassene Hilfeleistung

Wer bei Unglücksfällen oder gemeiner Gefahr oder Not nicht Hilfe leistet, obwohl dies erforderlich und ihm den Umständen nach zuzumuten, insbesondere ohne erhebliche eigene Gefahr und ohne Verletzung eigener wichtiger Pflichten möglich ist, wird mit Freiheitsstrafe bis zu einem Jahr oder mit Geldstrafe bestraft.

Erläuterungen

Jeder ist bei Unglücksfällen zur Hilfe verpflichtet, soweit ihm das zuzumuten ist.

17.1.12 Schweigepflicht

Erläuterungen

- Im Rahmen seiner Sorgfaltspflicht unterliegt der Heilpraktiker auch der Schweigepflicht,
- insbesondere in der Berufsordnung für Heilpraktiker (BOH) wird die Schweigepflicht für Heilpraktiker definiert.
- Der Heilpraktiker hat Schweigen zu bewahren über die persönlichen Dinge, die ihm in Ausübung seines Berufes anvertraut oder zugänglich gemacht werden.
- Sie gilt auch gegenüber Familienangehörigen; der Patient kann den Heilpraktiker von der Schweigepflicht entbinden; auch Mitarbeiter unterliegen der Schweigepflicht, der Heilpraktiker hat sie über diesen Punkt zu belehren.

17.1.13 Berufsordnung der Bundesärztekammer

§ 29a Zusammenarbeit mit Dritten

(1) Ärztinnen und Ärzten ist es nicht gestattet, zusammen mit Personen, die weder Ärztinnen oder Ärzte sind, noch zu ihren berufsmäßig tätigen Mitarbeiterinnen oder Mitarbeitern gehören, zu untersuchen oder zu behandeln. Dies gilt nicht für Personen, welche sich in der Ausbildung zum ärztlichen Beruf oder zu einem Fachberuf im Gesundheitswesen befinden.

17.1.14 Abrechnung mit Krankenkassen

Das deutsche Gesundheitssystem

In Deutschland ist fast jeder Mensch krankenversichert (nur 0.1–03 % der Deutschen sind ohne Krankenversicherungsschutz). Es herrscht ein Gesundheitssystem, welches das Miteinander zwischen Versicherten (Leistungsempfänger/Patienten), Versicherungen, Leistungserbringern (Ärzte, Apotheker, Pflegepersonal etc.) und anderen damit in Verbindung stehenden Gruppen regelt. Man wählt zwischen der privaten und gesetzlichen Krankenversicherung. Der größte Teil der deutschen Bevölkerung ist gesetzlich versichert, wobei sich die Gebühr der Krankenversicherung an der Höhe des Einkommens des Versicherten orientiert. Familienmitglieder sind unter bestimmten Bedingungen beitragsfrei mitversichert.

Ungefähr 10 % der Bevölkerung sind privat versichert. Die Beiträge richten sich nicht nach dem Einkommen, sondern nach dem vereinbarten Leistungsumfang, dem allgemeinen Gesundheitszustand und dem Eintrittsalter. Innerhalb der privaten Versicherung kann ein Versicherungsschutz vereinbart werden, der die Leistungen eines Heilpraktikers abdeckt.

Das deutsche Gesundheitssystem ist eines der Teuersten der Welt. Die höchsten Ausgaben entfielen auf Erkrankungen des Herz-Kreislauf-Systems, dann folgen Erkrankungen des Verdauungssystems, des Bewegungsapparates und psychische Erkrankungen.

Erläuterungen

V. Sozialgesetzbuch (SGB V) vom 01.01.1989:

- §§ 15 und 27 besagen, dass medizinische Behandlungen im Sinne dieses Gesetzes nur durch Ärzte und Zahnärzte geleistet werden.
- Das bedeutet, dass Heilpraktiker ihre Leistungen nicht mit den gesetzlichen Krankenkassen abrechnen können.
- Private Krankenkassen erstatten die Kosten ganz oder teilweise, abhängig vom zugrunde liegenden Vertrag.

17.1.15 Hygienebestimmungen

Erläuterungen

Der Heilpraktiker hat sich entsprechend gesetzlicher Richtlinien an der Hygieneverordnung des RKI zu orientieren (siehe Infektionsschutzgesetz (S. 471)).

17.1.16 Schutzimpfungen

Erläuterungen

Kein Gesetz verbietet dem Heilpraktiker ausdrücklich zu impfen; trotzdem sollte es der Heilpraktiker aus folgenden Gründen unterlassen:

- Die Impfstoffe sind verschreibungspflichtig und dem Heilpraktiker nicht zugänglich.
- Der Heilpraktiker darf keinen Impfpass ausstellen.
- Impfen ist keine naturheilkundliche Tätigkeit, sodass es nicht in das Gebiet des Heilpraktikers fällt.
- Bei einigen meldepflichtigen Erkrankungen ist das Impfen keine Vorsorge, sondern eine Behandlung.

17.1.17 Gesetz über das Mess- und Eichwesen (Eichgesetz)

vom 11.07.1969, zuletzt geändert Art. 19 G vom 27. Juni 2017

§ 2 Eichpflicht und andere Maßnahmen zur Gewährleistung der Messsicherheit

Messgeräte, die im gesellschaftlichen oder amtlichen Verkehr im Gesundheitsschutz oder im Verkehrswesen verwendet werden, müssen zugelassen und geeicht werden, sofern dies zur Gewährleistung der Messsicherheit erforderlich ist. (...)

Erläuterungen

Messgeräte (z. B. Blutdruckmessgeräte, Thermometer, Augendruckmessgeräte) zur Bestimmung der Masse, des Volumens, des Druckes und der Dichte müssen regelmäßig geeicht und mit einem Eichstempel versehen werden; Blutdruckmessgeräte z. B. alle 2 Jahre.

17.1.18 Gesetz über Medizinprodukte (MPG)

vom 02.08.1994, zuletzt geändert durch Art. 7 G vom 18. Juli 2017

§ 1 Zweck des Gesetzes

Zweck des Gesetzes ist es, den Verkehr mit Medizinprodukten zu regeln und dadurch für die Sicherheit, Einigung und Leistung der Medizinprodukte sowie die Gesundheit und den erforderlichen Schutz der Patienten, Anwender und Dritter zu sorgen.

Erläuterung

Das Medizinproduktegesetz umfasst eine Reihe von Paragrafen, die im Einzelnen nicht im Originaltext dargestellt, sondern nachfolgend sinngemäß zusammengefasst werden:

- Medizinprodukte sind in erster Linie Geräte, Apparate und Stoffe zur Diagnose und Verhütung von Krankheiten, Linderung von Gebrechen etc.
- Alle medizinischen bzw. medizinisch-technischen Geräte müssen eine CE-Kennung aufweisen, um in den Handel gebracht zu werden; die gesundheitliche Unbedenklichkeit und Wirksamkeit wird durch eine unabhängige Kommission auf jeweils 5 Jahre bestätigt.
- Medizinprodukte dürfen nur ihrer Zweckbestimmung entsprechend von Personen errichtet, angewendet oder betrieben werden, die die erforderliche Ausbildung besitzen.
- Der Betreiber bzw. Anwender eines Medizinproduktes hat unverzüglich jede Funktionsstörung, jede Änderung der Merkmale oder der Leistungen sowie jede Unsachgemäßheit der Kennzeichnung oder Gebrauchsanweisung zu melden, wenn dies zu einer schwerwiegenden Verschlechterung des Gesundheitszustandes bzw. zum Tode eines Patienten, eines Beschäftigten oder eines Dritten geführt hat (Meldung an das Bundesinstitut für Arzneimittel und Medizinprodukte Berlin).
- Medizinprodukte mit Messfunktion (§ 4 Eichgesetz) unterliegen meist alle 1 oder 2 Jahre messtechnischen Kontrollen.

- Es ist ein Medizinproduktebuch und ein Bestandsverzeichnis zu führen (Aufbewahrungspflicht: 5 Jahre).
- Das Medizinproduktebuch beinhaltet die Bezeichnung des Produkts, Belege über durchgeführte Funktionsprüfungen und Einweisung mit Namen der Person, Ergebnisse von Kontrollen und Reparaturen mit Namen der Person, Datum und Art der Funktionsstörung, Auflistung aller erfolgten Meldungen an Behörden oder Hersteller.
- Das Bestandsverzeichnis beinhaltet folgende Aufführungen: Bezeichnung, Art, Typ, Anschaffungsjahr, Name des Herstellers, vom Hersteller vorgegebene Fristen zu sicherheitstechnischen Kontrollen, CE-Kennzeichennummer.

17.1.19 Unterbringungsgesetz

Das Unterbringungsgesetz regelmentiert die Einweisung psychisch kranker Personen in stationäre psychiatrische Betreuungseinrichtungen. In den meisten Bundesländern ist an seine Stelle das PsychKG getreten. Dieses Gesetz regelt die freiwillige oder zwangsweise Unterbringung von Patienten. Diese müssen unter einer diagnostizierten schweren psychischen Erkrankung leiden und durch akute Eigen- oder Fremdgefährdung auffallen. Diese Einweisung kann nur erfolgen, wenn eine Arztanordnung oder eine polizeiliche Verfügung vorliegt. Innerhalb eines bestimmten Zeitrahmens muss ein Gerichtsbeschluss über das Aufrechterhalten der Unterbringung vorliegen.

17.1.20 Patientenrechtegesetz (ab 26.2.2013 in Kraft, BGB)

Vor Beginn der Behandlung wird ein Behandlungsvertrag geschlossen. Dieser bedarf grundsätzlich nicht der Schriftform. Jedoch hat die Schriftform den Vorteil, dass man alle wichtigen Vertragspunkten nachweisen kann (v. a. der wirtschaftlichen Aufklärungspflicht).

Der Behandelnde ist verpflichtet, dem Patienten in verständlicher Weise die Diagnose, den Behandlungsablauf (Therapie) und die Prognose zu erklären (therapeutische Aufklärung). Außerdem muss er den Patienten über die auf ihn zukommenden Kosten aufklären. Der Behandelnde schuldet dem Patienten jedoch keinen Heilungserfolg, sondern lediglich die fachgerechte medizinische Dienstleistung (Diagnose, Beratung, Therapie). Der Behandlungsvertrag kann jederzeit ohne Vorliegen eines wichtigen Grundes von beiden Seiten gekündigt werden.

17.1.21 Datenschutz Grundverordnung (DS-GVO)

In Kraft tretend ab 25.05.2018 (Ersatz für Datenschutzrichtlinie 95/46/EG, erlassen 1995)

Hierbei handelt es sich um eine Verordnung der europäischen Union mit dem Ziel einer einheitlichen Verarbeitung personenbezogener Daten. Diese Regelung dient einerseits dem freien Datenverkehr innerhalb des europäischen Binnenmarktes, aber natürlich auch dem Schutz personenbezogener Daten.

Personenbezogene Daten sind alle Informationen über eine natürliche Person, z. B. Namen, Anschrift, E-Mail-Adresse, Diagnosen, durchgeführte Therapien, ermittelte Anamnesegespräche. Gerade gesundheitsbezogene Daten sind sehr sensibel zu behandeln und unterliegen besonderen Schutzmaßnahmen.

Als zentraler Bestandteil des Datenschutzkonzeptes gilt die Erstellung eines **Verarbeitungsverzeichnisses** und einer **Datenschutzerklärung**. Gegebenenfalls ist es nötig, je nach Menge der Mitarbeiter, einen **Datenschutzbeauftragten** zu ernennen.

Auch auf der **Homepage** der Heilpraktikerpraxis müssen umfassende Erklärungen und Informationen über den vom Praxisinhaber berücksichtigten Datenschutz aufgeführt werden. Da diese im Internet frei zugänglich sind, besteht die Gefahr von mit Bußgeldern verbundenen Abmahnverfahren durch Mitbewerber oder Wettbewerbsverbänden sofern keine rechtsgültigen

Texte vorhanden sind. Um für die **IT-Sicherheit** zu sorgen, besteht eine gesetzliche Verpflichtung, sich gegen mögliche Risiken und Gefahren in der IT-Welt zu wappnen. Dies betrifft sowohl Gefahren von Hacking-Attacken, als auch Risiken eines ungewollten Datenverlustes.

Grundsätzlich können von der Datenschutzaufsichtsbehörde bei Verstößen hohe Geldbußen eingefordert werden. Aber auch jede Person, der wegen eines Verstoßes gegen den Datenschutz ein materieller oder immaterieller Schaden entstanden ist, hat Anspruch auf Schadensersatz.

Um den komplexen Anforderungen gerecht zu werden, empfiehlt es sich, Seminare über dieses Thema zu besuchen oder sich einen externen Rat bei einem Anwalt oder Datenschutzberater einzuholen. Gegebenenfalls reicht es bei Einzel-Heilpraktikerpraxen auch aus, sich an Mustern zu orientieren, die von den Aufsichtsbehörden im Internet kostenlos angeboten werden.

17.1.22 Gesetz des unlauteren Wettbewerbs (UWG)

Das europäische Gemeinschaftsrecht schützt 3 Teilnehmer des Marktes: die Mitbewerber, die Verbraucher und die Allgemeinheit (Dreigliedrigkeit des Schutzzweckes) vor einer unfairen Wettbewerbsverzerrung, z. B. durch irreführende Werbung.

17.1.23 Praxiseröffnung/Praxisführung

Die Praxiseröffnung muss der Heilpraktiker dem Gesundheitsamt und dem Finanzamt mitteilen. Er muss kein Gewerbe anmelden, da er zu den freien Berufen zählt, deshalb unterliegen die Einkünfte auch nicht der Gewerbesteuer. Sie sind nach §4 Abs. 14 UStG von der Mehrwertsteuer befreit.

17.1.24 Qualitätsmanagement

Um ordnungsgemäß, wirtschaftlich und mit hoher Qualität arbeiten zu können, bietet es sich an, ein Qualitätsmanagement einzusetzen. Hierbei handelt es sich um eine erprobte Methode/Struktur zur Überprüfung der Prozess-, Struktur- und Ergebnisqualtiät innerhalb eines Unternehmens mit dem Ziel, die vorhandene Qualität festzustellen, zu sichern und weiterzuentwickeln.

Ein Qualitätsmanagement dient unter anderem auch dazu, Fehlerquellen zu erkennen und zu beseitigen, sowie vorhandene Abläufe und Prozesse zu verbessern, um z. B. Kosten einzusparen und die Qualität der Leistung zu steigern.

17.1.25 Berufsordnung für Heilpraktiker (BOH)

Mehrere große Heilpraktikerverbände haben gemeinsam eine Berufsordnung entwickelt, die weitgehend den gesetzlichen Vorgaben entspricht. Eine rechtliche Verbindlichkeit liegt nicht vor.

Im Übrigen kann der Heilpraktiker frei entscheiden, ob er sich einem Verband anschließt oder nicht.

Verstößt der Heilpraktiker als Verbandsmitglied gegen die BOH, droht ihm im Extremfall ein Ausschluss.

Nachfolgend einige wichtige Auszüge der BOH:

- Der Heilpraktiker dient mit seiner Tätigkeit der Gesundheit des einzelnen Menschen und damit der Volksgesundheit.
- Er muss alles vermeiden, um seinem Berufsstand zu schaden.
- Er muss sich stets der Grenzen seines Wissens und Könnens bewusst sein.
- Er übt beim Patienten die Heilmethode aus, die am einfachsten, kostengünstigsten und auf dem schnellsten Wege zum Heilerfolg führt.
- Heilungsversprechen jeder Art sind unzulässig.
- Gutachten und Atteste sind nur nach vorausgegangenen Untersuchungen zu erstellen.

- Der Heilpraktiker hat absolute Schweigepflicht, er sorgt für schriftliche Bestätigung der Schweigepflicht seiner Angestellten.
- Er gibt Auskünfte an Krankenkassen nach bestem Wissen und Gewissen weiter.
- Er hat eine Aufklärungs-, Dokumentations- und Sorgfaltspflicht in der Betreuung des Patienten.
- Er klärt den Patienten über Erkrankung, Dauer und Risiken der Erkrankung sowie über die entstehenden Kosten auf.
- Der Heilpraktiker kann die weitere Behandlung ablehnen, wenn der Patient sich weigert, trotz seiner Aufforderungen und Warnungen bezüglich eventueller Risiken zum Arzt zu gehen; über diesen Vorgang sollte der Heilpraktiker eine Niederschrift anfertigen.
- Atteste ohne Untersuchung sind nicht zulässig.
- Der Heilpraktiker ist verpflichtet, die wichtigsten Daten einer Krankenbehandlung zu dokumentieren.
- Er ist zu einer sachlichen Beurteilung bei Gutachtertätigkeiten verpflichtet.
- Der Heilpraktiker ist zur ständigen Fortbildung verpflichtet; die Fortbildungen sind nachzuweisen.
- Der Heilpraktiker verpflichtet sich, eine ausreichende Berufshaftpflichtversicherung abzuschließen.
- Der Abschluss einer Strafrechtschutzversicherung wird empfohlen.

17.1.26 Arztvorbehalte/Gesetzlich geregelte Tätigkeitsverbote für Heilpraktiker

Neben den Ärzten dürfen in Deutschland als einziger Beruf Heilpraktiker grundsätzlich umfassend medizinisch tätig sein. Aufgrund unterschiedlicher medizinischer Ausrichtung und Qualifikationen sind Heilpraktikern folgende Tätigkeiten verboten (**Tab. 17.1**)

Tab. 17.1 Gesetzliche Einschränkungen für Heilpraktiker.

Gesetz	Paragraf	Kurzfassung
Heilpraktikergesetz	§ 3	Verbot der Heilkunde im Umherziehen
IfSG	§ 24	Behandlungsverbot für alle die in: • § 6 Abs. 1 Satz 1 Nr. 1, 2 und 5 • § 34 Abs. 1 • § 7 • § 15 Abs. 1 genannten Krankheiten sowie sexuell übertragbare Krankheiten; bei allen Erkrankungen für die Behandlungsverbot gilt, darf kein Erreger- bzw. Antikörpernachweis durchgeführt werden.
Arzneimittelgesetz	§ 1	Verbot der Verordnung verschreibungspflichtiger Medikamente
	§ 13	Verbot der Arzneimittelherstellung
	§ 43	Verbot der Arzneimittelbevorratung
Betäubungsmittelgesetz	§ 13	Verbot des Verschreibens von Betäubungsmitteln und Verabreichen

▶ **Tab. 17.1** Fortsetzung.

Gesetz	Paragraf	Kurzfassung
Werbegesetz	§§ 2–9	Verbot der öffentlichen Werbung einer Wirkung zusprechen, die sie nicht haben
	§ 7	Verbot der Abgabe kostenloser Werbegeschenke
	§ 9	Verbot der Werbung für Fernbehandlungen
	§ 12	Außerhalb von Fachkreisen **absolute Werbeverbote** für die Erkennung, Beseitigung oder Linderung folgender Krankheiten: • Alle laut Infektionsschutzgesetz meldepflichtigen Krankheiten oder durch meldepflichtige Krankheitserreger verursachte Infektionen • Maligne Neoplasien (Krebs) • Suchtkrankheiten (ausgenommen Nikotinsucht) • Krankhafte Komplikationen der Schwangerschaft, der Entbindung und des Wochenbettes
Heilmittelwerbegesetz	§ 3	Verbot Arzneimittel, Verfahren oder Behandlungen öffentlich zu bewerben
Zahnheilkundegesetz	§ 1	Verbot der Feststellung und Behandlung von Zahn-, Mund- und Kieferkrankheiten
Hebammengesetz	§ 4	Verbot der Geburtshilfe
Strafprozessordnung	§ 81a/c	Verbot der Untersuchung und Abnahme von Blutproben im Rahmen eines Ermittlungsverfahrens
Strafgesetzbuch	§§ 218 ff	Verbot der Indikationsstellung und Vornahme von Schwangerschaftsabbrüchen
Kastrationsgesetz	§ 2	Verbot der Kastration
Transplantationsgesetz	§ 3	Verbot der Organentnahme bei Organspendern eischließlich der Aufklärung vor einer Organentnahme beim lebenden Organspender
Transfusionsgesetz	§ 7	Verbot der Entnahme einer Blutspende
Gesetz zum Schutz von Embryonen	§ 9	Verbot einer künstlichen Befruchtung und aller damit zusammenhängenden Maßnahmen
Röntgenverordnung	§ 23	Verbot der Anordnung und Anwendung von Röntgenstrahlen
Verordnung über die Verschreibungspflicht von Medizinprodukten	§ 1	Verbot der Verschreibung bestimmter Medizinprodukte
Bestattungsgesetz	§ 22	Verbot der Leichenschau und Ausstellung eines Totenscheines
Strafgesetzbuch	§ 247	Berufsrechtliches Abstinenzgebot
Psych-Kranken-Gesetz		HP darf keine Zwangseinweisung eines psych. Kranken vornehmen
Gendiagnostikgesetz	§ 7	Verbot der diagnostischen genetischen Untersuchung
Gesetz gegen den unlauteren Wettbewerb	§ 1	Verbot der irreführenden Werbung

Grundsatz

- Der Heilpraktiker sollte keine Untersuchungen und Behandlungen durchführen, wenn er im Rahmen seiner Sorgfaltspflicht erkennen muss, dass die eigenen Kenntnisse nicht ausreichen.
- Allgemein gilt, dass Heilpraktiker keine amtlichen Tätigkeiten durchführen dürfen (z. B. Ausstellung von Impfbescheinigungen, Totenscheinen etc.).

Wesentliche Pflichten des Heilpraktikers

Hinsichtlich seines Praxisbetriebs

- Meldung an das Gesundheitsamt und Finanzamt, wenn Praxis eröffnet, verlegt, geschlossen wird
- Einhalten der Hygieneverordnungen der Länder (s. RKI), Ordnungsgemäße Müllbeseitigung
- Berufshaftpflicht (vor Behandlung des 1. Patienten)
- Anmeldung bei Berufsgenossenschaft (gesetzliche Unfallversicherung)
- Verkehrssicherungspflicht (Unfallverhütung, Vermeidung von Gefahrenquellen)
- Steuerpflicht und Aufbewahrungspflicht von steuerlich relevanten Belegen (10 Jahre)
- Fortbildungspflicht (Um die berufliche Zuverlässigkeit aufrecht zu erhalten, ist es im Rahmen dessen nötig, sich den aktuellen Stand der medizinische Entwicklung anzupassen)
- ordnungsgemäßer Umgang mit Medizinprodukten
- Führen eines Medizinproduktebuches & Bestandsverzeichnis
- Meldung von schwerwiegenden Schäden durch ein Medizinprodukt
- Kontrolle der Geräte und Eichungen
- Sicherungspflicht der med. Dokumentation (Verschlüsselung von Diagnosen und Therapien, mehrmalige Datensicherung) sowie deren Aufbewahrung über 10 Jahre)
- von Diagnosen und Therapien, Virenprogramme, tägl. Update etc.) und Aufbewahrungspflicht (ebenfalls 10 Jahre)

Seinen Patienten gegenüber

- Meldepflicht von Erkrankungen des IfSG § 6
- Behandlungsvertragspflicht (wirtschaftliche Aufklärung, Aufklärung über Diagnose, Therapie und Prognose)
- medizinische Aufklärungspflicht (Invasive medizinische Eingriffe erfüllen den Tatbestand einer Körperverletzung; aus diesem Grunde muss der Patient vorher aufgeklärt werden und sein Einverständnis eingeholt werden)
- Dokumentationspflicht nach BGB § 630 f (Name, Anschrift, Geburtsdatum, Behandlungsdaten, Diagnosen, Anamnese, Symptome, Befunde, Behandlungsverlauf, Medikation, kurze Begründung der Therapiewahl, Einwilligungen des Patienten, Gegenstand und Inhalte der Aufklärung, inklusive Sicherheitsaufklärung); Die Unterlagen sind 10 Jahre aufzubewahren, der Patient hat Einsichtsrecht und kann eine Abschrift der Patientenakte verlangen.
- Schweigepflicht (StGB § 203 gilt nicht für Heilpraktiker; dennoch sollte der Heilpraktiker aus Gründen der Sorgfaltspflicht Schweigen bewahren)
- Datenschutz
- Meldepflicht bei Eigen- oder Fremdgefährdung (Gesetz über Hilfen und Schutzmaßnahmen bei psychischen Krankheiten (PsychKG)
- Hilfspflicht: Erste Hilfe Leistung
- Sicherungsaufklärungspflicht (Aufklärung über alle Umstände, die für den Erfolg der Therapie erforderlich sind, sowohl nützliche als auch schädliche Elemente, z. B.: Gewichtsreduktion, Enthaltsamkeit, Ernährungsumstellung, körperliche Schonung)

18 Hygieneanforderungen in der Praxis

18.1 Sterilisation und Desinfektion

18.1.1 Übertragungsmodalitäten

Wer Tätigkeiten ausübt, die mit Verletzungen der Haut verbunden sind, oder bei denen solche nicht auszuschließen sind, ist zur sorgfältigen Beachtung bestimmter Regeln (RKI) der Hygiene verpflichtet.

Damit sind sämtliche präventiven Maßnahmen gemeint, die ein Eindringen und Vermehren von Mikroorganismen in den Organismus verhindern. Um die Hygieneanforderungen zu erfüllen, müssen alle Übertragungswege berücksichtigt werden:

Direkte Übertragung (von Mensch zu Mensch)
- von „Hand“ zu „Hand“ (Kontaktinfektion)
- Tröpfcheninfektion (Ansprechen, Anhusten, Anniesen)
- hämatogene Übertragung von Erregern (durch versehentliches Einbringen von Patientenblut in den Organismus des Behandlers bei Injektionen)

Indirekte Übertragung (über Zwischenträger)
- Schmierinfektion durch gemeinsam benutzte Gegenstände, z. B. Handtücher, Toilette
- Staubinfektionen
- Trinkwasser- und Nahrungsmittelinfektion
- kontaminierte Instrumente

Zur ordnungsgemäßen Durchführung sind genaue Kenntnisse nötig.

Spezieller Lernhinweis
Um mögliche Übertragungsmodalitäten auszuschließen, sind die Regeln der Asepsis einzuhalten. Unter Asepsis versteht man das Prinzip der Keimfreiheit zur Vermeidung einer Infektion oder Kontaminierung durch Sterilisation und Desinfektion.

18.1.2 Sterilisation

Definition
Sterilisation ist eine Maßnahme, die völlige Keimfreiheit bezweckt (Abtötung aller pathogenen und apathogenen Mikroorganismen inklusive ihrer Dauerformen und Viren).

Spezieller Lernhinweis
Dauerformen sind die am schwersten abtötbaren Bakteriensporen (Bazillen und Clostridien) mit fast ruhendem Stoffwechsel und hoher Resistenz gegen physikalische und chemische Einwirkungen; sie können den ungünstigsten Lebensbedingungen standhalten.

Sterilisationsverfahren sind gegen alle Resistenzstufen wirksam.

Sterilisationsverfahren in der Praxis

Heißluftsterilisation

Dieses Verfahren wird nur für trockene (wasserfreie) Objekte angewandt, die gegenüber einer Temperatur von ca. 200 °C unempfindlich sind.

Temperatureinstellung und Dauer:

- 180 °C, 60 min ohne Luftumwälzung
- 180 °C, 30 min mit Luftumwälzung

Spezieller Lernhinweis
In Abhängigkeit vom Gerätetyp findet die Heißluftsterilisation mit oder ohne Luftumwälzung statt!

Dampfsterilisation, Sterilisation durch gespannten Wasserdampf (Autoklav)

Dieses nach dem „Dampfkochtopfprinzip" funktionierende Verfahren eignet sich sowohl für Gegenstände, die gegenüber Wasserdampf der jeweiligen Sterilisiertemperatur unempfindlich sind, als auch für hitzebeständige wässrige Lösungen (Vorteil: Kunststoff und Gummi können auch sterilisiert werden).

Temperatureinstellung und Dauer:

- > 120 °C, 2 bar Überdruck, 20 min
- > 134 °C, 3 bar Überdruck, 5 min

Die angegebenen Zeiten gelten für den Zeitpunkt, an dem alle Teile des zu sterilisierenden Gutes die vorgeschriebene Temperatur angenommen haben. Sowohl bei der Heißluft- als auch der Dampfsterilisation dauert der Sterilisationsvorgang insgesamt länger, da Aufheiz-, Ausgleich-, Abtötungs- und Abkühlungszeit addiert werden müssen.

Weitere Sterilisationsverfahren

Nachfolgende Sterilisationsverfahren werden in Praxen meist nicht angewandt, sondern dienen i. d. R. der Arzneimittelherstellung. Hochempfindliche Materialien werden auf diese Art und Weise entkeimt.

Sterilfiltration

Die Sterilfiltration wird für die Arzneimittelherstellung eingesetzt und dient der Entkeimung von Flüssigkeiten und Gasen; sie werden mit Überdruck durch spezielle Filter mit geringer Porengröße (Bakterienfilter) geleitet.

Physikalische Verfahren

Einsatz von ionisierenden Strahlen mit hoher Durchdringungsfähigkeit (β- und γ-Strahlungen) zur Sterilisation von verkaufsfertigem Verbandsmaterial, Handschuhen etc.

Ethylenoxidsterilisation

Ethylenoxid ist ein hochexplosives Gas von sehr guter Durchdringungsfähigkeit. Es ist für alle Materialien geeignet, die keine Hitze vertragen (Kaltsterilisation).

Überprüfung von Sterilisationsanlagen

Sterilisiergeräte müssen vor Neuinbetriebnahmen, nach Reparaturen und bei laufendem Gebrauch mindestens halbjährlich bzw. je nach Anordnung amtlicher Behörden in kürzeren Abständen überprüft werden. Dazu eignen sich am besten biologische Testverfahren!

Grundsätzlich sollte das Gerät jedoch nach jedem Sterilisationsvorgang durch physikalische Testverfahren kontrolliert werden.

Biologische Testverfahren

Je nach Gerätevolumen werden ein oder mehrere Sporenerdebriefchen (z. B. in Laboren erhältlich) an schwer zugänglichen Stellen zwischen das Sterilisiergut gelegt. In den zuständigen Hygieneinstituten erfolgt die Überprüfung auf überlebende Sporen (Sporen werden auf einen Nährboden gegeben und mindestens eine Woche bebrütet). Bei einwandfrei arbeitenden Sterilisationsanlagen müssten die Sporen abgetötet sein.

Physikalische Testverfahren

Übliche Verfahren, die eine Grobübersicht hinsichtlich der Funktionstüchtigkeit des Gerätes verschaffen:

- die Verteilung von Thermoelementen im Sterilisiergut (zeigen Temperaturhöchststand an)
- die Verteilung von Papierindikatorstreifen zwischen dem Sterilisiergut (reagieren mit Farbumschlag, wenn die Zieltemperatur erreicht wurde).

Durchführung eines Sterilisationsvorganges

Bevor Instrumente sterilisiert werden, müssen unbedingt folgende Maßnahmen ergriffen werden:

Schritt 1

Instrumentendesinfektion

Nachdem die Instrumente in alle Einzelteile zerlegt worden sind, bieten sich zur Instrumentendesinfektion 2 Verfahren an:

1. durch feuchte Wärme: entweder durch automatische Dampfdesinfektion oder durch mindestens 15-minütiges Abkochen in einer 0,5 %igen Sodalösung (Natriumkarbonat)
2. durch chemische Verfahren mittels eines zugelassenen Desinfektionsmittels (Verdünnung und Einwirkzeit je nach Herstellerangabe), indem das später zu sterilisierende Gut sofort nach Gebrauch in eine bereitstehende Wanne mit Desinfektionslösung gelegt wird (verhindert das Antrocknen von z. B. Blut)

Schritt 2

Mechanisches Vorreinigen

Das Material wird daraufhin mit Handschuhen entnommen und unter fließendem Wasser mit einer Bürste gründlich abgeschrubbt; danach sollte man mit keimarmem und demineralisiertem (destilliertem) Wasser nachspülen; das später zu sterilisierende Gut muss gut abgetrocknet werden.

Schritt 3

Sterilisieren

Sterilisiergut alternativ in Spezialfolie, Tücher oder Aufbewahrungskisten verpackt in das Gerät stellen. Die Behältnisse dürfen nicht übereinander oder zu dicht nebeneinander liegen, damit keine „Luftinseln" entstehen.

Während des Sterilisationsvorganges darf das Gerät nicht geöffnet werden; das Sterilisationsgut wird erst nach Abkühlen des Gerätes entnommen und ungeöffnet verstaut. Ist eine sterilisierte Aufbewahrungskiste einmal geöffnet worden, muss das Material schnellstens benutzt werden.

Spezieller Lernhinweis

Reihenfolge beachten:

1. Desinfizieren
2. mechanisches Vorreinigen
3. Sterilisieren

18.1.3 Desinfektion

Definition

Desinfektion bedeutet die Abtötung bzw. weitestgehende Reduktion aller pathogenen Keime (Bakterien, Viren, Pilze, Protozoen); ausgenommen sind schwer abtötbare Sporenbildner und deren Sporen.

Desinfektionsmittel. Zur Desinfektion dürfen nur Mittel und Verfahren angewandt werden, die vom RKI als geprüft anerkannt wurden.

Je nach Desinfektionsverfahren werden unterschiedliche chemische Verbindungen eingesetzt. Der mikrobizide Effekt ist von der Konzentration des Mittels, der Haltbarkeit, seiner Einwirkdauer und der Temperatur abhängig.

Desinfektionsverfahren in der Praxis

Hautdesinfektion

Vor Injektionen oder anderen invasiven Eingriffen müssen die auf der Haut befindlichen Keime unschädlich gemacht werden.

Dazu werden alkoholhaltige Mittel (60 %iges n-Propanol, 70 %iges Isopropanol, 80 %iges Ethanol) oder Jodtinkturen (Allergien berücksichtigen!) verwendet.

Durchführung

Die Hautdesinfektion wird entweder nach der „Sprühmethode" oder nach der „Wischmethode" durchgeführt.

„Sprühmethode"

Das Hautareal gründlich mit Desinfektionslösung einsprühen und mindestens 2 min trocknen lassen (es darf keine Feuchtigkeit mehr vorhanden sein).

„Wischmethode"

Man durchfeuchtet einen Tupfer mit Desinfektionslösung und trägt diese von innen nach außen in konzentrischen Kreisen auf die Haut auf. Die Einwirkzeit sollte mindestens 1 min betragen.

Vor Operationen oder Punktionen sollte die Haut erst gereinigt und danach mindestens 2 × desinfiziert werden.

Vor allem bei Punktionen (i. c., s. c., i. v., i. m.) wird empfohlen, zunächst eine Wischdesinfektion der Haut und im Anschluß eine Sprühdesinfektion durchzuführen. Bei einer Hautverschmutzung kann die Wischdesinfektion mehrmals wiederholt werden. Beide Verfahren erfordern eine satte Benetzung der Haut.

Händedesinfektion

- Zur Händedesinfektion werden ebenfalls alkoholhaltige Mittel benutzt.
- Sie sollten sich in Desinfektionsmittelspendern befinden, aus denen die benötigte Menge entnommen werden kann, ohne die Spender mit den Händen berühren zu müssen (Fuß oder Ellenbogen).
- In Abhängigkeit des therapeutischen Eingriffes unterscheidet man die chirurgische von der hygienischen Händedesinfektion.
- Ziel der hygienischen Händedesinfektion ist das Abtöten der Anflugkeime.
- Bei der chirurgischen Händedesinfektion werden sowohl die Anflugkeime als auch die physiologischen Standortkeime reduziert.

Hygienische Händedesinfektion

Die hygienische Händedesinfektion erfolgt:

- vor und nach jedem Patientenkontakt
- nach Kontakt mit der unmittelbaren Patientenumgebung
- nach jedem Kontakt mit Blut oder Patientenausscheidungen bzw. potentiell infektiösem Material
- vor Eingriffen wie z. B. Injektionen/vor aseptischen Tätigkeiten
- nach Toilettenbenutzung

> **Spezieller Lernhinweis**
> Bei invasiven Techniken immer (sterile) Einmalhandschuhe tragen!

Durchführung

Die Durchführung der hygienischen Händedesinfektion erfolgt grundsätzlich nach dem Prinzip „Die 6 Schritte" der hygienischen Händedesinfektion:

1. Desinfektionsmittel zwischen den Handflächen inkl. Handgelenken verreiben
2. Rechte Handfläche über den linken Handrücken führen und umgekehrt.
3. Mit gespreizten, ineinander verschränkten Fingern Handflächen gegeneinander reiben.
4. Außenseite der Finger ineinander verschränkt auf die gegen- überliegende Handfläche legen.
5. Kreisendes Reiben des rechten Daumens in der geschlossenen linken Handfläche und umgekehrt.
6. Kreisende Bewegungen mit geschlossenen Fingerspitzen der rechten Hand auf der linken Handfläche und umgekehrt.

Spezieller Lernhinweis
Eine sichtbare Kontaminierung der Hände wird vor der eigentlichen Händedesinfektion mit einem in Desinfektionsmittel angefeuchteten Tuch entfernt. Anschließend ist die hygienische Händedesinfektion 2 × durchzuführen.

Chirurgische Händedesinfektion

- Die chirurgische Händedesinfektion erfolgt vor größeren Eingriffen, wie z. B. Operationen.
- Es ist nicht möglich, die lebende Haut bis zur Sterilität zu entkeimen, da die zur Händedesinfektion verwendbaren Mittel nur eine geringe Tiefenwirkung besitzen.

Durchführung

- Mindestens 2 min werden Hände und Unterarme gründlich mit Wasser und Seife gewaschen; ebenso müssen die Nägel gebürstet werden; anschließend wird alles mit einem sterilen Einmalhandtuch abgetrocknet.
- Danach erfolgt ein ca. 5 min dauerndes Desinfektionsverfahren:
  - Man verteilt ca. 10 ml Desinfektionsmittel auf Hände und Unterarme und reibt dieses ca. 2 min gründlich ein.
  - Dann werden die Nägel ca. 1 min mit Desinfektionsmitteln und einer sterilen Bürste geschrubbt.
  - Daraufhin verreibt man nochmals 2 min lang 10 ml Desinfektionsmittel auf Hände und Unterarme.
- Nachdem alles angetrocknet ist, (lässt man sich) sterile Handschuhe anziehen.

Flächendesinfektion

Alle Flächen wie z. B. Fußböden, Schreibtische oder Ablagen werden mindestens 1 × täglich, bei Kontaminierung sofort mit Phenolen und/oder Formaldehyden desinfiziert.

Durchführung

- Die zu desinfizierende Oberfläche wird mit einem Scheuertuch, das mit der Gebrauchsverdünnung des Desinfektionsmittels getränkt wurde, unter leichtem Druck abgerieben.
- Die Oberfläche nicht trocken reiben; sie gilt erst nach Ablauf der vorgeschriebenen Einwirkzeit als desinfiziert.

Spezieller Lernhinweis
Das Desinfektionsmittel nie mit Putzmittel mischen, Seifenfehler!

2-Eimer-Wischmethode

Bei der Desinfektion von größeren Flächen, z. B. Fußböden, bedient man sich der 2-Eimer-Wischmethode.

Durchführung

- Man benötigt 1 Eimer mit einem Desinfektionsmittel und 1 Eimer mit klarem Wasser.
- Mit einem desinfizierten Wischlappen wird der Boden gründlich mit dem Desinfektionsmittel genässt.
- Dann wird der Wischer in den Eimer mit dem klaren Wasser ausgewrungen, damit eine frühzeitige Inaktivierung des Desinfektionsmittels verhindert wird.
- Ein Wischlappen sollte nur für höchstens 20 m^2 verwendet werden.
- Nach Gebrauch sind die verwendeten Wischlappen wieder zu desinfizieren.

Grobdesinfektion

Zur Grobdesinfektion von z. B. Toiletten oder Ausscheidungen (Urin, Stuhl, Erbrochenem) werden Alkalien (Natronlaugen, Kalkmilch) oder Halogene (Fluor, Brom, Chlorkalk) verwendet.

Spezieller Lernhinweis
Um Ausscheidungen zu desinfizieren, werden 2 Teile Desinfektionsmittel mit 1 Teil der Ausscheidungen vermengt. Die Einwirkzeit beträgt ca. 6 h. Danach wird das Ganze in die Toilette entleert.

Wasserdesinfektion

Zur Wasserdesinfektion benutzt man Oxidanzien (Ozon, Wasserstoffperoxid, Kaliumpermanganat, Peressigsäure); dieses Verfahren wird üblicherweise nicht in Standardpraxen verwendet.

Desinfektion von Textilien

Textilien werden durch feuchte Hitze mit einem Zusatz von Chlor (Dampf von 90° Kochwäsche) desinfiziert.

Raumluftdesinfektion

Um Raumluft zu desinfizieren, werden UV-Strahlen eingesetzt (üblicherweise in Kliniken, Laboren, Säuglingsstationen).

Instrumentendesinfektion

Schritt 1 (S. 503)

Spezieller Lernhinweis

Laut § 36 IfSG müssen praxisinterne Verfahrensweisen zur Infektionsprävention und -hygiene mittels eines individuell auf die Praxis zugeschnittenen Hygieneplans festgehalten werden. Ein Hygieneplan ist eine schriftlich fixierte verbindliche Arbeitsanweisung, welche vom Praxisinhaber auch fortlaufend überwacht werden muss. Alle Arbeitsschritte bei invasiven Therapieverfahren müssen so definiert und beschrieben werden, wie sie in der Praxis zur Anwendung kommen. Auch die Desinfektions- und Reinigungsabläufe müssen im Hygieneplan definiert werden.

Es muss für jede Praxis ein individueller an den Tagesablauf zugeschnittener Hygieneplan erstellt werden. Hygiene Schulungen sind verpflichtend und müssen dokumentiert werden.

18.1.4 Praxisausstattung

Um den hygienischen Anforderungen gerecht zu werden, muss die Praxisausstattung pflegeleicht und gut zu desinfizieren sein.

Fußböden. Die Fußböden in Behandlungs- und Untersuchungsräumen sollten glatt und leicht waschbar sein. Im Empfangs- und Wartebereich darf ein textiler Teppich vorhanden sein.

Praxiswäsche. Die gesamte Praxiswäsche (Berufskleidung, Handtücher etc.) muss kochbar sein und mindestens alle 2 Tage (nach Verschmutzung sofort) desinfiziert werden. Für die Untersuchungsliege benutzt man entweder eine Einmalauflage oder einen Textilbezug, der nach jedem Patienten gewechselt werden muss.

Pflanzen. Im Wartebereich dürfen Pflanzen aufgestellt werden, jedoch nur mit Hydrokultur.

Toiletten. Es müssen mindestens 2 Toiletten vorhanden sein, 1 für Patienten und 1 für das Personal.

Ausstattung des Behandlungsraumes. In jedem Behandlungsraum sollte ein Waschbecken, Seifenspender, Desinfektionsmittelspender und verschlossene Abfallbehälter mit Fußbetrieb vorhanden sein. Instrumente werden in staub- und sedimentfreien, geschlossenen Behältern gelagert.

18.1.5 Abfallbeseitigung

Jeglicher Praxisabfall ist grundsätzlich in verschlossenen Behältern zu sammeln:

- Je nach Gemeindevorschrift werden Abfälle, wie z. B. Handschuhe, gebrauchte Tupfer, Einmalauflagen in einem stabilen Plastiksack verschlossen in den Hausmüll gegeben.
- Alle spitzen, scharfen oder zerbrechlichen Gegenstände (Kanülen, Glasfläschchen) müssen in stabilen, blickdichten und säurefesten Behältnissen (z. B. Kanülensammler) fest verschlossen werden; je nach Gemeindevorschrift dürfen diese Behältnisse ebenfalls in den Hausmüll gegeben werden.

Spezieller Lernhinweis

Alle Gegenstände, die mit einem infektiösen, hoch ansteckungsgefährlichen Patienten in Berührung gekommen sind, werden in einem Plastiksack verschlossen und im nächsten Krankenhaus als „infektiöses Material“ abgegeben.

19 Injektionstechniken

19.1 Durchführung der Applikationsarten

Definition

Unter einer Injektion versteht man eine Einbringung von löslichen Arzneimitteln in den Körper auf parenteralem Wege (unter Umgehung des Verdauungstraktes). Die Einbringung von Arzneimitteln erfolgt i. d. R. intrakutan, subkutan, intravenös und intramuskulär.

Spezieller Lernhinweis

Im Rahmen seiner Sorgfaltspflicht sollte der Heilpraktiker folgende Injektionen nicht durchführen: intraarteriell, intrakardial, intrathekal (Liquorraum) und intraartikulär (Gelenk).

Vorteile von Injektionen

- Es können Medikamente injiziert werden, die bei oraler Verabreichung im Magen-Darm-Trakt abgebaut werden würden (z. B. Insulin).
- Injektionen können unabhängig von der Bewusstseinslage des Patienten verabreicht werden (Schock, Somnolenz, Koma).
- Sie haben eine schnellere Wirkung als oral verabreichte Medikamente.

Nachteile von Injektionen

- Durch die Verletzung der Haut und des darunter liegenden Gewebes können Komplikationen auftreten.
- Das injizierte Mittel kann nur erschwert (Plasmaseparation, forcierte Diurese, Antidot) wieder entfernt werden.
- Eine Injektion kann schmerzhaft sein.

19.1.1 Vorbereitungsmaßnahmen einer Injektion

Schritt 1.

Ampulle kontrollieren

- Applikationsform: i. c., s. c., i. m. oder i. v.?
- Ablaufdatum kontrollieren
- Trübung oder Ausfällung des Mittels?
- Richtiger Wirkstoff?
- Muss der Ampulleninhalt vor Verabreichung geschüttelt werden?
- Muss er verdünnt werden?

Schritt 2.

Nierenschale mit Injektionsmaterial bestücken

- Injektionslösung
- Spritze
- 1 Aufziehkanüle, 1 Injektionskanüle

- Desinfektionsmittel
- Tupfer
- Pflaster
- Handschuhe bereitlegen, evtl. Stauriemen

Schritt 3.

Vorbereitung der Injektion am Patienten

- hygienische Händedesinfektion, Handschuhe tragen
- Patienten aufklären und um Erlaubnis fragen (bei i. m. Injektionen den Patienten fragen, ob er Marcumar einnimmt → Kontraindikation).
- Mittel mit Aufziehkanüle aus der Ampulle entnehmen.
- Patienten entsprechend der Injektion lagern (s. „Injektionsarten“, s. u.).
- Hautdesinfektion vornehmen, Einwirkzeit beachten, s. „Hygienemaßnahmen“ (S. 504).

Schritt 4.

Mittel injizieren

- Injektionskanüle aufsetzen, Luftreste aus der Spritze entfernen.
- Langsam injizieren; je nach Applikationsart erfolgt die Position der Nadel.
- nach der Applikation schnelles Entfernen der Kanüle
- Tupfer auf die Wunde legen, evtl. Pflaster.

Schritt 5.

Entsorgung des Materials

- Nie die Hüllen auf die Injektionsnadel setzen (Infektionsgefahr).
- Entsorgung der Nadeln in stabile undurchsichtige Behälter
- Kontaminiertes Material in vorgesehene Plastiktüten entsorgen.
- Mehrwegmaterial fachgerecht sterilisieren (S. 503).

19.1.2 Injektionsarten

Intrakutane (i. c.) Injektion

Definition
Hierbei handelt es sich um die Einbringung eines Mittels in die Haut (empfohlene Kanülengröße: Nr. 20).

Injektionsgebiete

- Die intrakutane Injektion kann praktisch am ganzen Körper erfolgen; die ausgewählte Stelle sollte jedoch keiner stärkeren mechanischen Beanspruchung ausgesetzt sein.

Durchführung

- Erledigung aller vorbereitenden Maßnahmen
- Kanüle mit nach oben gerichtetem Anschliff flach in die Haut stechen (Aspiration nicht nötig) und 2–3 mm vorschieben (nicht zu tief, sonst handelt es sich um eine subkutane Injektion).
- Es bildet sich eine deutliche Quaddel.

Subkutane (s. c.) Injektion

Definition
Hier erfolgt die Einbringung eines Mittels in das Unterhautfettgewebe (empfohlene Kanülengröße: Nr. 18 oder 20).

Injektionsgebiete

- Die Einstichstelle sollte frei von oberflächlich verlaufenden Gefäßen und Nervenbahnen sein.
- Häufigste Injektionsstelle ist die Bauchhaut, besonders zwischen Crista iliaca und Bauchnabel (um den Nabel sollten 2 cm freigelassen werden).
- Außenseite des Oberschenkel (Handbreite über dem Knie freilassen), evtl. Außenseite des Oberarms (umstritten, da es wegen des meist dünnen Unterhautfettgewebes leicht zur i. m. Injektion kommen kann)

Durchführung

- Erledigung aller vorbereitenden Maßnahmen
- Die Haut mit einer Hand in eine 2–3 cm dicke Falte anheben und die Spritze senkrecht oder waagerecht in die Hautfalte einstechen.
- Nach dem Einstich aspirieren.
- Mit dem Entfernen der Kanüle wird die Hautfalte losgelassen.

Kontraindikationen

- Schock
- Ödem, Infektion oder Entzündung der Injektionsstelle
- Antikoagulanzientherapie

Intramuskuläre (i. m.) Injektion

Definition
Hierbei handelt es sich um die Einbringung eines Mittels in die Muskulatur (empfohlene Kanülengröße: Nr. 1).

Injektionsgebiete. Ventroglutäale Methode nach v. Hochstätter:

- Auffinden des Injektionsgebietes:
  - Der Patient liegt in entspannter Seiten- oder Rückenlage, Knie sind leicht angewinkelt.
  - Man legt die linke Zeigefingerkuppe auf die rechte Spina iliaca anterior superior (vorderer oberer Darmbeinstachel).
  - Dann spreizt man den Mittelfinger derselben Hand entlang des Beckenkamms nach hinten.
  - Die Hand wird gedreht, bis der Handballen auf dem Trochanter major liegt.
- Der Einstich erfolgt im unteren Drittel des durch den Zeige- und Mittelfinger aufgespannten Dreiecks.

Spezieller Lernhinweis
Die früher angewendete Quadrantenmethode ist nach heutigen Erkenntnissen grundsätzlich abzulehnen; kommt es zu Schäden, wird dies als Behandlungsfehler gewertet.

Durchführung

- Erledigung aller vorbereitenden Maßnahmen
- Die Einstichstelle 2 × desinfizieren; erst Grobdesinfektion, dann Einstichstelle deckend einsprühen und einwirken lassen.
- Kanüle zügig und genau senkrecht zur Hautoberfläche einstechen.
- Immer aspirieren, bevor man injiziert!

Spezieller Lernhinweis
Spritze mit linker Hand festhalten und mit der rechten Hand den Stempel so weit zurückziehen, bis am Kanülenansatz kleine Luftbläschen zu sehen sind. Falls Blut sichtbar wird, Kanüle herausziehen, neue aufsetzen und an einer anderen Stelle injizieren!

- Langsam das Mittel applizieren, mit der linken Hand die Kanüle fixieren.
- Kanüle schnell und gerade herausziehen.
- Tupfer oder Pflaster auflegen.

Kontraindikationen

- Schockzustände mit Zentralisation des Blutvolumens
- Patienten mit Blutungsneigung oder Antikoagulanzientherapie
- Ödeme, Entzündungen, Infektionen an der Injektionsstelle
- Verdacht auf Herzinfarkt (Labordiagnostik wäre verfälscht und eine Lysetherapie erschwert)
- Muskelatrophie
- Sensibilitätsstörungen

Komplikationen

- Auch bei korrekter Injektionstechnik können Patienten über anhaltende Schmerzen klagen, die häufig in das gleichseitige Bein ausstrahlen (Beschwerden bilden sich innerhalb weniger Stunden zurück).
- Spritzenabszess (verursacht durch unsauberes Arbeiten)
- Fettgewebsnekrosen (verfehlt man den Muskel und trifft Fettgewebe, sind die Resorptionsbedingungen schlechter als in der Muskulatur; Medikamente bleiben länger liegen und kön-

nen v. a. bei öligen Substanzen zur Fettgewebsnekrose führen)
- Nervenläsionen (meist N. ischiadicus infolge falscher Injektionstechnik)

Intravenöse (i. v.) Injektion

Definition
Es erfolgt die Einbringung eines Mittels in eine Vene (empfohlene Kanülengröße: Nr. 1 oder 2).

Injektionsgebiete

- In der Regel wählt man in der Ellenbeuge die V. cephalica.
- Handrückenvenen

Durchführung

- Erledigung aller vorbereitenden Maßnahmen
- Entweder liegt der Patient, damit er nicht kollabiert, oder er sitzt und legt seinen Unterarm auf einen Tisch.
- Man sucht die radiale Vene in der Ellenbeuge (V. cephalica) auf und palpiert diese.
- Stauschlauch anlegen (der arterielle Puls muss noch tastbar sein).
- Durchführung der Hautdesinfektion
- Mit der linken Hand hält man den Arm fest und zieht die Haut über der Vene etwas nach unten.
- Die Punktion der Vene erfolgt im Winkel von 30 ° mit nach oben gerichtetem Schliff.
- Aspirieren, bis Blut im Ansatzkonus sichtbar ist
- Stauschlauch öffnen, damit das Mittel ungehindert durch die Vene gelangt.
- Langsam injizieren.
- Nadel herausziehen und sterilen Tupfer auflegen.
- Durch Anheben des Armes verhindert man die Bildung eines Hämatoms.

Komplikationen

- Durchstechen der Vene (i. d. R. harmlos)
- Hämatom (man sollte durch eine optimale Blutstillung versuchen, diese Komplikation zu verhindern)
- paravenöse Injektion (je nach verwendetem Medikament kann dies zu einem Notfall führen)
- Thrombophlebitis (entsteht nach wiederholter Injektion gefäßreizender Medikamente in das gleiche Gefäß)
- Eine versehentliche intraarterielle Injektion (Embolia cutis medicamentosa → Notfall!) kann zu einem arteriellen Gefäßverschluss führen.

Spezieller Lernhinweis
Symptome der Embolia cutis medicamentosa:
- Schmerzen „als würde die ganze Hand in heißes Wasser getaucht“
- Weißwerden der Hand
- blau-rote Marmorierung der Hand (Nicolau-Syndrom)
- im späteren Stadium: Ödembildung, Haut- und Muskelnekrose, Funktionsstörungen oder Ausfall der Nerven

Notfalltherapie:
- Notarzt rufen.
- Kanüle in der Arterie liegen lassen und mit einem Kreuzpflaster fixieren.
- Sofort mit 10–20 ml 0,9 % NaCl nachspülen.

Blutentnahme

Der Ablauf gleicht der intravenösen Injektion; die Durchführung unterscheidet sich lediglich in der Absicht Blut zu entnehmen; um einen besseren Blutfluss zu erzielen, sollte der Stauschlauch erst nach der Blutentnahme geöffnet werden (danach wird die Nadel rausgezogen)!

19.1.3 Das Legen einer Infusion

Schritt 1.

Material vorbereiten

- Man benötigt Händedesinfektionsmittel, Handschuhe, Kanülenabwurfbehälter
- Die Nierenschale bestücken mit Hautdesinfektionsmittel, Tupfer, Stauschlauch, Verweilkanüle, Kanülenpflaster, evtl. kleine Mullbinde und medizinisches Klebeband

- Infusionsständer, Infusionsbesteck und die Infusionslösung (Beutel oder Flasche) bereitstellen

Schritt 2.

Infusionsutensilien vorbereiten

- hygienische Händedesinfektion durchführen und Einmalhandschuhe anziehen
- Schutzkappe von der Infusionslösung abziehen (Vorsicht: jede Kontamination an dieser Stelle vermeiden!)
- das Infusionsbesteck an der Sollöffnungsstelle öffnen, herausholen und den Durchlaufregler schließen
- den Dorn des Infusionsbestecks in die Flasche einstechen und diese an den Infusionsständer hängen
- die Kammer füllen, indem man den flexiblen Teil der Kammer mit Daumen und Zeigefinger zusammendrückt, bis die Kammer zu ⅔ gefüllt ist
- Durchlaufregler öffnen und somit das komplette System luftleer befüllen
- Durchlaufregler wieder schließen

Schritt 3.

Das Legen der Verweilkanüle

- Stauschlauch anlegen und Hautareal desinfizieren (Wisch- und Sprühdesinfektion)
- Vene punktieren und dann den Stauschlauch öffnen
- Führungsnadel zurückziehen, so dass der vordere Teil der Nadel im Schlauch ist
- Die Verweilkanüle weiter vorschieben und mit einem Verweilkanülenpflaster fixieren
- einen Tupfer unter die Kanülenöffnung legen, Nadel komplett herausziehen, in den Kanülenabwurfbehälter fallen lassen (Vorsicht: jede Kontamination vermeiden!) und zügig den Schlauch des Infusionsbesteckes an die Verweilkanüle anschließen

  Durchlaufregler öffnen und somit die Tropfgeschwindigkeit einstellen

20 Notfall

20.1 Erste Hilfe

Gemäß § 323c Strafgesetzbuch (S. 493) ist jeder verpflichtet, in Notfallsituationen Hilfe zu leisten, sofern ihm das den Umständen nach zuzumuten ist. Insbesondere Angehörige medizinischer Berufe sollten über ein angemessenes Wissen verfügen und sich stets in „Erster Hilfe" fort- und weiterbilden.

Das gilt auch für Notfallsituationen, die in der Naturheilpraxis auftreten können, v. a. wenn sie durch Therapien (z. B. anaphylaktischer Schock bei Neuraltherapie) verursacht werden.

Nachfolgend sind die wichtigsten Erstmaßnahmen dargestellt, die lebensrettend sein können.

20.1.1 Maßnahmen des Ersthelfers

Beim Auffinden einer Person geht man als Ersthelfer wie folgt vor:

Schritt 1

- Bewusstsein überprüfen (ansprechen, kneifen)
- Atmungskontrolle – 3 Möglichkeiten:
  1. Man legt die Hand auf den unteren Teil des Thorax („Fühlen").
  2. Man fixiert über dem Thorax einen Punkt („Sehen").
  3. Ohr an Mund und Nase halten („Hören").

Schritt 2.

Rettungsdienst alarmieren. 5-W-Regel:

- Wer?
- Wo?
- Was?
- Wie viele Betroffene?
- Warten auf Rückfragen

Spezieller Lernhinweis

Aufgabe des Ersthelfers ist es, sofort den Rettungsdienst zu alarmieren und dann „Erste Hilfe" zu leisten!

Schritt 3. Vorgehensweise, nachdem man Bewusstsein und Atmung kontrolliert und den Notarzt gerufen hat:

- Patient bei Bewusstsein:
  - Beruhigen
  - je nach Zustand entsprechend lagern (evtl. Schocklagerung) oder bequem/entlastend lagern bei akuten Geschehen (z. B. bei akuten Bauchschmerzen)
- Patient nicht bei Bewusstsein, aber Atmung vorhanden:
  - Patient in die stabile Seitenlage legen (damit die Weichteile der Zungengrunds nicht zurücksinken, der Patient könnte sonst ersticken).
  - ständige Kontrolle von Atmung und Puls

- Patient nicht bei Bewusstsein, keine Atmung vorhanden:
  - nach ABC-Regel verfahren

20.1.2 ABC-Regel (kardiopulmonale Reanimation)

Spezieller Lernhinweis
Es bestehen neue Richtlinien für die Wiederbelebung in der Notfallmedizin (seit Oktober 2010). Nicht trainierten Personen wird empfohlen, die Herzdruckmassage als alleinige Maßnahme durchzuführen. Diese sollten mit einer Kompressionstiefe von mindestens 5 cm und einer Druckfrequenz von mindestens 100 Kompressionen/min durchgeführt werden. Unterbrechungen der Herzdruckmassage sollten idealerweise nicht stattfinden. Es wird dazu ermutigt, untrainierte Helfer telefonisch zur ausschließlichen Durchführung von Thoraxkompressionen aufzufordern und dabei anzuleiten. Trainierte Helfer sollen in dem Kompressions- zu Ventilationsverhältnis von 30:2 beatmen.

A – Atemwege frei machen
- Kopf seitlich drehen, Finger von außen zwischen die Zähne schieben und mit Taschentuch o.Ä. den Mund leerräumen, z.B. Essensreste, Zahnprothesen.
- Patient flach auf einen harten Untergrund legen.

B – Beatmen
- lebensrettender Handgriff: Den Kopf überstrecken, um die Zunge vom Rachenraum zu lösen, sodass über dem Nasenraum die Trachea freiliegt. Den Unterkiefer am Kieferwinkel nach vorn und oben ziehen. Die Beatmung erfolgt entweder
  - über die Nase (bei Zuhalten des Mundes) oder
  - über den Mund (bei Zuhalten der Nase).

Spezieller Lernhinweis
Man achte darauf, dass sich der Brustkorb tatsächlich hebt, sonst beatmet man den Magen!

C – kardiale Reanimation. Auffinden des Druckpunktes:
- Die Hände werden in der Mitte des Brustkorbes positioniert, d.h. auf die untere Hälfte des Brustbeins.
- Die andere Hand liegt dieser Hand auf, berührt also den Thorax nicht!
- Mit dem Gewicht des Oberkörpers drückt man beim Erwachsenen das Sternum 5 cm gegen die Wirbelsäule (Druckfrequenz mindestens 100 × / min).
- Arme gestreckt halten und nach jeder Kompression den Brustkorb vollständig entlasten.
- Die kardiopulmonale Reanimation erfolgt entweder nach der 1- oder 2-Helfer-Methode:
  - initial 2–5 Atemspenden (bei Kindern! Bei Erwachsenen entfallen die Initialbeatmungen)
  - 30 Herzmassagen
  - 2 Atemspenden
  - 30 Herzmassagen
  - 2 Atemspenden usw.

Die Herzmassagen und die Atemspenden erfolgen immer abwechselnd, unabhängig davon, ob die Reanimation alleine oder zu zweit durchgeführt wird!

Für professionelle Helfer lässt sich die Regel erweitern:
- D („Drugs"): intravenöse Gabe von kreislaufwirksamen Medikamenten, z.B. Adrenalin oder Amiodaron
- E („ECG"): EKG-Diagnose zur Erkennung der Kreislaufstörung
- F („Fibrillation"): Defibrillation bei Kammerflimmern

Spezieller Lernhinweis

Defibrillation. Hierbei handelt es sich um die kontrollierte Abgabe eines Elektroschocks an den Herzmuskel.

Bei 85 % aller Herztode liegt anfangs ein Kammerflimmern zugrunde. Ein Defibrillator unterbricht diese kreisenden Erregungen und depolarisiert die Zellen (diese werden quasi auf „null“ gesetzt). Das Herz befindet sich nun in einem Zustand, in dem das natürliche Erregungsleitungssystem die Stimulation des Herzens wieder übernehmen kann.

Bei einem Kammerflimmern sinkt die Überlebenschance pro Minute um 10 %. Daher sollte der Einsatz eines Defibrillators so früh wie möglich stattfinden.

Merke

Bei vorhandenem Puls oder stark unterkühlten Personen darf eine Defibrillation nicht durchgeführt werden.

In der Regel erfolgt die medikamentöse Therapie i. v. – Voraussetzung ist das Legen einer Venenverweilkanüle. Nachfolgend einige Beispiele von (z. T. verschreibungspflichtigen) Medikamenten, die in Notfallsituationen eingesetzt werden können:

- Kreislaufstillstand: Suprarenin
- Anaphylaxie: Kortison, z. B. Dexamethason; Antihistaminikum, z. B. Tavegil, Kalzium
- Herzinfarkt/Angina pectoris: Nitrolingual (ab systolischem Blutdruck > 110 mmHg)
- Hypovolämie: Kochsalzlösung, Ringer-Lactat-Lösung, Plasmaexpander, z. B. Macrodex
- Schmerzen: Analgetikum, z. B. Tramal
- Bronchospasmen: Bronchospasmolytikum, z. B. Euphyllin
- Gallen-/Nierenkoliken: Spasmolytikum, z. B. Buscopan
- Kreislaufschwäche: z. B. Effortil

Spezieller Lernhinweis

Dexamethason (Glukokortikoid) und Epinephrin (Adrenalin) müssen für die Notfallbehandlung im Rahmen der Neuraltherapie von Heilpraktikern in der Apotheke bezogen werden und dürfen als Erste-Hilfe-Maßnahme beim anaphylaktischen Schock bis zum Eintreffen des Rettungsdienstes eingesetzt werden. Die Bezugsmenge ist begrenzt.

Zeichen der erfolgreichen kardiopulmonalen Reanimation

- Haut wird rosiger
- Pupillenreaktion auf Lichtreize setzt wieder ein
- tastbare Pulse
- wiederkehrender Muskeltonus
- wieder einsetzende Spontanatmung

20.1.3 Sofortmaßnahmen am Unfallort

Schritt 1. Unfallstelle sichern:

- Warnblinkanlage
- auf Landstraßen: Warndreieck mindestens 100 m zurück und 70 cm in die Fahrbahn stellen
- auf Autobahnen: ggf. mehrere Warndreiecke aufstellen und noch weiter von der Unfallstelle entfernt montieren
- in der Stadt: Warndreieck auf das Autodach stellen

Schritt 2. Mit dem Rautek-Rettungsgriff den Verunglückten aus der Gefahrenzone holen.

Spezieller Lernhinweis

Rautek-Rettungsgriff: Der Helfer ergreift von hinten mit beiden Händen den Nacken des Patienten und richtet ihn mit richtig bemessenem Schwung auf. Anschließend umfasst er von hinten durch die Achseln greifend den gebeugten Arm (mit allen 10 Fingern) und zieht den Patienten auf seine Oberschenkel; die Verunglückten sollten mit einem ausreichenden Abstand vom Unfallort wegtransportiert werden.

Schritt 3. Bewusstsein und Atmung prüfen (S. 512)

Schritt 4. Rettungsdienst rufen, indem man z. B. vorbeifahrende Autos anhält.

Schritt 5. Entsprechende Notfallmaßnahmen durchführen.

20.2 Schock

Definition
Der Schock ist ein Versagen der Kreislaufregulation mit gefährlicher Durchblutungsverminderung lebenswichtiger Organe; Leitsymptome: niedriger Blutdruck, hoher Puls.

Schockindex (gilt nur für Erwachsene). Der Schockzustand ist mit einer einfachen Formel errechenbar. Man dividiert die Pulsfrequenz/min durch den systolischen Blutdruck. Beträgt der Wert > 1,0, handelt es sich um einen beginnenden Schock.

Spezieller Lernhinweis
Allerdings handelt es sich beim Schockindex um einen sehr unzuverlässigen Parameter, der in der Notfallsituation nur unnötig Zeit kostet.

Ursachen

- s. „Schockformen“ (S. 516)

Pathomechanismus. Durch Sinken des Herzminutenvolumens reagiert der Sympathikus mit einer Herzfrequenzsteigerung und einer Vasokonstriktion der Gefäße. Somit kommt es zu einer Umverteilung des Blutes aus der Peripherie in die Körpermitte (Kreislaufzentralisation). Nur noch die lebenswichtigsten Organe (Herz, Lunge, Gehirn) werden durchblutet.

Allgemeine Symptome

- kaltfeuchte, blassgraue Extremitäten (Ausnahme septischer Schock in Frühphase)
- Unruhe, Angst, Apathie, Somnolenz
- Blutdruck ↓, Puls ↑, kleine Blutdruckamplitude
- Hypoxie
- metabolische Azidose
- Oligurie

Komplikationen. Disseminierte intravasale Koagulopathie (DIC):

- Bildung von multiplen Thromben (Blut fließt langsamer und verklumpt, Thrombozyten setzen Gerinnungsfaktoren frei, sodass die Gerinnungskaskase aktiviert wird)
- „Aufbrauchen“ von Gerinnungsfaktoren

Grundsätzliche Sofortmaßnahmen

- Oberkörper flach, Beine hochlagern (Ausnahme: alle Geschehen von Herz, Lunge, Kopf und oberem Gastrointestinaltrakt: hier Oberkörper hochlagern!)
- Verweilkanüle legen
- Substitution eines Volumenersatzes, 500–1500 ml 0,9 %ige physiologische Kochsalzlösung (Ausnahme: alle Geschehen von Herz, Lunge, Kopf)
- Beruhigen/Warmhalten
- ständige Kontrolle von Bewusstsein, Puls und Atmung (ggf. Reanimation!)

Merke
Wichtigste Maßnahme beim Herzinfarkt ist es, den durch Schmerz und Todesangst erhöhten Adrenalinspiegel zu senken. Sonst kann es zu lebensgefährlichen Herzrhythmusstörungen kommen.

20.3 Schockformen

20.3.1 Hypovolämischer Schock

Ursachen

- hohe Blutverluste
- gastrointestinale Flüssigkeitsverluste (Erbrechen, Diarrhöe)
- renaler Flüssigkeitsverlust (Diabetes mellitus, Diabetes insipidus, Polyurie nach akutem Kreislaufversagen)
- Flüssigkeitsverluste über die Haut (Verbrennungen, starkes Schwitzen ohne adäquate Wasserzufuhr)

Symptome

- Symptome der Grunderkrankung
- alle Schockzeichen, s. „allgemeine Symptome" (S. 515)
- starker Durst
- leere kollabierte Venen (Hals und Handrücken)
- evtl. Hinweise für Volumenverlust (Blutungen, Verbrennungen, Trauma etc.)
- evtl. stehende Hautfalten, trockene Haut, Exsikkose

Sofortmaßnahmen

- s. „grundsätzliche Sofortmaßnahmen" (s. o.)
- bei hämorrhagischem Schock, der durch äußere Blutungen verursacht wurde: Blutstillung

20.3.2 Anaphylaktischer Schock

Ursachen

- allergische Reaktion vom Soforttyp I (S. 77), z. B. allergische Reaktion auf Medikamente oder Nahrungsmittel (**Tab. 20.1**)

Tab. 20.1 Anaphylaktischer Schock.

Symptome	Sofortmaßnahmen
subjektive Beschwerden (Rückenschmerzen, Unwohlsein)	Infusionsstopp/Allergenzufuhrstopp (Nadel nicht entfernen), Patient wird über 1 h beobachtet
Urtikaria (Hauterscheinungen mit Flush, Juckreiz)	Antihistaminika (z. B. Tavegil)
Blutdruck ↓, Puls ↑	Kortikosteroide
Dyspnoe, Bronchospasmus, Larynxödem	Kortikosteroide, Adrenalin
Herz- und Atemstillstand	Reanimation

20.3.3 Septischer Schock

Ursachen

- Endotoxinschock, meist ausgelöst durch Zerfall gramnegativer Bakterien

Symptome

- allgemeine Schockzeichen, s. „allgemeine Symptome" (S. 515), allerdings ansteigender und/oder abfallender Blutdruck
- in der Anfangsphase meist hohes Fieber mit Schüttelfrost (evtl. auch Hypothermie)
- warme, gut durchblutete, trockene Haut: Patient wirkt gesünder als er ist; später kühle, zyanotische Haut, evtl. Hautblutungen

Sofortmaßnahmen

- s. „grundsätzliche Sofortmaßnahmen" (S. 515)

20.3.4 Kardiogener Schock

Ursachen

- Herzinfarkt
- Lungenembolie
- Kardiomyopathien
- Myokarditis
- Herzrhythmusstörungen

Symptome

- alle Schockzeichen, s. „allgemeine Symptome" (S. 515), häufig Arrhythmie
- gestaute Halsvenen
- marmorierte Haut
- Lungenödem mit schaumig-rötlichem Sputum
- Dyspnoe

Tab. 20.2 Differenzialdiagnose therapeutischer Konsequenz bei kardialen und extrakardialen Kreislaufstörungen.

	Kardiale Ursache	Extrakardiale Ursache
Haut	Zyanose	Blässe
Venenfüllung	prall, gestaut	leer, kollabiert
angestrebte Blutumverteilung	Umverteilung von Herz und Lunge zur Peripherie	Umverteilung aus der Peripherie zu Herz und Lunge
Maßnahmen	Lagerung mit erhöhtem Oberkörper, halb sitzend; unblutiger Aderlass	flache Lagerung, Beine anheben; Autotransfusion = Ausstreichen der Beine zum Herz hin

Sofortmaßnahmen

- s. „grundsätzliche Sofortmaßnahmen" (S. 515)
- Achtung: Oberkörper-Hochlagerung, keine Volumensubstitution
- O_2-Gabe

In **Tab. 20.2** sind die therapeutischen Konsequenzen bei kardialen und extrakardialen Kreislaufstörungen aufgelistet.

Spezieller Lernhinweis

Unblutiger Aderlass: Ziel ist eine Volumenentlastung des Herzens; alle 4 Extremitäten werden mit Blutdruckmanschetten oder Staubinden versehen. Zur optimalen Herzentlastung sollten jeweils 3 Extremitäten gestaut sein (werden unter noch fühlbarem Puls aufgepumpt). Im Uhrzeigersinn wird alle 3–4 min eine Extremität entlastet, die zuvor entlastete wird wieder angestaut.

20.4 Koma

Definitionen

Somnolenz (Benommenheit)

Dies ist ein schläfriger Zustand, aus dem der Betroffene durch äußere Reize erweckt werden kann; auf Befragen verlangsamte, ungenaue Antworten.

Sopor

Hierbei handelt es sich um einen schlafähnlichen Zustand, aus dem der Patient durch äußere Reize nicht mehr erweckt werden kann; nur stärkste Stimuli (z. B. Schmerzreize) können Reaktionen (z. B. Abwehrreaktion) hervorrufen.

Koma

Es liegt ein schwerster Grad der Bewusstseinsstörung vor, bei dem der Patient durch äußere Reize nicht mehr weckbar ist (**Tab. 20.3**).

Tab. 20.3 Gradeinteilung des komatösen Zustandes.

Einteilung	Symptome
Grad 1	gezielte Abwehrreaktionen auf Schmerzreize
Grad 2	ungezielte einfache Reaktion auf Schmerzreize
Grad 3	keine Reaktion auf Schmerzreize; erloschene Sensibilität
Grad 4	Pupillen- und Kornealreflex, Würgereflex, Muskeleigenreflex erloschen
Grad 5	wie Grad 4, zusätzlich zentrale Atemlähmung und zentrale Störung der Kreislaufregulation

Ursachen.

Stoffwechselkomata

- Störung des Glukosestoffwechsels: Coma diabeticum, hypoglykämisches Koma (S. 180)
- thyreoideales Koma: thyreotoxische Krise, Myxödemkoma (S. 168)
- parathyreoideales Koma: tetanische Krise, Kalziumnarkose (S. 101)
- hepatisches Koma (S. 283)
- HUS (S. 101)
- Koma bei akuter Nebenniereninsuffizienz (Addison-Krise) (S. 175)
- hypophysäres Koma (S. 156)

Zerebrale Komata (S. 410)

- Blutungen, z. B. Massenblutungen, Subarachnoidalblutung, subdurales Hämatom, epidurales Hämatom
- zerebrale Ischämie
- Anfallskrankheiten
- Commotio, Contusio, Compressio cerebri
- Hitzschlag

Intoxikationen

- Alkohol
- Schlafmittel, Drogen
- Kohlenmonoxid
- Schwermetalle

Kardiovaskuläre Störungen (S. 123)

- Überleitungsstörungen (AV-Block)
- Rhythmusstörungen
- Herzinfarkt
- Herzfehler
- schwere Herzinsuffizienz

Sofortmaßnahmen. Bei allen komatösen Zuständen gilt:

- Bewusstsein und Atmung prüfen (S. 512).
- Notarzt rufen (lassen).
- Patient in die stabile Seitenlage legen.
- Venösen Zugang legen.
- ständige Kontrolle von Puls und Atmung (ggf. Reanimation)

Spezieller Lernhinweis

Häufigste Ursache eines komatösen Zustands ist eine Hypoglykämie. Daher besteht die Möglichkeit Glukose zu verabreichen. Heilpraktiker können bspw. 500 ml einer 0,5 %-igen Glukoselösung verabreichen. Der Arzt gibt 50 ml einer 40 %-igen (verschreibungspflichtigen) Glucoselösung.

20.5 Verbrennungen

Definition

Es liegt eine thermische Gewebeschädigung infolge externer (z. B. direkte Flammeneinwirkung) oder interner (z. B. Elektrounfall) Hitzeeinwirkung vor (**Tab. 20.4**, **Tab. 20.5**).

Tab. 20.4 Gradeinteilungen bei Verbrennungen.

Einteilung	Symptome	Therapie
Grad 1	Verletzung der Epidermis mit Rötung, Schwellung, Schmerzen	Kühlung mit Wasser, Kleider entfernen, evtl. Schmerzmittel
Grad 2	zusätzlich Blasenbildung	Volumensubstitution wegen Gefahr eines hypovolämischen Schocks; nicht verbinden, sondern mit metallbedampfter Folie abdecken
Grad 3	Hautanhangsgebilde und Nerven sind zerstört; evtl. Nekrose, Wunde schmerzt nicht mehr	Schocklagerung; Flüssigkeitssubstitution; Notarzt
Grad 4	Verkohlung	Amputation

Tab. 20.5 Berechnung der verbrannten Fläche in % nach der 9er-Regel (Wallace).

	Erwachsener	Kind (ca. 5 Jahre)	Säugling
Kopf	9 %	15 %	21 %
rechter und linker Arm (einzeln)	9 %	9 %	9 %
Thorax vorne	18 %	18 %	18 %
Thorax hinten	18 %	18 %	18 %
rechtes und linkes Bein (einzeln)	18 %	17 %	14 %

Sofortmaßnahmen

- Erstversorgung der Brandwunde mit kaltem, sauberen Leitungswasser; Dauer: ca. 15 min, bei Frösteln beenden
- Abdecken offener Flächen mit steriler metallbeschichteter Folie
- Infusionstherapie

20.6 Hitzeschäden

20.6.1 Hitzeerschöpfung

Definition
Die Hitzeerschöpfung tritt als Folge starker Schweißverluste ohne ausreichende Flüssigkeitszufuhr auf.

Ursachen

- nach langen Märschen/Wanderungen
- Sport

Symptome. Symptomatik aufgrund der Dehydratation (Wasserverlust):

- allgemeine Schocksymptomatik
- keine Temperaturerhöhung

Sofortmaßnahmen

- Schocklagerung
- kühle Umgebung
- Elektrolyt- und Flüssigkeitssubstitution (oral oder i. v.)

20.6.2 Hitzschlag (Hyperthermiesyndrom)

Definition
Es kommt zur Störung der Wärmeregulation nach längerer Temperatureinwirkung und Behinderung der Wärmeabgabe.

Ursachen

- große Wärmezufuhr von außen: Umgebungstemperatur wesentlich höher als Körpertemperatur
- Behinderung der Wärmeabgabe (Wärmestau), z. B. bei unzweckmäßiger Kleidung

Symptome. Symptomatik entstehend aus Kreislaufdekompensation:

- Kopfschmerzen
- Schwindel
- Übelkeit
- Temperatur > 40 °C
- Tachykardie (> 140 Schläge/min)
- Blutdruck anfangs erhöht, später Schocksymptomatik
- Haut anfangs rot, trocken, heiß; später grauzyanotisch
- Somnolenz bis Koma

Sofortmaßnahmen

- Notarzt verständigen.
- Oberkörper hochlagern.
- Kühlen mit kalten Umschlägen in den Nacken, kalte mit Wasser besprengte Körpertücher
- venöser Zugang, Elektrolytsubstitution i. v.

- O_2-Inhalation
- kontinuierliche Kontrolle von Blutdruck, Puls und Temperatur

20.6.3 Hitzekrämpfe

Definition
Dieser Prozess geht einher mit hohem Flüssigkeits- und Elektrolytdefizit (2–4 l Extrazellularsubstanz).

Ursachen
- schwere Arbeit bei hoher Umgebungstemperatur (z. B. Hochofenarbeiter)

Symptome
- Muskelzuckungen und Krämpfe

Sofortmaßnahmen
- Notarzt verständigen.
- orale oder parenterale Elektrolyt- und Flüssigkeitssubstitution

20.6.4 Sonnenstich

Definition
Dieser tritt auf als unmittelbare Einwirkung der Sonnenstrahlen v. a. auf den unbedeckten Kopf und Nacken.

Symptome
- starker Kopfschmerz
- Übelkeit und Erbrechen
- Fieber
- Schwindel
- orthostatischer Kollaps
- in schweren Fällen Koma und generalisierte Krämpfe (Hirndrucksteigerung durch seröse Meningitis und Hyperämie des Gehirns)

Sofortmaßnahmen
- Oberkörper-Hochlagerung
- Kühlung des Nackens durch kalte, feuchte Tücher

20.7 Unterkühlung

Definition
Als Unterkühlung ist das Absinken der Körpertemperatur < 35 °C definiert (**Tab. 20.6**); akute Lebensgefahr bei Temperaturen < 26–30 °C (drohendes Herzkammerflimmern).

Ursachen
- exzessive Kälteexposition (z. B. bewusstloser Patient in kalten Gewässern, Schnee etc.)
- Alkohol, Medikamente
- endokrinologische Erkrankungen (z. B. Hypothyreose, Morbus Addison)
- Hirnschäden (Störungen des Temperaturzentrums)

Tab. 20.6 Grade der Unterkühlung.

Einteilung	Körpertemperatur	Symptome
Grad 1	< 35 °C	Muskelzittern, Blutdruck ↑, erhaltene Ansprechbarkeit, Verwirrtheit, Tachykardie, Haut blass und kalt
Grad 2	< 33 °C	kein Muskelzittern, Somnolenz, Bradykardie, Blutdruck normal oder ↓, unregelmäßige Atmung, Reflexe abgeschwächt
Grad 3	< 30 °C	Koma; Puls schwach – nicht tastbar, minimale Atmung, keine Reflexe, extreme Bradykardie, Arrhythmie, Blutdruck ↓, Pupillenerweiterung

Sofortmaßnahmen

- Vermeidung aktiver und passiver Bewegungen, da das kältere Blut aus der Körperperipherie mit dem wärmeren im Körperinneren vermischt werden könnte (Bergungstod), vorsichtige Wiedererwärmung: warmer Raum, Wolldecke, warmes Getränk, Heißwasserbad
- bei Bewusstlosigkeit: keine extreme Wärmezufuhr, angewärmte Infusionslösung i. v.
- bei Kreislaufstillstand: kardiopulmonale Reanimation

Merke

Bei einem bewusstlosen Patienten, bei dem eine starke Unterkühlung angenommen werden muss, sollte starkes Rütteln am Oberkörper vermieden werden, da ein Kammerflimmern und somit ein Kreislaufstillstand ausgelöst werden kann.

20.8 Auflistung wichtiger Notfallerkrankungen und deren Grundversorgung

Es ist bezeichnend für Patienten in einer Notfallsituation, dass sie dem Ersthelfer keine Symptome aufzählen können, die für ihre Erkrankung spezifisch sind. Deshalb handelt es sich bei den klassischen Befunden zum größten Teil um solche, die durch Inspektion, Palpation, Perkussion, Auskultation und Funktionsprüfungen zu ermitteln sind. Auch durch „Hören" und „Riechen" können spezifische Befunde den Krankheiten zugeordnet werden.

Grundsätzlich sollte hervorgehoben werden, dass der Heilpraktiker keine Ausbildung zum Rettungssanitäter besitzt. Er sollte jedoch in der Lage sein, Notfälle zu erkennen und entsprechend richtig zu handeln. Findet der Ersthelfer einen Menschen in einer Notfallsituation vor, so verhält er sich immer nach dem gleichen Schema (S. 512):

- Schritt 1: Bewusstsein und Atmung
- Schritt 2: Rettungsdienst verständigen (bei psychiatrischen Notfällen Ordnungsamt)
- Schritt 3: korrekte Grundversorgung des Patienten bis zum Eintreffen des Rettungsdienstes

Bei den nachfolgend aufgelisteten Erkrankungen wird davon ausgegangen, dass der Patient noch bei Bewusstsein ist. Bei Bewusstlosigkeit und Vorhandensein von Puls und Atmung wird der Patient immer in die stabile Seitenlage gelegt. Fehlen Puls und Atmung muss reanimiert werden. Um sicherzugehen, dass das Bewusstsein noch erhalten ist, sollte aus diesem Grunde eine ständige Kontrolle der Vitalfunktionen erfolgen. Außerdem ist es grundsätzlich wichtig, auf den Patienten beruhigend einzuwirken.

Tab. 20.7 Atemsystem.

Erkrankung	Klassische Befunde	Grundversorgung
Asthma bronchiale	• länger andauernde schwere Dyspnoe verlängertem Inspirium • Orthopnoe • Angst, Unruhe • Zyanose • Giemen, Pfeifen, Brummen	• Oberkörper-Hochlagerung • Kutschersitz, Lippenbremse • O_2-Gabe • venösen Zugang legen: Offenhalten mit Ringer-Lösung
Bolusaspiration	• akut starke Dypnoe • Angst • Stridor • Zyanose	• zum Husten auffordern • 5 Schläge mit der flachen Hand zwischen die Schulterblätter bei vorgebeugtem Oberkörper • Heimlich-Handgriff
Epiglottitis	• I.d.R. Kinder im Alter vom 2.–5. Lj. • starke Dyspnoe • starke Schluckstörungen • Hypersalivation • hohes Fieber	• Oberkörper-Hochlagerung • O_2-Gabe • venösen Zugang legen: Offenhalten mit Ringer-Lösung **Cave: Bei starken Beschwerden keine Rachen- oder Kehlkopfinspektion; durch Manipulation im Mund-Rachen-Raum kann der Kehldeckel gänzlich anschwellen und die Trachea verlegen.**
Hyperventilations-syndrom	• akut starke Dyspnoe • starker Erregungszustand, Angst • Kribbeln an Händen, Füßen und Mund • tonische Muskelkontraktion	• Oberkörper-Hochlagerung • Patient auffordern, ruhig und gleichmäßig zu atmen • konsequente CO_2-Rückatmung mit Plastiktüte
Lungenembolie	• akut starke Dyspnoe • starke Thoraxschmerzen • Halsvenenstauungen • evtl. schaumig-rötliches Sputum	• Oberkörper-Hochlagerung • Patient auffordern, sich möglichst nicht zu bewegen • O_2-Gabe • venösen Zugang legen: Offenhalten mit Ringer-Lösung • evtl. unblutiger Aderlass
Lungenödem, kardiales	• akut starke Dyspnoe • Angst, Kaltschweißigkeit • schaumig-rötliches Sputum • Rasseln und Kochen über der Brust (ohne Stethoskop hörbar)	• Oberkörper-Hochlagerung • unblutiger Aderlass • O_2-Gabe • venösen Zugang legen: Offenhalten mit Ringer-Lösung
Pneumothorax	• akute Dyspnoe • atemabhängige stechende Schmerzen • Husten • nachschleppende Thoraxhälfte	• Oberkörper-Hochlagerung • bei äußerem Pneumothorax: Fremdkörper in Wunde belassen und fixieren • O_2-Gabe • venösen Zugang legen: Offenhalten mit Ringer-Lösung

► **Tab. 20.7** Fortsetzung.

Erkrankung	Klassische Befunde	Grundversorgung
Pseudokrupp	• meist Kinder im Alter von 6 Monaten bis zum 6. Lj. • meist nachts bellender, trockener Husten und Heiserkeit (keine Schluckstörungen) • inspiratorischer Stridor • mäßiges Fieber	• aufrecht sitzen lassen • feuchte, kalte Luft (Dusche anmachen) • O_2-Gabe • venösen Zugang legen: Offenhalten mit Ringer-Lösung **Cave: Bei starken Beschwerden keine Rachen- oder Kehlkopfinspektion!**
Spannungs-pneumothorax	• akute, immer stärker werdende Dyspnoe • akute Schmerzen • Halsvenenstau mit evtl. punktförmigen Einblutungen • Zyanose	• unverzügliche Entlastungspunktion mit großlumiger Kanüle in den 2. oder 3. ICR medioklavikular oberhalb der Rippe einstechen (an der Kanüle ist ein Fingerling mit Kreuzschlitz befestigt) → Luft kann entweichen, aber nicht angesaugt werden • Oberkörper-Hochlagerung • O_2-Gabe • venösen Zugang legen (20–40 ml/kg Körpergewicht Ringer-Lösung i. v.)

Tab. 20.8 Hämatopoetisches System.

Erkrankung	Klassische Befunde	Grundversorgung
Blutungen, akute	• Blutaustritt aus einer Wunde • Schocksymptomatik	• Oberkörper flach, Beine hoch • Druckverband anlegen: mithilfe eines elastischen Druckpolsters, welches die Wundränder überdeckt, werden eröffnete Gefäße komprimiert; diese Wundauflage wird mit einigen Bindegängen fixiert • O_2-Gabe • venösen Zugang legen (20–40 ml/kg Körpergewicht Ringer-Lösung i. v.) **Cave: Abbinden nur in absoluten Ausnahmefällen!**
Blutung, aus der Nase	Blutaustritt aus der Nase	• aufrechte Sitzhaltung einnehmen • Kopf nach vorne (!!) beugen, so dass das Blut über die Nase abfließen kann • die Nasenflügel einige Minuten mit Daumen und Zeigenfinger fest zusammendrücken • kalter Waschlappen/Kühlpack in den Nacken legen

Tab. 20.9 Harnsystem.

Erkrankung	Klassische Befunde	Grundversorgung
Harnverhalt, akuter	• starke Bauchschmerzen • Unruhe • Übelkeit, Erbrechen • evtl. Harnträufeln (Überlaufblase)	• Oberkörper-Hochlagerung • Beine anziehen lassen, Knierolle • venösen Zugang legen: Offenhalten mit Ringer-Lösung
Nieren-/Harnleiterkolik	• akute kolikartige starke Schmerzen (in Rücken, Flanken, Unterbauch bis Oberschenkel und Genitalbereich ausstrahlend) • Übelkeit, Erbrechen • blutig tingierter Urin • angespannte Bauchdecke • evtl. paralytischer Ileus	• Oberkörper-Hochlagerung • Beine anziehen lassen, Knierolle • venösen Zugang legen (500–1000 ml Ringer-Lösung)

Tab. 20.10 Kreislaufsystem.

Erkrankung	Klassische Befunde	Grundversorgung
Angina pectoris	• akute Thoraxschmerzen (evtl. ausstrahlend in die linke und rechte Schulter, linker Arm bis linke Kleinfingerseite, rechter Arm, rechter und linker Kieferwinkel, Hals) • Angst • evtl. Übelkeit, Erbrechen	• Oberkörper-Hochlagerung • Patient zudecken (Wärmeerhalt) • O_2-Gabe • venösen Zugang legen: Offenhalten mit Ringer-Lösung • 2–3 Hübe Nitrolingualspray sublingual (nur bei einem systolischen RR > 100 mmHg) **Cave: Keine i. m. Injektion!**
Herzinfarkt	• akute Thoraxschmerzen (evtl. ausstrahlend in die linke und rechte Schulter, linker Arm bis linke Kleinfingerseite, rechter Arm, rechter und linker Kieferwinkel, Hals) • Todesangst • kaltschweißige, blasse Haut • evtl. Schocksymptomatik • evtl. Rhythmusstörungen • evtl. Zeichen der Herzinsuffizienz **Cave: Bei 25 % aller Herzinfarkte keine Schmerzen!**	• Oberkörper-Hochlagerung • unblutiger Aderlass • Patient zudecken (Wärmeerhalt) • O_2-Gabe • venösen Zugang legen: Offenhalten mit Ringer-Lösung • 2–3 Hübe Nitrolingualspray sublingual (nur bei einem systolischen RR > 100 mmHg) **Cave: Keine i. m.-Injektion! Patient nicht aufstehen und laufen lassen!**
Herzinsuffizienz, akute	• Unruhe, Kaltschweißigkeit • starke Dyspnoe, Orthopnoe • Angst • Zyanose • Stauungszeichen bei Rechtsherzinsuffizienz: gestaute Halsvenen • Stauungszeichen bei Linksherzinsuffizienz: schaumig-rötliches Sputum	• Oberkörper-Hochlagerung • O_2-Gabe • venösen Zugang legen: Offenhalten mit Ringer-Lösung • 2–3 Hübe Nitrolingualspray sublingual (nur bei einem systolischen RR > 100 mmHg) • evtl. unblutiger Aderlass

▶ **Tab. 20.10** Fortsetzung.

Erkrankung	Klassische Befunde	Grundversorgung
Herzrhythmusstörungen	• Bradykardie, Tachykardie oder Arrhythmie • Schwindel • Benommenheit • Dyspnoe	• Oberkörper-Hochlagerung • engmaschige Kontrolle von RR und Puls • O_2-Gabe • venösen Zugang legen: Offenhalten mit Ringer-Lösung
hypertensive Krise	• Sehstörungen • Kopfschmerzen • Nasenbluten • Schwindel • Übelkeit, Erbrechen • Bewusstseinsstörungen • neurologische Ausfälle • Krampfanfälle	• Oberkörper-Hochlagerung • ständige Kontrolle der Vitalfunktionen • O_2-Gabe • venösen Zugang legen: Offenhalten mit Ringer-Lösung
pAVK, akute	• akut starke Schmerzen in der betroffenen Extremität • blasse, später glänzende zyanotische Hautfärbung • distal des Verschlusses kein Puls	• betroffene Extremität tief lagern mit leicht erhöhtem Oberkörper (erhöhter Perfusionsdruck) • den Patienten nicht laufen lassen • Extremität in Watte packen (zum Temperaturerhalt), Ruhigstellung • venösen Zugang legen: Offenhalten mit Ringer-Lösung
Phlebothrombose, akute	• Zyanose, Schwellung, Überwärmung der betroffenen Extremität • Schwere oder Spannungsgefühl; evtl. Muskelschmerzen • positive Untersuchungszeichen: Homans-, Meyer- und Payr-Zeichen	• betroffene Extremität hoch lagern (fördert den venösen Abfluss) • den Patienten nicht laufen lassen • keine Wärmezufuhr • venösen Zugang legen: Offenhalten mit Ringer-Lösung

Tab. 20.11 Intoxikationen.

Erkrankung	Klassische Befunde	Grundversorgung
Alkoholintoxikation	• lallende Sprache, torkelnder Gang • Foetor alcoholicus • Enthemmung • evtl. Schocksymptomatik • Hypoglykämie	• Schutz vor Auskühlung • O_2-Gabe • venösen Zugang legen: Offenhalten mit Ringer-Lösung • 20–50 ml 40 %ige Glukoselösung langsam i. v.
Benzodiazepinintoxikation (Schlaf- und Beruhigungsmittel)	• Somnolenz • Nystagmus • Ataxie • Sprachstörungen • Ateminsuffizienz • Schwäche • Übelkeit, Erbrechen	• O_2-Gabe • venösen Zugang legen: Offenhalten mit Ringer-Lösung

▶ **Tab. 20.11** Fortsetzung.

Erkrankung	Klassische Befunde	Grundversorgung
CO-Intoxikation	• Kopfschmerzen, Schwindel, Sehstörungen • Mattigkeit • Blutdruckschwankungen **Merke: Das oft in der Literatur genannte Symptom „kirschrote Hautfarbe“ ist fast nie anzutreffen!**	• O_2-Gabe • venösen Zugang legen: Offenhalten mit Ringer-Lösung
Digitalisintoxikation	• Übelkeit, Erbrechen, Durchfall • Sehstörungen: Farbensehen, Flimmern vor den Augen • Tachykardie oder Bradykardie • psychische Veränderungen • Somnolenz	• O_2-Gabe • venösen Zugang legen: Offenhalten mit Ringer-Lösung
Heroin-/Opiat-intoxikation	• multiple Venenpunktionstellen an den Armen, Beinen, Leistenbeuge • Somnolenz • Bradypnoe • Übelkeit, Erbrechen • stecknadelkopfgroße Pupillen • Hypothermie	• Schutz vor Auskühlung • O_2-Gabe • venösen Zugang legen: Offenhalten mit Ringer-Lösung
Kokainintoxikation	• psychische Auffälligkeiten (Aggressivität, Überheblichkeit, Unruhe, Depression etc.) • Mydriasis • Halluzinationen • Hyperthermie • Ateminsuffizienz • Tachykardie • evtl. Brodeln über den Lungen	• O_2-Gabe • venösen Zugang legen: Offenhalten mit Ringer-Lösung • bei pektanginösen Beschwerden 2–3 Hübe Nitrolingual-Spray (falls RR systolisch > 100 mmHg)
Ecstasyintoxikation (Methylendioxymeth-amphetamin)	• Veränderung im Hinblick auf geistige und körperliche Stimulation • veränderte Wahrnehmung von Geräuschen, Licht und Berührung • stimulierte körperliche Energie mit vermindertem Appetit und Anstieg der Körpertemperatur • hoher Blutdruck, hoher Puls • erweiterte Pupille • Zusammenbeißen der Zähne, Muskelkrämpfe • Übelkeit, Schüttelfrost und Schwitzen **Merke: Der Körper kann überhitzen, was zu Todesfällen führen kann.**	• O_2-Gabe • venösen Zugang legen: Offenhalten mit Ringer-Lösung
Atropinvergiftung	• Hautrötung • Mydriasis • Tachykardie • Verwirrtheit, Halluzinationen	• O_2-Gabe • venösen Zugang legen: Offenhalten mit Ringer-Lösung

Tab. 20.12 Hormonsystem.

Erkrankung	Klassische Befunde	Grundversorgung
hyperglykämisches Koma	• Exsikkose-Zeichen: stehende Hautfalten, trockene Haut • Schocksymptomatik • Müdigkeit, verwaschene Sprache • evtl. nach Apfel riechende Ausatemluft • Blutzucker > 300–400 mg/dl	• Beine hoch lagern • O_2-Gabe • venösen Zugang und Zufuhr einer Ringer-Lösung → 1000 ml in der 1. Stunde
hypoglykämischer Schock	• Zittern • Unruhe, Schwitzen • Krampfanfälle • Verwirrtheit • fokale Zeichen (Hemiplegien, Aphasie, Doppelbildersehen) • Blutzucker < 50 mg/dl	• O_2-Gabe • venösen Zugang legen: Offenhalten mit Ringer-Lösung • oral: 10–20 g Traubenzucker oder 100–200 ml Fruchtsaft • i. v.: 50 ml 40 %ige Glukoselösung unter laufender Ringer-Lösung (verschreibungspflichtig!)

Tab. 20.13 Verdauungssystem.

Erkrankung	Klassische Befunde	Grundversorgung
Appendizitis, akute	• Schmerzen (evtl. periumbilikal), die in den rechten Unterbauch wandern • evtl. Fieber • Übelkeit, Erbrechen • positive Untersuchungszeichen (McBurney-, Lanz-, Blumberg-, Rovsing-, Psoaszeichen; rektaler Druckschmerz)	• Oberkörper leicht erhöht lagern, Beine angewinkelt (Knierolle) • O_2-Gabe • venösen Zugang legen: Offenhalten mit Ringer-Lösung • bei massiver Blutung und Schocksymptomatik 500–1000 ml NaCl 0,9 %
Gallenkolik	• akute wellenförmige Schmerzen, evtl. in die rechte Schulter ausstrahlend • Übelkeit, Erbrechen • evtl. Ikterus	• Oberkörper leicht erhöht lagern, Beine angewinkelt (Knierolle) • O_2-Gabe • venösen Zugang legen: Offenhalten mit Ringer-Lösung
Ileus, mechanischer	• stärkste kolikartige Schmerzen • kein Stuhl- und Windabgang • Meteorismus • Übelkeit, Erbrechen (evtl. Koterbrechen) • Auskultationsbefund: metallisch klingende Darmgeräusche, Hyperperistaltik	• Oberkörper leicht erhöht lagern, Beine angewinkelt (Knierolle) • O_2-Gabe • venösen Zugang legen: Offenhalten mit Ringer-Lösung
Ileus, paralytischer	• kaum Schmerzen • kein Stuhl- und Windabgang • Meteorismus • Übelkeit, Erbrechen (evtl. Koterbrechen) • Auskultationsbefund: Totenstille über dem Abdomen, „Ticken der Totenuhr“	• Oberkörper leicht erhöht lagern, Beine angewinkelt (Knierolle) • O_2-Gabe • venösen Zugang legen: Offenhalten mit Ringer-Lösung
Ösophagusvarizenblutung	• schwallartiges Erbrechen von kaffeesatzartigem, später rotem Blut • evtl. Ikterus, Leberhautzeichen	• Oberkörper-Hochlagerung • O_2-Gabe • venösen Zugang legen und Zufuhr einer Ringer-Lösung (20–40 ml/kg Körpergewicht)

► **Tab. 20.13** Fortsetzung.

Erkrankung	Klassische Befunde	Grundversorgung
Pankreatitis, akute	• stärkste Oberbauchschmerzen, gürtelförmig, in den Rücken ausstrahlend • Übelkeit, Erbrechen • evtl. Gesichtsrötung (Flush) • evtl. Ikterus	• Oberkörper leicht erhöht lagern, Beine angewinkelt (Knierolle) • O_2-Gabe • venösen Zugang legen mit Zufuhr einer Ringer-Lösung (1000–1500 ml i. v.)
Ulkusperforation	• starke epigastrische Schmerzen, die sich schnell in den rechten Unterbauch oder in beide Schultern ausbreiten • Übelkeit und Erbrechen, evtl. von kaffeesatzartigem Blut • Schocksymptomatik • brettharter Bauch	• Oberkörper leicht erhöht lagern, Beine angewinkelt (Knierolle) • O_2-Gabe • venösen Zugang legen: Offenhalten mit Ringer-Lösung

Tab. 20.14 Auge und Ohr.

Erkrankung	Klassische Befunde	Grundversorgung
Glaukom, akutes	• anfallsartige Sehverschlechterung • halbseitige Kopfschmerzen • gerötetes Auge • steinharter Bulbus • entrundete Pupille	• Oberkörper-Hochlagerung • O_2-Gabe • venösen Zugang legen: Offenhalten mit Ringer-Lösung
Verätzungen	• akute Sehverschlechterung • starke Augenschmerzen • starker Tränenfluss • Lichtscheu • Lidkrampf	• Patient angenehm lagern • sofortige Augenspülung mit mindestens 2 l Wasser oder Ringer-Lösung • sichtbare Schadstoffteilchen abtupfen • feste, schlecht lösliche Partikel mit Tupfer entfernen • venösen Zugang legen: Offenhalten mit Ringer-Lösung **Cave: Keine Augenspülung bei Kalkverätzung! Nur mit Watteträger und Speiseöl reinigen!**
Hörsturz	• innerhalb von Sekunden bis Stunden auftretende Schwerhörigkeit • evtl. Ohrensausen • evtl. Schwindel • evtl. Übelkeit, Erbrechen	• Patient angenehm lagern • O_2-Gabe • venösen Zugang legen: Offenhalten mit Ringer-Lösung
Morbus Menière	• meist einseitig akuter, anfallsartiger Drehschwindel • Ohrensausen • Nystagmus • Hörstörungen • Übelkeit, Erbrechen	• Patient angenehm lagern • O_2-Gabe • venösen Zugang legen: Offenhalten mit Ringer-Lösung

Tab. 20.15 Bewegungsapparat.

Erkrankung	Klassische Befunde	Grundversorgung
Cauda-equina-Syndrom	• schleichend oder akut beginnende Rückenschmerzen • Schmerzausstrahlung meist einseitig ins Bein • Taubheits- und Kribbelgefühl • Paresen • evtl. Blasenentleerungsstörungen	• Lagerung auf weicher Unterlage • venösen Zugang legen: Offenhalten mit Ringer-Lösung
Extremitäten-fraktur	• sichtbare Knochenfragmente • Reibegeräusch bei Bewegung • Fehlstellung • abnorme Beweglichkeit	• evtl. Oberkörper-Hochlagerung • versorgte Extremität hoch lagern • offene Frakturen steril abdecken • venösen Zugang legen: Offenhalten mit Ringer-Lösung (evtl. 20–40 ml/kg Körpergewicht Ringer-Lösung i. v.)
HWS-Distorsion (Schleuder-trauma)	• im HWS-Bereich Schmerzen, auch Kopfschmerzen • Nackensteifigkeit • Tinnitus, Schwindel	• Patient auffordern, sich nicht zu bewegen • HWS in Neutralposition fixieren, HWS-Stützkragen anlegen, auf weiche Unterlage flach lagern • O_2-Gabe • venösen Zugang legen: Offenhalten mit Ringer-Lösung
Rippenfraktur	• Schonatmung • Dyspnoe • Zyanose • Schmerzen im Bereich der Fraktur	• Oberkörper-Hochlagerung, auf die verletzte Seite legen • O_2-Gabe • venösen Zugang legen: Offenhalten mit Ringer-Lösung

Tab. 20.16 Fortpflanzungssystem.

Erkrankung	Klassische Befunde	Grundversorgung
Epididymitis	• langsam zunehmende Hodenschmerzen • Tachykardie • Fieber • Ein Hoden steht höher als der andere. • gerötete geschwollene Skrotalhaut	• Flachlagerung (mit Unterpolsterung und Hochlagerung des Hodens) • venösen Zugang legen: Offenhalten mit Ringer-Lösung • Kühlung mit Eisbeuteln
Hodentorsion	• akute, bis in die Leiste ziehende Schmerzen (nehmen beim Anheben des Hodens zu) • Bauchschmerzen und Koliken bei Kleinkindern • Ein Hoden steht höher als der andere. • gerötete geschwollene Skrotalhaut	• Flachlagerung (keine Unterpolsterung des Hodens) • venösen Zugang legen: Offenhalten mit Ringer-Lösung
Paraphimose	• zurückgestreifte und eingerollte geschwollene Vorhaut • evtl. blauverfärbte Glans penis • Schmerzen in der Penisspitze	• Oberkörper-Hochlagerung • evtl. Unterpolsterung des Penis • venösen Zugang legen: Offenhalten mit Ringer-Lösung

► **Tab. 20.16** Fortsetzung.

Erkrankung	Klassische Befunde	Grundversorgung
Frühgeburt, vorzeitige Wehentätigkeit	• vor vollendeter 37. SSW regelmäßige Wehen • Fruchtwasserabgang	• Linksseitenlagerung, Becken hoch lagern • O_2-Gabe • venösen Zugang legen: Offenhalten mit Ringer-Lösung
bevorstehende Geburt	• mindestens alle 10 min (oft alle 3–5 min) regelmäßige Wehen • Fruchtwasserabgang	• Linkseitenlagerung und Becken hoch, nicht laufen lassen • Mutterpass einsehen • O_2-Gabe • venösen Zugang legen: Offenhalten mit Ringer-Lösung
Präeklampsie	• RR-Anstieg > 140/90 mmHg • Proteinurie, schäumender Urin • generalisierte Ödeme	• Oberkörper-Hochlagerung, evtl. Linksseitenlagerung • O_2-Gabe • venösen Zugang legen: Offenhalten mit Ringer-Lösung
V.-cava-Kompressionssyndrom	• schwangere Patientin • Schwindel, Schwächegefühl • Kaltschweißigkeit • Blässe, evtl. Zyanose • Übelkeit • evtl. Bewusstlosigkeit	• Linksseitenlagerung • O_2-Gabe • venösen Zugang legen: Offenhalten mit Ringer-Lösung • evtl. 500–1000 ml Ringer-Lösung i. v.

Tab. 20.17 Haut.

Erkrankung	Klassische Befunde	Grundversorgung
Verbrennungen	s. Verbrennungen (S. 518)	s. Verbrennungen (S. 518)
Wundversorgung	• Schürfwunde: oberflächliche Hauverletzung • Schnittwunde: glatte Wundränder • Risswunde: zerfetzte Wundränder • Bisswunde: sichtbare Stiche oder Quetschungen • Platzwunde: Riss-Quetsch-Wunde über Knochen	• Blutreste außerhalb der Wunde mit Desinfektionsmittel entfernen, die Wunde selbst nicht desinfizieren • Wunde mit Kompresse steril abdecken und mit einem Fenster- oder Wickelverband versorgen **Cave: Besteht Tetanusimpfschutz?**

Tab. 20.18 Nervensystem.

Erkrankung	Klassische Befunde	Grundversorgung
Apoplex	• Lähmungen von Armen und Beinen, herabhängender Mundwinkel • einseitige Sehstörungen • Schwindel • Sprach- und Koordinationsstörungen • Herdblick: Patient blickt seinen Ischämieherd an. • Bewusstseinsstörungen bis Bewusstlosigkeit	• Oberkörper-Hochlagerung • O_2-Gabe • venösen Zugang legen: Offenhalten mit Ringer-Lösung

▶ **Tab. 20.18** Fortsetzung.

Erkrankung	Klassische Befunde	Grundversorgung
Blutungen, intrakranielle	• Kopfschmerzen • Mydriasis • Nüchternerbrechen • halbseitige neurologische Ausfälle • Schwindel • Bradykardie • psychische Veränderungen • Somnolenz	• Oberkörper-Hochlagerung • O_2-Gabe • venösen Zugang legen: Offenhalten mit Ringer-Lösung
Epilepsie	• Hinstürzen • Initialschrei • tonisch-klonische Krämpfe • Apnoe mit Zyanose • rötlicher Schaum vor dem Mund	• Patient vor Verletzungen schützen, alles aus dem Weg räumen • während des Anfalls Kopf unterpolstern, flach lagern, Kopf möglichst seitlich drehen • nach dem Anfall Atemwege freimachen • O_2-Gabe • venösen Zugang legen: Offenhalten mit Ringer-Lösung **Merke: Keinen Keil zwischen die Zähne schieben, Gefahr des Kieferbruchs!**
Meningitis	• akute Kopfschmerzen • Nackensteifigkeit • Fieber 39–40 °C • Bewusstseinsstörung • Kernig-, Lasègue-, Brudzinski-Zeichen positiv • evtl. Petechien	• flache Lagerung; bei Hirndruckzeichen: Oberkörper-Hochlagerung • O_2-Gabe • venösen Zugang legen: Offenhalten mit Ringer-Lösung
Rückenmarkkompression	• evtl. Nackensteifigkeit • evtl. Kopfschmerzen • evtl. keine Kontrolle über Stuhl- und Harnabgang • evtl. spinaler Schock • Sensibilitätsstörungen, kein Schmerzempfinden in Armen und Beinen	• Patient auffordern, sich nicht zu bewegen • HWS-Stützkragen anlegen • auf weicher Unterlage flach lagern • O_2-Gabe • venösen Zugang legen: Offenhalten mit Ringer-Lösung (evtl. 20–40 ml/kg Körpergewicht Ringer-Lösung i. v.)

Tab. 20.19 Psychiatrie.

Erkrankung	Klassische Befunde	Grundversorgung
Angstzustände	• Todesangst, Panik • Schwitzen, Zittern • Tachykardie, Dyspnoe • Mundtrockenheit • Erbrechen, Diarrhöe • Harndrang	• Verständnis zeigen, beruhigen • Lösungsvorschläge anbieten • evtl. venösen Zugang legen: Offenhalten mit Ringer-Lösung **Cave: Patient niemals unbeaufsichtigt lassen!**
Depressionen	• Suizidäußerungen • niedergeschlagene Grundstimmung • Gleichgültigkeit und das Gefühl der Nutzlosigkeit gegenüber der eigenen Person • Hoffnungslosigkeit • Angst	• mögliche Suizidwerkzeuge aus dem Weg schaffen • eine vertrauensvolle Beziehung schaffen, offen über die Gefühle reden • evtl. venösen Zugang legen: Offenhalten mit Ringer-Lösung **Cave: Patient niemals unbeaufsichtigt lassen!**
Erregung	• Schreien und Toben • Aggressivität, Gereiztheit • Halluzinationen • Wahnvorstellungen • Angst, evtl. Todesangst • Misstrauen	• ruhige Grundhaltung einnehmen • bequeme Lagerung, evtl. Fixation • evtl. venösen Zugang legen: Offenhalten mit Ringer-Lösung **Cave: Patient niemals unbeaufsichtigt lassen!**
Verwirrtheitszustände	• Verkennung der Umgebung; bekannte Menschen werden nicht erkannt • Gedächtnislücken, verminderte Merkfähigkeit • wirre Sprache, Unfähigkeit zum geordneten Gespräch • zeitliche Desorientiertheit	• bequem lagern, evtl. Fixation • Beruhigen, Geborgenheit und Sicherheit bieten • Handhalten, Berühren, ruhige Stimme • Gegenstände aus dem Weg räumen • evtl. venösen Zugang legen: Offenhalten mit Ringer-Lösung **Cave: Patient niemals unbeaufsichtigt lassen!**

Tab. 20.20 Pädiatrie.

Erkrankung	Klassische Befunde	Grundversorgung
Asthma bronchiale	s. Asthma bronchiale **Tab. 20.7**	s. Asthma bronchiale **Tab. 20.7**
Dehydratation/ Exsikkose	• stehende Hautfalten (gut beurteilbar über den Wadenmuskeln und der Bauchhaut) • trockene Schleimhäute und Windeln • eingesunkene Fontanelle • halonierte Augen • Schocksymptomatik • Apathie bis Bewusstlosigkeit	• Flachlagerung, Beine hoch • O_2-Gabe • evtl. Flüssigkeitszufuhr durch Trinken • venösen Zugang legen (20–30 ml/kg Körpergewicht Ringer-Lösung i. v.)
Epiglottitis	s. Epiglottis **Tab. 20.7**	s. Epiglottis **Tab. 20.7**

► **Tab. 20.20** Fortsetzung.

Erkrankung	Klassische Befunde	Grundversorgung
Fieberkrampf	• Fieber > 39–40 °C • tonisch-klonische Krämpfe • Hypersalivation • Somnolenz • evtl. Zyanose • oft lateraler Zungenbiss	• Gegenstände aus dem Weg räumen • Kopf unterpolstern • Atemwege freihalten • O_2-Gabe • venösen Zugang legen: Offenhalten mit Ringer-Lösung
Fremdkörper-aspiration	• plötzliche Atemnot • Schluckbeschwerden, Würgen • Zyanose • Husten, Keuchen	• bei Säuglingen 5 Schläge zwischen die Schulterblätter; bei Erfolglosigkeit 5-malige Kompression der Brust • Heimlich-Handgriff • O_2-Gabe • venösen Zugang legen: Offenhalten mit Ringer-Lösung
Pseudokrupp	s. Pseudokrupp **Tab. 20.7**	s. Pseudokrupp **Tab. 20.7**

21 Schwangerschaft

- Schwangerschaft (Gravidität) ist der Zustand einer Frau von der Konzeption (Empfängnis/Befruchtung) bis zum Eintritt der Geburt und wird in 3 Abschnitte zu je 3 Monaten bzw. 13 SSW aufgeteilt:
  - 1. Trimenon: Frühschwangerschaft, 1.–3. Monat
  - 2. Trimenon: stabile Schwangerschaft, 4.–6. Monat
  - 3. Trimenon: Spätschwangerschaft, 7. Monat–Geburt
- Die genaue Schwangerschaftsdauer beträgt vom Zeitpunkt der Konzeption bis zum Geburtstermin (post conceptionem) 263–273 Tage (9½ Lunarmonate zu 28 Tagen).
- Die Anpassung des mütterlichen Organismus an die Schwangerschaft erfolgt durch:
  - ein erhöhtes Maß an Hormonproduktion
  - eine Erhöhung des Atemzugvolumens
  - Anstieg des Gesamtblutvolumens
  - Anstieg des Herzminutenvolumens (mit Zunahme der Herzgröße)
  - leichten arteriellen Blutdruckanstieg
  - Abnahme des Tonus des Verdauungstraktes, der Gefäße und Harnwege
  - Hyperpigmentierung der Haut
  - Gewichtszunahme von ca. 10–12 kg bis zum Zeitpunkt der Geburt

Spezieller Lernhinweis

Die Naegele-Regel dient der Bestimmung des voraussichtlichen Geburtstermins:
1. Tag der letzten Regel + 7 Tage – 3 Monate + 1 Jahr

21.1 Entwicklung eines Kindes

21.1.1 Befruchtung (Konzeption) bis Einnistung (Nidation)

- In der Mitte eines Monatszyklus der geschlechtsreifen Frau geschieht der Eisprung, d. h., dass meist eine Eizelle (Ovum) in den Eileiter gelangt (ist für 12–14 h lebensfähig).
- Treffen befruchtungsfähige Spermien auf die Eizelle, kann es zur Verschmelzung beider Keimzellen und zur Befruchtung (Konzeption) kommen.
- Durch die Fusion der beiden haploiden Keimzellen entsteht eine entwicklungsfähige diploide Zelle (Zygote) mit 46 Chromosomen.

- Wenige Stunden später beginnt die erste Zellteilung, die Zygote teilt sich in viele Zellen, bis sich eine Zellkugel gebildet hat (Morula).
- Die Morula wandert vom Eileiter Richtung Uterus und erreicht diesen meist am 4. Tag nach der Befruchtung; währenddessen verändert sich die Morula durch Flüssigkeitsaufnahme in einen hohlen Zellball (Keimblase = Blastozyste).
- Am 5.–6. Tag nach der Befruchtung lagert sich die Blastozyste an das Endometrium an, am 11.–13. Tag ist der Keim vollständig vom Endometrium umgeben.
- Progesteron und proteolytische Enzyme unterstützen die Einnistung; die Außenwand der Blastozyste produziert das Schwangerschaftshormon β-HCG (Choriongonadotropin), welches die Funktion des Gelbkörpers aufrechterhält.

21.1.2 Embryonalperiode

Zeitraum von der Befruchtung bis zum Ende der 8. Woche:

- 8–10 Tage nach der Befruchtung differenziert sich der Keim in 3 verschiedene Keimblätter, aus denen schließlich Organe und Gewebe entstehen:
  - Ektoderm (Nervensystem, Sinnesorgane, Haut)
  - Mesoderm (Herz, Muskeln, die meisten Binde- und Stützgewebe, Geschlechtsorgane, Skelett, Blutzellen, Niere, lymphatische Organe, Subkutis)
  - Entoderm (Epithelien der Atmungs- und Verdauungsorgane, ableitende Harnwege, Schilddrüse, Leber, Pankreas).
- Die embryonalen Organanlagen sind nach der 12. SSW abgeschlossen.

Spezieller Lernhinweis

Während der Embryonalperiode können exogene Noxen (Medikamente, Nikotin, Alkohol u. a.) und v. a. Infektionen zu einem Abort bzw. Fehlanlagen von Organen führen.

Die wichtigsten Pränatalinfektionen sind unter dem Begriff TORCH-Komplex zusammengefasst:

- T – Toxoplasma gondii (Toxoplasmose)
- O – „other“ (andere wie Syphilis, Listeriose, Hepatitis B, HIV, Chlamydien)
- R – Rubella (Röteln)
- C – Cytomegalovirus (Zytomegalie)
- H – Herpes-simplex-Virus

21.1.3 Fetalperiode

Zeitraum vom Anfang der 9. Woche bis zur Geburt:

- Fötus nimmt an Länge und Gewicht zu, die Organe werden ausdifferenziert und nehmen ihre Funktion auf.
- Ab der 28. SSW ist der Fötus ca. 35 cm lang, 1000–1500 g schwer und als Frühgeburt lebensfähig.

21.2 Schwangerschaftsvorsorge

Die vom Gesetzgeber vorgesehenen Untersuchungen dienen dem Schutz von Mutter und Kind sowie der Früherkennung möglicher Komplikationen. Vorsorgeuntersuchungen werden bis zur 32. SSW in 4-wöchentlichen Abständen und in den letzten Wochen im 14-täglichen Rhythmus durchgeführt.

Es werden folgende Untersuchungen durchgeführt:

- Zu Beginn der Schwangerschaft erfolgt eine Blutuntersuchung hinsichtlich Antikörpern gegen Röteln, Toxoplasmose, Syphilis und HIV, HBs-Antigen.

- Chlamydia-trachomatis-Antigen: Nachweis aus der Zervix
- Bestimmung der Blutgruppe und des Rhesusfaktors
- Es erfolgen regelmäßig Blutdruckkontrollen, Hb-Bestimmungen, die Erfassung des Körpergewichtes, die Feststellung der Gebärmuttergröße und Aufzeichnungen der fetalen Herzschlagfrequenz.
- ab der 30. SSW werden Wehentätigkeiten aufgezeichnet
- Ultraschalluntersuchungen werden in der 10., 20. und 30. SSW durchgeführt
- Kindliche Fehlbildungen bzw. Stoffwechselstörungen werden durch eine Amniozentese (Fruchtwasseruntersuchung) während ca. der 16.–17. SSW oder durch eine Chorionzottenbiopsie (kann schon während der 8.–11. SSW durchgeführt werden) festgestellt.

Spezieller Lernhinweis

Aktive Impfungen sind, abgesehen von Tetanus und Poliomyelitis, in der Schwangerschaft kontraindiziert. Passive Impfungen (z. B. gegen Hepatitis A, Masern) sind möglich.

21.3 Erkrankungen während der Schwangerschaft

21.3.1 Extrauteringravidität

Definition

Hierbei handelt es sich um eine Schwangerschaft außerhalb der Gebärmutter.

Lokalisation
- häufigste Form: Tube (Tubargravidität)
- Eierstock (Ovarialgravidität)
- Bauchhöhle (Abdominalgravidität im Peritoneum)

Ursachen
- Stenosen, infolge narbiger Veränderungen (z. B. nach Entzündungen)
- Motilitätsstörungen

Symptome
- in den ersten SSW keine Symptome
- Blutungen
- einseitige wehenartige Schmerzen im Unterleib

Komplikationen
- Einreißen der Tubenwand mit lebensgefährlichen Blutungen, die sich in die freie Bauchhöhle entleeren; Folgen sind eine Abwehrspannung, Übelkeit und Erbrechen, Zeichen des hypovolämischen Schocks

Therapie
- Operation

21.3.2 Fehlgeburt (Abort)

Definition

Von einer Fehlgeburt spricht man beim Abbruch einer Schwangerschaft bis zur 28. Woche.

Ursachen
- Windei (maximal wenige Wochen überlebensfähiges Ei)
- Nabelschnurfehlbildungen
- Gebärmuttermissbildungen
- endokrine Störungen oder schwere Allgemeinerkrankungen der Mutter
- immunologisch bedingt (z. B. Blutgruppenunverträglichkeit)

Formen
- Frühabort: Bis zur 12. SSW ist die Gefahr eines Frühaborts relativ hoch (ca. 50 % aller Schwangerschaften).
- Spätabort: meist zweizeitiger oder unvollständiger Abort

Symptome

- wehenartige Schmerzen
- geburtsähnliche Ausstoßung von Fötus und Plazenta

Therapie

- Entfernung von Plazentaresten und Abortmaterial aus dem Uterus (Nachkürettage)

21.3.3 Frühgeburt

> **Definition**
> Hierbei handelt es sich um eine vorzeitige Geburt in dem Zeitraum zwischen der 29. und vor Beendigung der 37. SSW.

Ursachen

- körperliche oder psychische Überforderung der Schwangeren
- vorausgegangene Aborte
- Schwangerschaftsabbrüche
- Uterusfehlbildungen
- Uterusmyome
- Missbildungen
- Nikotinabusus
- endokrine Störungen
- Anämie
- Infektionen
- Zervixinsuffizienz

Mehrlingsschwangerschaften oder Lageanomalie des Kindes erhöhen das Risiko einer Frühgeburt.

Therapie

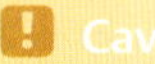

> **Cave**
> Notfall! Maßnahmen zur Grundversorgung, s. Frühgeburt (**Tab. 20.16**).

21.3.4 Schwangerschaftserbrechen

> **Definition**
> Bei 20–35 % aller Schwangeren kommt es zu einem meist morgendlichen Nüchternerbrechen nach vorausgegangener Übelkeit.

Ursachen

- unbekannt
- evtl. hormonelle oder metabolische Dysfunktion
- psychische Faktoren

Symptome

- Die Symptome beginnen meistens 2–4 Wochen nach der Empfängnis und klingen zwischen der 12. und 16. SSW ab.
- Übelkeit
- morgendliches Nüchternerbrechen

21.3.5 Präeklampsie (EPH-Gestose)

> **Definition**
> Hierbei handelt es sich um eine während der Schwangerschaft auftretende Erkrankung, die mit Ödemen (engl. „edema“ = E), Proteinurie (= P) und Hypertonie (= H) einhergeht.

Ursachen

- unbekannt

Symptome

- Symptome äußern sich meist im letzten Trimenon.

Komplikationen

- Eklampsie (zu 80 % sind Erstgebärende betroffen):
  - rascher Blutdruckanstieg mit starken Kopfschmerzen
  - Flimmern vor den Augen
  - Doppelt- und Nebligsehen
  - Magendruck, Brechreiz
  - blitzartig auftretende tonisch-klonische Krämpfe mit und ohne Bewusstlosigkeit

Therapie

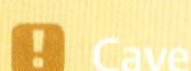
Cave

Notfall! Maßnahmen zur Grundversorgung, Präeklampsie (**Tab. 20.16**).

- Präeklampsie: symptomatisch
- Eklampsie: Anfallbehandlung, ggf. Entbindung trotz einer kindlichen Unreife (hohes mütterliches Risiko!)

Spezieller Lernhinweis

Gestose ist eine früher verwendete Bezeichnung für alle durch Schwangerschaft bedingten Krankheitszustände!

21.3.6 Typische allgemeine Schwangerschaftsbeschwerden

Tab. 21.1 Schwangerschaftsbeschwerden.

• Anämie	• Nervosität
• Blasendruck	• Obstipation
• Brustspannen	• Ödeme
• Cholestase	• Übertragung/drohende Einleitung
• Erkältungen	• Unruhe
• Erschöpfungen	• Restless legs
• Haarausfall	• Rückenschmerzen
• Hämorrhoiden	• Schlafstörungen
• Hautjucken	• Schwangerschaftsekzeme
• Herzklopfen	• Schwangerschaftsstreifen
• Hitzewallungen	• Sodbrennen
• Hypertonie	• Steißbeinschmerzen
• Hypotonie	• Stimmungsschwankungen
• Ischialgie	• Symphysenbeschwerden
• Karpaltunnelsyndrom	• vaginale Infektionen
• Müdigkeit	• Varizen
• Mutterbandschmerzen	• Wadenkrämpfe
• Nasenbluten	• Zähne und Zahnfleischbluten

21.4 Geburt und Wochenbett

Die Geburt ist die Ausstoßung der Frucht aus dem Mutterleib unter Muskelkontraktionen (= Wehentätigkeit) des Uterus.

21.4.1 Geburt

Eröffnungsphase

- Die Eröffnungsphase beginnt ab dem Einsetzen der regelmäßigen Wehen und dauert bei Erstgebärenden ca. 10–12h; der untere Teil der Gebärmutter wird erweitert und der Muttermund aufgedehnt.
- Am Ende (manchmal schon vorher) zerreißt die Fruchtblase und das Fruchtwasser fließt nach außen ab.

Spezieller Lernhinweis

Springt die Fruchtblase vor Beginn der Eröffnungswehen, besteht die Gefahr eines Nabelschnurvorfalls! Notarzt rufen, die Gebärende die Linksseitenlage einnehmen lassen und das Becken hoch lagern; evtl. O_2-Gabe, venöser Zugang.

Austreibungsphase

- Die Austreibungsphase beginnt mit der vollständigen Öffnung des Muttermundes (ca. 10 cm) und endet mit der Geburt des Kindes (dauert bei Erstgebärenden bis zu 3 h).
- Wehenintensität und Wehenfrequenz nehmen stark zu (5 Wehen/10 min).
- Hat der Kopf des Kindes den Beckenboden erreicht, soll die Gebärende die Austreibung des Kindes durch aktives Pressen unterstützen.
- Nach der Geburt des Kopfes wird der Rest des Körpers oft in einer einzigen Wehe ausgetrieben.

Nachgeburtsphase

- Die Nachgeburtsphase setzt Minuten nach der Geburt ein (Nachwehen) und dient der Ablösung und Ausstoßung von Plazenta und Eihäuten (kann bis zu 1 h dauern).
- Die Plazenta ist reich an Gerinnungsfaktoren, die die blutende Anhaftstelle abdichten; durch Uteruskontraktion wird die Wundfläche verkleinert.

21.4.2 Wochenbett (Puerperium)

Zeitraum von der Entbindung bis zur Rückbildung der Schwangerschafts- und Geburtsveränderungen bei der Mutter (Dauer: 6–8 Wochen); als Frühwochenbett bezeichnet man die ersten 7 Tage nach der Geburt (post partum):

- Der Uterus bildet sich zurück, u. a. durch die während des Stillens ausgeschütteten Hormone (v. a. Prolaktin).
- Circa 4–6 Wochen nach der Geburt besteht der Wochenfluss (Lochien) als anfangs blutiges und später blasses Sekret infolge des Gewebeabbaus innerhalb des Uterus.

Spezieller Lernhinweis

Laut Hebammengesetz (S. 491) ist es dem Heilpraktiker verboten, Geburtshilfe zu leisten. Dies gilt ab dem Einsetzen der 1. Wehe bis zum Abschluss des Wochenbettes.

22 Pädiatrie

22.1 Das Neugeborene (1.–28. Lebenstag = Neonatalperiode)

- Zur Beurteilung der Vitalität werden wenige Minuten nach der Entbindung die Hautfarbe (Aussehen), der Puls, der Muskeltonus (Aktivität), die Atmung und die Grimasse beim Schleimabsaugen durch die Hebamme beurteilt.
- Eine intrauterine abgeschlossene Entwicklung zeigt folgende Zeichen der Reife an:
  - rosige/krebsrote Haut
  - Fingernägel überragen die Fingerkuppe.
  - Hoden sind im Hodensack/große Schamlippen bedecken die kleinen Schamlippen.
  - tastbare Ohr- und Nasenknorpel
  - Lanugobehaarung nur an Schultergürtel und Oberarmen
  - grauweiße Schmiere auf der Haut (Käseschmiere = Vernix caseosa)
  - Fußsohlenfalten verlaufen über die ganze Sohle
  - Normalgewicht: 2400–4200 g
- Das nachgeburtliche Leben bedarf der postpartalen Adaption, d. h., die Organe des Kindes passen sich an die neuen Bedingungen an:
  - Umstellung der Atmung (Entfaltung der Lungenbläschen)
  - Umstellung des Kreislaufs (Verschluss des Foramen ovale und Ductus Botalli)
  - Thrombosierung der Nabelschnurgefäße
  - Rückgriff auf eigene Energiereserven in der Leber
  - Ausscheidung des 1. Stuhls (Mekonium)
  - Aufnahme der Leberfunktion (Entgiftung)
- Nach dem 3.–10. Lebenstag des Neugeborenen (anfangs verliert der Säugling an Gewicht) kommt es zu einem Wiedereinsetzen des Wachstums.

22.1.1 Früherkennungsuntersuchungen/Neugeborenenscreenings

Am 3. Lebenstag wird dem Neugeborenen, meist aus der Ferse, Blut entnommen und auf Filterpapierkarten getropft. Es gilt mögliche angeborene Stoffwechselerkrankungen und Endokrinopathien zu erfassen:

- Adrenogenitales Syndrom
- Ahornsirupkrankheit
- Biotinidasemangel
- Carnitinstoffwechseldefekte
- Galaktosämie
- Glutaratazidurie Typ I
- Hypothyreose
- Isovalerianazidämie
- LCHAD-Mangel (Long-Chain-Hydroxy-Acyl-CoA-Dehydrogenase-Mangel),

- VLCAD-Mangel (Very-Long-Chain-Acyl-CoA-Dehydrogenase-Mangel)
- MCAD-Mangel (Medium-Chain-Acyl-CoA-Dehydrogenase-Mangel)
- Phenylketonurie
- Mukoviszidose

Weitere Screenings

- Screening auf angeborene Hörstörungen
- Ultraschall-Untersuchung zum Ausschluss einer Hüftgelenksdysplasie
- Vorsorgeuntersuchungen („U-Untersuchungen")

22.2 Infektionsprophylaxe/ Impfungen

Derzeit empfiehlt die STIKO (Stand 2017/2018) Impfungen gegen folgende Krankheiten:

- Poliomyelitis
- Tetanus
- Diphtherie
- Masern
- Mumps
- Röteln
- Haemophilus influenzae Typ B
- Pertussis
- Varizellen
- Influenza
- Pneumokokken
- Meningokokken C
- Hepatitis B
- humane Papillomaviren
- Rotaviren

22.3 Entwicklung

22.3.1 Größen- und Gewichtsentwicklung

Zur Vereinfachung werden an dieser Stelle 2 Merkregeln aufgeführt. Die Angaben sind nur Näherungswerte.

Gewichtsentwicklung

- Ein Kind wiegt bei der Geburt: 3,3 kg.
- Sein Gewicht hat sich:
  - mit 4–5 Monaten verdoppelt: 6,6 kg
  - mit 1 Jahr verdreifacht: 10,0 kg
  - mit 6 Jahren versechsfacht: 20,0 kg
  - mit 12 Jahren verzwölffacht: 40,0 kg

Größenentwicklung

- Ein Kind misst bei der Geburt: 50 cm.
- Die Länge beträgt:
  - mit 1 Jahr: 75 cm
  - mit 4 Jahren: 100 cm
  - mit 12 Jahren: 150 cm

22.3.2 Zahnentwicklung

- Ab der 12. SSW beginnt die Verkalkung der Milchzahnkeime.
- Zum Zeitpunkt der Geburt verkalken die bleibenden Zähne.
- Die unteren mittleren Schneidezähne brechen als Milchzähne mit 5–8 Monaten durch.
- Mit 27 Monaten ist das Milchzahngebiss komplett.
- Mit ca. 6 Jahren bricht als erster bleibender Zahn der 1. Molar durch.
- Mit ca. 12 Jahren ist der Zahnwechsel abgeschlossen.
- Der Durchbruch der „Weisheitszähne" ist individuellen Schwankungen unterlegen.

22.3.3 Statisch-motorische Entwicklung

- 6 Wochen: kann Kopf in Bauchlage kurz anheben
- 3 Monate: hebt den Kopf in Bauchlage über längeren Zeitraum
- 5 Monate: sitzt mit Unterstützung, greift nach Gegenständen
- 9 Monate: steht mit Unterstützung
- 10 Monate: sitzt frei und krabbelt
- 12 Monate: läuft mit Festhalten an einer Hand
- 14 Monate: steht ohne Unterstützung
- 18 Monate: läuft ohne Hilfe

22.3.4 Sprachentwicklung

- Neugeborenes: Schreien, Husten, Gurr- und Brummlaute
- 6 Monate: bildet die ersten Silben auf m, p, d, b: daa, paa; imitiert Töne und Rhythmen
- 12 Monate: 2–3 erste Wörter, versteht mehr, als selbst gesprochen wird
- 2 Jahre: kurze 2-Wort-Sätze
- 3 Jahre: kennt ca. 1000 Wörter, spricht vollständige Sätze und benutzt die Mehrzahl
- 6–10 Jahre: alle Laute der Muttersprache sind voll entwickelt

22.3.5 Intellektuelle und emotionale Entwicklung

- Neugeborenes (Saug-Kind): zeigt Interesse am menschlichen Gesicht, beruhigt sich, wenn es in den Arm genommen wird; ab der 3. Woche zeigt sich das erste Lächeln
- 3 Monate (Schau-Kind): reagiert mit Begeisterung, wenn etwas Angenehmes in Aussicht ist, z. B. Fläschchen
- 6 Monate (Greif-Kind): freundliches Verhalten gegenüber Fremden
- 9 Monate (Krabbel-Kind): reagiert auf seinen Namen, winkt, wirft mit Gegenständen, kann sich zunehmend selbst beschäftigen
- 12 Monate (Geh-Kind): isst selbstständig Fingermahlzeiten, liebt kleine Spielchen, genießt Aufmerksamkeit
- 2 Jahre (Trotz-Kind): folgt einfachen Instruktionen, ausgeprägtes Besitzdenken, Trotzanfälle, ist tagsüber sauber und trocken
- 3 Jahre (Ich-Kind): Tag und Nacht sauber und trocken, kann Kinderlieder, bis 10 zählen, fragt viel, ist stark egozentrisch und strebt nach Unabhängigkeit
- 6–10 Jahre (Bewegungs-Kind): Schulalltag prägt das Sozialleben: bevorzugt Gemeinschaftsspiele, Fähigkeit zum Abstraktionsdenken und schlussfolgernden Denken; Kind experimentiert, sammelt und stellt Dinge her; oft herrscht eine klare Abgrenzung zum anderen Geschlecht

22.4 Angeborene Entwicklungsstörungen

22.4.1 Hüftdysplasie

> **Definition**
> Störung der Verknöcherung (Ossifikation) des Hüftgelenks beim Neugeborenen.

Ursache
- unbekannt
- genetisch bedingt
- Beckenendlage ist begünstigend

Symptome
- Asymmetrie der Gesäßfalten
- Bewegungseinschränkungen der betroffenen Hüfte beim Strampeln
- Bei schweren Formen bleibende Schäden des Hüftgelenks mit Hinken, Gangstörungen und Schmerzen
- Endzustand: Hüftgelenkarthrose

Therapie
- breitere Windeln
- Spreizhosen
- Ruhigstellung durch Spreizgips
- selten OP

22.4.2 Angeborene Herzfehler

Siehe Kap. 4.

22.4.3 Spina bifida aperta

> **Definition**
> Die Spina bifida ist eine embryonale Verschlussstörung im Bereich der Wirbelsäule (Neuralrohrdefekt).

Ursachen
- unbekannt
- genetisch bedingt
- Folsäuremangel der Mutter während der Schwangerschaft

Formen
- **Meningozele**: es wölben sich nur die Rückmarkshäute durch einen Wirbelbogenspalt unter der Haut vor (leichte Form)
- **Meningomyelozele**: Teile des Rückenmarks (Myelon), der Hirnhäute (Meningen) und Nerven sind nach außen sichtbar hervorgetreten
- **Myeloschisis**: Nervengewebe ist völlig sichtbar frei gelegt und ist nicht von Haut oder Bindegewebe bedeckt

Symptome
- Je nach Schweregrad keine bis ausgeprägte körperliche Beeinträchtigung
- Gangstörungen
- Lähmungen der Beine
- Querschnittslähmung
- Kontrollverlust über Darm und Harnblase
- Oft ist ein Hydrozephalus assoziiert

Therapie. OP

22.4.4 Klumpfuss

Definition

Angeborene Kombination aus verschiedenen Fehlbildungen der Extremitäten; meist einhergehend mit einer Einwärtsverdrehung des Fußes und einer Anomalie der Unterschenkelmuskulatur.

Ursachen
- unbekannt
- genetisch bedingt
- ungünstige Lage des Embryos in der Gebärmutter
- Begleiterscheinung bei Neuralrohrdefekten als Folge einer Lähmung der Unterschenkelmuskulatur

Symptome. Gangstörungen:
- Spitzfuß: Plantarflexion im oberen Sprunggelenk
- Supination des Rückfußes stärker als des Vorfußes
- Adduktion des Vorfußes

Therapie
- OP
- Klumpfußgips
- Bewegungstherapie
- Einlagen
- Anti-Varus-Schuh
- Orthesen

22.4.5 Hypospadie

Definition

Angeborene Entwicklungsstörung der Harnröhre.

Ursachen
- unbekannt

Symptome. Männliches Geschlecht
- die Vorhaut (Präputium) und die Glans penis sind ebenfalls von der Spaltbildung betroffen
- das Präputium kann eine dorsale Vorhautschürze bilden
- Verkürzung des Glieds, in schweren Fällen nach ventral flektiert

Weibliches Geschlecht
- Hypospadien sind bei Mädchen relativ selten und äußern sich kaum durch urologische Symptome
- Die äußere Harnröhrenöffnung ist im Bereich des Hymenalrings (Jungfernhäutchen) oder auch intravaginal lokalisiert
- Eine Harninkontinenz tritt nur in Extremfällen auf

Therapie. OP (meist zwischen dem 6. Lebensmonat und dem 2. Lebensjahr)

22.5 Chromosomenaberration

Als eine Chromosomenaberration bezeichnet man eine Anomalie des Genoms; entweder ist die Struktur oder die Anzahl der Chromosomen verändert.

22.5.1 Trisomie 21 (Down-Syndrom)

> **Definition**
> Infolge einer Chromosomenaberration ist das gesamte 21. Chromosom oder Teile davon, dreifach vorhanden.

Ursache
- unbekannt
- Häufigkeit steigt mit höherem Lebensalter der Mutter (v. a. ab dem 35. Lebensjahr)

Symptome
- Brushfield-Spots (helle Sprenkel an der Außenseite der Regenbogenhaut)
- kleine, sichelförmige Hautfalte an den inneren Augenwinkeln
- dritte Fontanelle
- mandelförmiges Aussehen der Augen (nach oben außen hin geschrägte Lidachsen)
- Muskelhypotonie
- Sandalenlücke (Vergrößerter Abstand zwischen der ersten und zweiten Zehe)
- Vierfingerfurche
- häufig Herzfehler (meist Atriumseptumdefekt)
- Darmverschlüsse oder –verengungen
- Mittelohrschwerhörigkeit
- Sehstörungen
- Geistige Behinderung
- oft deutliche Stärken im sozialen Funktionieren; aufgeweckte Stimmungslage

Therapie
- Heilpädagogische Frühförderung
- Ergotherapie
- Logopädie
- Psychomotorik
- Orofaziale Therapie
- Krankengymnastik

22.5.2 Katzenschreiphänomen (cri-du-chat)

> **Definition**
> Strukturelle Chromosomenaberrration, welche sich durch das Fehlen eines Stücks vom Chromosom 5 äußert.

Ursachen
- Unbekannt

Symptome. Bei keinem Kind treten alle unten aufgeführten Symptome auf, bzw. liegen sie nicht bei allen Kindern in der gleichen Ausprägung vor
- nach der Geburt fällt ein katzenartiges Schreien auf
- geringes Gewicht des Säuglings
- Kopf- und Gesichtsveränderungen: Mikrozephalie, oft tief sitzende Ohren, kleines Kinn, breite Nasenwurzel, weit auseinander liegende Augen, Mongolenfalte
- Muskelschwäche
- allgemeine körperliche und geistige Entwicklungsretadierung
- evtl. Fehlbildungen der inneren Organe, z .B. Herzfehler

Therapie
- Frühförderung
- Physiotherapie
- Logopädie
- Ergotherapie
- Symptomatisch

22.5.3 Ullrich-Turner-Syndrom

Definition
Aufgrund einer fehlerhaften Verteilung der Geschlechtschromosomen liegt bei Mädchen/ Frauen der Chromosomensatz X0 vor (ein X fehlt).

Ursachen
- unbekannt
- meist findet der Fehler auf der väterlichen Seite statt, es wird nur ein Spermium mit 22 Chromosomen gebildet

Symptome
- verzögerte Pubertät mit Ausbleiben der Entwicklung der sekundären Geschlechtsmerkmale (die Gabe weiblicher Hormone kann diese jedoch einleiten)
- Infertilität
- Kleinwuchs
- evtl. Fehlbildungen der inneren Organe
- Pterygium colli (flügelförmige Hautfalte am Hals, welche den Processus mastoideus mit derm Acromion des Schulterblattes verbindet)
- die Intelligenz entspricht dem Durchschnitt, normale Lebenserwartung

Therapie
- Ab dem 12. Lebensjahr Gabe von Östrogen und Progesteron

22.5.4 Klinefelter-Syndrom

Definition
Numerische Chromosomenabberation der Geschlechtschromosomen, welche bei Jungen/ Männern in Form von XXY vorliegen.

Ursachen
- unbekannt

Symptome
Körperlich
- oft Hodenhochstand, Mikropenis, Potenzstörungen
- Gynäkomastie, femininer Körperbau
- später Stimmbruch, gering ausgeprägte Körperbehaarung
- Hypogonadismus, Infertilität
- Muskelschwäche, verzögerte motorische Entwicklung

Psychisch
- Antriebsarm, Stimmungsschwankungen bis hin zu Wutausbrüchen
- Sprachliche Entwicklungsstörungen

Therapie
- Testosterongabe
- Logopädie
- Ergotherapie

22.6 Autosomal-rezessive Erkrankungen

22.6.1 Mukoviszidose

Definition
Es handelt sich um eine genetisch bedingte unheilbare Stoffwechselstörung bei der alle Körperflüssigkeiten eine erhöhte Zähigkeit aufweisen.

Ursachen
- Autosomal-rezessiv vererbt, auf 2.000 Lebendgeborenen kommt ein erkranktes Kind

Pathomechanismus. Der Wassergehalt der Sekrete der Bauchspeicheldrüse, des Bronchialsekrets, der Leber (Galle), der inneren Geschlechtsorgane, des Dünndarms und der akzessorischen Geschlechtsdrüsen ist verringert, da die Zellen eine Störung aufweisen, mittels Osmose Wasser in das umliegend Gewebe zu ziehen. Folglich sind die Sekrete zu zähflüssig und es kommt zu multiplen Funktionsstörungen.

Symptome. Atemsystem:
- Chronischer Husten
- Rezidivierende Infektionen
- Schwere Pneumonien mit zunehmender Lungeninsuffizienz
- Häufig: Aspergillose (Infektion durch Schimmelpilze)

Verdauungssystem:
- Mekoniumileus
- chronische Durchfälle, Steathorrhoe
- Maldigestion: Mangelerscheinungen, Untergewicht
- Diabetes mellitus

Skelettsystem:
- Osteoporose mit der Folge von Rippen- und Wirbelfrakturen und Kyphosebildung

Fortpflanzungsystem:
- Erkrankte Männer sind unfruchtbar (beidseits fehlen die Samenleiter)
- 50 % der Frauen sind empfängnisunfähig (infolge zähflüssiger Sekrete im Zervixkanal)

Therapie
- Symptomatisch: Krankengymnastik, Inhalation, Medikamente
- Prognose
- Mittlere Überlebensrate: 40 Jahre

22.6.2 Phenylketonurie

> **Definition**
> Autosomal-rezessiver Erbgang, welcher eine Stoffwechselstörung der Aminosäure Phenylalanin aufweist.

Ursache
- Unbekannt, 1 von 7.000 Lebendgeburten

Pathomechanismus. Bei der klassischen Phenylketonurie fehlt ein Enzym, welches Phenylalanin abbaut und somit die Umwandlung zu Tyrosin nicht stattfinden lässt. Somit reichert sich Phylalanin im Blut an, die Rückresoptionskapazität der Nieren werden überschritten und Phenylalanin wird in erhöhten Mengen über den Urin ausgeschieden.

Symptome
- Kinder haben blonde Haare und blaue Augen (gestörte Synthese des Melanins)
- Unbehandelt fühlt die Erkrankung ab dem 4. Lebensmonat zu geistiger Retardierung
- Verzögerung der psychomotorischen Entwicklung
- Aggressive, autistische und psychotische Verhaltensauffälligkeiten
- Der Urin weist einen strengen „mäusedreckartigen" Geruch auf
- Evtl. zerebrale Krampfanfälle, spastische Lähmungen

22.6.3 Angeborene Hypothyreose

Siehe Kap. 5.3

22.6.4 Adrenogenitales Syndrom

Siehe Kap. 5.5

22.7 Autosomal-dominante Erkrankungen

22.7.1 Chorea Huntington

Siehe Kap. 13.3.6

22.7.2 Osteogenesis imperfecta

Siehe Kap. 9.2

22.7.3 Morbus-Gilbert-Meulengracht

Siehe Kap. 7.8

22.8 Tumorerkrankungen

Definition

Maligne Entartung verschiedener Gewebe im Kindesalter.

Ursachen

- Unbekannt
- Exogene Ursachen (radioaktive Bestrahlung, Chemikalien, Viren)
- Endogene Einflüsse (genetische Erkrankungen zeigen eine erhöhte Tumorinzidenz)

Symptome Je nach maligne verändertem Gewebe.

Therapie

- Strahlen-/Chemotherapie
- OP

Spezieller Lernhinweis

Die häufigsten malignen Erkrankungen im Kindesalter sind

- Leukämie (S. 52)
- Hirntumore (S. 401)
- Lymphome (S. 75)
- Nephroblastom (S. 105)
- Neuroblastom (Tumor vom sympathischen Nervengewebe, z. B: Nebennierenmark)
- Weichteilsarkome (Ursprungsgewebe sind Muskeln, Sehnen, Fettgeweben, Bindegewebe, Synovialgewebe der Gelenkkapsel)
- Osteosarkome (S. 332)

22.9 Infektionserkrankungen

Typische Infektionen im Kindesalter sind Infektionen der Atemwege.

Obere Atemwege. Rhinitis, Pharyngitis, Otitis media, Sinusitis, Epiglottitis, Pseudokrupp, Tonsillitis

Untere Atemwege. Tracheitis, Bronchitis, Pneumonie

Klassische Kinderkrankheiten. Masern, Mumps, Röteln, Windpocken, Keuchhusten, Influenza, Meningitis, Diphtherie, Mononukleose

Intrauterin übertragbare Infektionserkrankungen. Zytomegalie, Toxoplasmose, Listeriose, Röteln, Syphillis, Varizellen, Zikavirus, Ringelröteln

Hepatitis B wird perinatal übertragen, das HI-Virus kann (muss aber nicht) intrauterin, auf jeden Fall aber perinatal übertragen werden.

23 Fragenkatalog: spezielle Prüfungspraxis

23.1 Atmungssystem

23.1.1 Fragen

1. **Welche Symptome sind typisch für das Asthma bronchiale?**
   a) inspiratorischer Stridor
   b) exspiratorischer Stridor
   c) nachschleppende Atmung
   d) Dyspnoe
   e) feuchte Rasselgeräusche
   A) b + c + e | B) c + d + e | C) b + d | D) b + e | E) nur d ist richtig

2. **Was begünstigt das Entstehen einer Pneumonie?**
   a) Immobilität
   b) eine Operation im Thoraxbereich
   c) Einnahme von Immunsuppressiva
   d) lange Bettlägerigkeit
   e) Lungenödem
   A) alle richtig | B) a + c + d | C) c + d | D) a + b + c | E) b + c + d + e

3. **Wie wird ein Patient mit Lungenödem gelagert?**
   a) aufrecht sitzend
   b) in Schocklage (Beine hoch)
   c) stabile Seitenlage
   d) Oberkörper um 15° angehoben
   e) Oberkörper nach vorn überbeugen lassen, damit Sekret abfließen kann

4. **Asthma bronchiale ist charakterisiert durch:**
   a) eine Erhöhung des Strömungswiderstandes in den kleinen Bronchien
   b) eine Verkleinerung der funktionellen Residualkapazität
   c) zähes Bronchialsekret
   d) Verkürzung der Exspiration
   e) Verminderung der Compliance (Ausdehnbarkeit)
   A) alle richtig | B) b + c | C) c + d + e | D) a + c | E) a + b + c

5. **Auf welche blutchemischen Größen reagieren die peripheren Chemorezeptoren?**
   a) nur auf pCO_2
   b) auf pH, pCO_2 und pO_2
   c) nur auf den Glukosegehalt des Blutes
   d) nur auf den Bikarbonatgehalt des Blutes
   e) nur auf pH und pCO_2 des Blutes

6. **Welche Befunde erwarten Sie bei einer Lobärpneumonie?**
   a) subfebrile Temperaturen
   b) Befall eines ganzen Lungenlappens
   c) Fieber
   d) keine pathologischen röntgenologischen Befunde
   e) am ersten Krankheitstag „Crepitatio redux“
   A) a + b + c | B) c + e | C) b + c + d | D) a + b | E) b + c

7. **Ursache einer Lungenembolie kann sein:**
   a) Thrombusbildung an der Aortenklappe
   b) Heparinisierung
   c) arterielle Verschlusskrankheiten
   d) Venenthrombose
   e) Aortenaneurysma

8. **Bei einer obstruktiven Ventilationsstörung ...**
   a) besteht oft eine Belastungsdyspnoe.
   b) ist die relative Ausatmungskapazität erhöht.
   c) ist primär die Ausdehnungsfähigkeit der Lunge eingeschränkt.
   d) ist der Strömungswiderstand der Atemwege erhöht.
   e) kommt es fast immer zu einem fibrotischen Umbau der Alveolen.

   A) a + d | B) c + d | C) b + d + e | D) a + b + c | E) alle richtig

9. **Ein Bronchialkarzinom ...**
   a) ist immer im Bereich der Lungenspitze angesiedelt.
   b) führt immer zu Bluthusten.
   c) kann Ursache für einen erhöhten Spiegel von ADH im Serum sein.
   d) kann eine Rekurrensparese induzieren.
   e) zeigt als Frühsymptom Bluthusten.

   A) alle richtig | B) b + c + d | C) c + d | D) a + b + e | E) c + d + e

10. **Welche Aussagen treffen nicht zu: Bei der atypischen Pneumonie ...**
    a) findet sich ein massiver Auskultationsbefund bei spärlichem röntgenologischem Befund.
    b) handelt es sich meist um eine bakterielle Pneumonie.
    c) handelt es sich beispielsweise um eine virusinduzierte Pneumonie.
    d) kann das Interstitium befallen sein.
    e) kann die Erkrankung „AIDS“ ursächlich sein.

    A) a + b + e | B) a + b | C) b + c + d | D) b + c | E) a + d

11. **Ursachen einer Tachypnoe:**
    a) Zwerchfellparese
    b) schwere körperliche Arbeit
    c) Fieber
    d) Schädigung des Atemzentrums
    e) Parese der Interkostalmuskulatur

    A) b + c + d | B) a + d + e | C) b + c | D) a + b

12. **Welche differenzialdiagnostischen Überlegungen treffen Sie beim Symptom Thoraxschmerz?**
    a) Arteriosklerose
    b) Myokardinfarkt
    c) Lungenembolie
    d) Hypotonie
    e) Angina pectoris

    A) alle richtig | B) b + c + d + e | C) b + c + e | D) b + d + e | E) b + d + e

13. **Die Bronchiolen...**
    a) werden durch den Parasympathikus weit gestellt.
    b) werden durch den Sympathikus eng gestellt.
    c) werden durch die Innervation des Diaphragmas weit gestellt.
    d) werden durch die Innervation der Interkostalmuskulatur weit gestellt.
    e) können durch ein Bronchialkarzinom eingeengt werden.

14. **Bei Asthma bronchiale ist bei der klinischen Untersuchung des Thorax nachweisbar:**
    a) eine Verstärkung des Stimmfremitus
    b) ein verlängertes Inspirium
    c) eine beidseitige Dämpfung
    d) Giemen, Pfeifen, Brummen
    e) ein exspiratorischer Stridor

    A) b + d | B) d + e | C) c + d + e | D) alle richtig | E) a + b + c

15. **Welche Zuordnung von Auskultationsbefunden zu den Krankheiten treffen nicht zu?**
    a) Bronchialatmen: Emphysem
    b) amphorisches Atmen: Kaverne
    c) abgeschwächtes Atemgeräusch: Pleuraerguss
    d) Crepitatio indux: Pneumonie
    e) trockene Rasselgeräusche: chronische Bronchitis

16. **Symptome einer Bronchopneumonie:**
    a) Fieber
    b) diffuse, feinblasige Rasselgeräusche
    c) Husten und Auswurf
    d) Rechtsherzinsuffizienz
    e) Lungenstauung
    A) a + b + c | B) b + d + e | C) a + c | D) c + d + e | E) a + e

17. **Ordnen Sie den folgenden Auskultationsphänomenen die infrage kommenden Krankheitsbilder zu:**
    a) Bronchialatmen
    b) Kavernenatmen
    c) Giemen, Pfeifen, Brummen

    I) Obstruktion
    II) Kaverne
    III) Lobärpneumonie
    A) a-II, b-III, c-I | B) a-II, b-I, c-III | C) a-III, b-I, c-II | D) a-III, b-II, c-I | E) a-I, b-III, c-II

18. **Ein chronisches Cor pulmonale ...**
    a) ist häufig die Folge eines Emphysems.
    b) ist eine Komplikation der akuten Bronchitis.
    c) kann im Verlauf einer Lungenfibrose entstehen.
    d) kann die Folge einer massiven Thromboembolie sein.
    e) kann im Gefolge einer Lungensilikose entstehen.
    A) a + d + e | B) a + c + e | C) b + c | D) c + e | E) b + c + d

19. **Typische Zeichen des Pneumothorax bei der physikalischen Untersuchung der betroffenen Seite sind:**
    a) aufgehobene Atemgeräusche
    b) Dämpfung
    c) hypersonorer Klopfschall
    d) verschärftes Atemgeräusch
    e) Giemen, Pfeifen, Brummen
    A) b + c | B) b + d + e | C) a + c | D) b + e | E) c + e

20. **Nach einer zentralen Atemdepression ist welche Störung des Säure-Basen-Haushalts zu erwarten?**
    a) respiratorische Azidose
    b) respiratorische Alkalose
    c) metabolische Azidose
    d) metabolische Alkalose
    e) keine Störung des Säure-Basen-Haushalts

21. **Beim pollenallergischen Asthma wird vermehrt im Serum gefunden:**
    a) IgA
    b) Albumin
    c) IgM
    d) IgE
    e) Erythrozyten

22. **Der Auswurf beim Lungenödem ist:**
    a) gelblich-bräunlich
    b) schaumig-rötlich
    c) eitrig putride
    d) 3-schichtig
    e) zäh-glasig

23. **Wichtigste Aufgabe der Pleura:**
    a) Abgrenzung der Lunge vom Mediastinum
    b) Schutz der Lunge vor Verletzungen durch Lufteintritt
    c) Gewährleistung der Verschieblichkeit der Lunge gegen den Thorax
    d) Aufsaugen von Flüssigkeit bei Erguss
    e) Durch die Verbindung mit dem Zwerchfell trennt sie Thorax von Abdomen.

24. **Wo befindet sich das Atemzentrum?**
    a) im Kleinhirn
    b) in der Medulla oblongata
    c) im Rückenmark
    d) im Großhirn
    e) in den Basalganglien

25. **Ein sicherer Nachweis des Bronchialkarzinoms:**
    a) Anamnese
    b) Leistungsknick
    c) Röntgen
    d) Biopsie
    e) Bluthusten

26. **Welches Symptom ist am klassischsten für Patienten mit Bronchiektasen?**
   a) rezidivierende Fieberschübe
   b) anhaltender trockener Husten
   c) Hämoptysen
   d) reichlicher morgendlicher Auswurf
   e) stridoröse Atmung

27. **Jemand leidet unter einer chronischen Bronchitis und spuckt plötzlich Blut. Woran denken Sie zuerst?**
   a) Tuberkulose
   b) Pneumonie
   c) Lungenkarzinom
   d) Bronchiektasen
   e) Lungenödem

28. **Wie macht sich ein Cor pulmonale bemerkbar?**
   a) nachweisbare Polyglobulie
   b) ausgeprägte Zyanose
   c) arterielle Hypertonie
   d) nachschleppende Atmung
   e) eitriges Sputum

   A) alle richtig | B) b + d | C) a + b + c | D) b + e | E) a + b

29. **Welche Symptome sprechen für ein Cor pulmonale?**
   a) arterieller Hypertonus
   b) Hypertrophie des rechten Ventrikels
   c) Galopprhythmus über der Herzspitze
   d) hochgradige Zyanose
   e) Nachweis von Polyglobulie

   A) b + d + e | B) c + e | C) a + d | D) b + c + d | E) a + c + e

30. **Hämoptoe tritt typischerweise bei welchen Erkrankungen auf?**
   a) Tuberkulose
   b) Bronchialkarzinom
   c) Asthma bronchiale
   d) Steinstaublunge
   e) Pleuritis

   A) b + d | B) a + b | C) alle richtig | D) a + b + c | E) b + c + e

31. **Symptome von Bronchiektasen:**
   a) maulvolle Expektoration
   b) 3-schichtiges Sputum
   c) stechende Schmerzen hinter dem Brustbein
   d) Trommelschlegelfinger
   e) Striae rubrae

   A) alle richtig | B) b + c + d | C) a + b | D) a + b + d | E) b + e

32. **Bei Pseudokrupp findet man keine:**
   a) nächtlichen Hustenanfälle
   b) Ankündigung durch Heiserkeit
   c) stakkatoartigen Hustenattacken
   d) Dyspnoe
   e) Hypersalivation

   A) c + e | B) c + d | C) b + d + e | D) a + c | E) b + c + e

33. **Befunde bei Atelektasen:**
   a) Dämpfung bei der Perkussion
   b) tympanitischer Klopfschall
   c) Stimmfremitus abgeschwächt bis aufgehoben
   d) komplizierend respiratorische Insuffizienz
   e) Bronchialatmen

   A) a + c | B) d + e | C) a + d | D) a + c | E) a + c + e

34. **Die häufigste Ursache eines chronischen Cor pulmonale ist eine ...**
   a) chronisch-obstruktive Lungenerkrankung.
   b) Lungenembolie.
   c) Tuberkulose.
   d) Silikose.
   e) Herzinsuffizienz.

35. **Das Atemzugvolumen bei normaler Einatmung eines Erwachsenen liegt etwa bei:**
   a) 300 ml
   b) 500 ml
   c) 750 ml
   d) 1000 ml
   e) 1500 ml

36. **Ein Fassthorax entsteht bei:**
   a) akuter Bronchitis
   b) Lungenemphysem
   c) Morbus Bechterew
   d) Lungentuberkulose
   e) Lobärpneumonie

37. **Folgende Erkrankungen können mit chronischem Husten einhergehen:**
    a) Lungenkarzinom
    b) Tuberkulose
    c) Linksherzinsuffizienz
    d) Bronchiektasen
    e) Lungeninfarkt

    A) alle richtig | B) a + b + d | C) a + b + c + d | D) b + c | E) b + d + e

38. **Der Stimmfremitus ist abgeschwächt bzw. aufgehoben bei...**
    a) viraler Pneumonie.
    b) Pneumothorax.
    c) Pleuraerguss.
    d) Emphysem.
    e) chronischer Bronchitis.

    A) b + c + d | B) a + c | C) d + e | D) b + c | E) nur b

39. **Symptome einer akuten Sinusitis:**
    a) Ohrenschmerzen
    b) Schwerhörigkeit
    c) Kopfschmerzen
    d) Eiter aus der Nase
    e) Klopfschmerz des Gesichtes

    A) b + c | B) alle richtig | C) c + d + e | D) nur c | E) b + c + e

40. **Die akute Bronchitis ist durch welchen Befund nicht gekennzeichnet?**
    a) Hämoptoe
    b) exspiratorischer Stridor
    c) Husten
    d) gelblicher Auswurf
    e) Fieber

41. **Bei Asthma bronchiale...**
    a) ist das Einatmen erschwert.
    b) ist „Giemen, Pfeifen, Brummen" der Auskultationsbefund.
    c) kann ein chronisches Cor pulmonale entstehen.
    d) wird nach dem Anfall zäher Schleim abgehustet.
    e) treten die Anfälle nur am Tage auf.

    A) a + b + c + d | B) c + d | C) a + b + d | D) b + c + d + e | E) b + c + d

42. **Beim Spannungspneumothorax ...**
    a) besteht auf der betroffenen Seite eine Dämpfung.
    b) kann sich ein schwerer Schockzustand entwickeln.
    c) besteht auf der betroffenen Seite ein verstärkter Stimmfremitus.
    d) ist mit einer spontanen Besserung zu rechnen.
    e) besteht auf der betroffenen Seite ein hypersonorer Klopfschall.

    A) b + e | B) b + c | C) c + e | D) a + d + e | E) b + d + e

43. **Bei der Silikose trifft zu:**
    a) Bei längerem Verlauf kommt es zu einer Linksherzbelastung.
    b) Es besteht oft Hypertonie.
    c) Das Lungengewebe wird bindegewebig umgebaut.
    d) Es kommt frühzeitig zu Pleuraergüssen.
    e) Besteht die Komplikation Lungenembolie.

44. **Symptome des Lungeninfarkts:**
    a) Kopfschmerzen
    b) Atemnot
    c) Abhusten von blutigem Sputum
    d) Auftreten von Bradykardie
    e) Linksherzhypertrophie

    A) a + b + c | B) b + c | C) b + c + e | D) c + e | E) a + c

45. **Befunde bei der Lobärpneumonie können sein:**
    a) Bronchialatmen über dem betroffenen Gebiet
    b) verminderter Stimmfremitus
    c) verminderte Bronchophonie
    d) Dämpfung
    e) Giemen, Pfeifen, Brummen

    A) b + e | B) a + d + e | C) b + c | D) b + c + d | E) a + d

Lösungen

1. C)	24. b)
2. A)	25. d)
3. a)	26. d)
4. D)	27. c)
5. b)	28. E)
6. E)	29. A)
7. d)	30. B)
8. A)	31. D)
9. C)	32. A)
10. B)	33. A)
11. C)	34. a)
12. C)	35. b)
13. e)	36. b)
14. B)	37. C)
15. a)	38. A)
16. A)	39. C)
17. D)	40. a)
18. B)	41. E)
19. C)	42. A)
20. a)	43. c)
21. d)	44. B)
22. b)	45. E)
23. c)	

23.2 Blut und Abwehr

23.2.1 Fragen

1. **Bei der chronischen myeloischen Leukämie sind im peripheren Blut vermehrt:**
   a) stabkernige neutrophile Granulozyten
   b) eosinophile Granulozyten
   c) Lymphozyten
   d) neutrophile Myelozyten
   e) basophil punktierte Erythrozyten
   A) a + b + c | B) nur a | C) a + b + d | D) alle richtig | E) nur d

2. **An der Blutstillung/Blutgerinnung sind v. a. beteiligt:**
   a) Kalziumionen
   b) Fibrinogen
   c) Thrombozyten
   d) Plasminogen
   e) Heparin
   A) a + b + c + e | B) b + c | C) b + c + d | D) alle richtig | E) a + b + c

3. **Bei welcher Erkrankung handelt es sich um eine Neoplasie der B-Lymphozyten?**
   a) akute myeloische Leukämie
   b) chronische myeloische Leukämie
   c) Plasmozytom
   d) Polyglobulie
   e) Osteomyelosklerose

4. **Bei welcher der folgenden Erkrankungen finden Sie i. d. R. die stärkste Milzvergrößerung?**
   a) Plasmozytom
   b) chronische myeloische Leukämie
   c) akute lymphatische Leukämie
   d) chronische lymphatische Leukämie
   e) akute myeloische Leukämie

5. **Die Blutgerinnung läuft in verschiedenen Stufen ab. Bezeichnen Sie die richtige Reihenfolge!**
   a) Gewebsverletzung
   b) Umwandlung von Fibrinogen in Fibrin
   c) Thrombineinwirkung auf Fibrinogen
   d) Freisetzung von Thrombozytenfaktor
   e) Umwandlung von Prothrombin in Thrombin

6. **Bilirubin ist ein Abbauprodukt ...**
   a) des Blutplasmas.
   b) der Leukozyten.
   c) des Hämoglobins.
   d) der Galle.
   e) der Leber.

7. **Wie viel Liter Blut besitzt der erwachsene Mensch?**
   a) ca. 2–3 l
   b) ca. 5–7 l
   c) ca. 8–10 l
   d) ca. 9–11 l
   e) ca. 6–9 l

8. **Was ist Blutserum?**
   a) Fibrin und Blutkuchen
   b) Blutkörperchen und Blutplasma
   c) Blutplasma ohne Fibrinogen
   d) Blutplasma
   e) Wasser, Elektrolyte, Ausscheidungsprodukte, Thrombozyten

9. **Makrozytäre Anämien können in ursächlichem Zusammenhang auftreten ...**
   a) bei Fischbandwurmträgern.
   b) nach partieller Gastrektomie.
   c) bei einer Pneumonie.
   d) nach Dickdarmresektion.
   e) bei Alkoholikern und älteren Menschen.
   A) b + c | B) a + b + e | C) a + b + d + e | D) d + e | E) a + c + d + e

10. **Allgemeine Hämolysezeichen sind:**
   a) erhöhte Retikulozytenzahl
   b) verlängerte Erythrozytenlebenszeit
   c) erhöhtes Serumeisen
   d) erhöhtes indirektes Bilirubin im Serum
   e) erhöhte Bilirubinausscheidung im Urin
   A) b + c + d + e | B) a + c + d | C) nur d | D) c + e | E) a + c + d + e

11. **Eine sehr verlangsamte BSG findet man bei ...**
   a) Leukämien.
   b) Polycythaemia rubra vera.
   c) Anämie.
   d) Osteoporose.
   e) nephrotischem Syndrom.

12. **Welche Aussagen treffen bei der Polycythaemia rubra vera zu?**
   a) Leukozytose und Thrombozytose sind im Blutbild ein Befund.
   b) Die Ursache ist ein erythropoetinbildender Tumor.
   c) Es liegt oft eine Milzvergrößerung vor.
   d) Es finden sich gehäuft Thrombosen.
   e) Eine spontane Heilung ist möglich.
   A) a + e | B) a + b + c | C) a + c | D) a + d | E) a + c + d

13. **Was bewirkt Natriumcitrat bei der BSG?**
   a) Es verhindert die Blutgerinnung durch die Bindung von Kalziumionen.
   b) Es hemmt Fibrin.
   c) Es bindet Thrombozyten.
   d) Es dient der Blutverdünnung.
   e) Es aktiviert die Phase II der Blutgerinnung.

14. **Die Hämophilie A ...**
   a) ist autosomal-rezessiv vererbbar.
   b) ist durch einen den Faktor VIII betreffenden Defekt verursacht.
   c) lässt sich aufgrund einer herabgesetzten Thrombozytenzahl diagnostizieren.
   d) tritt seltener bei Frauen auf.
   e) ist autosomal-dominant.
   A) b + d | B) a + b + c | C) b + d + e | D) a + b | E) a + d

15. **Welche Befunde weisen auf eine akute myeloische Leukämie hin?**
   a) Lymphknotenschwellung im Axillarbereich
   b) verstärkte Blutungsneigung
   c) Anämie
   d) therapieresistente eitrige Tonsillitis
   e) Polyglobulie
   A) b + c | B) nur c | C) a + b + c | D) a + c | E) b + c + d

16. **Welche Zellen bilden Antikörper?**
   a) T-Lymphozyten
   b) Monozyten
   c) Plasmazellen
   d) Granulozyten
   e) Immunglobuline

17. **Die Erythrozytenwerte beim Mann auf 1 mm³ Blut betragen:**
   a) 4–6 Mrd.
   b) 4–6 Mio.
   c) 4 000–6 000 Mio.
   d) 400–600 Mio.
   e) 40–60 Mio.

18. **Wann kommt es zu Gerinnungsstörungen? Bei Mangel an:**
 a) Vitamin C
 b) Eisen
 c) Vitamin K
 d) Vitamin A
 e) Vitamin D

19. **Normalwerte der Leukozyten auf 1 mm^3 Blut?**
 a) 40000–90000
 b) 4000–9000
 c) 400–900
 d) 40–90
 e) 10000–16000

20. **Normalwerte der Thrombozyten auf 1 mm^3 Blut?**
 a) 4000–9000
 b) 37–47 Vol.-%
 c) 150000–380000
 d) 4–6 Mio.
 e) ca. 500000

21. **Kreuzen Sie die typische Ursache für Mundwinkelrhagaden an:**
 a) Eisenmangel
 b) Vitamin-D-Mangel
 c) Überproduktion von Magensäure
 d) Überproduktion von Pankreassaft
 e) Überproduktion von Gallensaft

22. **Welche durchschnittliche Lebensdauer haben Erythrozyten?**
 a) 30 Tage
 b) 50 Tage
 c) 5 Tage
 d) 120 Tage
 e) 200 Tage

23. **Eine erhöhte BSG ist für welche Erkrankungen typisch?**
 a) nephrotisches Syndrom
 b) rheumatisches Fieber
 c) Tonsillitis
 d) rheumatoide Arthritis
 e) Prostatitis

 A) b+c+d+e | B) c+e | C) alle richtig | D) nur c | E) b+c+d

24. **Eine Verlängerung der Thromboplastinzeit im Quick-Test ist charakteristisch für:**
 a) Vitamin-B_{12}-Mangel
 b) Vitamin-C-Mangel (Skorbut)
 c) Vitamin-K-Mangel
 d) Folsäuremangel
 e) Vitamin-A-Mangel

25. **Wodurch kann eine Erhöhung der BSG entstehen?**
 a) Vermehrung großmolekularer Eiweißkörper im Plasma
 b) Verminderung der Erythrozytenzahl
 c) Vermehrung der Erythrozytenzahl
 d) eine vermehrte Antikörperzahl
 e) eine Erhöhung der Thrombozyten

 A) a+b | B) c+d+e | C) a+b+e | D) a+b+d | E) nur d

26. **Wenn der Eisengehalt im menschlichen Organismus etwa 3–6 g beträgt, sind hiervon im zirkulierenden Hämoglobin gebunden:**
 a) ⅓
 b) ¼
 c) ⅔
 d) ¾
 e) ⅛

27. **Was versteht man unter einer passiven Immunisierung?**
 a) die Immunisierung mit abgetöteten Krankheitserregern
 b) die Immunisierung mit abgeschwächten Krankheitserregern
 c) die Immunisierung mit Antikörpern
 d) die Immunisierung mit hitzeinaktiven Toxinen
 e) einen Vorgang, der die Leukozyten zur Antikörperproduktion anregt

28. **Welche Funktion hat die Mastzelle?**
 a) Phagozytose
 b) Faserbildung
 c) Bildung von Lymphozyten
 d) Speicherung von Stoffwechselzwischenprodukten
 e) Ausschüttung von Histamin

29. **Was sind Antikörper?**
    a) körperfremde Stoffe, gegen die Abwehrzellen gebildet werden
    b) Abwehrstoffe, die gegen spezifische Antigene gerichtet sind
    c) fiebererregende Stoffe
    d) zählen zu der Leukozytenfraktion
    e) Stoffe, die andere Zellen direkt lysieren können

30. **Was sind Antigene?**
    a) körpereigene Abwehrstoffe, die gegen körperfremdes Eiweiß gerichtet sind
    b) körperfremde Stoffe, gegen die Antikörper gebildet werden
    c) körpereigene Stoffe, die gegen spezifische Toxine gerichtet sind
    d) Stoffe, die sich gegen die genetischen Erbanlagen richten
    e) Es handelt sich z. B. um IgG.

31. **Was sind mögliche Befunde bei der Leukämie?**
    a) Blut im Stuhl
    b) rezidivierende Bronchitiden
    c) Blut im Urin
    d) Hämoptyse
    e) trockene Haut und Haare

    A) alle richtig | B) a + c + d | C) b + d | D) a + c + d | E) nur b

32. **Ordnen Sie zu:**
    I. perniziöse Anämie
    II. hämolytische Anämie
    III. Eisenmangelanämie
    IV. Thalassämie
    V.Sichelzellanämie
    a) Kribbeln und Ameisenlaufen
    b) Mundwinkelrhagaden
    c) Retikulozytose
    d) multiple Organinfarkte
    e) Targetzellen

33. **Ordnen Sie die Normwerte zu:**
    I. neutrophile Granulozyten
    II. Lymphozyten
    III. basophile Granulozyten
    IV. eosinophile Granulozyten
    V. Monozyten
    a) 40–70 %
    b) 25–40 %
    c) 1–3 %
    d) 0–1 %
    e) 3–6 %

34. **Symptome der kindlichen Leukämie sind:**
    a) Gelenk- und Knochenschmerzen
    b) gehäuft auftretende Blutungen
    c) Ulzerationen der Mundschleimhaut
    d) Lymphknotenschwellung
    e) Thrombozytose

    A) a + b + c | B) a + b + c + d | C) alle richtig | D) b + c | E) b + c + d + e

35. **Typische Befunde bei der Lymphogranulomatose:**
    a) Schmerzen in den Lymphknoten bei Alkoholgenuss
    b) Lymphknoten sind kartoffelsackartig verbacken.
    c) häufig Hepatosplenomegalie
    d) subfebrile Temperaturen
    e) Polyglobulie

    A) b + c | B) a + b + c + d | C) alle richtig | D) a + b | E) b + c + d + e

36. **Bei welchen der Anämieformen kommt es zu einer Hämolyse?**
    a) Eisenmangelanämie
    b) Sichelzellanämie
    c) Thalassämie
    d) Kugelzellanämie
    e) Vitamin-B_{12}-Mangelanämie

    A) alle richtig | B) b + c + d | C) b + e | D) a + b + e | E) b + c + d + e

37. **Die Funktion der Albumine ist:**
    a) Transportfunktion
    b) Immunabwehr
    c) Aufrechterhaltung des onkotischen Drucks
    d) Antigeneigenschaft
    e) dienen der Bildung von Gerinnungsfaktoren

    A) a + b + c | B) a + c | C) c + d + e | D) a + d + e | E) nur c

38. **Welche Substanzen hemmen die Blutgerinnung?**
    a) Cumarin
    b) Hirudin
    c) ASS
    d) Fibrinogen
    e) Kalzium

    A) c+d | B) a+b+c+e | C) a+b+c | D) a+d | E) a+c

39. **Passive Immunisierung erfolgt durch:**
    a) abgetötete Erreger
    b) lebende Erreger
    c) Penicillin
    d) Antikörper
    e) Erregertoxine

40. **Aufgaben der Leukozyten sind:**
    a) Phagozytose
    b) Transport von O_2 und CO_2
    c) zelluläre Abwehr
    d) Neutrophile Leukozyten stellen Enzyme her.
    e) partielle Beteiligung an der Blutgerinnung

    A) b+d | B) c+d | C) c+d+e | D) a+c | E) a+c+e

41. **Laborbefunde bei einer Eisenmangelanämie sind:**
    a) Serumeisen erniedrigt
    b) Schilling-Test positiv
    c) normochrome Anämie
    d) Eisenbindungskapazität erniedrigt
    e) indirektes Bilirubin erhöht

42. **Aufgabe der Erythrozyten ist:**
    a) Abgabe von Thrombokinase
    b) Herstellung von Erythropoetin
    c) Transport von O_2 und CO_2
    d) Transport von Immunglobulinen
    e) Phagozytose von Fremdeiweißen

Lösungen

1. C)
2. E)
3. c)
4. b)
5. a), d), e), c), b)
6. c)
7. b)
8. c)
9. B)
10. B)
11. b)
12. E)
13. a)
14. A)
15. E)
16. c)
17. b)
18. c)
19. b)
20. c)
21. a)
22. d)
23. C)
24. c)
25. D)
26. c)
27. c)
28. e)
29. b)
30. b)
31. A)
32. I-a), II-c), III-b), IV-e), V-d)
33. I-a), II-b), III-d), IV-c), V-e)
34. B)
35. B)
36. E)
37. B)
38. C)
39. d)
40. D)
41. a)
42. c)

23.3 Harnsystem

23.3.1 Fragen

1. **Mögliche Ursachen für eine postrenale Anurie können sein:**
    a) Verschluss der ableitenden Harnwege
    b) Volumenmangel
    c) Niereninsuffizienz durch eine akute Glomerulonephritis
    d) Exsikkose
    e) Glomerulonephritis

2. **Bei Erythrozytenzylindern im Urin ist welches Organ betroffen?**
    a) Blase
    b) Ureter
    c) Niere
    d) Herz
    e) Urethra

3. **Große tastbare Tumoren im kindlichen Abdomen:**
   a) Nierenzysten
   b) Wilms-Tumoren
   c) Neuroblastome
   d) Hypernephrome
   e) Myosarkome
   A) alle richtig | B) b + c + d | C) b + c | D) c + d + e | E) b + e

4. **Typische Befunde bei der Pyelonephritis:**
   a) Fieber
   b) Flankenschmerz
   c) Leukozyturie
   d) Bakteriurie
   e) Erythrozytenzylinder
   A) a + b + c | B) b + c | C) a + b + c + d | D) nur d | E) b + c + d

5. **Welche Aussagen zur Pyelonephritis treffen zu?**
   a) Es handelt sich um ein immunologisch-allergisches Geschehen an den Nephronen, besonders nach extrarenaler Streptokokkeninfektion.
   b) Die Pyelonephritis kann hämatogen und aszendierend über die Harnwege entstehen.
   c) Sie geht immer mit einer Zystitis einher.
   d) Ödeme und Hypertonie sind wichtige Symptome.
   e) Sie ist eine bakterielle Entzündung in erster Linie des Niereninterstitiums und des Nierenparenchyms.
   A) nur b | B) c + d + e | C) a + b + d | D) a + e | E) b + e

6. **Nennen Sie Spätkomplikationen bei der Niereninsuffizienz:**
   a) Lungenödem
   b) Perikarditis
   c) Mydriasis
   d) Osteopathie
   e) Anämie
   A) a + b + d + e | B) alle richtig | C) a + d + e | D) d + e | E) a + b

7. **Ein Patient kommt zu Ihnen mit kolikartigen, ziehenden Schmerzen in der rechten Leistengegend, ausstrahlend in die Oberschenkelinnenseite. Was vermuten Sie?**
   a) akute Appendizitis
   b) Harnleiterstein
   c) Gallenkolik
   d) Divertikulitis
   e) Dickdarmkarzinom

8. **Der Primärharn enthält:**
   a) Albumine
   b) Glukose
   c) Erythrozyten
   d) Urochrome
   e) Wasser
   A) a + b | B) b + e | C) b + d + e | D) b + d | E) nur e

9. **Welche Erkrankung kann die Folge einer chronischen Pyelonephritis sein?**
   a) Hydronephrose
   b) chronische Niereninsuffizienz
   c) Glomerulosklerose
   d) Glomerulonephrose
   e) Wilms-Tumor

10. **Welche Symptome treten beim schweren Verlauf der akuten Glomerulonephritis auf?**
   a) Kopfschmerzen
   b) Bakteriurie
   c) Ödeme
   d) Oligurie
   e) septische Temperatur
   A) alle richtig | B) b + c + d | C) a + c + d | D) c + d + e | E) d + e

11. **Symptome der akuten Zystitis:**
   a) evtl. Hämaturie
   b) Pollakisurie
   c) Dysurie
   d) Erbrechen
   e) Pyurie
   A) c + d + e | B) a + b | C) a + b + c + e | D) alle richtig | E) b + c

12. **Ein akutes Nierenversagen ...**
    a) kann durch Nephrotoxine ausgelöst werden.
    b) endet häufig in einer Defektheilung mit Nierenfunktionsstörung.
    c) kann durch generalisierte Ödembildung charakterisiert sein.
    d) ist eine Krankheit, der oft eine Schocksymptomatik vorangeht.
    e) ist lebensbedrohlich durch die Hyperkaliämie.

    A) c + d | B) nur d | C) a + b + e | D) b + e | E) a + c + d + e

13. **Proteinurie findet man typischerweise ...**
    a) nach schwerer Muskelarbeit.
    b) bei Verschluss einer Nierenvene.
    c) bei Hypovolämie.
    d) bei Fieber.
    e) bei Hypertonie.

    A) alle richtig | B) b + e | C) a + b + d + e | D) d + e | E) b + c + e

14. **Das Stadium der kompensierten Retention ist definiert als:**
    a) Verminderung der osmotischen Konzentrationsfähigkeit der Niere
    b) Absinken des Blut-pH unter 7,2
    c) Erhöhung der Ammoniakkonzentration im Blut
    d) Erhöhung harnpflichtiger Substanzen im Blut
    e) Erhöhung der Harnsäure im Serum auf über 8 mg%

15. **Eine Nephrokalzinose ist die Folge ...**
    a) eines Plasmozytoms.
    b) multipler Knochenmetastasen und Knochentumoren.
    c) eines Hyperparathyreoidismus.
    d) einer systemischen Sklerodermie.
    e) einer Vitamin-D-Überdosierung.

    A) a + b + c | B) c + e | C) a + b + c + e | D) alle richtig | E) b + c + d + e

16. **Zu den begünstigenden Faktoren für die Entstehung einer chronischen Pyelonephritis zählen:**
    a) Prostataadenom mit Harnverhaltung
    b) Narben innerhalb der Ureter
    c) Diabetes mellitus
    d) Gichtnephropathie
    e) Nephrolithiasis

    A) c + d | B) b + d + e | C) a + b + d | D) alle richtig | E) a + b + c

17. **Ein Patient mit fortgeschrittener chronischer Niereninsuffizienz klagt seit einigen Wochen über Parästhesien in beiden Beinen. Welche Verdachtsdiagnose steht an erster Stelle?**
    a) Wirbelfraktur infolge urämischer Osteopathie
    b) Rückenmarktumor
    c) Polyneuropathie
    d) Vitamin-B_{12}-Mangel
    e) Ischialgie

18. **Welche Aussage trifft zu? Ein nitritfreier Urin und rezidivierende Leukozyturie sind Hinweise auf ...**
    a) einen Blasenstein.
    b) eine Zystitis.
    c) ein Prostatakarzinom.
    d) eine Nierentuberkulose.
    e) einen Nierentumor.

    A) a + b | B) c + d + e | C) d + e | D) b + e | E) a + e

19. **Harnsteine bestehen überwiegend aus:**
    a) Urat
    b) Magnesium-Ammonium-Phosphat
    c) Kalziumoxalat/-phosphat
    d) Zystin
    e) Bilirubin

20. **Beim Hypernephrom findet sich ...**
    a) eine Pyurie ohne Bakteriennachweis.
    b) eine Makrohämaturie.
    c) ein Erythropoetinmangel.
    d) in einigen Fällen eine Erythropoetinerhöhung im Serum.
    e) eine Ketonurie.

    A) c + e | B) b + d | C) b + d + e | D) a + b + d + e | E) b + c + d

21. **Welche Befunde sprechen für ein nephrotisches Syndrom?**
    a) massive Makrohämaturie
    b) generalisierte Ödeme
    c) Proteinurie über 3,5 mg/Tag
    d) Hypercholesterinämie
    e) Hypoproteinämie
    A) a + c + e | B) c + d | C) a + b + c | D) b + d + e | E) b + d

22. **Wie viel % der Primärharnmenge werden ausgeschieden?**
    a) ca. 100 %
    b) ca. 70 %
    c) ca. 30 %
    d) ca. 10 %
    e) ca. 1 %

23. **Beim Erwachsenen entsteht Harndrang bei einer Blasenfüllung von:**
    a) ca. 50 ml
    b) ca. 180 ml
    c) ca. 100 ml
    d) ca. 600 ml
    e) ca. 500 ml

24. **Welche Aussagen über das Nephron treffen zu?**
    a) Die kleinste funktionelle Einheit der Niere ist das Nephron.
    b) Ein vollständiges Nephron besteht aus den Tubuli und der Henle-Schleife.
    c) Im Nephron finden Filtrations-, Sekretions- sowie Resorptionsvorgänge statt.
    d) Durch das Nephron wird die glomeruläre Filtrationsrate gesteuert.
    e) Eine Nierenfunktionsstörung beruht in erster Linie auf einer verminderten Nephronzahl.
    A) c + d + e | B) a + c | C) a + b + e | D) a + c + d + e | E) a + e

25. **Welche Ursachen sind für ein akutes Nierenversagen verantwortlich?**
    a) Hypervolämie
    b) überhöhter Kochsalzspiegel im Blut
    c) psychischer Stress
    d) toxische Schädigungen
    e) Blutverluste/Verletzungen
    A) b + c + d + e | B) a + b + e | C) c + d + e | D) a + b | E) d + e

26. **Was trifft zu bei einer Zystitis?**
    a) Man erreicht durch Spülungen mit Kamillentee eine rasche Heilung.
    b) Es kommt zu Brennen beim Wasserlassen.
    c) Wärme verschlechtert die Chance der schnelleren Heilung.
    d) In der Regel stellt sich eine Hämaturie ein.
    e) Es bestehen brennende Schmerzen im Lendenbereich.

27. **Hat eine Eiweißausscheidung im Urin von maximal 100–150 mg Eiweiß/24 h Krankheitswert?**
    a) ja
    b) nein

28. **Welche Aussagen über den Harnstoff sind richtig?**
    a) 40 g werden über die Niere am Tag ausgeschieden.
    b) Neue Untersuchungen haben ergeben, dass die Harnstoffwerte bei Patienten mit Neurodermitis in der Haut (Hornhautschicht) erhöht sind.
    c) Leberenzyme, die Harnstoff abbauen, sind nur in der Leber vorhanden.
    d) Der Schweißdrüsengehalt an Harnstoff liegt höher als der im Serum.
    e) Es handelt sich um ein Abbauprodukt von Zellkernen.

29. **Harnanalyse mittels Trockenchemie-Teststreifen: Was zeigt Nitrit an?**
    a) akute diffuse Glomerulonephritis
    b) Glukose im Harn
    c) Bilirubin im Harn
    d) E.-coli-Bakterien im Harn
    e) nitratreiche Nahrungszufuhr

30. **Unkontrollierte Langzeitbehandlung mit Diuretika kann zu einem Kaliummangel führen; als Folgen können auftreten:**
    a) Muskelschwäche
    b) Herzflimmern
    c) Magen-Darm-Störungen
    d) gestörter Knochenaufbau
    e) Tetanie
    A) alle richtig | B) a + b + d | C) a + b + c | D) b + d + e | E) c + e

31. **Wie lautet der normale Urin-pH-Wert?**
    a) 8–9,5 alkalisch
    b) 4–5 schwach sauer
    c) 2,5–4 sauer
    d) 8–9,5 sauer
    e) 4–5 schwach alkalisch

32. **Ordnen Sie zu:**
    a) Erythrozytenzylinder
    b) Leukozytenzylinder
    c) hyaline Zylinder

    I.nephrotisches Syndrom
    II.Glomerulonephritis
    III.Pyelonephritis

33. **Fieber und Flankenschmerz findet man bei:**
    a) akuter Glomerulonephritis
    b) akuter Pyelonephritis
    c) Zystitis
    d) Urethritis
    e) Prostatitis

34. **Kreuzen Sie typische Beschwerden bei akuter Zystitis an!**
    a) Flankenschmerz
    b) hohes Fieber
    c) Dysurie
    d) Diarrhöe
    e) Brennen beim Wasserlassen

    A) a + e | B) b + c + d + e | C) c + d + e | D) nur c | E) c + e

35. **Wie hoch ist normalerweise die Harnsäure im Serum bei der Frau?**
    a) 2–7 mg/dl
    b) 10–50 mg/dl
    c) 0,6–1,3 mg/dl
    d) 40 mg/dl
    e) 8,3–10,9 mg/dl

36. **Funktionen der Niere sind:**
    a) Regulierung des Säure-Basen-Haushalts
    b) Produktion von Erythropoetin
    c) Produktion von Aldosteron
    d) Ausscheidung von Glukose bei einem Blutzuckerspiegel von 140 mg/dl und darüber
    e) Konstanthaltung des hydrostatischen Drucks

    A) a + d | B) a + c + d + e | C) a + b + c + e | D) a + b + e | E) a + e

37. **Kardinalsymptome des nephrotischen Syndroms sind:**
    a) Ödeme
    b) Proteinurie
    c) Hypolipidämie
    d) Hyperlipidiämie
    e) Exsikkose

    A) a + b + d | B) c + d | C) a + b | D) a + d | E) a + d + e

38. **Zu den Aufgaben der Nieren gehören:**
    a) Ausschwemmung von Viren
    b) Ausscheidung von Salzen
    c) Ausscheidung von überschüssigem Albumin
    d) Temperaturregulation
    e) Konstanthaltung des Blut-pH-Wertes

    A) alle richtig | B) b + e | C) a + b + c + e | D) c + d + e | E) a + e

39. **Wovon ist die Urinmenge abhängig?**
    a) dem Körpergewicht
    b) der Flüssigkeitszufuhr
    c) dem Blutdruck
    d) der Nierenfunktion
    e) dem Fassungsvermögen der Blase

    A) a + b + c | B) b + c + d + e | C) nur d | D) b + d | E) b + c + e

40. **Die Menge des in den Glomeruli gefilterten Primärharns beträgt täglich:**
    a) 1,5 l
    b) 150 l
    c) 15 l
    d) 500 l
    e) 150 ml

41. **Symptome der Schwangerschaftsnephropathie (Präeklampsie) sind:**
   a) Bluthochdruck
   b) Proteinurie
   c) Ödeme
   d) Hämaturie
   e) Glukosurie

   A) nur b | B) alle richtig | C) c+e | D) nur a | E) a+b+c

42. **Was trifft zu? Das spezifische Gewicht des Harns ...**
   a) ist bei vermehrter Wasserzufuhr erniedrigt.
   b) ist bei einer Exsikkose erniedrigt.
   c) ist bei Diabetes mellitus erhöht.
   d) beträgt ca. 1002 bis 1034 g/l.
   e) sollte zur Abklärung eines bösartigen Geschehens immer bestimmt werden.

   A) c+d+e | B) nur b | C) nur a | D) a+b+c | E) a+c+d

43. **Die häufigsten Erreger der primären Harnwegsinfekte sind:**
   a) E.-coli-Bakterien
   b) Enterokokken
   c) Staphylokokken
   d) Proteus
   e) β-hämolysierende Streptokokken

44. **Ursachen einer Harnsteinbildung können sein?**
   a) Gicht
   b) Harnwegsinfekte
   c) chronische Pyelonephritis
   d) Vitamin-D-Mangel
   e) Vitamin-K-Überschuss

45. **Die Aufbereitung des Primärharns zum Sekundärharn erfolgt**
   a) im Glomerulum
   b) im Vas afferens
   c) im Tubulussystem
   d) im Sammelrohr
   e) in der Blase

Lösungen

1. a)
2. c)
3. C)
4. C)
5. E)
6. A)
7. b)
8. C)
9. b)
10. C)
11. C)
12. E)
13. C)
14. d)
15. C)
16. D)
17. c)
18. B)
19. c)
20. B)
21. D)
22. e)
23. b)
23. B)
24. E)
25. b)
26. b)
27. a)
28. d)
29. C)
30. b)
31. a-II), b-III), c-I)
32. b)
33. E)
34. a)
35. D)
36. A)
37. B)
38. D)
39. b)
40. E)
41. E)
42. a)
43. a)
44. c)

23.4 Herz, Kreislauf- und Gefäßsystem

23.4.1 Fragen

1. **Was sind Arterien?**
   a) Sie führen das Blut zum Herzen hin.
   b) Sie führen das Blut vom Herzen weg.
   c) Sie enthalten nur sauerstoffreiches Blut.
   d) Sie enthalten nur sauerstoffarmes Blut.
   e) Gefäße mit sauerstoffreichem und schadstoffarmem Blut

2. **Zeichen eines akuten arteriellen Verschlusses im Bein:**
   a) Das betroffene Bein ist hochrot und brennt.
   b) ein langsam beginnender Schmerz
   c) ein plötzlich einsetzender Schmerz
   d) kein tastbarer Puls proximal des Verschlusses
   e) Muskelatrophie

3. **Was bezeichnet man als ein Pulsdefizit?**
   a) eine Pulsfrequenz < 50 Schlägen/min
   b) Es handelt sich dabei um die Differenz zwischen peripherem Puls und Herzfrequenz.
   c) Herzrhythmusstörungen
   d) ein Defizit hinsichtlich der Schlagfrequenz < 30 mmHg
   e) Vorhofflimmern

4. **Wo befinden sich Herzklappen?**
   a) zwischen rechter Kammer und Aorta
   b) zwischen rechtem Vorhof und Eintritt von V. cava inferior und superior
   c) zwischen rechter Kammer und dem Truncus pulmonalis
   d) zwischen V. pulmonalis und linkem Vorhof
   e) zwischen linker Kammer und Pulmonalarterie

5. **Ein Patient erleidet in Ihrer Praxis einen kardiogenen Schock. Was machen Sie?**
   a) Patienten mit erhöhtem Oberkörper lagern
   b) Patienten vor Unterkühlung schützen
   c) Notarzt rufen
   d) im Falle eines Herzstillstandes Herzdruckmassage
   e) im Falle eines Atemstillstandes beatmen

   A) b + d + e | B) a + b + e | C) c + d + e | D) alle richtig | E) b + d

6. **Was kann die Ursache einer Thromboembolie sein?**
   a) eine tiefe Beinvenenthrombose
   b) eine Thrombozytenverminderung
   c) die Einnahme von Cumarin
   d) die Einnahme von Ascorbinsäure
   e) Hämophilie

7. **Welche Herz-Kreislauf-Untersuchungen sollte der Heilpraktiker ausführen können?**
   a) Auskultation
   b) Perkussion
   c) Blutdruckmessung
   d) Pulsmessung
   e) Koronarangiografie

   A) alle richtig | B) a + b + c + d | C) a + b | D) b + c + d | E) nur d

8. **Wobei besteht ein erhöhtes Arterioskleroserisiko?**
   a) bei hohem HDL und niedrigem LDL
   b) bei niedrigem LDL und niedrigem HDL
   c) bei hohem HDL und hohem LDL
   d) bei hohem LDL und niedrigem HDL
   e) bei hohem LDL und hohem HDL

9. **Welche Faktoren erhöhen das Risiko eines Herzinfarktes?**
   a) Rauchen
   b) Lebererkrankungen
   c) erhöhte Blutfette
   d) Adipositas
   e) Diabetes mellitus

   A) a + b + d + e | B) alle richtig | C) a + d + e | D) a + c + d | E) a + c + d + e

10. **Nennen Sie Zeichen der Rechtsherzinsuffizienz!**
    a) Lungenödem
    b) Stauungsgastritis
    c) Nykturie
    d) Beinödeme
    e) Lungenembolie
    A) nur a | B) a + c + e | C) b + c + d | D) c + d | E) nur c

11. **Welches der folgenden Symptome gehört nicht zum Myokardinfarkt?**
    a) Hämatemesis
    b) Pulsunregelmäßigkeiten
    c) Brustschmerz
    d) kaltschweißige Haut
    e) Blutdruck 90/60 mmHg

12. **Bei welchen Erkrankungen finden sich hohe Blutdruckamplituden?**
    a) Aortenisthmusstenose
    b) offener Ductus Botalli
    c) Vorhofseptumdefekt
    d) Aortenklappeninsuffizienz
    e) Aortenklappenstenose
    A) a + b + d | B) c + e | C) b + c + d | D) nur d | E) a + b + c

13. **Bei welchen folgenden Erkrankungen ist ein Saunabesuch kontraindiziert?**
    a) dekompensierte Herzinsuffizienz
    b) Koronarsklerose mit Angina pectoris in Ruhe
    c) vegetativ-endokrine Dysregulation im Klimakterium
    d) 1 Jahr nach Herzinfarkt
    e) Arteriosklerose
    A) a + b + c | B) a + b | C) c + d + e | D) nur c | E) a + d

14. **Ein Angina-pectoris-Anfall kann ausgelöst werden durch:**
    a) Stress
    b) Bluthochdruckkrise
    c) massive intestinale Blutung bei Ulkuskrankheit
    d) ungewohnte körperliche Belastung
    e) reichliche, fetthaltige Nahrung
    A) alle richtig | B) a + b | C) a + b + d + e | D) d + e | E) b + e

15. **Eine maligne Hypertonie ist gekennzeichnet durch:**
    a) konstant deutlich erhöhte diastolische Blutdruckwerte
    b) erhöhte Natriumkonzentration
    c) hochdruckbedingte Augenhintergrundsveränderungen
    d) hochdruckbedingte Läsionen an Herz, Gehirn und Nierengefäßen
    e) einen gleichzeitig erhöhten Puls
    A) c + d + e | B) alle richtig | C) b + c | D) a + c + d | E) c + d

16. **Die Bildung von Thromben wird begünstigt durch:**
    a) Verlangsamung der Blutzirkulation
    b) Läsionen der Gefäßwand
    c) Hämatokriterhöhung
    d) Anstieg der Plasminaktivität
    e) eine Verminderung von Gerinnungsfaktoren
    A) c + d + e | B) a + e | C) c + d + e | D) b + d + e | E) a + b + c

17. **Eine Hypertonie kann verursacht werden durch eine Erhöhung ...**
    a) der Noradrenalinausschüttung.
    b) der Natriumausscheidung.
    c) der Reninausschüttung.
    d) der Sekretinausschüttung.
    e) von PTH im Blut.
    A) a + c + d | B) a + c | C) c + d + e | D) a + b + e | E) c + d + e

18. **Der Ductus Botalli ...**
    a) ist eine Verbindung zwischen Aorta und Lungenarterien.
    b) verödet nach der Geburt.
    c) ist ein Bestandteil des Embryonalkreislaufs.
    d) transportiert sauerstoffreiches Blut von der Plazenta zur Nabelvene.
    e) verhindert eine zu starke Durchblutung der Lunge des Ungeborenen.
    A) alle richtig | B) a + b + c + e | C) b + c + d | D) a + b + e | E) c + d + e

19. **In welcher Phase des Herzzyklus sind Aortenklappe und Mitralklappe gleichzeitig geöffnet?**
    a) nur in der Anspannungszeit
    b) in der Austreibungszeit
    c) in der Füllungszeit
    d) in der Entspannungszeit
    e) in keiner Phase

20. **Eine Patientin kommt mit rot-blauen Wangen in Ihre Praxis. Auskultatorisch stellen Sie einen paukenden 1. Herzton fest. Was ist Ihre Verdachtsdiagnose?**
    a) Mitralklappenstenose
    b) Pulmonalklappenstenose
    c) Mitralklappeninsuffizienz
    d) Aortenklappeninsuffizienz
    e) Trikuspidalinsuffizienz

21. **Welche Gefäße führen sauerstoffreiches Blut?**
    a) alle Arterien
    b) alle Venen
    c) alle Gefäße, die Blut vom Herzen wegführen
    d) alle Gefäße, die Blut zum Herzen hinführen
    e) keine Aussage ist richtig

22. **Welche Aussagen treffen für die Herzinsuffizienz zu?**
    a) Eine schwere Rechtsherzinsuffizienz führt i. d. R. zum Lungenödem.
    b) Ein ausgedehnter Herzinfarkt kann zu einer Linksherzinsuffizienz führen.
    c) Eine akute Linksherzinsuffizienz geht häufig mit einer Aszites einher.
    d) Eine Stenose der Aortenklappe kann zu einer Herzinsuffizienz führen.
    e) Bei einer Herzinsuffizienz liegt eine Verminderung der kardialen Pumpleistung vor, die zu einer O_2-Minderversorgung der Organperipherie führt.

    A) a + c | B) a + b + c | C) b + e | D) b + d + e | E) d + e

23. **Der Schmerz im Rahmen eines Angina-pectoris-Anfalles ...**
    a) ist i. d. R. retrosternal.
    b) ist oft von brennendem, drückendem Charakter.
    c) kann durch einen Kältereiz ausgelöst werden.
    d) bildet sich nach der Einnahme eines Nitropräparates innerhalb von 3–5 min zurück.
    e) ist bei einer koronaren Herzerkrankung immer vorhanden.

    A) a + b + c | B) a + c + d | C) b + c + d | D) c + d + e | E) a + d + e

24. **Ein akuter Herzinfarkt ...**
    a) kann bei Diabetikern ohne typische Schmerzsymptomatik verlaufen.
    b) kann zu lebensbedrohlichen Rhythmusstörungen führen.
    c) macht eine sofortige klinische Einlieferung und eine intensivmedizinische Behandlung erforderlich.
    d) führt zu einer auf die Herzmuskelinnenschicht begrenzten Nekrose.
    e) kann zu einem Perikarderguss führen.

    A) alle richtig | B) a + b + c | C) b + c | D) a + c | E) a + b + c + e

25. **Welche Aussage trifft nicht zu? Bei der Blutdruckmessung nach Riva-Rocci/Korotkow ...**
    a) ist ein systolischer Druck von 160 mmHg immer pathologisch.
    b) kann eine zu schmale Manschette zu unpräzisen Druckwerten führen.
    c) sollte der zur Messung benutzte Arm in Herzhöhe gelagert werden.
    d) sollte mindestens einmal an beiden Armen gemessen werden.
    e) sollten mehrfache Messungen erfolgen.

26. **Welche Aussage trifft nicht zu? Die arterielle Hypertonie …**
   a) verläuft oft über längere Zeit ohne Beschwerden.
   b) lässt in ca. 20 % aller Fälle keine organische Ursache erkennen.
   c) beruht in seltenen Fällen auf endokrinologischen Erkrankungen.
   d) kann zu akutem Linksherzversagen führen.
   e) führt zu einem wesentlich erhöhten Risiko, an Schlaganfällen und Herzinfarkt zu erkranken.

27. **Beim hämorrhagischen Schock kommt es zu …**
   a) einer Azidose.
   b) einem Anstieg des Herzminutenvolumens.
   c) einem Sinken des Herzminutenvolumens.
   d) einer Alkalose.
   e) einer Bradykardie.
   A) a + b | B) b + d | C) a + e | D) a + c | E) nur a

28. **Ursachen einer Herzinsuffizienz können sein:**
   a) Herzinfarkt
   b) Herzklappenfehler
   c) Herzrhythmusstörungen
   d) Panzerherz
   e) Myokarditis
   A) alle richtig | B) c + e | C) a + d + e | D) b + c + d | E) a + b + c + e

29. **Ab welchem diastolischen Blutdruckniveau besteht der Verdacht auf eine pathologische Nierenmitbeteiligung?**
   a) Blutdruck ab diastolisch 90 mmHg
   b) Blutdruck ab diastolisch 100 mmHg
   c) Blutdruck ab diastolisch 120 mmHg
   d) Blutdruck ab diastolisch 140 mmHg
   e) Blutdruck ab diastolisch 160 mmHg

30. **Symptome einer Rechtsherzinsuffizienz sind:**
   a) Meteorismus
   b) Gewichtszunahme
   c) Asthma cardiale
   d) Nykturie
   e) Appetitlosigkeit
   A) a + b + d | B) a + b + d + e | C) a + b + c + d | D) b + c + d + e | E) c + d

31. **Welches Gefäß führt sauerstoffreiches Blut?**
   a) A. pulmonalis
   b) V. pulmonalis
   c) V. cava superior
   d) V. cava inferior
   e) V. renalis

32. **Wo auskultieren Sie Fehler der Mitralklappe?**
   a) parasternal im 3. ICR links (Erb'scher Punkt)
   b) parasternal des 5. ICR rechts
   c) im 4. ICR links parasternal und über der Herzspitze in der Medioklavikularlinie des 5. ICR links
   d) 2. ICR links parasternal
   e) 2. ICR rechts parasternal

33. **Ab wann ist während der Systole ein Korotkow-Ton hörbar?**
   a) 1. Ton unter dem obersten Manschettendruck
   b) 1. Ton unter dem untersten Manschettendruck
   c) 1. hörbarer Ton nach dem Ablassen des Manschettendrucks
   d) 2. Ton nach Ablassen des Manschettendrucks
   e) ab 120 mmHg

34. **Was ist die Systole?**
    a) das Zusammenziehen der Arterie
    b) der Druckwert im Gefäß, der bei Kammerentleerung auftritt
    c) der Wert, der bei der Erschlaffung der Aortenwand im großen Kreislauf gemessen wird
    d) die rhythmisch tastbare Ausdehnung z. B. der V. jugularis
    e) eine Erhöhung des Blutvolumens innerhalb der Kammern

35. **Häufigste Ursache für arteriellen Bluthochdruck beim Erwachsenen:**
    a) essenzieller Bluthochdruck
    b) renaler Bluthochdruck
    c) endokriner Bluthochdruck
    d) Mitralklappenstenose
    e) Hyperaldosteronismus

36. **Welches Organ wird bei einem Blutdruckanstieg am meisten belastet?**
    a) linkes Herz
    b) rechtes Herz
    c) Gehirn
    d) Milz
    e) Lunge

37. **Was trifft für den offenen Ductus Botalli zu?**
    a) fetaler Kurzschluss
    b) Verbindung von V. pulmonalis und Karotis
    c) Frühgeborene nicht beatmen wegen möglicher Komplikationen
    d) auskultatorisch Maschinengeräusch
    e) Indikation zur sofortigen Operation

    A) a + b + d | B) a + b + c | C) a + d + e | D) a + d | E) a + b

38. **Welche Aussagen zum Herzinfarkt treffen zu?**
    a) Nekrose des Herzmuskels infolge mangelnder O_2-Versorgung
    b) Bei 15 % kann der Infarkt stumm verlaufen.
    c) Der Schmerz ist immer stärker als bei Angina pectoris.
    d) Bei Gabe von Nitroglycerin ist der Schmerz gut zu beeinflussen.
    e) Es kann zu lebensbedrohlichen Herzrhythmusstörungen kommen.

    A) a + b + e | B) a + c | C) a + b + c | D) c + d + e | E) a + b + c + e

39. **Ordnen Sie die aufgeführten Krankheiten den Symptomen zu!**
    a) Herzinsuffizienz
    b) Herzinfarkt
    c) Mitralklappeninsuffizienz

    I.Pendelblut
    II.Lungenstauung
    III.retrosternale Schmerzen

40. **Welche Angaben zu den erworbenen Herzklappenfehlern treffen zu?**
    a) Häufigste Ursache ist eine bakterielle Endokarditis.
    b) Ein Herzklappenfehler kann zu einer chronischen Herzinsuffizienz führen.
    c) Der häufigste erworbene Herzklappenfehler ist die Aortenklappenstenose.
    d) Eine schwergradige Mitralklappenstenose kann zu einem Lungenödem führen.
    e) Eine Mitralklappenstenose führt immer zu einem Lungenödem.

    A) a + d + e | B) b + c | C) c + d + e | D) a + b + c | E) b + d

41. **Ein Angina-pectoris-Anfall tritt i. d. R. auf ...**
    a) bei Stress
    b) nach reichlichem Essen
    c) bei Kälte
    d) in Ruhe
    e) bei Belastung

    A) b + c + e | B) a + b | C) a + b + c + e | D) b + c + d | E) a + c

42. **Zur Anatomie des Herzens:**
   a) Die linke Lungenarterie geht aus dem rechten Vorhof hervor.
   b) Die linke Lungenarterie geht aus der linken Kammer hervor.
   c) Die Aorta geht aus der rechten Kammer hervor.
   d) Die Koronarvenen münden in den rechten Vorhof.
   e) Das Herz liegt zu ⅓ im linken und zu ⅔ im rechten Thorax.

43. **Die Mitralklappe ...**
   a) trennt den rechten Vorhof von der rechten Kammer.
   b) trennt den linken Vorhof von der linken Kammer.
   c) ist eine 3-zipfelige Segelklappe.
   d) ist eine Taschenklappe.
   e) dient dazu, den Blutfluss aus der Kammer zurück in den Vorhof zu verhindern.

   A) b + d | B) a + c | C) b + e | D) c + d | E) c + d + e

44. **Bei der Blutdruckmessung nach Riva-Rocci ...**
   a) sollte der Arm des Patienten in Herzhöhe gelagert werden.
   b) werden die Werte in mmHg angegeben.
   c) wird das Stethoskop an der A. femoralis angelegt.
   d) spielt die Breite der Manschette keine Rolle.
   e) ist der diastolische Wert von entscheidender diagnostischer Bedeutung.

   A) a + b + c | B) b + d | C) c + d + e | D) a + d + e | E) a + b

45. **Eine Thrombose geht häufig einher mit:**
   a) einer Schwellung
   b) Parästhesien
   c) Schmerzen
   d) Paresen
   e) Rhythmusstörungen

   A) a + b | B) a + c | C) a + b + c | D) b + c + d | E) a + b + e

46. **Was versteht man unter einem klinischen Tod?**
   a) Atem- und Kreislaufstillstand mit Wiederbelebungschancen
   b) Feststellung des Hirntodes in der Klinik
   c) endgültige Feststellung des Todes durch den Klinikarzt
   d) Tod während der Behandlung in einer Klinik
   e) Vorliegen von sicheren Todeszeichen wie Totenflecken, Totenstarre, Verwesungszeichen

Lösungen

1. b)
2. c)
3. b)
4. c)
5. D)
6. a)
7. B)
8. d)
9. E)
10. C)
11. a)
12. A)
13. B)
14. A)
15. D)
16. E)
17. B)
18. B)
19. e)
20. a)
21. e)
22. D)
23. B)
24. E)
25. a)
26. b)
27. D)
28. A)
29. b)
30. B)
31. b)
32. c)
33. c)
34. b)
35. a)
36. a)
37. D)
38. A)
39. a-II), b-III), c-I)
40. E)
41. c)
42. d)
43. C)
44. E)
45. B)
46. a)

23.5 Hormonsystem

23.5.1 Fragen

1. **Was ist für den Diabetes mellitus typisch?**
   a) Anurie
   b) Mangel an ADH
   c) Durst
   d) Polyurie
   e) Arthrose des Kniegelenks
   A) c + d + e | B) b + c + d | C) b + c | D) c + d | E) alle richtig

2. **Ein Mangel an Cortisol führt zu:**
   a) Gewichtsverlust
   b) verringerter Salzsäureproduktion
   c) Hypoglykämie
   d) Bradykardie
   e) einem manifesten Diabetes mellitus
   A) alle richtig | B) a + b + c | C) a + d | D) c + d + e | E) a + b

3. **Welche Ursachen kommen für den primären Hyperparathyreoidismus nicht infrage?**
   a) Adenom des Hypophysenvorderlappens
   b) Niereninsuffizienz
   c) Leberzirrhose
   d) Adenom der Nebenschilddrüse
   e) Osteomalazie
   A) d + e | B) b + c + d + e | C) a + b + c + e | D) b + c + e | E) nur b

4. **Welche der folgenden Symptome sind typisch für die Akromegalie des Erwachsenen?**
   a) eine Körpergröße von 2,12 m eines männlichen Patienten bei einem Gewicht von 83 kg
   b) verdickte Zunge
   c) vergrößertes Herz
   d) Exostosen
   e) Hepatomegalie
   A) alles richtig | B) b + c + e | C) a + b | D) a + b + e | E) b + c + d + e

5. **Zu den Erkrankungen der Nebennierenrinde gehören nicht:**
   a) Cushing-Syndrom
   b) adrenogenitales Syndrom
   c) Phäochromozytom
   d) Hyperaldosteronismus
   e) Morbus Addison
   A) nur c | B) a + b + d + e | C) nur e | D) b + e | E) c + b + e

6. **Ein sog. „heißer Knoten" im Schilddrüsenszintigramm ist am ehesten Hinweis auf:**
   a) ein Schilddrüsenkarzinom
   b) einen Schilddrüsenabszess
   c) ein autonomes Adenom
   d) eine Schilddrüsenzyste
   e) eine lokale Thyreoiditis

7. **Was sind Folgen eines primären Hyperparathyreoidismus?**
   a) nephrotisches Syndrom
   b) Osteoporose
   c) Urolithiasis
   d) Ulcus ventriculi
   e) hyperkalzämische Krise
   A) c + d + e | B) a + b + c | C) b + c + e | D) c + d | E) a + d + e

8. **Ein Aldosteronmangel ...**
   a) führt zu Wasserrückresorptionsstörungen an den Sammelrohren der Niere.
   b) bewirkt Dehydratation.
   c) bewirkt eine Verminderung der renalen Natriumausscheidung.
   d) verursacht Ödeme.
   e) bewirkt evtl. eine Exsikkose.
   A) a + b + e | B) b + c + d | C) c + d + e | D) a + c | E) b + e

9. **Symptome des Morbus Cushing sind:**
   a) Akromegalie
   b) Stammfettsucht
   c) Hirsutismus
   d) blau-rote Striae
   e) Hypermenorrhöe
   A) a + b + d | B) b + e | C) a + c + d | D) b + c + d | E) b + c + d + e

10. **Symptome einer Schilddrüsenunterfunktion sind:**
    a) heisere Stimme
    b) Der Betroffene fühlt sich unwohl in warmen Räumen.
    c) warme, feuchte Haut
    d) trockene, schuppige Haut
    e) Obstipation
    A) a + e | B) a + d + e | C) b + d + e | D) b + c + d + e | E) b + c + e

11. **Welche Symptome sprechen für ein Cushing-Syndrom:**
    a) diabetische Stoffwechsellage
    b) Hypercholesterinämie
    c) Bradykardie
    d) Vermehrung der Erythrozyten und Leukozyten
    e) Erhöhung des Blutdrucks
    A) alle richtig | B) a + b + d + e | C) a + b + c | D) a + c + e | E) c + d + e

12. **Symptome eines hyperglykämischen Komas sind:**
    a) Steigerung der Sehnenreflexe
    b) ausgetrocknete Haut
    c) Azetongeruch der Atemluft
    d) Cheyne-Stokes-Atmung
    e) weiche Augäpfel
    A) a + b + e | B) b + c | C) nur c | D) b + c + e | E) c + e

13. **Wodurch kann bei Diabetikern ein hyperglykämisches Koma entstehen?**
    a) lange Pausen zwischen den Mahlzeiten
    b) Verringerung der Insulindosis
    c) durch körperliche Anstrengung
    d) durch fieberhafte Infekte
    e) durch Schwangerschaft
    A) b + d | B) b + d + e | C) alle richtig | D) nur b | E) a + b

14. **Für eine Unterfunktion der Nebennierenrinde sprechen:**
    a) Neigung zur Hypotonie
    b) Ausbleiben der Menses
    c) Neigung zur Hypoglykämie
    d) Schwäche der Muskulatur
    e) Hirsutismus
    A) alle richtig | B) a + c + d | C) a + b + c + d | D) b + d | E) a + c + e

15. **Die Hypokaliämie beim Conn-Syndrom geht einher mit:**
    a) metabolischer Alkalose
    b) Hypokalzämie
    c) respiratorischer Alkalose
    d) respiratorischer Azidose
    e) Hyponatriämie

16. **Bei einer Hyperthyreose können folgende Symptome typischerweise auftreten:**
    a) gesteigerte Stuhlfrequenz, eventuell auch Durchfälle
    b) Tachykardie
    c) psychomotorische Unruhe (gesteigerte Nervosität)
    d) Gewichtsverlust trotz Heißhunger
    e) Wärmeintoleranz
    A) alle richtig | B) a + b + c + d | C) b + d | D) c + d + e | E) b + c + d + e

17. **Symptom eines ketoazidotischen Komas kann sein:**
    a) Kußmaul-Atmung
    b) Alkalose
    c) Hypertonie
    d) Schweißausbruch
    e) Cheyne-Stokes-Atmung

18. **Typische Symptome einer Hypoglykämie sind:**
    a) viel Durst und häufiges Wasserlassen
    b) Zittern und Schwitzen
    c) Tachykardie und Polyurie
    d) Azetongeruch und hochrotes Gesicht
    e) verminderter Hautturgor und trockene Lippen

19. **Welches sind Folgeerkrankungen des Diabetes mellitus:**
    a) Hirntumor
    b) Angiopathie
    c) Retinopathie
    d) Gangrän
    e) Leberzirrhose
    A) alle richtig | B) b + d | C) b + c + e | D) b + c + d + e | E) b + c + d

20. **Welche Symptome sprechen für ein Coma diabeticum?**
    a) weiche Augenbulbi
    b) rotes Gesicht
    c) harte Augenbulbi
    d) Tachykardie
    e) Hypoglykämie
    A) a+d | B) d+e | C) a+b+d+e | D) b+c+d | E) c+d+e

21. **Ein erhöhter Insulinbedarf liegt vor bei:**
    a) Infektionen
    b) Hyperthyreose
    c) Hypothyreose
    d) kleinen Mahlzeiten
    e) Immobilität
    A) a+c+d+e | B) c+d+e | C) a+b | D) b+c+d | E) a+c+e

22. **Keton im Urin findet sich bei:**
    a) Diabetes insipidus
    b) Coma diabeticum
    c) Hungerzuständen
    d) Erbrechen
    e) Fieber
    A) b+c+d+e | B) nur b | C) b+c | D) c+d+e | E) a+b+c

23. **Azetongeruch in der Ausatemluft findet sich bei:**
    a) einer Fäulnisdyspepsie
    b) einem Coma diabeticum
    c) einer Insulinüberdosierung
    d) Hypoglykämie
    e) Fresssucht

24. **Symptome der Hyperthyreose sind:**
    a) Bradykardie
    b) Enophthalmus
    c) Vergrößerung der Blutdruckamplitude
    d) Myopathie
    e) Hypertonie
    A) c+e | B) b+c+d+e | C) a+c | D) alle richtig | E) c+d+e

25. **Was produziert die Schilddrüse?**
    a) Kortison
    b) Thyroxin
    c) PTH
    d) Noradrenalin
    e) ADH

26. **Spätfolgen des Diabetes mellitus können sein:**
    a) Glaukom
    b) Linsentrübung
    c) Netzhautblutung
    d) Exophthalmus
    e) Arthritis
    A) alle richtig | B) a+b+c+e | C) c+d+e | D) a+b+c | E) b+c

27. **Symptome des Morbus Cushing sind:**
    a) Stammfettsucht
    b) Hyperpigmentation der Handlinien
    c) Erythropenie
    d) fleckige, pigmentierte Mundschleimhaut
    e) Exophthalmus
    A) a+c+e | B) nur a | C) a+c | D) b+c+d+e | E) nur c

28. **Insulin wird gebildet von:**
    a) den A-Zellen der Langerhans-Inseln des Pankreas
    b) den B-Zellen der Langerhans-Inseln des Pankreas
    c) der Leber
    d) der Milz
    e) den D-Zellen des Pankreas

29. **Folgende Hormone haben auf den Blutzuckerspiegel die angegebene Wirkung:**
    a) Insulin senkt den Blutzucker.
    b) Cortisol steigert den Blutzucker.
    c) Adrenalin senkt den Blutzucker.
    d) Somatotropes Hormon steigert den Blutzucker.
    e) Glukagon senkt den Blutzucker.
    A) b+d+e | B) a+b+d | C) c+d | D) a+d+e | E) a+b

30. **Beim Diabetes insipidus ...**
    a) besteht ein relativer Insulinmangel.
    b) besteht ein Mangel an ADH.
    c) kommt es zu einer enormen Wasserausscheidung durch eine Störung der Rückresorption in den Tubuli und Sammelrohren der Niere.
    d) besteht eine Polyurie mit erhöhtem spezifischem Gewicht.
    e) besteht eine Polyurie mit niedrigem spezifischem Gewicht.

    A) b + c + e | B) b + c + d | C) a + c | D) b + d | E) a + e

31. **Bei einer Überfunktion der Schilddrüse erwarten Sie folgende Laborwerte:**
    a) T 3 und T 4 erhöht
    b) Calcitonin erhöht
    c) Cortisol erhöht
    d) Adrenalin erniedrigt
    e) PTH erhöht

32. **Welche Mechanismen sind für die Entstehung des Diabetes mellitus vom Typ I verantwortlich?**
    a) eine Insulinresistenz durch Adipositas
    b) die Bildung von Antikörpern gegen die B-Zellen des Pankreas
    c) Erschöpfung der B-Zellen durch einen zu hohen Kohlenhydratgehalt in der Nahrung
    d) Inaktivierung von Insulin durch Insulinantikörper
    e) Pankreasresektion

    A) a + b + c | B) c + d | C) b + d | D) b + e | E) c + d + e

33. **Welche Wirkung hat Insulin?**
    a) Zucker wird in die Zelle aufgenommen.
    b) Insulin hemmt die Glykogenspeicherung in der Leber.
    c) Steigerung der Glukoseaufnahme in die Zellen des Muskelgewebes
    d) Hemmung der Glukoseaufnahme in die Zellen des Muskelgewebes
    e) Steigerung der Glukoseaufnahme in die Fettzelle

    A) a + c + e | B) b + e | C) a + b + c + d | D) alle richtig | E) a + b + e

34. **Wann dürfen Heilpraktiker Diabetespatienten behandeln?**
    a) grundsätzlich nicht
    b) bei leichter Blutzuckererhöhung, die noch nicht insulinpflichtig ist
    c) Bei insulinpflichtigen Diabetikern darf der Heilpraktiker begleitend zum Arzt behandeln.
    d) Bei einem Patienten mit deutlich erhöhten Blutzuckerwerten darf der Heilpraktiker nicht behandeln, weil auf jeden Fall Insulin vom Arzt verordnet werden muss.
    e) nur den Diabetes Typ 2b

35. **Frühsymptome des Diabetes mellitus sind:**
    a) Gangrän
    b) Müdigkeit
    c) Polydipsie
    d) Polyurie
    e) Hochdruck

    A) alle richtig | B) a + b + c + d | C) b + c + d | D) c + d + e | E) b + c + d + e

36. **Wie kann Glukagon den Blutzuckerspiegel erhöhen?**
    a) Es wirkt hemmend auf Insulin.
    b) Es baut Glykogen aus der Leber ab.
    c) Es baut Glykose zu Glykogen um.
    d) Es leitet in der Muskulatur eine anaerobe Glykolyse ein.
    e) Es bewirkt den Abbau von Fettsäuren aus den Fettzellen.

    A) b + c + d | B) d + e | C) nur a | D) b + c | E) a + b + e

37. **Welche Änderung gegenüber einer normalen Schilddrüsenfunktion ist bei der primären Hyperthyreose nicht zu erwarten?**
    a) gesteigerte Herzfrequenz
    b) Erhöhung von T 3 und T 4 im Plasma
    c) körperliche Ermüdung und Muskelschwäche
    d) erhöhte Sekretion von TSH
    e) Änderung der Einbaurate von Jod in organische Verbindungen

38. **Welche endokrinen Störungen beeinflussen den Proteinstoffwechsel?**
   a) Diabetes mellitus
   b) Hypothyreose
   c) Cushing-Syndrom
   d) Hyperandrogenismus
   e) adrenogenitales Syndrom

   A) alle richtig | B) c+d+e | C) a+b | D) nur a | E) a+c+e

39. **Eine 53-jährige Frau klagt über das Ausbleiben ihrer Regelblutung (Amenorrhöe). Eine Schwangerschaft wird ausgeschlossen. Bei der Untersuchung fällt Ihnen u. a. ein Hirsutismus auf; dieser männliche Behaarungstyp hat früher nicht bestanden. Sie denken an:**
   a) einen Mangel von Hormonen der Nebennierenrinde
   b) eine Überfunktion des Nebennierenmarks
   c) eine Nebennierenrinden-Hyperplasie
   d) eine vermehrte Aldosteronbildung
   e) Morbus Addison

40. **Glukagon kann den Blutzuckerspiegel heben durch:**
   a) vermehrte Resorption von Glukose
   b) Umwandlung von Glukose in Glykogen in der Leber
   c) Hemmung der Insulinproduktion
   d) Abbau von Glykogen in der Leber
   e) Freisetzung von Glukosereserven aus dem Bindegewebe

   A) c+d+e | B) c+d | C) b+c+e | D) a+b | E) alle richtig

41. **Bei absolutem Insulinmangel kommt es zu:**
   a) gesteigerter Glukoneogenese
   b) verringerter Glukoneogenese
   c) Steigerung von Cortisol
   d) Verminderung von T3/T4
   e) Erhöhung von ADH

42. **Nennen Sie die Symptome des Schilddrüsenkarzinoms:**
   a) Heiserkeit
   b) Venenstau
   c) schnelles Wachstum
   d) Schluckverschieblichkeit
   e) euthyreote Struma

   A) a+b+c | B) b+c+d+e | C) b+c+e | D) b+c+d | E) alle richtig

43. **Der Patient im Coma diabeticum riecht aus dem Mund nach:**
   a) Urin
   b) Schweiß
   c) Käse
   d) fauligem Apfel
   e) reifen Pflaumen

44. **Die Nebennierenrinde wird durch welches Hormon gesteuert?**
   a) TSH
   b) Adrenalin
   c) ACTH
   d) FSH
   e) RH-GH

Lösungen

1. D)
2. B)
3. C)
4. E)
5. A)
6. c)
7. A)
8. E)
9. D)
10. B)
11. B)
12. D)
13. B)
14. B)
15. a)
16. A)
17. a)
18. b)
19. E)
20. A)
21. C)
22. C)
23. b)
24. E)
25. b)
26. D)
27. B)
28. b)
29. B)
30. A)
31. a)
32. C)
33. A)
34. c)
35. C)
36. E)
37. d)
38. A)
39. c)
40. B)
41. a)
42. A)
43. d)
44. c)

23.6 Infektionskrankheiten

23.6.1 Fragen

1. **Welche Erreger werden nicht durch 90 % igen Alkohol vernichtet?**
   a) Streptokokken
   b) Salmonellen
   c) Tetanus-Sporen
   d) Gonokokken
   e) Pilzsporen

2. **Der Nachweis von Malariaerregern erfolgt:**
   a) im Serum
   b) im Blutausstrich
   c) im Dicken Tropfen
   d) in den Leberzellen
   e) in der Milz
   A) a + b + c | B) nur c | C) b + c | D) c + d | E) b + c + e

3. **Ansteckende Hauterkrankungen sind:**
   a) Krätze
   b) Furunkel
   c) Psoriasis
   d) Impetigo contagiosa
   e) Warzen
   A) alle richtig | B) a + b + c | C) a + d + e | D) a + b + d + e | E) b + c + d

4. **Welche der folgenden Infektionskrankheiten werden durch ein Virus hervorgerufen?**
   a) Herpes zoster
   b) Röteln
   c) Scharlach
   d) Diphtherie
   e) Masern
   A) a + b + c | B) a + b + e | C) b + c + e | D) a + b | E) a + d + e

5. **Für die Meningokokken-Meningitis gilt:**
   a) Die Kinder sind hochinfektiös und sollten abgesondert werden.
   b) Durch das Waterhouse-Friderichsen-Syndrom zeigen sich Petechien.
   c) Geschwister sollten prophylaktisch geimpft werden.
   d) Die Erkrankung hinterlässt stets bleibende neurologische Schäden.
   e) Meist herrschen mäßige Fieberverläufe (ca. 38 °C).
   A) a + b + c + e | B) a + e | C) a + b | D) a + e | E) a + d + e

6. **Welche Aussagen zur Toxoplasmose sind richtig?**
   a) Erreger sind Protozoen.
   b) Verlauf ist oft stumm.
   c) Erkrankungen des Erwachsenen sind meldepflichtig.
   d) Sie kommt äußerst selten vor.
   e) Die Erkrankung kann durch Katzen übertragen werden.
   A) b + c | B) a + b + d | C) b + c + d | D) a + b + e | E) a + b + d + e

7. **Herpes zoster wird durch das gleiche Virus hervorgerufen wie:**
   a) Herpes simplex
   b) Poliomyelitis
   c) Masern
   d) Windpocken
   e) Herpes genitalis

8. **Für Keuchhusten trifft zu:**
   a) Inkubationszeit 7–14 Tage
   b) Ansteckungsfähigkeit im Stadium convulsivum größer als zu Beginn
   c) Die Krankheit beginnt mit hohem Fieber.
   d) Das Kind hustet besonders in der Nacht häufig.
   e) Besonders Kinder im Alter von 2–3 Jahren sind durch Apnoeanfälle gefährdet.
   A) a + d | B) a + b + c + d | C) a + d + e | D) b + c | E) c + d + e

9. **Was ist typisch für Scharlach?**
   a) Das Exanthem beginnt am Hals und auf der Brust und Leistengegend.
   b) Zu Beginn der Erkrankung findet sich eine Himbeerzunge.
   c) Die Inkubationszeit beträgt 7–14 Tage.
   d) Pneumonie ist eine häufige Komplikation.
   e) Zu Beginn tritt häufig hohes Fieber und Erbrechen auf.

   A) a + c | B) b + c + d | C) d + e | D) a + e | E) a + b + e

10. **Welche Aussagen zur Hepatitis A treffen zu?**
    a) Die Inkubationszeit beträgt 7–10 Tage.
    b) Die Virusausscheidung im Stuhl beginnt schon vor dem Ikterus.
    c) Sie entsteht meist durch eine Schmierinfektion.
    d) Ein chronischer Verlauf tritt bei ca. 40 % der Fälle ein.
    e) Es entwickelt sich auch eine Immunität gegen Hepatitis B.

    A) a + c | B) b + c | C) c + e | D) b + c + d + e | E) c + d

11. **Welche Aussagen über die Poliomyelitis treffen zu?**
    a) 10 % der Fälle gehen mit Lähmungen einher.
    b) Der Verlauf ist bei Erwachsenen leichter als bei Kindern.
    c) Die Übertragung erfolgt meist durch eine Schmierinfektion.
    d) Viren sind nur im Stuhl nachweisbar.
    e) Lähmungen und Sensibilitätsstörungen können fehlen.

    A) a + b + c + d | B) b + c + d + e | C) nur c | D) c + d + e | E) c + e

12. **Bei Reisen in den Vorderen Orient besteht erhöhte Infektions- und Erkrankungsgefährdung von:**
    a) Influenza
    b) Poliomyelitis
    c) Hepatitis A
    d) Tetanus
    e) Scharlach

    A) b + c + e | B) a + b + c + d | C) b + c | D) a + b + c | E) nur c

13. **Welche Aussagen treffen zu? Für die Zytomegalie gilt:**
    a) Sie ist eine hochinfektiöse Tröpfcheninfektion.
    b) Pränatal infizierte Kinder scheiden das Virus monatelang aus.
    c) Der Virusnachweis kann zur Diagnostik aus dem Urin erfolgen.
    d) Sie ist die häufigste pränatale Virusinfektion.
    e) Die pränatale Infektion kann zu zerebralen Verkalkungen und Mikrozephalie führen.

    A) alle richtig | B) a + b + c + d | C) b + c + d | D) b + c + d + e | E) c + d + e

14. **Welche Aussage über die Ornithose trifft nicht zu?**
    a) Die Erkrankung wird meist von Mensch zu Mensch übertragen.
    b) Häufig besteht eine interstitielle Pneumonie.
    c) Mittel der Wahl sind Tetracycline.
    d) Der Erreger der Ornithose gehört zu den Chlamydien.
    e) Die Erkrankung ist gemäß IfSG meldepflichtig.

15. **Welche Erreger können intrauterin auf den Embryo bzw. Fötus übertragen werden?**
    a) Listerien
    b) Zytomegalie
    c) Toxoplasmose
    d) Herpes
    e) Röteln

    A) alle richtig | B) b + c + e | C) b + c + d | D) a + c + e | E) a + b + c + e

16. **Der Erreger des Wundstarrkrampfes …**
    a) wird von Mensch zu Mensch übertragen.
    b) ist ein weltweit verbreitetes sporenbildendes grampositives Stäbchen.
    c) wird ausschließlich von Tieren auf den Menschen übertragen.
    d) ist ein in der Natur verbreiteter anaerober Sporenbildner.
    e) bildet in Nahrungsmitteln ein toxisches Exotoxin.

    A) a + b | B) b + c + d | C) d + c + e | D) b + d | E) a + b + d

17. **Symptome der Syphilis im Stadium II:**
    a) Hautausschläge an Handtellern und Fußsohlen
    b) starker Juckreiz
    c) generalisierte Lymphknotenschwellung
    d) Es besteht keine Ansteckungsgefahr.
    e) weiches Knötchen mit perlschnurartigem Randsaum

    A) b + e | B) a + b + c | C) a + c + d | D) nur a | E) a + c

18. **Welche der folgenden Viren induzieren eine dauerhafte Immunität?**
    a) Mumpsviren
    b) Rhinoviren
    c) Masernviren
    d) Rötelnviren
    e) Hepatitisviren

    A) alle richtig | B) c + d + e | C) a + c + d + e | D) a + c + d | E) nur e

19. **Folgende Komplikationen sind typisch für Masern:**
    a) Otitis media
    b) Enzephalitis
    c) Aktivierung einer Lungentuberkulose
    d) Pneumonie
    e) rheumatisches Fieber

    A) a + b | B) alle richtig | C) b + c + d | D) a + e | E) a + b + c + d

20. **Welche Aussage über Trichomonas vaginalis trifft nicht zu?**
    a) Es gehört zu den begeißelten Protozoen.
    b) Es verursacht eine Kolpitis und Urethritis.
    c) Es wird nur im Genitaltrakt der Frau pathogen.
    d) Es wird beim Geschlechtsverkehr übertragen.
    e) Es wird im Genitalsekret mikroskopisch nachgewiesen.

21. **Chlamydien rechnet man nicht zu den Viren, weil sie ...**
    a) lichtmikroskopisch sichtbar sind.
    b) Erreger ansteckender Krankheiten sind.
    c) sowohl DNS als auch RNS enthalten.
    d) sich nur intrazellulär vermehren.
    e) durch Arthropoden übertragen werden.

22. **Welche charakteristischen Symptome treten bei Influenza auf?**
    a) Schüttelfrost
    b) Gliederschmerzen
    c) Koplik-Flecken
    d) Husten
    e) Hämoptoe

    A) nur d | B) c + d + e | C) a + b + d | D) c + e | E) b + d

23. **Vorwiegend durch Tröpfcheninfektion übertragen werden:**
    a) Scharlach
    b) Pneumokokkeninfektion
    c) Meningokokken-Infektion
    d) Keuchhusten
    e) Diphtherie

    A) b + d + e | B) c + d + e | C) a + b + c | D) b + e | E) alle richtig

24. **Folgende Erkrankungen werden i. d. R. aerogen übertragen:**
    a) Pocken
    b) Tollwut
    c) Influenza
    d) Gelbfieber
    e) Masern

    A) a + c | B) c + e | C) c + d + e | D) a + b + c | E) a + c + e

25. **Für den Typhus abdominalis gilt:**
    a) Erregernachweis im Blut in der 1. Krankheitswoche
    b) Erregernachweis im Stuhl in der 1. Krankheitswoche
    c) generalisierte Lymphknotenschwellung
    d) 1. Krankheitswoche Fieber-Kontinua
    e) Leukozytose mit Linksverschiebung

26. **Der Primäraffekt bei Lues kann ...**
    a) 1–2 Wochen nach der Infektion auftreten.
    b) eine lokale Lymphknotenschwellung verursachen.
    c) ein Ulkus bilden, das ohne Therapie abheilt.
    d) bei Berührung sehr schmerzhaft sein.
    e) mit bronchitischen Symptomen einhergehen.

    A) a + e | B) a + c | C) a + b + c | D) alle richtig | E) c + d

27. **Symptome bei Typhus abdominalis:**
   a) Tachykardie
   b) Milzvergrößerung
   c) relative Bradykardie
   d) Leukopenie
   e) Eosinophilie

   A) a + b + c + d | B) b + c + d | C) a + d + e | D) a + d | E) d + e

28. **Typische Symptome bei Masern:**
   a) Exanthem, hinter den Ohren beginnend
   b) Masernkrupp heilt immer von selbst ab.
   c) Leukozytose
   d) Als Komplikation tritt häufig eine Bronchopneumonie auf.
   e) Die Koplik-Flecken treten gemeinsam mit Exanthemausbruch auf.

   A) a + c | B) nur d | C) a + d + e | D) a + d | E) d + e

29. **Ordnen Sie zu:**
   I. Röteln
   II. Scharlach
   III. Masern
   IV. Exanthema subitum
   a) Exanthem, mittelfleckig und blassrosa, geschwollene Nackenlymphknoten, häufig leichter Verlauf
   b) Exanthem beginnt hinter den Ohren und im Gesicht.
   c) 3 Tage lang Fieber, dann Entfieberung und sofortiges Erscheinen des Exanthems
   d) kleinfleckiger Hautausschlag, der Teile des Gesichts ausspart

30. **Was trifft bei der Plaut-Vincent-Angina zu?**
   a) meist hohes Fieber
   b) Beläge grüngelb-grau
   c) Erreger sind oft β-hämolysierende Streptokokken
   d) Angina meist einseitig lokalisiert
   e) übler Mundgeruch

   A) b + d + e | B) a + c + d | C) a + b | D) c + d | E) b + c

31. **Bei Pertussis kommt es zu:**
   a) Leukopenie
   b) Leukozytose mit Lymphozytose
   c) Lymphknotenschwellungen im Nacken
   d) vermehrtem nächtlichem Husten
   e) einer BSG-Erhöhung

   A) b + c + e | B) nur d | C) b + d + e | D) d + e | E) a + d + e

32. **Welche Aussagen treffen auf Windpocken zu?**
   a) Inkubationszeit: 5–7 Tage
   b) meist mäßiges Fieber (38 °C)
   c) Mehrere Exanthemstufen sind gleichzeitig vorhanden.
   d) Schleimhäute sind nicht befallen.
   e) Ansteckung beginnt mit Bläschenauftritt.

   A) b + c | B) c + e | C) a + b | D) nur e | E) a + b

33. **Bei der Mononukleose ...**
   a) erkranken vorzugsweise junge Kinder bis 8 Jahre.
   b) kommt es zu einer generalisierten Lymphknotenschwellung.
   c) zeigt sich im Blutbild eine Leukozytose mit Linksverschiebung.
   d) sind die Transaminasen (GOT, GPT) im Blutbild oft erhöht.
   e) Lymphknotenschwellung nicht druckempfindlich.

   A) b + c + d | B) nur d | C) b + d | D) b + e | E) a + b

34. **Welche Aussagen zur Tuberkulose sind richtig?**
   a) Der Verdacht auf Urogenitaltuberkulose ist meldepflichtig.
   b) Die Übertragung erfolgt überwiegend durch Tröpfcheninfektion.
   c) Mit Ausbildung des Primärkomplexes ist die Tuberkulinprobe positiv.
   d) Eine offene Lungentuberkulose kann mit Bluthusten einhergehen.
   e) Eine offene Tuberkulose ist für den Organismus nicht schädlich.

   A) nur c | B) b + c | C) a + b + e | D) nur b | E) b + d

35. **Welche der genannten Erkrankungen sind meldepflichtig?**
   a) Paratyphus
   b) Lungentuberkulose
   c) Amöbenruhr
   d) Borreliose
   e) Gelbfieber
   A) a + b | B) nur b | C) b + d + e | D) a + c + e | E) b + e

36. **Typische Komplikationen von Scharlach sind:**
   a) Meningitis
   b) rheumatisches Fieber
   c) Monarthritis
   d) Glomerulonephritis
   e) Pneumonie
   A) a + b + e | B) b + c + d | C) b + d | D) nur b | E) a + b + c + d

37. **Folgende Urinwerte treffen auf die Nierentuberkulose zu:**
   a) Hämaturie
   b) Proteinurie
   c) Leukozyturie
   d) Nitrit im Urin positiv
   e) Keton positiv
   A) alle richtig | B) a + b | C) c + d | D) a + b + c | E) b + c + d + e

38. **Die Fieberschübe der Malaria korrelieren mit:**
   a) dem Befall des ZNS
   b) dem Befall der Leber
   c) dem Zerfall der Erythrozyten
   d) der Stichfrequenz der Tse-Tse-Fliege
   e) dem Stich der Anopheles-Mücke

39. **Ordnen Sie die Krankheiten den Erregern zu!**
   a) Hirnhautentzündung
   b) Wundstarrkrampf
   c) Wurstvergiftung
   d) Scharlach
   e) Masern

   I. Masernvirus
   II. Streptokokken mit erythrogenem Toxin
   III. Meningokokken, Pneumokokken
   IV. Clostridium tetani
   V. Clostridium botulinum

40. **Was trifft bei Poliomyelitis zu?**
   a) Vorderhörner sind betroffen.
   b) Hinterhörner sind betroffen.
   c) Muskeltonus gesteigert und Sensibilitätsverlust
   d) Morgenlähmungen sind möglich.
   e) Eigenreflexe erhöht, Fremdreflexe abgeschwächt
   A) b + d + e | B) d + e | C) nur d | D) a + d | E) a + c + d + e

41. **Ein Kind kommt in die Praxis. Es hat 38,5 °C Fieber, Halsschmerzen, blasses Munddreieck, beginnendes Enanthem im Mundrachenraum, Exanthem an den Oberschenkelinnenseiten. Ihre Verdachtsdiagnose lautet:**
   a) Masern
   b) Röteln
   c) Scharlach
   d) Dreitagefieber
   e) Windpocken

42. **Komplikationen der Parotitis epidemica:**
   a) Orchitis
   b) Pankreatitis
   c) Myokarditis
   d) Nephritis
   e) Iritis
   A) alle richtig | B) a + b + c | C) a + b | D) a + b + c + e | E) nur a

43. **In welchem Stadium ist Keuchhusten am ansteckendsten?**
   a) Inkubationszeit
   b) Stadium catarrhale
   c) Stadium convulsivum
   d) Rekonvaleszenz
   e) in allen Stadien gleichermaßen ansteckend

44. **Durchfälle können durch folgende Erreger verursacht werden:**
   a) Biovar eltor
   b) Salmonellen
   c) Bakteroides
   d) Yersinia enterocolitica
   e) Staphylokokken
   A) b + d | B) a + e | C) a + b + c | D) alle richtig | E) a + b + d + e

45. **Welche Krankheiten werden durch Salmonelleninfektionen hervorgerufen?**
    a) Ruhr
    b) Typhus abdominalis
    c) Paratyphus
    d) Botulismus
    e) Milzbrand

    A) a + b + c | B) a + c | C) c + d + e | D) a + b | E) b + c

Lösungen

1. c)
2. C)
3. C)
4. B)
5. C)
6. E)
7. d)
8. A)
9. D)
10. B)
11. E)
12. D)
13. D)
14. a)
15. E)
16. D)
17. E)
18. C)
19. E)
20. c)
21. c)
22. C)
23. E)
24. E)
25. a)
26. C)
27. B)
28. D)
29. I-a), II-d), III-b), IV-c)
30. A)
31. C)
32. A)
33. C)
34. E)
35. A)
36. C)
37. D)
38. c)
39. a-III), b-IV), c-V), d-II), e-I)
40. D)
41. c)
42. C)
43. b)
44. D)
45. E)

23.7 Verdauungssystem

23.7.1 Fragen

1. **Eine Ösophagitis kann verursacht oder wesentlich mitbedingt sein durch:**
    a) Soor
    b) Vitamin-D-Mangel
    c) Reflux von Magensaft
    d) Hyperthyreose
    e) Säureverätzung

    A) alle richtig | B) a + c | C) a + c + e | D) a + d | E) a + d + e

2. **Eine übergewichtige 50-jährige Frau klagt über Sodbrennen. Die Beschwerden verstärken sich beim Vornüberbeugen und beim Hinlegen. Welches ist die wahrscheinlichste Diagnose?**
    a) Divertikulose
    b) akute Gastritis
    c) Hiatushernie
    d) Cholezystolithiasis
    e) chronische Gastritis

3. **Eine mit Ikterus einhergehende Störung der Gallenausscheidung ...**
    a) beeinträchtigt die Absorption von Fetten.
    b) kann durch einen akuten hämolytischen Ikterus verursacht sein.
    c) bedingt häufig einen Anstieg von Gallensäuren im Blut.
    d) führt zu Teerstuhl.
    e) geht mit einer dunkleren Stuhlfarbe einher.

    A) a + c + e | B) a + d | C) a + c | D) a + b + c + e | E) nur c

4. **Beim Ulcus duodeni ...**
    a) ist eine maligne Entartung i. d. R. nicht zu erwarten.
    b) verstärken sich die Beschwerden meist beim Essen.
    c) sind Frauen häufiger als Männer betroffen.
    d) ist eine Ausstrahlung der Schmerzen in den Thorax typisch.
    e) kann der Hämoccultest positiv sein.

    A) a + b + c + e | B) nur a | C) a + c + d | D) a + d | E) a + e

5. **Bei einer totalen Ileumresektion können folgende Störungen entstehen:**
   a) Malabsorption von Vitamin B_{12}
   b) Steatorrhöe
   c) Diarrhöe
   d) Malabsorption von Eisen
   e) Mangel an Intrinsic-Faktor
   A) a + b + c | B) alle richtig | C) b + c + e | D) b + c | E) a + b + c + d

6. **Ursache einer Ulkusentstehung im Magen-Darm-Trakt:**
   a) Salzsäureüberproduktion
   b) Gastrin produzierende Tumoren
   c) Helicobacter pylori
   d) lokale Ischämie
   e) Hyperkalzämie
   A) alle richtig | B) a + c | C) a + d + e | D) a + b + c | E) a + c + d + e

7. **Bei der Zöliakie besteht eine Unverträglichkeit gegen:**
   a) Glukose
   b) Glukagon
   c) Gliadin
   d) Glukuronsäure
   e) Glykogen

8. **Welche Feststellung trifft für den Morbus Crohn zu?**
   a) Charakteristisch ist der segmentale Befall.
   b) Komplizierend sind perianale Fisteln und Abszessbildung.
   c) Die Krankheit beginnt immer im Zäkum und breitet sich von dort nach oral und nach aboral aus.
   d) Die Krankheit beginnt im Rektum und breitet sich in schweren Fällen bis zum terminalen Ileum aus.
   e) Oft kommt es zu blutigen Durchfällen.
   A) a + b + e | B) b + c + d + e | C) a + e | D) a + b | E) b + e

9. **Hellrote Blutbeimengungen im Stuhl können auf folgende Krankheiten hinweisen:**
   a) Colitis ulcerosa
   b) blutendes Magengeschwür
   c) Mallory-Weiss-Syndrom
   d) Ösophagitis
   e) Kolonkarzinom
   A) alle richtig | B) a + c + e | C) a + e | D) b + c + e | E) a + d + e

10. **Das irritable Colon ist durch welchen Befund nicht gekennzeichnet:**
    a) Wechsel von Obstipation und Diarrhöe
    b) Flatulenz und Blähungen
    c) linksseitige Bauchschmerzen
    d) Blutbeimengung im Stuhl
    e) Schleimbeimengung zum Stuhl

11. **Die Magensäuresekretion wird stimuliert durch:**
    a) Sekretin
    b) Histamin
    c) Gastrin
    d) Koffein
    e) Kortikoide
    A) alle richtig | B) b + c + d + e | C) c + d + e | D) c + d | E) a + c + d + e

12. **Welche Symptome sprechen für eine Hiatushernie?**
    a) Aufstoßen, Völlegefühl
    b) Loslassschmerz und Abwehrspannung
    c) verstärkte Schmerzen im Liegen
    d) Sodbrennen
    e) Besserung des Schmerzes beim Liegen
    A) alle richtig | B) a + b + c + d | C) a + d | D) a + d + e | E) a + c + e

13. **Symptome von Colitis ulcerosa:**
    a) Stuhlentleerungen sind schmerzlos.
    b) Es findet sich Blut im Stuhl, auch öfters Schleim.
    c) Anämie
    d) Auftreten von Fieber ist völlig untypisch.
    e) Risiko einer Karzinomentwicklung
    A) b + c + e | B) c + d | C) a + b + c | D) a + c + e | E) nur c

14. **Ursachen für eine Pankreatitis können sein:**
    a) Gallensteinleiden
    b) stauungsbedingte Herzinsuffizienz
    c) Behandlung mit Kortikosteroiden
    d) starker Nikotinabusus
    e) starker Alkoholabusus
    A) a + c + e | B) a + c + d + e | C) a + b + e | D) b + c + e | E) c + d + e

15. **Ursachen für eine Obstipation können sein:**
    a) Kolonkarzinom
    b) Unterfunktion der Schilddrüse
    c) Digitalisüberdosierung
    d) Divertikulitis
    e) Hypokalzämie
    A) a + b + c | B) a + b + e | C) b + c + d + e | D) a + b + d | E) alle richtig

16. **Welches Symptom ist für ein Ulcus ventriculi typisch?**
    a) ein meist von Übelkeit und Erbrechen begleiteter Schmerz
    b) Der Schmerz strahlt in die rechte Schulter aus.
    c) Der Schmerz verschwindet nach Nahrungsaufnahme.
    d) meist scharf umschriebener Schmerz im Oberbauch
    e) Fettstühle

17. **Richtige Aussagen über die Gallenkolik:**
    a) Meist besteht eine Ausstrahlung der Schmerzen in die rechte Schulter.
    b) Die Kolik ist oft mit Übelkeit verbunden.
    c) Nach ca. 10 min ist das Schmerzmaximum erreicht.
    d) Medikamente, die Magnesium und Aluminium enthalten, bessern den Schmerz deutlich.
    e) Auslösende Ursache sind meistens im Gallengangsystem befindliche Kalziumsteine.
    A) a + b + e | B) b + c + d | C) a + b | D) nur a | E) b + e

18. **Komplikationen einer akuten Pankreatitis können sein:**
    a) Pankreasabszess
    b) Schock
    c) paralytischer Ileus
    d) Hypoglykämie
    e) Pfortaderstau
    A) alle richtig | B) a + b + c | C) b + c + d | D) b + c | E) a + b

19. **Typisch für das Praecoma hepaticum:**
    a) Kußmaul-Atmung
    b) Verlangsamung der Sprache
    c) Desorientiertheit
    d) Krampfanfälle
    e) Störung des Bewusstseins
    A) a + b + c | B) alle richtig | C) c + d + e | D) b + c + e | E) b + e

20. **Beim hämolytischen Ikterus ist ...**
    a) Bilirubin im Urin nicht erhöht.
    b) der Stuhl hell.
    c) der Stuhl dunkel.
    d) Urobilinogen im Urin erhöht.
    e) der Urin hell.
    A) a + b + d | B) b + e | C) a + c + d | D) d + e | E) b + c

21. **Typisch für einen paralytischen Ileus ist:**
    a) starke Peristaltik
    b) starker Meteorismus
    c) fehlende Darmgeräusche
    d) Abgang von dünnflüssigem Stuhl
    e) Darmsteifungen
    A) b + c + d | B) alle richtig | C) b + e | D) a + b + c | E) b + c

22. **Bei einer akuten Appendizitis sind folgende Symptome typisch:**
    a) Fieberanstieg und Schüttelfrost schon zu Beginn der Erkrankung
    b) Die Schmerzen beginnen meist periumbilikal.
    c) Die Symptomatik ist bei alten Patienten oft gering.
    d) Erbrechen tritt erst bei drohender Perforation auf.
    e) Die rektale Untersuchung ist kontraindiziert.
    A) b + c | B) a + e | C) b + c + d | D) nur b | E) c + d + e

23. **Welche Strukturen sind für das Kolon charakteristisch?**
   a) Brunner-Drüsen
   b) Haustren
   c) Taenien
   d) Zotten
   e) Adventitia

   A) a+b+c | B) c+d+e | C) b+c | D) b+c+d | E) a+b+c+e

24. **Welche Aussage trifft nicht zu?**
   a) Das Blut des Pankreas fließt unmittelbar in die V. cava inferior.
   b) Die Trachea liegt ventral des Ösophagus.
   c) Das Pankreas ist ca. 15 cm lang und lässt sich in Caput, Corpus und Cauda teilen.
   d) Das Pankreas ist sowohl eine endokrine als auch eine exokrine Drüse.
   e) Das Inselorgan produziert sowohl Insulin als auch Glukagon.

25. **Die Pfortader erhält ihr Blut aus der:**
   a) V. mesenterica superior
   b) V. gastrica
   c) V. lienalis
   d) V. pankreaticus
   e) V. hepatica

   A) alle richtig | B) b+c+d | C) a+b+c+d | D) c+d+e | E) b+c+d+e

26. **Welche Aussage trifft zu?**
   a) Sekretin wird vorwiegend im oberen Dünndarm gebildet.
   b) Die Entleerung des Magens wird nicht durch den N. vagus gesteuert.
   c) Die mittlere Enge ist die engste Stelle des Ösophagus.
   d) Fettreiche Nahrung verweilt bis zu 1 h im Magen.
   e) Die abdominalen Schmerzen bei der Appendizitis beginnen immer im rechten Unterbauch.

27. **Welche Aussage trifft zu?**
   a) Bei der akuten Appendizitis besteht die Gefahr der Perforation in die freie Bauchhöhle.
   b) Bei der Colitis ulcerosa handelt es sich um eine chronisch-entzündliche Dünndarmerkrankung.
   c) Die Divertikulose des Dickdarms findet sich überwiegend bei jungen Menschen.
   d) Der Morbus Crohn ist eine Darmerkrankung vorwiegend im Colon descendens.
   e) Beim Morbus Crohn kommt es so gut wie nie zu Fistelbildungen.

28. **Welche Aussagen über das Pankreas treffen zu?**
   a) Es ist eine Drüse mit endokriner und exokriner Funktion.
   b) Die Stimulation des Pankreas erfolgt u. a. durch den N. vagus.
   c) Es produziert u. a. die Enzyme α-Amylase und Chymotrypsinogen.
   d) Es stimuliert die Herztätigkeit.
   e) Die endokrinen Zellen sind im Pankreaskopf lokalisiert.

   A) a+b+c | B) a+c+d | C) b+c+d | D) a+e | E) c+d+e

29. **Indikation für eine sofortige Operation:**
   a) Magenperforation
   b) Schmerzen im Oberbauch
   c) akute Appendizitis
   d) mechanischer Ileus
   e) paralytischer Ileus

   A) a+d+e | B) alle richtig | C) nur a | D) a+d | E) a+b+c+d

30. **Fettreiche Ernährung bewirkt:**
   a) verzögerte Darmentleerung
   b) erhöhte Gastrinausschüttung
   c) verminderte Gastrinbildung
   d) Übelkeit, Erbrechen
   e) Fettstühle

   A) a+b | B) b+d+e | C) a+c | D) a+d+e | E) a+c+d+e

31. **Kontraindikationen von Fastenkuren:**
   a) nach Operationen und schweren Erkrankungen
   b) Allergien
   c) Pilze im Darm
   d) Tuberkulose, Krebs
   e) akute pAVK

   A) a + b + c + d | B) b + c + e | C) a + e | D) a + d | E) a + b + d

32. **Bei welcher Erkrankung kommt es zu einem Mekoniumileus?**
   a) Pylorospasmus
   b) Mukoviszidose
   c) Zöliakie
   d) chronische Pankreatitis
   e) Phenylketonurie

33. **Welche der folgenden Erkrankungen haben als Symptom Teerstuhl?**
   a) Ösophagusvarizenblutungen
   b) Magenkarzinom
   c) Karzinom im Bulbus duodeni
   d) Dickdarmerkrankungen
   e) Erkrankungen im terminalen Ileum

   A) a + b | B) b + c | C) a + c + e | D) a + b + c | E) alle richtig

34. **Wann ist α-Amylase im Serum erhöht?**
   a) bei Lebererkrankungen
   b) bei Speicheldrüsenerkrankungen
   c) bei Pankreaserkrankungen
   d) beim Ulcus ventriculi
   e) bei Niereninsuffizienz

   A) a + b | B) a + b + e | C) nur c | D) b + c + e | E) b + c

35. **Welche Untersuchungen sind positiv bei einer akuten Appendizitis?**
   a) Palpation des Bauchraumes
   b) Psoasschmerz
   c) Temperaturdifferenz rektal/axillar
   d) Messen des Bauchumfanges
   e) McBurney-Punkt schmerzhaft

   A) a + b + e | B) alle richtig | C) a + b + c | D) a + b + c + e | E) b + c + e

36. **Gallenkoliken können ausstrahlen in ...**
   a) die rechte Schulter.
   b) den rechten Unterbauch.
   c) die Flanken.
   d) das Epigastrium.
   e) die linke Lendenregion.

   A) a + b + c | B) b + e | C) a + d | D) alle richtig | E) nur a

37. **Kaffeesatzartiges Erbrechen findet sich bei:**
   a) Magenulkus
   b) Magenkarzinom
   c) Ösophagusvarizen
   d) Mangel an Magensäure
   e) Gastritis

   A) a + b | B) a + b + c | C) b + e | D) b + c + d | E) nur b

38. **Welche Aussagen zu Gallensteinerkrankungen treffen zu?**
   a) Gallensteine führen über kurz oder lang zu Koliken.
   b) Gallensteine müssen immer operiert werden.
   c) Der Patient leidet unter Übelkeit.
   d) Es kommt zu einer Fettunverträglichkeit.
   e) Typisch ist eine Schmerzausstrahlung in den linken Arm.

   A) a + e | B) b + c + d | C) c + d + e | D) a + b | E) c + d

39. **Welche Aussagen treffen zu beim Pankreaskarzinom?**
   a) Ikterus mit Fieber
   b) Ikterus ohne Fieber
   c) Fettstühle
   d) Meteorismus und Diarrhöe
   e) Blutstühle

   A) b + c | B) c + d + e | C) a + c + e | D) a + c + d + e | E) c + d

40. **Welche Aussage zur Leberzirrhose ist richtig?**
   a) Die Ursachen sind immer entzündliche Prozesse.
   b) Die Ursachen sind immer degenerative Prozesse.
   c) Es kommt zu einem bindegewebigen Umbau des Leberparenchyms.
   d) In die Leberzellen ist vermehrt Fett eingelagert worden.
   e) Ein ordnungsgemäßer Blutfluss innerhalb der Sinusoide ist gewährleistet.

41. **Welches Hormon regt die Produktion von Salzsäure an?**
    a) Sekretin
    b) Gastrin
    c) Serotonin
    d) Adrenalin
    e) Insulin

42. **Früh- und Spätsymptome bei Magenkrebs sind:**
    a) Magenschmerzen
    b) Eosinophilie
    c) Abneigung gegen Fleisch
    d) Schwellung der Virchow-Drüse
    e) Leukozytose mit Linksverschiebung
    A) alle richtig | B) c + d | C) a + d + e | D) a + c + d + e | E) a + b + c

43. **Zu den Aufgaben der Gallenblase zählen:**
    a) Produktion der Gallenflüssigkeit
    b) Eindickung der Gallenflüssigkeit
    c) Speicherung der Gallenflüssigkeit
    d) Speicherung von Eisen
    e) Ausschüttung von Verdauungsenzymen
    A) a + b + c + e | B) alle richtig | C) b + e | D) b + c + e | E) b + c

44. **Welche Aussage zur Fettleber ist richtig?**
    a) Eine Fettleber, die sich aufgrund von Adipositas gebildet hat, geht fast immer in eine chronische Hepatitis über und später in eine Leberzirrhose.
    b) Eine Fettleber, die sich aufgrund von Adipositas gebildet hat, geht praktisch nie in eine Leberzirrhose über.
    c) Eine Fettleber, die sich aufgrund von Alkoholabusus gebildet hat, kann in eine chronische Hepatitis und später in eine Leberzirrhose übergehen.
    d) Ursache kann eine Lungenembolie sein.
    e) Es handelt sich um ein irreversibles Krankheitsbild.

45. **Ein 75-jähriger Patient klagt über Schmerzen im linken Unterbauch; Wechsel von Obstipation und Diarrhöe sowie gelegentlich Blutbeimengungen im Stuhl. Welches ist die wahrscheinlichste Diagnose?**
    a) Enteritis infectiosa
    b) Kolonkarzinom
    c) Sigma diverticulitis
    d) aszendierende Appendizitis
    e) Bridenileus

Lösungen

1. C)	24. a)
2. c)	25. C)
3. C)	26. a)
4. E)	27. a)
5. A)	28. A)
6. A)	29. D)
7. c)	30. C)
8. D)	31. D)
9. C)	32. b)
10. d)	33. D)
11. B)	34. D)
12. C)	35. D)
13. A)	36. C)
14. A)	37. B)
15. D)	38. E)
16. d)	39. A)
17. C)	40. c)
18. B)	41. b)
19. D)	42. D)
20. C)	43. E)
21. E)	44. c)
22. A)	45. b)
23. C)	

23.8 Auge und Ohr

23.8.1 Fragen

1. **Was ist der schärfste Punkt des Sehens?**
   a) der gelbe Fleck
   b) der schwarze Fleck
   c) der grüne Fleck
   d) der blinde Fleck

2. **Welches ist die Symptomentrias bei Fremdkörperverletzung des Auges?**
   a) Tränenträufeln, Schmerzen, Sehschwäche
   b) Farbensehen, Eiter, rotes Auge
   c) Blitze sehen, Kopfschmerzen, Augenblinzeln
   d) Schlieren sehen, Schwindel, Stauungspapille
   e) Flusen sehen, Nystagmus, Erbrechen

3. **Was ist bei einer Verätzung der Augen mit Säure sofort zu unternehmen?**
   a) mit verdünnter Säure behandeln
   b) mit viel Wasser spülen
   c) mit Borwasser spülen
   d) mit Laugen ausspülen
   e) Augenklappe anlegen

4. **Ursachen für einen Tinnitus können sein:**
   a) Hörsturz
   b) Morbus Menière
   c) Hypertonie
   d) Mikrozirkulationsstörungen im Innenohr
   e) akutes Glaukom
   A) alle richtig | B) b + e | C) b + c + e | D) a + b + c + d | E) nur b

5. **Symptome des akuten Glaukomanfalls sind:**
   a) starke Kopfschmerzen
   b) Übelkeit
   c) häufiges Erbrechen
   d) weiche Augenbulbi
   e) Tinnitus
   A) a + c + e | B) nur a | C) alle richtig | D) a + b + c | E) b + c + d + e

6. **Eine Linsentrübung ist ...**
   a) ein Katarakt.
   b) der graue Star.
   c) immer viral bedingt.
   d) evtl. bei Rötelnembryopathie angeboren.
   e) eine infektiöse Erkrankung.
   A) a + b + d | B) b + c | C) nur d | D) b + e | E) a + d

7. **Eine Innenohrerkrankung ist ...**
   a) Morbus Menière.
   b) Otitis media acuta.
   c) eine Schallleitungsstörung.
   d) der Hörsturz.
   e) ein Ohrschmalzpropf.
   A) a + c + d | B) alle richtig | C) nur d | D) a + d | E) b + c + d + e

8. **Bei akutem Hörverlust (Hörsturz) ...**
   a) tritt eine Störung meist einseitig auf.
   b) liegt eine Mittelohrschwerhörigkeit vor.
   c) sind Ohrensausen und Ohrgeräusche weitere Symptome.
   d) kann die Ursache eine Durchblutungsstörung sein.
   e) liegt als Ursache stets ein akutes Schalltrauma vor.
   A) a + c + d | B) c + d + e | C) b + d | D) b + e | E) a + e

9. **Für Morbus Menière sprechen folgende Symptome:**
   a) anfallsweise auftretender Schwankschwindel
   b) anfallsweise auftretender Drehschwindel
   c) Auftreten von Ohrensausen
   d) Übelkeit und Erbrechen beim Anfall
   e) Auftreten von pathologischen EKG-Veränderungen
   A) a + b + c | B) b + c + d | C) c + d + e | D) a + b + e | E) b + d

10. **Symptome der Digitalisüberdosierung sind:**
    a) Appetitverlust
    b) Obstipation
    c) Rhythmusstörungen
    d) Hypoglykämie
    e) Flimmern vor den Augen
    A) alles richtig | B) b + d | C) c + d + e | D) b + c | E) a + c + e

11. **Symptome einer Netzhautablösung sind:**
    a) Rötung des Auges
    b) Sehverschlechterung
    c) Schmerzen im Auge
    d) Übelkeit und Erbrechen
    e) Blitze- und Funkensehen

    A) b+c+e | B) a+b+e | C) b+c | D) b+e | E) alles richtig

12. **Beim akuten Glaukom tritt auf:**
    a) Nebelsehen, Lichtblitze
    b) Nebelsehen, Regenbogenfarbensehen
    c) Erhöhung des Augeninnendrucks
    d) Kopfschmerzen
    e) Erbrechen

    A) alles richtig | B) a+c | C) nur c | D) a+c+d | E) b+c+d+e

13. **Lage des Hör- und Gleichgewichtsorgans:**
    a) Felsenbein
    b) Siebbein
    c) Keilbein
    d) Hinterhauptsbein
    e) Warzenfortsatz

14. **Was trifft zu? Die Linse ...**
    a) geht in die Lederhaut über.
    b) ist von pigmentierten Zellen durchsetzt.
    c) ist nach beiden Seiten gewölbt und völlig durchsichtig.
    d) wird durch die Sklera geschützt.
    e) kann operativ ersetzt werden.

    A) c+e | B) a+c | C) b+d | D) a+c+e | E) b+c

15. **Die Hornhaut wird physiologischerweise ernährt:**
    a) vom Randschlingennetz
    b) von der Tränenflüssigkeit
    c) vom Kammerwasser
    d) von der Bindehaut direkt durch Diffusion
    e) vom Schlemm-Kanal

16. **Komplikationen der Otitis media:**
    a) Parotitis
    b) Fazialisparese
    c) Perforation
    d) Mastoiditis
    e) Otitis externa

    A) b+c+d | B) a+c | C) a+b+d | D) d+e | E) a+d+e

17. **Eine Stauungspapille kommt vor bei:**
    a) raumfordernden Gehirnprozessen
    b) Meningoenzephalitis
    c) Rechtsherzinsuffizienz
    d) maligner Hypertonie
    e) Migräne

    A) c+e | B) a+c | C) a+b+d | D) d+e | E) a+d+e

18. **Bei einer Hyperopie (Weitsichtigkeit) wird welche Art von Brillengläsern verordnet?**
    a) Brillen mit konkaven Gläsern
    b) Brillen mit konvexen Gläsern
    c) Brillen mit Zylindergläsern
    d) Brillen mit Fenstergläsern
    e) Brillen mit spezial angefertigten Gläsern

19. **Welche Symptome sprechen für eine akute eitrige Mittelohrentzündung?**
    a) Gleichgewichtsstörungen
    b) starke Schmerzen im Ohr
    c) Hörverminderung
    d) eitriger Ausfluss aus der Nase
    e) Temperaturanstieg

    A) a+b | B) a+b+c+d | C) alles richtig | D) b+d+e | E) b+c+e

20. **Das Innenohr ...**
    a) dient der Schallleitung.
    b) entzündet sich häufig durch äußerlich eindringende Mikroorganismen.
    c) dient der Schallempfindung.
    d) beinhaltet das Hörorgan und das Gleichgewichtsorgan.
    e) steht mit dem Rachen über die Tuba eustachii in Verbindung.

    A) c+d | B) c+d+e | C) a+b+c+e | D) b+c+d+e | E) d+e

21. **Eine Funktion des Mittelohrs besteht in:**
    a) der Steuerungsfunktion
    b) der Gleichgewichtserhaltung
    c) der Koordination der Geräusche
    d) dem Transport der Schallwellen
    e) der Erhaltung des Gleichgewichtes

Lösungen

1. a)	12. E)
2. a)	13. a)
3. b)	14. A)
4. D)	15. c)
5. D)	16. A)
6. A)	17. C)
7. D)	18. b)
8. A)	19. E)
9. B)	20. A)
10. E)	21. d)
11. D)	

23.9 Bewegungsapparat

23.9.1 Fragen

1. **Was gehört anatomisch zu einem Gelenk?**
   a) Gelenkpfanne
   b) Gelenkspalt
   c) Gelenkkopf
   d) Bänder
   e) Sehnen
   A) alle richtig | B) a+b+c+d | C) a+c+d+e | D) a+b+c | E) a+c+d

2. **Bei der Untersuchung eines männlichen Patienten fällt Ihnen auf, dass der untere Teil des Kniegelenks schubladenartig hervorsteht. Wie lautet Ihre Verdachtsdiagnose?**
   a) Seitenbandriss
   b) Kreuzbandriss
   c) Meniskusschaden
   d) Zustand nach Bänderoperation
   e) Schlottergelenk

3. **Das Atlas-Axis-Gelenk ist welche Gelenkform?**
   a) Zapfengelenk
   b) Scharniergelenk
   c) Kugelgelenk
   d) Eigelenk
   e) Rotationsgelenk

4. **Welchen Laborparameter veranlassen Sie bei Verdacht auf Gicht?**
   a) Bestimmung der Fette
   b) Bestimmung der Harnsäure
   c) Bestimmung des Blutzuckers
   d) Bestimmung von Harnstoff
   e) Bestimmung von Harnstoff und Harnsäure

5. **Wo finden sich bevorzugt Knochenmetastasen? (nur 1 Antwort möglich)**
   a) Rippen
   b) Brustbein
   c) Extremitäten
   d) Wirbelsäule
   e) Becken

6. **Welche Aussagen zur Scheuermann-Krankheit sind richtig?**
   a) Die Erkrankung tritt bevorzugt bei Adoleszenten auf.
   b) Bei der Erkrankung kommt es immer zu Rückenschmerzen.
   c) Die Erkrankung befällt vorwiegend den HWS-Bereich.
   d) Die Erkrankung befällt vorwiegend den BWS-Bereich.
   e) Es kommt meist zu Deckplatteneinbrüchen (Schmorl-Knorpelknötchen).
   A) a+b+c | B) a+d+e | C) c+e | D) b+c+e | E) nur d

7. **Beim lumbalen Bandscheibenprolaps ...**
   a) ist das Lasègue-Zeichen negativ.
   b) besteht ein Austritt von Nucleus-pulposus-Gewebe durch Risse im Anulus fibrosus.
   c) kommt es zu Schmerzen und Parästhesien.
   d) ist generell eine gezielte chiropraktische Behandlung angezeigt.
   e) kann es zu motorischen Ausfallerscheinungen kommen.
   A) a+b+e | B) b+c+d | C) c+d+e | D) b+c+e | E) b+c

8. **Das Ewing-Sarkom ...**
   a) befällt vorwiegend alte Menschen.
   b) kann röntgenologisch vermutet, muss aber histologisch gesichert werden.
   c) stellt eine bösartige retikuläre Knochenmarksgeschwulst dar.
   d) befällt vorwiegend kurze Knochen.
   e) ist ein gutartiger Tumor der langen Knochen.

   A) a + b + e | B) b + e | C) b + c | D) b + c + d | E) nur e

9. **Bei der Bursitis handelt es sich um eine:**
   a) meldepflichtige Infektionskrankheit
   b) Entzündung der Sehnen
   c) Entzündung des Kniegelenks
   d) Schleimbeutelentzündung
   e) Entzündung der Bänder

10. **Das Bild der „Bambusstabwirbelsäule" ist charakteristisch für:**
   a) Bechterew-Strümpell-Marie-Krankheit
   b) Bandscheibenprolaps
   c) Osteodystrophia deformans
   d) Osteoporose
   e) Ewing-Sarkom

11. **Die Epiphysenfugen des Jugendlichen ...**
   a) sind die Orte des Längenwachstums.
   b) liegen zwischen Kompakta und Epiphyse.
   c) lassen röntgenologisch eine Bestimmung des Alters zu.
   d) können bei Störungen des Kaliumhaushalts verformt werden.
   e) stehen unter der Wirkung des Wachstumshormons.

   A) b + c + d | B) a + c + d + e | C) a + c + e | D) c + d + e | E) alle richtig

12. **Beim Karpaltunnelsyndrom ...**
   a) liegt eine Kompression des N. medianus vor.
   b) kommt es zu Sensibilitätsstörungen des 4. und 5. Fingers.
   c) atrophiert oft die Daumenballenmuskulatur.
   d) wird die Diagnose durch eine Biopsie gestellt.
   e) handelt es sich um eine verkürzte Sehne des Zeigefingers.

   A) a + c | B) a + b + c + e | C) b + c | D) a + e | E) c + d

13. **Akuter Gichtanfall:**
   a) Das betroffene Gelenk ist geschwollen und gerötet.
   b) Kann durch übermäßigen Alkoholgenuss ausgelöst werden.
   c) Die betroffenen Gelenke schmerzen nur bei Belastung.
   d) Es werden eher übergewichtige Frauen als Männer befallen.
   e) Die Schmerzen verschwinden innerhalb eines Tages.

   A) b + e | B) a + c | C) c + d | D) a + b + c | E) a + b

14. **Beim rheumatischen Fieber ...**
   a) befinden sich im Blut β-hämolysierende Streptokokken.
   b) ist der Antistreptolysintiter erhöht.
   c) heilt die Gelenkentzündung mit Deformierungen aus.
   d) ist die BSG deutlich erhöht.
   e) sind u. a. die großen Gelenke befallen.
   f) ist der Rheuma-Latex-Test meist positiv.

   A) b + d + e | B) a + c + d | C) a + d + e | D) b + c | E) a + e

15. **Typisch für die chronische Polyarthritis:**
   a) morgens Steifheit der Gelenke
   b) das Auftreten von Heberden-Knötchen an den Fingern
   c) ein meist symmetrischer Befall der kleinen Gelenke
   d) ein positiver Rheuma-Latex-Test
   e) vermindertes Natrium im Blut

   A) b + c + d | B) nur a) | C) a + d | D) a + c + d | E) a + c + d + e

16. **Die Osteoporose ...**
   a) hat meist Kalzium und Phosphat im Blut erniedrigt.
   b) kann durch Kortikoidtherapie verursacht sein.
   c) ist ein generalisierter oder lokalisierter Knochengewebsschwund.
   d) kann durch sehr lange Bettlägerigkeit verursacht sein.
   e) kann durch nicht steroidale Antirheumatikatherapie verursacht sein.

   A) a + c + e | B) b + c + d | C) c + d + e | D) a + c | E) c + e

17. **Welche der folgenden Aussagen treffen für den Morbus Bechterew zu?**
    a) AP ist erhöht.
    b) Erkrankungsgipfel liegt zwischen dem 40. und 50. Lj.
    c) HLA-B27 ist häufig positiv.
    d) Der Rheumafaktor ist nachweisbar.
    e) Die Erkrankung beginnt oft an den Iliosakralfugen.

    A) a+c | B) a+c+d | C) a+e | D) c+e | E) a+c+e

18. **Symptome einer Lumbago sind:**
    a) Der Schmerz ist auf die Lenden-Kreuzbein-Gegend beschränkt.
    b) Die Schmerzen strahlen ins Bein aus.
    c) Später kommt es zu Gefühlsstörungen in den Beinen.
    d) Die Sehnenreflexe sind gestört.
    e) positives Ott-Zeichen

19. **Bei der rheumatoiden Arthritis ...**
    a) ist immer auch das Herz mitbeteiligt.
    b) sind die Schwellungen meist symmetrisch.
    c) findet man immer eine Anämie.
    d) ist der Rheumatest positiv.
    e) nimmt die Steifigkeit im Laufe des Tages zu.

    A) b+d+e | B) c+d+e | C) a+b+c | D) b+c+d | E) b+d

20. **Mit der Schober-Untersuchungsmethode stellt man fest:**
    a) den Bewegungsausschlag der Funktionskette Hüftgelenk/ganze Wirbelsäule
    b) die Vergrößerung des Abstandes von 2 Markierungen über der LWS beim Nach-vorne-Neigen
    c) die Schmerzauslösung im Iliosakralgelenk bei Überstreckung des Hüftgelenks der gleichen Seite
    d) Schmerzen bei der Überstreckung des Beines im Hüftgelenk (bei Entzündung in der Nähe des M. iliopsoas)
    e) Schmerzen im Bereich des Plexus brachialis bei Drehen des Kopfes zur gesunden Seite

21. **Bei einem Patienten mit Rückenschmerzen sind folgende Untersuchungen zur Beurteilung einer evtl. vorhandenen Wurzelschädigung im LWS-Bereich sinnvoll:**
    a) Prüfung des Zeichens nach Lasègue
    b) Prüfung des Zeichens nach Bragard
    c) Prüfung des Achillessehnenreflexes
    d) Prüfung des Fersenganges
    e) Prüfung des Ott-Zeichens

    A) a+b+c+d | B) alle richtig | C) a+c+e | D) b+c+d | E) a+c+d

22. **Ein Patient klagt über diffuse Schmerzhaftigkeit im Bereich der Wirbelsäule und der peripheren Knochen; leichte Knochenverbiegungen an den unteren Extremitäten und zunehmende Rundrückenbildung. Röntgenbefund: erhöhte Strahlentransparenz, strähnige Kompakta- und verwaschene Spongiosazeichen, typische Looser-Umbauzonen; Labor: Serumkalzium und Phosphor erniedrigt, AP erhöht, BSG normal. Welche der folgenden Diagnosen ist am wahrscheinlichsten?**
    a) Osteomalazie durch Vitamin-D-Mangel
    b) Morbus Paget
    c) generalisiertes Plasmozytom
    d) primäre Osteoporose
    e) generalisierte Knochenmetastasen

23. **Bei der chronischen Polyarthritis können außer den Gelenken betroffen sein?**
    a) Lunge und Pleura
    b) Herz
    c) Leber
    d) Arterien
    e) Augen

    A) alle richtig | B) a+b+c | C) b+c+e | D) b+c+d+e | E) a+b+c+e

24. **Was ist bei der Perthes-Krankheit betroffen?**
    a) Humeruskopf
    b) Hüftgelenkskopf
    c) Schienbeinkopf
    d) Os naviculare
    e) Schultergelenk

25. **An der Bildung des Beckengürtels sind beteiligt:**
    a) Darmbein
    b) Os pubis
    c) Sitzbein
    d) LWS
    e) Femurkopf

    A) alle richtig | B) a + c + d | C) b + c + e | D) a + b + c | E) a + d + e

26. **Was für ein Gelenk ist das Hüftgelenk?**
    a) Sattelgelenk
    b) Kugelgelenk
    c) Scharniergelenk
    d) Eigelenk
    e) Zapfengelenk

27. **Die Wachstumszone des Röhrenknochens wird bezeichnet als:**
    a) Zona granulomatosa
    b) Groth-Zone
    c) somatotroper Bereich
    d) Epiphysenfuge
    e) Diaphysenfuge

28. **Unter einer Skoliose versteht man:**
    a) eine Rückgratverbiegung nach hinten
    b) eine seitliche Verbiegung der Wirbelsäule
    c) eine Rückgratverbiegung der BWS nach vorne
    d) eine Neigung des Beckens nach hinten
    e) eine Verbiegung der Wirbelsäule immer im Zusammenhang mit Osteoporose

Lösungen

1.	B)	15.	D)
2.	b)	16.	B)
3.	a)	17.	D)
4.	b)	18.	a)
5.	d)	19.	E)
6.	B)	20.	b)
7.	D)	21.	E)
8.	C)	22.	a)
9.	d)	23.	A)
10.	a)	24.	b)
11.	C)	25.	D)
12.	A)	26.	b)
13.	E)	27.	d)
14.	A)	28.	b)

23.10 Fortpflanzungsorgane

23.10.1 Fragen

1. **Was zählt zu den inneren Geschlechtsorganen der Frau?**
    a) Gebärmutter
    b) Scheide
    c) Schamberg
    d) Kitzler
    e) Scheidenvorhof

    A) alle Aussagen richtig | B) a + b + d | C) c + d + e | D) a + b | E) a + b + e

2. **Welche Aussagen treffen für die Anatomie des Hodens nicht zu?**
    a) Zwischen den Samenkanälchen befinden sich die Leydig-Zwischenzellen.
    b) Testosteron dient u. a. der Spermienreifung.
    c) Im Nebenhodengang herrscht ein alkalisches Milieu.
    d) Überalterte Spermien werden phagozytiert.
    e) Der Nebenhoden liegt den Hoden oben auf und ist durch eine Fettschicht von ihm getrennt.

    A) a + b | B) c + e | C) nur d ist richtig | D) a + b + e | E) c + d + e

3. **Welche Aussage ist richtig? Die Eierstöcke …**
    a) sind paarig angelegte Organe, die Hormone produzieren.
    b) werden in eine Rinden- und eine Markzone unterteilt.
    c) enthalten keimhaltige Follikel.
    d) liegen am seitlichen Rand des kleinen Beckens.
    e) sind Ort der Eizellbildung.

    A) b + d + e | B) c + e | C) a + b | D) b + c + d + e | E) alle Aussagen richtig

4. **Welche Aussagen sind für den Menstruationszyklus zutreffend?**
   a) Unter der Sekretionsphase versteht man die Phase, die die Gebärmutterschleimhaut auf eine mögliche Einnistung der befruchteten Eizelle vorbereitet.
   b) Während der Abstoßungsphase springt die Eizelle aus dem Graaf-Follikel.
   c) Die Follikelphase beschreibt die Ausdifferenzierung einiger Primärfollikel zu Sekundär- und Tertiärfollikel.
   d) Als 1. Tag der Menstruation gilt der 1. Tag der Blutung.
   e) Der Menstruationszyklus endet immer zwischen dem 45. und 50. Lj.

   A) b + c + d | B) a + d + e | C) a + c + d | D) b + d | E) alle Aussagen sind richtig

5. **Zur Anatomie der Gebärmutter sind folgende Aussagen zutreffend:**
   a) Die Submukosa der Gebärmutter entspricht dem Stratum basale.
   b) Während der Schwangerschaft vermehren sich die Muskelzellen und weisen eine enorm hohe Zellteilungsrate auf.
   c) Der Uterushals ragt zapfenartig in die Scheide hinein.
   d) Die Gebärmutterschleimhaut dient der Einnistung der befruchteten Eizelle.
   e) Während der Menstruation wird das Stratum basale abgestoßen und unter Einfluss von Hormonen wieder aufgebaut.

   A) a + d | B) d + e | C) c + d | D) c + d + e | E) b + c

6. **Welche Ursachen kommen für die Sterilität beim Mann infrage?**
   a) Diabetes insipidus
   b) Hodenhypoplasie
   c) verstärkte Spermatogenese
   d) Hypothyreose
   e) Morbus Conn

   A) alle Aussagen richtig | B) a + b + d + e | C) c + d + e | D) b + d | E) nur b ist richtig

7. **Welche Ursachen kommen für die Sterilität der Frau infrage?**
   a) Dsymenorrhöe
   b) PMS
   c) pathologischer Zervixfaktor
   d) Hypermenorrhöe
   e) Uterusmyom

   A) a + c + d + e | B) b + c + d | C) a + c + e | D) b + c | E) c + e

8. **Das Prostatakarzinom geht mit folgenden Symptomen einher:**
   a) tröpfelnder Harnstrahl
   b) LDL erhöht
   c) Schmerzen in der BWS
   d) Hämaturie
   e) Glukosurie

   A) a + b + c | B) b + d + e | C) c + d | D) a + d | E) d + e

9. **Welche Hodenform stellt keine Indikation zur Operation dar?**
   a) Bauchhoden
   b) Leistenhoden
   c) Gleithoden
   d) Pendelhoden

10. **Welche Aussagen treffen zur Extrauteringravidität zu?**
    a) Eine Schwangerschaft kann in einigen Fällen ausgetragen werden.
    b) Ursachen sind häufig Entzündungen der Eileiter mit Narbenbildung.
    c) Es kann zu Blutungen kommen.
    d) Die befruchtete Eizelle kann sich in der Harnblasenschleimhaut ansiedeln.
    e) Im Falle einer Tubargravidität kommt es zu wehenartigen Schmerzen.

    A) b + c + e | B) c + e | C) a + d + e | D) c + d | E) a + d + e

11. **Ursachen einer Fehlgeburt:**
    a) schwere Allgemeinerkrankungen, z. B. Tuberkulose
    b) O_2-Mangel
    c) Gastritis
    d) Bronchitis
    e) Intoxikationen

    A) alle Aussagen sind richtig | B) b + c + d | C) a + b + e | D) c + e | E) a + c

12. **Was trifft für die Präeklampsie zu?**
    a) Meist sind Frauen über 35 Jahre betroffen.
    b) Es kommt zu starken Schmerzen, v. a. in den Armen.
    c) Eine starke Proteinurie und Hämaturie sind typische Symptome.
    d) Meist tritt die Erkrankung im letzten Trimenon auf.
    e) Komplizierend kann sich eine Eklampsie einstellen.

    A) a + c + d + e | B) b + d | C) c + e | D) a + d + e | E) d + e

13. **Was sind Hinweise auf ein Mammakarzinom?**
    a) Eiterfluss aus der Mamille
    b) Orangenschalenhaut
    c) Rötung und Schwellung der Brust mit Fieber und Schüttelfrost
    d) neu aufgetretene Größendifferenz eines bestehenden Knotens
    e) abstehende Brustwarzen

    A) alle Aussagen sind richtig | B) a + b + d | C) d + e | D) b + d | E) b + c

14. **Welche Aussagen sind für Erkrankungen der Gebärmutter zutreffend?**
    a) Die Gebärmutter kann aus der Vulva vorfallen (Prolapsus uteri).
    b) Unter einer Endometriose versteht man eine Versprengung der Gebärmutterschleimhaut.
    c) Ein Myom kann eine Frühgeburt verursachen.
    d) Myome entarten häufig und sollten prophylaktisch operativ entfernt werden.
    e) Ein Uteruskarzinom blutet nie.

    A) a + b + c | B) b + c + d | C) c + d + e | D) b + e | E) a + d

15. **Ein Myom ...**
    a) ist oft eine Indikation für eine Operation, da eine erhöhte Entartungsrate besteht.
    b) kann einen Abort verursachen.
    c) ist eine benigne Entartung der Gebärmutterschleimhaut.
    d) ist eine maligne Entartung der Gebärmutterschleimhaut.
    e) sollte immer operiert werden.

    A) b + c | B) nur b ist richtig | C) a + b + c | D) b + d | E) b + c + e

16. **Welche Erkrankungen werden durch Sexualverkehr übertragen?**
    a) Krätze
    b) Trichomoniasis
    c) Lepra
    d) Hepatitis B
    e) Neurodermitis

    A) alle Aussagen richtig | B) b + c + d | C) a + b + d | D) a + d + e | E) a + d

17. **Sekundäre Geschlechtsmerkmale ...**
    a) sind sowohl für den Mann als auch für die Frau körperliche Merkmale, z. B. Arme und Beine.
    b) sind Merkmale, die sich während der Pubertät entwickeln, z. B. Bartwuchs.
    c) sollten vom Heilpraktiker nie untersucht werden, da Behandlungsverbot besteht.
    d) können sich im Falle einer Erkrankung zurückentwickeln.
    e) dienen der Fortpflanzung.

    A) b + d | B) b + e | C) a + c + e | D) b + c + d | E) b + d + e

18. **Was trifft für die Orchitis nicht zu?**
    a) Ursache ist häufig Masern.
    b) Meist ist die Erkrankung nicht schmerzhaft.
    c) Eine Sterilität kann die Folge sein.
    d) Meist kommt es auch zu einer Prostatitis.
    e) Komplizierend kann eine maligne Entartung die Folge sein.

    A) b + c | B) c + d + e | C) a + b + d + e | D) nur c ist richtig | E) a + d

19. **Was trifft für Erkrankungen der Hoden bzw. Nebenhoden nicht zu?**
    a) Eine Epididymitis führt häufig zur Sterilität.
    b) Häufigster Tumor der jüngeren Männer ist der Hodentumor.
    c) Unter einer Hodentorsion versteht man einen Hodenhochstand.
    d) Eine Orchitis ist eine Entzündung von Hoden und Nebenhoden.
    e) Ein Pendelhoden führt nicht zur Sterilität.

    A) a + d + e | B) a + d | C) b + c + e | D) a + c + d | E) c + d + e

20. **Für welche Erkrankungen besteht Behandlungsverbot?**
    a) Lues
    b) Mammakarzinom
    c) Prostatakarzinom
    d) Endometriose
    e) Dysmenorrhöe

    A) a + b + c | B) b + c | C) a + d + e | D) nur a ist richtig | E) alle Aussagen richtig

Lösungen

1. D)	11. C)
2. B)	12. E)
3. E)	13. D)
4. C)	14. A)
5. C)	15. B)
6. D)	16. C)
7. E)	17. A)
8. D)	18. C)
9. d)	19. D)
10. A)	20. D)

23.11 Haut

23.11.1 Fragen

1. **Das Erythema nodosum ...**
   a) tritt meist einseitig auf.
   b) ist häufig lokalisiert an den oberen Extremitäten.
   c) kommt vor beim Morbus Boeck.
   d) kommt vor bei Tuberkulose.
   e) zeichnet sich durch gelbliche Flecken (Ablagerungen von Bilirubin) an der Schienbeinkante aus.

   A) c + d + e | B) b + d + e | C) c + d | D) a + b + d | E) nur d

2. **Welcher Entzündungsprozess breitet sich entlang bindegewebiger Septen aus?**
   a) Abszess
   b) Empyem
   c) Phlegmone
   d) Lymphangitis
   e) Karbunkel

3. **Symptome der Psoriasis sind:**
   a) Gelenkbefall bei positivem Rheumatest
   b) häufiger Befall der behaarten Kopfhaut
   c) oft Befall der Beugeseiten der Gelenke
   d) Tüpfelnägel
   e) häufig Pilzbefall an den Nägeln

   A) b + d | B) a + b | C) b + d + e | D) a + c + d + e | E) b + e

4. **Eine Phlegmone ...**
   a) heilt ohne therapeutische Maßnahmen ab.
   b) ist eine sich flächenhaft ausbreitende Infektion.
   c) ist eine Sonderform der Osteomyelitis.
   d) wird mittels Zytostatika behandelt.
   e) muss stationär behandelt werden.

5. **Welche Ursache hat die Schuppenflechte?**
   a) Es ist ein das ganze Leben persistierendes Virus.
   b) Es liegt eine Kontaktallergie zugrunde.
   c) Es handelt sich um eine Dermatomykose (Pilzerkrankung) mit Nagelbeteiligung.
   d) Sie wird polygen und multifaktoriell vererbt.
   e) Es liegt eine bakterielle Besiedlung von Hornschichten der Haut vor.

6. **Ein Pruritus kann auftreten bei:**
   a) Leberinsuffizienz
   b) Cholangitis
   c) Diabetes mellitus
   d) Urämie
   e) Pyelonephritis

   A) a + c | B) alle richtig | C) c + d + e | D) nur c | E) a + b + c + d

7. **Symptome bei Neurodermitis:**
   a) nicht juckendes, chronisch verlaufendes Ekzem
   b) im Schub Juckreiz
   c) Die Patienten neigen zu Sekundärinfektionen auf der vorgeschädigten Haut.
   d) Sommer und Sonne verschlechtern die Symptome.
   e) Verlust der lateralen Augenbrauen

   A) a + c | B) b + c | C) a + b + c | D) b + c + e | E) a + c + d

8. **Ein Basaliom ...**
   a) ist benigne.
   b) metastasiert selten.
   c) neigt zur frühen Metastasierung.
   d) tritt bevorzugt im Gesicht auf.
   e) ein multiples Auftreten ist möglich.
   A) a + b | B) a + c + e | C) c + d + e | D) b + d + e | E) b + d

9. **Ordne zu:**
   a) Abszess
   b) Empyem
   c) Papula
   d) Urtika

   I. Eiteransammlung in einer vorgebildeten Höhle
   II. Eiteransammlung in einer nicht vorgebildeten Höhle
   III. Quaddel
   IV. Knötchen

10. **Welche Zellen kommen innerhalb der unterschiedlichen Hautschichten vor?**
   a) Vater-Pacini-Zellen
   b) Langhans-Inselzellen
   c) melatoninhaltige Zellen
   d) Plasmazellen
   e) Osteozyten

11. **Das Erysipel ist ...**
   a) die Wundrose.
   b) die Gürtelrose.
   c) eine Pilzerkrankung.
   d) eine mit einer Erythrozytose einhergehende entzündliche Hauterkrankung.
   e) ein Erythem der Handinnenflächen.

12. **Was trifft auf das Erythema nodosum zu?**
   a) Prädilektionsstelle sind die Unterschenkel.
   b) Es kommt zu einer Geschwürbildung mit Einschmelzungen.
   c) Es ist nicht druckschmerzhaft.
   d) Es kommt vor beim rheumatischen Fieber.
   e) Es ist meist einseitig am Bein lokalisiert.
   A) a + d | B) a + c + e | C) b + d | D) c + d + e | E) a + b + c + e

13. **Welche Aussage trifft zu? Die Oberhaut ...**
   a) wird zusammen mit der Unterhaut als Kutis bezeichnet.
   b) besteht hauptsächlich aus Keratinozyten.
   c) ist zwischen 0,03 und 4 mm dick.
   d) setzt sich aus mehreren Schichten zusammen.
   e) ist der Ort, wo eine subkutane Injektion indiziert ist.
   A) d + e | B) a + b + d | C) b + c + d | D) b + c + e | E) b + c + d + e

14. **Verhornendes Plattenepithel findet sich beim Gesunden ...**
   a) in der Epidermis.
   b) in der Hornhaut des Auges.
   c) in der Blase.
   d) im proximalen ⅓ des Ösophagus.
   e) in den Nierenbecken.

15. **Welche Aussage ist für die Kandidose zutreffend?**
   a) Der Erreger ist auch für die Erkrankung „Herpes zoster" verantwortlich.
   b) Es kann nach Antibiotikatherapie zu Krankheitssymptomen kommen.
   c) Bei Kleinkindern kommt es zu massiven Gedeihstörungen.
   d) Es handelt sich um eine Zoonose.
   e) Ableger des Candidapilzes bezeichnet man als „Nissen".

16. **Welche Veränderungen an Muttermalen können für eine bösartige Entartung sprechen?**
   a) Farbveränderungen
   b) Blutungen
   c) Juckreiz
   d) Haarwuchs
   e) Bildung eines Hofes um das Muttermal herum
   A) alle richtig | B) a + b + c + e | C) a + b | D) c + d + e | E) b + e

17. **Die Sklerodermie ...**
   a) ist eine infektiöse Erkrankung fast aller Organsysteme.
   b) betrifft meist Frauen zwischen dem 20. und 30. Lj.
   c) hat als Symptom das Madonnengesicht.
   d) weist als Komplikation eine Sklerosierung innerer Organe auf.
   e) geht mit dem sog. „Zahnradphänomen" einher.

   A) c + d | B) c + d + e | C) a + b + c | D) nur c | E) a + c + d

18. **Welche Aussage(n) ist/sind für ein malignes Melanom zutreffend?**
   a) entsteht oft aus einem Naevus
   b) betrifft bevorzugt Personen über 60 Jahre
   c) wächst oft langsam über Jahre
   d) frühzeitiges Auftreten von Metastasen
   e) Das Auftreten von Metastasen ist sehr selten.

   A) nur a | B) a + d + e | C) c + d | D) a + d | E) b + c + d

Lösungen

1. C)	10. a)
2. c)	11. a)
3. A)	12. A)
4. b)	13. C)
5. d)	14. a)
6. E)	15. b)
7. D)	16. B)
8. D)	17. A)
9. a-II), b-I), c-IV), d-III)	18. D)

23.12 Lymphsystem

23.12.1 Fragen

1. **Symptome bei einer Milzruptur sind:**
   a) stechend scharfe Schmerzen im linken Oberbauch
   b) hypovolämischer Schock
   c) Gallenblasenhydrops
   d) akutes Abdomen
   e) Pankreatitis

   A) alle richtig | B) a + b | C) c + d + e | D) a + d | E) a + b + d

2. **Lymphknoten ...**
   a) enthalten retikuläres Bindegewebe.
   b) sind normalerweise erbs- bis bohnengroß.
   c) produzieren die Lymphe.
   d) dienen als Ort der Lymphozytenteilung.
   e) sind dem lymphatischen Kreislauf zwischengeschaltet.

   A) a + b + c + d | B) a + d | C) b + c + d | D) a + b + d | E) c + d + e

3. **Was trifft auf das Lymphsystem zu?**
   a) Das Lymphsystem ist mit dem Kreislaufsystem vergleichbar und ein in sich geschlossener Regelkreis.
   b) Es ist der Abwehr dienlich.
   c) Die Lymphflüssigkeit enthält u. a. größere Fettmoleküle.
   d) Innerhalb des Lymphsystems halten sich die Lymphozyten auf.
   e) Der Thymus ist ein Teil des Lymphsystems, ist aber im Erwachsenenalter nicht mehr funktionsfähig.

   A) b + c + d | B) a + b + c | C) c + d + e | D) a + d + e | E) b + c + e

4. **Aufgaben der Milz:**
   a) Abbau von Thromben
   b) Blutbildung
   c) Blutspeicher
   d) Blutgerinnung
   e) Speicher für Vitamin K

   A) alle richtig | B) b + d + e | C) a + e | D) a + c | E) c + d

5. **Welche Symptome für eine Tonsillitis treffen zu?**
   a) Es kommt zu einem langsamen Fieberanstieg und einem weißlich belegten Rachen.
   b) Typisch ist das Vorhandensein einer Dyspnoe.
   c) Komplizierend kann sich eine Sepsis einstellen.
   d) Erreger sind in der Regel bösartige Tonsillitisviren.
   e) Halsschmerzen begleiten das Krankheitsbild.

   A) a + b + c | B) b + c + d | C) c + e | D) b + d | E) a + e

6. **Ursachen einer Milzschwellung:**
   a) Leukämie
   b) Mononukleose
   c) Virushepatitis
   d) Malaria
   e) Poliomyelitis

   A) alles richtig | B) b+c+d | C) b+d+e | D) a+b+d+e | E) a+b+c+d

7. **Welche Ansammlung lymphatischen Gewebes bildet den Waldeyer-Rachenring?**
   a) Zungenmandel
   b) Glandula submandibularis
   c) Unterzungenmandel
   d) Gaumenmandeln
   e) lymphatische Seitenstränge

   A) a+c+d | B) a+d+e | C) a+d | D) b+d+e | E) c+d

Lösungen

1. E)
2. D)
3. A)
4. D)
5. C)
6. E)
7. B)

23.13 Nervensystem

23.13.1 Fragen

1. **Das Parkinson-Syndrom ...**
   a) beruht auf einem Dopaminmangel.
   b) kann als gefürchtete Nebenwirkung durch Medikamente verursacht werden.
   c) hat stimulierende Wirkung auf das ZNS.
   d) zeigt Hyperkinesien.
   e) geht häufig mit Nystagmus einher.

   A) a+e | B) a+c+d | C) a+b | D) nur c | E) nur a

2. **Sympathikusaktivität bedeutet:**
   a) Zunahme der Herzfrequenz
   b) Mydriasis
   c) Miosis
   d) Erweiterung der Bronchialmuskulatur
   e) Anregung der Darmperistaltik

   A) c+e | B) a+c | C) a+b | D) c+d+e | E) a+b+d

3. **Ursachen einer Polyneuropathie können sein:**
   a) Vitamin-B_{12}-Mangelanämie
   b) Alkohol
   c) Poliomyelitis
   d) Analgetika
   e) Magenulkus

   A) alle richtig | B) a+b+d | C) a+b | D) nur a | E) c+d

4. **Ein sog. „freies Intervall" findet man ...**
   a) beim Hirntumor.
   b) beim epiduralen Hämatom.
   c) bei einer Meningitis.
   d) bei Commotio cerebri.
   e) bei einer Subarachnoidalblutung.

5. **Sitz des Atemzentrums ist:**
   a) die Medulla oblongata
   b) das Kleinhirn
   c) das Rückenmark
   d) das Großhirn
   e) die Brücke

6. **Bei passiver Beugung des Kopfes kommt es zu einer reflektorischen Beugung der Beine in den Kniegelenken. Welches Zeichen ist das?**
   a) Kernig-Zeichen
   b) Brudzinski-Zeichen
   c) Babinski-Zeichen
   d) Ott-Zeichen
   e) Kniekussphänomen

7. **Typische Symptome bei Epilepsie:**
   a) Aura
   b) Krämpfe
   c) Übelkeit
   d) Schwindel
   e) Nackensteifigkeit

   A) a+b | B) a+b+c+d | C) a+b+c | D) b+c+d | E) alle richtig

8. **Wo spielt sich die subdurale Blutung ab?**
   a) zwischen Hirnhaut und Dura mater
   b) zwischen Arachnoidea und Schädelkalotte
   c) zwischen Dura mater und Arachnoidea
   d) oberhalb der Dura mater, es handelt sich meist um eine venöse Blutung
   e) im 3. Ventrikel

9. **Eine Erregung des N. vagus bewirkt am Herzen ...**
   a) eine Zunahme der Herzfrequenz.
   b) eine Abnahme der Herzfrequenz.
   c) eine Zunahme der Leitungsgeschwindigkeit der Herzerregung.
   d) eine Abnahme des Herzminutenvolumens.
   e) eine Zunahme der Kontraktionskraft.
   A) a + c | B) c + d + e | C) c + d + e | D) b + d | E) a + d + e

10. **Welche der folgenden Angaben treffen für die Subarachnoidalblutung zu?**
   a) plötzlich dramatisch starke Kopfschmerzen
   b) gute Prognose
   c) freies Intervall
   d) Latenzzeit von Wochen möglich
   e) Amaurosis fugax
   A) alle richtig | B) a + b + c | C) b + c + d | D) b + c + e | E) nur a

11. **Welche Symptome lassen Sie an MS denken?**
   a) Sehen von Doppelbildern
   b) Gangunsicherheit
   c) abgehackte Sprache
   d) typische Augenhintergrundveränderungen
   e) Steppergang
   A) alle richtig | B) a + b + c + d | C) a + c + d + e | D) b + c + d | E) a + d

12. **Welche Symptome hat man bei einer peripheren Fazialisparese rechts?**
   a) Der Lidschluss rechts ist nicht möglich.
   b) Der Mundwinkel hängt links.
   c) Das Stirnrunzeln rechts ist nicht möglich.
   d) Das rechte Unterlid hängt herab.
   e) Auch Geschmacksstörungen sind möglich.
   A) a + c | B) a + c + d | C) a + c + d + e | D) b + c + d | E) a + d

13. **Ursachen für eine Polyneuropathie können sein:**
   a) Mangelernährung an Vitamin B_{12}
   b) rezidivierende Schlaganfälle
   c) chronische Herzinsuffizienz
   d) Diabetes mellitus
   e) chronischer Alkoholmissbrauch
   A) a + d + e | B) alle richtig | C) a + c + d + e | D) nur d | E) d + e

14. **Welche Aussagen zur MS treffen zu?**
   a) schlaffe Lähmungen
   b) Die häufigste Erkrankungszeit ist zwischen dem 20. und 35. Lj.
   c) Es kann ein schubartiger Verlauf vorliegen.
   d) Die Bauchdeckenreflexe sind gesteigert.
   e) Es kommt dabei häufig zu vorübergehenden Sehstörungen.
   A) b + c + e | B) a + c + d | C) a + c | D) a + e | E) alle richtig

15. **Parkinson-Erkrankung, was trifft zu?**
   a) erhöhter Speichelfluss
   b) Tremor der zielgerichteten Bewegung
   c) starre Mimik
   d) kleinschrittiger, schlurfender Gang
   e) leise, monotone Stimme
   A) c + d | B) a + c + d + e | C) c + d + e | D) c + d | E) a + d + e

16. **Typisch für eine Trigeminusneuralgie:**
   a) anfallsweise Schmerz
   b) Schmerzlokalisation isoliert im Stirnbereich.
   c) das Vorhandensein einer sog. Triggerzone, von der der Schmerz ausgelöst werden kann
   d) Beginn in der Jugend
   e) Erbrechen während des Schmerzanfalls
   A) b + e | B) a + c | C) nur c | D) c + d + e | E) nur e

17. **Der Achillessehnenreflex kann fehlen infolge ...**
    a) einer Polyneuropathie.
    b) einer Schädigung des N. peroneus.
    c) einer Schädigung des N. ischiadicus.
    d) eines Bandscheibenvorfalls im Bereich von L 5/S 1.
    e) eines Tumors der HWS.
    A) c + d | B) b + d + e | C) a + c + d | D) nur a | E) nur d

18. **Eine länger dauernde periphere (schlaffe) Lähmung ist charakterisiert durch:**
    a) Muskelatrophie
    b) pathologisch gesteigerte Reflexe
    c) Beeinträchtigung der Feinmotorik
    d) Parese oder Paralyse
    e) Hypotonus der Muskulatur
    A) alle richtig | B) c + d | C) a + b + e | D) a + c + d + e | E) a + d

19. **Das Babinski-Zeichen ...**
    a) ist eine Sensibilitätsstörung im Bereich der unteren Extremitäten.
    b) deutet auf eine Läsion peripherer Nerven hin.
    c) weist auf eine Schädigung der Pyramidenbahn hin.
    d) ist bei Säuglingen physiologischerweise vorhanden.
    e) gehört zu den Eigenreflexen.
    A) c + d + e | B) c + d | C) a + e | D) a + b | E) a + d

20. **Kleinhirnerkrankungen führen zu:**
    a) Antriebsmangel
    b) Beeinträchtigung der Feinmotorik
    c) Hörstörungen
    d) Missempfindungen an den unteren Extremitäten
    e) Hypertonie

21. **Welche Aussagen über Reflexe treffen zu?**
    a) Reflexprüfungen sind nur im akuten Notfall indiziert.
    b) Weite, lichtstarre Pupillen beim Kreislaufstillstand sind Ausdruck eines erloschenen Reflexes.
    c) Man unterscheidet Eigen- und Fremdreflexe.
    d) Die Reizung der lateralen Fußsohle führt zur Plantarflexion der Zehen bei gesunden Erwachsenen.
    e) Reflexe werden unter Umgehung des Gehirns ausgelöst.
    A) b + c + d + e | B) c + d | C) a + c + d | D) b + d | E) d + e

22. **Beim Apoplex ist die Ursache ...**
    a) immer ein Aneurysma.
    b) immer eine Thrombose.
    c) möglicherweise ein Hirninfarkt.
    d) möglicherweise eine Hirnblutung.
    e) oft Alkoholismus.
    A) c + d + e | B) a + b + e | C) b + e | D) a + e | E) c + d

23. **Bei welcher Erkrankung ist ein plötzlich eintretender Halbseitenkopfschmerz am wenigsten wahrscheinlich?**
    a) Migräne
    b) Glaukom
    c) Arteriitis temporalis
    d) Zoster ophthalmicus
    e) Subarachnoidalblutung

24. **Beim Karpaltunnelsyndrom ist folgender Nerv betroffen:**
    a) N. medianus
    b) N. radialis
    c) N. ulnaris
    d) N. carpalis
    e) N. brachialis

25. **Der klassische „kleinschrittige Gang" ist charakteristisch für:**
    a) spastische Hemiparese
    b) zerebelläre Ataxie
    c) Muskeldystrophie
    d) Parkinson-Syndrom
    e) Peroneuslähmung

26. **Das akute meningitische Syndrom kann einhergehen mit:**
    a) Kopfschmerzen und Nackensteifigkeit
    b) Fieber und Erbrechen
    c) Überempfindlichkeit gegenüber Sinnesreizen
    d) Palmar-Plantar-Erythem
    e) positive Zeichen nach Brudzinski, Kernig und Lasègue

    A) alle richtig | B) c+e | D) a+b | C) b+c | E) a+b+c+e

27. **Das Rückenmark endet beim Erwachsenen in Höhe des ...**
    a) 12. Brustwirbels.
    b) Os carum.
    c) 4. Lendenwirbels.
    d) 1./2. Lendenwirbels.
    e) 3. Lendenwirbels.

28. **Als Energiequelle braucht das Gehirn vorwiegend**
    a) Fette
    b) Glukose
    c) Aminosäuren
    d) Glukuronsäure
    e) Glykogen

Lösungen

1. C)
2. E)
3. C)
4. b)
5. a)
6. b)
7. A)
8. c)
9. D)
10. E)
11. B)
12. C)
13. A)
14. A)
15. B)
16. B)
17. C)
18. D)
19. B)
20. b)
21. A)
22. E)
23. e)
24. a)
25. d)
26. E)
27. d)
28. b)

23.14 Psychiatrie

23.14.1 Fragen

1. **Bei schizophrenen Patienten ...**
    a) kann es aufgrund von Geruchs- und Geschmackstäuschungen zur Essensverweigerung kommen.
    b) sind auch Gefühlsausbrüche ohne erkennbaren Grund zu erwarten.
    c) sollte der Heilpraktiker versuchen, dem Patienten die Wahnideen auszureden.
    d) gibt es die Möglichkeit einer sofortigen vorläufigen Unterbringung in einer psychiatrischen Klinik bei Selbst- und/oder Fremdgefährdung.
    e) sollte der Heilpraktiker Gespräche behutsam von krankhaften Gedanken weg zu anderen Themen lenken, die mit seiner Krankheit wenig zu tun haben.

    A) a+c+d | B) b+c+e | C) c+d+e | D) a+b+d+e | E) alle richtig

2. **Welche der aufgeführten Symptome werden typischerweise bei einer Depression angetroffen?**
    a) verminderte Konzentration und Aufmerksamkeit
    b) das Gefühl, von außen gelenkt zu werden
    c) Schlafstörungen
    d) Suizidgedanken
    e) Gedankenlautwerden

    A) c+d | B) a+b+c | C) a+c+d | D) a+b+c+d | E) alle richtig

3. **Welche der folgenden Aussagen über das charakteristische Bild des manischen Zustandes treffen zu?**
    a) Es liegt eine Antriebssteigerung vor.
    b) Wegen des rastlosen Tätigseins leiden die Patienten unter einem erhöhten Schlafbedürfnis.
    c) Es fällt ausgeprägte Gesprächigkeit auf.
    d) Meistens fehlt die Krankheitseinsicht.
    e) Häufig besteht Selbstüberschätzung.

    A) a+b | B) b+c | C) a+b+e | D) a+c+d+e | E) alle richtig

4. **Bei einer 50-jährigen Frau besteht ein fortschreitender Verlust intellektueller Fähigkeiten. Merkfähigkeits- und Gedächtnisstörungen lassen sich nachweisen, das logische Denken und die Urteilsfähigkeit sind beeinträchtigt. Das Gesamtbild lässt am wahrscheinlichsten schließen auf:**
   a) paranoide Schizophrenie
   b) Hospitalisationssyndrom
   c) demenzielles Syndrom
   d) schwere traumatische Hirnschädigung
   e) neurotische Depression

5. **Welche der folgenden Aussagen zur Prognose der Anorexia nervosa treffen zu?**
   a) Bei leichten Formen (geringe Gewichtsabnahme, später Krankheitsbeginn) sind spontane Besserungen möglich.
   b) Viele Patientinnen bleiben auch nach der Phase der Magersucht psychisch auffällig.
   c) Bei einigen Patientinnen entwickelt sich ein depressives Zustandsbild.
   d) Die statistische Lebenserwartung ist normal.
   A) a + b | B) nur a | C) a + b + c | D) a + c + d | E) alle richtig

6. **Welche der folgenden Aussagen sprechen für eine manische Episode?**
   a) Es besteht Selbstüberschätzung.
   b) Das Krankheitsgefühl fehlt.
   c) Der Patient hat Ideenflucht.
   d) Der Patient ist vermehrt ablenkbar.
   e) Der Patient hat Suizidgedanken.
   A) a + b | B) a + e | C) b + e | D) a + b + c + d | E) alle richtig

7. **Für Zwangserlebnisse in Rahmen einer Neurose gilt, dass ...**
   a) die Phänomene u. a. als Gedankenentzug, Gedankenausbreitung und sog. Willensbeeinflussung auftreten können.
   b) die Patienten Bewusstseinsinhalte nicht beiseite schieben können.
   c) die eigenen seelischen Vorgänge als von anderen und außen gemachte erlebt werden.
   d) als Erklärung oft Suggestion oder Hypnose genannt werden.
   e) die sich aufdrängenden Bewusstseinsinhalte als unsinnig oder als ohne Grund dominierend und beharrend beurteilt werden.
   A) nur b | B) a + d | C) b + e | D) a + b + e | E) a + b + c + d

8. **Bei welchen der folgenden Patienten mit Alkoholproblemen fehlt die Fähigkeit zur Abstinenz, obwohl kein Kontrollverlust besteht?**
   a) Alphatrinker (Konflikt-, Erleichterungstrinker)
   b) Betatrinker (Gelegenheitstrinker)
   c) Gammatrinker (süchtiger Trinker)
   d) Deltatrinker (Gewohnheitstrinker)
   e) Epsilontrinker (episodischer Trinker)

9. **Welche der folgenden Erkrankungen bzw. Störungen kommen bei Vorliegen eines paranoid-halluzinatorischen Syndroms differenzialdiagnostisch als Ursache infrage?**
   a) Enzephalitis
   b) schizophrene Psychose
   c) Durchgangssyndrom
   d) Drogenkonsum
   A) a + b | B) b + c | C) c + d | D) a + c + d | E) alle richtig

10. **Bei Demenz werden folgende Ausfallerscheinungen beobachtet:**
   a) Orientierungsstörungen
   b) Unsicherheit beim Lesen
   c) Perseveration (Gedankenhaften)
   d) Wortfindungsstörungen
   e) Unsicherheit beim Rechnen
   A) a + e | B) b + d | C) b + c + d | D) a + b + c + d | E) alle richtig

11. **Welche der folgenden Aussagen treffen für die Diagnose Schizophrenie zu?**
    a) Das Denken wird vage und verschwommen.
    b) Der sprachliche Ausdruck wird gelegentlich unverständlich.
    c) Einschiebungen in den Gedankenfluss sind relativ häufig.
    d) Die Stimmung ist charakteristischerweise flach, kapriziös oder unangemessen.
    e) Wahnhafte Ideen und Wahrnehmungsstörungen können vorkommen.

    A) a+c | B) a+b+c | C) a+b+c+d | D) a+b+c+e | E) alle richtig

12. **Bei der Bulimia nervosa finden sich:**
    a) Zahnveränderungen
    b) Elektrolytstörungen
    c) Herzrhythmusstörungen
    d) Laxanzienabusus

    A) nur b | B) a+b | C) a+c+d | D) b+c+d | E) alle richtig

13. **Hinsichtlich Patienten mit einer depressiven Störung gilt:**
    a) Es besteht kein erhöhtes Risiko hinsichtlich suizidaler Handlungen.
    b) Bei depressiven alleinstehenden alten Menschen besteht ein erhöhtes Risiko hinsichtlich suizidaler Handlungen.
    c) Der depressive alleinstehende alte Mensch plant und führt die suizidale Handlung i. d. R. so sorgfältig und konsequent durch, dass eine Rettung unwahrscheinlich ist.
    d) Im Patientengespräch sollte nach evtl. Suizidgedanken lieber nicht gefragt werden.

    A) nur a | B) nur b | C) a+b | D) a+b+d | E) alle richtig

14. **Bei welchen der vorliegenden Erkrankungen sind häufig psychische Faktoren beteiligt?**
    a) Neurodermitis
    b) Adipositas
    c) Bulimie
    d) Diabetes mellitus
    e) Lungenembolie

    A) a+b | B) a+c | C) a+b+c | D) b+c+d | E) b+c+e

15. **Welche 3 Kardinalsymptome kennzeichnen eine Manie?**
    a) Antriebsarmut, Suizidgefahr, Schlaflosigkeit
    b) Ideenflucht, Gedankenlautwerden, kommentierende Stimmen
    c) formale Denkstörungen, Autismus
    d) Gedankenausbreitung, Willensbeeinflussung, Verstimmtheit
    e) Antriebssteigerung, Stimmungshöhenflüge, Ideenflucht

16. **Welche Symptome sind für eine schizophrene Psychose charakteristisch?**
    a) Gedankeneingebung
    b) Willensbeeinflussung
    c) kommentierende Stimmen
    d) Gedankenlautwerden
    e) Gedankenentzug

    A) alle richtig | B) c+d+e | C) b+d+e | D) a+b+c+d | E) c+e

17. **Welche körperlichen Symptome sind für Anorexie nervosa typisch?**
    a) Gewichtszunahme
    b) Hypotonie
    c) Hypercholesterinämie
    d) Diarrhöe
    e) Hypermenorrhöe

    A) a+d+e | B) nur b | C) b+e | D) c+d+e | E) a+d

18. **Welche Aussage(n) ist/sind für die Bulimie zutreffend?**
    a) Die Patienten können auch normalgewichtig sein.
    b) Die Erkrankung geht i. d. R. mit einer starken Abmagerung einher, da kontinuierlich auf Nahrungszufuhr verzichtet wird.
    c) Es handelt sich bei dieser Erkrankung um Fressattacken, die zu einem starken Übergewicht führen.
    d) Dehydratation und Elektrolytverlust können sich einstellen.
    e) Meist leiden die Patienten unter starken Depressionen.

    A) nur a | B) c+d | C) nur e | D) b+c+d | E) a+d

19. **Was bedeutet Klaustrophobie?**
    A) ständige Diebstahlbereitschaft
    B) Angst zu erröten
    C) Angst vor Schlangentieren
    D) Platzangst
    E) Höhenangst

20. **Welche Komplikationen bzw. Symptome können bei einer Anorexia nervosa auftreten?**
    a) Abführmittelmissbrauch
    b) Suizidalität
    c) Natrium- und Kaliummangel
    d) Ausbleiben der Monatsblutung
    e) deutliche Verminderung der Libido bei Männern

    A) a + b + c | B) b + c + e | C) a + b + c + d | D) b + c + d + e | E) alle richtig

Lösungen

1. D)	11. E)
2. C)	12. E)
3. D)	13. B)
4. c)	14. C)
5. C)	15. e)
6. D)	16. A)
7. C)	17. B)
8. d)	18. E)
9. E)	19. D)
10. E)	20. E)

23.15 Gesetzeskunde

23.15.1 Fragen

1. **Welche gesetzlichen Bestimmungen schränken den Heilpraktiker ein?**
   a) Arzneimittelgesetz
   b) Hebammengesetz
   c) Bürgerliches Gesetzbuch
   d) Heilpraktikergesetz
   e) Eichgesetz

   A) alle richtig | B) a + b + c | C) a + d + e | D) a + d | E) a + b + d

2. **Zutreffend für die Meldepflicht von AIDS ist:**
   a) meldepflichtig bei Verdacht
   b) keine Meldepflicht für den Heilpraktiker
   c) meldepflichtig bei Erkrankung
   d) namentliche Meldung durch das Labor laut Laborberichtsverordnung
   e) Nur wenn der Patient eine Behandlung verweigert, erfolgt eine Meldung an das Gesundheitsamt.

3. **Welche der nachfolgend aufgeführten Krankheiten darf der Heilpraktiker behandeln?**
   a) Borkenflechte
   b) Myokarditis
   c) Harnwegsinfektionen
   d) Pyelonephritis
   e) Krätze

   A) nur d | B) c + d | C) a + b + d + e | D) b + d + e | E) b + c + d

4. **Wann wurde das Heilpraktikergesetz erlassen?**
   a) am 17.06.1958
   b) am 17.06.1939
   c) am 17.02.1930
   d) am 17.02.1939
   e) am 17.04.1956

5. **Eine Ausübung der Heilkunde im Umherziehen liegt vor, wenn ...**
   a) ich als Heilpraktiker regelmäßig eine Visite in einem Sanatorium mache und Patienten, die mich dort ansprechen, behandle.
   b) ich als Heilpraktiker Hausbesuche mache, die vorher über die Praxis vereinbart wurden.
   c) ich im benachbarten Ort an der Volkshochschule Vorträge über Fußreflexzonentherapie halte.
   d) ich zu einem Notfall auf offener Straße gerufen werde.
   e) ein Patient umgezogen ist, und ich ihn weiterhin behandle.

6. **Ein Schulkind erkrankt an Zeckenenzephalitis. Als was sind die Geschwister zu bezeichnen, die keine Krankheitssymptome zeigen?**
   a) ansteckungsverdächtig
   b) krankheitsverdächtig
   c) krank
   d) nicht ansteckungsverdächtig
   e) Sie befinden sich wahrscheinlich in der Inkubationszeit und können andere Kinder anstecken.

7. **Laut § 30 IfSG sind Personen mit folgenden übertragbaren Krankheiten unverzüglich abzusondern:**
   a) Cholera
   b) Pocken
   c) Lungenpest
   d) virusbedingtes hämorrhagisches Fieber
   e) Typhus

   A) a+b+c+d | B) c+d+e | C) a+b+d+e | D) c+d | E) nur d

8. **Folgende Krankheiten sind für den Heilpraktiker nicht meldepflichtig, dürfen aber dennoch nicht behandelt werden:**
   a) Röteln
   b) Impetigo contagiosa
   c) Parotitis epidemica
   d) Masern
   e) Windpocken

   A) alle richtig | B) a+b+c+e | C) a+b+e | D) c+d+e | E) nur b

9. **Zu den Pflichten eines Heilpraktikers zählt nicht:**
   a) Aufklärungs-, Dokumentations- und Sorgfaltspflicht in der Betreuung des Patienten
   b) Fortbildungspflicht
   c) Pflicht zur Praxisanmeldung beim Gesundheitsamt und Finanzamt
   d) Mitgliedschaft in einem Verband
   e) Schweigepflicht

10. **Die Behandlung von folgenden Krankheiten sind dem Heilpraktiker nicht ausdrücklich gesetzlich verboten:**
   a) Diabetes Typ I
   b) Mundsoor
   c) Herzinsuffizienz
   d) Niereninsuffizienz
   e) rheumatoide Arthritis

   A) alle richtig | B) b+e | C) a+c+d+e | D) a+d | E) a+c+d

11. **Wer darf Betäubungsmittel verschreiben?**
   a) Ärzte
   b) Heilpraktiker
   c) Hebammen
   d) Tierärzte
   e) Zahnärzte

   A) a+e | B) d+e | C) a+c+d+e | D) alle richtig | E) a+d+e

12. **In Ihre Praxis kommt ein Patient, der zur Zeit an Ihrem Wohnort Urlaub macht. Sie wissen, dass er an einer meldepflichtigen Infektionskrankheit erkrankt ist. Welche Schritte unternehmen Sie?**
   a) Ich melde die Erkrankung bei dem Gesundheitsamt, welches den Wohnort des Patienten betreut.
   b) Ich schicke ihn direkt nach Hause, er soll sich mit seinem Hausarzt auseinandersetzen.
   c) Ich melde innerhalb von 24 h an das Gesundheitsamt, welches für meine Praxis zuständig ist.
   d) Ich schicke den Patienten direkt zum Arzt und lasse mir dies auch schriftlich geben.
   e) Ich melde die Erkrankung nur, wenn eine Epidemie vermutet wird.

13. **Darf ein Patient Sie anzeigen?**
   a) Ja, aber nur, wenn der Heilerfolg ausbleibt.
   b) nur bei Kunstfehlern
   c) Ja, bei grob fahrlässigem Verhalten.
   d) Nein, Sie können nicht angezeigt werden, weil Sie der Schweigepflicht unterliegen.
   e) Ja, aber nur, wenn Sie versäumt haben einen Arzt zurate zu ziehen.

14. **Folgendes trifft für den Heilpraktiker zu:**
   a) Er darf infektiöse Erkrankungen der Fortpflanzungsorgane therapieren.
   b) Er darf eine Zahnfleischentzündung diagnostizieren und behandeln.
   c) Er darf eine Brustuntersuchung bei der Frau vornehmen.
   d) Er darf bei einem Mann einen Katheter legen.
   e) Er darf bei einer Frau einen Katheter legen.

   A) c + d + e | B) alle richtig | C) b + d + e | D) a + d | E) b + d

15. **Welche Infektionskrankheit(en) ist/sind bei Verdacht und Erkrankung meldepflichtig?**
   a) Legionellose
   b) Diphtherie
   c) Tuberkulose
   d) Tollwut
   e) Meningitis

   A) b + d + e | B) a + b | C) d + e | D) a + d + e | E) nur e

16. **Welche Aussage über die Ornithose trifft zu?**
   a) Die Erkrankung wird meist von Mensch zu Mensch übertragen.
   b) Häufig besteht eine interstitielle Pneumonie.
   c) Mittel der Wahl sind Tetracycline.
   d) Der Erreger der Ornithose gehört zu den Chlamydien.
   e) Die Erkrankung ist gemäß IfSG meldepflichtig für den Heilpraktiker.

   A) b + c + d | B) a + b + d | C) c + d + e | D) a + c + e | E) a + b

17. **Bei welchen Erkrankungen besteht für den Heilpraktiker Behandlungsverbot?**
   a) Erysipel
   b) Tonsillitis
   c) Tollwut
   d) Hepatitis A
   e) Myokarditis

   A) alle richtig | B) c + d | C) c + d + e | D) nur c | E) a + b + c + d

18. **Unter einer nosokomialen Erkrankung versteht man ...**
   a) eine Infektion, die epidemisch gehäuft auftritt.
   b) eine im Krankenhaus erworbene Erkrankung.
   c) eine zu Hause erworbene Erkrankung, mit der Folge, dass die anderen Familienmitglieder angesteckt werden.
   d) eine Erkrankung, die nur in Afrika vorkommt.
   e) auf der Insel Komio zuerst aufgetretene Erkrankung.

19. **Was versteht man unter einem Impfschaden?**
   a) Ein Impfschaden tritt im Verhältnis 1:1 Mio. auf und ist nicht behandlungsbedürftig.
   b) Ein Impfschaden könnte mit bleibenden Lähmungen einhergehen.
   c) Typisch sind leichte Entzündungsreaktionen im Bereich der Injektionsstelle.
   d) Die Symptome entwickeln sich nach 72 h zurück.
   e) Schon der Verdacht auf einen Impfschaden erfordert die Meldung beim Gesundheitsamt.

   A) c + d + e | B) nur a | C) a + d | D) b + e | E) b + c + d + e

20. **Patienten, die an einer Lungentuberkulose leiden, ...**
   a) werden zwangsbehandelt, wenn sie eine Behandlung verweigern.
   b) müssen gemeldet werden, wenn sie eine Behandlung abbrechen.
   c) dürfen nicht in lebensmittelverarbeitenden Betrieben arbeiten.
   d) müssen einen Mundschutz tragen, um andere nicht zu infizieren.
   e) werden unter Quarantänebedingungen abgesondert.

   A) a + b + c + d | B) a + b | C) c + d | D) b + c + d | E) b + d

21. **Ordnen Sie die Erreger den aufgeführten Krankheiten zu:**
    a) Chlamydia psittaci
    b) Hantavirus
    c) Coxiella burnetii
    d) Rickettsia prowazekii
    e) Borrellia recurrentis

    I.virusbedingtes hämorrhagisches Fieber
    II.Q-Fieber
    III.Ornithose
    IV.Rückfallfieber
    V.Fleckfieber

22. **Unter einem indirekten Nachweis von Krankheitserregern versteht man ...**
    a) den Nachweis eines Krankheitserregers oder dessen Bestandteile.
    b) eine erhöhte BSG.
    c) den Nachweis spezifischer Antikörper.
    d) am Körper auftretende Symptome, die für die Erkrankung typisch sind.
    e) eine labortechnische Maßnahme, die über die Gerinnungsfaktoren erfolgt.

23. **Welche Erkrankungen sind Geschlechtskrankheiten?**
    a) AIDS
    b) Syphilis
    c) Ulcus molle
    d) Herpes genitalis
    e) Hepatitis

    A) alle richtig | B) b + d | C) a + b + d + e | D) a + b + c + d | E) b + c + d

24. **Der Heilpraktiker ist zur Meldung verpflichtet, ...**
    a) nur wenn kein Arzt zugegen ist.
    b) wenn er den Verdacht auf eine Malariaerkrankung hegt.
    c) wenn im Falle einer meldepflichtigen Krankheit eine andere meldepflichtige Person noch nicht ordnungsgemäß gemeldet hat.
    d) wenn der Patient ihn darauf hinweist.
    e) wenn er den Verdacht auf das Vorliegen von z. B. Masern hegt.

25. **Bei der namentlichen Meldung müssen folgende Punkte mit aufgeführt werden:**
    a) der Besitz von Haustieren
    b) die Anzahl der Personen, die mit im Haushalt leben
    c) die Anschrift des Wohnortes
    d) eine Tätigkeit in lebensmittelverarbeitenden Betrieben
    e) wahrscheinliche Infektionsquelle

    A) c + d + e | B) b + d | C) a + b + d | D) a + b + c | E) c + d

Lösungen

1. E)
2. b)
3. E)
4. d)
5. a)
6. d)
7. D)
8. E)
9. d)
10. C)
11. E)
12. c)
13. c)
14. A)
15. A)
16. A)
17. E)
18. b)
19. D)
20. B)
21. a-III), b-I), c-II), d-V), e-IV)
22. c)
23. E)
24. e)
25. A)

23.16 Hygiene

23.16.1 Fragen

1. **Welche Aussagen zur Sterilisation und Desinfektion sind richtig?**
   a) Bei der Heißluftsterilisation lässt sich eine sichere Kontrolle der Temperaturmaxima und der Einwirkzeit durch ein sog. Maximalthermometer erzielen.
   b) Plötzliche Druckminderung in einem Autoklaven kann zur Explosion von geschlossenen, mit H_2O gefüllten Gefäßen führen.
   c) Desinfektionsmaßnahmen sind so durchzuführen, dass unabhängig von der präsenten Keimflora alle pathogenen Mikroorganismen inaktiviert werden.
   d) Desinfektionsmaßnahmen dienen der Abtötung aller pathogenen Sporen.
   e) Meist werden in den Praxen Sterilfiltrationsverfahren angewandt.
   A) a + b + c | B) b + c + e | C) b + c | D) b + e | E) a + c + e

2. **Man unterscheidet die chirurgische von der hygienischen Händedesinfektion. Welche Aussage gilt für die hygienische Händedesinfektion?**
   a) mehrmaliges Waschen der Hände mit Seife, dann 1 min mit Desinfektionsmittel verreiben
   b) Hände mit Bürste und Seife 5 min waschen, 5 min mit Desinfektionsmittel einreiben
   c) intensives Händewaschen mit desinfizierender Seife
   d) mit 70 %igem Isopropanol Hände 30 s lang einreiben
   e) erst Hände waschen, dann desinfizieren

3. **Sie führen regelmäßig Injektionsbehandlungen durch. Welche hygienischen Vorsichtsmaßnahmen sind wichtig?**
   a) Die Injektionsstelle muss gründlich desinfiziert werden.
   b) Sie sollten Schutzmaßnahmen ergreifen, um nicht mit Patientenblut in Berührung zu kommen.
   c) Sie dürfen nur Einmalspritzen verwenden, da Glasspritzen aus hygienischen Gründen verboten sind.
   d) Sie sollten prinzipiell nur mit Gummihandschuhen Blut abnehmen.
   e) Die gebrauchten Kanülen sollten in speziell dafür vorgesehenen Behältern entsorgt werden, um Verletzungen zu vermeiden.
   A) c + e | B) nur d | C) a + b + c + e | D) b + c + d + e | E) a + b + d + e

4. **Eine Arbeitsfläche in Ihrer Praxis wurde durch Patientenblut verunreinigt. Wie sollten Sie bei der Reinigung vorgehen?**
   a) gründliche Abwaschung mit Seifenlauge reicht aus
   b) Flächendesinfektion mit 96 %igem Ethanol
   c) desinfizierende Reinigung durch eine Kombination von Tensiden mit Phenolderivaten
   d) Desinfektion mit organischen Quecksilberverbindungen
   e) Desinfektionsmittel auf das Blut sprühen und 30 min einwirken lassen; danach mit einem Lappen entfernen.

5. **Welche der aufgeführten Mikroorganismen werden durch Alkohol abgetötet?**
   a) Streptokokken
   b) Gonokokken
   c) Tetanussporen
   d) Staphylokokken
   e) Pilzsporen
   A) a + b + c + e | B) alle richtig | C) a + d | D) a + b + d + e | E) b + d

6. **Welche Gegenstände müssen desinfiziert werden?**
   a) Schröpfköpfe
   b) Handschuhe
   c) Schmuck (z. B. Ringe)
   d) Brillen
   e) Baumwollkittel
   A) a + b + e | B) b + d | C) c + d + e | D) a + e | E) a + b + e

7. **Die Sterilisierzeit und Temperatur bei der Heißluftmethode beträgt:**
   a) 60 min bei 180 °C ohne Luftumwälzung
   b) 30 min bei 180 °C mit Luftumwälzung
   c) 5 min bei 134 °C mit Luftumwälzung
   d) 20 min bei 120 °C ohne Luftumwälzung
   e) 4 min bei 200 °C ohne Luftumwälzung
   A) a + b + d | B) a + b | C) c + d + e | D) nur a | E) b + d + e

8. **Welches ist die richtige Reihenfolge?**
   a) Desinfektion
   b) Sterilisation
   c) Reinigung

9. **Wie lautet die korrekte Definition für Sterilisation?**
   a) eine Maßnahme, die fast völlige Keimfreiheit bezweckt
   b) Nur Mikroorganismen können abgetötet werden (keine Viren).
   c) im Notfall mit Feuerzeug und Kerze
   d) Mit Ausnahme von Sporenbildnern kann durch diese Maßnahmen alles abgetötet werden.
   e) eine Abtötung von apathogenen und pathogenen Mikroorganismen einschließlich ihrer Dauerformen (Sporen)

10. **Womit darf man desinfizieren?**
    a) Alkohol
    b) Formaldehyd
    c) Kalkmilch
    d) Fettsäuren
    e) Laugen
    A) a + b + c + d | B) alle richtig | C) a + b + d + e | D) a + c + d + e | E) a + b + c + e

11. **Wann erfolgt eine hygienische Händedesinfektion?**
    a) immer dann, wenn der Behandler die Toilette benutzt hat
    b) grundsätzlich alle 30 min, um ein Infektionsrisiko weitgehend auszuschalten
    c) immer exakt 2 min vor einer Injektion
    d) nachdem man Patientendaten in einen Computer eingegeben hat
    e) direkt nach der Begrüßung des Patienten

12. **Womit kann man sterilisieren?**
    a) mit heißer Luft
    b) mit geballtem Dampf
    c) mit 2-stündigem Abkochen der Instrumente
    d) mit einem Feuerzeug
    e) mit einer Kerze
    A) a + b + c | B) a + b | C) b + d + e | D) nur a | E) b + c

13. **Möglichkeiten der Instrumentaldesinfektion:**
    a) automatische Dampfdesinfektion
    b) 15-minütiges Abkochen in einer 0,5 %igen Sodalösung
    c) Ordentliches Einsprühen mit einem zugelassenen Desinfektionsmittel unter Beachtung der Einwirkzeit ist völlig ausreichend.
    d) gewissenhaftes Abreiben mit einem Tupfer
    e) Spülmaschine, 90 °C
    A) alle richtig | B) c + d | C) a + d + e | D) nur a | E) a + b

14. **Zur Desinfektion eignet sich nicht:**
    a) Formaldehyd
    b) Phenol
    c) Alkohol
    d) Essig
    e) Chlor

15. **Formaldehyd wird benutzt für die Desinfektion von:**
    a) Wunden
    b) Händen
    c) Haut
    d) Gegenständen
    e) Kitteln

16. **Wie lange beträgt die Einwirkzeit eines Händedesinfektionsmittels?**
    a) bei der hygienischen Händedesinfektion mindestens 3 s
    b) bei der chirurgischen Händedesinfektion mindestens 30 min
    c) grundsätzlich 2 min
    d) so lange, bis das Mittel angetrocknet ist
    e) bei der hygienischen Händedesinfektion mindestens 30 s

17. **Bei welcher der angegebenen Konzentrationen hat Ethanol die beste Desinfektionswirkung bei Bakterien?**
    a) 10 Vol.-%
    b) 20 Vol.-%
    c) 40 Vol.-%
    d) 80 Vol.-%
    e) 100 Vol.-%

18. **Die Wirkung einer Sterilisation ist nicht abhängig von ...**
    a) der angewandten Temperatur.
    b) dem angewandten Verfahren.
    c) der Virulenz der Erreger.
    d) der Einwirkzeit.
    e) der Anzahl der Bakterien.
    A) c + d | B) b + d + e | C) a + e | D) b + c | E) b + c + e

19. **Was wird durch Alkohol nicht abgetötet?**
    a) Dauerformen des Tetanuserregers
    b) Dauerformen des Botulismuserregers
    c) Dauerformen des Erregers, der Milzbrand verursacht
    d) Dauerformen von Pilzen
    e) Candida albicans
    A) alle richtig | B) a + d + e | C) a + b + c | D) b + c + d + e | E) a + b + d

20. **Die hygienische Händedesinfektion ...**
    a) kann mit einem alkoholhaltigen Desinfektionsmittel durchgeführt werden.
    b) reduziert vorwiegend die transiente (Anflugskeime) Hautflora.
    c) reduziert vorwiegend die residente (physiologische Haftkeime) Hautflora.
    d) bedeutet: erst waschen, dann desinfizieren.
    e) bedeutet: erst desinfizieren, dann evtl. waschen.
    A) b + e | B) c + d | C) a + b + d | D) a + b + e | E) a + c + d

21. **Bei Kühlschranktemperatur ...**
    a) werden Bakterien inaktiviert.
    b) kann das Bakterienwachstum gehemmt werden.
    c) werden Viren inaktiviert.
    d) wachsen Bakterien schneller als bei Zimmertemperatur.
    e) werden die Sporenpäckchen zur Überprüfung der Sterilisationsanlage bebrütet.

Lösungen

1. C)
2. d)
3. E)
4. c)
5. D)
6. D)
7. B)
8. a), C), B)
9. e)
10. E)
11. a)
12. B)
13. E)
14. d)
15. d)
16. e)
17. d)
18. E)
19. C)
20. D)
21. b)

23.17 Injektionstechniken

23.17.1 Fragen

1. **Intramuskuläre Injektionen ...**
   a) dürfen vom Heilpraktiker aus Gründen der Sorgfaltspflicht nicht durchgeführt werden.
   b) können sowohl in den Oberarm als auch in den Oberschenkel erfolgen.
   c) werden häufig bei Marcumar-Patienten eingesetzt.
   d) sollten nur unter Aufsicht eines Arztes durchgeführt werden.
   e) können in den oberen rechten Quadranten erfolgen.

2. **Vorgehen bei einer intravenösen Injektion; richtige Reihenfolge:**
   a) Stauriemen lösen
   b) langsam injizieren
   c) Punktion der Vene im Winkel von 30 °
   d) Hautdesinfektion
   e) Patient um Erlaubnis fragen

3. **Welche Vene wird zur intravenösen Injektion bevorzugt ausgewählt?**
   a) V. mediana cubiti
   b) V. basilica
   c) V. medialis antbrachii
   d) V. cephalica
   e) V. brachialis

4. **Gefürchtetste Komplikation der intravenösen Injektion:**
   a) Durchstechen der Vene
   b) versehentliche intraarterielle Injektion
   c) paravenöse Injektion
   d) Treffen eines Nervs
   e) Hämatombildung

5. **Ordnen Sie zu. Welche Kanülen werden für die verschiedenen Applikationsarten benutzt?**
   a) i. m. Injektion
   b) i. v. Injektion
   c) s. c. Injektion
   d) i. c. Injektion

   I)Nr. 18
   II)Nr. 20
   III)Nr. 1
   IV)Nr. 2

6. **Therapie einer versehentlichen intraarteriellen Injektion:**
   a) Kanüle herausziehen, Druckverband anlegen
   b) Kanüle in der Arterie liegen lassen, 10 % Kalziumlösung spritzen, um eine Schockgefahr zu verhindern!
   c) Notarzt rufen, den Patienten entsprechend lagern (Oberkörper hoch)
   d) keine Therapie erforderlich
   e) Kanüle in der Arterie liegen lassen, mit 0,9 %iger Kochsalzlösung nachspülen.

7. **Anwendungsgebiete der intrakutanen Injektion:**
   a) Allergietestung
   b) Schmerztherapie
   c) Schutzimpfung
   d) Antibiotikabehandlung
   e) Eisensubstitution

   A) a + b + c | B) alle richtig | C) c + d | D) nur a | E) a + b + c + e

8. **Kontraindikationen für intramuskuläre Injektionen:**
   a) Antikoagulanzientherapie
   b) Muttermal an der Injektionsstelle
   c) Bettlägerigkeit
   d) starke Infektionen
   e) Digitaliseinnahme

   A) b + c + e | B) alle richtig | C) b + e | D) a + b | E) a + b + e

9. **Injektionsarten, die der Heilpraktiker im Rahmen der Sorgfaltspflicht nicht durchführen sollte:**
   a) intraarteriell
   b) intrathekal
   c) intramuskulär
   d) intrakardial
   e) intravenös
   A) d + e | B) a + b + c + d | C) a + b + d | D) b + d | E) c + d

Lösungen
1. b)
2. e-d-c-a-b
3. d)
4. b)
5. a-III), b-IV), c-I), d-II)
6. e)
7. A)
8. D)
9. C)

23.18 Notfall

23.18.1 Fragen

1. **Welche wichtigen Veränderungen sind mit einem hämorrhagischen Schock verbunden?**
   a) Azidose
   b) Anstieg des Herzminutenvolumens
   c) Abfall des Herzminutenvolumens
   d) Alkalose
   e) Bradykardie
   A) a + c | B) c + d + e | C) c + e | D) b + e | E) a + c

2. **Beim Fleischgang eines Festessens fängt ein 40-jähriger Mann an zu würgen und wird stark zyanotisch. Der Mann ist bei Bewusstsein, kann aber nicht sprechen und nicht husten. Was unternehmen Sie?**
   a) Mund-zu-Mund-Beatmung
   b) Esmarch-Handgriff durchführen
   c) ihn auffordern, einen Kopfstand zu machen
   d) kräftige Schläge auf den Rücken bei vorgebeugtem Oberkörper
   e) Tracheotomie

3. **Ordnen Sie zu:**
   a) Kreislaufschock
   b) Wirbel- und Beckenfraktur
   c) Herzinfarkt

   I.Flachlagerung
   II.Oberkörper-Hochlagerung
   III.Kopftieflagerung

4. **Wie lauten die Leitsymptome des Schocks?**
   a) niedriger Blutdruck, hoher Puls
   b) Unruhe, kaltfeuchte Haut
   c) hoher Blutdruck, niedriger Puls
   d) hohes Fieber, Dyspnoe
   e) Zittern und primitive Automatismen
   A) a + e | B) c + e | C) b + e | D) a + b | E) d + e

5. **Welche der nachfolgend genannten Erstmaßnahmen sollten bei einem Patienten mit Hitzschlag ohne Bewusstseintrübung veranlasst werden?**
   a) sofortige Kopftief- und Beinhochlagerung
   b) kühlende Umschläge auf den entkleideten Oberkörper
   c) i. v. Infusion einer Elektrolytlösung
   d) Patient in den Schatten bringen
   e) ein Narkotikum geben
   A) a + d | B) a + b + c | C) b + c + d | D) a + b + c + d | E) alle richtig

6. **Beim Auffinden einer Person ergreift der Ersthelfer folgende Maßnahmen:**
   a) 9er-Regel nach Wallace
   b) ABCD-Regel
   c) Bewusstsein und Atmung prüfen
   d) Verkehrsregel
   e) WOP-Regel

7. **Welche Aussagen zum Coma diabeticum sind richtig?**
   a) Biot-Atmung
   b) erhöhter Puls
   c) Azetongeruch
   d) plötzlicher Beginn
   e) feuchte, heiße Haut
   A) b + c | B) a + b + e | C) c + d | D) b + c + e | E) b + d + e

8. **Wie lagern Sie einen Verletzten, der nicht bei Bewusstsein ist?**
   a) aufrecht sitzend
   b) Schocklage, Beine hoch
   c) Linksseitenlage
   d) Oberkörper um 15° angehoben
   e) stabile Seitenlage

9. **Der Grad einer Verbrennungsverletzung wird beurteilt nach ...**
   a) den Hautveränderungen.
   b) der Stärke der Diureseeinschränkung.
   c) der 9er-Regel nach Wallace.
   d) der Dauer der Hitzeeinwirkung.
   e) der Art der Hitzeeinwirkung.

10. **Was versteht man unter inverser Atmung?**
    a) tiefe, gleichmäßige Atmung mit leicht vorgestülptem Mund
    b) tiefe Atmung, die immer flacher wird, mit Atempausen
    c) ruckartige Atembewegungen ohne effektiven Atemstoß mit Zeichen von Ateminsuffizienz
    d) Abhusten von Schleim, Blut oder Erbrochenem
    e) Synonym für Atemspende

11. **Atemspenden und Herzmassagen wechseln sich bei der Ein-Helfer-Methode wie folgt ab:**
    a) 5:1
    b) 5:2
    c) 15:1
    d) 15:2
    e) 60:15

12. **Symptome der Hirndrucksteigerung:**
    a) Bradykardie
    b) Benommenheit
    c) Hypertonie
    d) gesteigerte Aufmerksamkeit
    e) Kopfschmerzen

    A) b + c + e | B) a + b + c + e | C) nur a | D) a + e | E) b + d + e

13. **Wie lautet der klinische Befund beim Spontanpneumothorax?**
    a) gedämpfter Klopfschall
    b) abgeschwächtes oder erloschenes Atemgeräusch
    c) verstärkter Stimmfremitus
    d) tympanitischer Klopfschall
    e) Bronchophonie

    A) a + b + c | B) a + c | C) d + e | D) a + b + d + e | E) nur b

14. **Woran erkennt man einen Kreislaufkollaps?**
    a) feucht-kalte Haut
    b) schneller fadenförmiger Puls
    c) Bewusstseinstrübung
    d) Pupillendifferenz
    e) hohe Blutdruckamplitude

    A) alle richtig | B) c + d | C) a + b + c + d | D) b + e | E) a + b + c

15. **Ordnen Sie bitte zu:**
    a) Blutdruck 95/60 mmHg, Puls 105 Schläge/min
    b) harter Bulbus
    c) positives Rovsing-Zeichen
    d) epidurales Hämatom
    e) Brustenge

    I.akutes Glaukom
    II.Angina pectoris
    III.ungleiche Pupillen
    IV.Schock
    V.Verdacht auf Appendizitis

16. **Welche Maßnahmen ergreifen Sie bei einem Patienten, der gerade einen zerebralen Krampfanfall hatte?**
    a) Blutzuckerbestimmung
    b) O_2-Gabe
    c) Freihalten der Atemwege
    d) ggf. stabile Seitenlage
    e) venösen Zugang legen

    A) alle richtig | B) c + e | C) b + c + d + e | D) c + d + e | E) a + b + d

17. **Eine stärkere venöse Blutung versorgen Sie in der Ersten Hilfe durch:**
   a) Abbinden des Gliedes bis zur Höchstdauer von 120 min
   b) Gabe von blutstillenden Medikamenten i. v.
   c) Druckverband und Hochlagerung
   d) Abklemmen der blutenden Gefäße
   e) Anbringen einer Gefäßklemme

18. **Eine Hyperventilationstetanie ...**
   a) ist als Notfall anzusehen und gehört in ärztliche Behandlung.
   b) ist durch CO_2-Gabe zu beheben.
   c) geht mit einer Pseudohypokalzämie einher.
   d) führt zu einer Alkalose im Blut.
   e) ist durch O_2-Gabe zu beheben.
   A) c + d + e | B) nur a | C) c + e | D) b + c + d | E) a + b + c

19. **Der Schockindex errechnet sich wie folgt:**
   a) Pulsfrequenz geteilt durch systolischen Blutdruck.
   b) Systolischer Blutdruck geteilt durch Pulsfrequenz.
   c) Pulsfrequenz geteilt durch diastolischen Blutdruck.
   d) Systolischer Blutdruck minus diastolischem Blutdruck.
   e) Pulsfrequenz minus systolischem Druck.

20. **Welches Symptom ist bei allen Schockformen gleich?**
   a) verminderte Gewebsversorgung
   b) Blutverlust
   c) gestaute Halsvenen
   d) rosige Haut
   e) Bradykardie

21. **Der Heimlich-Handgriff wird angewendet ...**
   a) zur Reposition von Knochenbrüchen.
   b) zur Entfernung von Fremdkörpern aus den Atemwegen.
   c) zur Rettung von Verletzten.
   d) zur Vermeidung von Aspiration.
   e) zum Freihalten der Atemwege.

22. **Welches Symptom ist typisch für einen Asthma-bronchiale-Anfall?**
   a) einseitig aufgehobene Atemgeräusche
   b) Fieber
   c) inverse Atmung
   d) paradoxe Atmung
   e) keuchende, pfeifende Atmung

23. **Welche Aussagen zum Lungenödem treffen zu? Es ist ...**
   a) eine Folge einer akuten Rechtsherzinsuffizienz.
   b) eine Folge einer Linksherzinsuffizienz.
   c) nicht in jedem Falle behandlungsbedürftig.
   d) evtl. durch einen erhöhten onkotischen Druck verursacht worden.
   e) durch feuchte Rasselgeräusche wahrzunehmen.
   A) b + c + e | B) b + e | C) b + c + d + e | D) a + d + e | E) a + d

24. **Der Pneumothorax ...**
   a) kann bei Patienten mit Tuberkulose, Pneumonie oder Rippenbruch auftreten.
   b) kann nach körperlicher Anstrengung auftreten.
   c) kann infolge einer akuten Bronchitis ausgelöst werden.
   d) kann mit einer Verlagerung des Herzens einhergehen.
   e) zeigt einen verstärkten Stimmfremitus.
   A) a + b | B) alle richtig | C) a + b + d | D) b + d + e | E) nur b

25. **Welche der folgenden Erkrankungen führt ggf. zu einseitiger Pupillenerweiterung?**
   a) E605-Vergiftung
   b) Atropinvergiftung (systemisch)
   c) Atemstillstand
   d) Schädel-Hirn-Trauma
   e) Heroinvergiftung

26. **Sie befinden sich auf einer Party in einem überfüllten, verrauchten Raum. Plötzlich bricht ein junges Mädchen zusammen. Was tun Sie als erstes?**
    a) Mund-zu-Mund-Beatmung
    b) Bewusstseinslage prüfen und ggf. Patienten an die frische Luft bringen
    c) Herzdruckmassage
    d) Patientin in stabile Seitenlage bringen
    e) Patientin in Rückenlage bringen

Lösungen

1. A)
2. d)
3. a-III), b-I), c-II)
4. D)
5. C)
6. c)
7. A)
8. e)
9. a)
10. c)
11. d)
12. B)
13. E)
14. E)
15. a-IV), b-I), c-V), d-III), e-II)
16. A)
17. c)
18. D)
19. a)
20. a)
21. b)
22. e)
23. B)
24. C)
25. d)
26. b)

23.19 Schwangerschaft und Entwicklung

23.19.1 Fragen

1. **Das Körpergewicht eines (termingerecht geborenen) normal ernährten gesunden Kindes entspricht – statistisch gesehen – dem Dreifachen seines Geburtsgewichtes am wahrscheinlichsten im Lebensalter von**
   a) 6 Monaten
   b) 12 Monaten
   c) 26 Monaten
   d) 30 Monaten
   e) 36 Monaten

2. **Absolut kontraindiziert sind in der Schwangerschaft aktive Schutzimpfungen gegen**
   a) Tetanus
   b) Masern
   c) Röteln
   d) Polio
   A) b + c | B) a + b + d | C) a + c + d | D) b + c + d | E) alle richtig

3. **Welche der folgenden Aussagen zum akuten Brechdurchfall bei Kleinkindern treffen zu?**
   a) Ein Gewichtsverlust von etwa 2 % des Körpergewichtes spricht für eine schwere Dehydratation (Flüssigkeitsverlust).
   b) Ursache sind häufig Virusinfektionen (z. B. Rotaviren).
   c) Bei Kleinkindern mit akutem Brechdurchfall sollte für 24 h keinerlei Nahrung oder Flüssigkeit zugeführt werden.
   d) Symptomlose Kontaktpersonen (z. B. Eltern) scheiden als mögliche Ansteckungsquelle aus.
   e) Blutige Durchfälle können auf eine bakterielle Infektion (z. B. EHEC) hinweisen.
   A) a + b | B) b + e | C) a + b + c | D) b + c + d + e | E) alle richtig

4. **Welche Befunde in der Entwicklung wird man – statistisch gesehen – bei gesunden Kindern erwarten?**
   a) 6 Monate alt: kann mit Hilfe sitzen
   b) 9 Monate alt: macht Aufstehversuche an Gegenständen (z. B. Gitter)
   c) 12 Monate alt: kann Dreiwortsätze sprechen
   d) 18 Monate alt: kann frei gehen
   e) 36 Monate alt: ist (hinsichtlich Stuhlgang und Wasserlassen) über Tag sauber
   A) a + b + c | B) a + b + c + e | C) a + b + d + e | D) alle richtig | E) nur a

5. **Welche der folgenden Aussagen zur Schwangerschaft trifft (treffen) zu?**
   a) Die durchschnittliche Dauer einer normalen Schwangerschaft beträgt etwa 40 Wochen ab dem 1. Tag der letzten Menstruation.
   b) Die Gewichtszunahme sollte wenigstens 18 kg betragen.
   c) Die Einnahme von Phytotherapeutika ist grundsätzlich unbedenklich.
   d) Das durchschnittliche Geburtsgewicht eines Mädchen beträgt etwa 2000 g.
   e) Eine Ringelröteininfektion stellt bei natürlich erworbenem Rötelnschutz keine Gefahr dar.

   A) nur a | B) a + e | C) a + b + c | D) b + c + e | E) alle richtig

6. **Sie werden zu einem bisher gesunden Kindergartenkind (1,10 m groß, 18 kg schwer) gerufen. Die Mutter berichtet Ihnen, das Kind habe durch einen seit 3 Tagen bestehenden Brechdurchfall etwa 2–3 kg Gewicht abgenommen, die Temperatur betrage 38,2 °C (rektal). Bei dem offensichtlich tief schlafenden Kind stellen Sie kühle Hände und Füße fest. Welche der folgenden Aussagen trifft (treffen) zu?**
   a) Der Untersuchungsbefund (kühle Extremitäten) deutet auf eine baldige Genesung hin.
   b) Zur Verhinderung eines weiteren Erbrechens sollte für 24 h keinerlei Nahrungs- oder Flüssigkeitszufuhr erfolgen.
   c) Da die übrigen Familienmitglieder gesund sind, ist eine ansteckende Erkrankung äußerst unwahrscheinlich.

   A) keine richtig | B) nur a | C) nur b | D) a + c | E) alle richtig

7. **Für einen 12 Monate alten, gesunden Säugling gilt durchschnittlich:**
   a) Er ist etwa 75 cm groß.
   b) Er hat sein Geburtsgewicht bis zum Ende des 12. Monats verdreifacht.
   c) Seit mindestens 3 Monaten spricht er einzelne Worte, jetzt schon kurze Sätze.
   d) Er sitzt seit mindestens 3 Monaten frei.
   e) Er kann seit längerer Zeit laufen.

   A) keine richtig | B) nur d | C) a + b + d | D) a + c + e | E) alle richtig

8. **Welche Aussage ist für die Entwicklung eine Kindes zutreffend?**
   a) Mit 6 Monaten isst es selbstständig kleine Fingermahlzeiten.
   b) Mit 3 Jahren ist es sauber und trocken (tags und nachts).
   c) Neugeborene zeigen ab der 10. Woche das erste Lächeln.
   d) Mit 9 Monaten kann es leichte Kinderlieder singen.
   e) Mit 3 Monaten kann es nach Gegenständen greifen.

9. **Die Entwicklung eines Kindes im Mutterleib. Welche Aussagen sind richtig?**
   a) Als Embryonalperiode bezeichnet man den Zeitraum von der Befruchtung bis zum Ende der 12. SSW.
   b) Die Fetalperiode ist der Zeitraum vom Anfang der 9. Woche bis zur Geburt.
   c) Die embryonalen Organanlagen sind nach der 12. SSW abgeschlossen.
   d) Ab der 28. SSW ist ein Fetus als Frühgeburt lebensfähig.
   e) Eine Rötelninfektion der Mutter kann zu einem Abort führen.

   A) a + b + e | B) b + c + d + e | C) b + e | D) a + d | E) b + c + d

10. **Das Schwangerschaftshormon β-HCG …**
    a) wird ab dem Zeitpunkt der Befruchtung vom Gelbkörper produziert.
    b) lässt sich ausschließlich über einen Urintest nachweisen.
    c) hält die Funktion des Gelbkörpers aufrecht.
    d) wird vom Myometrium produziert und gewährleistet eine Versorgung des Embryos mit Nährstoffen.
    e) ist in allen Körperflüssigkeiten nachweisbar.

Lösungen

1. b)	6. A)
2. A)	7. C)
3. B)	8. b)
4. C)	9. B)
5. A)	10. d)

Teil 4
Anhang

24 Literatur

[1] **Alberts B, Johnson A, Lewis J, Raff M, Roberts K, Walter P.** Molekularbiologie der Zelle. 4. Aufl. Weinheim: Wiley-VCH; 2003

[2] **Allmeroth M.** Diagnose-Lehrbuch für Heilpraktiker. 4. Aufl. Stuttgart: Sonntag; 2009

[3] **Arasteh K, Baenkler H-W, Bieber C.** Duale Reihe. Innere Medizin. 3. Aufl. Stuttgart, New York: Thieme; 2013

[4] **Brandis HJ, Schönberger W.** Anatomie und Physiologie. 9. Aufl. München: Urban & Fischer; 1995

[5] **Braun J, Dormann A, Hrsg.** Klinikleitfaden Innere Medizin. 11. Aufl. München: Urban & Fischer; 2009

[6] **Dahmer J, Krüger M.** Anamnese und Befund. Die ärztliche Untersuchung als Grundlage klinischer Diagnostik. 9. Aufl. Stuttgart, New York: Thieme; 2006

[7] **Faller A, Schünke M.** Der Körper des Menschen. Einführung in Bau und Funktion. 15. Aufl. Stuttgart, New York: Thieme; 2008

[8] **Flake F, Hoffmann B, Hrsg.** Leitfaden Rettungsdienst. 5. Aufl. München: Urban & Fischer/Elsevier; 2011

[9] **Füeßl HS, Middeke M.** Anamnese und Klinische Untersuchung. 4. Aufl. Stuttgart, New York: Thieme; 2010

[10] **Gehlen W, Delank HW.** Neurologie. 12. Aufl. Stuttgart, New York: Thieme; 2010

[11] **Georgi P.** Infektionskrankheiten für Heilpraktiker. München: Elsevier; 1998

[12] **Gerlach U, Wagner H, Wirth W.** Innere Medizin für Pflegeberufe. 6. Aufl. Stuttgart, New York: Thieme; 2006

[13] **Gortner L, Meyer S** Duale Reihe. Pädiatrie. 4. Aufl. Stuttgart, New York: Thieme; 2013

[14] **Hahn JM.** Checkliste Innere Medizin. 6. Aufl. Stuttgart, New York: Thieme; 2010

[15] **Herold G.** Innere Medizin 2017. Köln: Herold; 2017

[16] **Hildebrand N.** Injektionen, Infusionen, Blutentnahmen. 3. Aufl. München: Elsevier; 1995

[17] **Huch R, Jürgens KD, Hrsg.** Mensch, Körper, Krankheit. 5. Aufl. München: Urban & Fischer/Elsevier; 2007

[18] **I care Krankheitslehre**. Thieme; 2015.

[19] **I care Pflege**. Thieme; 2015.

[20] **Jipp P, Zoller WG. Hrsg.** Differenzialdiagnose internistischer Erkrankungen. 2. Aufl. München: Urban & Fischer/Elsevier; 2003

[21] **Kämper S.** Praxishandbuch für Heilpraktiker: Abrechnung, Praxisführung, Recht und Hygiene. Stuttgart: Haug; 2010

[22] **Kayser F, Bienz KA, Eckert J, Zinkernagel RM, Hrsg.** Medizinische Mikrobiologie. Verstehen, Lernen, Nachschlagen. 11. Aufl. Stuttgart, New York: Thieme; 2005

[23] **Klinke R, Pape H-C, Kurtz A, Silbernagl S.** Physiologie: Lehrbuch. 6. Aufl. Stuttgart, New York: Thieme; 2009

[24] **Koolman J, Röhm KH.** Taschenatlas Biochemie des Menschen. 4. Aufl. Stuttgart, New York: Thieme; 2009

[25] **Krieger S.** Pathologie-Lehrbuch für Heilpraktiker. Nachschlagewerk mit Therapiehinweisen. 6. Aufl. Stuttgart: Sonntag; 2011

[26] **Lippert H.** Anatomie. 6. Aufl. München: Urban & Fischer/Elsevier; 2003

[27] **Menche N, Brandt I, Hrsg.** Pflege konkret. Innere Medizin. 5. Aufl. München: Urban & Fischer/Elsevier; 2009

[28] **MSD Sharp & Dohme GmbH, Hrsg.** MSD-Manual der Diagnostik und Therapie. 7. Aufl. München: Urban & Fischer/Elsevier; 2007

[29] **Pschyrembel.** Klinisches Wörterbuch 2011. 262. Aufl. Berlin: de Gruyter; 2010

[30] **Schoppmeyer MA.** Anatomie und Physiologie. Kurzlehrbuch für Pflegeberufe. München: Urban & Fischer/Elsevier; 2007

[31] **Schwegler JS.** Der Mensch – Anatomie und Physiologie. Schritt für Schritt Zusammenhänge verstehen. 3. Aufl. Stuttgart, New York: Thieme; 2002

[32] **Siegenthaler W, Hrsg.** Siegenthalers Differenzialdiagnose: Innere Krankheiten – vom Symptom zur Diagnose. 19. Aufl. Stuttgart, New York: Thieme; 2005

[33] **Siegenthaler W, Hrsg.** Klinische Pathophysiologie. 9. Aufl. Stuttgart, New York: Thieme; 2006

[34] **Silbernagl S, Despopoulos A.** Taschenatlas der Physiologie. 7. Aufl. Stuttgart, New York: Thieme; 2007

[35] **Sobotta J.** Atlas der Anatomie des Menschen. Bd. 1/2. 22./21. Aufl. München: Urban & Fischer; 2005

[36] **Studt HH.** Allgemeine und spezielle Infektionslehre. Infektionskrankheiten, Mikrobiologie, Parasitologie, Hygiene. 13. Aufl. Stuttgart: Kohlhammer; 2003

[37] **Suttorp N, Kiehl W, Mielke M, Stück B, Hrsg.** Infektionskrankheiten: Verstehen, erkennen, behandeln. Stuttgart, New York: Thieme; 2003

[38] **Thews G, Mutschler E, Vaupel P.** Anatomie, Physiologie, Pathophysiologie des Menschen. 6. Aufl. Stuttgart: Wissenschaftliche Verlagsgesellschaft; 2007

[39] **Thomas L.** Labor und Diagnose. Indikation und Bewertung von Laborbefunden für die medizinische Diagnostik. 7. Aufl. Frankfurt am Main: Th-Books; 2007

[40] **Woschnagg H, Exel W.** Mein Befund. Laboruntersuchungen verständlich gemacht. 2. Aufl. Wien: Ueberreuter; 2001

25 Abkürzungsverzeichnis

ABC-Regel	Atemwege frei machen, Beatmen und kardiale Reanimation
ACE	Angiotensinkonversionsenzym, „angiotensin converting enzyme“
ACTH	adrenokortikotropes Hormon
ADA	American Diabetes Association
ADH	antidiuretisches Hormon, Adiuretin, Vasopressin
ADHS	Aufmerksamkeits-Defizit-Hyperaktivitäts-Syndrom
ADS	Aufmerksamkeits-Defizit-Syndrom
AECOPD	„acute exacerbations of chronic obstructive pulmonary disease“
AIDS	„acquired immune deficiency syndrome“, erworbenes Immundefektsyndrom
ALL	akute lymphatische Leukämie
ALT	Alaninaminotransferase
AML	akute myeloische Leukämie
AMVV	Arzneimittelverschreibungsverordnung
ANA	antinukleäre Antikörper
ANF	atrialer natriuretischer Faktor
Anti-CCP	Antikörper gegen citrullinierte zyklische Peptide
Anti-HB	Antikörper gegen Hepatitis B
Anti-TG	Anti-Thyreoglobulin
Ap	apothekenpflichtig
Ap/Rp	eingeschränkt rezeptpflichtig
AP	alkalische Phosphatase
ASS	Azetylsalizylsäure
AST	Aspartataminotransferase
AV	atrioventrikulär
AV-Block	atrioventrikulärer Block
BCG	Bacille Calmette-Guérin
BNS	Blitz-Nick-Salaam
BOH	Berufsordnung für Heilpraktiker
BSE	bovine spongioforme Enzephalopathie
BSG	Blutkörperchensenkungsgeschwindigkeit
Btm	Betäubungsmittel
BtMG	Betäubungsmittelgesetz
BWS	Brustwirbelsäule
C 1–C 7	1.–7. Halswirbel
Ca	Kalzium
CA 19-9	Carbohydrate-Antigen 19-9 (Tumormarker)
CEA	karzinoembryonales Antigen
CHE	Cholinesterase
CK	Kreatinkinase
CK-MB	Kreatinkinase aus Muskulatur („muscle“) und Gehirn („brain“)
Cl	Chlor
CLL	chronische lymphatische Leukämie
CMV	Zytomegalievirus
CML	chronische myeloische Leukämie
Co	Kobalt
CO	Kohlenmonoxid
CO_2	Kohlendioxid
COPD	„chronic obstructive pulmonary disease“, chronisch-obstruktive Lungenerkrankung
CRH	Corticotropin-Releasing-Hormon
CRP	C-reaktives Protein
CT	Computertomografie
DDT	Dichlordiphenyltrichlorethan
DIC	disseminierte intravasale Koagulopathie
DNA	Desoxyribonukleinsäure
DVO	Durchführungsverordnung
EBV	Epstein-Barr-Virus
EEG	Elektroenzephalografie
EHEC	enterohämorrhagische Escherichia-coli-Stämme
EKG	Elektrokardiogramm
EMG	Elektromyografie
EPH	„edema“ (Ödeme), Proteinurie und Hypertonie
EPO	Erythropoetin
ERV	exspiratorisches Reservevolumen
ESH	European Society of Hypertension
Fe	Eisen
Fe^{2+}/Fe^{3+}	2-wertiges bzw. 3-wertiges Eisen
FEBK	freie Eisenbildungskapazität
FSH	follikelstimulierendes Hormon
FSME	Frühsommer-Meningoenzephalitis
γ-GT	γ-Glutamyltransferase
GERD	gastroösophageale Refluxkrankheit
GH-RH	Growth-Hormon-Releasing-Hormon
GLDH	Glutamatdehydrogenase
Gn-RH	gonadotropes Hormon
GOT	Glutamat-Oxalazetat-Transaminase
GPT	Glutamat-Pyruvat-Transaminase
H/H^+	Wasserstoff/Wasserstoffionen
HCO_3	Bikarbonat

H_2CO_3	Kohlensäure
H_2O	Wasser
Hb	Hämoglobin
Hb_{A1c}	glykosyliertes Hämoglobin
HBc-Ag	Hepatitis B Core-Antigen
HBDH	Hydroxybutyratdehydrogenase
HBe-Ag	Hepatitis B Envelope-Antigen
HBs-Ag	Hepatitis B Surface-Antigen
HCG	humanes Choriongonadotropin
HDL	„high-density lipoproteins“
h-FABP	„heart fatty acid binding protein“, fettsäurebindendes Protein des Herzens
HIV	humanes Immundeffizienzvirus
Hkt	Hämatokrit
HLA	humanes Leukozytenantigen
HLA-B27	humanes Leukozytenantigen B27
HNO	Hals-Nasen-Ohren
HPAI	hochpathogener aviärer Influenzavirus
HP-Gastritis	Helicobacter-pylori-Gastritis
HUS	hämolytisch-urämisches Syndrom
HWS	Halswirbelsäule
i. c.	intrakutan
ICD 10	Internationale Klassifikation von Krankheiten 10. Revision
ICR	Interkostalraum
IDF	International Diabetes Federation
IfSG	Infektionsschutzgesetz
Ig	Immunglobulin
IH	Release-Inhibiting-Hormon
i. m.	intramuskulär
i. v.	intravenös
K	Kalium
KE	Kohlenhydrateinheit
KHK	koronare Herzkrankheit
L 1–L 5	1.–5. Lendenwirbel
LAP	Leucinaminopeptidase
LAS	Lymphoadenopathiesyndrom
LDH	Laktatdehydrogenase
LDL	low-density lipoproteins
LH	luteinisierendes Hormon
Lj.	Lebensjahr
LT 4	Levothyroxin
LWS	Lendenwirbelsäule
m	männlich
M./Mm.	Musculus/Musculi
max.	maximal
MCH	mittlerer korpuskulärer Hämoglobingehalt eines einzelnen Erythrozyten
MCHC	mittlere korpuskuläre Hämoglobin-konzentration
MCV	mittleres korpuskuläres Volumen eines einzelnen Erythrozyten
MÖT	Mitralöffnungston
MPG	Gesetz über Medizinprodukte
MRSA	Methicillin-resistenter Staphylococcus aureus
MRT	Magnetresonanztomografie
MS	multiple Sklerose
MSH	melanozytenstimulierendes Hormon
N./Nn.	Nervus/Nervi
Na	Natrium
NaCl	Natriumchlorid
NK-Zellen	natürliche Killerzellen
NMR-Spektroskopie	Kernspinresonanzspektroskopie
NSAR	nicht steroidale Antirheumatika
NYHA	New York Heart Association
O_2	Sauerstoff
oGTT	oraler Glukosetoleranztest
pAVK	periphere arterielle Verschlusskrankheit
pCO_2	Kohlendioxidpartialdruck
pH-Wert	Potenz und dem Maß für Wasserstoff-ionenkonzentration (H)
pO_2	Sauerstoffpartialdruck
PMS	prämenstruelles Syndrom
PRL-IH	Prolaktin-Release-Inhibiting-Hormon
PRL-RH	Prolaktin-Releasing-Hormon
PSA	prostataspezifisches Antigen (Tumormarker)
PSP	prostataspezifische saure Phosphatase
PTCA	perkutane transluminale koronare Angioplasie
PTH	Parathormon
PTT	partielle Thromboplastinzeit
PUVA-Therapie	UV-Fototherapie: Psoralen plus UV-A (8-Methoxypsoralen/UV-A-Licht)
RAAS	Renin-Angiotensin-Aldosteron-System
RF	Rheumafaktor
rh	Rhesusfaktor
RH	Releasing-Hormon
RKI	Robert Koch-Institut
RNA	Ribonukleinsäure
Rp	rezeptpflichtig
RR	Blutdruck nach Riva Rocci
RV	Residualvolumen
S	Serum
S 1–S 5	1.–5. Kreuzbeinwirbel
SA	sinuatrial
SA-Block	sinuatrialer Block
s. c.	subkutan
SGB	Sozialgesetzbuch
SIAD	Syndrom der inadäquaten ADH-Sekretion
SP	saure Phosphatase
SSPE	subakute sklerosierende Panenzephalitis
SSW	Schwangerschaftswoche
STH	somatotropes Hormon
STIKO	Ständige Impfkommission am RKI
T 3	Trijodthyronin
T 4	Tetrajodthyronin
TEBK	totale Eisenbindungskapazität
Th 1–Th 12	1.–12. Thorax- bzw. Brustwirbel
TIA	transitorische ischämische Attacke
TnT	Troponin T
TPHA-Test	Treponema-pallidum-Hämagglutinations-Assay

TRAK	Rezeptorantikörper des thyreoideastimulierenden Hormons
TRH	Thyreotropin-Releasing-Hormon
TSH	thyreoideastimulierendes Hormon
UDP	Uridindiphosphat
UStG	Umsatzsteuergesetz
UV	ultraviolettes Licht
V./Vv.	Vena/Venae
w	weiblich
WHO	World Health Organization
ZNS	Zentralnervensystem

Sachverzeichnis

I

T